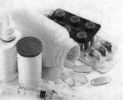

内科护士
安全用药操作手册

主　　编　杨秀岭

副 主 编　亢泽坤　李　芳　杨莲英
　　　　　高志刚

编写人员（按姓氏笔画排序）
　　　　　王丽娜　王梦媛　亢泽坤
　　　　　代　鹏　许　萌　李　芳
　　　　　李飞高　杨秀岭　杨莲英
　　　　　张　媛　高志刚

人民卫生出版社

图书在版编目（CIP）数据

内科护士安全用药操作手册 / 杨秀岭主编. —北京：
人民卫生出版社，2020

ISBN 978-7-117-28195-9

Ⅰ. ①内… Ⅱ. ①杨… Ⅲ. ①内科–疾病–用药法–
手册 Ⅳ. ①R505-62

中国版本图书馆 CIP 数据核字（2019）第 050806 号

人卫智网	www.ipmph.com	医学教育、学术、考试、健康，购书智慧智能综合服务平台
人卫官网	www.pmph.com	人卫官方资讯发布平台

内科护士安全用药操作手册

主　　编：杨秀岭
出版发行：人民卫生出版社（中继线 010-59780011）
地　　址：北京市朝阳区潘家园南里 19 号
邮　　编：100021
E - mail：pmph @ pmph.com
购书热线：010-59787592　010-59787584　010-65264830
印　　刷：保定市中画美凯印刷有限公司
经　　销：新华书店
开　　本：787×1092　1/32　　印张：33
字　　数：786千字
版　　次：2020年5月第1版　2020年5月第1版第1次印刷
标准书号：ISBN 978-7-117-28195-9
定　　价：79.00元
打击盗版举报电话：010-59787491　E-mail：WQ @ pmph.com
质量问题联系电话：010-59787234　E-mail：zhiliang @ pmph.com

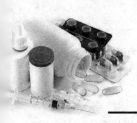

前言

　　护士是药物治疗的执行者和观察者，是安全用药的重要环节之一。其用药知识的掌握程度与用药操作的到位与否，直接关系到治疗效果的好坏与患者的生命安全。在临床工作中，由于护士药学知识有限、用药操作不当而存在的治疗风险或造成的治疗伤害屡见不鲜。为了向护士提供必要的安全用药知识，指导护理人员规范地进行用药操作，避免药害事件的发生，我们组织编写了《护士安全用药操作手册》系列丛书，共分为内科、外科、妇产科、儿科、肿瘤内科五个分册。

　　本分册为《内科护士安全用药操作手册》，全书分总论和各论两大板块。其中，前四章分别为药品管理、临床用药安全、药物护理技术操作、药物不良反应，为总论内容，以期能够帮助护士更好地了解药物的基本知识，掌握正确的给药方法和操作技术，有效避免或减少用药不当所导致的患者伤害，从而保证患者用药安全。从第五章到第十三章为各论部分，按内科常见疾病划分章节，每章只选择常见和重要疾病，简要阐述疾病简介、临床特点、治疗原则、治疗药物，写作依据主要为各专业临床诊疗指南和统编教材；每种药物介绍【临床应用】【用法用量】【操作要点】【注意事项】【患者用药指导】【应急处置】等内容；对容易出现操作问题的重点药物，给出【典型案例】，包括案例介绍、分析点评、重要提示。

　　本书旨在为护理临床安全用药操作提供技术指导，但由于医学学科发展迅速，加之患者病情千差万别又瞬息万变,因此,书中所列治疗药物不作为医疗纠纷和医疗诉讼等的依据。由于水平所限,尽管反复修改,仍难免瑕疵与不足,诚请提出宝贵意见!

编　者

2019 年 5 月 30 日

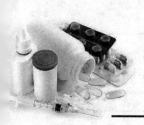

目录

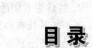

目　录

目　录

获取图书配套数字资源的步骤说明

1. 扫描封底圆形图标中的二维码,登录图书增值服务激活平台(jh.pmph.com);

2. 刮开并输入激活码,激活增值服务;

3. 下载"人卫图书增值"客户端(如已下载,请直接登录"人卫图书增值"App 获取该服务);

4. 登录客户端,使用"扫一扫"功能,扫描图书中二维码即可查看数字资源。

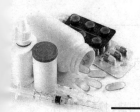

第一章 药品管理

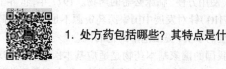

1. 处方药包括哪些？其特点是什么？

2. 药品储存条件有哪些？

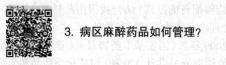

3. 病区麻醉药品如何管理？

4. 你所在病区有哪些属于高警示药品？
在管理、使用应注意什么？

第一节　国家基本药物

国家基本药物是指一个国家根据国情,按照科学标准从临床各类药物中遴选的疗效确切、不良反应少、价格低廉、使用方便、临床必需的药物。1977 年,世界卫生组织(WHO)针对发展中国家医药资源不足、医药保障体系不健全的事实,提出基本药物的概念。

我国的国家基本药物是适应基本医疗卫生需求、剂型适宜、价格合理、能够保障供应、公众可公平获得的药品,政府举办的基层医疗卫生机构全部配备和使用基本药物,其他各类医疗机构也都必须按规定使用基本药物。国家基本药物目录中的药品包括化学药品、生物制品、中成药和中药饮片。

国家基本药物的遴选按照防治必需、安全有效、价格合理、使用方便、中西药并重、基本保障、临床首选和基层能够配备的原则,结合我国用药特点,参照国际经验,合理确定品种(剂型)和数量。

2009 年版《国家基本药物目录(基层医疗卫生机构配备使用部分)》共计 320 种;包括化学药品和生物制品 205 种,中成药 115 种;2012 年版《国家基本药物目录》共计 520 种,包括化学药品和生物制品 317 种,中成药 203 种,补充了抗肿瘤和血液病用药等类别。2018 年版《国家基本药物目录》共计 685 种,其中西药 417 个品种,中成药 268 个品种(含民族药)。

第二节　处方药与非处方药

为了保障用药的安全,国家通过立法对药品实行分类管理。我国《处方药与非处方药分类管理办法(试行)》于 1999 年 6 月 1 日经国家药品监督管理局审议通过,自 2000 年 1 月 1 日起施行。该办法规定,根据药品品种、规格、适应证、剂量及给药途径不同,对药品分别按处方药与非处方药进行管理。

处方药(prescription drug)必须凭执业医师或执业助理医师处方才可调配、购买和使用。处方药必须是医生或者具有处方权的专业人士开处方,并在医师、药师或其他医疗专业人员监督或指导下使用。相对于非处方药来说,处方药安全范围小,有一定危险性和较大的毒性,过量容易发生毒副作用,严重的有可能威胁生命健康。如安眠药,少量镇静,适量可以治疗失眠,但过量会抑制呼吸,导致呼吸受阻而死亡。

处方药大多属于以下几种情况:上市的新药,对其活性或副作用还要进一步观察;可产生依赖性的某些药物,例如吗啡类镇痛药及某些催眠安定药物等;药物本身毒性较大,例如抗癌药物等;用于治疗某些疾病所需的特殊药品,这些都须经医师确诊后开出处方并在医师指导下使用。

非处方药(over the counter, OTC)不需要凭执业医师或执业助理医师处方即可自行判断、购买和使用,因此又称为“可在柜台上买到的药物”。我国非处方药分为甲类非处方药和乙类非处方药。非处方药用于多发病常见病的自行诊治,如感冒、咳嗽、消化不良、头痛、发热等。

非处方药的特点为:安全范围广,有效,见效快,副作用比较少,适用于比较轻的症状。非处方药的包装必须印有国家指定的非处方药专有标识,必须符合质量要求,方便储存、运输和使用;每个销售基本单元包装必须附有标签和说明书;非处方药标签和说明书除符合规定外,用语应当科学、易懂,便于消费者自行判断、选择和使用;非处方药的标签和说明书必须经国家药品监督管理局批准。消费者有权自主选购非处方药，并须按非处方药标签和说明书所示内容使用。

非处方药专有标识图案为椭圆形背景下的 OTC 标识，我国公布的非处方药标识，甲类为红色椭圆形底阴文，色标为 M100Y100(红底白字)；乙类为绿色椭圆形底阴文，色标为 C100M50Y70(绿底白字)。非处方药专有标识作为药品标签、使用说明书和包装的专有标识，也可用作经营非处方药企业的标志。

第三节 病区药品的管理

一、药品有效期管理

药品的有效期是指药品在规定的贮存条件下能够保持质量的期限。药品是一种特殊的产品，在一定的条件下(如温度、湿度、光线)有相应的保质期，药品应严格按储存条件妥善保管，尽可能在有效期内用完，并经常检查药物外观性状有无异常。药品应在有效期内使用，使用时应优先使用离有效期近的药物，后用离有效期较远的药物，防止过期。

药品的药效会随存放时间的延长而降低，药效降低到一定程度，即被认定为失效。如果超过有效期，服用后将达不到预期的治疗效果，有可能耽误病情。过了有效期的药品，可能会因为分解、氧化和发生其他化学变化而生成一些分解产物，有些分解产物可能会对身体产生不良影响甚至毒性作用。有效期的制定是有法律意义的，在规定的贮藏条件下，药品生产厂家对有效期内的药品承担药品质量保证。使用过期药品，药品生产厂家不再对药品承担质量保证。存放药品时，应掌握先进先出、近期先出的原则。

《中华人民共和国药品管理法》规定，未标明或更改有效期的药品以及超过有效期的药品都按劣药论处。药物过了有效期，应视为劣药，药物过期后不仅仅是药效降低，有些药品还会出现毒性增加，故不宜再用。

二、药品储存管理

病区药品管理应有专人负责，储存药品柜要随时保持清洁整齐，所有药品均应严格按照储藏条件保管，包括冷藏、冷冻、避光、密闭等。应有专人对存放药品的有效期定期进行检查，按有效期时限先后有计划地使用，防止过期和浪费。

各类药品瓶签与药名相符，标签明显、清晰，散装药品标明药品名称、规格、有效期等内容。使用前应对药品进行检查，凡没有标签或标签不清、药物过期、破损、变质、变色、混浊、发霉、沉淀等均不得使用。

内服药、外用药、注射用药等应分类分区放置。高警示药品单独存放，应设置统一警示标志。听似、看似等易混淆药品分开放置，应设置统一警示标志。毒麻药品要专锁专柜、专人管理、专用处方、专设使用记录。易被光线破坏的药物应避光保存，如维生素 C、氨茶碱、硝普钠、肾上腺素、左氧氟沙星等。抢救药应放在抢救车或急救箱内，每班清点并记录、签名，用后补齐，便于急救时使用。

药品常用的 8 个储存条件：

（1）避光：用不透光的容器包装，如棕色容器或黑色包装材料包裹的无色透明、半透明容器。

（2）密闭：将容器密闭，防止尘土及异物进入。

（3）密封：将容器密封，防止风化、吸潮、挥发或异物进入。

（4）熔封或严封：将容器熔封或用适宜的材料严封，防止空气和水分进入并防止污染。

（5）阴凉处：不超过 20℃。

（6）凉暗处：避光并不超过 20℃。

（7）冷处：2~10℃；生物制品及部分化学药品的贮藏温度习惯规定为2~8℃。

（8）常温：10~30℃。

除此之外，还有冷冻保存，《中国药典》未作规定，可参考执行《美国药典》贮藏规定的冷冻温度范围−25~−10℃，或按药品包装要求的冷冻温度贮存。

有些药品的贮存条件可以有多项要求，如"遮光，严封，在冷处保存""遮光，密闭，在冷处保存"等。

三、麻醉药品和第一类精神药品管理

2013年11月11日，国家食品药品监督管理总局、公安部、国家卫生计生委发布《关于公布麻醉药品和精神药品品种目录的通知》（食药监化监〔2013〕230号），公布《麻醉药品品种目录（2013年版）》和《精神药品品种目录（2013年版）》，自2014年1月1日起施行。医院常用麻醉药品及第一类精神药品见表1-1、表1-2。

表1-1 医院常用麻醉药品

中文名	英文名	CAS号	备注
二氢埃托啡*	Dihydroetorphine	14357-76-7	
地芬诺酯*	Diphenoxylate	915-30-0	
芬太尼*	Fentanyl	437-38-7	
吗啡*	Morphine	57-27-2	包括吗啡阿托品注射液
阿片*	Opium	8008-60-4	包括复方樟脑酊*、阿桔片*
羟考酮*	Oxycodone	76-42-5	
哌替啶*	Pethidine	57-42-1	
瑞芬太尼*	Remifentanil	132875-61-7	
舒芬太尼*	Sufentanil	56030-54-7	

续表

中文名	英文名	CAS号	备注
可待因*	Codeine	76-57-3	
布桂嗪*	Bucinnazine		

注：表中有*的麻醉药品为我国生产及使用的品种。

表1-2 医院常用第一类精神药品品种

中文名	英文名	CAS号	备注
哌醋甲酯*	Methylphenidate	113-45-1	
丁丙诺啡*	Buprenorphine	52485-79-7	
γ-羟丁酸*	Gamma-hydroxybutyrate	591-81-1	GHB
氯胺酮*	Keta mine	6740-88-1	
三唑仑*	Triazolam	28911-01-5	

注：表中有*的第一类精神药品为我国生产及使用的品种。

按照《麻醉药品、第一类精神药品管理规定》《处方管理办法》等相关法律规定的要求，对麻醉药品、精神药品实行"五专"管理，即专人负责、专柜加锁、专用处方、专册登记、专用账册。

（1）专人负责：指备有麻醉药品和第一类精神药品的科室指定专人管理。

（2）专柜加锁：麻醉药品和第一类精神药品的使用单位，应当设立专库或者专柜储存麻醉药品和第一类精神药品。专库应当设有防盗设施并安装报警装置；专柜应当使用保险柜。专库和专柜应当实行双人双锁管理。各病区、手术室存放麻醉药品和第一类精神药品应专柜加锁，配备必要的防盗措施。

（3）专用处方：医师须使用麻醉药品、第一类精神药品专用处方开具麻醉药品和第一类精神药品，处方印刷用纸为淡红色，右上方标注"麻、精一"字样；为门（急）诊患者开具的麻醉药品和第一类精神药品注射剂，每张处方为一次常用量;控缓释制剂,每张处方不得超过7日常用量,其他剂型,每张处方不得超过3日常用量。为门(急)诊癌痛患者和慢性疼痛患者开具的麻醉药品和第一类精神药品注射剂,每张处方不超过3日常用量;控缓释制剂,每张处方不得超过15日常用量,其他剂型,每张处方不得超过7日常用量。为住院患者开具的麻醉药品和第一类精神药品处方应当逐日开具,每张处方为1日常用量。麻醉药品和第一类精神药品处方保存期限为3年。

(4)专册登记:根据麻醉药品和精神药品处方开具情况,按照品种、规格对其消耗量进行专册登记,登记内容包括发放日期、患者姓名、用药数量等。

(5)专用账册:对进出专柜的麻醉药品和第一类精神药品建立专用账册,进出逐笔记录,内容包括:日期、凭证号、领用部门、品名、剂型、规格、单位、数量、批号、有效期、生产单位、发放人、复核人和领用签字,做到账物相符。

医疗机构应当按照有关规定,对本机构执业医师和药师进行麻醉药品和精神药品使用知识和规范化管理的培训。执业医师经考核合格后取得麻醉药品和第一类精神药品的处方权,方可在本机构开具麻醉药品和第一类精神药品处方,但不得为自己开具该类药品处方。药师经考核合格取得麻醉药品和第一类精神药品调剂资格后,方可在本机构调剂麻醉药品和第一类精神药品。

四、第二类精神药品管理

2013年11月11日,国家食品药品监管总局、公安部、国家卫生计生委发布《关于公布麻醉药品和精神药品品种目录的通知》(食药监药化监〔2013〕230号),公布《精神药品品种目录(2013年版)》,自2014年1月1日起施行。目录包括第二类精神药品81种。医院常用第二类精神药品品种见表1-3。

表 1-3　医院常用第二类精神药品品种

中文名	英文名	CAS 号	备注
异戊巴比妥	Amobarbital	57-43-2	
格鲁米特	Glutethimide	77-21-4	
喷他佐辛	Pentazocine	55643-30-6	
戊巴比妥	Pentobarbital	76-74-4	
阿普唑仑	Alprazolam	28981-97-7	
巴比妥	Barbital	57-44-3	
氯氮草	Chlordiazepoxide	58-25-3	
氯硝西泮	Clonazepam	1622-61-3	
地西泮	Diazepam	439-14-5	
艾司唑仑	Estazolam	29975-16-4	
劳拉西泮	Lorazepam	846-49-1	
咪达唑仑	Midazolam	59467-70-8	
硝西泮	Nitrazepam	146-22-5	
苯巴比妥	Phenobarbital	50-06-6	
唑吡坦	Zolpidem	82626-48-0	
丁丙诺啡透皮贴剂	Buprenorphine Transdermal patch		
咖啡因	Caffeine	58-08-2	
安钠咖	Caffeine Sodium Benzoate		CNB
地佐辛及其注射剂	Dezocine and Its Injection	53648-55-8	
麦角胺咖啡因片	Ergota mine and Caffeine Tablet	379-79-3	
曲马多	Tramadol	27203-92-5	
扎来普隆	Zaleplon	151319-34-5	
佐匹克隆	Zopiclone	43200-80-2	

第二类精神药品是临床广泛使用的特殊管理药品，如镇静、催眠药和抗焦虑药，如巴比妥类和苯二氮䓬类；中枢兴奋剂，如咖啡因等。该类药品可直接作用于中枢神经系统，使之兴奋或抑制，具有潜在的依赖性和耐受性。

第二类精神药品的专用处方印刷用纸为白色，右上角标注"精二"字样，处方保存期限为2年。

第二类精神药品一般每张处方不得超过7日常用量；对于慢性病或某些特殊情况的患者，处方用量可以适当延长，医师应当注明理由。

对第二类精神药品应建立专用账册，进出逐笔记录，做到账物相符。

五、高警示药品管理

高警示药品是指药理作用显著且迅速，使用不当易导致人体危害的药品。美国药品安全使用协会（ISMP）对高警示药品（high-alert medications）的定义为：由于使用错误而可能对患者造成严重伤害的药品，虽然错误使用这些药品不会比其他药品常见，但其后果却严重得多。高警示药品包括高浓度电解质、肌松药及细胞毒药品等。

病区的高警示药品需设置专用药架、药柜或存放位置，且与其他药品存放有明显间隔，不得与其他药品混合存放，同时设置全院统一、醒目的警示标识。应设专人负责本病区高警示药品的管理，严格按照药品说明书进行贮存、保养，加强效期管理，做到"先进先出、近效期先用"，保证用药安全。

护理人员进行该类药品的配制与输注时，须严格执行查对制度，确保配制与使用准确无误。医护人员要加强高警示药品的不良反应监测，关注药学部门定期更新的高警示药品目录、信息等，保证临床用药安全。

六、消毒剂和防腐剂的管理

（一）消毒剂

常用消毒剂按成分分类主要包括以下几类：

1. 酚类　包括苯酚、甲酚、卤代苯酚及酚的衍生物。常用的煤酚皂，其主要成分为甲基苯酚。卤化苯酚可增强苯酚的杀菌作用，例如三氯羟基二苯醚。

2. 醛类　包括甲醛和戊二醛等，可杀灭各种微生物，但对人体皮肤、黏膜有刺激和固化作用，并可使人致敏，因此不可用于空气消毒，仅用于医疗器械的消毒或灭菌，且经消毒或灭菌的物品必须用灭菌水将残留的消毒液冲洗干净后才可使用。

3. 醇类　最常用的醇类消毒剂是乙醇和异丙醇，可凝固蛋白质，导致微生物死亡；可杀灭细菌繁殖体，破坏多数亲脂性病毒，如单纯疱疹病毒、乙型肝炎病毒、人类免疫缺陷病毒等。醇类杀微生物作用受有机物影响且易挥发，应采用浸泡消毒或反复擦拭以保证其作用时间。醇类可作为某些消毒剂的溶剂，而且有增效作用，常用浓度为75%。

4. 碱类　碱类消毒剂如氢氧化钠，能水解菌体蛋白和核蛋白，使细胞膜和酶受害而死亡。

5. 含氯类　包括无机氯化合物（如次氯酸钠、次氯酸钙、氯化磷酸三钠）、有机氯化合物（如二氯异氰尿酸钠、三氯异氰尿酸、氯铵 T 等），溶于水可产生具有杀微生物活性的次氯酸。含氯消毒剂可杀灭各种微生物，包括细菌繁殖体、病毒、真菌、结核杆菌和抗力最强的细菌芽孢。

6. 含碘类　包括碘酊和聚维酮碘（碘伏），可杀灭细菌繁殖体、真菌和部分病毒，可用于皮肤、黏膜消毒，医院常用于外科洗手消毒。

7. 过氧化物类　具有强氧化能力，各种微生物对其

11

十分敏感,可将所有微生物杀灭。这类消毒剂包括过氧化氢、过氧乙酸、二氧化氯和臭氧等,优点是消毒后在物品上不留残余毒性。

8. 环氧乙烷　属于高效消毒剂,穿透力强,常将其用于医疗器械、医疗用品包装后进行消毒或灭菌,而且对大多数物品无损害,可用于精密仪器、贵重物品的消毒。

9. 表面活性剂　双胍类和季铵盐类消毒剂属于阳离子表面活性剂,具有杀菌和去污作用,一般用于非关键物品的清洁消毒,也可用于手消毒,将其溶于乙醇可增强其杀菌效果而作为皮肤消毒剂。由于这类化合物可改变细菌细胞膜的通透性,常将它们与其他消毒剂复配以提高其杀菌效果和杀菌速度。

10. 重金属类　如升汞等,能与菌体蛋白结合,使蛋白质变性、沉淀而产生杀菌作用。

11. 染料类　如甲紫、依沙吖啶(利凡诺)等,能改变细菌的氧化还原电位,破坏正常的离子交换功能,抑制酶的活性。

（二）防腐剂

防腐剂包括以下几类:

1. 苯甲酸类　其防腐最佳 pH 为 2.5~4.0。

2. 山梨酸类　山梨酸钾为酸性防腐剂,具有较高的抗菌性能,对细菌、真菌、酵母菌的生长繁殖均有抑制作用,防腐效果是苯甲酸盐的 5~10 倍。其防腐效果随 pH 的升高而减弱,pH=3 时防腐效果最佳。

3. 脱氢乙酸类　脱氢乙酸及其钠盐在水溶液中降解为醋酸,对人体无毒,是一种广谱型防腐剂,对食品中的细菌、真菌、酵母菌有着较强抑制作用。

4. 尼泊金酯类　包括对羟基苯甲酸甲酯、乙酯、丙酯、丁酯等,其中对羟基苯甲酸丁酯防腐效果最好。pH4~8 范围内均有良好的效果,性能稳定且毒性低于苯甲酸,是一种广谱型防腐剂。尼泊金酯类难溶于水,所以使用时先溶于乙醇中。

5. 乳酸钠 乳酸钠是一种新型的防腐保鲜剂,对大肠杆菌、肉毒梭菌、李斯特菌等有很强的抑制作用。

七、抢救车内药品管理

抢救车的管理严格执行"五定"管理,即定数量、定点放置、定专人保管、定期消毒灭菌、定期检查维修,保证抢救时使用。

抢救车可以封存保管,在封存状态下,要保证抢救药品、物品的完好状态,且至少应每月清点药品和物品数量,检查其性能及有效期,登记在《抢救车管理登记本》。抢救用后及时补充齐全,使用频率高的科室,抢救车保管人员应至少每周检查记录一次。

封条应保持清洁完整,一旦开启,需及时验封,封条内容应填写齐全,包括封存日期、有效期、封存者签名、最近失效的药品或物品。

抢救车内药品、物品在抢救结束后立即补充。

抢救车上不得放置任何杂物。

八、药品异常情况处置:沉淀、冻结、变质

(一)沉淀

注射剂系指药物制成的供注入体内的无菌溶液(包括乳浊液和混悬液)以及供临用前配成溶液或混悬液的无菌粉末或浓溶液。注射剂作用迅速可靠,不受 pH、酶、食物等影响,无首过效应,可发挥全身或局部定位作用,适用于不宜口服药物和不能口服的患者。

各种注射剂,除应有制剂的一般要求外,还必须符合无菌、无热原、等渗、pH 与血浆相同或相近、稳定的要求,而且要求注射剂应澄明,溶液型注射剂内不得含有可见的异物或混悬物,更不能出现沉淀。

注射剂出现沉淀的原因首先是药品质量问题。原料污染或生产过程污染或消毒不彻底极易出现质量问题，搬运、贮存、使用中，若发生碰撞出现细小裂纹或瓶口松动漏气而造成微生物污染、变质或有效成分被氧化、分解等，均可出现沉淀。

稀释剂选择不当，出现配伍禁忌，也会出现沉淀。如血塞通注射液、生脉注射液、银杏叶提取物注射液等中药注射液发生沉淀较多。其原因是中草药成分复杂，各厂家制备工艺不同，使有效成分的提取和杂质除尽有较大的差异。一些成分如色素、鞣质、淀粉、蛋白质等以胶态形式存于药液中，药物与输液配伍后发生氧化、聚合或由于 pH 改变而使生物碱、皂苷等析出产生大量不溶性微粒以及其他致敏物质等，提高了注射剂出现沉淀的发生率。

注射剂一旦出现沉淀，即不符合注射剂澄明度要求，因此不能继续使用。

（二）冻结

很多药品特别是生物制品需要冷藏保存，在药品包装或说明书上标注"冷处"保存的，应在 2~10℃ 保存；也有些生物制品标明贮藏温度为 2~8℃，这些药品保存在病区或家庭用冰箱的冷藏室内基本能满足贮藏要求。

有时患者或护理人员不了解药品贮藏要求错将药品冷冻保管；有时药房工作人员仅交代"放到冰箱里保存"，而未说明需要冷藏，也未说明具体存放温度，致使患者或医务人员错放到冷冻室保存；有的患者或护理人员冬季将药品放在温度过低的室外，或将药品带回家的途中将药品冷冻，乘坐飞机时将药品放到行李内托运时将药品冷冻；在药品运输过程中冷链不完善，也可造成药品冷冻。

需要常温、凉处及冷处保存的药品，一旦发生冷冻，将对药品质量产生影响，即使融化后外观无明显异常也不能再使用。药品的贮存温度是经稳定性试验确定的能在有效期内保证药品安全有效的最佳温度，一旦发生冷冻，药品的安全性和有效性将不能保证。

首先，药品的内在质量会受到影响。如人血白蛋白注射液要求的保存条件不同生产厂家分别标示为：2~8℃保存，有效期可达5年；室温（不超过30℃）避光保存，有效期可达3年。如果发生冷冻，会引起蛋白变性，人血白蛋白的生理活性也就得不到保证，因此药品说明书中明确标注：运输及贮存过程中严禁冻结。胰岛素制剂也如此。

其次，药品的包装质量也会受到影响。发生药品冷冻后，包装药品的玻璃瓶或塑料瓶有可能产生细微的裂痕，即使肉眼不能发现，也可能造成外源性微生物、空气、微粒等进入瓶内，使药品的无菌环境遭到破坏，加之生物制品为良好培养基，导致病原微生物生长繁殖，使用后将导致严重后果。

（三）变质

变质药品不但不具备药品的正常疗效，而且会对人体造成危害，甚至出现严重毒副作用。判断药品是否变质首先要看其包装批号和有效期，并可根据外观变化进行初步判断，对于外观不能判断的药品，则需要借助专业的检测仪器进行分析。以下仅介绍常见剂型变质药品的外观判断方法。

1. 片剂　系指药物和适宜的辅料通过制剂技术制成的片状制剂。片剂根据制剂工艺的不同可分为：普通压制片、糖衣片、薄膜衣片等。

（1）压制片：正常的压制片多为白色，如维生素C片、联磺甲氧苄啶片等；少数药品的素片呈现药品固有的颜色，如盐酸小檗碱片为黄色片剂。如果出现颜色变化、颜色不均、表面粗糙、松散、潮解、开裂、黏手、片面有晶体样物质、斑点、霉斑等，均视为变质药品。

（2）糖衣片：系指使用蔗糖对普通压制片进行包衣制得的包衣片。糖衣有一定的防潮、隔绝空气作用，可掩盖药物的不良气味，并可改善片剂外观且易于吞服。糖衣片表面光滑，有一定反光，外衣带甜味。如果糖衣片发生黏结、开裂、色泽不均匀等，说明已经变质。

（3）薄膜衣片：薄膜衣片是以高分子物料为片剂衣膜，将压制片进行包裹制得的包衣片。薄膜衣片应用较广，特别是肠溶衣可以避免药物在胃液中分解。正常的薄膜衣片表面色泽均匀，呈亚光质感。如果出现色泽不均、开裂、霉斑等，均为变质药品。

2. 胶囊剂　将药物填装于空心硬质胶囊中或密封于弹性软质胶囊中而制成的固体制剂，分别为硬胶囊和软胶囊。胶囊剂可掩盖药物不适的苦味及臭味，使其整洁、美观、容易吞服，生物利用度高，提高药物稳定性，可定时定位释放药物。胶囊剂主要看它外观是否粘连、变色、变形、变软、发霉，如果硬胶囊出现漏粉，软胶囊出现漏液，均视为变质。

3. 颗粒剂　是将药物与适宜的辅料配合而制成的颗粒状制剂。其主要特点是可以直接吞服，也可以冲入水中饮入，应用和携带比较方便，溶出和吸收速度较快。正常的颗粒剂应为松散、色正、干燥、颗粒易滚动、不潮湿；如出现潮湿、结块、溶化、有异味或手捏成团的现象表明已变质，应禁止使用。

4. 口服溶液　系指一种或多种可溶性药物，溶解成供口服的液体制剂。口服溶液应当澄清透明、无异物，少部分制剂可能有少量沉淀，但振摇均匀可分散开；如液体中有大量沉淀或出现块状及其他异物、霉团、发酵、异常酸败味、出现霉变等，表明药品已变质。

5. 粉针剂　粉针剂应为粉状的松散型细粒，溶解后应澄清透明；如出现结块振摇不散、粘底、粘壁、溶解后浑浊、有异物或使用前瓶口已松动或开启，表明药品已变质。

6. 水针剂 应为澄清透明的液体。若出现浑浊、异物、霉团、沉淀或同一批号颜色不一致等情况,表明药品已变质。

7. 滴眼剂、滴眼剂、滴鼻剂 此类药品若出现结晶、絮状物、浑浊、变色等现象,表明药品已变质。

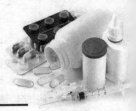

第二章 临床用药安全

1. 漏服药物如何处置？

2. 出现药物性肝损伤如何处置？

3. 哪些抗菌药物影响血糖？

4. 如何提高患者的依从性？

5. 哪些药物服用时需要控制饮水量
（举两例）？

6. 服哪些药物时忌喝茶？

7. 服药时为什么不能饮酒？

8. 长期服用泼尼松时怎么应用？为什么？

9. 简述不同口服降糖药的服用时间。

第一节　医嘱执行

一、医嘱用法、英文缩写的正确理解和执行

按照《处方管理办法》的相关规定，书写药品名称、剂量、规格、用法、用量要准确规范，药品用法可用规范的中文、英文、拉丁文或者缩写体书写，处方或医嘱中不得随意使用未经认可的缩写或代码。护理人员应正确理解和执行医嘱，并指导患者正确遵医嘱用药。医嘱中常见的英文缩写及其含义见表2-1。

19

表 2-1　医嘱常见英文缩写及其含义

英文缩写	中文含义
Rp	取、请取
sig	用法、指示
St/Stat	立即、急速
Cit	急速
SOS	需要时
p.r.n.	必要时
a.c.	饭前
p.c.	饭后
a.m.	上午
p.m.	下午
qd	每日 1 次
bid	每日 2 次
tid	每日 3 次
qid	每日 4 次
qh	每小时
q2h(q4h/q6h/q8h/q12h)	每隔 2(4、6、8、12)小时一次
qn	每晚
hs	睡前
p.o.	口服
i.h.	皮下注射
i.m.	肌内注射
i.v.	静脉注射
iv.gtt	静脉滴注
Inhal	吸入
OD	右眼
OL	左眼

英文缩写	中文含义
OS	单眼
OU	双眼
qs	适量
Ad	加至
μg	微克
mg	毫克
g	克
kg	千克(公斤)
ml	毫升
dl	分升
L	升
nm	纳米
μm	微米
mm	毫米
cm	厘米
m	米
m^2	平方米
s	秒
min	分
h	小时
d	日,天
mol	摩尔
mmol	毫摩尔
mol/L	摩尔/升
Hz	赫兹
℃	摄氏度

续表

英文缩写	中文含义
mmHg	毫米汞柱
Cal	卡
kcal	千卡
J	焦耳
kJ	千焦
Pa	帕

二、医嘱给药频次的正确给药时间

qd：每日1次，于每日的固定时间给药1次。

bid：每日2次，于每日的固定时间等间隔给药2次，口服给药的可早、晚各一次。

tid：每日3次，于每日的固定时间等间隔给药3次，口服给药的一般早一次、午后一次、睡前一次。

qid：每日4次，于每日的固定时间等间隔给药4次，口服给药的可随三餐服用，睡前再加服第四次。

qh：每小时1次。

q2h（q4h/q6h/q8h/q12h）：每隔2（4、6、8、12）小时1次。

qn：每晚1次，于每晚的固定时间给药1次。

三、每日用药总量一次给予和分次给予的区别

根据药动学规律，药物进入体内之后，其吸收、分布和代谢、排泄同时进行。每次用药后，血浆药物浓度出现一次高峰即峰浓度，随着药物在体内代谢，血浆药物浓度逐渐降低，到下次用药前出现血浆药物浓度的最低谷即谷浓度。

有些药物需要分次给予，如果将2、3次的剂量1次

给予,虽然每天总剂量不变,但血药浓度波动幅度增大,即血药峰浓度会很高,超过中毒浓度则出现毒性反应;而血药谷浓度可能会低于最低有效浓度,每日的有效血药浓度持续期缩短,影响治疗效果。时间依赖性抗菌药物如头孢菌素类、青霉素类、碳青霉烯类等尤其注意需每天分次给药,不能随意更改。

然而有些药物则需要将一天总量单次集中给予,以迅速达到血药浓度峰值而起到更好疗效,如浓度依赖性抗菌药物的喹诺酮类、氨基糖苷类等。

四、不按时给药的不良后果

给药频次及给药时间是通过药物在人体内的药物代谢动力学特点决定的,要严格按照药品说明书规定的用法用量给药,给药间隔不得随意延长或缩短。延长给药间隔时间,会使体内药物有效血药浓度维持时间短,影响治疗效果;缩短给药间隔时间,会使体内药物浓度过高引起或加重毒副作用,有些药物还会蓄积中毒;漏给药物后随意补给或等下次给药时给予加倍剂量,都有可能造成不良后果。

如果在用药过程中发生遗漏,应根据具体情况采取相应措施进行补给,除特殊药物或药品说明书有明确规定外,一般可参照以下方法处理:

(1)如果遗漏后很短时间内发现,或发生在两次用药间隔时间的 1/2 以内者,应立即按量补给,下次给药仍可按原间隔时间。

(2)如果遗漏时间已超过用药间隔时间的 1/2,则不必补给,下次务必按原间隔时间用药;亦可立即补给,下次给药时间依次适当顺延。

(3)泻药超过服药时间 2 小时后则不要加服,下次按时吃药即可。

(4)抗菌药物在用药过程中如果出现遗漏,不但影响药效,较低的血药浓度还易诱导细菌产生耐药,一旦遗漏应立即补给,但不可离下次给药时间太近。

(5)特殊药物(如激素类药、抗排斥药等)须遵医嘱或药品说明书。

因此,护士在给药时一定要科学掌握间隔时间,只有严格按照医嘱或药物说明书给药,才能确保用药的安全有效。

第二节　临床药物治疗观察

一、临床用药与排泄物颜色变化

药物经体内代谢后,最终随大、小便排出体外,在此过程中,由于药物本色或其体内代谢物颜色所染,可使人的大、小便颜色发生改变(表2-2、表2-3)。有些药物经代谢后还可由汗液、泪液、唾液、妇女生殖道分泌液中排出,也可将这些分泌液染上颜色,如利福平滴眼液引起泪液颜色变红等。

表2-2　能引起尿液颜色变化的药物

药物名称	尿液颜色
阿米替林	蓝绿色
氨苯蝶啶	淡蓝色荧光
苯琥胺	粉红或红棕色
苯妥英钠	粉红或红棕色
伯氨喹	暗色
大黄	红色
丹参	红色
对氨基水杨酸钠	棕色
多柔比星	橙红色、红色

续表

药物名称	尿液颜色
酚酞	碱性尿为红色
呋喃妥因	棕色
呋喃唑酮	棕色或橙棕色
华法林	橙红色、红色
磺胺药	锈黄或棕色
甲基多巴	红色至黑色
甲硝唑	深红色尿
奎宁	棕色或黑色
利福平	亮橙红色
氯丙嗪	粉红或红棕色
氯喹	锈黄色或棕色
去铁敏	红色
四环素类	棕色或橙棕色
维生素 B_2	黄色
吲哚美辛	绿色
小檗碱	棕色或橙棕色
亚甲蓝	蓝绿或绿色
紫草	红色
左旋多巴	放置后变暗褐色

表 2-3　能引起大便颜色变化的药物

药物名称	粪便颜色
铋化合物	黑色
恩波维铵	红色
复方氢氧化铝片	灰白色或白色斑点
广谱抗生素（长期使用）	变绿

续表

药物名称	粪便颜色
硅碳银	黑色
利福平	红色
硫酸钡	白泥土状或白色
氢氧化铝	灰白色或白色斑点
铁制剂	黑色
药用炭	黑色
吲哚美辛	绿色

一般的排泄物染色现象大多不存在人体危害,可嘱咐患者不必担心。但是,若正常停药 2~3 天后排泄物颜色仍不恢复正常,则多非用药所致,应与药物引起的排泄物颜色变化相鉴别并及时检查治疗。如排出红色尿也可能是血尿,排出黑便则可能是上消化道出血。某些药物确有可能引起人体危害而致排泄物变色,如阿司匹林、保泰松等非甾体抗炎药久用可损害胃黏膜而引起消化道出血造成黑便。

二、临床用药与肝损伤

药源性肝损害与细胞色素 P450 酶系或机体免疫系统相关。绝大多数药物通过肝脏进行生物转化,形成无活性的产物。但是有些药物经过细胞色素 P450 酶系生物转化后又进一步活化,产生毒性物质如亲电子基、自由基、氧自由基等,与蛋白质、核酸、脂质等大分子物质共价结合或发生脂质过氧化,最终导致肝细胞坏死。而有些药物或其代谢产物作为半抗原与肝特异蛋白结合,形成新抗原,激活机体免疫系统,引起变态反应,导致免疫性肝损害。根据对肝脏损害的机制类型分类,相应药物见表 2-4。

表 2-4 药物所致肝损害分类

肝损害类型	药物
代谢性肝损害	氯丙嗪、三环类抗抑郁药、抗癫痫药、抗菌药、抗风湿药、抗甲状腺药、免疫抑制剂、口服避孕药、甲睾酮和其他蛋白同化激素、巴比妥类、甲基多巴
剂量依赖性肝细胞坏死	非甾体抗炎药
非剂量依赖性肝细胞坏死	异烟肼、对氨基水杨酸、氟烷、三环类抗抑郁药、单胺氧化酶抑制剂、抗癫痫药、肌松药、青霉素衍生物、抗真菌药、利尿药、美托洛尔、钙通道阻滞剂、奎尼丁、鹅去氧胆酸、可卡因
以胆汁淤积性损害为主	异烟肼、甲氨蝶呤、苯妥英钠、巴比妥、糖皮质激素、四环素、水杨酸盐类、丙戊酸钠等
肝内芽肿浸润	异烟肼、青霉素衍生物、磺胺药、抗癫痫药、阿司匹林、保泰松、雷尼替丁、氯磺丙脲、氯丙嗪、奎尼丁、地尔硫䓬、肼曲嗪
活动性慢性肝炎	甲基多巴、呋喃妥因、异烟肼、对乙酰氨基酚
慢性胆汁淤积	氯丙嗪、丙米嗪、甲苯磺丁脲、红霉素、丙戊酸、非诺洛芬

续表

肝损害类型	药物
肝纤维化和肝硬化	甲氨蝶呤、烟酸、维生素 A
药物引起的胆管病变——硬化性胆管炎	氟尿嘧啶
药物引起的肝血管病变	口服避孕药、安宫黄体酮、硫唑嘌呤、维生素 A、甲基苯丙胺、雌激素
布卡综合征	口服避孕药、达卡巴嗪
静脉栓塞性疾病	硫唑嘌呤、环磷酰胺、环孢素、多柔比星、丝裂霉素、卡莫司汀、雌激素、半胱氨酸
肝窦状腺损害	硫唑嘌呤、口服避孕药、雄激素、蛋白同化激素、维生素 A、甲氨蝶呤、硫鸟嘌呤等
良性肿瘤	口服避孕药、雄激素、蛋白同化激素
病灶性小节增生	口服避孕药
肝细胞癌	口服避孕药、雌激素、雌激素、蛋白同化激素

药源性肝损害发生率高,起病隐匿,临床表现无特异性,但只要对药源性肝损害有足够的认识,及时停用肝损害药物,经适当药物治疗和休息,患者可以恢复健康。药源性肝损害的预防措施如下:

(1)避免大剂量长疗程使用有肝毒性的药物,更不要轻易联合用药。

(2)有药物性肝病史者避免再度给予相同或同类的药物。

(3)保护易感人群,对儿童、老年人、妊娠期妇女、特异体质者,用药应更加慎重。

(4)对于可能造成肝损害的药物非用不可时,宜从小剂量开始,短期交替使用,定期检查肝功能,同时给予高热量饮食,大量补充多种维生素和微量元素,最大限度地保护肝脏,减少药源性肝损害的发生。

药源性肝损害的治疗措施如下:

(1)停药:一旦发现药源性肝损害,应立即停用与肝损害相关的药物。一般情况下停药后多数肝损害可以迅速得到缓解,但部分患者需在停药后几周或几个月才能恢复。

(2)加速药物排泄:对急性中毒的患者,可以通过洗胃、导泻、活性炭吸附等措施清除胃肠残留的药物,也可通过渗透性利尿、血液透析等方法促进排泄,减轻中毒症状。

(3)保肝治疗:对轻度与中度的肝损害,常规使用维生素、降酶保肝药即可;对严重的肝损害,要选用促肝细胞生长素、多烯磷脂酰胆碱、甘草酸二铵、甘草酸单铵、熊去氧胆酸等药物以尽快促进受损肝细胞的恢复。

(4)应用解毒药:还原型谷胱甘肽(GSH)是体内代谢清除亲电子物质及自由基最关键的成分。及早补充外源性 N-乙酰半胱氨酸或谷胱甘肽,以促进体内 GSH 的合成或提供外源性 GSH,将可阻断或减轻药物引起的肝损害。同时,补充外源性谷胱甘肽,可防止细胞内谷胱甘肽的耗竭,从而保护肝细胞,减轻肝毒性。此外还可加用大量的维生素 C,以辅助谷胱甘肽的解毒作用。

（5）肝功能衰竭的治疗:药物性肝病患者如发生急性肝功能衰竭,其治疗原则基本同急性重型肝炎,即维持水、电解质及能量平衡,促进肝细胞再生,改善微循环,控制出血,纠正氨基酸代谢紊乱,防止继发感染。必要时可启用人工肝装置,或进行肝移植手术。

三、临床用药与肾损伤

药物引起肾损害的临床表现轻重不一,最早症状可为蛋白尿和管型尿,继而可发生肾毒性可为一过性,也可为永久性损伤。能引起肾毒性的药物有抗菌药、肿瘤化疗药、免疫抑制剂、非甾体抗炎药（NSAIDs）、消化系统药物、心血管系统药物、神经系统药物、造影剂等。

1. 抗菌药　氨基糖苷类、万古霉素和去甲万古霉素、多黏菌素 B、四环素类、头孢菌素、青霉素、磺胺类、抗真菌药、抗病毒药、抗结核药物等。

2. 肿瘤化疗药　顺铂最常见的最严重毒性是由于直接对肾小管的毒性作用而引起的肾功能损害。

3. 免疫抑制剂　环孢素的主要不良反应是肾毒性,表现为利尿素升高;他克莫司有报道能引起蛋白尿。

4. NSAIDs　阿司匹林、布洛芬、对乙酰氨基酚、布洛芬、双氯芬酸钠、吡罗昔康、洛索洛芬、吲哚美辛等有肾毒性,如间质性肾炎和肾病综合征,NSAIDs 可加重肾衰竭。

5. 消化系统药物　雷尼替丁、西咪替丁、硫普罗宁、枸橼酸铋钾等。

6. 心血管系统药物　卡托普利、依那普利、培哚普利、贝那普利、非诺贝特、非洛地平、吡硫醇、硝苯地平、尼莫地平、地高辛。

7. 神经系统药物　氟西汀、乙酰唑胺、丙戊酸钠、氟哌啶醇、卡马西平、氯氮平、舒必利、芬氟拉明。

8. 造影剂　碘造影剂与渗透压有关，往往是可逆的。

9. 利尿脱水药　呋塞米、甘露醇可引起肾绞痛和急性肾衰竭。

10. 其他药物　别嘌醇、马来酸氯苯那敏（扑尔敏）、可待因、利多卡因、维生素 D_3、维生素 K_3、人血白蛋白、破伤风抗毒素、垂体后叶素、米非司酮。

11. 中药　易引起不良反应的植物药有含生物碱类如雷公藤、草乌、麻黄等，含蛋白类如巴豆、黑豆等，含苷类如洋地黄、土牛膝、芦荟等，含酸／醇类，如马兜铃、关木通、广防己等，含酮、酚、糖、酶类如棉花籽等，含挥发油类如土荆芥等；动物类有蛇毒类、斑蝥类、胆酸类；矿物类有含砷、汞类（砒霜、红矾、雄黄、朱砂、轻粉）及含铅（铅丹）类。

四、临床用药与血糖升高

药物引起的血糖升高不但可引发用药者出现糖尿病，严重时还会使用药者出现糖尿病酮症酸中毒和糖尿病高渗性昏迷，所以在用药时要格外注意易引起血糖升高的药物。常见的引起血糖升高的药物包括以下几类：

1. 抗精神病药　包括典型抗精神病药物如氯丙嗪、氟哌啶醇、氟哌噻吨等，以及非典型抗精神病药物氯氮平、奥氮平、利培酮、舒必利、奎硫平、阿立哌唑、齐拉西酮等。患者使用这些药物时均有可能诱发血糖升高，特别是氯氮平和奥氮平在使用时最易诱发糖尿病。

2. 糖皮质激素药物　如醋酸可的松、氢化可的松、泼尼松、泼尼松龙、地塞米松等，尤其是长期或大剂量地使用这类药物，则更容易引起用药者的血糖升高或出现尿糖。用药的剂量越大，用药的时间越长，用药者血糖升高的发生率也就越高，而且患者在全身使用此类药物时更容易引起血糖升高。

3. 平喘药　如特布他林、氨茶碱、二羟丙茶碱、沙丁胺醇等，这些平喘药均可诱发用药者的血糖升高。而且，大剂量地静脉注射沙丁胺醇还可使患者出现糖尿病酮症酸中毒。

4. 抗菌药物　引起血糖升高的抗菌药物主要是喹诺酮类包括加替沙星、左氧氟沙星、诺氟沙星等。β-内酰胺类次之，如阿莫西林、头孢哌酮舒巴坦等。注射给药是引起血糖异常的主要途径，因此，在能保证疗效的前提下尽量采用口服给药。

5. 其他药物　他克莫司、环孢素、氢氯噻嗪、呋塞米、异烟肼、利福平、烟酸、苯妥英钠、普萘洛尔、α-干扰素、锂盐、左旋多巴、二氮嗪、乙酰唑胺、吗啡、吲哚美辛、胺碘酮、奥曲肽、硝苯地平、乙胺丁醇、维拉帕米等药物，都会在使用的过程中引起用药者的血糖升高，严重时还可诱发高渗性非酮症糖尿病昏迷。

虽然上述药物都能引起用药者的血糖升高，但这种血糖升高在停药后一般都可恢复正常，不过当患者重新使用上述药物时血糖还会再次升高。因此，糖尿病患者和糖耐量异常的患者，则应避免使用上述药物，如非用不可，也必须在专业医生的指导下使用，千万不可擅自使用。

五、临床用药与精神变化

1. 可诱发癫痫发作的药物

（1）青霉素类：青霉素、氨苄西林、苯唑西林、羧苄西林等诱发的癫痫多数与超大剂量用药及疗程延长有关，患者有癫痫病史、肾功能不全、老年、婴幼儿、青霉素剂量过大是诱发癫痫的主要危险因素。

（2）头孢菌素类：头孢唑林、头孢哌酮、头孢吡肟、头孢曲松钠、头孢噻肟钠、头孢拉定等也可在肾功能不全患者体内血药浓度升高，引起癫痫发作。

（3）喹诺酮类：环丙沙星、左氧氟沙星、氧氟沙星、诺氟沙星、氟罗沙星、洛美沙星、培氟沙星等易透过血脑屏障进入脑组织，导致中枢兴奋，诱发癫痫。老年人或肝肾功能不全患者，有癫痫病史和脑动脉硬化患者，与茶碱类药物（如氨茶碱）及非甾体抗炎药（如布洛芬）合用，静脉给药时易诱发癫痫。

（4）抗结核药：异烟肼可诱发癫痫，多见于有癫痫病史、脑外伤史、酒精中毒、慢代谢型、大剂量应用而未加维生素 B_6 或同时给予单胺氧化酶抑制剂患者。此外，利福平也可引起癫痫发作，特别是大剂量疗程给药时。

（5）其他抗菌药：亚胺培南西司他丁诱发癫痫主要与亚胺培南有关，而与西司他丁无关。奥硝唑、甲硝唑、大剂量红霉素、克林霉素也可以引发癫痫，庆大霉素、两性霉素 B、万古霉素等也可能致癫痫样发作。

（6）抗精神病药：氯氮平、氯丙嗪、氯普噻吨最为多见，氟哌啶醇次之，奋乃静、三氟拉嗪、舒必利较少，且与剂量有关，剂量越大癫痫发作率越大。利培酮、奥氮平也可引起癫痫发作。抗精神病药引起痫性发作的危险因素有，①有药物诱发痫性发作史；②癫痫病史；③脑电图异常者；④头部外伤、手术史；⑤突然改变抗精神病药剂量，大剂量抗精神病药治疗；⑥多种抗精神病药与抗癫痫药共用；⑦器质性脑病；⑧电休克或胰岛素休克治疗。有危险因素的患者，应用抗精神病药治疗应注意监测有无癫痫发作。

（7）抗抑郁药：单环类的丁胺苯丙酮（安非他酮）、二环类的氟西汀、三环类的阿米替林、阿莫沙平以及四环类的马普替林、米安色林等均可诱发癫痫，5-羟色胺再摄取抑制剂氟西汀、帕罗西汀、西普肽兰、曲米帕明等可降低癫痫发作的阈值，有癫痫史患者易复发。三环类抗抑郁药如丙米嗪、阿米替林等剂量大且与5-羟色胺再摄取抑制剂合用者易诱发癫痫。

（8）抗躁狂药：碳酸锂过量或蓄积中毒可导致癫痫。

（9）抗癫痫药物：卡马西平、苯妥英钠、丙戊酸钠、托吡酯、巴比妥、拉莫三嗪、氯硝西泮、加巴喷丁、苯二氮䓬类等，这些药物过量使用、撤药或停药过快，或合用能减少其吸收或加快其代谢的药物，均可以引起反跳或加剧癫痫的发作。

（10）镇静催眠药：地西泮、劳拉西泮、阿普唑仑、奎硫平、佐匹克隆等长期应用后突然停用或急剧减量可引起癫痫发作。

（11）其他中枢神经系统用药：脑苷肌肽、吡拉西坦、脑活素、胞二磷胆碱、多奈哌齐、卡巴拉汀均可引起癫痫发作，咖啡因也可引发癫痫。

（12）局麻药：可卡因、利多卡因、丁卡因、普鲁卡因等局麻药过量时，可引起癫痫发作。氯胺酮对中枢神经系统发育不完善的儿童易致癫痫发作。

（13）抗肿瘤药：阿霉素、长春新碱、紫杉醇、甲氨蝶呤、多柔比星、顺铂等可引起全身性或局限性癫痫发作。但许多抗肿瘤药如顺铂会影响苯妥英钠的吸收，合用时应适当增加后者的药量。

（14）免疫调节剂：环孢素、他克莫司、环磷酰胺、白细胞介素-11等均可诱发癫痫，免疫反应是癫痫发病的重要原因之一。

（15）激素类：泼尼松、甲泼尼龙、地塞米松、胰岛素、甲状腺素长期大剂量静脉用药可引起癫痫发作。

（16）循环系统用药：维拉帕米、美西律、多巴胺、硝酸甘油在脑缺血缺氧早期导致脑损伤而诱发癫痫；地高辛、促红细胞生成素也可诱发癫痫。

（17）呼吸系统用药：喷托维林、平息散、氨茶碱中毒可引起癫痫。

（18）消化系统用药：西咪替丁、多潘立酮、甲氧氯普胺、米索前列醇均可诱发癫痫。西咪替丁大剂量时在脑脊液蓄积而导致癫痫发作，可用不易透过血脑屏障的雷尼替丁、法莫替丁取而代之。

（19）解热镇痛药：非甾体抗炎药如吲哚美辛、保泰松、米格来宁等也可能诱发癫痫。

其他药物：去氨加压素、脊髓灰质炎减毒活疫苗、狂犬病疫苗、百白破疫苗、麻疹疫苗、天花疫苗、破伤风疫苗、流感疫苗等能诱发癫痫发作。抗过敏药异丙嗪、阿司咪唑、复方盐酸伪麻黄碱缓释胶囊，抗寄生虫病药氯喹以及抗疟药乙胺嘧啶、吡喹酮均有引起癫痫发作的可能；重组人红细胞生成素、阿普林定可致癫痫样发作。

2. 能引起锥体外系反应的药物

（1）抗精神病药：①吩噻嗪类，奋乃静、氟奋乃静、三氟拉嗪、三氟丙嗪、氯丙嗪锥体外系症状较重，硫利哒嗪症状较轻，氯丙嗪高剂量时易发生锥体外系反应。②硫杂蒽醌类，氯普噻吨、氟哌噻吨，锥体外系反应常见。③氟哌啶醇锥体外系反应明显，术后镇痛大剂量应用氟哌利多，可能发生锥体外系反应。④二苯氧氮平类，氯氮平、奥氮平锥体外系反应轻。⑤苯酰胺类，舒必利锥体外系反应轻。⑥二苯丁哌啶类，氟司必林，锥体外系反应轻；五氟利多主要不良反应为锥体外系反应。⑦新型非典型抗精神病药物，如利培酮、奎硫平、阿立哌唑、齐拉西酮等锥体外系反应轻或偶尔发生。

（2）其他药物如胃动力药多潘立酮、甲氧氯普胺长期用药可致锥体外系反应；多潘立酮、氯波必利近来报道也可引起锥体外系反应；罗通定、氟桂利嗪、桂利嗪、地尔硫草、喷托维林、利血平、西咪替丁等偶见锥体外系反应；抗菌药物如左氧氟沙星、诺氟沙星、甲硝唑、替硝唑也可引起锥体外系反应；抗抑郁药阿莫沙平长期大量应用时可见锥体外系症状。

一旦确诊为锥体外系反应立即停药，多饮水，轻症者可自行恢复，症状明显者，给予抗胆碱、镇静或加用苯海索治疗，一般可在数小时或数天内恢复。如不能停药者,一旦出现锥体外系反应可减量,并加服苯海索、地西泮亦可达预期目的。

第三节　特殊患者用药管理

一、用药依从性差的患者

依从性也称顺从性,指患者按医生规定进行治疗,与医嘱一致的行为,习惯称患者"合作",依从性对患者的药物治疗成功与否具有重要的意义。正确的药物治疗方法是治愈疾病的前提,若患者不服从治疗,不能按规定用药,则不能达到预期的目的和效果,甚至出现一些不良反应,造成医疗卫生资源的浪费。

对用药依从性差的患者,用药时需注意:

(1)根据不同患者特点,采用不同方式向患者解释治疗的意义和按时、按量用药的重要性,任意停药的危害,了解不遵医嘱可能导致的后果,使其配合,提高用药依从性。

(2)依据病情,建议医生在确保疗效的前提下尽量减少用药的种类、次数,尽可能用每日1次的长效、缓释制剂,提高用药依从性。

(3)用药前向患者交代药物可能发生的不良反应,讲清药物的副作用及解决方法,打消患者顾虑。

(4)对用口服药依从性差的患者,尽量监督其服用药品。

(5)对积攒药品、有自残倾向的患者,必须加强监护,监督其用药。

二、肝功能不全患者

肝功能不全患者用药原则:避免或减少使用对肝脏毒性大的药物;注意药物相互作用,特别应避免与肝毒性的药物合用；肝功能不全而肾功能正常的患者，可选用对肝毒性小并且从肾脏排泄的药物；初始剂量宜小，必要时进行治疗药物浓度监测；定期监测肝功能，及时调整治疗方案。

肝功能不全患者给药方案调整：根据肝功能减退时对有关药物药物动力学影响和发生毒性反应的可能性，将药物分为以下 4 类，作为给药方案的调整时参考。

（1）由肝脏消除但并无明显毒性反应的药物，应谨慎使用，必要时减量给药。

（2）经肝或相当药量经肝消除，肝功能减退时其消除或代谢物形成减少，可致明显毒性反应的药物，应尽可能避免使用。

（3）经肝肾两种途径消除的药物，在严重肝功减退时血药浓度升高，加之此类患者常伴功能性肾功能不全，可使血药浓度更明显升高，故需减量应用。

（4）经肾排泄的药物，在肝功能障碍时一般无需调整剂量，但这类药物中的肾毒性明显的药物，在用于严重肝功能减退者时仍需谨慎或减量，以防肝肾综合征的发生。

表 2-5 列出了肝功能不全患者慎用的药物。

三、肾功能不全患者

肾脏是药物排泄的主要器官，也是药物代谢的器官之一，肾功能受损时，药物吸收、分布、代谢、排泄以及机体对药物的敏感性均可能发生改变。

肾功能不全时药物动力学和药效学特点：肾功能损害可改变药物与血浆蛋白的结合率，使酸性药物血浆蛋白结合率下降（苯妥英钠、呋塞米），而碱性药物血浆蛋白结合率不变（普萘洛尔、筒箭毒碱）或降低（地西泮、吗啡），药物分布容积也可随之改变，大多数药物的分布容积增加，某些蛋白结合率低的药物，如庆大霉素、异烟肼等分布容积无改变，也有少数药物，如地高辛分布容积减少。

表 2-5 肝功能不全患者慎用药物

损害类别	影响药物
代谢性肝损伤	氯丙嗪、三环类抗抑郁药、抗癫痫药、抗菌药、抗风湿药、抗甲状腺药、免疫抑制药、口服避孕药、甲睾酮孕药、非甾体抗炎药
急性实质性肝损伤 剂量依赖性肝细胞坏死	异烟肼、对氨基水杨酸、氟烷、三环类抗抑郁药、单胺氧化酶抑制剂、抗癫痫药、肌松药、青霉素衍生物、抗真菌药、利尿药、美托洛尔、奎尼丁、鹅去氧胆酸、可卡因
非剂量依赖性肝细胞坏死	
药物引起的脂肪肝 以胆汁淤积性损害为主	异烟肼、甲氨蝶呤、巴比妥、苯妥英钠、水杨酸类、四环素、糖皮质激素、丙戊酸钠等
肝肉芽肿浸泡	异烟肼、青霉素衍生物、磺胺药、抗癫痫药、阿司匹林、保泰松、雷尼替丁、氯磺丙脲、氯丙嗪、奎尼丁、地尔硫䓬、肼屈嗪等
活动性慢性肝炎	甲基多巴、呋喃妥因、异烟肼、对乙酰氨基酚
慢性胆汁淤积	氯丙嗪、丙米嗪、甲苯磺丁脲、红霉素、丙戊酸、非诺洛芬
肝纤维化和肝硬化	甲氨蝶呤、烟酸、维生素 A

续表

损害类别	影响药物
药物引起的胆管病变——硬化性胆管炎	氟尿嘧啶
药物引起的布卡综合征	口服避孕药、达卡巴嗪
静脉栓塞性疾病	硫唑嘌呤、噻苯达唑、硫鸟嘌呤、环磷酰胺、环孢素、多柔比星、丝裂霉素、卡莫司汀、雌激素、半胱氨酸
肝血管病变	
肝窦状腺损坏，包括扩张、紫癜状肝、周边窦状腺纤维化、非硬化性门静脉高压、小节再生性增生、肝动脉和门静脉血栓	硫唑嘌呤、口服避孕药、雄激素、蛋白同化激素、维生素A、甲氨蝶呤、巯嘌呤等
肝脏肿瘤	
良性肿瘤	口服避孕药、雄激素和蛋白同化激素
病灶性小节增生	口服避孕药
肝细胞癌	口服避孕药、雌激素和蛋白同化激素

　　肾功能损害时，主要经肾脏排泄的药物消除减慢，血浆半衰期延长。因药物在体内蓄积作用加强，甚至产生毒性反应。

　　（1）肾小球滤过减少：如地高辛、普鲁卡因胺、氨基糖苷类抗生素，主要经肾小球滤过排出体外，急性肾小球肾炎及严重肾缺血患者肾小球滤过率下降，上述药物排泄减慢。

　　（2）肾小管分泌减少：尿毒症患者体内蓄积的内源性有机酸可与弱酸性药物在转运上发生竞争，使药物经肾小管分泌减少。轻、中度肾衰竭时，这种竞争所致的有机酸排出减少可能比功能性肾单位减少更重要。

　　（3）肾小管重吸收增加：肾功能不全患者体内酸性产物增加，尿液 pH 下降，弱酸性药物离子化减少，重吸收增加。

　　（4）肾血流量减少：某些疾病（如休克、心力衰竭、严重烧伤）可致肾血流量减少，肾小球滤过、肾小管分泌、重吸收功能均可能发生障碍，从而导致药物经肾排泄减少。

　　某些药物在体内的代谢产物仍有药理活性，肾功能受损时，这些代谢产物在体内蓄积产生毒副反应。其中最典型的是普鲁卡因胺，其代谢产物 N-乙酰普鲁卡因胺85% 经肾排泄。肾功能不全患者血浆半衰期从正常人的 6 小时延长到 45 小时。美托洛尔经肾排泄其代谢产物去甲基美托洛尔仅为 5%~10%，当肾功能不全时其血浆半衰期为正常受试者的 4~6 倍。在肾功能不全时，抗生素不能及时排出，在血和组织内发生蓄积，更易出现毒性反应。

　　尿毒症患者常伴有电解质及酸碱平衡紊乱，如低血钾可降低心脏传导性，因而增加洋地黄类、奎尼丁、普鲁卡因胺等药物的传导抑制作用；酸血症肾小管酸中毒可对抗儿茶酚胺的升压作用，使机体对药物的敏感性发生了改变。

肾功能不全患者用药原则:避免或减少使用对肾脏毒性大的药物;注意药物相互作用,特别应避免肾毒性药物联合应用;肾功能不全而肝功能正常的患者可选用双通道(肝肾)排泄的药物;根据肾功能的情况调整用药剂量和给药间隔时间,必要时进行治疗药物监测,设计个体化给药方案。

肾功能不全者用药剂量调整:当肾功能不全患者必须使用主要经肾脏排泄并具有明显的肾毒性药物时,应按肾功能损害程度严格调整剂量。其中内生肌酐清除率反映肾功能最具参考价值,血肌酐其次,血尿素氮影响因素较多。根据内生肌酐清除率调整用药方案适用于主要经肾脏排泄的药物,较准确,可按照药品说明书上的各种图、表、公式调整用药剂量与给药间隔。使用治疗窗窄的药物应进行血药浓度监测,使峰浓度与谷浓度控制在有效而安全的范围内。

表2-6列出了肾功能不全患者慎用的药物。

四、妊娠期妇女

了解不同药物在妊娠期对胎儿的影响,安全选药,应尽量选用对孕妇及胎儿安全的药物。

1. 妊娠早期用药 妊娠早期通常是指 3 个月以内,是胚胎器官分化期,对各种刺激高度敏感,称敏感期。受精后 1 周内,受精卵尚未植于子宫内膜,一般不受孕妇用药的影响;受精后 8~14 天内,受精卵刚种植于子宫内膜,胚层尚未分化,这个时期对药物高度敏感,如果受到药物高度损害时,可造成极早期的流产,如果只是受到部分损害,可能有补偿功能,胚胎可以继续发育而不发生后遗问题。神经系统在受精后 1~25 天、心脏在受精后 30~40 天、四肢在受精后 24~46 天最敏感。

表 2-6 肾功能不全患者慎用药物

损害类别	影响药物
肾小球功能障碍	非甾体抗炎药、四环素类抗生素、抗高血压药（如普萘洛尔、可乐定、利血平、米诺地尔、硝普钠、甲苯多巴、噻唑嗪、肼屈嗪、依那普利等）、两性霉素B、环孢素等
急性肾小球肾炎、肾病综合征	利福平、肼屈嗪、青霉胺、依那普利等
肾小管损害	金制剂、锂制剂、可乐定、丝裂霉素、华法林、非甾体抗炎药（儿童）、磺胺类、别嘌醇、卡马西平、格列本脲、来安英钠、奎尼丁、青霉胺、链激酶、吡罗昔康及生物制剂等
肾小管功能障碍	硫嘌呤、锂制剂、格列本脲、四环素类抗生素、两性霉素B、秋水仙碱、利福平、长春新碱等
急性肾小管坏死	氨基糖苷类抗生素、鱼精蛋白、地塞米松、卡托普利、抗肿瘤药（如顺铂等）、卡莫司汀、洛莫司汀、甲氨蝶呤、门冬酰胺酶、丝裂毒素、能增大上述各药毒性的有呋塞米、甲氧氟烷、两性霉素B、克林霉素、头孢菌素类及造影剂等
尿道阻塞	镇静催眠药、阿片制剂、抗抑郁药、溴苄铵、麦角衍生物、甲基多巴、解热镇痛药、吗啡等镇痛药、抗凝血药、甲氨蝶呤、磺胺类、过量巴比妥类、乙醇、利福平、氯琥珀胆碱、筒箭毒碱及造影剂等
肾动脉栓塞或肾静脉血栓	氨基己酸、噻嗪类利尿剂、磺胺类、糖皮质激素、青霉胺、磺胺类、头孢菌素类、环孢素、多黏菌素B、造影剂
肾间质及肾小管损害	氨基糖苷类抗生素、四环素类、利福平、青霉素类、头孢菌素类、磺胺类、造影剂、过量右旋糖酐-40

续表

损害类别	影响药物
肾前尿毒症	锂盐、强利尿剂、四环素类
渗透性肾病	甘露醇、右旋糖酐-40、甘油及大量葡萄糖
间质性肾炎	头孢菌素类、青霉素类、磺胺类、对氨基水杨酸、利福平、异烟肼、乙胺丁醇、多黏菌素B、黏菌素、呋喃妥因、多西环素、庆大霉素、氢氯噻嗪、阿米洛利、丙磺舒、非甾体抗炎药（如吲哚美辛等）、布洛芬、吲哚美辛、托美丁、舒林酸、阿司匹林、氯芬那酸、非那西丁、非诺洛芬及保泰松等）、西咪替丁、硫唑嘌呤、环孢素、干扰素、别嘌醇、卡托普利、普萘洛尔、甲基多巴、苯妥英钠、苯巴比妥、苯丙二酮等
肾结石	维生素D、维生素A、过量抗酸药、乙酰唑胺、非甾体抗炎药、普尼胺、大剂量维生素C、磺胺类、丙磺舒、甲氨蝶呤
尿潴留	吗啡、阿片、哌替啶、可待因、罗通定、吲哚美辛、肾上腺素、麻黄碱、山莨菪碱、阿托品、东莨菪碱、丙胺太林、樟柳碱、哌替林、异丙嗪、苯丙胺、氯苯那敏、苯海拉明、氯美那嗪、黄酮哌酯、溴丙胺太林、备丙静、丙哌唯醇、氟哌啶醇、尼群地平、硝苯地平、硝酸甘油、丙美扎啉、美海帕明、丙吡胺、阿普林定、氨茶碱、氟桂利嗪、氨基甙、可乐定、甲乐定、甲基多巴、可霉素、头孢噻林、诺氟沙星、异烟肼、西咪替丁、曲克芦丁、镇静催眠药、氨甲苯酸等
尿失禁	氟哌啶醇、甲基多巴、氯丙嗪、多肽抗生素、诺氟沙星、甲硝唑、麦迪霉素、甲基睾丸素、氨基糖苷类、多黏菌素B、青霉素、磺胺类、抗结核药
血尿	核药、西咪替丁、雷尼替丁、卡托普利、卡托普利、环孢菌素、环磷酰胺、解热镇痛药、抗凝血药、甲苯达唑仑、甲苯达唑等

2. 妊娠中期和晚期用药　此期指怀孕 3 个月到足月，是胎儿发育的最后阶段。此时期器官已大体形成，药物对其难以形成畸形，但像牙齿、神经系统和女性生殖系统还在继续分化发育，某些药物的作用可能会导致上述这些组织的发育迟缓或功能异常。如四环素可透过胎盘与钙结合并聚集沉积在胎儿骨骼和牙齿，致牙齿永久黄染，骨生长迟缓。

3. 妊娠期用药注意事项

（1）药物使用应尽量以最小有效量、最短有效疗程开始，避免大剂量长期使用，并能随病情及时更换药物，做到尽量用同一种药物，避免联合用药。

（2）应选用已肯定循证医学证据对胚胎、胎儿危害较小的药物。

（3）非处方药不建议随意使用，孕期必须使用药物时，建议到产科专科医生处咨询。

（4）有条件的单位应注意测定孕妇血药浓度，以便及时调剂剂量，这样既可使靶器官获得有效的药物浓度，又可保证胎儿体内的浓度不致太高。

（5）凡属于临床验证的新药，以及疗效不确定的新药都不要用于孕妇。

第四节　用药与饮食

一、口服药物与饮水的关系

用水送服药物是疾病治疗过程中一个重要环节，每种药的药理作用、代谢途径、不良反应各不相同，服用时的要求也大不一样。服药时应适当饮水送服，切忌干吞药片，以免药物附于食管壁造成对黏膜的损伤，甚至引起溃疡出血。服药时应注意以下几点：

1. 水的温度　对于大多数药物服用时宜选凉开水，

因为凉开水不会影响药物的吸收,有的患者喜喝热开水并用热开水服药,但是要注意以下几类药物不宜用热开水服用:①维生素 C、维生素 B₁、维生素 B₂ 性质不稳定,受热后易还原破坏而失去药效;②胃蛋白酶合剂、胰蛋白酶、淀粉酶、多酶片、乳酶生、酵母片等,此类药中多是酶、活性蛋白质或益生细菌,受热后即凝固变性而失去作用,达不到助消化的目的。

2. 饮水量

(1)服用时要多饮水的药物:服药时多饮水可增加胃的排空速度,使药物更快到达肠部,提高药物在肠部吸收速率,增加饮水量还可增加溶解度低和用量大的药物的溶出量,使吸收增加,提高药物的血药浓度,也就提高这些药物的生物利用度和疗效。临床常用服用时要多饮水的药物如表 2-7 所示。

表 2-7　服用时要多饮水的药品种类及代表药物

药品种类	代表药物	目的
解热镇痛抗炎药	阿司匹林、对乙酰氨基酚、布洛芬、吲哚美辛	补充体内水分避免虚脱,防止水盐代谢紊乱
平喘药	茶碱、氨茶碱、二羟丙茶碱、胆茶碱	减轻口干、多尿、心悸等不良反应
抗病毒药	阿昔洛韦、更昔洛韦、伐昔洛韦、泛昔洛韦、茚地那韦、利托那韦、沙奎那韦、阿德福韦酯、替诺福韦、膦甲酸	预防药物在肾小管的结晶、阻塞,减少肾脏损害
磺胺类抗菌药	磺胺甲噁唑、磺胺多辛、磺胺嘧啶	防止结晶尿、减少肾脏损害
喹诺酮类抗菌药	环丙沙星、左氧氟沙星、依诺沙星、洛美沙星	防止结晶尿

药品种类	代表药物	目的
四环素类抗生素	盐酸四环素、米诺环素、盐酸土霉素、多西环素	预防药物导致食管溃疡,减少胃肠道刺激
泻下药	硫酸镁、硫酸钠、欧车前亲水胶	加速导泻作用,防止脱水
钙代谢调节剂	阿仑膦酸钠、利塞膦酸钠、羟乙膦酸钠	预防食管炎、食管溃疡和食管糜烂等不良反应
抗痛风药	别嘌醇、丙磺舒、苯溴马隆	防止结石的形成
利湿通淋药	复方石淋通片、金钱草片、热淋清颗粒、三金片	防止结石的形成

(2)服用时少饮水的药物:大多数情况下服药时要多饮水,然而也有少部分药物服用时要少饮水,甚至不饮水才能最好地发挥药效。如胃黏膜保护剂复方铝酸铋颗粒、硫糖铝、磷酸铝等服用后均在胃黏膜或溃疡面上形成膜层起到保护胃黏膜的作用,从而利于黏膜再生和溃疡愈合,因此服用时每袋只需 15~30ml 水冲服,以利于较高浓度下形成胃黏膜保护膜。蒙脱石散也只需加入 50ml 水中充分稀释即可。苦味健胃剂复方龙胆酊运用其苦味,经过舌头的味觉感受器反射性地引起胃液分泌来促进消化,故不宜多饮水,以免冲淡苦味而降低药效。有些止咳药如急支糖浆、复方甘草合剂、蜜炼川贝枇杷膏等,患者口服后会有部分药液停留在咽部形成保护性的薄膜,以减轻黏膜炎症、阻断刺激、缓解咳嗽,如果喝水,会把咽部药物的有效成分冲掉,影响药效发挥。含片多具有抗炎、消毒防腐的作用,如地喹氯铵、西地碘和复方草珊瑚含片等,含服时把药片

放于舌根部,尽量贴近咽喉,使局部药物保持较高的浓度就会有较好的效果,因此含服后 30 分钟内尽量不要饮水。硝酸甘油、速效救心丸等舌下含服药物,通过舌下毛细血管吸收,含服过程中切忌饮水,否则会大大降低药效。

二、饮料对药效的影响

1. 茶 茶富含鞣质,鞣质可分解成鞣酸,容易和药品中的蛋白质、生物碱、金属离子等发生相互作用。鞣酸与铁盐易生成鞣酸铁沉淀,不但会使体内铁质减少,而且鞣酸铁沉淀还会导致腹痛、腹泻等胃肠道副作用。因此,茶不宜与含铁药品(硫酸亚铁、枸橼酸铁和葡萄糖酸亚铁等治疗缺铁性贫血的铁剂)同服。此外,许多含生物碱的药物,如阿托品、麻黄碱、可待因、利血平、复方氢氧化铝片(胃舒平)及盐酸小檗碱(黄连素)等,也忌与茶同服,因为生物碱可与鞣酸产生沉淀使药效降低。含蛋白质的消化酶类制剂,也会与鞣质结合而降低药效。此外,茶叶中含咖啡因,具有中枢兴奋作用,可拮抗镇静催眠药的作用,降低其药效。

2. 酒类 酒类中含有不同浓度的乙醇,与镇静催眠药、抗癫痫药、抗精神病药等具有中枢抑制作用的药物同用时,能增强其中枢抑制作用,药理作用增强,毒性增加或中毒。

酒类与某些头孢菌素类、呋喃唑酮、甲硝唑、磺酰脲类等药物同服会产生"双硫仑反应",出现面红、头痛、恶心、呕吐、视物模糊、精神恍惚、血压下降、心跳加快、胸闷、呼吸困难等症状。重者可有出汗、虚脱、血压下降、烦躁不安、视物模糊、呼吸困难,甚至休克发生。要注意的是,停药后仍可出现隐匿性药物不良反应,停药后 3~5 天内仍要戒酒和避免接触含乙醇的饮品。

酒与阿司匹林也不可同服，因为酒会增大阿司匹林的毒性，如造成胃出血等，用药前后不可饮酒。红葡萄酒和啤酒中含大量酪胺，不可与单胺氧化酶抑制剂（如帕吉林）同服，否则可使体内酪胺浓度升高，大量贮积会导致高血压危象。

3. 可乐和咖啡　可乐中含古柯碱，咖啡中含咖啡因，两者都有兴奋神经中枢和刺激胃酸分泌的作用，故不宜与镇静药、抗组胺药及对胃肠道有刺激作用的药物同服，否则会降低以上药物的疗效或加剧胃肠道毒副作用。

4. 西柚汁　西柚亦名胡柚或葡萄柚，主要被细胞色素 P450 酶系统中 CYP3A4 代谢，同时也能抑制 CYP3A4 的活性，从而抑制药物的代谢。合用西柚汁后，许多经 CYP3A4 代谢的药物都会因该酶活性被抑制而代谢减少，血浆药物浓度升高，药理作用增强。钙通道阻滞剂（如非洛地平、尼卡地平等）、免疫抑制剂（如环孢素、西罗莫司等）、降血脂药（如辛伐他汀）、抗组胺药（如特非那定）、胃动力药（如西沙必利）、镇静催眠药（如地西泮、咪达唑仑等）、抗精神病药物（如氯米帕明）、抗病毒药（如沙喹那韦、利托那韦、西地那韦等）、大环内酯类抗生素（如红霉素）、抗寄生虫药（如青蒿素）等药物，与西柚汁同用时药理作用均增强，毒副作用增加。西罗莫司在肠壁和肝中被 CYP3A4 同工酶广泛代谢，因而西罗莫司的消除可受到作用于此同工酶的药物的影响。临床试验显示，患者每天口服西罗莫司时饮用一杯西柚汁，血浆药物浓度比单服药物提高 2~4 倍。

5. 其他果汁　新鲜果汁富含果酸，果酸主要成分为维生素 C 和柠檬酸等，可导致许多药物分解，不利于药物在小肠内的吸收而使药效下降。红霉素、氯霉素、磺胺类抗菌药，遇到酸性液体容易迅速分解，不仅降低药效，还会产生有害中间体从而增加毒性。非甾体抗炎药如阿司匹林、双氯芬酸、布洛芬等,本身对胃黏膜有较强的刺激作用,与果酸同用则加剧其对胃肠道的刺激,严重的甚至可导致胃黏膜出血乃至胃壁穿孔。橙汁对一些由肝脏代谢的药物有干扰,可以阻碍其代谢从而增强毒性。他汀类调血脂药等禁用橙汁送服,服药期间也尽量不要饮用橙汁。

三、不宜和牛奶同服的药物

鲜牛奶中含有丰富的蛋白质,以及多种维生素和矿物质,还有充足的脂肪、乳糖,其营养价值很高。然而,在服用以下这些药物时若同时喝牛奶,则可能产生不良反应。

1. 抗生素类 包括四环素、土霉素、多西环素等,药物会与牛奶中的钙离子在肠道内形成络合物,减少药物吸收,降低疗效,甚至可使药物完全失效。

2. 含铁药物 牛奶中的钙离子可与铁剂在十二指肠发生吸收竞争,使铁剂吸收减少,降低其疗效,故有些患者即使长期服用铁剂也不奏效,原因之一是同服牛奶所致。

3. 氨茶碱 牛奶中的蛋白质含量较高,可影响氨茶碱的生物利用度。

4. β受体拮抗剂 牛奶可以使胃排空减慢,使药物效应改变。

5. 强心药 牛奶中所含的钙能增强心苷的毒性,心衰患者服用洋地黄类药物时喝牛奶,容易产生中毒反应。

四、服药时间与疗效

科学地掌握服药时间,既能发挥药物的最大疗效,又能减少药物的不良反应。

1. 空腹服 滋补类药,如人参、蜂乳等,早晨空腹服用有利于人体迅速吸收和充分利用。抗结核药(如异烟肼)和肾上腺皮质激素(如泼尼松)等,早晨 8 时左右服用,可提高疗效并降低不良反应。

2. 饭前服 胃黏膜保护剂、健胃药、收敛药、止泻药、肠道消炎药、利胆药、部分降糖药、抗结核药等,饭前半小时服用能达到最佳效果。此外,中成药丸剂,为使其较快通过胃进入肠道,不为食物所阻,亦宜饭前服。饭前服西咪替丁等抗胃溃疡药,可使药物更多地分布在胃黏膜表面,使药效提高。

3. 饭时服 助消化药,如稀盐酸、胃蛋白酶等,饭时服用能及时发挥作用。

4. 饭后服 绝大部分药物都在饭后半小时服用,尤其是消化道刺激性较强的药物,如阿司匹林、水杨酸钠、吲哚美辛、硫酸亚铁、盐酸小檗碱(黄连素)等,以减少其对胃黏膜的刺激。饭后服四环素和抗生素类药物,可减少药物对胃肠的刺激。

5. 睡前服 镇静催眠药,如苯巴比妥、地西泮(安定)等,应睡前服用,以有效发挥镇静催眠作用;泻药,如酚酞、高浓度甘露醇溶液等,服后 8~12 小时见效,睡前服用后次日清晨可望排便、清肠。驱虫药应在临睡前或晨间服下,此时胃肠道中食物少,药物不会被食物阻碍,能很快进入肠道,达到较好的驱虫效果。

6. 定时服 需要连续服用的药物多为定时服用,可根据药效特点和剂型特点选择一天 1 次或一天多次给药,根据人体生物节律选择合适的给药时间定时服用。

7. 必要时服 在胃肠痉挛疼痛时服用解痉止痛药,如颠茄、阿托品、普鲁本辛等迅速缓解痉挛;感冒发热时服解热镇痛药物复方制剂可有效解热镇痛;心绞痛发作时,舌下含化速效硝酸甘油等迅速缓解心绞痛症状。

五、助消化药的服用时间

助消化药多为消化液中成分或促进消化液分泌的药物,能促进食物消化。按功能和来源可分为两类。一类是消化液的主要成分,如胃蛋白酶、盐酸等,当消化道功能不足时用作替代疗法;另一类是肠内菌类制剂,如乳酶生等,用于调节肠内发酵。助消化药因其成分不同服用时间要求也不同。

1. 稀盐酸 能增加胃内酸度,有利于胃蛋白酶原转化为胃蛋白酶,并增强其活性,从而消化蛋白质;当稀盐酸进入十二指肠后,可促进胰液和胆汁分泌,使十二指肠的内容物呈酸性,有利于铁和钙的吸收,适用于治疗多种原因引起的胃酸缺乏症。稀盐酸应在饭前或饭时服,常与胃蛋白酶合用。用前需用温开水稀释成 1% 的溶液,服后用水漱口,以免腐蚀牙齿。

2. 胃蛋白酶 是一种消化酶,常用于吃了蛋白质类食物后,由于缺乏胃蛋白酶而引起的消化不良患者,以及病后恢复期消化功能减退、食欲不振和慢性萎缩性胃炎的患者。此类药物必须在酸性条件下才能发挥作用,故常与盐酸合用。胃蛋白酶有散剂、合剂、糖浆剂及片剂等,宜在饭前或吃饭时服用,不宜与硫糖铝、碱性药物同服。

3. 胰酶 含有多种消化酶,如胰蛋白酶、胰淀粉酶及胰脂肪酶等,主要用于食欲不振及胰腺疾病、糖尿病引起的消化不良。胰酶适宜饭后服用,且不可嚼碎服用,也不能与酸性药物合用。

4. 复方淀粉酶 含有淀粉酶与胰酶、乳酶生等成分,适用于消化不良、小儿积食、肠内发酵、腹胀、便秘及小儿发育不良等。复方淀粉酶宜在吃饭时或饭前服。

5. 乳酶生 含活乳酸杆菌,在肠内能分解糖类,生成乳酸,使肠腔酸度增高,从而抑制肠内病原菌的生长繁殖,且能防止蛋白质发酵和减少肠内产气,适用于治疗消化不良、肠胀气及饮食失调引起腹泻的患者。此药宜在饭后用冷水送服，不可用开水冲服，以免杀灭乳酸杆菌，也不宜与抗菌药物或吸附性药物（如药用炭等）合用，以防抑制或杀灭乳酸杆菌。

6. 多酶片　含有胃蛋白酶、胰蛋白酶、胰淀粉酶、胰脂肪酶等成分，适用于治疗消化不良、慢性萎缩性胃炎与病后胃功能减退及饮食过饱、异常发酵，尤其是老年人胃肠胀气等症。多酶片适宜饭前服用，且不能嚼碎，也不宜与抗酸药质子泵抑制剂、硫糖铝、氢氧化铝、西咪替丁、雷尼替丁、法莫替丁等合用，不宜与猪肝同食，否则会降低或失去疗效。

六、微生态制剂的服用时间

1. 双歧杆菌制剂　为双歧杆菌活菌制剂，阻止病菌的定植与入侵，产生乳酸与醋酸，降低肠道内 pH，抑制致病菌的生长。本品能重建人体肠道内正常微生态系统而调整肠道菌群以止泻。餐后口服。成人一次 1~2 粒，早晚各 1 次。

2. 双歧杆菌三联活菌制剂　是长型双歧杆菌、嗜酸乳杆菌、粪肠球菌经适当配合而成的活菌制剂。三者组成了一个在不同条件下都能生长、作用快而持久的联合菌群，在肠道黏膜表面形成一道生物屏障，阻止致病菌对人体的侵袭，抑制有害产生内毒素，维持人体肠道正常的生理功能。一日 2 次，每次 2~4 粒，重症加倍，餐后半小时温水服用。

3. 双歧杆菌乳杆菌三联活菌制剂　含长型双歧杆菌、保加利亚乳杆菌和嗜热链球菌，可直接补充人体正常生理细菌，调整肠道菌群平衡，抑制并清除肠道中对人具有潜在危害的细菌。口服，一次 4 片，一日 2~3 次。温开水或温牛奶冲服。

4. 双歧杆菌四联活菌制剂　主要成分为婴儿双歧

杆菌、嗜酸乳杆菌、粪肠球菌、蜡样芽孢杆菌。其中，婴儿双歧杆菌、嗜酸乳杆菌、粪肠球菌可抑制肠道中某些致病菌，维持正常肠道蠕动，调整肠道菌群平衡；蜡样芽孢杆菌在肠道中定植，消耗氧气，促进双歧杆菌等厌氧杆菌的生长和繁殖。口服，一日3次，一次3片，重症可加倍服用或遵医嘱。餐后用温开水或温牛奶送服。

5. **乳酸菌素制剂** 由无菌鲜牛乳经生物发酵制成，在肠道形成保护层，阻止病原菌、病毒的侵袭；促进有益菌的生长；促进胃液分泌，增强消化功能。嚼服。成人一次1.2~2.4克（按乳酸菌素计），一日3次。

6. **复合乳酸菌制剂** 含有乳酸杆菌、嗜酸乳杆菌和乳酸链球菌三种活乳酸菌。活乳酸菌能调整肠道菌群，防止肠内发酵，减少胀气，因而有促进消化和止泻作用。口服。成人一次1~2粒，一日3次。

7. **地衣芽孢杆菌活菌制剂** 以活菌进入肠道后，调整菌群失调。口服，成人，一次2粒；首次加倍。对吞咽困难者，服用时可打开胶囊，将药粉加入少量温开水或奶液混合后服用。

8. **凝结芽孢杆菌制剂** 可以促进肠道蠕动，加速排便；促进双歧杆菌等肠道有益菌生长，分泌抗菌凝固素，抑制肠道内变形杆菌、痢疾杆菌等肠道有害菌，避免肠道毒素吸收入血对肝、脑、皮肤等造成损伤。口服，成人，首次服6片，以后一次3片，一天3次，用温开水送服。

微生态制剂绝大多数为细菌或蛋白，有些微生态制剂要求低温（2~10℃）保存；大多数微生态剂不耐热，服用时不宜以热水送服，宜选用温开水。

微生态制剂不宜与抗生素、盐酸小檗碱、活性炭、鞣酸蛋白、铋剂、氢氧化铝同服，以免杀灭菌株或减弱药效。如果需要同时服用，可错开时间约2小时。

七、糖皮质激素的服用时间

人体糖皮质激素分泌的昼夜节律支配着人体许多生理功能,长期应用糖皮质激素后突然停药发生的肾上腺皮质功能不全,可引起严重的后果。体内皮质激素的正常分泌以上午 7~10 时为高潮,而后渐下降,午夜 12 时为低潮。因此,若必须长期应用糖皮质激素类药物,应采用早晨 7~8 时一次给药或隔日早晨一次给药的方法。这样可以减少肾上腺皮质功能下降甚至皮质萎缩的不良后果。若在午夜给予糖皮质激素,即使剂量很小,次日肾上腺皮质分泌的生理高峰也可受到明显抑制。

长期应用地塞米松、泼尼松等控制某些慢性疾病时,以隔日给药法为佳,即把 48 小时药物用量在上午 8:00 一次服用,其疗效较每日用药好,不良反应小。临床研究证明,一天 4 次以相同间隔给予氢化泼尼松 2.5mg,可使肾上腺皮质激素分泌减少 50%;若在上午 8:00 一次给予 10mg,则对肾上腺皮质激素分泌几乎无影响。

八、口服降糖药的服用时间

由于不同降糖药作用机制不同,服药方法和时间也各有不同。

(一)餐前服用

1. 早餐前一次服用药物 各种缓(控)释剂,可一天口服 1 次;长效类药如格列美脲及胰岛素增敏剂罗格列酮、吡格列酮等,一般在早餐前 15~30 分钟服用。

2. 三餐前服用药物 磺脲类中短效制剂,如格列吡嗪、格列喹酮等,因作用时间较短,需三餐前服用。格列奈类药一般为短效类,也需三餐前服用或进餐前即刻服用。

3. 早晚餐前服用药物　中长效磺脲类药物如格列苯脲、格列齐特，早晚餐前各服用 1 次。

(二)餐后服用

二甲双胍因为明显的胃肠道反应，可能引起恶心、厌食、腹胀、腹泻等，为减轻胃肠道反应，一般在餐后服用。现有一些和二甲双胍制成的复合制剂也有可能在餐后服用。

(三)餐中服用

α- 葡萄糖苷酶抑制剂中的阿卡波糖和伏格列波糖，需与饭中的碳水化合物竞争肠道中的 α- 葡萄糖苷酶才能发挥作用，故一般主张在吃第一口饭时将药片一起咀嚼后吞下，这样才能发挥最大效果，否则餐前或餐后服用都会减弱药物的疗效。

第五节　特殊制剂使用与用药特殊情况处置

一、缓释制剂和控释制剂的服用

缓释制剂、控释制剂与其相应的普通制剂比较，每天用药次数应从 3~4 次减少至 1~2 次。如普通硝苯地平片剂或胶囊剂，一般一次 10mg，一天 3 次服用，硝苯地平缓释制剂或控释制剂一次用量为 30mg，可一天 1 次服用。

缓释制剂、控释制剂与普通制剂的应用可略有不同。普通硝酸甘油片舌下含化 1 片，仅能维持疗效 30 分钟左右，适合心绞痛急症使用；其控释贴剂经皮肤吸收进入血液，可保持平稳的药物治疗浓度，故每天只需给药 1 次，就能维持疗效 24 小时左右，既可减少用药次数，又可提高、延长疗效，可预防心绞痛发作。

有些缓释制剂、控释制剂不能掰开服用。缓释胶囊、控释胶囊的缓释原理有两种,有些胶囊的囊材中含有缓释或控释材料,能延缓胶囊内药物的释放;有些是通过制成缓释颗粒而延缓药物释放。缓释片、控释片分为溶蚀性骨架片、不溶性骨架片、水凝胶骨架片等,有些药品不能通过包衣材料溶解释放,但药片包衣上留有一个药品定量释放的小孔,依次控制释放速率。如果掰开,控释作用即被破坏。缓释制剂、控释制剂能不能掰开服用因不同药物、不同厂家制剂而异,可参见药品说明书或咨询药师。

已经常规服用普通制剂的患者,换成同一药物的缓释制剂或控释制剂时,由于制剂中药物释放比普通制剂要慢,原有的稳态血药浓度会出现暂时性波动,应注意患者临床反应并及时采取有效防治措施。

二、不能掰开服用的药物

肠溶片、肠溶胶囊的包衣材料及囊材中含特殊成分,在 pH 较低的胃液中不能崩解,而在碱性肠液中能溶解和释放出药物,主要用于阿司匹林等胃肠道刺激较大的及酸性环境中不稳定的药物,可有效降低胃肠道副作用,增强疗效。去掉胶囊外壳后就失去了此作用,因此肠溶片和肠溶胶囊不能掰开服用。

缓释胶囊、控释胶囊的缓释原理有两种,有些胶囊的囊材中含有缓释或控释材料,能延缓胶囊内药物的释放;有些是通过制成缓释颗粒而延缓药物释放。因此,能否打开胶囊服用最好咨询药师,否则不要掰开服用。

缓释片、控释片分为溶蚀性骨架片、不溶性骨架片、水凝胶骨架片等,有些药品不能通过包衣材料溶解释放,但药片包衣上留有一个药品定量释放的小孔,以此控制释放速率。如格列吡嗪控释片(瑞怡宁)由药物核心及包裹其外的半透膜组成,包裹片剂的膜对水具有渗透性,但对药物或渗透赋形剂不具渗透性,当来自胃肠道的水进入片剂后,渗透压增加,药物通过膜上的激光小孔释放药物。如果掰开,控释作用即被破坏。缓释片、控释片能不能掰开因不同药物、不同厂家制剂而异,可参见药品说明书或咨询药师。

常见不能掰开服用的药物如下。

以下药品的肠溶制剂:红霉素、呋喃妥因、甲砜霉素、对氨基水杨酸钠、柳氮磺吡啶、左旋咪唑、双氯芬酸钠(扶他林)、阿司匹林、吲哚美辛、氨糖美辛、酮洛芬、己酮可可碱、蚓激酶(普恩复)、胰激肽释放酶、奥美拉唑(洛赛克)、兰索拉唑(达克普隆)、泮托拉唑、双歧三联活菌胶囊(培菲康)、沙雷肽酶(达先)、舍雷肽酶、菠萝蛋白酶、胰酶(得每通)、比沙可啶。

以下药品的控释制剂:布洛芬(芬尼康)、对乙酰氨基酚(泰诺林)、吲哚美辛、盐酸吗啡(美菲康)、硫酸吗啡(美施康定)、硝苯地平(拜新同)、氨茶碱、沙丁胺醇、卡比多巴＋左旋多巴(息宁)、格列吡嗪(瑞怡宁)、氯化钾(补达秀)、硫酸亚铁(福乃得)、对氨基水杨酸(美沙拉嗪、艾迪沙)。

以下药品的缓释制剂:庆大霉素、布洛芬(芬必得)、双氯芬酸钠(英太青)、曲马多、酮洛芬、盐酸吗啡、己酮可可碱、吡贝地尔(泰舒达)、维拉帕米(缓释异搏定)、地尔硫䓬、乌拉地尔、硝苯地平、非洛地平(波依定)、吲哒帕胺(钠催离)、单硝酸异山梨醇酯(依姆多)、硝酸异山梨醇(长效消心痛)、桂利嗪(脑力隆)、对氨基水杨酸、苯扎贝特、非诺贝特、甲磺麦角碱、氨茶碱、茶碱(舒弗美)、盐酸氨溴索(沐舒坦)、硫酸亚铁、氯化钾、碳酸锂。

双层片:双氯芬酸钠／米索前列醇(奥湿克)。

掰开后可引起不良后果的药物:苯佐那酯(退嗽)、苯丙哌林(咳快好)、普诺地嗪等可引起口腔麻木;普罗帕酮有局部麻醉作用，掰开后服用可引起口干、唇舌麻木；阿仑膦酸钠可导致口腔溃疡；米诺环素可引起食管溃疡；丙戊酸钠刺激口腔和胃黏膜；红霉素类抗生素有口舌疼痛、食欲减退、胃绞痛、恶心呕吐及腹泻等不良反应；氯化钾对胃肠道有较强刺激性；消化酶制剂（多酶片、胰酶片）引起口腔溃疡，药物本身可被胃酸分解失效。

三、服用时不宜突然停药的药物

一般来说，服药治病达到预期效果后便可停药，但有些药物则不然，尤其是治疗慢性疾病连续服用较长时间的药物，不能突然停用，否则会产生各种"停药反应"，如出现旧病复发或病情加重；出现原来疾病所没有的症状；严重者甚至可以危及生命等。

1. 激素类药物　如泼尼松、地塞米松等，治疗类风湿性关节炎、风湿性关节炎、慢性肾炎、肾病综合征、免疫性疾病等慢性病，一般都需长期连续使用，在较长时间用药后（如超过半月），由于激素抑制了下丘脑 - 垂体 - 肾上腺皮质系统，导致肾上腺皮质萎缩，使自身的皮质激素分泌减退。一旦突然停药，由于体内自身的内分泌功能来不及恢复，使血液中激素的浓度骤然下降，便会出现头晕、恶心、呕吐、乏力、低血压、低血糖等症状。

2. 抗癫痫药物　多数患者连续服药（如苯妥英钠、苯巴比妥、奋乃静、乙琥胺等）可控制癫痫发作。如不遵医嘱，随意停药，则可导致再度发作，甚至出现癫痫持续状态，因此癫痫患者服药期间切忌突然停药。如果需要更换药物，应在原来用药的基础上先加用新药，再将原用药物逐渐减量直至完全停用；停止药物治疗则需要在半年至 2 年内逐渐减量至完全停药。

3. 抗震颤麻痹药　左旋多巴经常与苯海索联合应用，以减少用量，增强疗效。但长期服用后突然停用苯海索，则会发生流泪、多涎、幻视、失眠和肠功能紊乱等症状。

4. 抗高血压药　长期服用降压药的患者如果突然停药，血压可在短时间内大幅度升高，甚至超过治疗前的水平，并出现出汗、脸部潮红、失眠、易激动、头痛、恶心、心动过速等交感神经活动亢进表现，严重者甚至发生高血压危象。

5. 洋地黄类药物　用于治疗慢性心力衰竭，多数情况下需要长期使用，若突然停药，会引起心力衰竭。

6. β受体拮抗剂　普萘洛尔长期用药后突然停药，会引起高血压患者头痛、多汗、低血压及心动过速等症状；对心绞痛患者，会引起比用药前更严重的症状，如夜间心绞痛突然发作，冠状动脉功能不全，甚至发生严重的心肌梗死。

7. 抗结核药　各类抗结核药均须连续服用 1 年以上，直至结核病症状消失还需继续服用。如果突然停药，易造成晚期结核或全身播散性结核。

8. 治疗糖尿病药　长期使用胰岛素者若突然中断，容易出现血糖骤升，甚至可出现酮症酸中毒、昏迷等危险症状。停用此药必须先给小剂量维持，并加用其他降糖药，同时还要严格控制饮食。

四、抗菌药物和微生态制剂合用时的注意事项

由于抗菌药抑菌或杀菌作用的存在，原则上任何一种微生态药物都不宜与抗菌药同时合用以免影响疗效，尤其是活菌制剂，如：双歧杆菌活菌制剂、双歧三联活菌（含肠道双歧杆菌、嗜酸乳杆菌、粪链球菌）、双歧杆菌乳杆菌三联活菌（保加利亚乳杆菌、长双歧杆菌、嗜热链球菌）、枯草杆菌二联活菌（含乳酸活菌、粪链球菌、枯草杆菌）等。

然而，死菌及其代谢产物的制剂因不受抗菌药的影

响,可与抗菌药一起服用,如乳酸菌素。地衣芽孢杆菌制剂生命力和耐受力强,可以同用。酪酸菌制剂对庆大霉素、部分青霉素、红霉素等抗菌药不敏感,也可与抗菌药同服。一般来说,微生态制剂可与抗真菌制剂同时使用。

和微生态制剂合用时,抗菌药物的使用原则:尽量使用小剂量;尽量使用窄谱抗菌药物;尽量避免口服,对全身和肠道外感染尽量不口服给药,采用注射途径给药;尽量保护厌氧菌,若无证据表明是厌氧菌感染,则尽量不使用对厌氧菌有杀灭作用的抗菌药物;尽快恢复肠道微生态平衡,如果使用抗菌药物扰乱了肠道微生态平衡,应尽快服用微生态制剂恢复微生态平衡。抗菌药物与微生态制剂合用时,通常需间隔2小时以上,以避免抗菌药物对微生态制剂的杀伤作用,有效调节肠道菌群,并抑制艰难梭菌的繁殖。

五、患者漏服药应采取的补救措施

患者漏服药物后,如发现较早,一般应采取补服办法。但有些药毒副作用较大,或药品说明书中明确提示漏服后不能补服,则不要补服,以免引起不良反应。不同药物漏服后补救办法不同。

1. 抗菌药物 一旦发现漏服,应立即补服,但应注意与下次服药间隔时间。

2. 抗高血压药 每天用药次数为2~3次的抗高血压药普通常释剂型(如普通片剂、普通胶囊剂),在漏服2小时内发现,应马上补服;若发现漏服超过2小时,应立即补服,并适当推迟下次服药时间。每天用药1次的抗高血压药控释、缓释制剂(如控释片、缓释片、缓释胶囊等),在发现漏服后应尽快补服,必要时推迟下次服药时间。

3. 降血糖药 如果漏服药物的时间不长,应及时补救;如果已漏服时间过长或漏服多次,应及时告知医师进行血糖监测并采取相应措施。

(1)磺脲类药物:短效药物如格列吡嗪(美吡达)、格列喹酮(糖适平)、格列齐特(达美康),应餐前半小时服用,如果忘记服药并已经到了吃饭时间,可以将吃饭的时间后推半小时或适当减少药量。如果漏服到了两餐之间,应立即监测血糖,若血糖轻微升高,可以增加活动量而不再补服;若血糖明显升高,可减量补服。中长效磺脲类药物如格列吡嗪控释片(瑞易宁)、格列齐特缓释片(达美康缓释片)和格列美脲(亚莫利)等,一天服用1次,漏服后可根据血糖情况补服原剂量或减半补服,如果患者年龄较大或血糖控制较好,可不必补服。

(2)胰岛素促分泌剂:包括瑞格列奈(诺和龙)和那格列奈(唐力)等,漏服后处理方法与短效磺脲类药物类似。

(3)α-糖苷酶抑制剂:如阿卡波糖(拜唐平),漏服后应补服,但降糖效果会受影响。

(4)双胍类药物:如二甲双胍,如果用量较小,可以通过让患者加大活动量的方式降低血糖而无须补服。

(5)胰岛素增敏剂:罗格列酮(文迪雅)和吡格列酮(瑞彤)等药物,一天服用1次,漏服当日可补服。

4. 解热镇痛药 通常每6小时服1次,每天不超过4次。如果在漏服3小时内发现,应马上补服;若发现漏服超过3小时,不必补服,但下次应按时服药。

5. 止咳药 在3小时内想起漏服时,可以补服,如超过3小时,则应在下次按时服药。

6. 泻药 在漏服2小时内发现,应马上补服;若发现漏服超过2小时,不必补服,但下次应按时服药。

7. 性激素 用于人工周期、人工辅助生殖、治疗功能性子宫出血等的雌激素、孕激素及促激素,短时间内发现漏服后应立即补服,漏服时间较长或多次漏服,应立即通知医师采取相应措施。

8. 免疫抑制剂　脏器移植后使用的环孢素、他克莫司等免疫抑制剂漏服后会影响机体免疫功能，一旦发现应立即补服，并通知医师监测血药浓度，必要时调整给药方案。

9. 其他　如维生素、微量元素、氨基酸、慢性人体功能调节药、中药滋补药等，如果发现漏服及时，可补服，否则不予补服。

六、患者服错药应采取的紧急措施

如果由于不慎给患者服错了药，应立即通知值班医师，迅速采取有效解救措施，原则是：分析情况，及时排出，针对解毒，对症治疗。

1. 如果错服的是普通维生素、微量元素、氨基酸、中药滋补药等毒副作用和不良反应较小的药物，服用剂量又不大，且不存在患者禁忌证、过敏史等情况时，可暂时不做特殊处理，但应密切观察患者病情变化。

2. 误服或多服了巴比妥类镇静催眠药（如苯巴比妥等）、苯二氮䓬类抗焦虑药（如地西泮、氯硝西泮、三唑仑等）、吩噻嗪类抗精神病药（如氯丙嗪等）、抗胆碱药（如阿托品、颠茄、东莨菪碱等），易造成中毒。若是服用剂量在正常用量范围内，一般需多饮水促进其排泄，同时必须注意观察病情变化。

3. 若误服毒、剧药品（如吗啡类镇痛药、洋地黄类抗心功能不全药等），或服用一般毒性药品但剂量超出正常用量范围，或错服了患者有过敏史的药品，或将外用药内服等，应立即通知值班医师进行救治，给予有效解毒药（表 2-8）。同时采取措施催吐、洗胃和对症支持治疗，对重症患者应做好抢救准备。若患者错服药后当即发现，应尽快用压舌板等刺激咽后壁（舌根）引起呕吐，将误服药物吐出。

表 2-8 常见误服药物的解救药

误服药物	解救药物	用法用量
对乙酰氨基酚	N-乙酰半胱氨酸	口服：初次 140mg/kg，以后 70mg/kg，q4h，10~12 小时内用药有效
阿托品	毛果芸香碱	皮下注射：轻度，每次 5~10mg，q6h；重度，每次 5~10mg，每 20~30 分钟 1 次
阿片类	纳洛酮	静脉注射：0.4~0.8mg，注射 5 分钟以上，可用到 2mg；儿童 0.04mg/kg
苯二氮䓬类	氟马西尼	静脉注射：首次 0.2mg（2ml），每次可追加 0.1mg（1ml），总量不超过 1mg
维拉帕米	葡萄糖酸钙	静脉注射：10% 葡萄糖酸钙注射液 10~20ml，注射 5 分钟以上
洋地黄类	苯妥英钠	静脉注射：100~200mg 加注射用水 20ml 缓慢注射
	利多卡因	静脉注射：50~100mg 加入葡萄糖注射液中，必要时可重复
	阿托品	皮下或静脉注射：0.5~2mg

第三章 药物护理技术操作

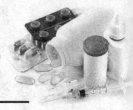

1. 如何正确使用滴鼻剂？

2. 使用滴眼液时应注意什么？

3. 在使用注射剂前应检查哪些？

4. 举例说明哪些药物可快速滴注？

5. 常见的配伍禁忌会出现哪些现象？

6. 出现配伍禁忌如何处置？

7. 哪些药物需单独输注？

8. 哪些药物不适合用 PVC 输液器
   输注？

9. 哪些药物输注时需要避光？

第一节 常用制剂的使用方法

一、口服药物（片剂、胶囊、口服液）

药片或胶囊正确的服用方式应该是服药之前可先用清水漱口，或用清水湿润一下，然后将药片或胶囊放在舌的后部，喝一口水咽下，然后根据药物特点适量饮水。有些口服药粉需要用规定容量的液体混合完全后再吞服或饮用，而不是直接吞服干药粉。口服混悬溶液的颗粒状药物沉于瓶底，在用之前一定要摇匀，使得每次使用时可保证成分及剂量一致。

主要的片剂服用方法如下：

1. 压制片 指普通片剂，一般情况下片剂均要整个吞服，温水送下，也可以掰开服用，有时也可以研碎服用。

2. 包衣片 包衣片一般应整个吞服，温水送下，不可掰开或碾碎后服用。

3. 泡腾片 口服时应先加水溶化后服用，不可直接用水送服。

4. 咀嚼片 咀嚼片应在口中嚼碎后咽下。

5. 口含片 服用方法是含在口腔或颊膜内缓缓溶解而不是吞下，紧急时可以嚼碎，但不要随唾液咽下，更不可整片吞下。

6. 舌下含片 应放在舌下含服，紧急时可以嚼碎，但不要随唾液咽下，更不可整片吞下。

7. 溶液片 此类片剂使用方法是临用前加适量水溶解，漱口消毒、洗涤伤口，切勿吞下。

8. 缓释片 一般应整个吞服，用水送下。注意一定要整片服，除非药片中间有刻痕允许掰开的。

9. 控释片 一般应整个吞服，用水送下。注意一定要整片服，除非药片中间有刻痕允许掰开的。

10. 分散片 可口服或加水分散后吞服，也可咀嚼或含吮服用。

二、外用制剂

常用的外用制剂有霜剂、软膏、凝胶剂、洗剂、溶液剂、醑剂等，多用于各种皮肤疾病，也有局部应用产生全身作用或局部作用的。

1. 霜剂 是最常用的外用制剂，使用时将患处洗净，按需要治疗的患处大小，挤出适量药膏涂于患处，用手指轻轻涂匀。对于局部有鳞屑或皮肤变厚的患者，应先予适当清除再用药效果更好。

2. 软膏　使用方法同霜剂,但应注意油脂污染衣物。

3. 凝胶剂　使用前清洗患处,取适量凝胶均匀涂抹。

4. 洗剂　常用的洗剂是炉甘石洗剂、硫磺洗剂等,使用时必须注意先摇均匀,后用毛笔或棉签涂用。涂用洗剂的次数每天应多次。

5. 溶液剂　常用的溶液有硼酸溶液、高锰酸钾溶液、依沙叮啶(利凡诺)溶液等,使用方法大多为湿敷。正确的湿敷方法是:用比创面略大的消毒纱布 4~6 层浸透上述溶液,放在创面上,根据创面渗液情况每隔 15~30 分钟更换纱布一次,要保持纱布清洁和潮湿。通过纱布的虹吸作用,使创面上的渗液被纱布吸收,使皮下扩张的毛细血管收缩,新的渗液减少,达到创面清洁的目的。这种情况主要适用于急性湿疹、皮炎、二度烫伤后水疱溃破的渗液面,但大面积湿敷要考虑到药物吸收中毒的可能性。

6. 醅剂　是将药物溶解于酒精中的外用制剂,由于药物有一定刺激性和脱皮作用,所以面部、黏膜部位及婴幼儿不宜应用。

7. 涂膜制剂　把药物加入薄膜制剂中,涂用后薄膜与外界空气隔绝,便于药物吸收,避免了因衣服摩擦而使药物损失的弊病。凝胶涂用后能产生一层膜,应等晾干后再活动。

如果患者同时使用多种外用剂型时,应先涂用液体剂型,等液体晾干后再涂用膏体,有利于延长药效。

三、贴膜剂

贴膜剂系指贴敷于皮肤使药物经皮肤吸收进入血液循环实现治疗和预防疾病目的的一类制剂,或称为经皮吸收制剂。如硝酸甘油贴片、东莨菪碱贴片、芬太尼透皮贴剂(多瑞吉)等。

一般选择在躯干或上臂等处平整皮肤表面上贴用，最好选择无毛发部位。可用清水清洗贴用部位，不能使用肥皂、油剂、洗剂或其他有机溶剂。在使用贴剂前皮肤应完全干燥。取出贴膜剂，将贴膜剂背面的保护层揭掉，把药膜贴在适当部位，用手轻轻按牢，防治皱褶。

发挥全身作用的贴膜剂不一定贴在患病的部位，如硝酸甘油膜不应贴在前胸，而应该贴在四肢的内侧，该部位皮肤薄，吸收好而又不易脱落；另外，贴膜剂都有准确的剂量标示，不要随意裁剪，否则剂量不准确。

四、散剂

散剂系指药物与适宜的辅料经粉碎，均匀混合制成的干燥粉末状制剂。除了药物之外，还含有一定量的稀释剂、着色剂、吸收剂等辅料。散剂具有易分散、奏效迅速、制法简便、成本低、剂量容易控制、运输携带方便的优点。散剂有内服散剂和外用散剂。

内服散剂较适用于小儿，便于调整剂量，以消化道用药为多，服用时应加适量水润湿或制成稀糊状后服用，以便起到保护消化道黏膜的作用，如蒙脱石散剂。

外用散剂可以起到保护、吸收分泌物、促进凝血和愈合的作用，一般直接撒布在患处即可。

五、栓剂

按给药途径不同分为肛门栓、阴道栓、尿道栓、牙用栓等，以肛门栓、阴道栓最常见。为适应机体的应用部位，栓剂的性状和重量各不相同。肛门栓有圆锥形、圆柱形、鱼雷形等形状，每颗重量约 2g，长 3~4cm，儿童用约 1g；阴道栓有球形、卵形、鸭嘴形等形状，每颗重量，2~5g，直径 1.5~2.5cm，其中以鸭嘴形的表面积最大。

阴道栓的正确使用方法是洗净外阴部，平躺或采取适当体位，弯曲双膝，分开双腿，用拇指和示指拈出一枚栓剂,将栓剂尖端向内用中指将栓剂缓慢推入阴道后穹隆处,合适的深度为站立时腹部无异物感。

　　肛门栓的使用方法是洗净肛门,侧躺或采取适当体位,弯曲双膝,用拇指和示指拈出一枚栓剂,将栓剂尖端向内用中指将栓剂缓慢推入直肠深处,合适的深度为站立时直肠内无异物感。

六、滴耳剂

　　滴耳剂的使用方法是向耳内滴药前,先用棉签轻轻擦净外耳道内的分泌物,以防药液被分泌物阻挡或冲淡而达不到治疗的目的。中耳炎鼓膜穿孔患者,滴药前应彻底清洗外耳道的脓液及分泌物,可用 3% 的过氧化氢溶液(双氧水)清洗,然后用消毒棉签拭净外耳道的脓液。

　　滴药时,患者头部倒向一侧,病耳在上,因外耳道有一定的弯曲度,所以成年人要向后上方、儿童向后下方牵拉耳朵,把耳道拉直,方可滴药。可用一只手牵拉耳朵,另一只手持药瓶,把药液滴在耳朵内,使药液沿耳道壁慢慢流入耳底。滴完药后,再用消毒棉花轻轻堵住耳道口。滴药时,瓶口不要接触耳部,以免污染药液。滴入耳内的药量不宜过多,一般每次 3~4 滴,每日 3 次。

七、滴鼻剂

　　用滴鼻剂前要把鼻涕尽量擤干净,如果鼻腔有干痂,可用温盐水清洗鼻腔,待干痂变软后取出再滴药。滴药时需取鼻部低于口和咽的位置:患者仰卧于床上,头向后伸或肩膀下垫一个软枕,也可将头悬垂于床缘外或坐位,头尽量后仰。滴药时可让药液顺着鼻孔一侧慢慢流下,鼻腔侧壁会起缓冲作用,以免药液直接流入咽部而味苦难忍。滴药后轻按两侧鼻翼,使药布满鼻腔,一般滴鼻液每次滴 1~2 滴,每日滴 3~4 次。鼻窦炎患者滴完药,保持原体位 3~5 分钟后,药液达鼻窦开口,使窦口黏膜收缩,窦腔内的分泌物容易流出,这时把鼻腔内的分泌物擤干净,然后再滴一次药,药液可经窦口进入窦腔,起到消炎作用。也可让患者靠在椅背上,头部仰起并转向一侧肩部,将滴鼻液滴入,然后转向另一侧,再滴药。当患者头侧向一侧肩部时,鼻甲组织及鼻窦开口处在最低位置,滴入药液后药液能充分与鼻甲及鼻窦开口处黏膜接触,促使鼻道通畅,鼻口开大,有利于通气和副鼻道通畅,以取得较佳治疗效果。

特别指出,使用滴鼻剂一定要注意药物浓度:萘甲唑林(滴鼻净),小儿用药浓度为 0.05%,成人为 0.1%;盐酸麻黄碱滴鼻液,儿童用浓度为 0.5%,成人用浓度为 1%,应用时应严格区分,以免引起严重不良后果。

八、眼用制剂

常见的有滴眼液、眼膏及洗眼液。

使用滴眼液前必须先将双手清洗干净,平躺或后仰,一只手撑开上下眼皮,眼睛向外看,从内眼角滴入 1~2 滴滴眼液,每次滴入眼内药水的量不宜过多,然后闭上眼睛 1~2 分钟,眼珠转动一两圈,使药物分散。滴头不要碰到睫毛或其他物品,以免污染药液。

使用眼药膏前必须先将双手清洗干净,平躺或向后仰,一只手撑开上下眼皮,眼睛向外看,用消毒的点眼棒蘸取适量的眼膏,涂在内眼角(也可将适量的眼膏直接挤在内眼角),闭上眼睛 1~2 分钟,眼珠转动几圈,使药膏分散。由于眼膏较黏稠,影响视觉,并且药物释放慢,持效长,一般多为临睡前使用。

使用眼用制剂有以下注意事项:

1. 滴眼液内包装如果由药物粉剂和溶媒两部分组成,应按说明书将其混合后使用。如利福平滴眼液、吡诺克辛钠(白内停)滴眼液等,药物与溶媒是分开包装的,需要使用时才把药放入溶液中溶解。

2. 滴眼液、眼膏打开包装后，要在一定时间内用完，时间长了药物效价会降低或污染细菌。如利福平滴眼液加入药物后在室温储存只可用 2 周，吡诺克辛钠（白内停）滴眼液溶入药物后应在 1 个月内用完。

3. 滴眼液和眼膏开瓶后直接暴露在空气中，滴用时最好将第一滴药水和药膏去除后方可滴入眼内。

4. 急性炎症如伴有眼部大量分泌物时，应清除分泌物后再使用眼膏。

5. 眼部炎症局部充血明显时，可先进行热敷再滴用滴眼液。

6. 因病情要同时使用几种滴眼液时，应分开滴入，间隔时间 15 分钟以上。

7. 配戴角膜接触镜（隐形眼镜）的患者使用滴眼液时，应摘除角膜接触镜。对于有些滴眼液，其制剂中含有可被角膜接触镜吸收的成分，用药时应认真阅读使用说明书。如布林佐胺滴眼液（派立明）、富马酸依美斯汀滴眼液（埃美丁）含有苯扎氯铵作为防腐剂，它可能被软性角膜接触镜吸收，因此必须在滴用 15 分钟后才能配戴角膜接触镜。

九、气雾剂

气雾剂按分散系统分为溶液型、混悬型和乳浊液型气雾剂，按用途分为呼吸道型、皮肤黏膜型和空间消毒型等。各种气雾剂的用法如下：

1. 吸入气雾剂　取下保护盖，将药瓶上下摇动，将出药口对准口腔，在慢慢吸气的同时压气雾剂阀门，然后闭上嘴，屏住呼吸 10 秒以上，使药物被充分吸入并附着在支气管和肺泡上，以便更好发挥作用。

2. 鼻用气雾剂（鼻喷剂）　取下保护盖，尽量吐尽气，将药瓶摇动几下，对准鼻孔喷一下，随着喷药缓慢吸气。左手喷右侧鼻孔,右手喷左侧鼻孔,避免直接喷向鼻中隔。

3. 口腔喷雾剂 打开保护盖,将药瓶上下摇动几下,按压阀门至喷出均匀的喷雾,然后对准口腔压一次或数次,如果压数次,每次应间隔 30 秒,喷药时尽量屏住呼吸。

4. 皮肤用喷剂 使用前用力摇匀,喷洒时手持喷雾器正对皮损处,喷洒量以薄层药液覆盖皮损区为度。

5. 吸入粉剂 如富马酸福莫特罗粉吸入剂(普米克都保),尽量把旋柄拧到底,然后再回到原来位置,这样就往吸入器加入了一剂量的药物;呼气后轻轻地把吸嘴放在上下牙齿之间,双唇包住吸嘴,用力且深长的吸气,然后正常呼吸。若需要多次剂量,可重复以上步骤。红色记号出现时表示吸入器内还剩约 20 个备用剂量药品,此时应补充购买药品;当红色记号到达指示窗底线时,表明吸入器已空了。沙美特罗替卡松吸入粉(舒利迭)为准纳器给药,有剂量指示器显示剩余药量,数目 5~0 将显示为红色,警告剩余剂量已不多。当使用一个剂量药物时,只需按下述步骤进行:打开(滑动准纳器滑动杆,在吸嘴处打开一个小孔,打开一个剂量的药物)、推开(握住准纳器使吸嘴对着自己,向外推滑动杆直至发出咔哒声,表明一个剂量药物备好以供吸入)、吸入(将吸嘴放入口中,由准纳器深深地平稳吸入药物,将准纳器拿出,继续屏气约 10 秒钟)、关闭(将拇指放在拇指柄上,尽量快地向后拉,发出咔哒声表明关闭)。如果需要吸入两吸药物,重复以上步骤。

十、雾化吸入

雾化吸入疗法是指使用专门的雾化装置将药物溶液雾化成微小的颗粒,通过吸入的方法进入呼吸道及肺内并沉积,从而达到预防、治疗呼吸道感染,湿化呼吸道,改善通气功能的目的。包括超声波雾化吸入法和氧气雾化吸入法。

（一）超声波雾化

超声波雾化是应用超声波声能将药液变成细微的气雾，由呼吸道吸入，达到治疗目的。其特点是雾量大小可调节，雾滴小而均匀（直径在 5μm 以下），药液随着深而慢的吸气被吸入终末支气管及肺泡。又因雾化器对雾化液有加温作用，可使患者吸入温暖、舒适的气雾。超声波雾化的操作方法如下：

1. 在雾化器水槽内加冷蒸馏水 250ml，使液面浸没雾化罐底的透声膜。

2. 在雾化罐内放入药液，稀释至 30~50ml，将雾化罐盖旋紧后放入水槽内，盖好水槽盖。

3. 接通电源预热 3 分钟，再开雾化开关，药液呈雾状喷出。

4. 根据需要调节雾化量大小。

5. 患者吸气时将面罩覆于口鼻部，呼气时启开；或将"口含嘴"放入患者口中紧闭口唇深吸气。

6. 在使用过程中，如发现水槽内水温超过 60℃，要关闭机器调换冷蒸馏水。

7. 如发现雾化罐内液体过少影响正常雾化，应补充药量，从盖上小孔向内注入即可。

8. 超声波雾化每次使用时间 15~20 分钟，治疗完毕，先关雾化开关再关闭电源，倒掉水槽内的水并擦干水槽。

超声波雾化使用注意事项包括：使用前，先检查机器各部有无松动、脱落等异常情况；水槽底部的晶体换能器和雾化罐底部的透声膜薄而质脆，易破碎，应轻按，不能用力过猛；水槽和雾化罐切忌加温水或热水；超声波雾化器若需连续使用，中间须间歇 30 分钟；每次使用完毕，将雾化罐和"口含嘴"浸泡消毒。

（二）氧气雾化吸入（射流式雾化吸入）

氧气雾化吸入是利用高速氧气气流，使药液形成雾状，再由呼吸道吸入，达到治疗的目的。操作方法如下：

1. 将药液用蒸馏水稀释成 5ml 以内,注入雾化器。

2. 喷雾器的接口端连接在氧气筒的橡胶管上,取下湿化瓶,调节氧流量达 6~10L/min。

3. 患者手持雾化器,把喷气管放入口中,紧闭口唇,吸气时以手指按住出气口,同时深吸气,使药液充分达至支气管和肺内;吸气后再屏气 1~2 秒,则效果更好;呼气时,手指移开出气口。一般 10~15 分钟即可将 5ml 药液雾化完毕。

4. 雾化吸入完毕后,取下雾化器,关闭氧气筒,将雾化器消毒,然后再清洁、擦干。

5. 在氧气雾化吸入过程中严禁接触烟火及易燃品。

十一、湿敷

操作方法:把所选药物浸泡、煎汤取汁,将 5~6 层纱布置于药液中浸透,用无菌镊挤去多余药液后敷于患处。一般每 1~2 小时换一次,如渗液不多,可 3~5 小时换一次。待局部红、肿消失,组织变软,停止湿敷。湿敷完毕后取下敷布、擦干药液。

注意事项:

1. 湿敷面积不要过大,不超过体表面积的 1/3,面积过大已引起药物吸收中毒。

2. 注意保持敷料湿润与创面清洁。

3. 注意保暖、避风,室温在 20~22℃为宜。

4. 药液温度不宜过热以免烫伤,老年、儿童药液不得超过 50℃。

5. 纱布从药液中捞出时,挤掉药液以不滴水为宜,过干了效果不好,过湿了药液漫流。

6. 包扎部位湿敷时,应先揭去敷料,湿敷完毕后更换消毒敷料重新包扎。

7. 如有伤口部位进行湿敷疗法,应按无菌技术操作进行。

第二节　注射给药操作技术

一、注射剂使用前应做的外观检查

注射剂可分为注射液和注射用无菌粉末两种。

注射液俗称水针，系将药物配制成的供注入人体内用的无菌溶液型注射液、乳状液型注射液或混悬型注射液，可用于肌内注射、静脉注射、静脉滴注等。注射用无菌粉末俗称粉针，系指药物制成的供临用前用适宜的无菌溶液配制成澄清溶液或均匀混悬液的无菌粉末或无菌块状物，可用适宜的注射用溶剂配制后注射，也可用静脉输液配制后静脉滴注。某些药物稳定性较差，制成溶液后易于分解变质。这类药物一般可采用无菌操作法，将供注射用的灭菌粉状药物装入安瓿或其他适宜容器中，临用时用适当的溶媒溶解或混悬，如青霉素、链霉素、苯巴比妥钠等。还有一些药物，如酶制剂（胰蛋白酶、糜蛋白酶、菠萝蛋白酶、辅酶 A 等），为了保持稳定亦常在无菌操作下冷冻干燥后制成注射用粉针剂。有的生物制品亦采用冻干法制成粉针剂，如胎盘白蛋白注射用粉针剂等。

护理人员在使用注射剂前，应检查以下内容：

（1）包装是否完好，无破损：注射剂的安瓿、玻璃瓶、塑料瓶、软袋等包装应完好无损，无裂痕，无渗漏；瓶盖密封，无松动。

（2）溶液是否澄清：注射液或溶解后的无菌注射用粉末均应澄明，无异物、无结晶、无沉淀。若发现溶液不均匀，有浑浊、沉淀、异物、结晶、霉团等均属不正常现象，应停止使用。

（3）颜色是否一致：注射液或溶解后的无菌注射用粉末多为无色液体，也有药物为黄色、棕色等颜色。一般情况下，同一药物每个小包装应有相同的颜色，如果发现颜色有明显差别，或放置一段时间后颜色与最初不同，很可能说明药物质量有问题或药物内在质量有变化，应暂停使用。如维生素 C 注射液应为无色液体，存储不当或放置时间过长均会变黄，说明维生素 C 被氧化，药效降低。

二、静脉给药和入壶给药的区别

静脉注射即把血液、药液、营养液等液体物质直接注射到静脉中，常用注射部位为前臂和踝部表浅静脉。一般是指将空针直接连接头皮针，把药物推进血管内，可以是正在输液的时候，也可以是没输液的时候重新静脉穿刺推药。

入壶给药则是指正在输液时把需要入壶的药物直接推进墨菲滴管。入壶的药物应该与正在输注的药物没有配伍禁忌。视病情需要可临时进行，可以使液体尽快进入体内。通常用在对药物浓度要求不高、药物量较少又需要它尽快入血发挥作用时。

能静脉用的注射剂不一定能入壶，而能入壶的药物一定能静脉应用。

三、配制药品时护理人员应做的健康防护

（一）化疗药物

由于化疗药物对人体的肿瘤组织及正常组织均有抑制作用，并有近期和远期毒性，护理人员在接触化疗药物时，如不注意防护，也会对自身带来危害。虽然在日常配制药液或给药时沾染的剂量很小，但是由于频繁接触会因其蓄积作用而产生毒性反应，表现为白细胞、血小板下降，口腔溃疡，脱发等，严重时会产生远期毒性反应如致癌、致畸、致突变等。个人免疫系统功能不同，对药物毒性反应敏感度不同，其反应程度会有所不同。

在化疗药物配制过程中，当粉剂安瓿打开时及瓶装

药液抽取后拔针时，均有肉眼看不到的溢出，形成含有毒性微粒的气溶胶或气雾，通过皮肤或呼吸道进入人体，危害配药人员并污染环境，为避免这一危害，护理人员在接触化疗药物过程中要严格防护，以加强职业保护。

化疗防护的基本原则及个人防护措施：操作前穿防护衣裤、一次性隔离衣，戴一次性口罩、帽子，戴聚氯乙烯手套、外置乳胶手套、戴护目镜。在专门的化疗药物配制室、层流细胞毒安全柜操作台上配药。无条件的医院，应在配药室安装排风设备，保持室内空气流通。

接触化疗药物时的防护措施：

（1）打开安瓿前应轻弹其颈部，使附着于瓶壁的药粉或颈部以上的药液降至瓶底。打开安瓿时应垫以纱布，以防划破手套或皮肤，如不慎划破应立即更换或处理。

（2）溶解药物时，溶媒应沿瓶壁缓慢注入瓶底，待药物浸透后再行搅动，以防药粉逸出。

（3）瓶装药物稀释或抽取时，压力不宜过大，否则会造成针头脱落，污染环境。

（4）抽药液时使用针腔较大的注射器，进针时稍偏向针头侧面用力，角度不变，溶药、抽药尽量一次完成，避免由针眼外溢药物。

（5）抽取药液后，在瓶内进行排气或排液，然后再拔针，不要将药液排于空气中。

（6）抽取药液的量最好不超过注射器容量的3/4，抽取后放于垫有聚氯乙烯膜的无菌盘内备用，所有用物按污物处理。

（7）如果药物不慎溅入眼内或皮肤上，应立即用0.9%氯化钠注射液或清水反复冲洗。

（8）洒在桌面或地面上的药物，应及时用纱布吸附，并用清水擦洗，污染纱布放于专用袋内封闭处理。

（9）操作时应确保注射器或输液管与针头连接紧密，以免药液外漏。

（10）静脉给药时也应戴手套、采用密闭输液法，注射溶液最好用软包装液体，以便用后污物的处理。

（11）在输液过程中，更换液体吊瓶时，应正立位插入输液器之后再倒立挂好，使瓶内压力与外界保持平衡，以防瓶内压力过大，药液顺排气管漏出，溅到操作者或患者身上。

（12）从墨菲滴管内给药时，速度不宜过快，以防药液从管口溢出。

（13）操作后需用75%乙醇擦拭操作柜内部及操作台表面。

（14）用过的注射器及针头，应完整放入专用的加盖容器中。

（15）操作后的一切污染物品应放入专用袋中，集中高温焚烧。

（16）操作完毕脱去手套后，用肥皂及流水彻底洗手，有条件的可行沐浴，以减轻其毒副作用。

（17）护理人员在孕期、哺乳期应避免进行化疗操作，配药人员实行轮换制，防止长期接触化疗药物。

（二）抗生素

频繁接触各种抗生素可导致护理人员产生抗药性，个人患病用药时敏感性降低。如果护理人员对药物过敏，会产生严重后果甚至过敏性休克、猝死。因此，配制抗生素溶液时应尽量在专用净化台进行。

（三）吸入麻醉药

手术室使用的麻醉气体主要有乙醚、安氟醚、异氟醚、氧化亚氮等，麻醉气体可从面罩活瓣、螺纹管衔接处漏出，污染手术室空气。长期接触可导致麻醉废气在体内蓄积，出现白细胞减少等症。长期吸入微量的麻醉气体会影响机体正常功能，如氧化亚氮能氧化维生素B_{12}，使蛋氨酸合成酶失活，从而导致DNA合成降低并能抑制骨髓造血功能；安氟醚长期吸入也可造成肝脏损害。手术室护理人员长期接触吸入性麻醉药,必须加强健康防护。手术室应安装无复循环式空调机,改善手术室空气净化质量,保持室内空气清新洁净;选择精密的循环紧闭式麻醉机,在麻醉机上建立清除麻醉废气系统;手术室女工作人员在妊娠期间尽量减少接触吸入全麻药。

(四)挥发性药物

麝香气香强烈,具有开窍醒神、活血散结、催产下胎的功效。麝香注射液挥发性很强,护理人员在配制过程中会吸入,可引起流产或不孕。因此,麝香注射液的配制应在负压操作台进行,怀孕或准备怀孕的护理人员应避免接触。

四、静脉输液药品配制好后能存放的时间

静脉输液药品配制好后均应尽快使用,以避免放置时间长造成的溶液污染、药物降解、生成有害物质等问题发生。因此,配制好的静脉输液药品,即使在洁净环境中保存,即使药品在溶液中很稳定,亦应坚持时间越短越安全的原则,在尽可能短的时间内使用。

因特殊原因造成静脉输液事先配制好但不能尽快使用的,其允许存放的时间长短主要决定于药物在溶媒中的稳定性及溶液的易染菌程度。

对于抗菌药物,由于本身具有防止病原微生物滋生的作用,若药物本身剂型即为溶液剂,说明药物稳定性较好,在适宜的溶媒中存放的时间可略长,如氨基糖苷类、大环内酯类、氯霉素类、林可酰胺类、喹诺酮类抗菌药物。盐酸莫西沙星氯化钠注射液,本身为 100ml 溶液剂,与 0.9% 氯化钠注射液、5% 葡萄糖注射液、10% 葡萄糖注射液、40% 葡萄糖注射液、20% 木糖醇注射液、林格液、乳酸林格液、注射用水混合后,室温下可保持稳定 24 小时。若药物本身制剂为粉针剂且仅有粉针剂,说明药

物水溶液稳定性差,放置时间应较短。青霉素类、头孢菌素类抗菌药物的溶液多不稳定,应新鲜配制。如注射用青霉素钠,其水溶液不稳定,20U/ml 青霉素溶液 30℃放置 24 小时效价下降 56%,青霉烯酸含量增加 200 倍,因此应用本品须新鲜配制,即配即用。阿莫西林克拉维酸钾长时间放置易氧化变色,溶解后应立即给药,制备好的溶液不能冷冻保存。

对于生物制剂,本身是微生物的良好培养基,配制好后应尽快使用。如人血白蛋白,开启后应立即使用,一次输注完毕,不得分次或给第二人输用。

其他药物在溶液中的稳定时间可参照药品说明书。

五、静脉给药时的滴注速度

一般情况下,静脉滴注速度成人为 40~60 滴 /min,紧急情况下加快至 80~120 滴 /min,但要密切观察患者反应。

1. 由于药物特点,有些药品的滴注速度应适当加快。

(1)脱水药:治疗脑出血、颅内压增高的疾病时,滴速应快。甘露醇在用于降低颅内压时,需要快速滴入使血浆形成高渗状态,20% 甘露醇注射液 250ml 一般要求在 15~30 分钟滴完,否则起不到降低颅压的作用。

(2)青霉素类抗生素:β-内酰胺类抗生素中很多品种有安全性好、不良反应小等优点,为了提高疗效,以充分发挥其繁殖期杀菌剂的优势,可采取高浓度快速输入,同时还可以减少药物的降解而产生的致敏物质。青霉素类抗生素宜将一次剂量溶于约 100ml 输液中,于 0.5~1 小时内滴完。但溶液也不能过浓(一般为 1 万 ~4 万 U/ml)、过快,以免中枢神经系统中浓度高引起各种神经毒性反应,如嗜睡、神经错乱和幻觉、惊厥、昏迷以致死于脑病。

（3）补充血容量药：当机体血容量迅速降低，出现休克症状时，应迅速补充有效血容量，短期内快速输入0.9%氯化钠注射液、右旋糖酐、全血或血浆、白蛋白以维持有效回心血量。

（4）用阿托品治疗有机磷农药中毒时，为了迅速发挥治疗作用，尽快达到阿托品化，提高抢救治疗效果，需要提高滴速和浓度（伴有心脑血管疾病的患者例外）。

2. 使用以下药物时应注意给药速度应适当放慢。

（1）血药浓度超过安全范围易引起毒性反应的药物：①氨茶碱静脉注射时浓度过高、注射速度过快，可出现头晕、胸闷、心悸、心律失常甚至血压急剧下降、惊厥等，因此，本品0.25~0.5g须用50%葡萄糖注射液20~40ml稀释后缓慢注射（10分钟以上）。②盐酸林可霉素注射速度过快可引起昏厥、血压下降、心电图改变、心跳及呼吸停顿等严重反应，尤其心内膜炎患者，滴速过快可致心跳停止。应稀释后缓慢注射，一般1g溶于输液100ml中，1小时滴完或600mg溶于5%葡萄糖液或0.9%氯化钠注射液250ml中，8~12小时1次。③氨基糖苷类抗生素持续高浓度输注引起的耳毒反应可致永久性耳聋，婴幼儿可致终身聋哑，后果严重。④苯妥英钠静脉滴注注射速度不得超过25mg/min，若大于此速度则会出现呼吸暂停、低血压、室性节律、心搏停止。⑤盐酸利多卡因用于维持治疗时，静脉滴注速度超过50mg/（kg·min）或血药浓度超过50mg/ml时，可出现痉挛、低血压、传导阻滞、心动过缓等，故静脉滴注速度应控制在20~50μg/（kg·min）以内，如按体重50kg计，即滴速在1~2mg/min之间；心力衰竭、肝病及60岁以上的老年人用量酌减。⑥静脉滴注硝酸甘油速度过快，可致患者听力障碍，排尿困难。

（2）易刺激血管引起静脉炎等不良反应的药物：①乳

糖酸红霉素滴注速度过快或浓度过高,易发生静脉内疼痛或血栓性静脉炎,以静脉注射时为甚,烧伤患者更易发生,故用时应稀释至 0.1% 浓度以下,缓慢滴注。②万古霉素浓度过高可导致血栓性静脉炎,滴速过快可发生红斑样或荨麻疹样变态反应皮肤发红(称红人综合征),还可引起心血管系统反应,引起心搏骤停、呼吸衰竭死亡。③诺氟沙星注射液静脉滴注时可引起局部刺激、脉管炎等。因此,滴注速度不宜过快,浓度不宜过高,严禁静脉注射。

(3)对肾功能有损害的药物:主要经过肾脏排泄的药物,若静脉输注过快,单位时间内经肾脏排泄的药物浓度过高,可致药物性肾损害。①膦甲酸钠注射液滴注速度与不良反应有密切关系,滴速过快可使患者发生肾功能损害,导致腰痛等不良反应。由于滴注速度过快,使患者在单位时间内药物浓度急剧升高,超过阈值浓度而出现毒副反应。因此临床上在静脉滴注膦甲酸钠注射液时,滴注速度不宜过快,不得大于 $1mg/(kg \cdot min)$,按 40 滴/min 控制滴速为宜。②大多数头孢菌素类药物及万古霉素主要通过肾脏排泄,可抑制、干扰肾小管细胞酶活性,引起急性肾小管坏死。而这类现象在小儿、老年人及肾功能不全的患者身上尤易发生,故在大剂量、快速静脉滴注时应密切注意。③在使用两性霉素 B 疗程中几乎所有患者均可出现不同程度的肾功能损害,故应注意选择适当剂量,缓慢静脉滴注,必要时监测肾功能和血药浓度。④抗病毒药物阿昔洛韦、更昔洛韦、利巴韦林、阿糖腺苷、膦甲酸钠等静脉滴速也宜缓慢。阿昔洛韦静脉滴注过快可发生肾小管内药物结晶沉积,引起肾功能损害的病例可达 10%。

(4)有心血管系统反应的药物:①林可霉素滴速过快可引起血压下降和心电图变化,甚至可导致神经肌肉接头传导阻滞而引起呼吸、心脏停搏。②咪康唑注射过快可发生心律不齐,严重者心跳、呼吸停止。③两性霉素 B 滴速过快有引起心室颤动或心搏骤停的可能。

(5)神经系统毒性药物:①喹诺酮类药物脂溶性高,易透过血脑屏障进入脑组织,抑制 γ-氨基丁酸与其受体结合,诱发惊厥和痉挛;同时还有不同程度的恶心、呕吐、胃肠不适、颜面潮红等反应,故滴注时间应不少于 1 小时。②亚胺培南西司他丁对中枢神经系统中的 γ-氨基丁酸的亲和力大于其他 β-内酰胺类,所以亚胺培南引起的癫痫相对多见。对滴速过快使脑内血药浓度过高出现的惊厥、癫痫发作等,一般在减量、停药和应用地西泮治疗后可控制。③氨基糖苷类、多黏菌素类静脉滴注速度过快,可对神经肌肉接头产生阻滞作用。氨基糖苷类引起的不良反应可用新斯的明对抗,而多黏菌素属于非竞争性阻滞剂,新斯的明无效,只能用人工呼吸。

(6)调节水、电解质及酸碱平衡的药物:①氯化钾静脉滴注易引起刺激性疼痛,静脉过量或速度过快可引起高钾血症,表现为四肢无力,手脚口唇发麻,呼吸乏力及呼吸困难,心率减慢,心律紊乱,传导阻滞,甚至心脏停搏。有多例致死亡的资料报道。因此静脉滴注时速度宜慢,溶液不可太浓(一般不超过 0.3%,治疗心律失常时可加至 0.6%~0.7%),否则不仅引起局部剧痛,且可导致心脏停搏。晚期慢性肾功能不全或肾皮质功能低下者,由于排钾较慢,应慎用。②临床上滴注钠盐也不能过快,以免中枢神经系统中浓度高,引起各种神经毒性反应,如嗜睡、神经错乱和幻觉、惊厥、蛛网膜炎、昏迷以致死于脑病等。③高镁、高钙等其他血清电解质的浓度超过正常值也会引起严重的不良反应,钙剂浓度过高或静脉注射过快可产生心律失常,甚至室颤或心搏骤停于收缩期。静脉注射时可用 10%~25% 葡萄糖注射液等量稀释后缓慢注射(不超过 2ml/min),且不可漏至血管外,以防局部剧烈疼痛或组织坏死。氯化钙注射液因刺激性大,一般应用 10%~25% 葡萄糖注射液稀释后缓慢注入。④临床上治疗酸中毒的乳酸钠应根据患者的二氧化碳结合力计算用量,速度控制在 50 滴 /min 内。

(7)氨基酸、脂肪乳等肠外营养药物:①氨基酸类药物静脉滴注过快可引起面红、发热、恶心、呕吐、心悸、胸闷、头痛等。大量快速输液可引起胃酸增加,加重胃溃疡病,甚至引起酸中毒。氨基酸类药物因其渗透压常大大超过人体正常渗透压,若滴速过快,高渗作用可造成人体细胞脱水,使细胞间液减少,增加细胞外液容量,从而血容量急剧增加,破坏红细胞,增加循环细胞负担,造成头晕、呕吐、低血压、心动过缓现象。对老年心肺功能差的患者尤其应注意,特别是肾病患者更应控制滴速,故氨基酸静脉滴注速度应控制在 15 滴 /min。②脂肪乳的不良反应与滴注过快有关,急性反应症状有畏冷、发热、心悸、呼吸困难、恶心等,长时间大量输注可引起循环超负荷综合征。可将一天剂量的脂肪乳剂与葡萄糖、复方氨基酸等注射液混入输液袋在 24 小时内匀速输入患者机体,如果单独输注脂肪乳则不应过快,因输注速度太快容易引起脂质代谢紊乱,特别是肝、肾功能不全、严重的高脂血症患者。脂肪乳注射液的输液速度及剂量应根据患者廓清脂肪的能力来调整,使用 10% 脂肪乳剂,开始 10 分钟内输注速度控制在 12~15 滴 /min,然后逐渐增加,30 分钟后稳定在 40~60 滴 /min,在 3~5 小时内输完 500ml;20% 的脂肪乳剂,则 30 分钟后稳定在 30~40 滴 /min,500ml 于 5~7 小时输完。

(8)其他药物:①多巴胺、间羟胺、肾上腺素、异丙肾上腺素、苄胺唑啉等血管活性药物输注时,应密切观察患者的血压、心率、脉搏、四肢温度及尿量等,根据患者病情变化调整滴速,使血压维持在正常水平。②肝素的不良反应主要是引起自发性出血,表现为各种黏膜出血,关节积液和伤口出血等。如滴注速度过快,剂量过大,则更易发生上述反应。注射时应以 5 000U 加入 5%~10% 葡萄糖液或 0.9% 氯化钠注射液 100ml 中静脉滴注,速度以 20~30 滴 /min 为宜。③普萘洛尔(心得安)静脉注射或静脉滴注过快可致低血压,窦性心动过缓和心力衰竭,严重者可因心肌麻痹而死亡。因此,静脉注射速度不得超过 1mg/min;静脉滴注时将一次量 2.5~5mg 稀释于 5%~10% 葡萄糖注射液 100ml 内,速度不得超过 1mg/min,滴注过程中严密观察血压、心律和心率变化,随时调节滴注速度,如心率较慢,则应立即停药。④硝普钠静脉滴注,一般 50mg 溶于 10% 葡萄糖注射液 500ml,配成 0.01% 溶液,滴注速度为 0.5~8μg/(kg·min)或 20~200μg/min。如滴速过快常可引起血压急剧下降,故滴注过程中要严密观察血压及脉搏,以调节滴速。

(9)中药注射剂:药品说明书上明确提示应控制输注速度的中药注射剂有痰热清、热毒宁、红花注射液、艾迪、康艾注射液等,这类药物应缓慢滴注,如滴速过快就会出现药物不良反应(ADR),甚至发生严重的 ADR。由于中药注射剂成分复杂,目前还不能做到提取有效成分的单体来配制,未除尽的动植物蛋白、鞣质等杂质极易引起过敏反应。药物本身在生产和储存中又可能产生新的杂质。临床不合理配伍配制操作、输注速度过快等都可诱发 ADR 发生。因此在输注中药注射液时应严格按照药品说明书中规定的剂量、输注速度,采用规定的输液的载体,不能与其他药物同时注射。用药前需对光检查,发现药液浑浊或变色时不能再用。输液过程中,应缓慢滴注,注意观察有无头晕、心慌、发热、皮疹等过敏反应。

部分药物静脉滴注速度见表3-1。

表 3-1　部分药物静脉滴注速度

分类	药品名称	滴注速度
抗感染药物		
氨基糖苷类	硫酸奈替米星	每次滴注时间为 1.5~2 小时
大环内酯类	阿奇霉素	500mg 单次静脉滴注时间不少于 60 分钟，滴注液浓度不得高于 2mg/ml
糖肽类	盐酸万古霉素	浓度 5mg/ml（最高不超过 10mg/ml），给药速度不高于 10mg/min
	盐酸去甲万古霉素	每 0.4~0.8g 用至少 200ml 溶液稀释，滴注时间大于 1 小时
林可霉素类	林可霉素	每 0.6~1.0g 用 100ml 以上溶液稀释，滴注时间不少于 1 小时
喹诺酮类	左氧氟沙星	每 0.5g 滴注时间至少 1 小时
	氟罗沙星	0.2g 滴注时间至少 45~60 分钟
	莫西沙星	0.4g 滴注时间应少于 90 分钟
	加替沙星	严禁快速滴注，0.2g 滴注时间不应少于 60 分钟
	环丙沙星	每 0.2g 滴注时间至少 30 分钟以上
硝基咪唑类	甲硝唑	最大剂量不超过 1g，滴注速度宜慢，一次滴注时间应超过 1 小时
	替硝唑	0.8~1.6g 浓度为 2mg/ml 时，每次滴注时间不少于 1 小时，浓度大于 2mg/ml 时，滴注速度宜再降低 1~2 倍
	奥硝唑	每 100ml 浓度为 5mg/ml 时，滴注时间不应少于 30 分钟

续表

分类	药品名称	滴注速度
抗真菌药物	氟康唑	浓度 2mg/ml，滴速不宜超过 10ml/min
	伊曲康唑	200mg 静脉滴注每次 1 小时
	伏立康唑	速度最快不超过 3mg/（kg·h），稀释后每瓶滴注时间在 1 小时以上
	两性霉素 B	宜缓慢避光滴注，剂量＜1mg/kg 滴注，且速度宜缓慢
	两性霉素 B 脂质体	不可用 0.9% 氯化钠注射液溶解，应以 5% 葡萄糖注射液溶解后 6 小时内静脉滴注，滴速不得超过 30 滴/min，滴注浓度不宜大于 0.15mg/ml
作用于神经系统的药物	卡泊芬净	50mg 或 70mg 缓慢静脉输注约 1 小时
	多沙普仑	总量每日 2mg/kg，滴注速度 1~2mg/min
	小牛血去蛋白提取物	滴注速度小于 2ml/min
	三磷酸胞苷二钠	滴注速度过快可导致兴奋及呼吸加快，故速度应缓慢
	脑苷肌肽	缓慢滴注，2ml/min
作用于消化系统的药物	乌氨酰门冬氨酸	配制浓度不应大于 6%，滴注速度过快时，可引起高钾血症和高镁血症，出现恶心、呕吐、面部潮红、胸闷、血压下降等
	门冬氨酸钾镁	缓慢滴注。滴注速度过快时，可引起高钾血症和高镁血症，出现恶心、呕吐、面部潮红、胸闷、血压下降等
	精氨酸	用于肝性脑病时，一次 15~20g，以 5%GS 注射液 500~1 000ml 稀释后缓慢滴注，至少滴注 4 小时

续表

分类	药品名称	滴注速度
作用于血液系统的药物	氨甲环酸	0.5g 滴注时间不少于 40 分钟
抗肿瘤药物	高三尖杉酯碱	1~4mg 滴注时间应在 3 小时以上
	依托泊苷	60~100mg/m², 浓度不超过 0.25mg/ml, 静脉滴注时间不少于 30 分钟
	替尼泊苷	60mg/m², 输注时间不少于 30 分钟
	异环磷酰胺	每 200mg 溶解于 500ml 溶液中, 滴注 3~4 小时
	奈达铂	80~100mg/m² 滴注时间不应少于 1 小时
	帕米磷酸二钠	浓度不得超过 15mg/125ml, 滴速不大于 15~30mg/2h, 缓慢滴注 4 小时以上
	伊班膦酸	2~4mg 滴注时间不少于 2 小时
中成药	痰热清	静脉滴注速度应控制在 60 滴 /min
	参麦	严格控制滴速, 滴速不应超过 40 滴 /min, 否则可能导致胸闷, 气急等不适症状
	川芎嗪	缓慢滴注, 50~100mg 3~4 小时滴完

六、常用抗生素及中药注射剂分别适宜的溶媒

抗生素临床应用广泛,若溶媒选择不当,可造成药效降低,增强耐药菌株的产生和药物不良反应的发生。中药注射剂溶媒使用不当,也可能出现 pH 变化、澄明度变化、不溶性微粒超标等,潜在危害较大。常用溶媒的 pH 及抗生素、中药注射剂的适宜溶媒见表 3-2~ 表 3-4。

表 3-2 常用溶媒的 pH

品名	pH 范围	备注
葡萄糖注射液	3.2~5.5	
葡萄糖氯化钠注射液	3.5~5.5	
0.9% 氯化钠注射液	4.5~7.0	
复方氯化钠注射液	4.5~7.0	含 Ca^{2+}
乳酸钠林格注射液	6.0~7.5	含 Ca^{2+}
复方乳酸钠葡萄糖注射液	3.6~6.5	含 Ca^{2+}
注射用水	5.0~7.0	

七、心脏病患者输液时应注意的问题

心脏病患者输液应严格掌握输液指征,控制输液速度、剂量,密切观察,主要注意事项如下。

1. 控制输液量 每日输液不超过 500~1 000ml。

2. 控制滴速 滴速不宜过快,重症的心脏病患者输液速度以 15~20 滴 /min 较为适宜;轻者和无心力衰竭表现的患者也不要超过 50~60 滴 /min。

3. 限制钠摄入 限制含钠液体的输入,以免加重心脏负担,诱发心力衰竭,引起急性肺水肿的发生。

4. 其他 滴入特殊药液(如硝普钠、多巴胺、异丙肾上腺素等)的心脏病患者,应根据血压、心率的具体情况调节输液速度。

表 3-3 部分抗生素的适宜溶媒

药品名称	适宜溶媒	用法	溶解后注意事项
青霉素	注射用水（供肌内注射）或 0.9% 氯化钠注射液	肌内注射、静注、静脉滴注	对酸、碱不稳定，应立即使用
氨苄西林	注射用水（供肌内注射）或 0.9% 氯化钠注射液	肌内注射、静脉注射、静脉滴注	24 小时内稳定，静脉滴注的浓度不宜超过 30mg/ml
头孢唑林	注射用水（供肌内注射）、0.9% 氯化钠注射液、葡萄糖注射液、包装附带助溶剂（仅供肌内注射）	缓慢静脉推注、静脉滴注或肌内注射	水溶液稳定性较差，避光保存，室温保存不得超过 48 小时
头孢噻肟	注射用水（供肌内注射、静脉注射）、0.9% 氯化钠注射液、10% 葡萄糖液	深部肌内注射、静脉注射、静脉滴注	立即使用，40~60 分钟滴注完

续表

药品名称	适宜溶媒	用法	溶解后注意事项
链霉素	0.9% 氯化钠注射液、注射用水	肌内注射	溶液稳定，尽早使用
万古霉素	注射用水溶解，再用 0.9% 氯化钠注射液或 5% 葡萄糖注射液稀释	静脉滴注	静脉滴注 60 分钟以上
两性霉素 B	先以注射用水溶解成 5mg/ml，然后用 5% 葡萄糖注射液稀释	静脉滴注或鞘内给药	葡萄糖注射液的 pH 应在 4.2 以上，滴注的药物浓度不超过 10mg/100ml，避光缓慢静脉滴注，每次滴注时间需 6 小时以上；鞘内注射的药物浓度不可高于 25mg/100ml，取所需药量以脑脊液 5~30ml 反复稀释，缓慢注入

表 3-4 部分中药注射剂适宜溶媒

药名	溶媒
参麦	5%~10% 葡萄糖注射液
川芎嗪	5%~10% 葡萄糖注射液、0.9% 氯化钠注射液
刺五加	5%~10% 葡萄糖注射液、0.9% 氯化钠注射液
大蒜素	5%~10% 葡萄糖注射液、葡萄糖氯化钠注射液
灯盏花素	5%~10% 葡萄糖注射液、0.9% 氯化钠注射液
葛根素	5%~10% 葡萄糖注射液
瓜蒌皮	5% 葡萄糖注射液
黄芪	5%~10% 葡萄糖注射液
康艾	5%~10% 葡萄糖注射液、0.9% 氯化钠注射液
苦碟子	5% 葡萄糖氯化钠注射液
脑心通	5% 葡萄糖注射液、0.9% 氯化钠注射液
清开灵	10% 葡萄糖注射液、0.9% 氯化钠注射液
生脉	5% 葡萄糖注射液
舒肝宁	10% 葡萄糖注射液
舒血宁	5% 葡萄糖注射液
痰热清	5% 葡萄糖注射液
香丹	5%~10% 葡萄糖注射液
消癌平	5%~10% 葡萄糖注射液
醒脑静	5%~10% 葡萄糖注射液、0.9% 氯化钠注射液
血塞通	5%~10% 葡萄糖注射液
血栓通	10% 葡萄糖注射液、0.9% 氯化钠注射液
银杏叶提取物	0.9% 氯化钠注射液、5%~10% 葡萄糖注射液、低分子右旋糖酐、羟乙基淀粉

八、微粒的危害及配制成的静脉输液制剂中对微粒的要求

静脉输液中微粒的危害主要表现在以下方面：

（1）造成局部组织栓塞和坏死：大于毛细血管直径的微粒，就可直接堵塞毛细血管，小动脉的阻塞可抑制氧化代谢或其他代谢活动，导致细胞损伤和器官坏死。

（2）引起静脉炎：微粒在进入人体后，可随血液循环，引起血管内壁刺激损伤，使血管壁正常状态发生改变，变得不光滑，引起血小板的黏着，导致静脉炎的产生。研究表明，输液中微粒含量的多少与静脉炎的发生有关，占70%左右。

（3）引起肉芽肿的产生：当微粒侵入脑、肺、肾等组织毛细血管内时，会引起巨噬细胞增殖，形成肉芽肿，从而引起脑、肺、肾和眼等部位不同程度的供血不足，造成循环障碍，直至坏死。

（4）引起过敏反应：药剂中含有的药物结晶微粒、聚合物、降解物及其他异物都可在注射部位或静脉血管与组织蛋白发生反应，从而引起过敏反应。

（5）引起肿瘤形成和肿瘤样反应：石棉纤维可引起肺癌，大量放射性微粒进入人体后可引起白血病或白细胞减少症。

（6）引起输液反应：输液反应的表现与热原反应非常相似。

（7）其他：由于颗粒碰撞作用，使血小板减少，造成出血等病症。

由于输液中的微粒有以上危害，《中国药典》（2015年版）对微粒检查进行了规定。

（1）光阻法：标示装量为100ml或100ml以上静脉滴注用注射液，除另有规定外，每1ml中含10μm及10μm以上的微粒不得超过25粒，含25μm及25μm以上的微

粒不得超过 3 粒。标示装量为 100ml 以下的静脉用注射液、静脉注射用无菌粉末、注射用浓溶液及供注射用无菌原料药,除另有规定外,每个供试品容器(份)中含 10μm 及 10μm 以上的微粒不得过 6 000 粒,含 25μm 及 25μm 以上的微粒不得超过 600 粒。

(2)显微计数法:标示装量为 100ml 或 100ml 以上静脉滴注用注射液,除另有规定外,每 1ml 中含 10μm 及 10μm 以上的微粒不得超过 12 粒,含 25μm 及 25μm 以上的微粒不得超过 2 粒。标示装量为 100ml 以下的静脉用注射液、静脉注射用无菌粉末、注射用浓溶液及供注射用无菌原料药,除另有规定外,每个供试品容器(份)中含 10μm 及 10μm 以上的微粒不得超过 3 000 粒,含 25μm 及 25μm 以上的微粒不得超过 300 粒。

九、急性肾衰竭患者输液时应注意的问题

急性肾衰竭(ARF)是指肾小球滤过率突然或持续下降,引起氮质废物体内潴留,水、电解质和酸碱平衡紊乱,所导致各系统并发症的临床综合征。由于本病发病急、发展快、危险性大,故输液时要严密观察,注意以下事项:

1. 精确记录出入液量 口服和静脉进入的液量要逐项记录,尿量和异常丢失量(如呕吐物、胃肠引流液、腹泻时粪便内水分等)需准确测量,每日定时测体重以检查有无水肿加重。

2. 严格执行静脉输液计划 输液过程中严密观察有无输液过多、过快引起肺水肿症状,并观察其他副作用。

3. 预防感染 严格执行无菌操作,加强皮肤护理及口腔护理,定时翻身拍背,病室定期消毒。

4. 监测肾功能 应定期监测肾功能,注意用药对肾功能的影响。

5. 慎用肾损害药物 氨基糖苷类抗菌药物、万古霉

素、去甲万古霉素、两性霉素 B 等药物可加重肾损害,急性肾衰患者应禁用。

6. 调整经肾排泄药物用量　急性肾衰竭时,不应首选经肾脏排泄的药物,以免加重肾脏负担。必须使用时,由于主要经肾排泄的药物排泄减慢,应根据肾功能降低用药剂量或减少用药频次。

十、普通输液器与药物专配输液器的区别

部分药物的包装中配有专用输液器,供静脉用药时使用,而不应用普通输液器代替。

通常化疗药液中存在的微粒绝大多数在 10μm 以下,目前普通输液器过滤介质孔径 10~12μm,不能有效地滤除药液中的不溶性微粒,微粒进入人体后,可随血液循环,引起血管内壁损伤,管壁不光滑,引起血小板黏附,形成血栓和静脉炎,导致疼痛、麻木,严重时血管变硬、变色。同时化疗药物本身也是致痛离子,两者的协同作用使患者疼痛明显。化疗药专配输液器过滤孔径更小(紫杉醇为 0.22μm),化疗中使用精细过滤输液器进行化疗制剂的输液治疗,对预防和降低化疗性静脉炎、减少患者疼痛、保障化疗的正常进行具有重要意义。

专用输液器还能防止药物与输液器之间的不利相互作用。紫杉醇不能接触含聚氯乙烯的塑料制品,而目前使用的一次性输液器和注射器多为聚氯乙烯制品,因此,只能用玻璃容器和玻璃注射器存放和抽取药液,滴注时输液装置使用特制的聚乙烯输液器,输液器内配有孔径为 0.22μm 的滤过装置,防止紫杉醇溶液中的细小微粒进入人体。顺铂属于铂类化合物,输注前用 0.9% 氯化钠注射液 100ml 稀释,溶解药液和注射时注射针头必须用不锈钢针头,不能用铝制针头,以免铂与铝金属发生氧化置换,产生黑褐色沉淀。因此,使用专配输液器可提高患者用药顺应性,有利于抗肿瘤治疗。

聚氯乙烯输液器对丁苯酞及尼莫地平有吸附作用，因此，这两种药物输注时仅允许使用聚乙烯输液器。

十一、静脉给药血管外渗漏会引起不良后果的药物

静脉给药时如不慎可发生渗漏，有些药物发生血管外渗漏会引起不良后果，应引以注意。

1. 抗肿瘤药　包括细胞毒类、抗代谢类、生物碱类、抗生素类等，外周静脉给药外渗的发生率为 0.5%~6%。多次注射可使血管变硬、疼痛及血栓性静脉炎，如药液外溢可导致局部组织坏死。化疗药物的种类越来越多，在应用化疗药物时对注射操作技术要求较高，以减少或防止药物外渗。

2. 钙盐制剂类　包括葡萄糖酸钙、氯化钙、亚叶酸钙等，尤其是给药速度过快时，注射部位出现发红、皮疹、疼痛甚至脱皮和皮肤坏死。发现渗漏应立即停止注射，并用氯化钠液局部注射，氢化可的松、利多卡因、透明质酸局部封闭，同时抬高患肢及热敷。

3. 外周 α 受体激动剂　包括去甲肾上腺素和肾上腺素、多巴胺等。静脉输注时会出现沿静脉径路皮肤变白，注射局部皮肤脱落、发绀、发红等。如发生药液外渗，应在外漏处迅速用 10mg 酚妥拉明加氯化钠注射液作局部封闭浸润注射。

4. 高渗性药品　包括 20% 甘露醇、5% 碳酸氢钠、50% 葡萄糖、10% 氯化钠等，外渗可致组织水肿和皮肤坏死。

5. 其他类　加压素等，可出现周围血管收缩引起血栓形成和坏疽。

十二、需要避光保存和避光输注的药物

药物储存条件可影响药物的稳定性，部分药物对光

不稳定,在储存或输注时需要避光,见表3-5、表3-6。

表3-5 需避光保存的药物

分类	药品名称
喹诺酮类抗菌药物	环丙沙星、左氧氟沙星、洛美沙星、依诺沙星、氟罗沙星
抗结核药	对氨基水杨酸
抗真菌药	两性霉素B
中枢神经系统药物	异丙嗪、氯丙嗪、吗啡、地西泮
血管活性药物	肾上腺素、异丙肾上腺素、去甲肾上腺素、多巴胺
循环系统药物	硝酸甘油、硝普钠、尼莫地平
血液系统药物	酚磺乙胺
泌尿系统药物	呋塞米
抗肿瘤及辅助用药	顺铂、卡铂、奥沙利铂、环磷酰胺、阿糖胞苷、甲氨蝶呤、氟尿嘧啶、阿霉素、丝裂霉素、表柔比星、吡柔比星、长春新碱、高三尖杉酯碱、紫杉醇、长春瑞滨、依托泊苷、多西他赛、昂丹司琼、亚叶酸钙
维生素类	维生素 B_1、维生素 B_2、维生素 B_6、维生素 B_{12}、维生素 C、复方维生素、甲钴铵、叶酸
造影剂	碘海醇、复方泛影葡胺、钆喷酸葡胺等
激素	氢化可的松

表3-6 输注时需要避光的药物

通用名	注意事项
阿扎司琼	遇光易分解,启封后应快速使用并注意避光
长春地辛	避光,注射液应用前新鲜配制,剩余的注射液应弃去,不可放置再用

续表

通用名	注意事项
长春新碱	注入静脉时避免日光直接照射
多种维生素	维生素 A、B_2 和 B_6 对紫外线敏感，维生素 A、B_1、C 和 E 可能会随着溶液中氧浓度上升加速失活
甲氨蝶呤	静脉滴注时需避光，以免药物分解
甲钴胺	给药时见光易分解，开封后立即使用的同时，应注意避光
甲氧氯普胺	本品遇光变成黄色或黄棕色后，毒性增高
卡铂	滴注及存放时应避免直接日晒
两性霉素 B	宜缓慢避光输注，每剂滴注时间至少 6 小时
硫辛酸	配好的输液，用铝箔纸包裹避光，6 小时内可保持稳定
米卡芬净	在光线下慢慢分解，应避免阳光直射，如果从配制到输液结束时超过 6 小时应将输液袋遮光
奈达铂	忌与含铝器皿接触，在存放及滴注时应避免直接日光照射
尼卡地平	本品对光不稳定，使用时应避免阳光直射
尼莫地平	有轻微的光敏感性，应避免在太阳光直射下使用；在散射性日光或人工光源下 10 小时内不必采取特殊的保护措施
硼替佐米	配制后的溶液放在原容器或注射器内不得超过 8 小时，且不应在室内光线下暴露 8 小时以内
水溶性维生素	加入葡萄糖注射液中进行输注时，应注意避光
顺铂	对静脉滴注瓶应予以遮盖以避光，如储存于室温及避光，化学上可稳定 24 小时
五水头孢唑林	配制后未及时使用请避光保存，室温保存不得超过 24 小时
硝普钠	在避光输液瓶中静脉滴注
硝酸甘油	静脉使用时需采用避光措施
亚叶酸钙	应避免光线直接照射及热接触
亚叶酸钠	现用现配，避免光线直接照射及热接触
伊曲康唑	混合后的溶液避免直接光照

第三节　药物配伍禁忌

一、注射剂配伍变化的主要因素

1. 配伍不当　血液及血液制品因成分较为复杂，与药物混合后，能引起溶血和血细胞凝聚；甘露醇为过饱和溶液，加入药物可使甘露醇结晶析出；氨基酸、脂肪乳及其他油乳剂因其稳定性受许多因素影响，故与其他注射液配伍应慎重。青霉素能与蛋白质结合而增加变态反应发生的概率，因此将青霉素加入到蛋白质类输液中使用是不妥当的。

2. 溶媒组成的改变　为了有利于药物溶解、稳定，注射剂有时采用非水性溶媒如乙醇、丙二醇、甘油等，当这些非水性溶媒的注射剂加入输液（水溶液）中时，由于溶媒组成的改变而析出药物。如氯霉素注射液（含乙醇、甘油等）加入 5% 葡萄糖注射液中时往往析出氯霉素。

3. pH　在不适当的 pH 下，药物会产生沉淀或加速分解。许多抗生素在不同 pH 条件下其分解速度不同，如乳糖酸红霉素在等渗氯化钠中（pH 约 6.45）24 小时分解 3%，若在糖盐水中（pH 约 5.5）则分解 32.5%。葡萄糖注射液的 pH 为 3.2~5.5，遇酸不稳定的抗生素如青霉素与葡萄糖注射液配伍会引起分解失效。头孢唑林与 5% 葡萄糖注射液及维生素 C 注射液配伍，24 小时内含量下降 8.9%。

4. 离子作用　某些离子可加速药物的水解反应，如乳酸根离子能加速氨苄西林的水解，氨苄西林在含乳酸的复方氯化钠注射液中 4 小时后可损失 20%。乳酸根还能加速青霉素的分解，pH 为 6.4 时青霉素的分解速度与乳酸根离子浓度成正比。

5. 聚合反应　某些青霉素类或头孢菌素类药物在放置期间，因 pH 下降出现变色，溶液变黏稠，这是聚合物所致。聚合物形成与时间及温度有关。

6. 电解质的盐析作用 如两性霉素 B 在水中不溶，其注射剂为胶体分散体，只能加在 5% 葡萄糖注射液中静脉滴注。如果在有大量电解质的输液中则能被电解质盐析出来，以致胶体粒子凝集而产生沉淀。

7. 配合量 配合量的多少影响到浓度，药物在一定浓度下才出现沉淀。如 100mg/L 间羟胺注射液与 100mg/L 氢化可的松琥珀酸钠注射液在等渗氯化钠或 5% 葡萄糖注射液中观察不到变化，但 300mg/L 氢化可的松琥珀酸钠与 200mg/L 间羟胺则出现沉淀。

8. 反应时间 多数药物在溶液中的变化反应是个较长的过程，要做到新鲜配制，并在规定的时间内用完。

9. 温度 反应速度受温度影响很大，温度升高反应速度加快，配好的输液应避免温度过高。

10. 混合的顺序 配制肠外营养液时，应严格按照混合顺序操作，将脂溶性维生素加入脂肪乳中，将水溶性维生素加到葡萄糖中，各种离子加入葡萄糖或氨基酸中，否则易出现脂肪乳破乳或溶液浑浊。

11. 成分的纯度 有些制剂在配伍时发生的异常现象，并不是由于成分本身而是由于原辅料的不纯（含有杂质）所引起。例如氯化钠原料中含有微量的钙盐，当与 2.5% 枸橼酸钠注射液配合时往往产生枸橼酸钙的悬浮微粒而浑浊。中草药注射液中未除尽的高分子杂质也能在长久贮存过程中或与输液配伍时出现混浊或沉淀。

二、产生配伍禁忌的一般规律

注射剂产生配伍禁忌的一般规律有以下几方面。

1. 非离子型药物，临床上最常用的葡萄糖或单糖类溶液，除 pH 偏酸性外，很少造成配伍禁忌。

2. 高渗溶液、过饱和溶液易出现配伍禁忌。

3. 电荷相反的两种离子相遇及分子量较高的化合

物配伍时,往往会形成可溶性和不溶性的化合物。

4. 含有无机离子的药物往往由于 Ca^{2+} 及 Mg^{2+} 的缘故而形成沉淀,Fe^{2+} 可引起溶液变色,I^- 不能与生物碱配伍。

5. 阳离子型药物中的游离生物碱在水中溶解度较小,与 pH 高、缓冲容量较大的弱碱性溶液配伍时,易发生沉淀。

6. 阴离子型药物中的游离酸在水中的溶解度也较小,与低 pH 溶液或较大缓冲容量弱酸性溶液配伍时也能产生沉淀。

7. 阳离子型药物与阴离子型药物间易出现配伍禁忌,可能出现沉淀或浑浊。阳离子型抗菌药物有:氨基糖苷类、大环内酯类、四环素类、林可酰胺类、喹诺酮类、万古霉素及去甲万古霉素等;阴离子型抗菌药物有:青霉素类、头孢菌素类、磺胺类等。

8. 具有氧化性能的药物和具有还原性能的药物间易发生配伍变化:如酚磺乙胺注射液加入碱性输液中,其对二酚基团迅速氧化变成黄色并逐渐加深;肾上腺素注射液与碱性输液配伍,其邻二酚基团迅速氧化成浅红色,逐步加深成褐色;盐酸普鲁卡因注射液与碱性输液配伍,浓度高时可能发生不溶性沉淀,其酯键逐渐水解减效并氧化发生黄色。

9. 与药物稳定时的 pH 相差越大,药物分解失效也越快。

三、产生配伍禁忌的表现

配伍禁忌分为物理性配伍禁忌和化学性配伍禁忌。物理性配伍禁忌即某些药物配合在一起会发生物理变化,主要表现为药物的外观变化;化学性配伍禁忌即某些药物配合在一起发生化学反应,不但改变了药物的性状,而且使药物减效、失效或毒性增强。配伍禁忌常表现为：

1. 沉淀　由两种或两种以上药物溶液配伍时，产生一种或多种不溶性溶质，如氯化钙与碳酸氢钠溶液配伍，则形成难溶性碳酸钙而出现沉淀；生物碱类的水溶液遇碱性药物、鞣酸类、重金属、磺化物与溴化物，也产生沉淀。

2. 析出　两种液体药物混合时，其中一种药物析出沉淀或使药液混浊。20%甘露醇注射液为过饱和溶液，温度降低时极易出现结晶，在其中加入各种离子均易析出结晶，因此不宜与其他药物配伍，应单独输注。

3. 变色　主要由于药物间发生化学变化或受光、空气影响而引起，变色可影响药效，甚至完全失效。奥美拉唑应用0.9%氯化钠注射液或5%葡萄糖注射液100ml溶解，如使用250ml或500ml输液，由于配制后pH降低，增加了溶液不稳定性，且滴注时间延长更容易变色，可变为棕红色或出现沉淀。原因可能是奥美拉唑易受pH、光线、重金属离子、氧化性、还原性等多因素影响，尤其在酸性条件时，结构发生破坏性变化，出现变色和聚合沉淀现象。

4. 水解　某些药物在水溶液中容易发生水解而失效，如青霉素在水溶性溶媒中易水解，作用丧失。

5. 分层　两种性质不相容的药物经混合后，很快又分离，成为不均匀的分散体。如维生素D_2等脂溶性药物与葡萄糖或氯化钠注射液混合，稍许静置，分为两层。

四、配伍禁忌的预防和处置

预防配伍禁忌的发生，首先要求医护人员了解药物配伍禁忌知识，避免诱发配伍禁忌的情况发生。

（1）详细阅读各类药物使用说明书，了解药物用法用量、注意事项、配伍禁忌等，及时发现各药物之间是否存在配伍禁忌。

（2）在药物配伍禁忌尚未明确时多观察、试验，总结经验，发现问题及时处理，并向医生提供配伍禁忌依据，建议将两种不明配伍禁忌的药物分别输注，以避免混浊、沉淀出现。

（3）不同类药物的注射器分开使用，如喹诺酮类、头孢菌素类、钙剂、中药制剂等容易和其他药物发生反应，都应分别选用注射器。

（4）在两种可能发生配伍禁忌的药物之间，用20ml未加任何药物的5%葡萄糖注射液或0.9%氯化钠注射液冲净输液管中的剩余药物，避免潜在的或直接的配伍反应。

不同类的药物注射器勿在同一瓶未加任何药物的葡萄糖注射液或0.9%氯化钠注射液中抽吸，以免增加配伍禁忌现象发生。

一旦发现配伍禁忌现象，应根据发现的早晚采取相应措施：

（1）如果配好液体输液前即发现有配伍禁忌发生，首先将有配伍禁忌的输液单独妥善保管，避免误用于患者。同时应查清原因，如因药液浓度过高出现沉淀，可进一步稀释，如沉淀消失可继续使用；若为药物变性、变质等不能挽回或分析不清原因的情况，应丢弃配好的输液，与医师或药师取得联系，查找原因，重新按医嘱配制输液。

（2）如果输液接瓶时发现药物配伍禁忌现象，或配伍禁忌仅出现在墨菲管内，应立即关闭输液器上的速度调节器，夹紧墨菲管上段的输液管，拔出输液针头停止输液。也可不拔出输液针头，关闭速度调节器后立即准备另一瓶液体相同但不含药物的输液，换用新输液器，导出液体后关闭输液器上的速度调节器；将患者原来使用的输液器头皮针末端反折捏紧，避免进入空气或使患者血液流出，将输液器和头皮针连接处分离，与新输液器连接并确认无空气后打开速度调节器临时输注空白液体,待配好液后继续输液。

（3）如输液过程中发现配伍禁忌发生,应迅速关闭输液器的速度调节器,拔出输液针头停止输液,并联系医师根据情况采取相应救治措施。

五、应单独给药的药物

有些药物由于它的特殊性质,而不适于与其他药物配伍。

1. 血液　血液不透明,在产生沉淀混浊时不易观察。血液成分极复杂,与药物的注射液混合后可能引起溶血、血细胞凝聚等现象,故不应加入任何药物。

2. 白蛋白　不应与其他药物、全血和红细胞混合使用。

3. 甘露醇　甘露醇注射液含20%以及25%甘露醇,为一过饱和溶液(甘露醇在水中的溶解度为1:5.5),但一般不易析出结晶,即使有结晶析出也可通过加温使之完全溶解后应用。甘露醇注射液加入某些药物如氯化钾、氯化钠等能引起甘露醇结晶析出。

4. 静脉注射用脂肪油乳剂　这种制品要求油的分散程度很细,油相直径在几个 μm 以下,乳剂的稳定性受许多因素影响,加入药物往往能破坏乳剂的稳定性,产生乳剂破裂、油相合并或油相凝聚等现象。

5. 中药注射剂　由于中药注射液的成分复杂,与其他药物配伍不当会产生溶液的 pH 改变、澄明度变化、絮状物或沉淀出现、颜色改变等一系列变化。如复方丹参注射液与氧氟沙星、环丙沙星、培氟沙星、诺氟沙星等喹诺酮类药物配伍时,会立即出现浑浊,有时有絮状沉淀,有时析出结晶等。复方丹参注射液加入低分子右旋糖酐注射液中静脉滴注,较易引起过敏反应。因此,临床应用中药注射液时应单独使用,不宜与其他药物在同一容器中混合使用。

6. 抗菌药物　抗菌药与其他药物混合易导致微粒与热原累加,过敏反应增加,因此宜单独输注。

六、钙剂注射时须注意的配伍禁忌

临床常用的含钙注射剂有葡萄糖酸钙、氯化钙、乳酸钙等。钙可以维持神经肌肉的正常兴奋性,增加毛细血管的致密性,使渗出减少,起抗过敏作用;钙离子可用于镁中毒和氟中毒的解救。应用含钙注射剂时应注意的问题包括以下内容。

1. 注射前应询问患者的用药史。若在应用洋地黄期间或停药 7 小时以内,禁用钙剂。因洋地黄治疗量与中毒量很接近,钙剂与洋地黄合用易引起洋地黄中毒。

2. 含钙注射剂用前应以等量葡萄糖注射液稀释,葡萄糖酸钙只能供静脉注射,皮下、肌内注射会造成组织坏死。

3. 选择较粗的静脉注射,如头静脉、正中静脉,注射时针头斜面必须全面进入静脉内方可推药。

4. 注射速度应缓慢,一般为 1~2ml/min,否则可导致全身或咽部发热、恶心、头晕、晕倒等不良反应。严重时可致心律不齐、心室颤动,甚至心搏骤停。

5. 注射时密切观察患者有无面色苍白、心慌、恶心、出虚汗等全身反应,若患者感觉咽部或全身发热时,应暂停注射,待热感减轻时再继续注射。还应观察局部有无红肿,一旦发现应停止注射,重新静脉穿刺。

6. 意外处理　一旦药液漏至血管外引起疼痛,可用普鲁卡因局部封闭。为了防止组织坏死,局部可注射 0.9% 氯化钠注射液进行稀释,并做热敷以促进吸收。若注射过程中发生患者晕倒,应立即停止注射,置患者平卧,头部放低,密切观察脉搏及血压。

第四节　药物过敏试验

一、用药前应做过敏试验的药物

某些药物在临床使用过程中容易发生过敏反应,如青霉素、链霉素、细胞色素 C 等,常见的过敏反应包括皮疹、荨麻疹、皮炎、发热、血管神经性水肿、哮喘、过敏性休克等,其中以过敏性休克最为严重,甚至可导致死亡。为了防止过敏反应特别是严重过敏反应的发生,一些容易发生过敏反应的药物在使用前需要做皮肤敏感试验,皮试阴性的药物可以给患者使用,皮试阳性的则禁止使用。

容易引起过敏的抗菌药物,尤其是抗生素类引起的过敏反应最为多见,几近 1/3。其次为中药,尤其是中药注射剂,其他如酶类、生化制剂及生物制品、麻醉药、造影剂等。中枢神经系统药物、循环系统药物、血液系统药物、消化系统药物、呼吸系统药物、抗肿瘤药、维生素类药物等都有引起过敏反应的报道。总的来看,较易引起过敏反应的药物当数青霉素类、头孢菌素类、喹诺酮类、氨基糖苷类、结核菌素、破伤风抗毒素、普鲁卡因、细胞色素 C、门冬酰胺酶、非离子造影剂和中草药注射剂等。

并不是所有容易过敏的药物都需要做皮试,《中华人民共和国药典临床用药须知》中规定了必须做皮试的药物(表 3-7)。另外,容易致敏的药品且说明书中又要求做皮试的药品也应进行皮试,包括:注射用头孢噻吩钠、注射用清开灵、注射用头孢替唑钠等。

表 3-7 规定应做过敏试验的药物

药品名称	要求	皮试方法	备注
细胞色素 C 注射液	使用本品前,须作皮内试验	皮内法:将本品用 0.9% 氯化钠注射液稀释成 0.03mg/ml,皮内注射 0.03~0.05ml,20 分钟后仍为阴性者方可用药;划痕法:用本品 1 滴滴于前臂内侧,用针尖划痕,观察 20 分钟;点眼法:取本品药液(5mg/ml)滴于眼结膜囊内,观察 20 分钟	
盐酸普鲁卡因注射液	用药前应询问过敏史,对过敏体质患者应做皮肤试验	皮肤试验方法:皮内注射 1%~2% 普鲁卡因溶液 0.1ml,局部出现红疹、发热或肿块者对普鲁卡因过敏	
降纤酶注射剂	用药前应做皮试	以本品 0.1ml 用 0.9% 氯化钠注射液稀释至 1ml,皮内注射 0.1ml,皮试阴性者才可使用	

续表

药品名称	要求	皮试方法	备注
青霉素钠(钾)注射剂	注射前必须先做青霉素皮肤试验,有青霉素过敏史者一般不宜进行皮试	皮内试验:用75%乙醇消毒前臂屈侧腕关节上约6.6cm处皮肤,抽取皮试液0.1ml作皮内注射(小儿0.02~0.03ml),20分钟后,如局部出现红肿,直径大于1cm或局部红晕或伴有小水疱者为阳性;对可疑阳性反应者,应在另一前臂用0.9%氯化钠注射液做对照试验	
青霉素V钾片剂	给药前须仔细询问有无药物过敏史,并做青霉素皮肤试验,既往有青霉素过敏史者皮试阳性反应者禁用	见青霉素皮内试验方法	
普鲁卡因青霉素注射剂	用药前必须先做青霉素皮试及普鲁卡因皮肤试验,其中任何一药试验阳性者均不可使用	见青霉素皮内试验方法及普鲁卡因皮内试验方法	
苄星青霉素注射剂	注射前必须先做青霉素皮肤试验,呈阳性反应者禁用	见青霉素皮内试验方法	

续表

药品名称	要求	皮试方法	备注
苯唑西林钠注射剂	注射前必须做青霉素皮肤试验，阳性者禁用	见青霉素皮内试验方法	
氯唑西林钠注射剂、胶囊、颗粒	给药前必须先做青霉素皮肤试验，阳性者禁用	见青霉素皮内试验方法	
氨苄西林钠注射剂、胶囊	给药前必须先做青霉素皮肤试验，阳性者禁用	见青霉素皮内试验方法	
阿莫西林片剂、胶囊、注射剂	给药前必须先做青霉素皮肤试验，阳性者禁用	见青霉素皮内试验方法	
羧苄西林钠注射剂	注射前必须做青霉素皮肤试验，阳性者禁用	见青霉素皮内试验方法	
哌拉西林钠注射剂	注射前必须先做青霉素皮肤试验，阳性者禁用	见青霉素皮内试验方法	
磺苄西林钠注射剂	注射前须详细询问药物过敏史并进行青霉素皮肤试验，阳性者禁用	见青霉素皮内试验方法	
胸腺素注射剂	注射前及停药后再次注射时须作皮试		

续表

药品名称	要求	皮试方法	备注
白喉抗毒素注射剂	注射前必须先做过敏试验,阴性者方可给药,阳性者必须采用脱敏注射法	用氯化钠注射液将抗毒素稀释20倍(取0.1ml抗毒素,加1.9ml氯化钠注射液混匀),在前臂掌侧内皮注射0.1ml,观察30分钟,如注射部位无明显反应者即为阴性,可在密切观察下直接注射抗毒素。如注射局部出现皮丘增大、红肿、浸润,特别是形似伪足或有明显痒感者为阳性反应,必须用脱敏法进行注射。如注射局部反应特别严重或除局部反应外并伴有全身症状反应,如荨麻疹、鼻咽刺痒等,则为强阳性反应,应尽量避免使用抗毒素。如必须使用时,亦必须采用脱敏注射,并做好一切抢救准备,一旦发生过敏性休克立即抢救	脱敏注射法:一般情况下,用氯化钠注射液将抗毒素稀释10倍,分小量数次做皮下注射,每次注射后观察30分钟。第一次可注射0.2ml,观察无发绀、气喘或显著呼吸短促、脉搏加速时,即可注射第二次0.4ml,如仍无反应则可注射第三次0.8ml如仍无反应即可将未稀释的抗毒素全量做缓慢肌内注射

续表

药品名称	要求	皮试方法	备注
破伤风抗毒素注射剂	注射前必须先做过敏试验，阴性者方可给药，阳性者必须采用脱敏注射法	用氯化钠注射液将抗毒素稀释20倍（取0.1ml抗毒素，加1.9ml氯化钠注射液混匀），在前臂掌侧内皮注射0.1ml，观察30分钟，如注射部位无明显反应者即为阴性，可在密切观察下直接注射抗毒素。如注射局部出现红肿（直径大，红晕、浸润，特别是形似伪足或有明显痒重者为阳性反应，必须用脱敏法进行注射。如注射局部反应特别严重或注射局部反应外并伴有全身症状反应，如荨麻疹、鼻咽刺痒、喷嚏等，则为强阳性反应，应尽量避免使用抗毒素。如必须使用时，亦必须采用脱敏注射，并做好一切过敏性休克立即抢救	脱敏注射法：一般情况下，可用氯化钠注射液将抗毒素稀释10倍，分小量数次做皮下注射，每次注射后观察30分钟。第一次可注射0.2ml，观察无发绀、气喘或显著呼吸短促，脉搏加速时，即可注射第二次0.4ml，如仍无反应则可注射第三次0.8ml 如仍无反应则可将未稀释的抗毒素全量做缓慢肌内注射

续表

药品名称	要求	皮试方法	备注
多价气性坏疽抗毒素注射剂	注射前必须先做过敏试验,阴性者方可给药,阳性者必须采用脱敏注射法	用氯化钠注射液将抗毒素稀释20倍(取0.1ml抗毒素,加1.9ml氯化钠注射液混匀),在前臂掌侧内皮注射0.1ml,观察30分钟,如注射部位无明显反应者即为阴性,可在密切观察下直接注射抗毒素。如注射局部出现皮丘增大、红肿、浸润,特别是形似伪足或有明显痒感者为阳性反应,必须用脱敏法进行注射。如注射局部反应外并伴有全身症状或除局部反应外并伴有全身症状反应,如荨麻疹、鼻明显痒、喷嚏等,则为强阳性反应,应尽量避免使用抗毒素。如必须使用时,办必须采用脱敏注射,并做好一切准备,一旦发生过敏性休克立即抢救	脱敏注射法:一般情况下,用氯化钠注射液将抗毒素稀释10倍,分小量数次做皮下注射,每次注射后观察30分钟。第一次可注射0.2ml,观察无反应,气喘或显著呼吸短促、脉搏加速时,即可注射第二次0.4ml,如仍无反应则可注射第三次0.8ml如仍无反应即可将未稀释的抗毒素全量做缓慢肌内注射

续表

药品名称	要求	皮试方法	备注
抗蛇毒血清注射剂	注射前需询问马血清制品注射史和过敏史，并做皮肤过敏试验	取本品 0.1ml 加氯化钠注射液1.9ml，在前臂掌侧皮内注射 0.1ml，经 20~30 分钟判定结果。可疑阳性者，预先注射氯苯那敏10mg（儿童酌减），15 分钟再注射本品；皮肤过敏试验阴性者，应权衡利弊，做过敏风险与效益分析，对严重毒蛇咬伤中毒、有生命危险者，可做脱敏注射法	脱敏注射法：用氯化钠注射液将抗蛇毒血清稀释 20 倍，分次皮下注射，每次注射后观察20~30 分钟。第一次注射 0.4ml，如无反应酌情增量，3 次以上无反应即可静脉、肌内或皮下注射，开始每分钟不超过 1ml，以后不超过4ml。注射时如反应异常，应立即停止，及时处理

续表

药品名称	要求	皮试方法	备注
抗炭疽血清注射剂	注射前必须先做过敏试验,阴性者方可给药,阳性者必须采用脱敏注射法	用氯化钠注射液将抗毒素稀释20倍(取0.1ml抗毒素,加1.9ml氯化钠注射液混匀),在前臂掌侧内皮注射0.1ml,观察30分钟,如注射部位无明显反应者即为阴性。可在密切观察下直接注射抗毒素。如注射局部出现皮丘增大、红肿、浸润,特别是形似伪足或有明显瘙痒感者为阳性反应,必须用脱敏法进行注射,并做好一切准备,一旦发生过敏性休克立即抢救	脱敏注射法:一般情况下,用氯化钠注射液将抗毒素稀释10倍,分小量数次作皮下注射,每次注射后观察30分钟。第一次可注射0.2ml,观察无发红、气喘或显著呼吸短促、脉搏加速时,即可注射第二次0.4ml,如仍无反应则可注射第三次0.8ml如仍无反应即可量做缓慢肌内注射将未稀释的抗毒素全

续表

药品名称	要求	皮试方法	备注
抗狂犬病血清注射剂	注射前必须先做过敏试验，阳性者方可给药，阳性者必须采用脱敏注射法	用氯化钠注射液将抗毒素稀释20倍（取0.1ml抗毒素，加1.9ml氯化钠注射液混匀），在前臂掌侧内皮注射0.1ml，观察30分钟，如注射部位无明显反应者即为阴性，可在密切观察下直接注射抗毒素。如注射局部出现皮丘增大、红肿、浸润，特别是形似伪足或有明显痒感者为阳性反应，必须用脱敏放法进行注射。如注射局部反应特别严重或除局部反应外并伴有全身症状反应，如哮喘、鼻咽刺痒、喷嚏等，则为强阳性反应，应尽量避免使用抗毒素。如必须使用时，亦必须采用脱敏注射，并做好一切准备，一旦发生过敏性休克立即抢救	脱敏注射法：一般情况下，用氯化钠注射液将抗毒素稀释10倍，分小量数次做皮下注射，每次注射后观察20~30分钟。第一次可注射1ml，观察无发红、气喘或显著呼吸短促、脉搏加速等，即可注射第二次2ml，如注射量达到4ml仍无反应，即可将全量注射于肌内或皮下

续表

药品名称	要求	皮试方法	备注
肉毒抗毒素注射剂	注射前必须做过敏试验并详细询问既往过敏史，过敏试验为阳性反应者慎用	用氯化钠注射液将抗毒素稀释 10 倍（取 0.1ml 抗毒素，加 0.9ml 氯化钠注射液），在前臂掌侧内皮注射 0.05ml，观察 30 分钟，如注射部位无明显反应者即为阴性，可在密切观察下直接注射抗毒素。如注射局部出现皮丘增大、红肿、浸润，特别是形似伪足或有明显痒感者为阳性反应，必须用脱敏法进行注射。如在注射局部反应特别严重或除局部反应外并伴有全身症状反应，如等麻疹、鼻咽刺痒、喷嚏等，则为强阳性反应，应尽量避免使用抗毒素。如必须使用时，亦必须采用脱敏注射，并做好一切准备，一旦发生过敏性休克立即抢救	脱敏注射法：一般情况下，用氯化钠注射液将抗毒素稀释 10 倍，分小量数次做皮下注射，每次注射后观察 30 分钟。第一次可注射 0.2ml，观察无发抖、气喘或显著呼吸短促、脉搏加速时，即可注射第二次 0.4ml，如仍无反应，则可注射第三次 0.8ml，如仍无反应即可将未稀释的抗毒素全量做皮缓慢肌内或皮下注射。有过敏史或注射试验强阳性者，应将第一次注射量和以后的递增量适当减少，分多次注射，以免发生剧烈反应

续表

药品名称	要求	皮试方法	备注
青霉胺片剂	青霉素过敏患者，对本品可能有过敏反应。为防止过敏反应的产生，使用前先进行青霉素皮试	见青霉素皮内试验方法	
玻璃酸酶注射剂	用前要做皮试	取 150U/ml 浓度溶液，皮内注射约 0.02ml。如 5 分钟内出现具有伪足的疹块，持续 20~30 分钟，并有痒痒感，示为阳性。但局部出现一过性红斑，是由于血管扩张所引起，则并非阳性反应	
α-糜蛋白酶注射剂	本药肌内注射前需做过敏试验，并禁止静脉注射		
鱼肝油酸钠注射剂	用前应做过敏试验	用 0.1% 溶液 0.1~0.2ml 皮内注射等量盐水时观察 5~10 分钟，周围红肿者忌用	

二、药品过敏反应试验液的配制

青霉素类：所有青霉素均采用青霉素钠液做皮试，浓度 500U/ml，用处方开具的品种直接做皮试也是合理的，浓度 500U/ml，口服青霉素和青霉胺片的皮试同注射用青霉素。取青霉素钠 80 万 U（瓶），用 0.9% 氯化钠注射液加至 4ml（含 80 万 U）；取上液 0.1ml 加 0.9% 氯化钠注射液至 1ml（含 2 万 U）；取 0.1ml 加 0.9% 氯化钠注射液至 1ml（含 2 000U）；取 0.25ml 加 0.9% 氯化钠注射液至 1ml（含 500U）得皮试液；取皮试液 0.1ml（含青霉素钠 50U）做皮试。

链霉素：链霉素 1g（100 万 U）加 0.9% 氯化钠注射液 3.5ml 溶液后即成 4ml（25 万 U/ml）；取 0.1ml 加 0.9% 氯化钠注射液稀释至 1ml（2.5 万 U/ml）；取 0.1ml 加 0.9% 氯化钠注射液稀释至 1ml（2 500U/ml）；取 0.2ml 加 0.9% 氯化钠注射液稀释至 1ml（500U/ml）即得。取皮试液 0.1ml 做皮内试验，方法及结果观察均同青霉素类皮试。

头孢菌素类：没有关于头孢菌素需要做皮试的规定，但有些头孢菌素类产品说明书上写明"用前做皮试"。如果做皮试，应用处方开具的药品做皮试，浓度 300μg/ml。

细胞色素 C：皮内试验：将本品注射液用 0.9% 氯化钠注射液稀释成 0.03mg/ml，皮内注射 0.03~0.05ml，20 分钟后仍显阴性者方可用药；划痕法：用本品注射液 1 滴，滴于前臂内侧，用针尖划痕，观察 20 分钟；点眼法：用本品 5mg/ml 溶液滴于眼结膜囊内，观察 20 分钟。

门冬酰胺酶：皮试液配制：本品 1 万 U 用 5ml 注射用水或氯化钠注射液溶解，抽取 0.1ml，加 9.9ml 注射用水或氯化钠注射液稀释得 20U/ml 皮试液，用 0.1ml 做皮试，至少观察 1 小时。

玻璃酸酶：取 150U/ml 药液，皮内注射 0.02ml，如 5 分钟内出现具有伪足的疹块，持续 20~30 分钟，并有瘙痒感示为阳性。如局部出现一过性红斑，为局部血管扩张所致，则非阳性反应。

其他常用药品过敏反应试液浓度见表 3-8。

表 3-8　常用药品过敏反应试验液浓度及用量

药品名称	过敏反应试液浓度	用量 /ml
青霉素类抗生素	500U/ml	0.05~0.1
头孢菌素类	300μg	0.05~0.1
硫酸链霉素	250U	0.1
硫酸庆大霉素	400U	0.1
细胞色素 C	0.03mg	0.03~0.05
蝮蛇抗栓酶	0.002 5U/ml	0.1
蕲蛇酶	0.75U/ml	0.1
降纤酶	0.1BU/ml	0.1
门冬酰胺酶	100U	0.1
糜蛋白酶	500U	0.1
玻璃酸酶	150U/ml	0.02
白喉抗毒素	1：20	0.1
气性坏疽抗毒素	1：20	0.1
抗狂犬病血清	1：20	0.1
抗蛇毒血清	1：20	0.1
抗炭疽血清	1：20	0.1
破伤风抗毒素	150U/ml	0.1
肉毒抗毒素	1：10	0.05
结核菌素	1：100, 1：1 000, 1：10 000	0.1
磷酸组胺	0.1mg/ml	0.1
胸腺喷丁	1：100	0.1

续表

药品名称	过敏反应试液浓度	用量 /ml
胸腺素	25μg/ml	0.1
青霉胺	500U/ml	0.1
鲑鱼降钙素	10U/ml	0.1
普鲁卡因	0.25%	0.1
绒促性素	500U/ml	0.1
促皮质素	1U/ml	0.1
天花粉蛋白	0.5μg/ml	0.05
维生素 B₁	5mg/ml	
荧光素钠	1 : 100	5(静脉注射)
右旋糖酐	原液	0.1
鱼肝油酸钠	0.1%	0.1
碘化钠	原液	1~5(舌下或口服)
复方碘溶液	10%	2 滴(舌下)
安妥碘	原液	0.1
碘造影剂	30% 有机碘溶液或所附小安瓿	0.05~0.1
磺溴酞钠	18.75mg	0.1
灵芝注射液	1 : 10	0.1

三、皮试的方法

试验方法有皮内注射、静脉注射、划痕、斑贴、结膜试验、口含等方法，以皮内注射（皮试）最为常用。操作方法如下：

1. 皮内注射　消毒前臂屈侧腕关节上约 6.6cm 处皮肤，取皮试液注入肘内侧皮内，一般成人 0.05~0.1ml。20 分钟后，发红直径在 15 分钟以上或肿胀在 10cm 以上为阳性。

2. 静脉注射试验法　如碘造影剂过敏试验,用 30%
溶液 1ml 静脉注射,密切观察 20 分钟,注意有无心慌、恶
心、呕吐、荨麻疹、血压下降及其他不适等反应。如有上
述现象不可注射。

3. 划痕法　取皮试液 1 滴于前臂内侧皮肤上划痕,
使之少量出血,20 分钟后观察,如发红在 10mm 以上或
肿胀在 7mm 以上为阳性。

4. 斑贴试验　将抗原稀释液浸过的药膜直接置于
受试者的前臂屈侧,可以检查出患者对哪些东西过敏,生
活中应尽量避开这些过敏原。

5. 结膜试验法　取 1~2 滴造影剂滴入一侧眼结膜
囊内,1 分钟后观察结膜与巩膜充血情况,如有显著充血
(与对侧对比)、血管扩张、曲张,即为强阳性。

6. 口含试验法　如碘造影剂过敏试验,将 1~5ml 造
影剂含于口中,5 分钟后观察有无心慌、恶心、呕吐、荨麻
疹、血压下降及其他不适等过敏反应。

2005 年版《中华人民共和国药典临床用药须知》还
介绍了一种"快速仪器试验法",其原理是在脉冲电场的
作用下,将药物离子或带电荷的药物由电极定位无痛导
入皮肤。

四、青霉素皮试溶液的配制和保存

青霉素与头孢菌素均属 β- 内酰胺类抗生素,这类抗
生素的最大特点就是容易水解,尤其是在溶液中,可经分
子重新排列形成青霉烯酸等(青霉烯酸是一种主要的过
敏性物质,在一般商品中的含量为 0~0.35%)。因此除生
产过程要控制水分外,一般均制成粉针剂。正是由于这
个原因,所以皮试液最好是现配现用。

青霉素皮试液如由注射室临时配制,应注意以下情
况:①配制青霉素皮试液时,需要数次反复稀释,应防止

污染；②操作者应集中精神，严格掌握稀释次数，每次稀释后必须摇匀，不可疏忽；③青霉素皮试液无论在制剂室配制或在注射室配制，均宜由两人合作，进行核对，以防差错。

至于皮试液的保存时间，有以下几个版本：①在室温条件下保存只限当日（24 小时）应用。冷藏（4℃）者可用 1 周，过期弃之不用。②皮试液应冷藏保存，2~10℃时可保存 24 小时，过时废弃。保存使用皮试液的科室应配备冷箱。③用 0.9% 氯化钠注射液为溶媒配成后溶液最好放入冰箱 4℃内保存，有的学者认为 4℃可放 1 周。若置于室温中应当天应用。但有的学者认为超过 3 小时皮试易出现假阳性。综合上述资料，我们认为皮试液最好现配现用，如欲保存，应放在冰箱 4℃保存（不可冷冻），工作日内用完，不可放置过夜。

五、青霉素皮试阴性患者使用青霉素类药物时应注意的问题

皮试阴性者，在用药过程中也还有可能出现过敏反应。因此在注射药物后，应注意观察 20 分钟，无过敏反应发生方可离开。遇有任何类型的过敏反应或主诉不适，应立即停止继续给药，如发生过敏性休克，应按抢救过敏性休克的方法进行抢救。

六、换用不同批号的青霉素与皮试

国家药典委员会编写的 2015 年版《临床用药须知》一书青霉素钠项下附注关于做青霉素皮试时须注意的要点中明确指出："更换同类药物或不同批号或停药 3 天以上，须重新做皮内试验。"对此问题作了肯定的答复。

因为引起青霉素过敏的过敏原主要是青霉素中混杂的（或分解的）青霉烯酸、青霉噻唑蛋白及青霉素的高分子聚合物等，这些物质在生产、存放、运输过程中都有可

能形成,因此,不同批号的青霉素中都会有抗原(或半抗原)存在,其量也有所不同,为了临床安全,必须重新做皮试。

七、口服青霉素与青霉素皮试

根据《抗菌药物临床应用指导原则》(2015年版)规定:青霉素V钾、氯唑西林、氨苄西林、阿莫西林等口服制剂在用药前除要详细询问患者过敏史外,还需要进行青霉素皮肤试验试验方法及判断结果同青霉素,阳性者禁用。这些口服青霉素制剂在药品说明书上也做了同样的要求。

所以医务人员一定要按照药品说明书的要求进行青霉素皮试,进行皮试虽然操作上麻烦一些,但对保护患者用药安全及医护人员的自身安全都有好处。

八、青霉素类抗生素引起的过敏性休克的预防和救治

青霉素过敏反应有迟缓反应型和速发反应型两种。前者如出现荨麻疹、药物热等,在停药后数小时至数日后发生,反应较轻,此型反应较少见。而速发型过敏反应则发生很快,极个别患者有可能在皮试时,甚至注射针头尚未拔出时即发生过敏反应(过敏性休克)。这是一种急性烈性反应,一般是在注射青霉素数秒钟或数分钟内发生。先是皮肤瘙痒、四肢麻木,继则气急、胸闷、发绀、心跳加快、脉细、大量出汗、血压下降等,甚至有心搏骤停者。

预防青霉素引起的过敏性休克,应注意以下几点:

(1)首次对患者用药前均应询问过去是否用过青霉素,是否对青霉素过敏,有无家族过敏史,尤其问明本人有无药物过敏以及对于何种药物有过敏史。

(2)对有药物过敏史者,必须在门诊病历本或住院病案首页醒目的位置用红笔注明,以示警戒,使经治医生对

患者的药物过敏情况一目了然。应以此作为一种制度，共同执行。护理人员输注青霉素或其他药物前也应留心观看首页，看有无此类记载。

（3）严格掌握青霉素适应证，绝不可滥用，杜绝皮肤黏膜局部使用。

（4）青霉素临用时现配现用，不可久置。

（5）门诊、病房的治疗室、注射室、手术室等，均应配备一些必要的防治药物过敏的药物及其他设备，包括急救药肾上腺素注射液、异丙肾上腺素气雾剂、升压药、强心药、止血带、氧气等，以防万一。

（6）注射时要避免患者过分饥饿，因饥饿会增加休克发生的可能性。

（7）有的患者发生青霉素过敏性休克属于迟缓型反应，于注射药物后数分钟至半小时内发生，故患者在医院门诊或注射室用药后最好在诊察室观察30分钟，如无不良反应再离去，以免患者离院后在中途过敏发生，造成抢救困难。

（8）做青霉素皮试或注射青霉素一定在有抢救设备的治疗室进行，不能在没有抢救药物或设备的室内进行，更不能在患者家中注射。

青霉素引起的过敏性休克的抢救原则为：迅速及时，分秒必争，就地抢救，密切观察血压、脉搏、呼吸及尿量变化。

（1）立即停药，使患者平卧，保暖给氧。

（2）立即皮下或肌内注射0.1%肾上腺素注射液0.5~1ml（小儿酌减），如症状不缓解，可每20~30分钟再注射0.5ml，必要时以5%葡萄糖注射液或0.9%氯化钠注射液稀释做静脉注射，直至脱离危险。心跳停止者，可心室内注射肾上腺素，并做胸外心脏按压和口对口人工呼吸等。

（3）地塞米松5mg静脉注射，或氢化可的松200~300mg加入5%~10%葡萄糖注射液200~300ml内静脉滴注。

（4）呼吸不好者，可用尼可刹米等呼吸兴奋药，静脉滴注、静脉注射或肌内注射均可，重症患者不必受剂量限制，可每隔10~30分钟给药一次。

（5）严重呼吸困难者给予吸氧或人工呼吸，喉头水肿明显者，应及时行气管切开。

（6）可使用抗组胺药以减轻荨麻疹，如异丙嗪25~30mg肌内注射，或苯海拉明20~40mg肌内注射。

（7）针刺人中、内关、十宣、足三里、曲池、血海、三阴交等穴位，或耳刺肾上腺、神门。

（8）经上述处理仍不见好转，血压不回升者，需要补充血容量，改善微循环，因血管活性物质释放使体内血浆广泛渗出，导致组织水肿，血液浓缩及血容量减少，可用10%低分子右旋糖酐100~250ml静脉滴注。用山莨菪碱（654-2），效果也很好。

（9）经上述处理如血压仍不回升，可立即在5%~10%葡萄糖液250~500ml中加多巴胺20mg或多巴酚丁胺250mg或间羟胺40mg静脉滴注。

（10）根据病情可给毒毛花苷K或毛花苷丙（西地兰）等强心苷静脉注射，以维护心脏功能。对躁动不安者可应用镇静药。

（11）纠正酸中毒：休克发生后，应立即注意乳酸中毒的纠正。

九、青霉素过敏与头孢菌素类抗生素使用

青霉素类和头孢菌素类抗生素的分子结构中都存在 β-内酰胺环，具有不完全交叉过敏反应，头孢菌素过敏者大部分也对青霉素过敏，而青霉素过敏者中则有5%~10%对头孢菌素类过敏。因此，在使用头孢菌素类抗生素前，除了问清患者有无头孢菌素类药物过敏史外，还应询问对青霉素类药物是否有过敏史，对头孢菌素过敏者及有青霉素过敏性休克或即刻反应史者均应

禁用头孢菌素类抗生素。所以有青霉素过敏史患者应用头孢菌素类抗生素时应特别慎重，只限于过去仅有过敏性皮疹反应而病情确属需要时。同时，应按照药品说明书中要求用原药做皮肤过敏试验，皮试结果阴性后方可应用。

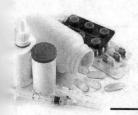

第四章　药物不良反应

1. 如何判断引起不良反应的药物？

2. 如何判断药物热？

3. 患者用药时出现不良反应应该怎样处置？

一、药物不良反应与药品不良事件

国家食品药品监督管理局（SFDA）在 2004 年颁布的《药物不良反应报告和监测管理办法》中明确指出："药物不良反应（ADR）是指合格药品在正常用法用量下出现的与用药目的无关或意外的有害反应。"它不包括无意或故意超剂量用药引起的反应以及用药不当引起的反应。所以说，药物不良反应是药物的一种特性，是治疗过程中必然的产物，只是程度不同而已。

127

药品不良事件(ADE)也称作为不良经历(AE),国际上给药品不良事件下的定义为:药品不良事件是指药物治疗过程中出现的不良临床事件,它不一定与该药有明确的因果关系。

不良事件与不良反应含义不同:一般来说,药物不良反应是指因果关系已经确定的反应;而药品不良事件是指因果关系尚未确定的反应,包括药物治疗期间所发生的任何不利的医疗事件,该事件并非一定与该药有因果关系,在相关性没有弄清之前只能算为一个不良事件(不良经历),需要进一步研讨确定此事件是否为药物不良反应。

二、药物不良反应包括的内容

常见的药物不良反应有如下几种:

1. 副作用 用治疗量药物后出现的与治疗目的无关的不适反应称为副作用。副作用是药物本身固有的,当其中某一种作用被用来作为治疗目的时,其他作用就可能成为副作用,如阿托品可抑制腺体分泌、解除平滑肌痉挛、加快心率等。仅利用它抑制腺体分泌作用,则松弛平滑肌引起的腹气胀或尿潴留成了副作用。相反,若要利用其解痉的作用,抑制腺体分泌引起的口干和心率加快则成了副作用。因此,可以通过合并用药避免或减轻副作用的发生。

2. 毒性反应 为用药剂量过大或用药时间过长,而引起的不良反应。通过控制用药剂量或给药间隔时间及剂量的个体化防止毒性反应,必要时可停药或改用其他药物。

3. 变态反应 指机体受药物刺激发生异常的免疫反应,而引起生理功能障碍或组织损伤称变态反应,亦称过敏反应。这种反应与药物剂量无关或关系甚少,致敏原可能是药物本身或其代射物,也可能是药物制剂中的杂质。常见的变态反应表现为皮疹、荨麻疹、皮炎、发热、血管性水肿、哮喘、过敏性休克、抗红细胞的自身抗体反应、再生障碍性贫血等。

4. 继发反应　药物治疗作用之后引起的不良后果，也称为治疗矛盾。如长期应用广谱抗菌药后，引起二重感染，导致肠炎或继发性感染。

5. 后遗效应　指停药以后血药浓度已降至最低有效浓度以下，但仍残存的生物效应。如服用长时间作用的巴比妥类镇静催眠药后，次晨仍有困倦、头晕、乏力等后遗作用。少数药物可引起永久性器质性损害，如大剂量呋喃苯胺酸、链霉素等可引起永久性耳聋。

6. 致畸作用　有些药物能影响胚胎的正常发育而引起畸胎，称致畸作用。与致癌、致突变合称三致反应。

7. 停药反应　指突然停药后原有疾病加剧，又称回跃反应。如硝酸甘油骤然停用，可造成反跳性血管收缩而致心绞痛发作。

8. 特异质反应　主要与患者特异性遗传素质有关，属遗传性病理反应。最多见的是红细胞6-磷酸葡萄糖脱氢酶缺乏缺陷患者服用某些药物如磺胺类、阿司匹林等药物，可出现溶血性贫血。

9. 药物依赖性　为长期使用某些药物后，于机体产生的一种特殊的精神状态和身体状态。药物依赖性一旦形成，将迫使患者继续使用该药，如果患者突然停药则会使病情加重或者出现之前没有出现的变化。

每种药物的使用都可能出现不良反应，因此在使用时必须充分权衡利弊，利大于弊才有应用价值。用药要考虑治疗疾病，同时要考虑对患者生活质量的影响。

每种药物的使用都可能出现不良反应，因此在使用时必须充分权衡利弊，利大于弊才有应用价值。

用药要考虑治疗疾病,同时要考虑对患者生活质量的影响。

三、药物不良反应的表现形式

药物不良反应按照所累及的系统、组织、器官范围的不同,可以分为药品的全身不良反应(如过敏性休克等)和药品的局部不良反应(如药品引起的皮疹、听力损害等)。一般来讲,药品引起的不良反应多数属于局部的不良反应,一般危害不大,引起全身不良反应的药品还是少数。如果按照药物不良反应对患者造成的损害的时间长短又可以分为暂时性危害和永久性危害,前者如过敏性休克、皮疹、尿潴留、鼻塞、血尿等,后者如听力障碍等。

目前,临床上关于药物不良反应的报道和分类主要是根据药品所累及的系统和组织器官的临床表现进行的,如:①消化系统的反应,常见恶心、呕吐、腹痛、腹泻,一般较短暂,可以恢复;②肝脏受损,表现为肝功能异常;③肾脏受损,肾功能表现异常;④神经系统受损,表现为听力障碍、视力、周围神经系统病变;⑤血液系统损害,表现为各种血象检查异常,包括白细胞及粒细胞减少,血小板减少及全血系统减少即再生障碍性贫血。

四、药物不良反应的判断

药物不良反应因果关系评价原则:开始用药时间与可疑 ADR 出现的时间有无合理的先后关系;可疑 ADR 是否符合该药品已知的 ADR 类型;所怀疑 ADR 是否可以用患者的病理状况、合并用药、并用疗法、曾用药、曾用疗法来解释;停药或降低剂量后,可疑 ADR 是否减轻或消失;再次接触该可疑药品后,是否再次出现同样反应(表 4-1)。

表 4-1　药物不良反应因果关系评价表

	1	2	3	4	5
肯定	+	+	－	+	+
很可能	+	+	－	+	?
可能	+	+	±	±	?
可疑	+	－	±	±	?
不可能	+	－	±	－	－

+：肯定　－：否定　±：难以肯定或否定　?：情况不明

五、药物不良反应的处置

首先要养成经常阅读药品说明书的良好习惯，特别对一些新的药物或不常用的药物、抗菌药物、抗癌药物、生物制品等，注意药品说明书中有关不良反应的内容，看该药会出现哪些系统、哪些器官不良反应，做到心中有数。

一旦出现不良反应，分清轻重缓急。

1. 一般最常见的消化系统不良反应，如用药后半小时至 2 小时出现恶心、呕吐或者腹痛、腹泻等症状，可以对症处理，神经系统的头晕、头痛也可暂时停药观察。

2. 肠道外给药出现的反应如输液反应、过敏反应甚至是过敏性休克，则要立即停药，并保护好所输注的液体和输液器械，以便以后查找原因。

3. 如发生药源性变态反应，特别是过敏性休克，往往是用药后数秒钟或数分钟内发生灼热感、喉头发紧、胸闷心慌、脸色苍白、口唇发紫、呼吸困难、脉搏细弱、血压下降，甚至神志不清，需要立即抢救。

4. 抢救危及患者生命的严重不良反应时，一是要做到千万不能手忙脚乱；二是要照看好患者，安稳患者家属的情绪；三是要紧急报告值班医生；四是熟知常用急救药品、抢救器械的存放位置，随时能够准确取用，配合医生共同抢救患者。

5. 发生药物不良反应后，应如实填报药物不良反应登记表，对患者基本信息、涉及药物信息及发生不良反应情况进行详细描述，记录不良反应处理情况及转归，并对不良反应因果关系进行评价。

六、变态反应

变态反应分为四种类型，Ⅰ型过敏反应表现为过敏性休克、外源性支气管哮喘、麻疹、血管神经性水肿、食物过敏等。Ⅱ型溶细胞反应表现为溶血性贫血、粒细胞减少症、血小板减少性紫癜、输血反应。Ⅲ型免疫复合物反应表现为血清病、类风湿性关节炎、内源性支气管哮喘。迟发型Ⅳ型变态反应表现为接触性皮炎、药疹、移植性排斥反应。

发生变态反应性疾病的发病因素很多，主要有以下因素：

1. **遗传因素**　遗传因素是变态反应性疾病发病的基础。

2. **过敏原**　种类繁多，是诱发变态反应的直接病因。包括吸入性过敏原，如尘螨、花粉、真菌、动物皮屑等；食物性过敏原，如食品添加剂和动、植物蛋白以及转基因食品等；接触物过敏原，如金属、染发剂、杀虫剂、建筑材料挥发物、合成纤维、温度剧变等；感染因素，如细菌和真菌病原微生物的感染。

3. **环境因素**　如空气污染与变态反应性鼻炎、哮喘有着显著性关系。

4. **社会心理及精神因素**　精神紧张、压力过大、应激事件如转学、暴力、考试等压力因素对变态反应性疾病的发病和发展起着重要作用。

5. **吸烟因素**　也是哮喘发病的一个重要因素。

6. **年龄因素**　青壮年是变态反应性疾病的主要发

病年龄阶段。

7. 地区因素 如城市与农村的特应性皮炎患病率不同,城市高于农村。

8. 季节因素 不同的季节变态反应性疾病的发病率也存在差异。

为减少变态反应性疾病的发生应尽量少接触发病因素,如果发生变态反应性疾病,及时去医院就医,采取相应的治疗方法。

七、特异质反应

特异质反应又称特应性反应,由于用药者有先天性遗传异常,对某些药物反应特别敏感。该反应和遗传有关,与药理作用无关。大多是由于机体缺乏某种酶,使药物在体内代谢受阻所致,即使使用很小剂量也会发生,反应的严重程度与剂量成正比,特异质反应通常是有害的,甚至是致命的,使用药理性拮抗药可能有效。

1. 葡萄糖-6-磷酸脱氢酶(G-6-PD)缺乏者,体内还原型谷胱甘肽不足,服用伯氨喹、磺胺类(磺胺米隆、柳氮磺吡啶等)、呋喃妥因、阿司匹林、阿霉素、氨苯砜等药物可发生正铁血红蛋白血症,引起发绀、溶血性贫血。

2. 乙酰化酶缺乏者,服用异烟肼后易出现多发性神经炎,服用肼屈嗪后易出现全身性红斑狼疮样综合征。

3. 假胆碱酯酶缺乏者,服用琥珀酰胆碱后,由于延长了肌肉松弛作用而常出现呼吸暂停反应。

4. 横纹肌(包括心肌)肌浆网上的钙离子释放通道,即已知的肉桂碱受体发生遗传变异者,服用胆碱和各种吸入性麻醉药、镇静药等,这些药物在体内发生异常反应,产生恶性高热。

八、引起输液反应的原因

临床输液反应的原因主要有:

1. 药物配伍不当 临床输液中加入多种药物,增加了化学变化的复杂性和多样性,可能存在不合理配伍现象,引起输液反应。

2. 加入其他药物后不溶性微粒增加 静脉输液中的不溶性微粒对人体有潜在危害,可引起各种栓塞、肉芽肿、肿瘤样反应和热原反应。输液中加入其他药物后会出现微粒的累加,使微粒数明显增加,且配伍药物越多,微粒增加越明显。采用有终端过滤器的一次性输液器只可去除部分大的微粒。

3. 热原累加作用 临床上往往在输液中加入一种或多种药物,由于每种药物都含有一定量的热原,单独应用时不会引起输液反应,但多种药物联合应用时热原累加,输入人体后引起输液反应。

4. 液体质量不符合规定 目前所生产的输液质量绝大多数能符合药品质量要求,但有时也存在输液质量不合格的问题,如消毒不符合规定,未达到完全灭菌;封口不严使药液储藏期被细菌污染;储藏期间随着环境温度的改变发生澄明度下降。

5. 加入的药物不合格 将不合格的药品或过期变质药品加入到输液中,引起输液反应。

6. 器具的影响 如果输液器的质量不过关,热原、不溶性微粒数量超标,可引起输液反应。

7. 环境影响 病房配药室消毒不好,空气污染严重,有大量微粒、灰尘、细菌,致使药液配制过程中被污染后引起输液反应。

8. 操作不当 输液前未检查封口是否松动,瓶内是否有异物,药液是否浑浊;加药时违反操作规程,操作不符合无菌要求;在全营养混合液配制过程中添加剂的混合顺序极为重要,脂溶性维生素必须加入到脂肪乳注射液中混合使用,如无脂肪乳注射液添加,则不宜使用脂溶性维生素;输液滴速过快,药液温度过低,也可出现输液反应。

9. 个体差异 同一批号的输液用于临床时,体质差的患者出现输液反应,而体质好的患者则不出现输液反应。空腹、发热、过敏体质者输液时容易出现输液反应。

九、药物热

药物热是在治疗疾病过程中使用药物而导致的发热,是临床常见的药物不良反应之一。多数专家认为药物热是药物过敏而引起,通常在用药 6~10 天后发生。能引起药物热的药物有多种,抗生素是导致药物热最常见的药物,其他如解热镇痛药、镇静催眠药、麻醉药、抗精神病药等也可引起药物热。

药物热的判断:

1. 对发热一定要进行全面细致的体检,各种辅助化验诊断,查找病变所在,如为药物热,则缺乏明显的感染病灶。

2. 体温虽然超出正常,甚至持续高热,但中毒现象并不严重,精神状态一般良好,心率也不很快,无慢性病容。

3. 发热者夜间体温会下降,而感染性疾病发热与之正好相反。

4. 除发热外,少数患者伴有头痛、肌肉关节酸痛、寒战等,部分患者可伴有皮疹,这更有助于药物热判断,停药后 2 天内恢复正常。

5. 白细胞多正常。

6. 平时若有对食物或药物过敏的现象,尤应警惕药物热的可能。

7. 在应用抗菌药的疗程中,如病情已改善,体温下降或已趋正常之后再度上升或热度再现,应考虑药物热的可能。

8. 若停药后体温在 24~48 小时恢复正常,则强烈提示药物热。

9. 若再次用药后数小时内又引发高热则确诊无疑，甚至超过原有热度。

护理人员是患者用药后在第一时间直接观察到其用药出现不良反应者，如发现药物热，应及时报告经治医生，以对患者采取及时停药观察。

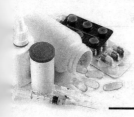

第五章　呼吸系统疾病

1. 毛花苷丙过量如何急救?

2. 使用阿莫西林克拉维酸有哪些安全操作要点?

3. 氨茶碱注射液与盐酸氨溴索注射液能否混合使用?

4. 华法林给药时应注意哪些问题?

5. 如何指导患者正确使用布地奈德吸入剂?

6. 阿奇霉素静脉滴注给药,对其浓度和滴注速度有要求吗?

呼吸系统疾病是一种常见病、多发病,主要病变在气管、支气管、肺部及胸腔,患者多有咳嗽、胸痛,甚至呼吸受到影响,出现缺氧、呼吸困难,甚至呼吸衰竭而死。在城市的死亡率占第 3 位,而在农村则占首位。更应重视的是由于大气污染、吸烟、人口老龄化及其他因素,使国内外的慢性阻塞性肺疾病(简称慢阻肺,包括慢性支气管炎、肺气肿、肺心病)、支气管哮喘、肺癌、肺部弥散性间质纤维化,以及肺部感染等疾病的发病率、死亡率有增无减。

第一节 急性气管 - 支气管炎

一、疾病简介

急性气管 - 支气管炎(acute tracheo-bronchitis)是由病毒或细菌感染、物理、化学刺激或过敏等因素引起的气管 - 支气管黏膜的急性炎症。临床症状有咳嗽、咳痰、发热等。常继发于病毒性或细菌性上呼吸道感染。以冬季或气候突变时节多发,有自限性。

二、临床特点

起病往往先有上呼吸道感染的症状,如鼻塞、流涕、咽痛、声音嘶哑。全身症状有发热、轻度畏寒、头痛、全身酸痛等,全身症状一般 3~5 天可消退。

三、治疗原则

1. 注重锻炼身体、增强体质，防治感冒是预防本病的有效措施；适当休息、多饮水、补充足够的热量。亦注意避免粉尘、刺激性气体、环境刺激物等有害刺激物的刺激以及花粉等过敏原的吸入。

2. 剧烈干咳患者可适当应用镇咳剂，必要时可使用可待因等；痰量较多或较黏时，可应用祛痰剂，如盐酸氨溴索或溴己新；对有家族史的患者，如查体发现哮鸣音，可吸入支气管扩张药，如沙丁胺醇或特布他林等，伴支气管痉挛时可用氨茶碱或 β_2 肾上腺素受体激动剂；全身不适及发热为主要症状者应服用阿司匹林等退热剂。

四、治疗药物

阿司匹林 Aspirin

【临床应用】

用于急、慢性发热性疾病的降温。

【用法用量】

口服：一次 300~600mg，一天 3 次，必要时可每 4 小时 1 次，但 24 小时内不超过 2 000mg。咀嚼片为一次 375~600mg，可每 4 小时给药 1 次，24 小时内给药次数不超过 5 次，连续服用通常不超过 3 日。泡腾片为一次 500mg，一天 1~4 次。缓释片为一次 324~486mg，一天 3 次。

【操作要点】

1. 对于过敏者，应立即停药。有哮喘者应立即给予扩张气管的药物及吸氧等，严重者可给予静脉补液及氨茶碱静脉滴注。

2. 长期大量用药时应定期检查血细胞比容、肝功能及血清水杨酸含量。

3. 应监测凝血指标，密切监测有无出血症状。

4. 由于老年人肾功能下降，服用本药时易出现毒性反应；老年人长期使用本药(特别是吸烟者)可发生肺水肿，故老年人用药应谨慎。年老体弱者，解热时宜用小剂量。

【注意事项】

1. 不良反应　一般用于解热镇痛的剂量很少引起不良反应。但长期大量用药(如治疗风湿热)、尤其是当药物血浓度 > 200μg/ml 时则较易出现副作用。较常见的有恶心、呕吐、上腹部不适或疼痛。较少见的有胃肠道出血或溃疡、支气管痉挛性过敏反应、皮肤过敏反应及肝、肾功能损害。

2. 禁用　对本药过敏者或有其他非甾体抗炎药过敏史者、消化性溃疡病患者、血友病或血小板减少症患者、哮喘患者、出血体质者、孕妇及哺乳期妇女。

3. 慎用　对所有类型镇痛药、抗炎药和抗风湿药过敏者，有过敏性反应，花粉性鼻炎、鼻息肉或慢性呼吸道感染患者，葡萄糖 -6- 磷酸脱氢酶缺陷者，痛风患者，肝功能不全者，心功能不全或高血压者，肾功能不全者，血小板减少者，慢性或复发性胃或十二指肠病变患者。

4. 药物相互作用　甲氧氯普胺可增加本药的吸收；尿酸化药可减少本药的排泄；本药可增加氨基糖苷类抗生素的血药浓度，可增强其他水杨酸类药、甲氨蝶呤、巴比妥类药物、苯妥英钠、可的松、胰岛素或某些降糖药(甲磺丁脲、磺酰脲)的作用；本药可降低降压药和利尿药的作用；与其他非甾体抗炎药(除水杨酸类药)合用，胃肠道不良反应增加，增加出血的危险；与对乙酰氨基酚长期大量同用有引起肾脏病变的可能，与抗凝药、溶栓药同用，有加重凝血障碍并增加出血的危险；本药可使锂和地高辛中毒的危险性增加。

【患者用药指导】

1. 少服或忘服后，不能下次服用双倍的量，而应继续按规定服用。本药仅能缓解症状，故需同时应用其他药物对病因进行治疗。

2. 长期大量用药时应定期检查血细胞比容、肝功能及血清水杨酸含量。用于治疗关节炎时，剂量应逐渐增加，直到症状缓解，达有效血药浓度（此时可出现轻度毒性反应，如耳鸣、头痛等。老年人或耳聋患者中，这些症状不是可靠指标）后开始减量。如出现了不良反应应迅速减量。

3. 解热时宜用小剂量。用于解热时应多喝水，以便排汗和降温，否则因出汗过多可造成水电解质平衡失调或虚脱。

【应急处置】

过量时的处理：①可催吐或洗胃，给予活性炭，监测及维持生命功能，纠正高热、水电解质酸碱失衡以及酮症等。②应保持血糖正常，并监测水杨酸盐血药浓度降至中毒水平以下。通常说来，服药后 2 小时血药浓度为 $500\mu g/ml$ 表明严重中毒，超过 $800\mu g/ml$ 可能致死。③给予大量碱性药利尿可促使本药排泄，但不应给予碳酸氢钠口服，因可能反而促使本药吸收。可静脉输入碳酸氢钠的葡萄糖注射液以促进药物的排出。严重过量者可考虑进行血液透析或腹腔透析等。④如有出血，可给予维生素 K 或输血，并根据出血部位和出血量采取相应措施。

【典型案例】

患者，男，56 岁，2013 年 4 月 24 日 14 时许，因头痛、发热到本村诊所治疗，村医开阿司匹林片三包（每包两片，每片含阿司匹林 0.5g，分 3 次服用）给予患者，15 时许，患者开水服两片后半小时突发呼吸困难，经送医院抢救无效死亡。患者生前有哮喘病史。

分析点评：阿司匹林通过抑制气道环氧酶途径，使前列腺素 E 的合成减少,而前列腺素 E 具有扩张支气管的作用,结果使合成前列腺素 E 的原料花生四烯酸在脂氧合酶的作用下生成过多的白细胞三烯 D4、C4、E4、F4。由于白细胞三烯类(尤其是 D4)具有很强的支气管收缩效应,从而引发哮喘,这也是阿司匹林类药物诱发哮喘往往来势凶猛发作剧烈的原因之一。本例患者有哮喘病史,服用阿司匹林片后半小时左右发病,表现为典型的哮喘症状,说明口服阿司匹林为死者哮喘急性发作的诱因。

重要提示:一定要询问患者对本药及其他非甾体抗炎药过敏史、哮喘史,一经确认,应禁用该药,必须使用时,做好抢救准备。

对乙酰氨基酚 Paracetamol

【临床应用】
用于退热。

【用法用量】
口服:一次 0.3~0.6g,一天 4 次或每 4 小时 1 次;一天不宜超过 2g。用于退热时疗程通常不超过 3 日。

直肠给药:一次 0.3g,若持续高热或疼痛,可间隔 4~6 小时重复 1 次。24 小时内不超过 1.2g。

【操作要点】
1. 本药用于解热和镇痛是对症治疗,必要时辅以对因治疗。

2. 出现过敏性皮炎,应立即停药。

【注意事项】
1. 不良反应　各种不良反应通常与大量长期用药、过量用药或伴有肝、肾功能不全等异常情况有关。已有数例服用本药导致肝毒性的报道,甚至可引起肝功能衰竭、肝坏死。长期大剂量服用本药可致肾疾病,包括肾乳头坏死性肾衰竭,尤其是肾功能低下者,可出现肾绞痛或急性肾衰竭,偶有引起血小板减少症、溶血性贫血、粒细胞缺乏、全血细胞减少、浆细胞增多、血小板增多、慢性粒细胞白血病及慢性淋巴细胞白血病、过敏性皮炎等。

2. 禁用　对本药过敏者、严重肝肾功能不全患者、酒精中毒者。

3. 慎用　肝病或病毒性肝炎,轻至中度肾功能不全者,严重心、肺疾病患者,葡萄糖-6-磷酸脱氢酶缺乏症患者。

4. 药物相互作用　本药与齐多夫定合用增加毒性,应避免合用;本药可增加华法林、氯霉素的不良反应;可使拉莫三嗪的疗效降低;异烟肼可使本药的肝毒性增加;本药长期大量与阿司匹林、其他水杨酸盐类药或其他非甾体抗炎药合用时(如每年累积用量达到1 000 g,应用3年以上),可明显增加对肾脏的毒性;长期或大量同时应用本药和其他肝酶诱导药的患者,发生肝脏毒性的危险性更高。

【患者用药指导】

1. 长期嗜酒者过量应用本药导致的肝毒性更大。

2. 食物(尤其是富含碳水化合物的食物)可减慢本药的吸收,并使其血药峰浓度降低。

【应急处置】

1. 用药过量的反应　①过量服用(包括中毒量)时,可很快出现皮肤苍白、食欲缺乏、恶心、呕吐、胃痛或胃痉挛、腹泻、多汗等症状,且可持续24小时。在用药的第1~4日内可出现腹痛、肝脏肿大和压痛、氨基转移酶升高及黄疸。第4~6日可出现肝功能衰竭(暴发性肝衰竭),表现为肝性脑病(精神紊乱、意识障碍、躁动、嗜睡)、抽搐、惊厥、呼吸抑制、昏迷等症状,以及凝血障碍、胃肠道出血、弥散性血管内凝血、低血糖、酸中毒、心律失常、循环衰竭、肾小管坏死直至死亡。②有些患者表现不典型,只有腹痛、代谢性酸中毒或昏迷、过度换气及呼吸抑制。过量的患者中约 12% 出现肾衰竭,但并不都伴有肝功能衰竭。③曾有过量后引起心肌损害的报道。

2. 用药过量的处理　①催吐、洗胃。②给予拮抗药 N-乙酰半胱氨酸:开始时口服 140mg/kg,然后一次给予 70mg/kg,每 4 小时 1 次,共用 17 次。病情严重时可将药物溶于 5% 葡萄糖注射液 200ml 中静脉给药。也可口服甲硫氨酸(对肝脏有保护作用)。不得给活性炭,因活性炭可影响拮抗药的吸收。拮抗药宜尽早应用,12 小时内给药疗效好,超过 24 小时给药疗效较差。③如果过量用药后 24 小时内未能使用乙酰半胱氨酸,则使用血液透析或血液灌注。④进行以下监测和检查:监测本药的血药浓度应至少在过量用药 4 小时后进行(为可靠评估本药潜在的肝毒性)。本药血药浓度在服药后 4 小时为 150μg/ml(993μmol/L),6 小时为 100μg/ml(662μmol/L),8 小时为 70μg/ml(463.4μmol/L),10 小时为 50μg/ml(331μmol/L),15 小时为 20μg/ml(132.4μmol/L),20 小时为 8μg/ml(53μmol/L),24 小时为 3.5μg/ml(23.2μmol/L)时,提示可能出现肝中毒,须完成全疗程的乙酰半胱氨酸治疗。若首次血药浓度测定水平低于以上数值可考虑停用乙酰半胱氨酸。肝功能检查包括:血清谷草转氨酶(GOT)、谷丙转氨酶(GPT)、凝血酶原时间及胆红素定量,应每 24 小时测定 1 次,至少连续测定 96 小时。在 96 小时内无异常检验值出现者,可以不必再查。肾脏及心脏功能检查视临床需要而定。⑤支持疗法:维持水电解质平衡,纠正低血糖,补充维生素 K₁(如凝血酶原时间比率大于1.5)或用新鲜冷冻血浆、浓缩凝血因子(如凝血酶原时间比率大于 3)。还可给予利尿剂促进药物排泄。

【典型案例】

患者,男,67 岁,因上呼吸道感染、发热,服用家中备药对乙酰氨基酚片(0.5g,tid)和复方氨酚烷胺胶囊(1 粒,bid)2 天,出现恶心、呕吐、上腹疼痛、全身乏力现象。立即送医院检查：T 37.7℃，P 76 次 /min，R 26 次 /min，血常规白细胞（WBC）8.5×10⁹/L，肝功能：GPT 217U/L，GOT 243U/L，γ- 谷氨酰转肽酶（γ-GT）157U/L。患者自述无肝病史，服药期间未饮酒和服药其他药物。给予乙酰半胱氨酸注射液 8g，静脉滴注，qd，以及支持治疗 3 天，复查肝功能 GPT 34U/L，GOT 29U/L，γ-GT 54U/L，患者自述无其他不适后出院。

分析点评：对乙酰氨基酚具有较强的解热镇痛作用和较弱的抗炎作用，是目前多数抗感冒药的主要成分，该药进入人体以后，超过 90% 在肝脏代谢，这些产物经肝细胞中的谷胱甘肽灭活而解毒，如果过量服用对乙酰氨基酚，产生了过多的毒性亚胺醌产物，超过谷胱甘肽结合能力时，会导致肝细胞坏死。敏感体质患者常规剂量服用对乙酰氨基酚可引起急性药物性肝炎，需要引起注意。本例中，患者因为不了解复方药物的成分，在已服用对乙酰氨基酚片的情况下，还同时服用复方氨酚烷胺胶囊，该药中含有对乙酰氨基酚 250mg，实际患者摄入对乙酰氨基酚 2 000mg/d，超出了正常用量，因而引起了肝脏毒性。

重要提示：医务人员一定要教育患者具备合理用药意识。①要关注重点人群，对于老年人等肝肾功能相对不足和长期饮酒患者，要谨慎服用含对乙酰氨基酚的感冒药；②要教育患者在服用感冒药前，一定要详细阅读说明书，看看药物成分中是否含有对乙酰氨基酚，避免重复使用。对乙酰氨基酚中毒可以使用乙酰半胱氨酸注射来解救，尤其在中毒早期使用，效果比较明显，可显著保护肝功能。在发生严重肝脏损害之前，即使患者已经摄取了大量对乙酰氨基酚，给予其解毒剂乙酰半胱氨酸仍然有效。

右美沙芬 Dextromethorphan

【临床应用】

用于急性或慢性支气管炎。

【用法用量】

口服：片剂，一次 10~20mg，一天 3~4 次；胶囊，一次 15mg，一天 3~4 次；颗粒剂，一次 15~30mg，一天 3~4 次；咀嚼片，一次 15~30mg，一天 3~4 次；分散片，一次 15~30mg，一天 3~4 次；缓释片，一次 30mg，一天 2 次；口服液，一次 15mg，一天 3~4 次；糖浆剂，一次 15ml，一天 3 次；缓释混悬液，一次 10ml，一天 2 次。

肌内或皮下注射：一次 5~10mg，一天 1~2 次。

【操作要点】

应避免在神经分布丰富部位注射，也应避免在同一部位反复注射。

【注意事项】

1. 不良反应　常见亢奋、胃肠道紊乱，少见恶心、呕吐、便秘、口渴，有时出现头痛、头晕、失眠，偶见轻度嗜睡。偶有抑制呼吸现象、GPT 轻微升高。偶见皮疹。局部注射可有红肿、疼痛症状。

2. 禁用　本药过敏者、有精神病史者、正服用单胺氧化酶抑制剂的患者、妊娠早期妇女。

3. 慎用　心、肺功能不全者，肝、肾功能不全者，痰多咳嗽及哮喘患者，哺乳期妇女。

4. 药物相互作用　胺碘酮、奎尼丁可提高本药的血药浓度；与氟西汀、帕罗西汀合用，可加重本药的不良反应；与其他中枢神经系统抑制药合用，可增强中枢抑制作用；与单胺氧化酶抑制药合用时，可出现痉挛、反射亢进、异常发热、昏睡等症状；与阿片受体拮抗药合用，可出现戒断综合征。

【患者用药指导】

1. 本药缓释片不要掰碎服用，缓释混悬液服用前充分摇匀。

2. 用药后的患者应避免从事高空作业和汽车驾驶等操作。

【应急处置】

一旦出现呼吸抑制或过敏症状，应立即停药，并给予相应治疗措施。大剂量也可出现呕吐、意识模糊、精神错乱及呼吸抑制。滥用本药未见吗啡型依赖性的产生，仅见极轻度精神依赖。毒性剂量会引起倦睡、共济失调，眼球震颤、惊厥、癫痫发作等。对此可采取吸氧、输液、排出胃内容物等，必要时静脉注射盐酸纳洛酮0.005mg/kg 以对抗呼吸抑制，癫痫发作时可用短效巴比妥类药物。

喷托维林 Pentoxyverine

【临床应用】

用于多种原因（如急、慢性支气管炎等）引起的无痰干咳。

【用法用量】

口服：一次 25mg，一天 3~4 次。

【操作要点】

痰多者使用本药宜与祛痰药合用。

【注意事项】

1. 不良反应　药物的阿托品样作用偶可导致轻度头晕、头痛、嗜睡、眩晕、口干、恶心、腹胀、便秘及皮肤过敏等不良反应。

2. 禁用　呼吸功能不全者、心力衰竭患者、因尿道疾患而致尿潴留者、孕妇及哺乳期妇女。

3. 慎用　青光眼患者、心功能不全伴肺淤血的患者、痰量多者、大咯血者。

4. 药物相互作用　马来酸醋奋乃静、阿伐斯汀、阿吡坦、异戊巴比妥、安他唑啉、阿普比妥、阿扎他定、巴氯芬、溴哌利多、溴苯那敏、布克力嗪、丁苯诺啡、丁螺环酮、水合氯醛可增加本药的中枢神经系统和呼吸系统抑制作用。

【患者用药指导】

服药后禁止驾车及操作机器。

【应急处置】

药物过量可出现阿托品中毒样反应,如烦躁不安、癫痫样发作、精神错乱等,还可见面部及皮肤潮红、瞳孔散大、对光反射消失、腱反射亢进等症状。主要以对症支持治疗为主。

【典型案例】

患者,男,20岁,因与家人吵架后自服喷托维林约100片(每片25mg),急诊予以洗胃后收住院,来时神志清楚,很快出现焦躁不安、四处走动、惊恐、多语及胡话、谵妄、幻觉,答非所问。主要给予导泻补液促排泄等对症处理,精神障碍方面主要给予地西泮共15mg分次应用,后症状渐缓解,好转后自动要求出院。各种常规化验基本正常,洗胃液里可见少量未吸收药片。

分析点评:喷托维林引起精神障碍的机制可能为:过量药物使皮质受刺激可发生谵妄和幻觉,脊髓及延髓受刺激可发生抽搐和痉挛,甚至侵犯呼吸中枢引起呼吸衰竭死亡。治疗方面,主要以对症支持治疗为主,彻底的洗胃非常重要,必要时可行血液灌流,以快速清除药物,减少吸收,从而减轻其对机体的损害。苯二氮䓬类药物对精神方面的症状敏感,可迅速控制症状,但仍应监测生命体征的变化,以防呼吸衰竭的发生。

重要提示:喷托维林属芳酸胺基酯类,是人工合成的非成瘾性中枢性镇咳药。对咳嗽中枢有选择性抑制作用,对支气管平滑肌有一定的解痉作用,兼有外周性镇咳作用,强度为可待因的1/3,本身毒性较低,超剂量时也易出现并发症。本病例为青年,平素健康,此次因服用过量喷托维林后出现了精神障碍,易误诊为神经系统疾病,应引起临床医师的注意。

氨溴索 Ambroxol

【临床应用】

用于伴有痰液分泌不正常及排痰功能不良的急性、慢性肺部疾病。

【用法用量】

口服：一次 30~60mg，一天 3 次，饭后服，长期服用可减为一天 2 次。

静脉注射：每日 2~3 次，一次 15mg，严重病例可以增至一次 30mg，将本品用 5% 葡萄糖或生理盐水 100~150ml 稀释后，于 30 分钟内缓慢滴住。

【操作要点】

1. 注射剂不能与 pH 大于 6.3 的其他溶液混合，因为 pH 的增加会产生氨溴索游离碱沉淀。本品避免与阿托品类药物联用。

2. 在配制盐酸氨溴索时，应使用单独注射器。

3. 慢速静脉滴注。

4. 禁止本品与其他药物在同一容器内混合，注意配伍用药，应特别注意避免与头孢类抗生素、中药注射剂等配伍应用。

5. 临床使用与盐酸氨溴索有配伍禁忌的药物时应间隔给药，或中间用生理盐水冲管，或氨溴索使用单独输液通道。

6. 用药后如出现过敏反应须立即停药，并根据反应的严重程度给予对症治疗。一旦出现过敏性休克应立即给予急救。

【注意事项】

1. 不良反应　轻微的上消化道不良反应曾有报道（主要为胃部灼热、消化不良和偶尔出现的恶心、呕吐等）。红斑、口干、便秘、流涎、咽干、排尿困难等少见。变态反应（包括过敏性休克）、血管神经性水肿、皮疹、荨麻疹、瘙痒及其他超敏反应；体温升高、畏寒及黏膜反应。有严重急性过敏反应的报道，与本药的关系尚不确定，此类患者通常对其他物质亦出现过敏。

2. 禁用　已知对盐酸氨溴索或其他配方成分过敏者。

3. 慎用　肝、肾功能不全者，胃溃疡患者，支气管纤毛运动功能受阻及呼吸道出现大量分泌物的患者，青光眼患者。

4. 药物相互作用　盐酸氨溴索与抗生素（阿莫西林、头孢呋辛、红霉素、多西环素）协同治疗可升高抗生素在肺组织的浓度，无与其他药物合用的临床相关不良反应的报道。

【患者用药指导】

1. 本药应饭后服用。

2. 如遗漏服药1次或较少剂量，只需按照原剂量在适当的时间服用下一次剂量。

3. 应避免与中枢性镇咳药（如右美沙芬等）同时使用，以免稀化的痰液堵塞气道。

4. 出现不良反应立即停药，并及时就医。

【应急处置】

1. 用药后如出现过敏反应须立即停药，并根据反应的严重程度给予对症治疗，如出现过敏性休克应给予抢救。

2. 用药过量未发现中毒现象，偶有短时间坐立不安及腹泻的报道。用药极度过量时可出现流涎、恶心、呕吐、低血压。出现用药过量，建议给予对症治疗，除极度过量时，一般不考虑催吐、洗胃等急救措施。

【典型案例】

患者，女，55岁，因高血压病、肺部感染入院，入院后查体：咳嗽，咳白色黏痰。医嘱予生理盐水100ml加头孢哌酮钠舒巴坦钠2g静脉滴注，盐酸氨溴索注射液30mg静脉推注。两组液体在输注前都为澄清液体，在静脉滴注头孢哌酮钠舒巴坦钠液体过程中，予静脉推注盐酸氨溴索注射液,回抽时发现头皮针连接口及注射器内出现乳白色浑浊现象,立即将头皮针拔出重新输液,患者未出现不良反应。

分析点评:注射剂不能与 pH 大于 6.3 的其他溶液混合,因为 pH 的增加会产生氨溴索游离碱沉淀。氨溴索与头孢哌酮钠舒巴坦钠混合,由于 pH 的变化,导致氨溴索游离碱析出,产生白色沉淀。

重要提示:氨溴索注射剂除与头孢哌酮钠舒巴坦钠存在配伍禁忌外,还与甲泼尼龙琥珀酸钠、呋塞米、奥美拉唑、泮托拉唑、氨茶碱、头孢曲松、磷霉素等存在配伍禁忌。因此,为保证输液安全建议使用间隔液,或使用单独输液通道。

利巴韦林 Ribavirin

【临床应用】

用于呼吸道合胞病毒引起的病毒性肺炎与支气管炎。

【用法用量】

静脉滴注:一次 0.15g。一天 3 次,疗程 7 天。

【操作要点】

1. 静脉滴注,用 5% 葡萄糖或生理盐水稀释成 1ml 含 1mg 的溶液,一般用法一天 0.5~1g,分两次给药,一次静脉滴注 20 分钟以上。疗程 3~7 日。

2. 气雾吸入必须严格按照给药说明中所述气雾发生器的说明和给药方法进行。

3. 本药气雾剂不应与其他气雾剂同时使用。

4. 不宜用于未经实验室确诊的呼吸道合胞病毒感染患者,滴眼液不宜用于除单纯疱疹病毒性角膜炎外的病毒性眼病。

5. 用药前后及用药时应检查或监测血常规、血液生化检查、促甲状腺素检查。

【注意事项】

1. 不良反应　常见贫血、乏力等，停药后即消失。少见疲倦、头痛、失眠、食欲减退、恶心、呕吐、轻度腹泻、便秘等，并可致红细胞、白细胞及血红蛋白下降。

2. 禁用　对利巴韦林过敏者、孕妇和可能妊娠的妇女、自身免疫性肝炎患者、活动性肺结核患者。

3. 慎用　有严重贫血、肝、肾功能异常者。

4. 药物相互作用　与齐多夫定同时应用有拮抗作用。

【患者用药指导】

1. 本药可能造成胃部刺激，与食物同服可促进吸收。少量进食即可。

2. 使用本药出现任何心脏病恶化症状，立即停药并及时就医。

3. 口服给药疗程一般不超过 7 日。

【应急处置】

大剂量应用可致心脏损害，对有呼吸道疾患者(慢性阻塞性肺疾病或哮喘者)可致呼吸困难、胸痛等。出现用药过量，建议给予对症治疗。

【典型案例】

患者，女，60 岁，入院 1 个月前因肺内感染于个体诊所静脉滴注青霉素 960 万 U，1 次 /d，共 15 天，利巴韦林 0.5g，1 次 /d，共 10 天，约入院半月前四肢皮肤有散在斑丘疹，痒。入院当日肾功能，尿素氮：31.47mmol/L，尿酸：422μmol/L，肌酐：474μmol/L；尿常规，蛋白质：+++，红细胞：31.11/L，白细胞：895.88/L，有白细胞管型，尿比重：1.005，血常规，白细胞：$10.3×10^9$/L，中性粒细胞百分比：75.2%，嗜酸性粒细胞 11.6%。诊断为急性肾损伤，药物相关性(利巴韦林)急性间质性肾炎，予禁用肾毒性药物，维持水电解质酸碱平衡，适当营养支持等对症治疗，泼尼松 40mg，1 次 /d，口服 7 天后停药。治疗 21 天后，各项化验指标逐渐恢复正常。

分析点评：药物相关性急性间质性肾炎发病多与超敏反应相关，青霉素与利巴韦林联合（可能是半抗原）与机体组织蛋白结合引起机体迟发型超敏反应及体液免疫反应，提示可能与药物变态反应有关；利巴韦林具有肾毒性，该例患者有近期使用利巴韦林史，静脉滴注药物2周左右出现皮肤皮疹，尿化验有低比重尿，尿蛋白，血常规嗜酸性粒细胞升高，临床表现少尿，肾功能短期内明显下降，因此符合急性间质性肾炎诊断。

重要提示：对于急性肾损伤，要做到积极预防和早期发现，用药期间监测肾功能，诊断为急性肾损伤时需及时治疗。对持续少尿无尿，肌酐持续升高，出现急性心功能不全，严重代谢紊乱的急性肾损伤应该采用肾脏替代治疗。

奥司他韦 Oseltamivir

【临床应用】

用于甲型和乙型流感的治疗和预防。

【用法用量】

1. 口服　在流感症状开始的第1日或第2日开始治疗。一次75mg，一天2次，共5日。

2. 预防　在密切接触后2日内开始用药；或流感季节时预防流感，一次75mg，一天1次，至少7日。

【操作要点】

1. 奥司他韦不能取代流感疫苗，其使用不应影响每年接种流感疫苗；只有在可靠的流行病学资料显示社区出现了流感病毒感染后才考虑用于治疗和预防。

2. 对肌酐清除率10~30ml/min的患者，用于治疗一次75mg，一天1次，共5日，预防用药一次75mg，隔日1次，或一天30mg。不推荐用于肌酐清除率小于10ml/min的患者和严重肾衰竭需定期进行血液透析和持续腹膜透析的患者。

【注意事项】

1. 不良反应 极少见皮肤发红、皮疹、皮炎和大疱疹、肝炎和 GOT 及 GPT 升高、胰腺炎、血管性水肿、喉部水肿、支气管痉挛、面部水肿、嗜酸性粒细胞升高、白细胞下降和血尿。

2. 禁用 对奥司他韦及制剂中任何成分过敏者。

3. 药物相互作用 和其他药物之间基本上没有明显临床意义的相互作用。

【患者用药指导】

可以与食物同服或分开服用。但对一些患者,进食同时服药可提高药物的耐受性。

【应急处置】

目前尚无药物过量的报道。

【典型案例】

患者,女,65 岁,血常规检查中白细胞(WBC)3.7×10^9/L 并且有少许流感样症状,医生给予口服磷酸奥司他韦胶囊 75mg,每日 2 次,服药 2 天后患者出现幻觉、精神异常,情绪波动很大,又哭又闹,停用磷酸奥司他韦,患者停止哭闹。后自行再次服用磷酸奥司他韦胶囊 75mg,每日 2 次,再次出现精神恍惚,且与他人讲话总会有情绪异常的激动,立即停药,但患者的异常精神现象持续了约 1 周时间。

分析点评:该患者在应用奥司他韦治疗后出现精神异常的现象,停用此药后精神反应停止,再次应用奥司他韦后症状再次出现。文献报道,自奥司他韦 1999 年获准生产到 2005 年 9 月,在全球范围内总共只记录了 126 例与精神错乱等不良反应相关的病例。

重要提示:在使用该药物治疗期间,应该对患者的自我伤害和谵妄事件等异常行为进行密切监测。日本研究结果显示,磷酸奥司他韦可能损害大脑。因此临床医生在应用磷酸奥司他韦进行治疗时要特别注意患者精神方面的异常情况。

第二节 肺 炎

一、社区获得性肺炎

(一)疾病简介

社区获得性肺炎(community-acquired pneumonia,CAP)指在医院外环境中由于微生物入侵引起的肺部炎症,包括在社区受感染而处于潜伏期,因其他原因住院后发病者。

(二)临床特点

CAP 大多呈急性起病,大多有咳嗽、咳痰,或原有呼吸道症状加重,并出现脓痰,伴或不伴胸痛;绝大多数有发热和寒战,但随年龄增长而减少,部分患者出现高热。

(三)治疗原则

1. 抗菌治疗 在完成基本检查以及病情评估后应尽快给予抗菌治疗,在获得可靠的病原学诊断后应及时调整治疗方案。要求覆盖 CAP 最常见病原体,推荐 β-内酰胺类(青霉素类、头孢菌素类)联合大环内酯类或单用喹诺酮类。疗程视病原体决定。肺炎链球菌和其他细菌肺炎一般疗程 7~10 天,短程治疗可缩短为 5 天;肺炎支原体和肺炎衣原体肺炎 10~14 天;军团菌病:免疫健全宿主 10~14 天,免疫抑制宿主则应适当延长疗程。决定疗程需参考基础疾病、药敏及临床病情严重程度等综合考虑。

2. 支持治疗 重症 CAP 时维持正常的呼吸循环以及营养支持均十分重要,且必须保持呼吸道通畅。

(四)治疗药物

青霉素 Benzylpenicillin

【临床应用】

用于青霉素敏感的肺炎。

【用法用量】

肌内注射：一天 80 万 ~200 万 U，分 3~4 次给药。静脉滴注一天 200 万 ~2 000 万 U，分 2~4 次给药。

【操作要点】

1. 用药前须详细询问患者既往史，包括用药史、过敏反应史以及有无家族变态反应疾病史。

2. 用药前必须先做本药皮肤敏感试验。皮试液浓度为 500U/ml，皮内注射 0.05~0.1ml，20 分钟后观察皮试结果，阳性反应者不能应用本药。青霉素皮试对预测过敏性休克起着重要作用，但皮试阴性者不能排除出现过敏反应的可能。

3. 有青霉素过敏史者一般不宜进行皮试，而应改用其他药物。

4. 用药中，一旦发生过敏反应，应立即肌内注射 0.1% 肾上腺素 0.5~1ml，必要时以 5% 葡萄糖注射液或氯化钠注射液稀释后静脉注射。临床表现无改善者，半小时后重复 1 次；心跳停止者，可给予肾上腺素心内注射。同时静脉滴注肾上腺皮质激素，并补充血容量。血压持久不升者可给以多巴胺等血管活性药。同时可考虑采用抗组胺药，以减轻荨麻疹。有呼吸困难者应予以氧气吸入或人工呼吸；喉头水肿明显者，应及时进行气管插管或气管切开。

5. 本药可经肌内或静脉给药，当成人一天剂量超过 500 万 U 时宜静脉给药。静脉给药时速度不能超过每分钟 50 万 U，且宜分次快速滴入，一般每 6 小时 1 次，以避免发生中枢神经系统反应。

6. 注射液应新鲜配制应用，配制后不宜久置。

【注意事项】

1. 不良反应　过敏反应较常见，总发生率为 0.7%~10%。用药后可发生严重的过敏反应，如过敏性休克、血清病型反应、溶血性贫血、白细胞减少、药疹、接触性皮炎、哮喘发作等。少见肌内注射区发生周围神经炎、青霉素脑病、二重感染、赫氏反应,大剂量使用可能引起肾衰竭与间质性肾炎。

2. 禁用　对本药或其他青霉素类药物过敏者。

3. 慎用　有哮喘、湿疹、花粉症、荨麻疹等过敏性疾病史者;肾功能严重损害者。

4. 药物相互作用　与丙磺舒、阿司匹林、吲哚美辛、保泰松和磺胺类药同用,可升高血药浓度,延长血浆半衰期,但毒性也可能增加;与华法林同用,可加强华法林的抗凝血作用;与甲氨蝶呤同用增加甲氨蝶呤毒性;与避孕药同用,可降低避孕药的药效。

【应急处置】

药物过量的主要表现是中枢神经系统不良反应,应及时停药并予对症、支持治疗,必要时可采用血液透析加速药物排泄。

阿莫西林 Amoxicillin

【临床应用】

用于敏感菌(不产 β- 内酰胺酶菌株)所致的呼吸道感染。

【用法用量】

口服:一次 0.5g,每 6~8 小时 1 次,一天剂量不超过 4g。

【操作要点】

1. 使用本药前须详细询问患者病史,包括用药史、过敏反应史,以及有无家族变态反应疾病史。

2. 经胃肠道外给药前必须做皮肤过敏试验。可用青霉素皮试液,也可用本药注射剂配制成 500μg/ml 皮试液,皮内注射 0.05~0.1ml,20 分钟后观察结果,皮试阳性反应者不能应用本药。

3. 用药中,如发生过敏性休克反应,抢救原则和方法与处理青霉素过敏性休克相同。

4. 大剂量应用阿莫西林钠时,应监测血清钠。

【注意事项】

1. 不良反应 可见恶心、呕吐、腹泻及假膜性肠炎等胃肠道反应,皮疹、药物热和哮喘等过敏反应,及贫血、血小板减少、嗜酸性粒细胞增多、血清氨基转移酶轻度增高等症状。偶见兴奋、焦虑、失眠、头晕以及行为异常等中枢神经系统症状。

2. 禁用 巨细胞病毒感染、淋巴细胞白血病、淋巴瘤等患者,传染性单核细胞增多症患者。

3. 慎用 肾功能严重损害者,有哮喘、湿疹、花粉症、荨麻疹等过敏性疾病史者。

4. 药物相互作用 本品与下列药物有配伍禁忌:硫酸阿米卡星、卡那霉素、庆大霉素、链霉素、磷酸克林霉素、盐酸林可霉素、黏菌素甲磺酸钠、多黏菌素 B、琥珀氯霉素、红霉素乙基琥珀酸盐和乳糖酸盐、四环素类注射剂、新生霉素、头孢噻吩、万古霉素、两性霉素 B、异丙嗪、苯妥英钠、肾上腺素、间羟胺、多巴胺、阿托品、盐酸肼屈嗪、水解蛋白、氯化钙、葡萄糖酸钙、维生素 B 族、维生素 C、含有氨基酸的营养注射剂、多糖和氢化可的松琥珀酸钠等;铜、锌、汞、酸性溶液、氧化剂或还原剂中的羟基化合物及锌化物制造的橡皮管及瓶塞均可使本品活性下降。

【患者用药指导】

1. 本品宜餐后服用,以减轻胃肠道反应。

2. 本药口服制剂仅用于轻、中度感染。

【应急措施】

用药过量的处理包括:①对严重过敏反应症状需注射肾上腺素或静脉滴注肾上腺皮质激素,必要时可进行气管插管,以维持呼吸通畅;②必要时可通过血液透析清除部分药物。

萘夫西林 Nafcillin

【临床应用】

用于青霉素耐药的葡萄球菌感染及其他青霉素敏感的细菌感染。

【用法用量】

口服：一次 0.25~1g，一天 4~6 次，空腹时服。

肌内注射或静脉注射：一般感染，一天 2~4g；重度感染，一天 4~6g。

【操作要点】

1. 应用本品前需详细询问药物过敏史，进行青霉素皮肤试验。

2. 本品与氨基糖苷类、去甲肾上腺素、间羟胺、苯巴比妥、维生素 B 族、维生素 C 等药物存在配伍禁忌，不宜同瓶滴注。

3. 口服时应空腹给药。

【注意事项】

1. 不良反应　口服可引起胃肠道反应：恶心、呕吐、食欲不振、腹胀、腹泻。个别病例可致白细胞减少、皮疹、药物热、头痛、心悸。大剂量可出现神志不清、抽搐、惊厥。静脉注射后可能出现皮肤坏死、局部组织损伤。可引起肾损害、肝损害。

2. 禁用　有青霉素类药物过敏史者或青霉素皮肤试验阳性患者。

3. 慎用　有哮喘、湿疹、花粉症、荨麻疹等过敏性疾病及肝病患者。

4. 药物相互作用　丙磺舒可延长本品的血清半衰期；阿司匹林、磺胺药减少本品在胃肠道中的吸收，并可抑制本品对血清蛋白的结合，提高本品的游离血药浓度。

【应急处置】

药物过量主要表现是中枢神经系统不良反应，应及

时停药并予以对症、支持治疗。血液透析不能清除萘夫
西林。

【典型案例】

患者，男，30 岁。因肺部感染入院。入院后查体：双
肺呼吸音粗，可闻及散在细湿啰音及哮鸣音。医嘱予 5%
葡萄糖注射液 250ml 加萘夫西林 2g 静脉滴注，每日 2 次，
用药 7 天。停药 1 周左右出现手、前臂发痒，轻微发红，
两天后肿胀明显，整个过程发红不明显。给予抬高、制
动，硫酸镁湿敷，同时用特定电磁波 TDP 治疗仪进行局
部照射，口服解热镇痛消炎药，3 天后症状减轻，5~7 天
症状消失。

分析点评：此现象为输液所导致的静脉炎，少数患
者在使用萘夫西林后有不同程度的机体反应，停药后，症
状随即消失。

重要提示：用药后产生静脉炎症的主要原因是给药
浓度不善，护理过程中降低给药浓度，并采用及时的护理
措施，加之专业解释安慰等心理护理，症状极易消除甚至
可以防范，护士在临床护理过程中应细心观察、谨慎对
待、合理辅助，配合医师做好患者的康复治疗工作。

头孢噻吩 Cefalotin

【临床应用】

用于治疗耐青霉素金黄色葡萄球菌(甲氧西林耐药
者除外)和敏感革兰氏阴性杆菌所致的呼吸道感染等。

【用法用量】

静脉或肌内注射：常规剂量：肌内注射 一天最高剂
量不能超过 12g。

一般用量：一次 0.5~1g，每 6 小时 1 次；严重感染者，
一天剂量可增加至 6~8g。

【操作要点】

1. 静脉用药时，为减少静脉炎的发生，可选用较大

静脉,或加用氢化可的松 10~20mg,也可稀释注射液浓度。

2. 溶液配制 ①肌内注射液,每 1g 药物加入 4ml 灭菌注射用水中溶解。②静脉注射液,每 1g 药物溶于 10ml 灭菌注射用水、5% 葡萄糖注射液或生理盐水,配制成的溶液于 3~5 分钟内徐缓注入。③静脉滴注液,每 4g 药物溶于 20ml 灭菌注射用水内,然后再适量稀释后静脉滴注。

3. 头孢噻吩钠注射液在室温中保存不能超过 6 小时,在冷藏情况下(2~10℃)效价可维持 48 小时不变。

4. 肾功能不全时剂量 肌酐清除率小于 80ml/min 者,每 6 小时给予 2g;肌酐清除率小于 50ml/min 者,每 6 小时给予 1.5g;肌酐清除率小于 25ml/min 者,每 6 小时给予 1g;肌酐清除率小于 10ml/min 者,每 6 小时给予 0.5g;无尿患者一天的维持剂量为 1.5g,分 3 次给予。

5. 透析时剂量 尿毒症患者在血液透析开始时静脉注射 1g,透析全程中可获得有效血药浓度;透析后再静脉注射 1g,有效血药浓度可维持 48 小时;也可在透析期间每 6~12 小时给予 1g 剂量,以维持血中有效药物浓度。

【注意事项】

1. 不良反应 较常见皮疹、药物热、嗜酸性粒细胞增多、血清病样反应等,少见恶心、呕吐等,偶见由艰难梭菌所致的腹泻和假膜性肠炎,少数患者用药后可出现血清谷丙转氨酶、谷草转氨酶、乳酸脱氢酶、碱性磷酸酶升高,极少见过敏性休克。

2. 禁用 对本药或其他头孢菌素类药过敏者、有青霉素过敏性休克或即刻反应史者。

3. 慎用 对青霉素类药过敏者;肝、肾功能不全者;有胃肠道疾病史者,特别是溃疡性结肠炎、克罗恩病或假膜性肠炎患者;过敏性体质者;高龄体弱者。

4. 药物相互作用 与氨基糖苷类药(如庆大霉素、妥布霉素)合用,对肠杆菌属细菌和假单胞菌的某些敏感菌株有协同抗菌作用,但合用时也可增加肾毒性;与强利尿剂(如呋塞米、依他尼酸、布美他尼等)或抗肿瘤药(如卡莫司汀、链佐星等)合用,可增加肾毒性。

【患者用药指导】

对一种头孢菌素类药过敏者对其他头孢菌素类药也可能过敏;对青霉素类、青霉素衍生物或青霉胺过敏者也可能对头孢菌素类药过敏。

【应急处置】

本药无特效拮抗药,用药过量时可进行对症和支持疗法;必要时可采用血液透析和腹膜透析清除部分药物。

【典型案例】

患者,男,74岁,因高血压病、左腹股沟区可复性包块5年,不能还纳入院,入院后查体:左腹股沟嵌顿疝。遂急诊行疝修补术,术前30分钟给予头孢噻吩6.0g加入10%葡萄糖注射液250ml,静脉滴注,以预防感染,术后仍按该医嘱执行,疗程6天。另术后第1天联合硫酸奈替米星注射液0.2g使用预防感染,用药1次。术后第5天,复查肾功能,并请肾内科会诊,诊断为急性肾功能衰竭。考虑头孢噻吩每天6.0g,已使用6天,且术后曾联合奈替米星使用,因此怀疑为上述药物引起的肾毒性反应。立即决定停用抗生素,转肾内科行血液透析治疗,经血液透析治疗3天后,痊愈出院。

分析点评:患者术后预防手术切口感染,应首选头孢唑林,但却使用了头孢噻吩,头孢噻吩因具有一定肾毒性,不宜首选,如确需使用,剂量要根据肌酐清除率决定。所以使用前至少要查肾功能,若肾功能异常,必须查肌酐清除率,但该患者用药前并未做上述检查;且给药方法不合理,头孢噻吩为时间依赖型抗生素,一天剂量应分4~6次使用,本例患者使用头孢噻吩6.0g加入10%葡萄糖注射液250ml,静脉滴注,每日1次,连续使用6天之久,远超过规定的剂量,浓度太大,容易引起肾损害;

另外患者已74岁,已属老年,肾功能已较成年人有所减退,本来头孢噻吩就可增加肾毒性,何况与奈替米星合用,这样不合理的使用,导致患者出现了急性肾功能衰竭。

重要提示:头孢噻吩对肾功能减退患者应在减小剂量下谨慎使用,对50岁以上老年患者可能发生肾毒性,与氨基糖苷类抗生素或速效利尿药合用更为显著。

头孢呋辛 Cefuroxime

【临床应用】

用于对本品敏感的细菌所致的呼吸道感染。

【用法用量】

1. 口服 单剂疗法剂量为1g。

2. 肌内注射 一次0.75g,一天3次。0.75g本品加3ml注射用水,轻轻摇匀使其成为不透明的混悬液。

3. 静脉注射 一次0.75g,一天3次。0.75g本品最少加6ml注射用水,使溶解成黄色的澄清溶液。

4. 静脉滴注 一次1.5g,一天3次,滴注20~30分钟。可将1.5g本品溶于50ml注射用水中。

【操作要点】

1. 用灭菌注射用水配制本品时,应在室温24小时、冰箱5℃保存48小时内使用,若超过期限,任何未用的溶液都应丢弃。

2. 不能以碳酸氢钠溶液溶解,不可与其他抗生素在同一注射容器内使用。

3. 有青霉素过敏史者使用本药前须进行皮试,皮试阳性反应者不可使用。

【注意事项】

1. 不良反应 腹痛、腹泻、恶心、呕吐、食欲减退、口腔溃疡、皮肤反应、头痛等,罕见过敏反应、假膜性结肠炎、肝炎、胆汁淤积、黄疸、肝酶一过性升高、溶血性贫血、白细胞减少、全血细胞减少和血小板减少、肾功能损害等。

2. 禁用　对本药或其他头孢菌素类药过敏者,有青霉素过敏性休克或即刻反应史者。

3. 慎用　对青霉素类药过敏者;高度过敏性体质者;严重肝、肾功能不全者;有胃肠道疾病史者,特别是溃疡性结肠炎、克罗恩病或假膜性肠炎者。

4. 药物相互作用　与呋塞米等强利尿药同用,可增加肾毒性。与抗酸剂同用,可减少本药口服制剂吸收。与伤寒活疫苗同用,可减弱伤寒活疫苗的免疫效应。

【患者用药指导】

1. 服药期间及停药一周内不要饮酒,也不要使用含乙醇的药物制剂。

2. 头孢呋辛酯片剂及胶囊应吞服,不可嚼碎。

3. 本药口服制剂均宜餐后服用,以提高血药浓度,同时减少胃肠道反应。

【应急措施】

药物可引起过敏性休克、血管神经性水肿等,对于急性过敏可给予抗组胺药、肾上腺皮质激素、肾上腺素或其他升压药并吸氧和保持气道通畅(必要时可气管插管)。过量使用会刺激大脑发生惊厥、抽搐,可使用抗惊厥药。血液透析或腹膜透析可降低药物血清浓度。

头孢孟多 Cefamandole

【临床应用】

用于治疗敏感菌所致的呼吸道感染。

【用法用量】

肌内注射:一般用量,一天 2.0~8.0g,分 3~4 次深部肌内注射,一天最高剂量不超过 12g。

静脉给药:一般用量,一天 2.0~8.0g,分 3~4 次静脉滴注或缓慢静脉注射(3~5 分钟),一天最高剂量不超过 12g。

【操作要点】

1. 溶液的配制　①肌内注射液，每 1g 药物加入无菌注射用水或注射用氯化钠溶液 3ml，并加入 0.5%~2% 利多卡因注射液（不含肾上腺素）。②静脉注射液，每 1g 药物至少加入 10ml 灭菌注射用水或 5% 葡萄糖注射液或 0.9% 氯化钠注射液。③静脉滴注液，每 1g 药物加入 10ml 灭菌注射用水，溶解后再用适当稀释液稀释。

2. 本品注射剂含有碳酸钠，因而不能用含有钙或镁的溶液（包括复方氯化钠注射液或复方乳酸钠注射液）做溶媒。

3. 皮试液配制要精确，现用现配，皮试结果判断要准确，有疑问要谨慎用药。应详细询问患者药物过敏史。

4. 静脉滴注时，刚开始滴速不能太快，浓度不应过高。

5. 长期用药时应定期检查肝、肾功能和血常规。

6. 老年患者肾功能减退，须调整剂量。

7. 肾功能减退者大剂量用药时，在治疗前和治疗过程中应检测出、凝血时间。

【注意事项】

1. 不良反应　发生率约为 7.8%，可见药疹、嗜酸性粒细胞增多等，偶见药物热。少数患者用药后可出现肝功能改变、可逆性肾损害。少数患者大剂量用药时，出现凝血功能障碍所致的出血倾向，凝血酶原时间和出血时间延长等，多见于肾功能减退者。肌内或静脉用药时可致注射部位疼痛，严重者可致血栓性静脉炎。

2. 禁用　对本品或其他头孢菌素类药过敏者。

3. 慎用　有胃肠道疾病史者，特别是溃疡性结肠炎、克罗恩病或假膜性肠炎者，肾功能减退患者。

4. 药物相互作用　丙磺舒可增加本品的血药浓度并延长半衰期；与产生低凝血酶原血症、血小板减少症或胃肠道溃疡的药物同用，可干扰凝血功能和增加出血危险；与氨基糖苷类、多黏菌素类、呋塞米、依他尼酸合用，可能增加肾毒性。

【患者用药指导】

1. 本药可以少量进入乳汁，暂时改变婴儿的肠道细菌平衡而导致腹泻，哺乳期妇女应用时应权衡利弊。

2. 用药期间饮酒后在 72 小时内可出现双硫仑样反应，用药期间和以后数天内禁用含乙醇成分的药物或食物、饮料。

【应急措施】

大剂量用药或用药过量时可发生凝血功能障碍所致出血倾向。注射维生素 K，凝血功能可恢复正常。必要时也可进行血液透析清除过量的药物。

头孢美唑 Cefmetazole

【临床应用】

用于治疗敏感菌所致呼吸道感染（如支气管炎、支气管扩张伴感染、肺炎、慢性呼吸道疾患继发感染、肺脓肿、脓胸）。

【用法用量】

静脉给药：轻至中度感染，一天 1~2g，分 2 次静脉注射或静脉滴注；重度感染，剂量可至一天 4g，分 2~4 次静脉滴注。

【操作要点】

1. 本药与氨基糖苷类药呈配伍禁忌。

2. 为减轻静脉注射时的局部反应，应注意注射液配制、注射部位、注射方法等，并尽量缓慢注射。

3. 溶液配制　①静脉注射液，每次用量溶于 10~20ml（按 1g 药物溶于 10ml 计）灭菌注射用水、灭菌生理盐水或 5% 葡萄糖注射液中缓慢静脉注射，注射时间不宜少于 4~6 分钟。②静脉滴注液，每次用量溶于 60~100ml（按 1g 药物溶于 20ml 计）灭菌生理盐水、5% 或 10% 葡萄糖液、右旋糖酐液、复方氨基酸液或 1/6M 乳酸钠注射液中静脉滴注，于半小时内滴入。不得使用注射用蒸馏水溶解（因溶液不等张）。

4. 本药遇光会逐渐着色，故开启后应注意保存，溶解后尽快使用，室温保存不宜超过 24 小时。

5. 肾功能不全者本药血药浓度升高，半衰期延长，可通过减少单次剂量、间隔时间不变，或单次剂量不变、给药时间间隔延长的方式以调整用量。

【注意事项】

1. 不良反应　偶见荨麻疹、皮疹、药物热等过敏反应症状，罕见过敏性休克（可表现为不适、喘鸣、眩晕、便意、耳鸣、发汗等）；可见恶心、呕吐和腹泻等胃肠道症状，罕见假膜性肠炎；可引起红细胞及血小板减少、粒细胞缺乏、溶血性贫血；可能引起史-约综合征（皮肤黏膜眼综合征）及中毒性表皮坏死症（Lyell 综合征）；有用药过程中发生咳喘、呼吸困难、嗜酸性粒细胞增多、胸部 X 线检查异常的间质性肺炎及 PIE（肺嗜酸性细胞浸润）综合征的报道。其他：静脉给药偶可致血栓性静脉炎；长期用药可致菌群失调，发生二重感染；可能引起维生素 K 缺乏（表现为低凝血因子 II 血症、出血倾向等）、B 族维生素缺乏（表现为舌炎、口内炎、食欲缺乏、神经炎等）。对一种头孢菌素类药过敏者对其他头孢菌素类药也可能过敏；对青霉素类、青霉素衍生物或青霉胺过敏者也可能对头孢菌素类药过敏。

2. 禁用　对本药过敏者、有青霉素过敏性休克史者。

3. 慎用　对其他 β-内酰胺类抗生素过敏者；肾功能不全者；过敏性体质者；年老体弱者；全身状态不良者；有胃肠道疾病史者，尤其是溃疡性肠炎、克罗恩病或假膜性肠炎患者；哺乳期妇女。

4. 药物相互作用　丙磺舒可延长头孢美唑半衰期，升高本药的血药浓度；与氨基糖苷类药合用，有协同抗菌作用,但可能增加肾毒性;与呋塞米等强利尿剂合用,可增加肾毒性;与伤寒活疫苗同用,可降低伤寒活疫苗的免疫效应。

【患者用药指导】

使用本药期间和用药后 1 周内应避免饮酒,以免发生双硫仑样反应。

【应急处置】

1. 本药可能引起休克,用药前应仔细询问过敏史,并进行皮试,用药时要做好抢救休克的准备,用药后应使患者安静休息,密切观察。

2. 药物过量的处理 ①对过敏反应症状,可使用抗组胺药、皮质激素或肾上腺素,并给予吸氧及保持气道通畅(包括气管插管)。②对假膜性肠炎(中至重度),应补充液体、电解质和蛋白,必要时予口服甲硝唑、杆菌肽、考来烯胺或万古霉素。但对于严重的水样腹泻,应慎用能抑制肠蠕动的止泻药。③如有临床指征,可应用抗惊厥药。④必要时可采用血液透析清除部分药物。

【典型案例】

患者,女,49 岁,因急性上呼吸道感染给予头孢美唑 2.0g 加入 0.9%氯化钠注射液 250ml 静脉滴注,2 次/d,连用 3 天后症状缓解停药。15 天后,患者左前臂出现肿胀疼痛,穿刺部位至肘关节处静脉血管明显凸出皮肤并呈条索状,硬度增加,压痛,沿着血管走向散在大小不等的红斑。诊断为迟发性静脉炎。给予外敷硫酸镁溶液和地塞米松磷酸钠注射剂及草木犀流浸液片。4 周后症状逐渐好转,血管颜色由红色变为棕褐色。12 周后血管颜色恢复至正常,血管硬度略有下降但弹性仍较差。

分析点评:本例患者属于轻度细菌感染,给予头孢美唑 4g/d。头孢美唑说明书要求溶液量小于 100ml,但该患者的溶液量为 250ml。患者输液时选用了 2 条血管,其中发生静脉炎较严重的血管共穿刺 4 次。推断静脉炎的发生可能与用药剂量偏大、滴注时间较长、同一静脉多次穿刺导致药液刺激血管有关，但也不除外头孢美唑的刺激作用及患者自身的个体差异。

重要提示：本例患者在停药 15 天才发生静脉炎，提示在静脉给药时，除避免使用一些对血管刺激性强的药物及适当改变穿刺部位之外，还应告知患者输液后应随时注意观察，如有异常应及时就医。以地塞米松溶液将硫酸镁粉调成糊状物外敷治疗静脉炎，可更有效地消除水肿、止痛，软化硬化组织。

阿奇霉素 Azithromycin

【临床应用】
用于敏感细菌引起的急性支气管炎、慢性支气管炎急性发作，肺炎链球菌、流感嗜血杆菌以及肺炎支原体所致的肺炎。

【用法用量】
口服：第 1 天，0.5g 顿服，第 2~5 天，一天 0.25g 顿服；或一天 0.5g 顿服，连服 3 天。

静脉滴注：社区获得性肺炎，一次 0.5g，一天 1 次，至少连续用药 2 天，继之换用口服制剂与规格，一天 0.5g，7~10 天为一个疗程。

【操作要点】
1. 口服　饭前 1 小时或餐后 2 小时服用。

2. 静脉滴注　将 0.5g 用适量注射用水充分溶解，配制成 0.1g/ml 后，再加入至 250ml 或 500ml 的氯化钠注射液或 5% 葡萄糖注射液中，最终阿奇霉素浓度为 1.0~2.0mg/ml，然后静脉滴注。浓度为 1.0mg/ml 者，滴注时间 3 小时；浓度为 2.0mg/ml 者，滴注时间 1 小时。

3. 本品的注射剂每次滴注时间不得少于 60 分钟，滴注液浓度不得高于 2.0mg/ml。

4. 对一种大环内酯类药过敏者，对其他大环内酯类药也可能过敏。

5. 用药期间应定期随访肝功能。

【注意事项】

1. **不良反应**　用药后可出现畏食、腹痛、腹泻、恶心、呕吐、腹胀、胃炎、黏膜炎、假膜性肠炎，可出现一过性谷丙转氨酶、谷草转氨酶、乳酸脱氢酶、胆红素、碱性磷酸酶升高、头痛、嗜睡、发热、皮疹、瘙痒，白细胞、中性粒细胞、血小板减少，阴道炎。偶可引起口腔炎、口腔念珠菌感染、肝坏死、肝衰竭、光敏反应、支气管痉挛等。

2. **禁用**　对本药或其他大环内酯类药过敏者。

3. **慎用**　严重肝功能不全者，严重肾功能不全者，肺囊性纤维化患者，年老、体弱患者。

4. **药物相互作用**　本品与华法林合用时应注意检查凝血酶原时间；本品使地高辛水平升高，使三唑仑的药理作用增强；可能增强麦角胺或二氢麦角胺的急性麦角毒性；可提高血清中卡马西平、特非那定、环孢素、环己巴比妥、苯妥英的水平。

【患者用药指导】

1. 本品不受食物影响，空腹或与食物一起服用均可。但为了增强药物的吸收，最好在空腹时服用，譬如饭前一小时或饭后两小时服用。如果觉得对胃的刺激过大，会造成胃不舒服，可与食物或开水一起服用。最好每天在相等的间隔时间服用。此药通常是一天服用一次，因此可安排在早餐前一小时或饭后两小时服用。

2. 不宜与含铝或镁的抗酸药同时服用，必须合用时，本品应在服用上述药物前 1 小时或后 2 小时给予。

3. 本品会增加皮肤对阳光的敏感，如果在阳光下曝晒太久，有可能会导致皮肤灼伤。应尽量避免阳光直接曝晒，并穿着长袖衣物，以保护皮肤。

4. 注射给药时可出现注射部位疼痛、局部炎症等。

【应急措施】

用药期间如果发生过敏反应(如血管神经性水肿、皮肤反应、史－约综合征及毒性表皮坏死等),应立即停药,并采取适当措施。

药物过量,可进行洗胃或采用一般支持疗法。

异帕米星 Isepamicin

【临床应用】

用于治疗敏感菌所致肺炎、支气管炎等。

【用法用量】

肌内注射:成人,一天400mg,分1~2次注射。

静脉滴注:成人,一天400mg,分1~2次滴注。在0.5~1小时内滴入。

【操作要点】

1. 本药不宜静脉注射,以避免出现神经肌肉阻滞和呼吸抑制。

2. 静脉给药时,常用5%葡萄糖水溶液(50~100ml)作稀释液体,静脉滴注时不得急速给药。

3. 静脉滴注时间不宜少于30分钟。

4. 对一种氨基糖苷类药过敏者可能对其他氨基糖苷类药也过敏。

5. 本药毒性反应与其血药浓度密切相关,在用药过程中应监测血药浓度。

【注意事项】

1. 不良反应　耳毒性多见听力减退、耳鸣或耳部饱满感,也可影响前庭功能,表现为步履不稳、眩晕、恶心或呕吐等,肾毒性较常见血尿、排尿次数显著减少或尿量减少,能引起心肌抑制、呼吸衰竭、过敏、肝功能异常、注射部位疼痛及硬结,长期用药可能导致耐药菌过度生长,引起二重感染。

2. 禁用　对本药或其他氨基糖苷类药过敏者。

3. 慎用 严重肝、肾功能不全者；高度过敏性体质者；重症肌无力和震颤麻痹者；前庭功能或听力减退者；年老、体弱者；孕妇及哺乳期妇女。

4. 药物相互作用 与头孢菌素、右旋糖酐、藻酸钠等血浆代用品合用时可能增加肾毒性；与髓袢利尿药(呋塞米等)合用可增加肾毒性和耳毒性；与肌松药合用可加重神经肌肉阻滞，有致呼吸肌麻痹的危险；与伤寒活疫苗同用可减弱伤寒活疫苗的免疫效应。

【患者用药指导】

用药期间，应补充足够的水分，以减少肾小管损害。

【应急处置】

过量应用症状：有时出现肾损害、听力障碍、前庭障碍、神经肌肉阻滞症状、呼吸肌麻痹。

处置：用血液透析等方法除去药物。对神经肌肉阻滞症状、呼吸肌麻痹，使用胆碱酯酶抑制剂、钙制剂或进行机械性辅助呼吸。

【典型案例】

患者，男，71岁，因"慢性支气管炎急性发作伴感染、冠状动脉粥样硬化性心脏病、高血压"，收住入院，入院后遵医嘱给予静脉滴注生理盐水注射液100ml内加硫酸异帕米星注射液400mg抗感染，生理盐水100ml内加入丹参酮ⅡA磺酸钠注射液30mg，在连续输液，更换液体后，输液管及墨菲滴管内液体立即出现絮状浑浊，立即更换输液器后，液体澄清。患者无任何不适症状。

分析点评：丹参酮ⅡA磺酸钠注射液说明书中已说明与氨基糖苷类药物合用会出现混浊或沉淀，本次顺序输注出现浑浊是因为输液管中残留硫酸异帕米星与丹参酮ⅡA发生反应所致。

重要提示：需同时使用两种存在配伍禁忌的药物时，不应混合在同一容器中，应将这两种药物间隔使用或用适宜的输液将输液管道的药物清洗干净,避免不同药物配伍反应的发生。

左氧氟沙星 Levofloxacin

【临床应用】

用于敏感菌引起的呼吸系统感染:包括急性咽喉炎、扁桃腺炎(扁桃体周脓肿)、急性支气管炎、慢性支气管炎急性发作、弥漫性细支气管炎、支气管扩张合并感染、肺炎等。

【用法用量】

口服:一次 0.2g,一天 2 次;或一次 0.1g,一天 3 次,疗程为 7~14 天。

静脉滴注:一次 0.1~0.2g,一天 2 次。

【操作要点】

1. 本药不宜与其他药物同瓶混合静脉滴注,也不宜与其他药物使用同一根静脉输液管进行静脉滴注。

2. 由于滴速过快易引起静脉刺激症状或中枢神经系统反应,因此静脉滴注时间每 250ml 不得少于 2 小时,500ml 不得少于 3 小时。

3. 静脉滴注速度不宜过快,并避光。

【注意事项】

1. 不良反应　胃肠道反应较为常见,可表现为腹部不适或疼痛、腹泻、恶心呕吐、食欲不振。中枢神经系统反应可有头晕、头痛、兴奋、嗜睡或失眠。过敏反应有皮疹、皮肤瘙痒,偶可发生渗出性多形红斑及血管神经性水肿。少数患者有光敏反应。偶可发生癫痫发作、精神异常、烦躁不安、意识混乱、幻觉、震颤。

2. 禁用　对喹诺酮类药物过敏者、有癫痫史者、孕妇、哺乳期妇女、18 岁以下患者、对喹诺酮类药物有过敏史或皮肤有药物过敏史者禁用本药软膏。

3. 慎用　肝、肾功能受损者,有中枢神经系统疾病史者,高龄患者。

4. 药物相互作用 本品可使茶碱类药物肝脏清除减少,半衰期延长,血药浓度升高,引起茶碱类药物的不良反应;与华法林或其衍生物同时应用时,应监测凝血酶原时间或进行其他凝血试验;口服降血糖药同时使用时,可能引起高血糖或低血糖。

【患者用药指导】

1. 本品宜空腹服用,并同时饮水 250ml。大剂量应用或尿 pH 在 7 以上时可发生结晶尿。为避免结晶尿的发生,宜多饮水,保持 24 小时排尿量在 1 200ml 以上。

2. 接受本药治疗时,应避免过度阳光曝晒或接触人工紫外线,如出现光敏反应或皮肤损伤时应停用本药。

3. 如发生跟腱炎或跟腱断裂,须立即停药,严禁运动。

4. 含镁、铝、钙的抗酸剂及硫酸铝、硫糖铝、乳制品等均可抑制本品的吸收,应避免使用。

5. 如发生过敏反应应立即停药,严重时应及时就医。

【应急措施】

1. 药物过量的表现 除常规用药引起的不良反应外,还有胃痛、胃灼热、口渴、口腔炎、全身怠倦、发冷、锥体外系症状、兴奋、抽搐、谵妄、小脑共济失调、颅内压升高(头痛、呕吐、淤血性乳头症状)、代谢性酸中毒、碱性磷酸酶增高、血小板减少、溶血性贫血、血尿、软骨或关节障碍、白内障、视力障碍、色觉异常及复视。

2. 药物过量的处理 洗胃;吸附药:活性炭(40~60g 加水 200ml);泻药:硫酸镁(30g 加水 200ml);输液(加保肝药物):代谢性酸中毒给予碳酸氢钠注射液,尿碱化给予碳酸氢钠注射液,以增加本品由肾脏的排泄;强制利尿:给予呋塞米注射液;对症疗法:抽搐时应反复给予地西泮注射液。

磷霉素 Fosfomycin

【临床应用】

用于敏感菌所致的呼吸道感染。

【用法用量】

静脉滴注：先用灭菌注射用水适量溶解，再加至250~500ml 的 5% 葡萄糖注射液或氯化钠注射液中稀释后静脉滴注。一天 4~12g，严重感染可增至一天 16g。分2~3 次滴注。

【操作要点】

1. 本品静脉滴注速度宜缓慢，每次静脉滴注时间应在 1~2 小时以上。

2. 治疗较严重感染时需用较大剂量，且常需与其他抗生素如 β- 内酰胺类或氨基糖苷类药物合用。

3. 磷霉素与钙、镁等金属盐以及抗酸药呈配伍禁忌。

4. 肌内注射磷霉素钠由于疼痛较剧，常需加用局麻药，临床上已较少采用肌内注射给药。

5. 静脉滴注液的配制　先用灭菌注射用水适量溶解本药，再加至 250~500ml 的 5% 葡萄糖注射液或生理盐水中稀释后静脉滴注。

【注意事项】

1. 不良反应　主要为轻度为胃肠道反应，如恶心、纳差、中上腹不适、稀便或轻度腹泻，一般不影响继续用药。偶可发生皮疹、嗜酸性粒细胞增多，周围血象红细胞、血小板一过性降低、白细胞降低，血清氨基转移酶一过性升高、头晕、头痛等，注射部位静脉炎。极个别患者可能出现休克。

2. 禁用　对本品有过敏史的患者、孕妇和哺乳期妇女。

3. 慎用　肝、肾功能不全者。

4. 药物相互作用　与氨基糖苷类药合用呈协同抗

菌作用,并可减少或延迟细菌耐药性的产生;与β-内酰胺类药联用对金黄色葡萄球菌(包括甲氧西林耐药金黄色葡萄球菌)、铜绿假单胞菌具协同抗菌作用,并可减少或延迟细菌耐药性的产生。

【患者用药指导】

应用较大剂量时应监测肝功能,如有不适,立即就医。

【应急处置】

用药后如出现过敏反应须立即停药,并根据反应的严重程度给予对症治疗,如出现过敏性休克应给予抢救。

【典型案例】

患者,男,54岁,诊断"肺部感染"。遵医嘱给予泮托拉唑钠 40mg+0.9%氯化钠注射液 100ml 和注射用磷霉素钠 2g+0.9%氯化钠注射液 100ml 静脉滴注。两药接触后,在墨菲滴管内立刻出现了白色混浊物,当时立即给予更换输液器并观察患者病情变化,患者没有发生不良反应。

分析点评:泮托拉唑钠为抗酸药,磷霉素与泮托拉唑之间发生物理化学反应,生成白色沉淀,存在配伍禁忌。

重要提示:磷霉素与钙、镁等金属盐以及抗酸药呈配伍禁忌。因此,为保证输液安全建议使用间隔液,或使用单独输液通道。

阿莫西林克拉维酸钾
Amoxicillin and Clavulanate Potassium

【临床应用】

用于治疗对本药敏感但对阿莫西林、氨苄西林或第一代头孢菌素耐药的产酶耐药菌引起的社区获得性肺炎。

【用法用量】

口服:一次 625mg(阿莫西林 500mg,克拉维酸钾

125mg），每 8 小时 1 次，疗程 7~10 天。

静脉滴注：一次 1.2g（阿莫西林 1g，克拉维酸钾 200mg），一天 2~3 次，疗程 7~14 天。严重感染者可增加至一天 4 次。每次剂量溶于 50~100ml 生理盐水中，滴注 30 分钟。

【操作要点】

1. 用药前须详细询问患者既往史，包括用药史、过敏反应史，以及有无家族变态反应疾病史。

2. 给药前必须做皮肤过敏试验。可用青霉素皮试液，也可将本药配制成 500μg/ml 皮试液，皮内注射 0.05~0.1ml，20 分钟后观察结果。皮试阳性反应者不能使用。

3. 若有过敏反应发生，则应立即停药，并采取相应急救措施。严重的过敏反应需立即给予肾上腺素，并进行吸氧、静脉注射类固醇、喉管导气等处理。

4. 本药与含有葡萄糖、葡聚糖或酸性碳酸盐的溶液呈配伍禁忌，应单独输注。

5. 本药和氨苄西林有完全交叉耐药性，与其他青霉素类和头孢菌素类药有交叉耐药性。

6. 本药注射剂不宜肌内注射。溶解后应立即给药，不能冷冻保存，且剩余药液应废弃，不可再用。

7. 克拉维酸钾单次剂量不宜超过 0.2g，一天剂量不宜超过 0.4g。

8. 不同配比的阿莫西林和克拉维酸钾组成的复方制剂，不能互相替代。

9. 用药后发生腹泻的患者应谨慎处理。轻度假膜性肠炎可能是由于间歇服药所致。对较严重病例，应补充电解质、蛋白质，并给予对梭状芽孢杆菌有效的抗生素治疗。

【注意事项】

1. **不良反应**　可见恶心、呕吐、消化不良、腹泻、口炎、舌炎、黏膜念珠菌病、胃炎、结肠炎、皮疹、荨麻疹、药物热、哮喘、血管水肿，偶见血清氨基转移酶升高、尿素氮升高、白细胞减少，罕见激动、焦虑、行为变化、意识模糊、头晕、失眠和可逆性的功能亢进，长期用药可出现由念珠菌或耐药菌引起的二重感染。

2. 禁用　对本药或其他青霉素类药过敏者、传染性单核细胞增多症患者、使用本药或其他青霉素类药曾出现胆汁淤积性黄疸或肝功能损害者。

3. 慎用　对头孢菌素类药物过敏者，严重肝功能障碍者，中、重度肾功能障碍者，有哮喘、湿疹、花粉症、荨麻疹等过敏性疾病史者。

4. 药物相互作用　与阿司匹林、吲哚美辛、磺胺药同用，可减少本药在肾小管的排泄，升高其血药浓度，延长其半衰期，但毒性也可能增加；与法华林同用，可使后者作用增强；与别嘌醇类尿酸合成抑制药同用，可增加本药发生皮肤不良反应的危险；与甲氨蝶呤同用，可使甲氨蝶呤肾清除率降低，从而增加其发生毒性的危险；与避孕药同用，可降低避孕药药效。

【患者用药指导】

本药口服时宜用餐时服用，以减少胃肠道反应。

【应急处置】

用药过量时主要表现为胃肠道症状和水、电解质紊乱，少数患者出现皮疹、功能亢进或嗜睡等症状。

若服药过量应立即停药，并根据症状需要进行支持或对症治疗。如果服药后时间较短，应采取催吐或洗胃的方法。必要时也可采用血液透析清除部分药物。

二、医院获得性肺炎

(一)疾病简介

医院获得性肺炎(hospital acquired pneumonia, HAP;

nosocomial pneumonia, NP)是指在入院 ≥ 48 小时后在医院内发生的肺炎,包括在医院内获得感染而于出院后 48 小时内发病的肺炎。HAP 最常见和最严重的类型是呼吸机相关肺炎(ventilator-associated pneumonia, VAP),它是指气管插管 / 切开(人工气道)和机械通气(mechanical ventilation, MV)后 48~72 小时发生的肺炎。发病时间 < 5 天者为早发性 HAP 或 VAP, ≥ 5 天者为晚发性 HAP 或 VAP,二者在病原体分布和治疗上有明显区别。

（二）临床特点

HAP 常见的症状有发热(体温 38℃以上)、咳嗽、脓痰,但也常因咳嗽反射受抑制而很少表现咳嗽和咳脓痰。

（三）治疗原则

1. 应对患者全身状态进行评估,积极进行氧疗,病情严重者,进行机械通气治疗,同时保证水、电解质平衡及营养支持。

2. 及时开始经验性抗菌治疗。与社区获得性肺炎（CAP）相比,在 HAP 抗菌治疗上更需要根据病原学诊断进行针对性治疗,但获得特异性诊断前的初始治疗必然是经验性的,而且部分患者始终难以确立病原学诊断,抗菌治疗也只能是经验性的治疗,推荐抗假单胞菌 β- 内酰胺类(头孢吡肟、头孢他啶、亚胺培南、哌拉西林他唑巴坦、头孢哌酮舒巴坦),头孢曲松,抗军团菌大环内酯类或喹诺酮类药物(左氧氟沙星、莫西沙星、环丙沙星),抗假单胞菌氨基糖苷类(阿米卡星、妥布霉素),抗甲氧西林耐药金黄色葡萄球菌(万古霉素、去甲万古霉素、替考拉宁、利奈唑胺)。

3. 尽早将经验性治疗转为针对性治疗。在 24~48 小时后病原学诊断一旦确立,即应改为针对性治疗,以缩窄抗菌谱,防止长时间应用广谱或超广谱抗菌治疗,增加细菌耐药的选择性压力。

（四）治疗药物

头孢曲松 Ceftriaxone

【临床应用】

用于对本品敏感的致病菌引起的呼吸道感染。

【用法用量】

静脉滴注或肌内注射：一般感染：一次 1~2g，一天 1次。疗程通常 4~14 天。危重患者或由中度敏感菌引起的感染：剂量可增至一次 4g，一天 1 次。疗程通常 4~14天，严重复杂感染可适当延长。

【操作要点】

1. 新配制的溶液能在室温下保持其物理及化学稳定性达 6 小时或在 5℃环境下保持 24 小时，但按一般原则，配制后的溶液应立刻使用。依其浓度及保存时间的不同，溶液呈现为淡黄色到琥珀色。但这些有效成分的特性对药效及耐受性方面并无意义。

2. 肌内注射　本品 0.25g 或 0.5g 溶于 1% 盐酸利多卡因 2ml 中，1g 溶于 3.5ml 中用于肌内注射，以注射于相对大些的肌肉为好，不主张在一处的肌内注射 1g 以上剂量。利多卡因溶液绝对不能用于静脉注射。

3. 静脉注射　本品 0.25g 或 0.5g 溶于 5ml 灭菌注射用水中，1g 溶于 10ml 中用于静脉注射，注射时间不能少于 2~4 分钟。

4. 静脉滴注　静脉滴注时间至少要 30 分钟，本品 2g 溶于 40ml 以下其中一种无钙静脉注射液中如：氯化钠溶液、0.45% 氯化钠 +2.5% 葡萄糖注射液、5% 葡萄糖、10% 葡萄糖、5% 葡萄糖中加 6% 葡聚糖、6%~10% 羟乙基淀粉静脉注射液、灭菌注射用水等。由于可能会产生药物间的不相容性，故不能将本品混合或加入含有其他抗菌药物之溶液中，亦不能将其稀释于以上列出的溶液之外的其他液体中。

5. 肾功能不全患者,如其肝功能无受损则无须减少本品用量,仅对末期前肾功能衰竭患者(肌酐清除率 < 10ml/min),每天本品用量不能超过 2g。肝功能受损患者,如肾功能完好亦无须减少剂量。严重的肝、肾功能障碍者,应定期检测本品的血药浓度。

【注意事项】

1. 不良反应　皮疹、瘙痒、发热、支气管痉挛、血清病、头痛或头晕、腹泻、恶心、呕吐、腹痛、结肠炎、黄疸、胀气、味觉障碍、消化不良、嗜酸性粒细胞增多、白细胞减少、血小板减少等。

2. 禁用　对头孢菌素类抗生素过敏者。

3. 慎用　过敏体质、严重肾功能不全者。

4. 药物相互作用　本品与含钙剂或含钙产品合并用药有可能导致致死性结局的不良事件;与肾毒性药物、强利尿剂合用,可能损伤肾脏。

【患者用药指导】

1. 应用本品期间饮酒或服含乙醇药物时患者可出现双硫仑样反应,故在应用本品期间和以后数天内,应避免饮酒和服含乙醇的药物。

2. 用药期间不得服用含钙离子的制剂和食物。

3. 肌内注射时,注射部位可能引起硬结、疼痛。

4. 静脉给药时,如剂量过大或速度过快可出现血管灼热感、疼痛,严重者可致血栓性静脉炎。

【应急措施】

1. 药物可引起过敏性休克、血管神经性水肿等,对于急性过敏可给予抗组胺药、肾上腺皮质激素、肾上腺素或其他升压药并吸氧和保持气道通畅(必要时可气管插管)。

2. 过量使用会刺激大脑发生惊厥、抽搐,可使用抗惊厥药。血液透析或腹膜透析可降低药物血清浓度。

【典型案例】

患者,女,48 岁,因感染中毒性休克,给予注射用头孢曲松钠静脉滴注，皮试阴性（－）。输液约 10 分钟患者诉鼻痒，继而流清涕，量逐渐增加，口唇发麻，四肢发麻，胸闷，呼吸困难等。考虑为头孢曲松过敏，迅速抢救，停止头孢曲松输注，给予 0.1% 肾上腺素 0.2mg 皮下注射，地塞米松 5mg 肌内注射，吸氧，平卧，保暖，生理盐水 250ml 静脉输注。用药后呼吸困难缓解，约 20 分钟四肢麻木缓解，但仍感无力，约半小时，过敏症状消失，体温、脉搏、呼吸、血压等恢复正常。

分析点评：药物过敏反应一般属于Ⅰ型变态反应，虽然反应症状各不相同，但大体包括瘙痒、丘疹、颜面潮红、肿胀、冷汗、关节疼痛、腹痛、胸闷、呼吸困难、休克等。生命体征多表现为脉搏加快，血压下降等。该患者虽然皮试为阴性，但仍不能排除头孢类抗生素过敏的可能，经停用可疑药物和抗过敏治疗后患者生命体征恢复正常。

重要提示：头孢类药物，用药期间须密切观察，及时发现过敏症状，及时处理，只要迅速，准确，处理得当，过敏反应可以很快控制，很快恢复。最关键的是要及时发现，及时处理。

头孢哌酮钠舒巴坦钠
Cefoperazone Sodium and Sulbactam Sodium

【临床应用】
用于治疗敏感细菌所致的感染。

【用法用量】
静脉滴注：①一般感染：头孢哌酮钠舒巴坦钠（1∶1）一天 2~4g（头孢哌酮钠 1~2g，舒巴坦钠 1~2g），分等量每 12 小时给药 1 次；头孢哌酮钠舒巴坦钠（2∶1）一天 1.5~3g（头孢哌酮钠 1~2g，舒巴坦钠 0.5~1g），分等量每 12 小时给药 1 次。②严重或难治性感染：头孢哌酮钠舒巴坦钠（1∶1）一天剂量可增加至 8g（头孢哌酮钠 4g，舒巴坦钠 4g);头孢哌酮钠舒巴坦钠(2：1)一天剂量可增加至 12g(头孢哌酮钠 8g,舒巴坦钠 4g)。③舒巴坦钠的一天最大剂量不得超过 4g,若头孢哌酮钠的需要量超过一天 4g 时,宜采用头孢哌酮钠舒巴坦钠(2：1),或另行单独加用头孢哌酮钠。

【操作要点】

1. 溶液的配制 ①静脉滴注液,可用适量的 5% 葡萄糖注射液、0.9% 氯化钠注射液或灭菌注射用水溶解,然后再用同一溶媒稀释至 50~100ml,滴注时间应至少为 30~60 分钟。②静脉注射液,可用适量的 5% 葡萄糖注射液、0.9% 氯化钠注射液或灭菌注射用水溶解,然后再用同一溶媒稀释至 20ml,注射时间至少应超过 3 分钟。③肌内注射液,用灭菌注射用水配制,当注射液中头孢哌酮钠浓度在 250mg/ml 或以上时,需采用二步稀释法,即先加适量灭菌注射用水溶解,再以 2% 利多卡因注射液稀释,使最终溶液的利多卡因浓度为 0.5%。

2. 对使用本药时间较长者,应定期检查肝、肾功能及血常规、凝血酶原时间。

3. 对一种头孢菌素类药过敏者对其他头孢菌素类药也可能过敏;对青霉素类、青霉素衍生物或青霉胺过敏者也可能对头孢菌素类药过敏。

【注意事项】

1. 不良反应 胃肠道反应为本药最常见的不良反应,主要表现为腹泻、腹痛、恶心、呕吐等症状,偶见假膜性肠炎。过敏反应主要表现为皮疹(如荨麻疹)、皮肤瘙痒及药物热等,偶见过敏性休克。少数患者用药后可出现一过性肝功能异常、可逆性的中性粒细胞减少、嗜酸性粒细胞增多及血小板减少、凝血酶原时间延长等,偶见淋巴细胞减少症。少数患者用药后可出现尿素氮及肌酸酐升高。肌内注射或静脉给药时可致注射部位疼痛、硬结,严重者可致血栓性静脉炎。尚有用药后出现头痛、发热、寒战、低血压、史 - 约综合征、菌群失调的报道。

2. 禁用　对本药任一成分过敏者；对青霉素类药或其他头孢菌素类药过敏者。

3. 慎用　严重胆道梗阻者，严重肝脏疾病者，肾功能障碍同时存在肝功能不全者，维生素 K 缺乏、营养不良、吸收障碍者，哺乳期妇女。

4. 药物相互作用　与氨基糖苷类药联用，对肠杆菌属细菌和铜绿假单胞菌的某些敏感菌株有协同抗菌作用，但同用也可增加肾毒性；与肝素、华法林等抗凝药以及阿司匹林等非甾体抗炎药同用可增加出血的危险；与呋塞米等强利尿药同用可增加肾毒性；与伤寒活疫苗合用，可降低伤寒活疫苗的免疫效应。

【患者用药指导】

用药期间及停药后 5 天内禁止饮酒，也禁用含乙醇成分的药物或食物，以避免出现双硫仑样反应。

【应急处置】

1. 用药中如出现严重的过敏反应，应立即停药，必要时须给予肾上腺素急救以及给氧、静脉给予皮质激素、气管插管、机械通气等救治措施。

2. 用药过量的表现及处理　尚缺乏有关人体发生头孢哌酮钠和舒巴坦钠急性中毒的资料。用药过量可能主要表现为已被报道的不良反应的扩大，药物过量时可通过血液透析清除过量的药物。

【典型案例】

患者，男，53 岁，因支气管炎就诊，给予注射用头孢哌酮钠舒巴坦钠 2g 加入 0.9% 生理盐水 250ml 静脉滴注，每天 1 次。连续用药 3 天，症状好转后停药。患者于停药第二天饮白酒 100g 左右，半小时后出现胸闷、心悸、头晕、呼吸困难，并进行性加重，出现面色苍白、大汗淋漓、口唇发绀、烦躁不安。入院查体：T35℃，P56 次 /min，R32 次 /min，BP 60/37.5mmHg，呼吸急促，头面、颈部、躯干皮肤潮红，口唇发绀。给予平卧，吸氧，迅速开通两条静脉通道，给予地塞米松、多巴胺、生脉注射液、纳洛酮等静脉滴注，3分钟后患者自觉胸闷、气急明显好转，血压上升到90/60mmHg。2小时后症状逐渐减轻。

分析点评：注射用头孢哌酮钠舒巴坦钠可影响乙醇代谢，使血中乙酰醛浓度上升，如在用药期间及停药后5天内饮酒，或者使用含乙醇成分的药物或食物，可能会出现双硫仑样反应。注射用头孢哌酮钠舒巴坦钠严重病例报告中，用药前后饮酒引起的双硫仑样反应约占6%。

重要提示：医护人员用药前须仔细询问患者的饮酒习惯，对12小时内有饮酒史者或使用含乙醇成分的药物或食物者，宜暂缓使用。对于使用该产品的患者，应告知在用药期间及停药后5天内避免饮酒，或者使用含乙醇成分的药物或食物，尤其老年人和心血管疾病患者更应注意。一旦出现双硫仑样反应，应及时停药和停用乙醇相关制品，严重者应积极对症治疗。

哌拉西林他唑巴坦
Piperacillin and Tazobactam

【临床应用】

用于治疗对哌拉西林耐药但对本药敏感的产β-内酰胺酶细菌引起的医院获得性肺炎。

【用法用量】

静脉滴注：起始量3.375g，每4小时1次，疗程7~14天，也可根据病情及细菌学检查结果进行调整。

【操作要点】

1. 用本药前须详细询问患者既往病史，包括用药史、过敏反应史，以及有无家族变态反应疾病史，给药前必须做皮肤过敏试验。

2. 将本药用20ml稀释液（0.9%氯化钠注射液或灭菌注射用水）充分溶解后，立即加入250ml溶剂（5%葡萄糖注射液或 0.9% 氯化钠注射液）中,再进行滴注。本药不能用乳酸林格液作注射溶剂。

3. 本品必须缓慢静脉滴注给药,给药时间 30 分钟以上。

4. 与氨基糖苷类药物合用时,必须分别给药。

【注意事项】

1. 不良反应 常见腹泻、恶心、呕吐、皮疹,少见二重感染、白细胞减少、中性粒细胞减少、血小板减少、过敏反应、头痛、失眠、低血压、静脉炎、血栓性静脉炎等。

2. 禁用 对任何 β-内酰胺类抗生素（包括青霉素类和头孢菌素类）或 β-内酰胺酶抑制剂过敏的患者。

3. 慎用 严重肝、肾功能障碍者,有过敏史或高度过敏性体质者,有出血史者,溃疡性结肠炎、克罗恩病或假膜性肠炎者。

4. 药物相互作用 本品与肝素、口服抗凝药物合用导致凝血障碍,如合用应当进行凝血检验并定期监测;甲氨蝶呤与哌拉西林同时给药时,由于竞争肾脏分泌,可降低甲氨蝶呤的排泄。如果需要两者合用,应当监测甲氨蝶呤的血清浓度;接受细胞毒药物或利尿药治疗的患者同时应用本药时,有发生低钾血症的可能。

【患者用药指导】

1. 遗漏用药或没有完成整个疗程会减弱快速治疗的效力,可能会增加细菌耐药性,使得将来本品或其他抗菌药物无法治疗。

2. 用药期间应定期检查造血功能,特别是长期治疗（≥21 天）的患者。

【应急措施】

过量用药可引起恶心、呕吐和腹泻,可能出现神经肌肉兴奋性升高或惊厥。

应当根据患者的临床表现采取支持治疗和对症治

疗。本品尚无特异性解毒剂，血清浓度过高时可通过血液透析降低血药浓度。

莫西沙星 Moxifloxacin

【临床应用】

用于敏感菌所致的呼吸道感染，如慢性支气管炎急性发作、社区获得性肺炎（包括青霉素耐药的社区获得性肺炎）等。

【用法用量】

口服：一次 0.4g，一天 1 次。社区获得性肺炎采用序贯治疗，疗程为 10 天。

静脉滴注：推荐剂量为一次 0.4g，一天 1 次，滴注时间为 90 分钟。社区获得性肺炎采用序贯治疗，疗程为 7~14 天。

【操作要点】

1. 不能以 10% 氯化钠注射液、20% 氯化钠注射液、4.2% 碳酸氢钠注射液、8.4% 碳酸氢钠注射液为溶媒。

2. 应避免输液过快或弹丸注射。增加药物浓度或加快给药速度可能增加 Q-T 间期延长的幅度。

3. 患者在使用本药治疗期间出现严重腹泻，需考虑患假膜性肠炎。

【注意事项】

1. 不良反应　恶心、腹泻、眩晕、头痛、腹痛、呕吐、肝酶升高、光敏性皮炎、心悸、高血压、心动过速、Q-T 间期延长、诱发癫痫、感觉异常、高血糖、高血脂、高尿酸血症等。

2. 禁用　对本药或其他喹诺酮类药过敏者，或对其他喹诺酮类药有过敏史者；Q-T 间期延长的患者、患有低钾血症患者及接受 Ⅰa 类（如奎尼丁、普鲁卡因胺）或Ⅲ类（如胺碘酮、索托洛尔）抗心律失常药物治疗的患者；哺乳期妇女。

3. 慎用　在致心律失常的条件(如:严重的心动过缓或急性心肌缺血)存在时;有或怀疑有可导致癫痫发作或降低癫痫发作阈值的中枢神经系统疾病的患者;严重肝功能不全患者。

4. 药物相互作用　与西沙必利、红霉素、奋乃静/阿米替林、Ⅰa或Ⅲ类抗心律失常药、吩噻嗪类药及三环类抗抑郁药等合用时,导致 Q-T 间期延长的不良反应可相加,从而增加发生心血管系统不良反应(如 Q-T 间期延长、尖端扭转型室性心动过速、心搏骤停)的危险;能增强华法林的抗凝血作用;同时使用皮质激素可能增加肌腱断裂的风险,尤其是老年患者。

【患者用药指导】

1. 应避免在紫外线及日光下过度暴露。

2. 用药期间,对从事驾驶或操作机器者应谨慎。

3. 抗酸药,抗逆转录病毒,含有镁、铝、铁和其他矿物质的制剂需要在口服本药 4 小时前或 2 小时后服用。

【应急处置】

一旦过量服用本药,应采取对症支持治疗,口服活性炭(如静脉给予活性炭,只能减少药物浓度约 20%,且对静脉给药过量的作用有限)能在药物吸收早期有效防止药物被进一步吸收。

阿米卡星 Amikacin

【临床应用】

用于敏感菌所致的下呼吸道感染。

【用法用量】

静脉滴注或肌内注射:每 8 小时 5mg/kg,或每 12 小时 7.5mg/kg。一天不超过 1.5g,疗程一般不超过 10 天。

【操作要点】

1. 本品胃肠道吸收差,多采用肌内或静脉给药,也可用于气溶吸入,但不能直接静脉注射,以免导致呼吸抑制。如果抑制发生，可用钙盐逆转，同时采用机械通气。

2. 配制静脉用药时，每 500mg 加入 0.9% 氯化钠注射液或 5% 葡萄糖注射液或其他灭菌稀释液 100~200ml。应在 30~60 分钟内将上述溶液缓慢滴入。

3. 不能测定血药浓度时，应根据测得的肌酐清除率调整剂量。

4. 本药需单独输注，不能与其他药物配伍。

5. 用药前后及用药时的监测项目　①听电图测定（尤其对老年患者），用以检测高频听力损害。②温度刺激试验，用以检测前庭毒性。③尿常规和肾功能测定。④血药浓度监测（尤其老年和肾功能减退患者）。每 12 小时给药 7.5mg/kg 者血药峰浓度应维持于 15~30µg/ml，谷浓度 5~10µg/ml；一天 1 次给药 15mg/kg 者血药峰浓度应维持于 56~64µg/ml，谷浓度应小于 1µg/ml。

【注意事项】

1. 不良反应　发生率与庆大霉素和妥布霉素相似。影响耳蜗神经，首先使患者高频听力受损，以后听力减退逐渐发展至耳鸣、耳部饱胀感、耳聋等症状，听力减退。损害肾近曲小管，可出现蛋白尿、管型尿，继而出现血尿，尿量减少或增多，进而发生氮质血症、血肌酸酐值升高、肾功能减退、排钾增多等，大多呈可逆性。本药具有类似箭毒阻滞乙酰胆碱和络合钙离子的作用，能引起心肌抑制、软弱无力、嗜睡、呼吸困难甚至衰竭，也可出现心搏、呼吸骤停，严重者导致死亡。其他可见恶心、呕吐、肝功能异常、关节痛，少数患者用药后可出现过敏反应、头痛、面部及四肢麻木、感觉异常、针刺感、面部烧灼感、震颤、抽搐、视物模糊等。

2. 禁用　对本品或其他氨基糖苷类药过敏或有严重毒性反应者。

3. 慎用　脱水患者、第Ⅷ对脑神经损害患者、重症肌无力或帕金森病患者、肾功能损害患者、接受肌肉松弛药治疗患者。

4. **药物相互作用** 与头孢噻吩或头孢唑林局部或全身合用可能增加肾毒性；与右旋糖酐同用（或先后）全身（或局部）使用，可增加耳毒性或肾毒性；与肌肉松弛药或具有此种作用的药物（如地西泮等）同用可能使神经肌肉阻滞作用增强，导致肌肉软弱、呼吸抑制等症状；与利尿剂（如依他尼酸、呋塞米）同用可增加本品的耳毒性作用；与其他氨基糖苷类药合用或先后连续局部或全身应用，可增加耳毒性、肾毒性及神经肌肉阻滞作用；与苯海拉明等抗组胺药合用可能会掩盖本品的耳毒性。

【患者用药指导】

1. 老年患者的肾功能有一定程度的生理性减退，应用本品后较易产生各种毒性反应。因此，应采用较小治疗量且尽可能在疗程中监测血药浓度。

2. 本品可透过胎盘屏障进入胎儿组织，有引起胎儿听力损害的可能，孕妇使用本品前应充分权衡利弊。

3. 尚不明确本品是否可分泌入乳汁，建议哺乳期妇女在用药期暂停哺乳。

4. 用药期间应多饮水，以减轻肾损害。

【应急措施】

本品缺少特效拮抗药。药物过量或引起毒性反应时，主要采用对症疗法和支持疗法，同时补充大量水分。必要时进行腹膜透析或血液透析有助于从血中清除药物，新生儿也可考虑换血疗法。

【经典案例】

患者，女，32岁，否认以往有过敏史。因上呼吸道感染所致发热、咳嗽在门诊给予阿米卡星 0.2g 肌内注射，2 次/d。常规检查药品并注射后，患者即感心慌、胸闷、气短、呼吸困难、大汗淋漓、面色苍白、四肢麻木、脉搏细速，血压 60/40mmHg，随即意识不清。急告医生立即抢救。即刻给平卧位，氧气吸入，肌内注射肾上腺素 1mg，同时给予地塞米松15mg加50%葡萄糖注射液20ml静脉推注,10分钟后神志清醒,测血压回升到70/50mmHg。2小时后症状好转,但全身无力,精神不振。留院观察,继续给予补液等对症处理。1天后患者病情稳定出院。

分析点评:阿米卡星属于氨基糖苷类抗菌药物,其主要不良反应有耳毒性、肾毒性、神经肌肉阻滞、血象变化、肝酶升高、面部及四肢麻木、周围神经炎、视物模糊及变态反应甚至过敏性休克等。对于该类药物过敏者,应告诫患者以后不要再次接触类似过敏原,并将禁忌药物标注在病历首页,严防过敏性休克的发生。

重要提示:提醒护士静脉使用该类药物时,尤其过敏体质患者,一定要严密观察用药后的反应,加强巡视,调整好滴速,警惕发生过敏性休克。

万古霉素 Vancomycin

【临床应用】

用于革兰氏阳性菌严重感染,尤其是对其他抗菌药耐药或疗效差的耐甲氧西林金黄色葡萄球菌、表皮葡萄球菌、肠球菌所致严重感染(如心内膜炎、脑膜炎、骨髓炎、肺炎、败血症或软组织感染等);亦用于对β-内酰胺类抗生素过敏者的上述严重感染。

【用法用量】

静脉滴注:每6小时7.5mg/kg,或每12小时15mg/kg。对严重感染患者,可一天3~4g短期应用。肾功能不全者给予首次冲击量750~1 000mg后,应根据肌酐清除率调整用药。

【操作要点】

1. 本药对组织有强烈刺激性,不宜肌内注射或静脉注射;静脉滴注时应尽量避免药液外漏。

2. 为降低不良反应发生率,静脉滴注速度不宜过快,每次滴注时间至少在1小时以上。

3. 本药与氯霉素、肝素、氨茶碱、碳酸氢钠、甾体激素、甲氧西林、5-氟尿嘧啶、含重金属类药、碱性溶液等呈配伍禁忌。

4. 长期使用本药治疗可能会导致不敏感菌株的过量增长，若治疗中发生二重感染，应采取相应治疗。

5. 溶液制备　①间歇性输液时，溶液以 500mg 药物、10ml 水配制，然后加至 5% 葡萄糖注射液或 0.9% 氯化钠注射液中，使其稀释至 5mg/ml 以下，再进行输液。500mg 剂量滴注时间至少 60 分钟或 1 000mg 滴注时间至少 100 分钟。对需要限制液体量的患者，其最高浓度可达 10mg/ml。②持续静脉滴注时，1~2g 剂量需加至足量的 5% 葡萄糖注射液或 0.9% 氯化钠注射液中。

6. 长期用药时应定期检查听力；定期监测肾功能、尿比重及尿液中蛋白、管型、细胞数。

7. 用药中应注意监测血药浓度，尤其是对需延长疗程或有肾功能减退、听力减退、耳聋病史的患者。血药浓度峰值不应超过 25~40mg/L，谷值不应超过 5~10mg/L。峰值高于 50mg/L，谷值高于 10mg/L 者为中毒范围。

【注意事项】

1. 不良反应　可出现耳鸣或耳部饱胀感、听力减退甚至缺失、听神经损害、蛋白尿、管型尿、血尿、少尿、肾衰竭、可逆性中性粒细胞减少、可逆性粒细胞缺乏症、嗜酸性粒细胞增多、血小板减少、黄疸、肝功能异常，少数患者可出现类过敏反应，表现为寒战或发热、瘙痒、恶心、呕吐、心动过速、面部潮红、皮疹等。偶有假膜性结肠炎发生。

2. 禁用　对本品过敏者；严重肝、肾功能不全者。

3. 慎用　严重肾功能不全者；听力减退或有耳聋病史者。

4. 药物相互作用　与氨基糖苷类、两性霉素 B、杆菌肽(注射)、卷曲霉素、巴龙霉素、多黏菌素类、依他尼酸、呋塞米、阿司匹林或其他水杨酸盐等药物合用或先后应用,可增加耳毒性和/或肾毒性;与环孢素合用或先后应用,可增加肾毒性。

【患者用药指导】

1. 同时使用万古霉素和麻醉药可能出现红斑、类组胺样潮红和过敏反应。

2. 与其他具有神经毒性和/或肾毒性的药物(如两性霉素 B、氨基糖苷、顺铂)同时使用,应密切注意观察。

3. 肌内注射或静脉给药时可出现注射部位剧烈疼痛,严重者可致血栓性静脉炎。

4. 用药期间应监测血药浓度。

【应急处置】

用药过量可引起少尿和肾衰竭。

处理包括:①对症和支持治疗。②常规的血液透析和腹膜透析对清除药物无效;但血液灌流或血液过滤可提高药物清除率。

替考拉宁 Teicoplanin

【临床应用】

用于治疗严重的革兰氏阳性菌感染,尤其是不能用青霉素类及头孢菌素类抗生素治疗或用上述抗生素治疗失败的严重葡萄球菌感染,或对其他抗生素耐药的葡萄球菌感染。

【用法用量】

静脉滴注:中度感染:负荷量为第 1 天单次给药400mg;维持量为一次 200mg,一天 1 次。

静脉注射:剂量同静脉滴注。

肌内注射:用于治疗中度感染、严重感染,剂量同静脉滴注。

【操作要点】

1. 本药与氨基糖苷类药呈配伍禁忌。

2. 治疗严重感染时,本药血药浓度不应低于 10mg/L。

3. 本药可以肌内注射、静脉注射或缓慢静脉滴注。静脉注射时间不少于 1 分钟,静脉滴注时间不少于 30 分钟。

4. **溶液配制**　①配制注射液时缓慢将全部注射用水注入小瓶中,用双手轻轻滚动小瓶直至药粉完全溶解。注意避免产生泡沫,如果出现泡沫,可将溶液静置 15 分钟,待其消泡。②配制好的溶液可直接注射,也可用下述溶剂稀释:0.9% 氯化钠注射液、复方乳酸钠溶液、0.18% 氯化钠和 5% 葡萄糖注射液。③配制好的药液应立即使用,不宜久置。必要时溶液可在 4℃条件下保存,但不得超过 24 小时。

5. 长期或大剂量用药时应进行血常规检查,并进行肝、肾功能检测,肾功能不全者长期用药,或用药期间合用可能有听神经毒性和 / 或肾毒性药物者应监测听力。

6. 用药期间应进行血药浓度监测。

【注意事项】

1. **不良反应**　患者对本药耐受性良好,不良反应一般轻微且短暂,严重不良反应罕见。已报道的主要不良反应有:局部疼痛、血栓性静脉炎、皮疹、瘙痒、药物热、支气管痉挛、恶心、呕吐、腹泻、嗜酸性粒细胞增多、白细胞减少、中性粒细胞减少、血小板减少或增多、血清氨基转移酶和 / 或血清碱性磷酸酶升高、血清肌酸酐短暂升高、嗜睡、头痛等。

2. **禁用**　对本药过敏者。

3. **慎用**　对万古霉素过敏者;肾功能受损者。

4. **药物相互作用**　与环丙沙星同用,可增加发生惊厥的危险;与氨基糖苷类、两性霉素 B、杆菌肽(注射)、卷曲霉素、多黏菌素类药、依他尼酸、呋塞米、环孢素、抗组胺药、吩噻嗪类、噻吨类、阿司匹林及其他水杨酸盐等药物合用或先后应用,可能增加耳毒性和 / 或肾毒性。

【应急处置】

药物过量时主要采取对症治疗。

【典型案例】

患者,男,85岁。肺部感染伴低钾低钙,应用盐酸万古霉素1g,q12h抗感染治疗。4天后,尿素9.9mmol/L,肌酐214μmol/L,钾2.9mmol/L,钠147mmol/L,氯103mmol/L,由于患者出量少,肾功能下降,停用万古霉素,改为替考拉宁200mg,qd。用药4天,患者突发意识障碍,呼之不应。用替考拉宁第5天查:尿素11.6mmol/L,肌酐267.4μmol/L,钾6.97mmol/L,钠153.1mmol/L,经抢救无效,患者最终死亡。

分析点评:替考拉宁为糖肽类抗生素,其抗菌谱与万古霉素相似,适用于治疗重症葡萄球菌特别是耐甲氧西林葡萄球菌感染。与万古霉素相比,替考拉宁具有肾损害小的优点。该患者出现急性肾损伤,分析原因如下:替考拉宁具有半衰期长的特点,静脉给药3~12mg/kg,消除半衰期为155~188小时,97%的药物由肾脏从尿中以原形排出。患者应用万古霉素4天后已经出现肌酐的升高,肾小球滤过率严重下降,此时选用同为糖肽类抗菌药替考拉宁,用药的合理性有待商榷。该患者85岁高龄,合并基础疾病,清除药物能力下降,但未调整给药剂量,导致药物蓄积,直接损伤肾小管上皮细胞,造成急性肾小管坏死。

重要提示:使用替考拉宁时,对高龄或肾功能不全患者需根据肾功能调整剂量和给药时间间隔,避免药物蓄积。密切观察病情,并注意监测肾功能的变化,及时减量或停药。

利奈唑胺 Linezolid

【临床应用】

用于治疗多重耐药的革兰氏阳性球菌感染,特别是对万古霉素耐药的肠球菌、多重耐药的肺炎球菌和对甲氧西林耐药的金黄色葡萄球菌或表皮葡萄球菌引起的感染。

【用法用量】

口服：推荐剂量为一次 600mg，每 12 小时一次，疗程 10~14 天。

静脉滴注：推荐剂量为一次 600mg，每 12 小时一次，疗程 10~14 天。

【操作要点】

1. 本药可与葡萄糖注射液、乳酸钠林格溶液、氯化钠注射液配伍。

2. 建议在用本药治疗前，对所有的菌落进行药敏试验。

3. 从静脉给药改为口服给药时，本药的剂量不需要调整。

4. 用药前后及用药时应当检查或监测全血象。

【注意事项】

1. 不良反应　高血压、头痛、周围神经病和视神经病变、不可逆性外周神经病变和感觉缺失、乳酸性酸中毒、阴道念珠菌病、腹泻、恶心、消化不良、口腔白念珠菌病、舌变色和局限性腹痛等。

2. 禁用　对本药或其代谢物过敏者。

3. 慎用　有骨髓抑制病史者、苯丙酮尿症患者、类癌综合征患者、未控制的高血压患者、嗜铬细胞瘤患者、未治疗的甲状腺功能亢进患者。

4. 药物相互作用　西酞普兰、氯伏胺、依他普仑、非莫西汀、氟辛克生、氟西汀、氟伏沙明、奈法唑酮、帕罗西汀、舍曲林、曲唑酮、文拉法辛、齐美定等选择性 5- 羟色胺再吸收抑制剂与本药合用可能引起中枢神经系统毒性或高血清素综合征；本药可能会增强多巴胺、肾上腺素等肾上腺素能样药物的升压反应；苯丙醇胺、伪麻黄碱与本药合用可能引起血压正常患者的血压升高。

【患者用药指导】

1. 使用抑制骨髓的药物或慢性感染且已经或同时使用抗生素治疗的患者慎用本药。

2. 口服含苯丙酮的混悬液(20mg/5ml)患者慎用本药。

3. 本药与富含酪胺的食物或饮料一起使用时,可能引起显著的升血压反应,因本药可能抑制酪胺的代谢。故应避免两者同时使用。

【应急处置】

在过量事件中,建议应用支持疗法以维持肾小球的滤过。血液透析能加速利奈唑胺的清除。在Ⅰ期临床研究中,给予利奈唑胺3小时后,通过3小时的血液透析,30%剂量的药物被清除。尚无腹膜透析或血液滤过清除利奈唑胺的资料。当分别给予3 000mg/(kg·d)和2 000mg/(kg·d)的利奈唑胺时,动物急性中毒的临床症状为大鼠活动力下降和运动失调,狗出现呕吐和颤抖。

【典型案例】

患者,男,89岁,因反复发热、咳嗽、咳痰,加重1年余入院。查体:T38.6℃,P 68次/min,R20次/min,BP 100/60mmHg。血常规:WBC 10.3×10^9/L,N 0.719,PLT 197.0×10^9/L,Hb 126g/L,RBC 3.7×10^{12}/L。既往史:1960年诊断为支气扩张,冠心病、阵发性心房颤动、心房扑动多年,2型糖尿病史多年。入院诊断:①重症肺炎;②营养不良(低蛋白血症、贫血);③冠心病;④2型糖尿病;⑤贲门癌胃、食管部分切除术后。患者因重症肺炎,呼吸衰竭,长期呼吸机辅助呼吸,多次痰培养显示为金黄色葡萄球菌,使用万古霉素等治疗效果不理想,考虑患者年龄较大,肾功能减退等因素,于入院第80天停用其他抗生素,改用利奈唑胺注射剂600mg,2次/d静脉滴注。用药1周血常规显示PLT 199×10^9/L;用药2周后复查血常规:PLT 86×10^9/L。考虑可能是利奈唑胺所致血小板减少,停用该药,改用美罗培南500mg,3次/d静脉滴注。其他治疗方案不变,入院后3个月又12d复查血常规:PLT229×10^9/L,恢复正常。

分析点评:利奈唑胺最严重的不良反应是骨髓抑制,包括贫血、白细胞下降、血小板减少,机制未明,其中以血小板减少最受关注。利奈唑胺引起的血小板减少与治疗持续时间有关。短期治疗时,血小板减少并不多见,连续应用4周以上,血小板减少发生率明显上升。本例患者使用利奈唑胺1周后出现血小板下降可能与患者年龄较大、基础疾病较多和病情较重有关。

重要提示:应用利奈唑胺至少1周应检测1次血象、生化等指标。对高龄患者,药物在体内代谢、清除较慢,容易产生蓄积毒性;部分患者基础疾病严重,且多为重症混合感染;故应缩短检测血象、生化等指标的间隔时间,以利于利奈唑胺的个体化调整。对出现明显异常者,应立即停药,并积极对症治疗。

第三节　肺脓肿

一、疾病简介

肺脓肿(lung abscess)是由于多种致病菌所引起的肺组织化脓性病变。早期为化脓性炎症,继而坏死形成脓肿。临床特征为高热、咳嗽和咳大量脓臭痰。多发生于壮年,男性多于女性。临床上根据感染的途径可将肺脓肿分为三种类型,即吸入性肺脓肿、继发性肺脓肿和血源性肺脓肿;根据发病的时间可分为急性肺脓肿和慢性肺脓肿。

二、临床特点

1. 急性肺脓肿　起病急骤,患者畏寒、发热,体温可高达 39~40℃，伴咳嗽、咳黏液痰或黏液脓痰。炎症波及局部胸膜可引起胸痛，呼吸时加重。

2. 继发性肺脓肿　继发于某些细菌性肺炎如葡萄球菌性肺炎、肺炎杆菌肺炎、流感嗜血杆菌肺炎及军团菌肺炎，可在发病后 2~3 周，普通肺炎本应治愈或好转，但患者将会再出现高热，脓痰量增加，常伴乏力症状。

3. 血源性肺脓肿　多表现原发病引起的畏寒、高热等全身脓毒血症的症状。经数天至两周才出现咳嗽、咳痰，痰量不多，极少咯血。

4. 慢性肺脓肿　病程超过 2~3 个月为慢性肺脓肿。主要表现为慢性咳嗽、咳脓痰、反复咯血、继发感染和不规则发热等，常呈贫血、消瘦。

三、治疗原则

1. 痰液引流　早期彻底治疗和痰液引流是根治肺脓肿的原则和关键。一般可采用体位引流，辅助以祛痰药、雾化吸入和纤维气管镜吸引。

2. 抗生素治疗　吸入性肺脓肿多为厌氧菌感染，一般均对青霉素敏感，仅脆弱拟杆菌对青霉素不敏感，但对林可霉素、克林霉素和甲硝唑敏感。对于非厌氧菌感染引起的肺脓肿，应根据感染病原体选择药物。

四、治疗药物

头孢哌酮钠舒巴坦钠
Cefoperazone Sodium and Sulbactam Sodium

【临床应用】
用于治疗敏感细菌所致的感染。
【用法用量】【操作要点】【注意事项】【应急处置】【典型案例】参见本章第二节。

头孢他啶 Ceftazidime

【临床应用】

用于敏感菌所致下呼吸道感染,如肺炎、肺脓肿、支气管炎、支气管扩张伴感染、囊肿纤维化患者合并假单孢菌属肺部感染。

【用法用量】

肌内注射:①轻度感染:一天 1g,分 2 次给药。②中度感染:一次 1g,一天 2~3 次。

静脉给药:①中度感染:一次 1g,一天 2~3 次,静脉注射。②重度感染:一次可增至 2g,一天 2~3 次。危及生命的感染、严重铜绿假单胞菌感染:可酌情增量至一天 0.15~0.2g/kg,分 3 次给药。

【操作要点】

1. 对青霉素类药有过敏史的患者,使用本药时须进行皮试。如遇过敏性休克反应,可按青霉素过敏性休克处理方法进行处理。

2. 溶液配制　本药用含碳酸钠的制剂溶解时,可形成二氧化碳使瓶内产生压力,此时应排气。①肌内注射液,1.5ml 注射用水或 0.5%~1% 盐酸利多卡因液(不含肾上腺素)加入 500mg 装瓶中(或 3ml 加入 1g 装瓶中),完全溶解后,作深部肌内注射。②静脉用溶液,5ml 注射用水加入 0.5g 装瓶中(或 10ml 注射用水加入 1g 或 2g 装瓶中),使完全溶解后,于 3~5 分钟内缓慢静脉推注;或将上述溶解后的药液(含本药 1~2g)用 5% 葡萄糖注射液或生理盐水 100ml 稀释后静脉滴注 20~30 分钟。

3. 本药在碳酸氢钠溶液中的稳定性较在其他溶液中为差;以生理盐水、5% 葡萄糖注射液或乳酸钠稀释而成的静脉注射液(20mg/ml),在室温下存放不宜超过 24 小时。

4. 本药不宜作快速静脉推注。对利多卡因或酰胺类局部麻醉药过敏者,不宜肌内注射本药。

5. 长期用药时应常规监测肝功能和血常规。有肝、肾功能损害和 / 或胆道阻塞者使用本药时应进行血药浓度监测。

6. 静脉给药时,如剂量过大或速度过快可产生血管灼热感、血管疼痛,严重者可致血栓性静脉炎。长期用药可导致耐药菌大量繁殖,发生菌群失调和二重感染。可引起念珠菌病(包括鹅口疮、阴道炎等)及维生素 K、维生素 B 缺乏。

【注意事项】

1. 不良反应　可见食欲减退、恶心、呕吐、腹痛、腹泻、白细胞或血小板减少、嗜酸性粒细胞或淋巴细胞增多、头痛、眩晕、感觉异常等,少见皮疹、荨麻疹、皮肤瘙痒、药物热、癫痫发作等,罕见假膜性肠炎、血管神经性水肿、支气管痉挛、低血压、过敏性休克等。

2. 禁用　对本药或其他头孢菌素类药过敏者;有青霉素过敏性休克或即刻反应史者。

3. 慎用　对青霉素类药过敏者;过敏体质者;严重肝、肾功能不全者;有胃肠道疾病史者,特别是溃疡性结肠炎、克罗恩病或假膜性肠炎者;高龄体弱者。

【患者用药指导】

治疗期间及停药后一周内应避免饮酒,避免口服或静脉输入含乙醇的药物。

【应急处置】

立即停药,保护患者气道通畅;监测和维护患者的生命体征、血气、电解质等;对严重过量者,尤其是肾功能不全患者,可应用血液透析或腹膜透析清除部分药物。

替考拉宁 Teicoplanin

【临床应用】

用于治疗严重的革兰氏阳性菌感染,尤其是不能用青霉素类及头孢菌素类抗生素治疗或用上述抗生素治疗失败的严重葡萄球菌感染，或对其他抗生素耐药的葡萄球菌感染。

【用法用量】【操作要点】【注意事项】【应急处置】【典型案例】参见本章第二节。

利奈唑胺 Linezolid

【临床应用】

用于治疗多重耐药的革兰氏阳性球菌感染，特别是对万古霉素耐药的肠球菌、多重耐药的肺炎球菌和对甲氧西林耐药的金黄色葡萄球菌或表皮葡萄球菌引起的感染。

【用法用量】【操作要点】【注意事项】【应急处置】【典型案例】参见本章第二节。

甲硝唑 Metronidazole

【临床应用】

用于治疗厌氧菌感染的肺脓肿。

【用法用量】

静脉滴注：首次剂量为 15mg/kg（70kg 成人为 1g），维持量为 7.5mg/kg，每 6~8 小时 1 次。疗程不低于 7 天。

【操作要点】

1. 使用前仔细检查，如药液浑浊或有异物、瓶身破裂、封口渗漏等，切勿使用。

2. 一经使用，即有空气进入，剩余药液切勿贮存后再使用。

3. 本药不宜与含铝的针头和套管接触，静脉滴注速度宜慢，一次滴注时间应超过 1 小时，并避免与其他药物一起滴注。

【注意事项】

1. 不良反应　常见恶心、呕吐、食欲不振、腹部绞痛、头痛、眩晕，偶有感觉异常、肢体麻木、共济失调、多发性神经炎等，大剂量可致抽搐。

2. 禁用 对本品中任何成分或吡咯类药物有过敏者；有活动性中枢神经系统疾患和血液病者。

3. 慎用 肝功能不全者。

4. 药物相互作用 苯妥英钠、苯巴比妥等诱导肝微粒体酶的药物，可加强本品代谢，使血药浓度下降；同时应用西咪替丁等抑制肝微粒体酶活性的药物，可减缓本品在肝内的代谢及其排泄，延长本品的血清半衰期，应根据血药浓度测定的结果调整剂量。本品能抑制华法林和其他口服抗凝药的代谢，加强其作用，可引起凝血酶原时间延长。

【患者用药指导】

1. 代谢物可使尿液呈红色。

2. 可抑制乙醇代谢，用药期间至停药后 2 周内应避免饮酒及饮用含有乙醇的饮料，饮酒后可能出现腹痛、呕吐、头痛等症状。

3. 用药中如出现运动失调或其他中枢神经系统症状时应停药。

4. 孕妇及哺乳期妇女禁用。

5. 原有肝脏疾病患者，剂量应减少；肾功能衰竭者，给药间隔时间应由 8 小时延长至 12 小时。

【应急措施】

1. 若出现运动失调或其他中枢神经系统症状时应立即停药。

2. 少数病例发生荨麻疹、潮红、瘙痒、膀胱炎、排尿困难、口中金属味及白细胞减少等。均属可逆，停药后可自行恢复。

克林霉素 Clindamycin

【临床应用】

用于革兰氏阳性菌和厌氧菌引起的肺脓肿。

【用法用量】

肌内注射：一次量不宜超过 600mg。中度感染或革兰氏阳性需氧菌感染：一天 0.6~1.2g，分 2~4 次给药。严重感染或厌氧菌感染：一天 1.2~2.4g，分 2~4 次给药，每 12、8、6 小时 1 次。

静脉滴注：同肌内注射。对危及生命的感染，一天剂量可增至 4.8g，分 2~4 次给药。

【操作要点】

1. 肌内注射　将本药用生理盐水配成 50~150mg/ml 的澄明液体并即时使用。

2. 静脉滴注　本药 600mg 用 100~200ml 生理盐水或 5% 葡萄糖注射液稀释成浓度不超过 6mg/ml 的药液，滴注时间不少于 30 分钟。即 1 小时内用药量不超过 1 200mg。

3. 本品不宜加入组分复杂的输液中，以免发生配伍禁忌。

4. 用药期间须密切注意大便次数，如出现排便次数增多，应警惕假膜性肠炎的可能，需及时停药并作适当处理。轻症者停药即可有效，中至重症患者需补充水、电解质和蛋白质。如经上述处理，病情无明显好转时，则应口服甲硝唑 250~500mg，一天 3 次。如复发，可再次口服甲硝唑，仍无效时可改用万古霉素（或去甲万古霉素）口服，成人一次 125~500mg，每 6 小时 1 次，疗程 5~10 天。

5. 本品偶尔会导致二重感染，一旦发生，应立即停药并采取相应措施。

【注意事项】

1. 药物不良反应　可见恶心、呕吐、腹痛、腹泻、皮疹、瘙痒、肝肾功能异常；偶可发生白细胞减少、中性粒细胞减少、嗜酸性粒细胞增多、血小板减少、荨麻疹、血管神经性水肿和血清病反应；罕见再生障碍性贫血、剥脱性皮炎、大疱性皮炎、多形性红斑和史-约综合征。严重者有腹绞痛、腹部压痛、严重腹泻(水样或脓血样),伴发热、异常口渴和疲乏(假膜性肠炎)。

2. 禁用 对本品和林可霉素类过敏者。

3. 慎用 胃肠道疾病或有既往史者,特别是患溃疡性结肠炎、局限性肠炎或抗生素相关肠炎;有哮喘或其他过敏史者。

4. 药物相互作用 本品可增强吸入性麻醉药的神经肌肉阻滞现象,导致骨骼肌软弱、呼吸抑制或麻痹(呼吸暂停);与阿片类镇痛药同用,呼吸抑制作用可因相加而导致呼吸抑制延长或引起呼吸麻痹(呼吸暂停)的可能;与抗肌无力药合用,将导致后者对骨骼肌的疗效减弱,合用时抗肌无力药的剂量应予调整。

【患者用药指导】

1. 本品不宜与抗蠕动止泻药合用。

2. 孕妇、肝功能减退、肾功能严重减退慎用本品。

3. 静脉滴注可能引起静脉炎;肌内注射局部可能出现疼痛、硬结和无菌性脓肿。

【应急措施】

药物过量时可引起全身症状,应采用以下对症和支持治疗措施:①严重腹泻需补充液体、电解质和蛋白质,必要时应口服万古霉素、甲硝唑、杆菌肽或考来烯胺。②对于过敏反应症状,可给予肾上腺素类药并吸氧和保持气道通畅。

【典型案例】

患者,男,64岁,因患肺脓肿入院。入院体格检查:T36.7℃,P: 114 次 /min,R: 20 次 /min,BP: 158/98mmHg,X 线检查:肺浸润性圆片状浓密阴影。应用克林霉素1.6g,加入 5% 葡萄糖溶液 500ml 中静脉滴注,2 次 /d,治疗 3d 后,患者全身不适,双下肢凹性水肿明显并出现胸腹水,皮下散在出血点和淤斑,尿量:少于 300ml/d 且尿液呈肉红色。化验检查:血红蛋白 58g/L,血红细

胞 2.1×10^{12}，白细胞 $1.3 \times 10^9/L$，血小板 $20 \times 10^9/L$，血沉 101mm/h，尿蛋白（+++），24h 尿蛋白定量 4.3g/L，尿红细胞计数满视野，均一型占 90%。尿 N-乙酰-β-D 氨基葡萄糖苷酶 100U，血清肌酐 915μmol/L，尿素 32mmol/L，Cystatin C 8mg/L，血清总蛋白 55g/L，白蛋白 21g/L。肾 B 超显示双肾大小未见改变，回声明显增强，皮髓质分界不清。彩色多普勒超声显示双肾血流量明显减少，入院后肾穿刺病理诊断结果：全片中 10 个肾小球有 6 个纤维细胞性新月体肾小球占 60%，间质明显增宽，间质中可见有单核细胞浸润，肾小管有嗜酸性细胞浸润，小血管无明显改变。停克林霉素，并用血透治疗后病情明显好转。临床诊断此为急性肾小球肾炎，依据为：①使用克林霉素；②尿检查异常；③生化检查呈急性肾功能衰竭表现；④肾活检示新月体肾炎、急性间质性肾炎；⑤停用克林霉素并给予一般治疗和透析治疗病情好转；⑥无其他可能病因。

分析点评：克林霉素为林可酰胺类抗生素，因其抗菌谱广，应用之前无须做皮肤过敏试验，不良反应相对较小，被广泛应用于临床，其常见不良反应为胃肠道、血液及过敏反应等，但有关克林霉素所致急进性肾小球肾炎的报道较为少见，其发生机理尚不清楚，但其临床危害严重。

重要提示：在临床应用过程中应注意：①应高度重视克林霉素的肾毒性作用；②治疗期间除监测肝功外，还应密切注意尿常规、尿酶、血肌酐、Cystatin C 和尿素的检测；③一旦出现急进性肾损害应立即停用克林霉素并及早进行积极治疗和肾病理检查。

第四节　肺 结 核

一、疾病简介

结核病是由结核分枝杆菌（mycobacterium tuberculosis）

引起的慢性传染病,可累及全身多个器官,但以肺结核(pulmonary tuberculosis)最为常见。

二、临床特点

呼吸系统常见症状有咳嗽、咳痰、咯血、胸痛和呼吸困难等。全身症状主要为发热,多为长期午后潮热,部分患者有乏力、盗汗、食欲减退、体重减轻等。体征取决于病变的性质和范围。病变较小可无阳性体征;渗出病变范围较大或干酪样坏死时,可有肺实变体征;较大空洞可闻及支气管呼吸音。

三、治疗原则

早期、联合、规律、全程、适量是结核病化疗的原则,化疗方案一般包括强化期与巩固期(持续期)二个阶段。强化期(2~3个月):联合采用3~4种抗结核药物,以期尽快杀灭不同代谢状态的结核菌、减少传染性、促进病变尽早吸收。巩固期(4~7个月):联合采用2~3种或4种药物以达到继续杀灭残留菌群、巩固疗效、防止复发。

四、治疗药物

异烟肼 Isoniazid

【临床应用】
用于治疗肺结核。

【用法用量】
口服:①预防:一天300mg,顿服。②治疗:与其他抗结核药合用时,一天5mg/kg,最高日剂量为300mg。或一次15mg/kg,最高900mg,一周2~3次。③急性粟粒型肺结核:适当增加剂量,一天400~600mg。④间歇疗法:剂量为900mg或15mg/kg,一周2次,用前亦可先用正规剂量1~3个月。

【操作要点】

1. 慢乙酰化患者较易产生不良反应,如周围神经炎等,故宜用较低剂量。

2. 轻度单项氨基转移酶增高不需停药,但在保肝治疗的同时氨基转移酶持续增高及出现黄疸均需停药。

3. 大剂量用药时,可考虑每天同时口服维生素 B_6 50~100mg 以助于防止或减轻周围神经炎和 / 或维生素 B_6 缺乏症状。

4. 定期检查肝功能。如治疗过程中出现视神经炎症状,需立即进行眼部检查,并定期复查。

【注意事项】

1. 不良反应　发生率较高者有步态不稳或麻木针刺感、烧灼感或手指疼痛(周围神经炎);深色尿、眼或皮肤黄染;食欲不佳、异常乏力或软弱、恶心或呕吐(肝毒性的前驱症状)。发生率极低者有视物模糊或视力减退,合并或不合并眼痛(视神经炎);发热、皮疹、血细胞减少及男性乳房发育等。本品偶可因神经毒性引起抽搐。

2. 禁用　对本药及乙硫异烟胺、吡嗪酰胺、烟酸及其他化学结构相关的药物过敏者,肝功能不良者,精神病患者,癫痫患者。

3. 慎用　有精神病史、癫痫病史者,严重肾功能损害者,嗜酒者。

4. 药物相互作用　美沙拉嗪、肼屈嗪类能使本药血药浓度增高;与对乙酰氨基酚合用,发生肝毒性的危险增加;阿司匹林减少本药的吸收和排泄,导致血药浓度下降,疗效降低;本药可使咪唑类药物(如咪康唑)的血药浓度降低。

【患者用药指导】

1. 治疗结核必须持续 6~24 个月,甚至需数年或不定期用药。

2. 用药时如出现胃肠道刺激症状,可与食物同服;

亦可服用制酸剂,但本药应在口服制酸剂前至少1小时服用。

3. 含铝制酸药可延缓并减少本药口服后的吸收,使血药浓度减低,故应避免两者同时服用,或在口服制酸剂前至少1小时服用本药。

4. 服药期间饮酒,易诱发肝脏毒性反应,并加速本药的代谢。吸烟可加快本药转变为乙酰肼,加强肝毒性损害。

5. 红葡萄酒、奶酪、海鱼与本药联用可发生皮肤潮红、头痛、呼吸困难、恶心、呕吐和心动过速等症状。服药期间饮茶或咖啡,可发生失眠和高血压。

【应急处置】

本药过量的表现:除上述不良反应外,主要表现为抽搐、意识模糊、昏迷等,处理不及时还可发生急性重型肝炎。

本药过量的处理:①保持呼吸道通畅。②立即洗胃,抽血测定血气分析、电解质、尿素氮、血糖等。③采用短效巴比妥制剂和维生素 B_6 静脉内给药,维生素 B_6 剂量为每 1mg 异烟肼用 1mg 维生素 B_6。④立即静脉给予碳酸氢钠,纠正代谢性酸中毒,必要时可重复给予。⑤采用渗透性利尿药,并在临床症状已改善后继续应用,促进异烟肼排泄,预防复发。⑥严重中毒患者可采用血液透析,不能进行血液透析时,可进行腹膜透析,同时合用利尿剂。⑦采取有效措施,防止出现缺氧、低血压及吸入性肺炎。

利福平 Rifampicin

【临床应用】

与其他抗结核药联合治疗肺结核。

【用法用量】

口服:与其他抗结核药合用,一天 450~600mg,早饭前顿服,疗程半年左右。或者:体重小于 50kg 者一天

450mg,体重大于或等于50kg者一天600mg,顿服,疗程视病情而定。

【操作要点】

1. 本药必须与其他抗结核药合用。治疗至少6个月,甚至持续1~2年、数年或长期服药。

2. 用药期间应检查肝功能。

【注意事项】

1. 不良反应 可见心律失常,食欲缺乏,恶心,呕吐,腹胀,腹泻,胃痛,胰腺炎,白细胞、血小板、血红蛋白减少,嗜酸性粒细胞增多,异常青肿或出血,脱发,皮肤瘙痒、发红或皮疹,严重者可出现剥脱性皮炎。本药有肝毒性,表现为氨基转移酶升高、肝肿大,严重时伴黄疸。罕见蛋白尿、血尿、尿量或排尿次数显著减少。

2. 禁用 对本药及其他利福霉素类药物过敏者、严重肝功能不全者、胆道阻塞者、妊娠早期妇女。

3. 慎用 酒精中毒者、肝功能不全者。

4. 药物相互作用 可提高卡马西平血药浓度水平,并增加毒性;可使肾上腺皮质激素、β肾上腺素受体拮抗剂(如阿普洛尔、美托洛尔、普萘洛尔等)、抗凝血药、口服降血糖药、促皮质素、洋地黄苷类、钙离子拮抗剂、咪唑类药、含抗组胺成分药物的药效降低。对氨基水杨酸钠、巴比妥类、氯氮䓬等药物,可降低本药的吸收和血浓度,合用时宜相隔8小时。

【患者用药指导】

1. 宜空腹时(餐前1小时或餐后2小时)用水送服,以利吸收。如出现胃肠道刺激症状则可在睡前或进食时服用。

2. 服药后,尿、唾液、汗液等排泄物可呈橘红色,尤以尿液更加明显。

3. 应避免拔牙等手术,并注意口腔卫生,刷牙及剔牙均需谨慎。

4. 间歇使用本药治疗时宜每周 3 次以上，以免发生免疫反应，这种给药方法也适用于麻风病的治疗。

【应急处置】

过量的症状：精神迟钝、眼周或面部水肿、全身瘙痒、红人综合征（皮肤黏膜及巩膜呈红色或橙色）。有原发肝病、嗜酒者或同服其他肝毒性药物者可能引起死亡。

过量的处理：①洗胃，因患者易出现恶心、呕吐，不宜再催吐；洗胃后给予活性炭糊以吸收肠道内残余的利福平；有严重恶心呕吐者给予止吐药。②给予利尿药促进药物排泄。③采用支持疗法。④出现严重肝功能损害达 24~48 小时以上者可考虑进行胆汁引流。

吡嗪酰胺 Pyrazinamide

【临床应用】

与其他抗结核药联合治疗肺结核。

【用法用量】

口服：与其他抗结核药联合，一天 15~30mg/kg，顿服，或者一次 50~70mg/kg，每周 2~3 次。

【操作要点】

1. 每天服用者最大剂量为一天 2g，每周 3 次者最大剂量为一次 3g，每周服 2 次者最大剂量为一次 4g。

2. 本药的毒性作用与药物剂量有关，故成人一天剂量以不超过 1.5g 为宜。

3. 单用本药治疗结核病时，结核菌易产生耐药性，因此常与其他抗结核病药联合应用。

4. 用药期间须定期进行血清尿酸测定，定期检查肝、肾功能。

【注意事项】

1. 不良反应　引起高尿酸血症、痛风性关节炎、食欲缺乏、恶心、腹痛、严重呕吐、肝脏损害、异常乏力、畏寒、过敏反应、诱发癫痫。偶可引起低色素性贫血与溶血反应。

2. 禁用 对本药及乙硫异烟胺、异烟肼、烟酸或其他与本药化学结构相似的药物过敏者,急性痛风患者,高尿酸血症患者。

3. 慎用 糖尿病患者、痛风患者、血卟啉病患者、慢性肝病及严重肝功能减退者、肾功能不全患者。

4. 药物相互作用 本药可抑制磷苯妥英和苯妥英的代谢,使后者血药浓度保持在较高水平,增加苯妥英类药物的毒性;齐多夫定可降低本药的疗效。可诱导环孢素的代谢,使后者血药浓度降低,从而降低其疗效。

乙胺丁醇 Ethambutol

【临床应用】

与其他抗结核药联合治疗肺结核,尤其适用于不能耐受链霉素注射的患者。

【用法用量】

口服。

1. 结核初治(与其他抗结核药合用) ①一次0.015g/kg,一天1次。②一次0.025~0.03g/kg,最高2.5g,一周3次。③一次0.05g/kg,最高2.5g,一周2次。

2. 结核复治(与其他抗结核药合用) 一次0.025g/kg,一天1次,连续60天,继以一次0.015g/kg,一天1次。

【操作要点】

1. 本药为二线抗结核药,可用于经其他抗结核药治疗无效的病例。

2. 因单用本药时可迅速产生耐药性,故常与其他抗结核药联合应用,以增强疗效并延缓细菌耐药性的产生。

3. 本药每天剂量分次服用可能达不到有效血药浓度,因此每天剂量宜一次顿服。

4. 治疗中一旦出现视觉障碍应视情况减量或停药,

发生视神经炎时需立即停药,并予大剂量 B 族维生素治疗。

5. 用药前后及用药时应当检查视野、视力、红绿鉴别力,在用药前、疗程中定期检查,尤其是疗程长、每天剂量超过 15mg/kg 的患者。

6. 由于本药可使血清尿酸浓度增高,引起痛风发作,因此在疗程中应定期测定血清尿酸。

【注意事项】

1. 不良反应　可引起胃肠道反应:恶心、呕吐、食欲不振、腹胀、腹泻、视物模糊、眼痛、红绿色盲或任何视力减退。发生率较少者为畏寒、关节肿痛、病变关节表面皮肤发热拉紧感。发生率极少者为麻木、针刺感、烧灼痛或手足软弱无力。个别病例有抑郁、头痛、幻觉、不安、皮疹、脱发、痤疮、转氨酶升高、肝损害等。

2. 禁用　对本药过敏者、酒精中毒者。

3. 慎用　肝、肾功能减退患者,痛风患者,视神经炎患者,糖尿病已发生眼底病变者。

4. 药物相互作用　与神经毒性药物合用可增加本药神经毒性;与乙硫异烟胺合用可增加不良反应;与氢氧化铝同用可能减少本药的吸收;与维拉帕米合用可减少后者的吸收。

【患者用药指导】

1. 可与食物同服,以减少胃肠道刺激。

2. 一旦出现视觉障碍应视情况减量或停药。

【应急处置】

药物过量的处理:

(1)停药。

(2)对症处理:①球后视神经炎者可用维生素 B_6、复合维生素及锌铜制剂等。②恢复视力,可选用地塞米松5mg,每天静脉滴注或球后注射;妥拉唑林 12.5mg,每天球后注射;氢化可的松 200mg,每天静脉滴注。也可口服泼尼松 20mg，一天 2~3 次。同时给予维生素等。③必要时进行血液透析和腹膜透析清除体内过量药物。

对氨基水杨酸 Aminosalicylic Acid

【临床应用】

用于结核分枝杆菌所致的肺结核病。

【用法用量】

口服：一次 2~3g，一天 4 次。

静脉滴注：一天 4~12g，临用前加灭菌注射用水适量使溶解后再用 5% 葡萄糖注射液 500ml 稀释，2~3 小时滴完。

【操作要点】

1. 静脉滴注，临用前加适量灭菌注射用水使药物溶解，再用 5% 葡萄糖注射液 500ml 稀释。

2. 胸腔注射治疗结核性脓胸，用 10%~20% 对氨基水杨酸溶液 10~20ml，注入胸膜腔内（用生理盐水溶解）。

3. 口服给药，一天剂量不超过 12g。

4. 本药必须与其他抗结核药合用。

5. 静脉滴注的溶液需新配，滴注时应避光，溶液变色即不得使用。静脉滴注久用易致静脉炎。

6. 注意注射液的滴速要求。

7. 单独应用时结核杆菌对本品能迅速产生耐药性，因此必须与其他抗结核药合用。链霉素和异烟肼与本品合用时能延缓结核杆菌对前二者耐药性的产生。本品对不典型分枝杆菌无效。主要用作二线抗结核药物。

【注意事项】

1. 不良反应　常见恶心、呕吐、食欲缺乏、腹泻、腹痛、瘙痒、皮疹、关节酸痛与发热、极度疲乏或软弱，嗜酸性粒细胞增多。偶见剥脱性皮炎、结晶尿、蛋白尿、血尿、尿痛、白细胞减少、肝损害、黄疸、休克，可干扰甲状腺摄碘功能,引起甲状腺肿大及黏液性水肿。对氨基水杨酸可引起血钠升高、低血钾和酸中毒。可干扰肝内凝血酶原的合成,造成出血倾向。

2. 禁用　对本品或其他水杨酸类药过敏者。

3. 慎用　充血性心力衰竭、胃溃疡、葡萄糖-6-磷酸脱氢酶(G-6-PD)缺乏症、严重肝功能损害、严重肾功能损害。

4. 药物相互作用　丙磺舒可使本药血药浓度升高;本药可使苯妥英钠、抗凝药物(香荚兰醛或茚满二酮衍生物)、异烟肼的血药浓度升高,毒性增加;可增加甲氨蝶呤、乙硫异烟胺的不良反应;本品可降低利福平、强心苷的血药浓度。

【患者用药指导】

1. 对氨基水杨酸类可能影响利福平的吸收,导致利福平的血药浓度降低,在服用上述两药时,至少相隔6小时。

2. 进餐或餐后服用可减少本品的胃部刺激。

3. 本药治疗常需1~2年或更长,应遵医嘱用药。

【应急处置】

药物过敏:常见I型变态反应的迟发性反应。

处理:给予地塞米松针、维生素C针对症治疗,给予葡萄糖酸钙、氯苯那敏抗过敏治疗,并给予低流量吸氧,嘱患者卧床休息,多饮水。

【典型案例】

患者,女,26岁,诊断为"肺结核",给予对氨基水杨酸片、吡嗪酰胺、丙硫异烟胺片、左氧氟沙星片、阿米卡星针抗结核治疗。发生药物过敏,立即停用所有药物,加用氯苯那敏片后症状消失。后患者再次加服对氨基水杨酸片后突然出现寒战,双眼睑及颜面部出现红肿,考虑该药过敏,给予地塞米松针、维生素C针治疗,给予葡萄糖酸钙、氯苯那敏抗过敏治疗,并给予低流量吸氧,嘱患者卧床休息，多饮水，恢复正常。

分析点评：对氨基水杨酸过敏相对其他抗痨药物较少见，而同时出现高热、恶心、呕吐、胸闷、双眼睑及颜面部红肿、球结膜充血、白细胞减少、肝功能异常、低钠低钾血症、全身红色斑丘疹、纤维蛋白原异常较少见，并出现急性反应更少见。

重要提示：在患者出现过敏反应后，积极应对，地塞米松大剂量应用，同时给予 0.9% 氯化钠注射液加维生素 C、维生素 B_6 及氯化钾补液维持治疗。

利福喷丁 Rifapentine

【临床应用】

与其他抗结核药联合治疗肺结核。

【用法用量】

口服：一次 600mg，一周 1 次（其作用约相当于利福平 600mg，一天 1 次）。必要时也可一次 450mg，一周 2 次，疗程 6 个月。

【操作要点】

1. 本药单独用于治疗结核病可能迅速产生细菌耐药性，与利福平有完全的交叉耐药性，因此必须联合其他抗结核药治疗。

2. 本药为长效制剂，但目前尚缺乏其他长效的抗结核药物与之匹配，高剂量异烟肼间隔 3 天用药尚可，但尚不能与本药每周用药 1 次相匹配。因此本药与其他抗结核药物联合，间歇给药的模式尚需研究。

3. 肝功能减退的患者，即使每周仅用药 1~2 次，也必须密切观察肝功能的变化。

4. 本药与其他利福霉素类药物存在交叉过敏反应。

【注意事项】

1. 不良反应　多数患者肝脏损害呈可逆性变化，表现为氨基转移酶一过性增高，肝大等。少数患者可出现白细胞、血小板减少。偶有皮疹、头晕、失眠等症状。少见胃肠道反应。

2. **禁用**　对本药或其他利福霉素类抗菌药过敏者、胆道阻塞者、肝病及肝功能异常者（尤其黄疸患者）、血细胞显著减少者、孕妇。

3. **慎用**　嗜酒者及酒精中毒者。

4. **药物相互作用**　与异烟肼联合，对结核杆菌的抗菌作用远超过利福平与异烟肼联合，但本药可增加异烟肼的代谢，从而增加肝毒性；制酸药、巴比妥类药、对氨基水杨酸盐会明显降低本药的生物利用度；本药可加快地西泮、苯妥英、左甲状腺素、美西律、达卡巴嗪、环磷酰胺的代谢，降低血药浓度。本品可使以下药物的药效减弱：肾上腺皮质激素（糖皮质激素、盐皮质激素）、氨茶碱、茶碱、环孢素、维拉帕米、普罗帕酮、口服降血糖药、促皮质素、氨苯砜、洋地黄毒苷类等。

【**患者用药指导**】

1. 本药应空腹服用，国外也有给予高脂和少量碳水化合物的早餐后服用方法（可提高生物利用度）。

2. 用药期间不宜饮酒或含酒精的饮料。

3. 如服用利福平出现胃肠道刺激症状者，可改服本药。

4. 间歇服用利福平后发生过变态反应（如血压下降或休克、急性溶血性贫血、血小板减少或急性间质性肾炎）者，均不宜再用本药。

5. 用药后大小便、唾液、痰液、泪液、汗液等可呈橙红色，此为用药后的正常现象。

【**应急处置**】

用药过量的处理：①洗胃，洗胃后给予活性炭糊以吸收肠道内残余的利福喷丁，有严重恶心、呕吐者，给予止吐剂。②输液，给予利尿剂以促进药物排泄。③出现严重肝功能损害达 24~48 小时以上者，可考虑进行胆汁引流，以切断本药的肠肝循环。

【典型案例】

患者，女，66岁。自诉4天前诊断为Ⅲ型肺结核，用异烟肼、利福喷丁、吡嗪酰胺、乙胺丁醇抗痨治疗后患者出现寒战、全身疼痛、呕吐、烦躁不安，并出现意识障碍。诊断：Ⅲ型肺结核，病毒性脑炎？予以甘露醇脱水、异烟肼、链霉素抗结核、抗感染，对症支持治疗，患者病情逐渐好转，神志清楚。查体：神经系统无异常。加用利福喷丁胶囊0.45，服用后约4小时，患者出现寒战、发热、全身疼痛、烦躁不安、排酱油色尿，并出现意识障碍。考虑利福喷丁所致溶血性贫血，予以停用。用糖皮质激素，脱水，对症支持治疗，病情逐渐好转。并加用吡嗪酰胺、乙胺丁醇抗结核，好转出院，半个月后复查血常规正常。

分析点评：患者在服用利福喷丁胶囊后出现寒战、全身疼痛、意识障碍，实验室检查提示溶血性贫血，考虑为利福喷丁所致溶血性贫血。

重要提示：利福喷丁所致溶血性贫血为免疫复合物机制所致的免疫溶血性贫血，其药物-抗药物抗体复合物形成后与靶细胞非特异性地结合或与其膜受体结合，若过去有用药史，再次接触很小剂量也可导致溶血。通过此例，提示临床医生在利福喷丁的使用中须警惕溶血反应的发生。

丙硫异烟胺 Protionamide

【临床应用】

与其他抗结核药联合用于结核病经一线药物治疗无效者。

【用法用量】

口服：与其他抗结核药合用，一次250mg，每8~12小时1次；或一天10mg/kg，分3次服用。也有使用一天600mg的用法。

【操作要点】

1. 本为结核病治疗药的二线药，主要用于复治病例。

2. 用量过大时可引起直立性低血压。

3. 用药前和疗程中每 2~4 周应测定谷丙转氨酶、谷草转氨酶。

4. 用药期间如出现视力减退或其他视神经炎症状时应立即停用并进行眼部检查，还应定期复查。与乙胺丁醇联合应用时，更需注意视力、视野检查。

5. 长期服用者需定期检查肝功能。

6. 单独用药时间长于半年者，半数以上出现耐药性。故必须与其他抗结核药合用；治疗可能须持续 1~2 年、数年或无限期服用。

7. 对异烟肼、吡嗪酰胺、乙硫异烟胺、烟酸或其他与本药化学结构相近的药物过敏者，也可能对本药过敏。

【注意事项】

1. 不良反应　常见食欲缺乏、恶心、呕吐、反酸、上腹不适、腹泻、精神抑郁，少见步态不稳、麻木、针刺感、烧灼感、手足疼痛；失眠、精神错乱或其他精神改变、皮肤黄染（黄疸、肝炎），偶见月经失调、性欲减退（男子）、颈前部肿、体重异常增加、关节疼痛、僵直、肿胀、色素沉着、脱发、皮疹、紫癜、眼前黄染、视物模糊或视力减退。伴或不伴眼痛（视神经炎）。

2. 禁用　对本药及异烟肼，吡嗪酰胺、烟酸或其他与本化学结构相近的药物过敏者，孕妇。

3. 慎用　糖尿病患者、营养不良者、酗酒者、卟啉病患者、严重肝功能减退者。

4. 药物相互作用　与环丝氨酸同服可使中枢神经系统毒性反应的发生率增加，本药能增加异烟肼的抗结核作用，但可能加重其不良反应。

【患者用药指导】

1. 如出现胃肠道刺激症状,可于进餐时或餐后服用,或同时合用抗酸药(碳酸氢钠)、解痉药等;对因胃肠反应不能耐受本药者,可酌情减量分次服用或小量开始,逐步递增用量。

2. 每天剂量晚餐后或睡前一次顿服,可增加血药浓度和疗效,但可能加重胃肠道刺激。

3. 用药期间成人每天同时服用维生素 B_6 15~300mg,有助于减轻周围神经炎症状,尤其是有异烟肼引起周围神经炎病史者。

【应急处置】

用量过大时可引起直立性低血压,主要采取对症治疗。

【典型案例】

患者,女,42 岁,患继发肺结核(复治),入院后给予力克菲蒙:0.3g,tid;利福星:0.4g,qd;丙硫异烟胺:0.2g,tid;吡嗪酰胺:0.5g,tid 治疗,1 个月后患者出现流涕、打喷嚏、流口水现象,患者痛苦异常。给予抗感冒、抗病毒治疗,无明显效果,请耳鼻喉科会诊检查无异常。1 个月后患者家属偶然阅读丙硫异烟胺说明书,发现本药有唾液增多、流口水等不良反应,向主管医师提出疑问,随即停用丙硫异烟胺,后患者流涕、流口水现象减轻,10 天后症状消失。继续服用其他抗结核药物治疗肺结核,未再出现上述不良反应。

分析点评:丙硫异烟胺说明书中有口腔炎、舌炎致唾液增多、流口水等不良反应,但临床并不多见,尤其严重流涕临床更是未见报道。本例患者在抗结核治疗过程中出现严重流涕、流口水、打喷嚏等不良反应,初步考虑为丙硫异烟胺不良反应所致,且在停用丙硫异烟胺继续服用其他抗结核药物后未再出现类似不良反应,进一步证实上述不良反应可能是丙硫异烟胺引起。

重要提示：丙硫异烟胺是二线抗结核药物，对结核杆菌有抑菌作用，其抗菌作用仅为异烟肼的 1/10；但不良反应明显。在抗结核治疗过程中，应尽量避免使用。在使用过程中应密切观察病情，当患者有流涕、打喷嚏、流口水等症状出现时，应及时想到丙硫异烟胺不良反应，及时停药，避免该不良反应进一步发展。

第五节 支气管扩张症

一、疾病简介

支气管扩张症(bronchiectasis)是指支气管树的异常扩张，为一种常见的呼吸道慢性化脓性炎症。反复发作的慢性炎症和纤维沉积或纤维化修复使支气管壁毁损，导致支气管持久扩张、变形。病变主要累及中等大小支气管，病变可以广泛，也可以局限；左肺下叶最为常见。支气管扩张症，可伴有支气管大量萎陷，支气管萎陷部位远端的所有气道及肺泡均出现不张，使肺叶呈现无气状态。

二、临床特点

主要为慢性咳嗽、咳大量脓痰和 / 或反复咯血。多与体位有关，这是由于支气管扩张部位分泌物积储，改变体位时分泌物刺激气管黏膜引起咳嗽和排痰。痰液静置后可分 3 层。50%~70% 的患者有不同程度的咯血。同一部位反复发生感染并迁延不愈。典型肺部体征为下胸部、背部固定而持久的局限性粗湿啰音，有时可有哮鸣音。支气管扩张部位广泛和严重者，可导致阻塞性通气功能障碍。

三、治疗原则

1. 去除病原，加强体质，改善营养，提高抗病能力，坚持体位排痰及戒烟，减少尘埃吸入，预防感冒等防止支气管扩张的发展。

2. 支气管扩张症的治疗，主要是感染的防和治，防治感染的关键在于加强呼吸道痰液的引流，并根据感染的病原菌适当选用抗生素；β_2 肾上腺素受体激动剂、茶碱以及皮质激素可减轻气流阻塞，促进纤毛清除功能以及减轻炎症。

四、治疗药物

沙丁胺醇 Salbutamol

【临床应用】

1. 用于防治支气管哮喘、哮喘性支气管炎和肺气肿患者的支气管痉挛。

2. 本药雾化吸入溶液还可用于运动性支气管痉挛及常规疗法无效的慢性支气管痉挛。

【用法用量】

口服：一次 2~4mg，一天 3 次。缓释及控释制剂，一次 8mg，一天 2 次，早、晚服用。

气雾吸入：每 4~6 小时 200~500μg，1 次或分 2 次吸入，2 次吸入时间隔 1 分钟。

喷雾吸入：①间歇性治疗，一次 2.5~5mg，一天 4 次，从低剂量开始，以注射用生理盐水稀释至 2ml 或 2.5ml，喷雾可维持约 10 分钟。部分患者可能需要 10mg 的较高剂量，可不经稀释，取 10mg 直接置入喷雾装置中，雾化吸入，直至支气管得到扩张为止，通常需要 3~5 分钟。②连续性治疗，以注射用生理盐水稀释成 50~100mg/ml 的溶液，给药速率通常为 1mg/h，最高可增至 2mg/h。

粉雾吸入：一次 0.2~0.4mg，一天 4 次。

肌内注射：一次 0.4mg，必要时 4 小时可重复注射。

静脉注射：一次 0.4mg，用 5% 葡萄糖注射液或生理盐水 20ml 稀释后缓慢注射。

静脉滴注：一次 0.4mg，用 5% 葡萄糖注射液 100ml 稀释后滴注。

【操作要点】

1. 对氟利昂过敏的患者禁用本药气雾剂，惊厥患者慎用本药雾化吸入溶液。

2. 本药雾化吸入溶液一般剂量无效时，不能随意增加药物剂量或使用次数，反复过量使用可导致支气管痉挛，如有发生应立即停药，更改治疗方案。

3. 增加使用吸入的 β_2 受体激动药可能是哮喘恶化的征象，若出现此情况，需重新评估对患者的治疗方法，考虑合用糖皮质激素治疗。

4. 对其他肾上腺素受体激动药过敏者也可能对本药过敏。

【注意事项】

1. 不良反应　较常见的不良反应有：震颤、恶心、心悸、头痛、失眠、心率增快或心搏异常强烈。较少见的不良反应：头晕、目眩、口咽发干。罕见肌肉痉挛，过敏反应。此外，还可见低钾血症及口、咽刺激感。长期用药亦可形成耐受性，不仅疗效降低，且可能使哮喘加重。

2. 禁用　对本药或其他肾上腺素受体激动药过敏者。

3. 慎用　高血压患者、青光眼患者、糖尿病患者、嗜铬细胞瘤患者、有动脉瘤病史者、对拟交感神经药物异常敏感者、冠状动脉供血不足者、甲状腺功能亢进患者、心律失常患者、特发性主动脉瓣肥厚性狭窄患者、哺乳期妇女。

4. 药物相互作用　单胺氧化酶抑制药、三环类抗抑郁药、抗组胺药、左甲状腺素等可能增加本药的不良反应。本品可增强泮库溴铵、维库溴铵所引起的神经肌肉阻滞的程度，可增加洋地黄类药诱发心律失常的危险性。与皮质类固醇、利尿药等合用时，可加重血钾浓度降低的程度。与氟烷在产科手术中合用时,可加重子宫收缩无力,导致大出血。β肾上腺素受体拮抗剂(如普萘洛尔)能拮抗本药的支气管扩张作用。本品可降低磺胺类药物的吸收。与甲基多巴合用时,可出现严重的急性低血压反应。

【患者用药指导】

1. 通常预防用药时口服给药,控制发作时用气雾或粉雾吸入。

2. 本药缓释及控释制剂应整片吞服,不得咀嚼。

3. 粉雾剂的使用方法 临用前,取粉雾吸入用胶囊1粒放入专用吸入器的刺孔槽内,用手指揿压侧按钮,胶囊两端分别被4根细针刺孔,然后将口吸器放入口腔深部,用力吸气,胶囊随着气流产生快速旋转,胶囊中的药粉即喷出胶壳,并随气流进入呼吸道。

【应急处置】

过量中毒的先兆表现:胸痛、头晕、持续的严重头痛、严重高血压、持续恶心、呕吐、持续心率增快或心搏强烈、烦躁不安等。

过量时可选用具心肌选择性的β肾上腺素受体拮抗剂,但有支气管痉挛病史的患者应谨慎。

【典型案例】

患者,男,62岁。因慢性支气管炎10余年,咳喘加重3天入院。既往无抽搐史。初步诊断:支气管哮喘,肺心病,老年慢性支气管炎。给予沙丁胺醇2.4mg,每天4次,口服。2周后无不良反应,但哮喘仍时有发作,遂自行将沙丁胺醇增至4.8mg,4次/d,加药后1周哮喘消失,但第2周起发现手指小关节强直,伴肋间肌和腓肠肌阵发抽搐,症状逐渐加重,第3周突然出现腹肌强直性抽搐,即停服沙丁胺醇。急查血钾3.9mmol/L,血钙1.9mmol/L,均低于正常值,给予补钾及补钙治疗后症状消失。

分析点评：该药对支气管扩张作用强而持久，口服有效，适用于支气管哮喘与喘息型支气管炎。其不良反应主要表现为头痛、头晕、失眠等，偶有肌肉和手指震颤、心悸等。本例引发部分肌肉抽搐，尤其是腹肌强直性抽搐则比较罕见。其发生机制可能为沙丁胺醇兴奋交感神经末梢及神经节突触前膜 β_2 受体，致神经元过度兴奋，产生过量高频放电导致抽搐。

重要提示：除上述因素外，本例同时还伴有低血钾和低血钙，因此，当大剂量和／或长期使用该药时，如发生上述不良反应，除应立即停药外，还应注意检测血钾及血钙水平。

特布他林 Terbutaline

【临床应用】

用于治疗支气管哮喘、慢性喘息性支气管炎、阻塞性肺气肿和其他伴有支气管痉挛的肺部疾病。

【用法用量】

口服：用于平喘：通常 2.5~5mg，饭后服，一天 3 次。一天最大量不超过 15mg。胶囊或颗粒一次 1.25mg，一天 2~3 次，1~2 周后可加至一次 2.5mg，一天 3 次；口服溶液一次 1.5~3g，一天 3 次。

气雾吸入：每 4~6 小时吸入 0.25~0.5mg，可 1 次或分次吸入，两次吸入之间需要间隔 1 分钟。

雾化吸入：本药雾化溶液一次 5mg（2ml）加入雾化器中，24 小时内最多给药 4 次。如雾化器中药液未一次用完，可在 24 小时内使用。

粉雾吸入：一次 0.25~0.5mg，每 4~6 小时 1 次，严重者可增至 1 次 1.5mg，一天最大量不超过 6mg，需要多次吸入时，每吸间隔时间 2~3 分钟。

【操作要点】

1. 用于治疗哮喘时，推荐短期间断应用，以吸入为主，只在重症哮喘发作时才考虑静脉给药。

2. 老年人慎用本药吸入粉雾剂，且应从小剂量开始。

3. 大剂量静脉注射本药会使已有的糖尿病和酮症酸中毒加重。

【注意事项】

1. 不良反应　个别患者用药期间可出现皮疹、皮肤瘙痒、皮肤局限性水肿、支气管痉挛或光敏性皮炎，甚至可出现严重的过敏性休克。罕见过敏反应，如血管性水肿、支气管痉挛、光敏感、瘙痒、皮疹、类过敏反应。连续用药 1 个月以上者，可能出现体重轻度增加。

2. 禁用　对本药过敏者、肝功能不全者、Q-T 间期延长或先天性 Q-T 间期延长综合征患者、电解质异常患者（特别是低血钾和低血镁）。

3. 慎用　肾功能不全者；有心脏病史，尤其是心律失常者。

4. 药物相互作用　单胺氧化酶抑制药、三环类抗抑郁药、抗组胺药、左甲状腺素等可增加本药的不良反应；合用琥珀酰胆碱，可增强后者的肌松作用；合用咖啡因或减充血剂，可能增加心脏的不良反应；β 肾上腺素受体拮抗剂（如醋丁洛尔、阿替洛尔、拉贝洛尔、美托洛尔、纳多洛尔、吲哚洛尔、普萘洛尔、噻吗洛尔等）能拮抗本药的作用，使疗效降低，还可能使哮喘患者产生严重的支气管痉挛。与拟交感胺类药合用会对患者心血管系统产生有害影响。

【应急处置】

药物过量的表现为：出现过度 β 肾上腺素受体激动症状，如癫痫、咽痛、高血压或低血压、心悸、心动过速（达 200 次 /min）、心律不齐、神经质、头痛、失眠、乏力、不适、眩晕、震颤、强直性肌肉痉挛、口干、恶心、疲劳等，也可能发生低血钾、高血糖及酸中毒。出现药物过量症状时无特异治疗，应停药并采取对症措施。也可以考虑

使用心脏选择性 β 肾上腺素受体拮抗剂,因会产生支气管痉挛,使用时应谨慎。尚无充分证据说明透析有助于清除药物。

【典型案例】

患者,女,69 岁。因支气管炎、痰液黏稠不易咳出和哮喘,口服硫酸特布他林 2.5mg,服药后 15 分钟出现颜面潮红,皮肤瘙痒,心悸,四肢无力,心前区不适,经大量饮水,卧床休息和抗过敏治疗后 4~6 小时恢复正常。

分析点评:此现象为特布他林的过敏反应。特布他林的过敏反应与患者个体差异、对药物的耐受性以及服药剂量有关。

重要提示:特布他林不良反应的发生与其药理作用、给药剂量、患者年龄及个体差异有关,因此,临床应用时应从小剂量开始,逐渐加至治疗量,以减少副作用;对过敏体质及心功能不全患者慎用,如必须使用时应注意观察,发现异常则应及时停药,并采取补救措施。

异丙托溴铵 Ipratropium Bromide

【临床应用】

1. 用于缓解慢性阻塞性肺部疾患(如慢性支气管炎、肺气肿等)引起的支气管痉挛、喘息症状,并可作为维持用药。

2. 用于防治支气管哮喘,尤其适用于因不能耐受 β 肾上腺素受体激动药所致肌肉震颤、心动过速的患者。

【用法用量】

气雾吸入:①一般用法,一次喷吸 2 喷(相当于 40μg),一天 3~4 次或每隔 4~6 小时喷吸 1 次。②严重发作,一次喷吸 2~3 喷,每 2 小时可重复 1 次。

雾化吸入:溶液剂,一次 0.4~2ml(相当于 100~500μg),用生理盐水稀释到 3~4ml,置雾化器中吸入,至症状缓解,剩余的药液应废弃。

【操作要点】

1. 本药雾化溶液剂不能与含有防腐剂苯扎氯铵的色苷酸钠雾化吸入液在同一个雾化器中使用。

2. 有青光眼易患性的患者应用本药时应使用眼罩保护眼睛。与眼结膜充血和角膜水肿相关的眼痛或不适、视物模糊、虹视或有色成像等可能是急性闭角型青光眼的征象,若上述症状加重,需用缩瞳药。

【注意事项】

1. 不良反应 常见头痛、震颤、口干,可有头晕、神经质、咳嗽、局部刺激、恶心、呕吐、视物模糊,少见心动过速、心悸、尿潴留、口苦、胃肠动力障碍、眼部调节障碍,极少见支气管痉挛、过敏反应。

2. 禁用 对本药及阿托品和其衍生物过敏者、幽门梗阻者。

3. 慎用 闭角型青光眼患者、前列腺增生者、膀胱颈梗阻者、孕妇及哺乳期妇女。

4. 药物相互作用 本药与非诺特罗、色甘酸钠、茶碱、沙丁胺醇等合用,可相互增强疗效;金刚烷胺、吩噻类抗精神病药、三环类抗抑郁药、单胺氧化酶抑制药以及某些抗组胺药可增强本药的作用;β肾上腺素受体激动药或黄嘌呤制剂可增强本药的支气管扩张作用,有闭角型青光眼病史的患者合用本药与β肾上腺素受体激动药时,可增加急性青光眼发作的危险。

【患者用药指导】

1. 对大豆卵磷脂或有关的食品(如大豆、花生)过敏者不能使用本药气雾剂。

2. 本药误入眼内时,会出现瞳孔散大和轻度、可逆的视力调节紊乱,一旦出现此症状以及其他严重的眼部并发症发生,可予以缩瞳治疗。

【应急处置】

使用本药一般不会引起过量导致严重的抗胆碱能作

用,但可有轻微的全身性抗胆碱能作用表现,包括口干、视力调节障碍和心动过速等。

丙卡特罗 Procaterol

【临床应用】

用于防治支气管哮喘、哮喘性支气管炎、伴有支气管反应性增高的急性支气管炎和慢性阻塞性肺疾病所致的喘息症状。

【用法用量】

口服:一次 50μg,一天 1 次,临睡前服,或一次 50μg,一天 2 次,早晨及临睡前口服。

气雾吸入:一次吸入 10~20μg,一天 3 次,10 天为一疗程,可连续 3 个疗程或视病情需要而定。

【操作要点】

1. 本药对变应原引起的皮肤反应有抑制作用,故进行皮肤试验时,应提前 12 小时终止服用本药。

2. 黄嘌呤衍生物、甾体激素以及利尿剂并用时有增加 β_2 肾上腺素受体激动剂降低血钾的作用,对重症哮喘患者要特别加以注意。低氧血症在血钾低下时增加了对心率的作用,在这种情况下要对血清钾进行监测。

3. 连续过量使用时,可能导致心律失常甚至心搏骤停,特别是既往有类似症状发生时易出现。

【注意事项】

1. 不良反应　本药引起的不良反应较少。可见高血压、嗜睡、失眠、震颤、肌肉颤动、头痛、眩晕、耳鸣、气管、咽喉异常感,偶见心悸、心律失常、心率加快、面色潮红、心电图改变、周身倦怠、四肢无力、鼻塞、恶心、口干、胃部不适,较少发生呼吸困难。

2. 禁用　对本药及肾上腺素受体激动药过敏者。

3. 慎用　甲状腺功能亢进者、高血压患者、冠心病等心脏病患者、糖尿病患者、孕妇及哺乳期妇女。

4. 药物相互作用 本药与肾上腺素及异丙肾上腺素等儿茶酚胺类药合用时，可引起心律不齐甚至心搏骤停，应避免合用；与单胺氧化酶抑制药合用时，可增加本药的不良反应；与茶碱类药物合用，疗效可能增强，但心律失常不良反应也会增加；非选择性肾上腺素 $β_2$ 肾上腺素受体拮抗剂可部分或全部拮抗本药的作用。

【应急处置】

连续过量使用时，可能导致心律失常甚至心搏骤停，特别是既往有类似症状发生时易出现；主要采取对症治疗。

第六节 支气管哮喘

一、疾病简介

支气管哮喘（bronchial asthma）是多种细胞（如嗜酸性粒细胞、肥大细胞、T淋巴细胞、中性粒细胞、气道上皮细胞等）和细胞组分参与的气道慢性炎症性疾病。这种慢性炎症与气道高反应性相关，通常出现广泛多变的可逆性气流受限，并引起反复发作性的喘息、气急、胸闷或咳嗽等症状，常在夜间和/或清晨发作、加剧，多数患者可自行缓解或经治疗缓解。

二、临床特点

主要症状为发作性伴有哮鸣音的呼气性呼吸困难或发作性胸闷和咳嗽。严重者被迫采取坐位或呈端坐呼吸，干咳或咳大量白色泡沫样痰，甚至出现发绀，有时咳嗽是唯一症状。哮喘症状可在数分钟内发作，经数小时至数天，用支气管舒张药或自行缓解。发作时听诊有广泛哮鸣音，呼气音延长。严重者可见心率快、奇脉、胸腹反常运动和发绀。

三、治疗原则

1. 对于哮喘患者来说，确定哮喘诊断后还必须对其病情严重程度作出客观准确的判断，以便制订治疗方案。哮喘急性发作时应根据病情严重程度及治疗反应决定治疗方案，目的在于尽快缓解症状，解除气流受限和低氧血症。对于慢性哮喘患者应当根据患者的病情严重程度，特别是哮喘控制水平制订长期治疗方案。

2. 应用支气管舒张药，如 β_2 肾上腺素受体激动剂、M胆碱受体拮抗剂和茶碱类药物，控制哮喘的急性症状。

3. 糖皮质激素及其他非皮质激素抗炎药物色甘酸钠、白三烯受体拮抗剂等，控制慢性气道炎症，是哮喘的基本治疗药物，对哮喘长期理想的控制起到重要的作用。

四、治疗药物

色甘酸钠 Sodium Cromoglicate

【临床应用】

用于预防各型哮喘发作。

【用法用量】

吸入给药

支气管哮喘：①干粉吸入，一次 20mg，一天 4 次；症状减轻后，一天 40~60mg；维持量，一天 20mg。②气雾吸入，一次 3.5~7mg，一天 3~4 次，一天最大剂量 32mg。

【操作要点】

1. 极少数人在开始用药时出现哮喘加重，此时可先吸入少许扩张支气管的气雾剂，如异丙肾上腺素、沙丁胺醇。

2. 原来用肾上腺皮质激素或其他平喘药治疗者，用本药后应继续用原药至少 1 周或至症状改善后，才能逐渐减量或停用原用药物。

3. 本药对伴有肺气肿或慢性支气管炎的患者,疗效有限。对急性哮喘和哮喘持续状态无效。故如遇急性发作,应立即以常规方法治疗,并停用本药。

4. 哮喘持续发作及严重呼吸困难者,色甘酸钠吸入不属首选治疗,应先用解痉药物或皮质激素以控制症状。

【注意事项】

1. 不良反应 偶见排尿困难、尿急、尿痛、头晕、严重或持续性头痛、喘鸣加重、关节痛或肿胀、肌痛或肌无力、恶心或呕吐、皮疹或皮肤瘙痒、口唇与眼睑肿胀、胸部紧束感、呼吸或吞咽困难等。少数患者喷雾吸入干粉可出现腭、咽喉干痒,呛咳,胸部紧迫感,鼻腔充血,支气管痉挛,甚至诱发哮喘。

2. 禁用 对本药过敏者。

3. 慎用 肝、肾功能不全者。

4. 药物相互作用 与糖皮质激素合用可增强治疗支气管哮喘的疗效;与氨茶碱合用可减少茶碱用量,并提高止喘疗效。

【患者用药指导】

1. 对于季节性外源性过敏原引起的支气管哮喘病例应在支气管哮喘好发时期前 2~3 周使用本药。运动性哮喘可在运动前 15 分钟给药。

2. 获明显疗效后,可减少给药次数。如需停药,亦应逐步减量后再停,不能突然停药,以防哮喘复发。

【应急处置】

如使用过量或出现严重不良反应,应立即就医。

氨茶碱 Aminophylline

【临床应用】

用于支气管哮喘、喘息型支气管炎、阻塞性肺气肿等缓解喘息症状。

【用法用量】

口服：一次 100~200mg，一天 300~600mg；极量为一次 500mg，一天 1g。

静脉注射：一次 125~250mg，一天 500~1 000mg，每 125~250mg 用 50% 葡萄糖注射液稀释至 20~40ml，注射时间不得短于 10 分钟；极量一次 500mg，一天 1g。

静脉滴注：一次 250~500mg，一天 500~1 000mg，以 5% 或 10% 葡萄糖注射液稀释后缓慢滴注；极量为一次 500mg，一天 1g。

【操作要点】

1. 治疗安全范围窄，增加给药速度会使血药浓度超过治疗范围，造成毒性反应。

2. 静脉注射过快或茶碱血药浓度高于 20μg/ml 时，可出现毒性反应，表现为心律失常、心率增快、肌肉颤动或癫痫。

3. 静脉注射时需稀释成浓度低于 25mg/ml 的稀释液。静脉注射速度一般以不高于 10mg/min 为度，或再度稀释后改作静脉滴注。

4. 本药的有效血药浓度范围窄，个体差异大，有条件者应进行血药浓度监测，根据血药浓度调整用药剂量。

【注意事项】

1. 不良反应　茶碱的毒性常出现在血清浓度为 15~20μg/ml，特别是在治疗开始，早期多见恶心、呕吐、易激动、失眠等，当血清浓度超过 20μg/ml，可出现心动过速、心律失常，血清中茶碱超过 40μg/ml，可发生发热、失水、惊厥等症状，严重的甚至呼吸、心跳停止致死。

2. 禁用　对本品过敏者、活动性消化溃疡、未经控制的惊厥性疾病患者。

3. 慎用　酒精中毒者、心律失常、肺源性心脏病患者、充血性心力衰竭患者、肝脏疾病患者、高血压患者、甲状腺功能亢进者、急性心肌损害者、有消化道溃疡病史者、肾脏疾病患者、持续发热者。

4. 药物相互作用 美西律、红霉素、西咪替丁、地尔硫䓬、维拉帕米可增加本品血药浓度和毒性；苯巴比妥、苯妥英、利福平可加快茶碱的肝清除率，使茶碱血清浓度降低。

【患者用药指导】

1. 应定期监测血清茶碱浓度，以保证最大的疗效而不发生血药浓度过高的危险。

2. 老年患者以及酒精中毒、充血性心力衰竭、肝肾功能不全等患者的茶碱清除率低，用量应减少。吸烟者本药代谢加快，用量需较大。

【应急处置】

药物过量可致惊厥、癫痫、威胁生命的心律失常，血清药物浓度 $>30\mu g/ml$ 可引起死亡。出现药物过量应采取支持治疗，建立静脉通路，保持呼吸道畅通，监测心电图；出现惊厥应静脉给予地西泮、苯巴比妥；伴有血流动力学的心律失常可使用抗心律失常药物控制；监测心电图及生命体征。对于误食过量患者，应给予药用炭吸附以减少茶碱吸收，单剂量给予山梨醇以促进药物排泄。

【典型案例】

患者，男，15 岁，诊断：慢性支气管炎急性发作。用药医嘱：盐酸氨溴索注射液 15mg 加入 5% 葡萄糖注射液 250ml，静脉滴注，氨茶碱注射液 0.125g 入壶，即刻。配液操作后发现输液管路中出现白色混浊，遂停止该组输液。

分析点评：氨茶碱为茶碱与二乙胺的复盐，其药理作用主要来自茶碱，乙二胺使其水溶性增强。氨茶碱注射液呈碱性，$pH \leqslant 9.6$，与其他药物配伍时容易发生由于 pH 变化引起的物理变化。盐酸氨溴索注射液为弱酸性，pH5.0，不能与 pH > 6.3 的其他溶液混合，因为 pH 增加会导致产生氨溴索游离碱沉淀。将氨茶碱入壶到盐酸氨溴索注射液组中，由于 pH 变化出现沉淀，属配伍禁忌。

重要提示：氨茶碱注射液呈碱性，盐酸氨溴索注射液为弱酸性，若将两药混合，由于 pH 不相容而出现沉淀，为配伍禁忌。

多索茶碱 Doxofylline

【临床应用】

用于支气管哮喘、哮喘性支气管炎及其他支气管痉挛引起的呼吸困难。

【用法用量】

口服：①片剂，一次 200~400mg，一天 2 次，餐前或餐后 3 小时服用。②胶囊，一次 300~400mg，一天 2 次。

静脉注射：一次 200mg，每 12 小时 1 次，以 50% 葡萄糖注射液稀释至 40ml 缓慢静脉注射，时间应在 20 分钟以上，5~10 天为一疗程。

静脉滴注：将本药 300mg 加入 5% 葡萄糖注射液或生理盐水注射液 100ml 中，缓慢静脉滴注，滴注时间不少于 30 分钟，一天 1 次，5~10 天为一疗程。

【操作要点】

1. 茶碱类药物个体差异较大，应根据患者病情变化确定给药剂量及方法。必要时应监测血药浓度（如在增大使用剂量时，应注意监测血药浓度，20μg/ml 及以上浓度为中毒浓度）。

2. 合并高血压、充血性心力衰竭、肺源性心脏病、甲状腺功能亢进、肝脏疾病、肾功能减退的患者用药时应减量。

【注意事项】

1. 不良反应　少数患者服药后有心悸、心动过速、期前收缩、呼吸急促、高血糖、蛋白尿、纳差、恶心、呕吐、上腹不适或疼痛、头痛、失眠、易怒等。

2. 禁用 对本药或黄嘌呤衍生物类药过敏者、急性心肌梗死患者、哺乳期妇女。

3. 慎用 胃、十二指肠溃疡等消化性溃疡患者，慢性肺心病患者，快速性心律失常、心脏供血不足等心脏病患者，严重血氧供应不足者，高血压患者，甲状腺功能亢进患者，肝病患者，肾功能不全或合并感染的患者，癫痫发作患者，孕妇。

4. 药物相互作用 巴比妥类、大环内酯类药(如红霉素)药物对本药代谢的影响不明显。

【患者用药指导】

1. 本药不应与其他黄嘌呤类药物同用，与麻黄碱或其他肾上腺素类药物同用时须慎用；与喹诺酮类药物(如依诺沙星、环丙沙星)合用时宜减量；建议用药时避免饮用含咖啡因的饮料或食品。

2. 用药时应避免滥用乙醇类制品。

3. 食物可降低本药的血药浓度峰值，并延迟达峰时间。

【应急处置】

用药过量可导致严重心律不齐及阵发性痉挛等，此表现为初期中毒症状，应暂停用药，监测血药浓度，在上述中毒迹象和症状完全消失后仍可继续使用。

【典型案例】

患者，老年，男，咳嗽、咳痰、憋喘、慢性阻塞性肺疾病急性加重期入院。给予多索茶碱 0.2g 加入生理盐水 250ml 静脉滴注，每天 2 次。连续用药 2 天后，患者出现失眠症状，调整为每天 1 次，再连用 7 天。患者临床咳嗽、咳痰、憋喘症状减轻。同时夜间入睡困难、失眠、兴奋等不良反应加重。停药 2 天后，随访患者，上述不良反应消失。

分析点评：茶碱类药物个体差异较大，其治疗窗较窄，剂量要视个体病情变化选择最佳剂量。多索茶碱治疗上有效血药浓度约为 10μg/ml，不良反应与其血药浓度密切相关。血药浓度 > 20μg/ml，患者可能出现恶心、呕吐、上腹部疼痛、失眠、兴奋，过量还会出现严重心律不齐、阵发性痉挛等。发生上述症状，应暂时停药，待临床医师明确诊断，中毒症状完全消失后仍可继续使用。本例患者多索茶碱给药属于常规给药剂量。但肺部感染者使用茶碱时其半衰期会延长，而且茶碱类的作用可蓄积，仍按常用量给药可能会导致中毒。

重要提示：建议有条件的医院，使用茶碱类药物，应进行血药浓度监测。无条件监测的情况下，应密切观察是否有中毒等症状，一旦出现应立即停药，以保证用药安全有效。

倍氯米松 Beclometasone

【临床应用】
用于支气管哮喘。

【用法用量】
气雾吸入：一般一次 50~250μg，一天 3~4 次，一天最大量一般不超过 1mg。重症用全身性皮质激素控制后再用本药治疗，一天最大量不超过 1mg。

粉雾吸入：一次 200μg，一天 3~4 次。

【操作要点】
1. 本药气雾剂仅用于慢性哮喘，哮喘急性发作时应首先使用水溶性皮质激素或支气管扩张剂和抗组胺药，待急性症状控制后再改用本药维持治疗。

2. 用药后应在哮喘控制良好的情况下逐渐停用口服皮质激素，一般在本药气雾剂治疗 4~5 天后才缓慢减量停用。

【注意事项】
1. 不良反应　少数患者使用气雾剂可有刺激感，口腔、咽喉部念珠菌感染，还可因变态反应引起皮疹。偶见口干及声音嘶哑。少数患者使用鼻喷雾剂有鼻咽部干燥或烧灼感、喷嚏或轻微出血,极个别患者可见鼻中隔穿孔、眼压升高或青光眼。

2. 禁用　对本药过敏者以及对其他皮质激素有过敏史者。

3. 慎用　肺结核患者;孕妇及哺乳期妇女。

4. 药物相互作用　胰岛素与本药有拮抗作用,糖尿病患者应注意调整本药的剂量,本药可能影响甲状腺对碘的摄取、清除和转化。

【患者用药指导】

气雾剂用药后漱口可减轻刺激感;长期吸入出现口腔、咽喉部白念珠菌感染时,可局部给予抗真菌治疗。

【典型案例】

患者,女,38 岁。为预防支气管哮喘发作吸入丙酸倍氯米松气雾剂,3 次/d,每次 2 喷。吸入 2 次后出现面颈部潮红,躯干及四肢近心端散在不规则淡红色风团,痒,压之退色,随即自感胸闷、心悸、烦躁。近月来未用过任何药物,既往无药物过敏史。诊断:急性荨麻疹(丙酸倍氯米松气雾剂引起)。即停止吸入,口服赛庚啶、维生素 C,次日症状体征消失。为进一步明确引起荨麻疹的病因,20 天后又给患者吸入丙酸倍氯米松气雾剂 1 次,40 分钟后全身皮肤瘙痒,躯干出现大片风团,胸闷、气急。经口服特非那定、氨茶碱、维生素 C 后,皮疹消退,胸闷、气急消失。

分析点评:患者系因吸入丙酸倍氯米松所致荨麻疹,经对症治疗后,皮疹消退。

重要提示:提示广大医务工作者在临床应用中注意此不良反应的发生。

氟替卡松 Fluticasone

【临床应用】

用于哮喘的预防性治疗。

【用法用量】

吸入给药：经口腔吸入，根据病情的严重程度采用的起始剂量不同，一次100~1 000μg，一天2次。具体可采用：①轻度哮喘，一次100~250μg，一天2次。②中度哮喘，一次250~500μg，一天2次。③重度哮喘，一次500~1 000μg，一天2次。随后应将剂量逐渐减少至可有效控制哮喘的最低剂量。

【操作要点】

1. 本药不适用于哮喘急性发作的治疗，而应作为哮喘的长期预防性治疗。用于预防性治疗哮喘时应强调本药与支气管扩张药不同，治疗初期患者自觉症状的改善可不明显，即使无症状时也应定期应用。用药期间不应骤然停药。

2. 治疗哮喘期间，如发生反常性支气管痉挛伴哮喘加重时应停药，并立即吸入速效支气管扩张药（如沙丁胺醇）缓解。如用于症状控制的短效 β_2 受体激动药（如沙丁胺醇）用量增加，提示哮喘恶化，此时应调整治疗方案。

3. 在哮喘控制情况下，应停用或减量使用其他的糖皮质激素。突发和进行性的哮喘恶化有潜在的致命危险，应增加本药剂量。必要时可采用全身激素治疗。

【注意事项】

1. 不良反应　可能引起反常性的支气管痉挛伴哮喘加重、口腔及咽部白念珠菌感染、声音嘶哑、变态反应。长期大剂量用药可导致全身反应，包括：肾上腺皮质功能减退、生长延迟、骨密度降低、白内障及青光眼等。

2. 禁用　对本药成分过敏者。

3. 慎用　肺结核患者；全身性感染者。

4. 药物相互作用　强效 CYP 3A4 酶抑制药（如利托那韦等）可抑制本药代谢，使其生物利用度及血药浓度增加，从而增加本药导致全身不良反应的危险性。

【患者用药指导】

1. 应用本药喷雾剂前应轻摇药瓶，同时注意按压喷嘴应与吸气同步，以使药物能有效吸入至肺部。

2. 吸入本药之后应以净水漱洗口腔和咽部，以减少因吸入本药出现的口腔和咽部的念珠菌病、声音嘶哑。

【应急处置】

使用本药治疗期间如发生感染，则应给予抗生素或抗真菌治疗。如感染持续，应停药。

布地奈德 Budesonide

【临床应用】

用于糖皮质激素依赖性或非依赖性的支气管哮喘和哮喘性支气管炎，可减少口服肾上腺皮质激素的用量，有助于减轻肾上腺皮质激素的不良反应。

【用法用量】

气雾吸入，剂量应个体化。①开始剂量：较轻微的病例：一次 0.1~0.4mg，早晚各 1 次；较严重的病例：一次 0.2~0.4mg，一天 4 次。②维持剂量：一次 0.2~0.4mg，一天 2 次。

粉雾吸入，治疗支气管哮喘：治疗哮喘时剂量应个体化。根据患者原先的治疗情况，推荐剂量如表 5-1：

表 5-1　粉雾吸入布地奈德治疗支气管哮喘的推荐剂量

原有治疗	起始剂量	最大剂量
无激素治疗	一次 0.2~0.4mg，一天 1 次或一次 0.1~0.4mg，一天 2 次	一次 0.8mg，一天 2 次
吸入糖皮质激素	一次 0.2~0.4mg，一天 1 次或一次 0.1~0.4mg，一天 2 次	一次 0.8mg，一天 2 次
口服糖皮质激素	一次 0.4~0.8mg，一天 2 次	一次 0.8mg，一天 2 次

雾化吸入：将本药雾化混悬液经雾化器给药，起始剂量（或严重哮喘期或减少口服糖皮质激素时剂量）为一次 1~2mg，一天 2 次。维持剂量应个体化，推荐剂量为一次 0.5~1mg，一天 2 次。雾化时间和剂量取决于流速、雾化器容积和药液容量。本药雾化混悬液可与生理盐水和特布他林、沙丁胺醇、色甘酸钠或异丙托溴铵溶液混合使用。

【操作要点】

1. 本药禁用于需更强效的治疗时的支气管痉挛初始阶段以及哮喘急性发作需更强效的治疗时。

2. 哮喘急性加重或重症患者不宜单用本药控制急性症状。

【注意事项】

1. 不良反应　偶见速发或迟发的过敏反应、喉部有轻微刺激，偶见咳嗽或声嘶，甚至可有口腔咽喉部白念珠菌感染、异常精神症状、头痛、头晕、疲劳、味觉减弱、恶心、腹泻、体重增加等。原来使用口服皮质激素改用本药者，有可能发生下丘脑 - 垂体 - 肾上腺轴的功能失调。

2. 禁用　对本药过敏者；中度及重度支气管扩张症。

3. 慎用　气道有真菌、病毒或结核菌感染的患者。

【患者用药指导】

1. 本药见效慢，喷吸后其药效需待 2~3 天达到充分发挥。因此，口服皮质激素患者换为本药时，需要有数日过渡。过渡期间如患者出现鼻炎、湿疹和肌肉、关节痛等症状时，可增加口服皮质激素的剂量。

2. 吸入本药之后应以净水漱洗口腔和咽部。

【应急处置】

用药过量的表现：多数情况下，偶尔用药过量可出现血浆皮质醇浓度降低、中性粒细胞增加、淋巴细胞和嗜酸性粒细胞降低，但不会产生明显临床症状。习惯性过量可引起肾上腺皮质功能亢进和下丘脑 - 垂体 - 肾上腺抑制。

用药过量的处理：停药或者降低用药剂量。

泼尼松龙 Prednisolone

【临床应用】
用于严重的支气管哮喘。

【用法用量】
口服：开始一天量为 15~40mg（根据病情确定），需要时可用至一天 60mg（或 0.5~1mg/kg）。发热患者分 3 次服用；体温正常者一天晨起一次服用。病情稳定后应逐渐减量，维持量为 5~10mg，视病情而定。

肌内注射用泼尼松龙磷酸钠酯，一天 10~40mg，必要时可加量。

静脉滴注：用泼尼松龙磷酸钠酯，一次 10~20mg，加入 5% 葡萄糖注射液 500ml 中滴注。

静脉注射：用于危重患者，一次 10~20mg，必要时可重复给药。

【操作要点】
泼尼松龙磷酸钠水溶性强，作用快速，可供肌内注射、静脉滴注或静脉注射。醋酸泼尼松龙混悬液吸收缓慢，可供肌内注射或关节腔内注射。

【注意事项】
1. 不良反应　本药潴钠作用相对较氢化可的松为弱，一般不易引起水、电解质紊乱等不良反应。
2. 禁用　对肾上腺皮质激素类药物过敏；严重的精神病和癫痫、活动性消化性溃疡、新近胃肠吻合手术、骨折、创伤修复期、角膜溃疡、肾上腺皮质功能亢进症、高血压、糖尿病、孕妇、未能控制的感染、较重的骨质疏松等。

3. 慎用　心脏病或急性心力衰竭患者,糖尿病患者,憩室炎,情绪不稳定和有精神病倾向患者,肝功能不全,眼单纯疱疹,高脂蛋白血症,青光眼,甲状腺功能减退,重症肌无力,骨质疏松,胃炎、食管炎及胃溃疡等,肾功能损害或结石,结核病患者。

【患者用药指导】

与抗菌药物并用于细菌感染疾病时,应在抗菌药物使用之后使用,而停药则应在用抗菌药物之前,以免掩盖症状,延误治疗。

【应急处置】

长期使用糖皮质激素可发生失钾、缺钙、负氮平衡和垂体-肾上腺皮质轴功能的抑制,应补充钾和钙、高蛋白饮食,必要时配合蛋白同化激素等,并限制糖摄入,同时及早采用保护肾上腺皮质功能的措施,如隔日疗法和定期促肾上腺皮质激素(ACTH)兴奋等。

【典型案例】

患者,男,37岁。8小时前因斑秃在当地私人诊所予斑秃局部头皮注射泼尼松龙 50mg、维生素 B_{12} 0.25mg 后出现左侧头痛、头晕及左眼视力下降,予静脉滴注克林霉素、林格液后于我科就诊。入院诊断:左眼视网膜中央动脉阻塞。入院后予静脉滴注葛根素注射液 200ml,眼球按摩治疗后视力为光感。

分析点评:视网膜中央动脉阻塞是导致盲目的急症之一,主要致病因素为各种栓子,血管的改变,血液流变性的改变,及血管受压等。多见于老年人,特别是伴有心血管病的老人。

重要提示:本例中无心血管病史,发生视网中央动脉阻塞的原因不清,可能为局部治疗时疼痛刺激导致血管痉挛引起动脉阻塞。

布地奈德福莫特罗
Budesonide and Formoterol

【临床应用】

用于治疗哮喘。适用于需要联合应用肾上腺皮质激素和长效选择性 β_2 受体激动剂的哮喘患者的常规治疗。

【用法用量】

吸入给药:一次 1~2 吸(每吸 80μg/4.5μg 或 160μg/4.5μg),一天 2 次。

【操作要点】

1. 本药不用于哮喘的初始治疗,在常规治疗中当有效控制症状后应逐渐减少剂量至最低有效剂量。

2. 应根据患者病情个体化给药,并根据疗效调整剂量。如需剂量超出推荐的复方剂量,则应单独增加适当剂量的布地奈德或福莫特罗。

3. 定期检查血清钾及血糖水平,长期使用应进行肾上腺功能检查。

4. 乙醇可降低心脏对 β_2 拟交感神经药物的耐受性。

5. 单胺氧化酶抑制剂停用 2 周内不能给予本药。

【注意事项】

1. 不良反应 常见心悸,偶见心动过速,罕见心绞痛。常见头痛,偶见焦虑、恶心、眩晕、睡眠障碍、躁动,罕见抑郁、行为障碍。常见震颤,偶见肌肉痛性痉挛。常见咳嗽、声音嘶哑、口咽部念珠菌感染,罕见支气管痉挛。罕见皮疹、荨麻疹、瘙痒。偶见低钾血症、肾上腺抑制,罕见高血糖症。

2. 禁用 对布地奈德或福莫特罗过敏者。

3. 慎用 肥大性阻塞性心肌病、先天性瓣膜下主动脉狭窄、严重高血压、动脉瘤或其他严重心血管疾病,糖尿病,低钾血症,嗜铬细胞瘤,甲亢、甲状腺毒症,静止期或活动期肺结核，未使用雌激素的绝经后妇女，眼单纯疱疹感染或其他活动期的局部及全身细菌、病毒、真菌感染。

4. 药物相互作用　伊曲康唑可增加布地奈德的血药浓度；单胺氧化酶抑制剂与本药合用时，有增加心动过速、激动不安、轻度躁狂发生率的危险，并可加重高血压反应；β 受体拮抗剂（包括滴眼液）可减弱或抑制本药的药效；与抗组胺药（特非那定）、三环类抗抑郁药、吩噻嗪、普鲁卡因胺合用可延长 Q-T 间期，增加出现室性心律失常的危险；可增加洋地黄类药物诱导的心律失常的易患性。与左旋多巴、左甲状腺素、催产素合用可降低心脏对 β_2 拟交感神经药物的耐受性。

【患者用药指导】

1. 每次吸药后应用水漱口，以减少真菌性口咽炎。
2. 停用本药时需要逐渐减少剂量。

【应急处置】

药物过量的表现及处理：①多数情况下，布地奈德偶尔用药过量可出现血浆皮质醇浓度降低、中性粒细胞增加、淋巴细胞和嗜酸性粒细胞降低，但不会产生明显临床症状。习惯性过量可引起肾上腺皮质功能亢进和下丘脑 - 垂体 - 肾上腺轴抑制。过量时，应停药或者降低用药剂量。②福莫特罗用药过量可能导致典型的 β 受体激动剂样反应。过量时，应停药，必要时给予对症治疗。

沙美特罗替卡松
Salmeterol Xinafoate and Fluticasone Propionate

【临床应用】

用于可逆性阻塞性气道疾病的规律治疗。

【用法用量】

吸入剂：一次 1 吸（以沙美特罗计 $50\mu g$），一天 2 次。如病情控制，对需长效 β_2 受体激动剂的患者，可逐渐减量至一天 1 次。根据常于夜间或日间出现症状的不同，应分别于晚上或早晨用药。

气雾剂：一次 2 揿（以沙美特罗计 50μg），一天 2 次。

【操作要点】

1. 患者从口服皮质激素改为吸入型丙酸氟替卡松治疗时，因存在肾上腺反应不足的可能，应特别谨慎，口服给药应在开始使用吸入皮质激素的同时逐步撤销，并定期监测肾上腺皮质功能。

2. 可逆性阻塞性气道疾病（包括哮喘）的治疗应遵循阶梯方案，并应通过肺功能测定监测患者的治疗反应。由于吸入型皮质激素可能引起全身不良反应（虽然较口服皮质激素大大减少），尤其是长期大剂量使用后，故本药剂量应逐渐调至可有效控制病情的最小维持剂量。

3. 如本药的当前剂量不足以控制哮喘，应对患者复查，并可考虑给予其他皮质激素治疗；如伴有感染还应加用抗生素。哮喘的突发性和进行性恶化可能危及生命，对患者复查的同时应增加皮质激素进行治疗。

4. 用药后如出现支气管异常痉挛且喘鸣加重，应立即使用快速短效的吸入型支气管扩张剂治疗，停用本药准纳器，并对患者进行评估，必要时实施替代治疗。

【注意事项】

1. 不良反应　可能出现支气管异常痉挛、喘鸣加重、肾上腺功能抑制、骨矿物密度降低、白内障和青光眼、声嘶或发音困难、咽部刺激、头痛、口咽部念珠菌病及心悸等。沙美特罗可致震颤、心悸、头痛等偶见心律失常、关节痛、肌痛、肌肉痉挛、口咽部刺激及过敏反应。丙酸氟替卡松可致声嘶和口咽部念珠菌病。曾有皮肤过敏反应的报道，罕有面部和口咽部水肿的报道。

2. 禁用　对本药任何成分有过敏史者。

3. 慎用　肺结核患者、严重心血管疾病、糖尿病患者、低钾血症患者、甲状腺功能亢进或甲状腺毒症患者。

4. **药物相互作用**　与其他含 β 肾上腺素受体激动剂的药物合用,可产生潜在的药物叠加作用。利托那韦可使丙酸氟替卡松血药浓度大幅度升高。

【患者用药指导】

1. 对乳糖及牛奶过敏者禁用本药粉吸入剂。

2. 本药只供经口吸入使用,通过准纳器吸嘴吸入药物,勿经鼻吸入。

3. 本药不适于治疗急性哮喘症状,建议患者随身携带能快速缓解症状的药物;且不推荐本药作为控制哮喘的起始治疗药物,应在病情所需皮质激素的合适剂量已确立时使用。

4. 本药必须每天使用,不可突然中断。

5. 用药期间应定期评估,使本药保持最佳剂量。如仍需使用短效支气管扩张剂缓解哮喘症状,提示本药对哮喘的控制尚不理想。

6. 使用准纳器吸入本药后漱口可降低声嘶和念珠菌病的发生率。对有症状的念珠菌病患者,可局部使用抗真菌药治疗,同时可继续使用准纳器吸入本药。

7. **使用方法**　第一步:用一手握住准纳器外壳,另一手的大拇指放在拇指柄上,向外推动拇指直至完全打开。第二步:握住准纳器使得吸嘴对着自己,向外推滑动杆,直至发出咔哒声,表明准纳器已做好吸药的准备。每次当滑动杆向后滑动时,使一个剂量药物备好以供吸入。在剂量指示窗口有相应显示。不要随意拨动滑动杆以免造成药物的浪费。第三步:在准备吸入药物前,仔细阅读使用指南;握住准纳器并使之远离嘴。在保证平稳呼吸的前提下,尽量呼气。将准纳器从口中拿出;继续屏气约 10 秒钟,在没有不适的情况下尽量屏住呼吸;缓慢恢复呼气。切记:不要将气呼入准纳器中。将吸嘴放入口中,由准纳器深深地平稳地吸入药物。切勿从鼻吸入。

【应急处置】

药物过量:①沙美特罗过量可表现为震颤、头痛和心动过速,首选的解毒药为心脏选择性β受体拮抗剂(有支气管痉挛史的患者慎用);也可发生低钾血症,可补钾治疗。如因β受体激动剂过量而必须停用本药,则应考虑使用适宜的皮质激素替代治疗。②急性吸入丙酸氟替卡松超过推荐剂量时,可导致暂时性肾上腺功能抑制,因肾上腺功能通常于数日内恢复,故无须紧急处理。如长期持续用量超过推荐剂量,则可导致肾上腺功能明显受抑,此时可能需监测肾上腺储备功能。但丙酸氟替卡松过量时仍可继续使用适量本药以控制症状。

【典型案例】

患者,男性,64岁,因发作性胸闷,气喘4年,再发4天,加重8小时入院。诉在院外应用沙美特罗替卡松粉吸入剂50μg/250μg,吸入2次后出现皮疹及面部、手足肿胀,气喘加重。眼睑水肿,前胸部、腹部、双下肢可见粟粒状红色皮疹,压之退色,以四肢为著,双肺呼吸音稍低,可闻及散的哮鸣音。入院后停用沙美特罗替卡松粉吸入剂,立即给予氨茶碱0.25g加入5%葡萄糖注射液250ml、甲泼尼龙40mg加入氯化钠注射液250ml、左氧氟沙星注射液0.4g加入5%葡萄糖注射液250ml,静脉滴注,qd;10%葡萄糖酸钙10ml加入25%葡萄糖注射液20ml,静脉推注,qd。2天后,面部及双手足肿胀消失,皮疹消退。为明确是否为沙美特罗替卡松粉吸入剂过敏,征得患者及家属同意后,嘱患者再次吸入1次沙美特罗替卡松粉吸入剂50μg/250μg,2小时后又出现胸闷,气喘加重,皮疹增多,面部及双手足肿胀。双肺哮鸣音增多,无湿性啰音。立即给予吸氧,10%葡萄糖酸钙10ml加入25%葡萄糖注射液20ml,静脉推注,氨茶碱、甲泼尼龙、左氧氟沙星注射剂(剂量、用法如上)继续应用,连用 3 天,停用沙美特罗替卡松粉吸入剂,4 天后,皮疹完全消退,肿胀消失,胸闷气喘未再发作。

分析点评:沙美特罗曾报道有患者出现致死性哮喘。氟替卡松具有抗炎、抗过敏、免疫抑制等作用。两者复合制剂引起水肿、皮疹比较少见。停用沙美特罗替卡松粉吸入剂,经葡萄糖酸钙抗过敏治疗,症状改善。为明确其为沙美特罗替卡松粉吸入剂所致,而非其他药物及环境中过敏原所致,在环境不变情况下,再次吸入沙美特罗替卡松粉吸入剂,皮疹、水肿再次出现,证明确系沙美特罗替卡松粉吸入剂所致。

重要提示:在临床应用该药时重视该药所引起的过敏反应。

噻托溴铵 Tiotropium Bromide

【临床应用】

用于慢性阻塞性肺疾病的维持治疗,包括慢性支气管炎和肺气肿、伴随性呼吸困难的维持治疗及急性发作的预防。

【用法用量】

粉雾吸入:一次 18μg,一天 1 次。

【操作要点】

1. 本药作为一天 1 次维持治疗的支气管扩张药,不应用作支气管痉挛急性发作的初始治疗,即抢救治疗药物。

2. 使用时避免药物粉末进入眼部,可能引起或加重闭角型青光眼、眼痛或不适、短暂视物模糊、视觉晕轮或彩色影响并伴有结膜充血引起的红眼和角膜水肿的症状。

【注意事项】

1. 不良反应 最常见的不良反应为口干;其次为便

秘、念珠菌感染、鼻窦炎、咽炎；少见全身过敏反应、心动过速、心悸、排尿困难、尿潴留；亦有关于恶心、声音嘶哑和头晕的报道；此外还可能诱发青光眼和 Q-T 间期延长。

2. 禁用　对本药过敏者、对阿托品及其衍生物（如异丙托溴铵）过敏者。

3. 慎用　闭角型青光眼患者，前列腺增生或膀胱颈梗阻的患者，重症肌无力患者，中、重度肾功能不全患者。

【患者用药指导】

1. 本药胶囊仅供吸入，不可口服，且使用不得超过一天 1 次。

2. 本药粉雾剂含有乳糖，严重的牛奶蛋白过敏患者慎用。

3. 使用方法　临用前，取胶囊 1 粒放入专用吸入器的刺孔槽内，用手指揿压按钮，胶囊两端分别被细针刺孔，然后将口吸器放入口腔深部，用力吸气，胶囊随着气流产生快速旋转，胶囊中的药粉即喷出囊壳，并随气流进入呼吸道。

【典型案例】

患者，男，73 岁。以"反复咳痰喘 5 年，胸闷气短加重 1 个月"为主诉来诊，心肺听诊阴性，医师在前述用药基础上加用噻托溴铵粉吸入剂，每日吸入 1 粒。当晚，患者首次使用噻托溴铵粉吸入剂后数分钟，无其他诱因自觉"心慌、喘憋、胸闷明显"来急诊。诊断：心房颤动。立即给予吸氧，静脉推注盐酸胺碘酮注射液 150mg 转复，期间患者出现心前区不适，胸痛，嘱停药。后予环磷腺苷葡胺、红花黄色素静脉滴注，患者逐渐好转。当晚收住呼吸内科病房，次日晨患者未诉明显不适，听诊心率 84 次 / min，律齐。复查心电图示：①窦性心律；②ST 段改变。心脏彩超示：主动脉瓣、二尖瓣少量反流。第 3 天查 24 小时动态心电图示：①窦性心律；②偶发房性期前收缩。

入院后患者病情稳定,未再应用噻托溴铵等抗胆碱能药物,常规治疗 6 天后出院。

分析点评:慢性阻塞性肺疾病(COPD)患者中与气流阻塞相关的心房颤动相对常见。其机制为 COPD 相关的肺动脉高压引起右心室压力增加,进而增高右心房压力引发房颤。该患者既往 COPD 病史 3 年余,但其既往及就诊当日均无"心慌"主诉,体检亦未见异常。沙美特罗替卡松粉吸入剂、茶碱缓释片偶有心律失常等不良反应,但该患者已长期应用,未诉不适,基本可排除上述两药与房颤的相关性。该患者首次使用噻托溴铵粉吸入剂与发生房颤在时间上有明确关联,故判断该药很可能导致患者发生房颤。

重要提示:护士除了教育患者正确使用方法外,还要注意观察及分析可能带来的不良反应。

扎鲁司特 Zafirlukast

【临床应用】

1. 用于慢性轻至中度哮喘的预防和治疗,尤其适于阿司匹林哮喘或伴有上呼吸道疾病(如鼻息肉、过敏性鼻炎)者。

2. 用于激素抵抗型哮喘或拒绝使用激素的哮喘患者。

3. 用于严重哮喘时以控制哮喘发作或减少激素用量。

【用法用量】

口服:起始剂量及一般维持剂量均为一次 20mg,一天 2 次。为达到最佳疗效,也可逐步增加至最大量(一次 40mg,一天 2 次)。用于预防哮喘时,应持续用药。

【操作要点】

1. 本药不能解除哮喘急性发作时的支气管痉挛,故在急性发作期间,常需与其他治疗哮喘的药物合用。

2. 本药不可突然替代糖皮质激素的治疗(吸入或口服)。

3. 重度哮喘治疗中,减少激素用量时应谨慎。少数服用本药的激素依赖型哮喘患者,在撤除激素治疗时可出现嗜酸性粒细胞增多、心肌病、肺浸润和以全身血管炎为特点的 Churg-Strauss 综合征。

【注意事项】

1. 不良反应　本药耐受性良好,最常见的不良反应有轻微头痛、胃肠道反应、咽炎、鼻炎、老年患者感染的发生率增加,少见氨基转移酶升高、皮疹(包括水疱)、挫伤后凝血障碍、粒细胞缺乏症,罕见过敏反应(包括荨麻疹和血管性水肿)、轻微的肢体水肿、肝炎(有的伴高胆红素血症)、肝功能衰竭、高胆红素血症、非特异性关节痛和非特异性肌痛。较大剂量给药时,导致继发肿瘤的危险性增加,如肝细胞癌、膀胱癌等。

2. 禁用　对本药过敏者。

3. 慎用　肝功能不全者。

4. 药物相互作用　阿司匹林可使本药的血药浓度升高约45%;与华法林合用时,可导致凝血酶原时间延长约35%;红霉素、茶碱、特非那定可降低本药的血药浓度。本药可与其他治疗哮喘和抗过敏的常规药物联用。与吸入性糖皮质激素、支气管扩张药、抗生素、抗组胺药和口服避孕药等合用时未见不良相互作用。

【患者用药指导】

本药应于饭前1小时或饭后2小时服用,避免进食时服用。

【应急处置】

本药发生不良反应一般无须中止治疗,在停药后症状即可消失,但出现肝功能不全的症状及体征如畏食、恶心、呕吐、右上腹疼痛、疲乏、嗜睡、流感样症状、肝大、瘙痒及黄疸等,应立即停药并测量血清氨基转移酶。

孟鲁司特 Montelukast

【临床应用】

用于哮喘的预防和长期治疗，包括预防白天和夜间的哮喘症状。也用于治疗阿司匹林哮喘，预防运动性哮喘。

【用法用量】

口服：一次 10mg，一天 1 次，睡前服用。

【操作要点】

1. 对哮喘患者而言，本药可加入现有的治疗方案中，并可减少合用药物的剂量。

（1）支气管扩张剂：单用支气管扩张剂不能有效控制哮喘的患者，可在治疗方案中加入本药，一旦有临床治疗反应（一般出现在首剂用药后），则可根据患者的耐受情况，将支气管扩张剂的剂量减少。

（2）吸入皮质激素：接受吸入皮质激素治疗的哮喘患者加用本药后，可根据患者耐受情况适当减少皮质激素的剂量。某些患者可逐渐减量直至完全停用吸入皮质激素。但不应骤然使用本药取代吸入或口服皮质激素。

2. 接受包括白三烯受体拮抗剂在内的抗哮喘药物治疗的患者，在减少全身皮质激素剂量时，极少病例发生以下一项或多项情况：嗜酸性粒细胞增多症、血管性皮疹、肺部症状恶化、心脏并发症和 / 或神经病变（有时诊断为 Churg-Strauss 综合征）。虽然尚未确定这些情况与白三烯受体拮抗剂的因果关系，但在接受本药治疗的患者减少全身皮质激素剂量时，建议应加以注意并作适当的临床监护。

3. 用药期间应进行常规血液生化及肝功能检查。

4. 本药不应用于治疗急性哮喘发作。

5. 本药不能阻断对阿司匹林过敏的哮喘患者对阿司匹林和其他非甾体抗炎药的支气管收缩反应。这些患者应当避免使用阿司匹林和其他非甾体抗炎药。

【注意事项】

1. 不良反应　一般耐受性良好,不良反应轻微,通常不需要终止治疗。有以下不良反应报道:过敏反应(包括血管性水肿、皮疹、皮肤瘙痒、荨麻疹和罕见的肝脏嗜酸性粒细胞浸润)、头痛、嗜睡、易激惹、烦躁不安、失眠、腹痛、恶心、呕吐、消化不良、腹泻和肌痛(包括肌肉痉挛)等。未发现有致突变作用和致癌性。

2. 禁用　对本药过敏者。

3. 慎用　对其他白三烯受体拮抗剂曾发生过敏或严重不良反应者、严重肝脏疾病患者、严重哮喘患者。

4. 药物相互作用　利福平、苯巴比妥可减少本药的生物利用度。

【患者用药指导】

1. 本药可与食物同服,可与其他常规用于预防及长期治疗哮喘的药物合用。

2. 建议患者无论在哮喘控制还是恶化阶段都应坚持服用本药,治疗效果应以哮喘控制指标来评价。

【典型案例】

患者,女,51岁。因支气管哮喘口服孟鲁司特钠片1天10mg,服用第三天,患者四肢出现直径约2cm的充血性圆形丘疹,中心有水疱。患者遵医嘱停用孟鲁司特钠,服用氯雷他定后1周皮疹消退,皮肤恢复正常。

分析点评:患者服用孟鲁司特钠3天出现皮疹,停药后皮疹减轻、消退,可认为此不良反应与孟鲁司特钠相关。

重要提示:在使用该药时注意皮疹的发生,出现皮疹时用氯雷他定治疗有效。

甲泼尼龙 Methylprednisolone

【临床应用】

用于防止哮喘发作的加重和治疗哮喘持续状态。

【用法用量】

口服:初始剂量为一次 4~48mg,一天 1 次。具体用量可根据病种和病情来确定。维持剂量为一天 4~8mg。

静脉给药:推荐剂量为每天 80~160mg,至少用 5 分钟静脉注射。

【操作要点】

1. 本品注射剂可静脉注射、肌内注射(避免在三角肌处注射),紧急情况的治疗应选择静脉注射。若以苯甲醇作为溶剂,则禁止用于儿童肌内注射。

2. 本品不得鞘内注射给药。

3. 为避免相容性和稳定性问题,应尽可能将本品与其他药物分开给药。

4. 长期每天分次给予糖皮质激素会抑制儿童生长,这种治疗只可用于非常严重的病情,隔日疗法通常可避免或减少这一副作用,症状缓解后可停用。

【注意事项】

1. 不良反应　长程使用可引起医源性库欣综合征、儿童生长受到抑制、良性颅内压升高综合征、糖耐量减退和糖尿病加重;患儿可出现精神症状:欣快感、激动、谵妄、不安、定向力障碍,也可表现为抑制;并发感染为主要不良反应,以真菌、结核菌、葡萄球菌、变形杆菌、铜绿假单胞菌和各种疱疹病毒为主。

2. 禁用　对肾上腺皮质激素类药物过敏者,全身性真菌感染患者。

3. 慎用　心脏病或急性心力衰竭,糖尿病,憩室炎,情绪不稳定和有精神病倾向者,肝功能不全、肾功能损害或结石,眼单纯疱疹,高脂蛋白血症,高血压,甲状腺功能减退症,重症肌无力,骨质疏松,胃炎、食管炎、胃溃疡及溃疡性结肠炎,青光眼。

4. 药物相互作用　非甾体抗炎药可加强糖皮质激素的致溃疡作用;可增强对乙酰氨基酚的肝毒性;与两

性霉素 B 或碳酸酐酶抑制剂合用时，可加重低钾血症；长期与碳酸酐酶抑制剂合用，易发生低血钙和骨质疏松；与抗胆碱能药长期合用，可致眼压增高；三环类抗抑郁药可使糖皮质激素引起的精神症状加重；与降糖药如胰岛素合用时，可使糖尿病患者血糖升高；甲状腺激素可使糖皮质激素的代谢清除率增加；可增加洋地黄毒性及心律紊乱的发生；与排钾利尿药合用，可致严重低血钾；与免疫抑制剂合用，可增加感染的危险性，并可能诱发淋巴瘤或其他淋巴细胞增生性疾病。

【患者用药指导】

1. 糖尿病患儿，高血压患儿和有精神病史的患儿，某些传染性疾病如肺结核，或某些病毒引发的疾病，使用此药时，应进行严格的医疗监督并尽可能缩短用药期。

2. 水钠潴留的不良反应较氢化可的松弱，大剂量给药时可导致心律失常。

3. 与致溃疡药物合用，会增加发生消化道并发症的危险。

4. 与噻嗪类利尿药合用，会增加糖耐量异常的危险。

5. 糖皮质激素会增加糖尿病患儿对胰岛素和口服降糖药的需求。

6. 服用皮质类固醇的患儿不可接种牛痘，也不可接受其他免疫措施，特别是大剂量服用的患儿。

【应急处置】

如因用药而产生肾上腺皮质功能不全现象，逐量递减剂量可减少此现象，此期间一旦出现紧急情况应恢复用药，由于盐皮质激素的分泌也可能被抑制，应同时补充盐分和给予盐皮质激素。长期过量会引起典型的库欣症状。甲泼尼龙可经透析排出。

【典型案例】

患儿，男，36 岁，荨麻疹，予以甲泼尼龙 100mg。用药一段时间后,出现带状疱疹,诊断为甲泼尼龙不良反应。长波紫外线亚红斑量照射 2~3 分钟,以减轻疼痛、控制病情发展;维生素 B_1、维生素 B_{12} 注射液肌内注射,口服阿昔洛韦片,外用乳酸依沙吖啶炉甘石洗剂、阿昔洛韦霜,10~15 天痊愈。

分析点评:甲泼尼龙为糖皮质激素类药物,具有抗炎、抗过敏、抗休克和抗免疫作用,长期用药可引起二重感染。患儿因荨麻疹注射甲泼尼龙,用药过程中出现带状疱疹,及时发现此症状为甲泼尼龙不良反应,并使用维生素 B_1、维生素 B_{12} 等药物治疗,配合对症治疗,可缓解症状。

重要提示:使用甲泼尼龙的患儿,应密切观察水电解质平衡及发育情况,注意继发感染的发生。

第七节　慢性支气管炎

一、疾病简介

慢性支气管炎(chronic bronchitis)是气管、支气管黏膜及其周围组织的慢性非特异性炎症。临床上以咳嗽、咳痰为主要症状,每年发病持续 3 个月,连续 2 年或 2 年以上。

二、临床特点

缓慢起病,病程较长,反复急性发作而病情加重。主要症状为咳嗽、咳痰,或伴有喘息。急性加重主要原因是呼吸道感染。一般晨间咳嗽为主,痰多为白色黏痰和浆液性泡沫痰。早期多无异常体征,急性发作在背部或双肺底听到干、湿啰音,咳嗽后可减少或消失。如合并哮喘可闻及广泛哮鸣音并伴呼气期延长。

三、治疗原则

急性加重期应选用抗菌药物控制感染、镇咳祛痰、平喘等；缓解期应戒烟、增强体质、预防感冒等。

四、治疗药物

阿莫西林 Amoxicillin

【临床应用】

用于敏感菌(不产 β-内酰胺酶菌株)所致的呼吸道感染。

【用法用量】

口服：一次 0.5g，每 6~8 小时 1 次，一天剂量不超过 4g。

【操作要点】【注意事项】【患者用药指导】【应急措施】参见本章第二节。

氨苄西林 Ampicillin

【临床应用】

用于治疗敏感菌所致的呼吸道感染。

【用法用量】

1. 口服　一天 2~4g，分 4 次空腹服用。

2. 肌内注射　一天 2~4g，分 4 次给药。

3. 静脉滴注或注射　一天 4~8g，分 2~4 次给药。重症感染患者一天剂量可以增加至 12g，一天最高剂量为 14g。

【操作要点】【注意事项】【患者用药指导】【应急措施】参见第十三章第十五节。

环丙沙星 Ciprofloxacin

【临床应用】

用于敏感菌引起的呼吸系统感染。

【用法用量】

口服：一天 0.5~1.5g，分 2~3 次。

静脉滴注：一次 0.1~0.2g，每 12 小时 1 次。严重感染或铜绿假单胞菌感染可加大剂量至一次 0.4g，一天 2~3 次。

【操作要点】

1. 本药注射剂仅用于缓慢静脉滴注，每 200mg 静脉滴注时间不得少于 30 分钟。

2. 尿碱化药可减少本品在尿中的溶解度，导致结晶尿和肾毒性。

【注意事项】

1. 不良反应　腹部不适、疼痛、腹泻、恶心、呕吐、头晕、头痛、嗜睡、失眠、皮疹、皮肤瘙痒、血管神经性水肿、光敏反应、癫痫发作、精神异常、烦躁不安、意识混乱、幻觉、震颤、血尿、发热、皮疹。

2. 禁用　对本品及喹诺酮类药过敏的患者；孕妇；18 岁以下患者。

3. 慎用　患中枢神经系统疾病者（如癫痫、脑动脉硬化）。肝、肾功能不全者。

4. 药物相互作用　本品与茶碱类合用时可导致茶碱类血药浓度升高；环孢素与本品合用时，其血药浓度升高，必须监测环孢素血浓度，并调整剂量；与抗凝药华法林同用时可增强后者的抗凝作用，合用时应严密监测患者的凝血酶原时间（PT）；丙磺舒可减少本品自肾小管分泌约 50%，合用时可因本品血浓度增高而产生毒性；本品干扰咖啡因的代谢，从而导致咖啡因消除减少，血消除半衰期延长，并可能产生中枢神经系统毒性。

【患者用药指导】

1. 本品宜空腹服用，食物虽可延迟其吸收，但其总吸收量未见减少，故也可于餐后服用，以减少胃肠道反应；服用时宜同时饮水 250ml。

2. 本品大剂量应用或尿 pH 在 7 以上时可发生结晶尿。为避免结晶尿的发生，宜多饮水，保持 24 小时排尿量在 1 200ml 以上。

3. 应用喹诺酮类药物可发生中、重度光敏反应。应用本品时应避免过度暴露于阳光，如发生光敏反应需停药。

4. 含铝或镁的制酸药可减少本品口服的吸收，建议避免合用。不能避免时应在服本品前 2 小时，或服药后 6 小时服用。

【典型案例】

患者，女，43 岁，既往有支气管炎病史，入院前有咳嗽、低热、呕吐、腹泻等症状，行胸部 X 线片检查提示支气管炎。入院后给予 0.5% 甲硝唑 100ml 静脉滴注 2 次 /d，环丙沙星氯化钠 100ml 静脉滴注 2 次 /d，5% 葡萄糖注射液注射液 500ml+ 维生素 C 2g+10% 氯化钾 10ml，复方氯化钠 500ml+10% 氯化钾 10ml 静脉滴注 1 次 /d。患者在入院第 1 天用药后呕吐、腹泻症状明显缓解，但伴有头晕不适，因症状不明显患者未引起重视。患者在第 2 天静脉滴注第 1 次环丙沙星氯化钠注射液 100ml 开始感头晕不适，6 小时后在静脉滴注第 2 次环丙沙星氯化钠 100ml 时突感胸闷、气促、呼吸困难、体格检查发现两肺满布哮鸣音，考虑过敏性哮喘，立即停用环丙沙星氯化钠，同时给予吸氧、静脉滴注氨茶碱 0.25g+ 地塞米松 10mg 后患者症状逐渐缓解，2 小时后肺部哮鸣音基本消失。第 3、4 天患者在停用环丙沙星氯化钠后继续静脉补液，未再出现头晕、气促等类似症状。

分析点评：环丙沙星为第三代喹诺酮类抗生素，适用于各种细菌引起的中、重度感染，不良反应发生率为 5.4%~10.2%。环丙沙星导致过敏性哮喘的报道较少，但因患者既往有支气管炎病史，而患者在开始用药时就有中枢神经系统反应如头晕不适。继而又突感胸闷、气促、呼吸困难等明显的过敏性反应，查体发现两肺满布哮鸣音，因此综合临床症状环丙沙星导致过敏性哮喘的可能性大。

重要提示：用药之前详细问过敏史，对过敏体质的患者，用药期间更加严密观察，随时发现异常，及时做出处理。护士要熟练掌握各项护理技术操作，善于发现病情变化，做到抢救患者反应迅速，操作熟练，确保及时准确用药。对于门诊患者，详细交代可能出现的不良反应及应对措施。

沙丁胺醇 Salbutamol

【临床应用】

用于慢性支气管炎。

【用法用量】【操作要点】【注意事项】【患者用药指导】【应急处置】参见本章第五节。

特布他林 Terbutaline

【临床应用】

用于慢性支气管炎。

【用法用量】【操作要点】【注意事项】【患者用药指导】【应急处置】参见本章第五节。

异丙托溴铵 Ipratropium Bromide

【临床应用】

用于缓解慢性阻塞性肺部疾患（如慢性支气管炎、肺气肿等）引起的支气管痉挛、喘息症状，并可作为维持用药。

【用法用量】【操作要点】【注意事项】【患者用药指导】【应急处置】参见本章第五节。

盐酸氨溴索 Ambroxol Hydrochloride

【临床应用】

用于伴有痰液分泌不正常及排痰功能不良的急性、

慢性肺部疾病。

【用法用量】【操作要点】【注意事项】【患者用药指导】【应急处置】参见本章第一节。

第八节　慢性阻塞性肺疾病

一、疾病简介

慢性阻塞性肺疾病(chronic obstructive pulmonary disease, COPD)是一组气流受限为特征的肺部疾病,气流受限不完全可逆,呈进行性发展,与肺部对香烟烟雾等有害气体或有害颗粒的异常炎症反应有关。COPD 主要累及肺部,但也可引起全身症状。

二、临床特点

起病缓慢,病程较长。主要症状有慢性咳嗽,随着病程的发展可终身不愈,常为晨间咳嗽明显。咳痰,一般为白色黏痰或浆液性泡沫样痰,偶带血丝,清晨排痰较多。气短和呼吸困难是 COPD 的标志性症状,早期为劳力时出现,后逐渐加重,以至于日常活动甚至休息时也感到气短。晚期可有体重下降和食欲减退等。常有桶状胸,呼吸浅快,两肺呼吸音减弱,呼气延长,部分患者可听到啰音。

三、治疗原则

1. 稳定期治疗　教育和劝导患者戒烟;因职业或环境粉尘、刺激性气体所致者,应脱离污染的环境;短期按需应用或长期规律应用支气管舒张剂,以暂时缓解症状或预防和减轻症状;对重度和中度患者,长期吸入糖皮质激素与 β_2 肾上腺素受体激动剂复方制剂;长期家庭氧疗也可提高生活质量和生存率。

2. **急性加重期治疗**　最多见的急性加重原因是细菌感染或病毒感染。根据病情选用支气管舒张剂,以缓解症状;发生低氧血症者可鼻导管吸氧,一般吸入氧浓度应为 28%~30%;当患者呼吸困难加重,咳嗽伴痰量增加、有脓性痰时,应根据预期的病原菌类型及药物敏感情况积极选用抗生素治疗。

四、治疗药物

布地奈德福莫特罗
Budesonide and Formoterol

【临床应用】

用于治疗哮喘。适用于需要联合应用肾上腺皮质激素和长效选择性 β_2 受体激动剂的哮喘患者的常规治疗。

【用法用量】

吸入给药:一次 1~2 吸(每吸 80μg/4.5μg 或 160μg/4.5μg),一天2次。

【操作要点】

1. 本药不用于哮喘的初始治疗,在常规治疗中当有效控制症状后应逐渐减少剂量至最低有效剂量。

2. 应根据患者病情个体化给药,并根据疗效调整剂量。如需剂量超出推荐的复方剂量,则应单独增加适当剂量的布地奈德或福莫特罗。

3. 定期检查血清钾及血糖水平,长期使用应进行肾上腺功能检查。

4. 乙醇可降低心脏对 β_2 拟交感神经药物的耐受性。

5. 单胺氧化酶抑制剂停用两周内不能给予本药。

【注意事项】

1. **不良反应**　常见心悸,偶见心动过速,罕见心绞痛。常见头痛,偶见焦虑、恶心、眩晕、睡眠障碍、躁动,罕见抑郁、行为障碍。常见震颤,偶见肌肉痛性痉挛。常见咳嗽、声音嘶哑、口咽部念珠菌感染，罕见支气管痉挛。罕见皮疹、荨麻疹、瘙痒。偶见低钾血症、肾上腺抑制，罕见高血糖症。

2. 禁用　对布地奈德或福莫特罗过敏者。

3. 慎用　肥大性阻塞性心肌病、先天性瓣膜下主动脉狭窄、严重高血压、动脉瘤或其他严重心血管疾病；糖尿病；低钾血症；嗜铬细胞瘤；甲亢、甲状腺毒症；静止期或活动期肺结核；未使用雌激素的绝经后妇女；眼单纯疱疹感染或其他活动期的局部及全身细菌、病毒、真菌感染。

4. 药物相互作用　伊曲康唑、酮康唑可增加布地奈德的血药浓度；单胺氧化酶抑制剂与本药合用时，有增加心动过速、激动不安、轻度躁狂发生率的危险，并可加重高血压反应；β受体拮抗剂（包括滴眼液）可减弱或抑制本药的药效；与抗组胺药（特非那定）、三环类抗抑郁药、吩噻嗪、普鲁卡因胺合用可延长 Q-T 间期，增加出现室性心律失常的危险；可增加洋地黄类药物诱导的心律失常的易患性。与左旋多巴、左甲状腺素、催产素合用可降低心脏对 β_2 拟交感神经药物的耐受性。

【患者用药指导】

1. 每次吸药后应用水漱口，以减少真菌性口咽炎。

2. 停用本药时需要逐渐减少剂量。

【应急处置】

药物过量的表现及处理：①多数情况下，布地奈德偶尔用药过量可出现血浆皮质醇浓度降低、中性粒细胞增加、淋巴细胞和嗜酸性粒细胞降低，但不会产生明显临床症状。习惯性过量可引起肾上腺皮质功能亢进和下丘脑-垂体-肾上腺抑制。过量时，应停药或者降低用药剂量。②福莫特罗用药过量可能导致典型的 β 受体激动剂样反应。过量时，应停药，必要时给予对症治疗。

沙美特罗替卡松
Salmeterol Xinafoate and Fluticasone Propionate

【临床应用】

用于可逆性阻塞性气道疾病的规律治疗。

【用法用量】【操作要点】【注意事项】【患者用药指导】【应急处置】参见本章第六节。

噻托溴铵 Tiotropium Bromide

【临床应用】

用于慢性阻塞性肺疾病的维持治疗，包括慢性支气管炎和肺气肿、伴随性呼吸困难的维持治疗及急性发作的预防。

【用法用量】【操作要点】【患者用药指导】【应急处置】参见本章第六节。

克拉霉素 Clarithromycin

【临床应用】

用于敏感菌或敏感病原体所致的感染。

【用法用量】

口服：一次 0.25g，每 12 小时 1 次；重症感染者一次 0.5g，每 12 小时 1 次。根据感染的严重程度应连续服用 6~14 天。

【操作要点】

1. 本药和其他大环内酯类药物、林可霉素和克林霉素存在交叉耐药性。

2. 肾功能严重损害（肌酐清除率小于 30ml/min）者，须作剂量调整：一次 0.25g，一天 1 次；重症感染者首剂 0.5g，以后一次 0.25g，一天 2 次。

【注意事项】

1. 不良反应　主要有口腔异味、腹痛、腹泻、恶心、呕吐等胃肠道反应，头痛，GOT 及 GPT 短暂升高。可能发生过敏反应，轻者为药疹、荨麻疹，重者为过敏及史-约综合征。偶见肝毒性、艰难梭菌引起的抗生素相关性肠炎。可能发生短暂性中枢神经系统不良反应，包括焦虑、头晕、失眠、幻觉、噩梦或意识模糊。

2. 禁用 对本药及其他大环内酯类药过敏者；心脏病（如心律失常、心动过缓、Q-T 间期延长、缺血性心脏病、充血性心力衰竭等）患者；水电解质紊乱者；孕妇。

3. 慎用 肝功能不全者；中度至重度肾功能不全者。

4. 药物相互作用 与特非那丁、阿司咪唑、西沙必利、匹莫齐特合用会导致 Q-T 间期延长；本品可使地高辛、黄嘌呤类（二羟丙茶碱除外）、卡马西平、口服抗凝药（如华法林）、环孢素、阿普唑仑、咪达唑仑、三唑仑、苯妥英、丙戊酸钠、西洛他唑、他克莫司、麦角生物碱、西地那非、甲泼尼龙、奥美拉唑及长春碱的血药浓度升高而发生毒性反应。本药可影响齐多夫定的吸收，从而降低其血药浓度。

【患者用药指导】

本药可空腹口服，也可与食物或牛奶同服。

【应急处置】

药物过量反应及处理：用药过量时可出现胃肠道症状（如食欲减退、恶心、呕吐等）、精神症状、低血钾、低血氧等。如出现上述症状，应立即停药，并采取相应对症治疗措施，同时给予支持治疗，血液透析或腹膜透析不能有效清除本药。

【典型案例】

患者，男，66 岁。患艾滋病（AIDS）、巨细胞病毒及肺孢子菌引起的肺炎，口服地高辛 2.5mg/d，维持静脉注射阿昔洛韦 6mg/kg，后因测出复合鸟分枝杆菌引起的败血症而加服克拉霉素缓释片，bid。17 天后患者出现恶心、视物模糊和持久性室上性心动过速,血清地高辛浓度4.34ng/ml,停用地高辛和克拉霉素,室上性心动过速在24小时内自动转为正常窦性心率。

分析点评:克拉霉素与地高辛合用,可清除肠道能灭活地高辛的菌群,因而导致地高辛肠肝循环,使地高辛血药浓度升高而发生毒性反应。

重要提示:对接受地高辛和克拉霉素治疗的患者,应监测血清地高辛浓度和临床地高辛中毒的症状和体征。

第九节 肺血栓栓塞症

一、疾病简介

肺血栓栓塞症(pulmonary thromboembolism,PTE)是肺血栓的一种类型。PTE为来自静脉系统或右心的血栓阻塞肺动脉或其分支所致的疾病,以肺循环和呼吸功能障碍为其主要临床和病理生理特征。引起PTE的血栓主要来源于深静脉血栓形成。

二、临床特点

症状多种多样,但均缺乏特异性。症状的严重程度差别很大,可以毫无症状,也可出现血流动力学不稳定,甚或发生猝死。常见症状有不明原因突发呼吸困难、活动后明显、胸痛、晕厥、烦躁不安、咯血等。体征常见呼吸急促、发绀、心率快、肺动脉第二心音亢进等。有深静脉血栓时,可有患肢肿胀、疼痛、皮肤色素沉着等。

三、治疗原则

1. 对高度疑诊或确诊PTE的患者,应进行严密监护,监测呼吸、心率、血压、静脉压、心电图及动脉血气的变化；卧床休息，保持大便通畅，避免用力，以免促进深静脉血栓脱落。

2. 可适当使用镇静、止痛、镇咳等对症治疗。采用经鼻导管或面罩吸氧，以纠正低氧血症。对出现右心功能不全但血压正常者，可使用多巴胺和多巴酚丁胺。对于大面积 PTE 患者，应予溶栓和抗凝治疗。

四、治疗药物

尿激酶 Urokinase

【临床应用】

用于急性广泛性肺栓塞。

【用法用量】

静脉滴注：肺栓塞，首剂 4 000U/kg，于 30~45 分钟滴注完，继以 4 000U/(kg·h)静脉泵入（也有用 100 万 ~150 万 U 的用法），持续 24~48 小时。近年来对大块肺栓塞伴血流动力学紊乱的患者，主张大剂量滴注 60~120 分钟，以迅速改善血流动力学指标，之后维持溶栓 24~36 小时。重症肺栓塞在血管造影后通过导管溶栓也有成功报道。

【操作要点】

1. 本药稀释液宜接近中性，因在酸性药液中易分解而降低疗效。如采用葡萄糖注射液稀释，则其 pH 应不低于 4.5。

2. 本药不宜做肌内注射。

3. 本药可引起注射部位针孔出血，故用药期间一般不宜进行穿刺等操作。静脉给药时，宜一次性穿刺成功。动脉给药时，穿刺结束后，宜在穿刺局部加压至少 30 分钟，并用无菌绷带和敷料加压包扎。

4. 用药时，必须在短时间(15~30 分钟)内给予足够的初始量以中和体内尿激酶抗体，但初始量过大可影响溶栓效果。

5. 动脉血栓的溶栓配合手术治疗,可使手术范围缩小,故应及时溶栓,且插入多孔导管溶栓可提高成功率。

6. 用药同时应进行溶栓监测。本药输注 12 小时后,如测得凝血酶时间(TT)自 40~60 秒变成 20~30 秒,则本药剂量应从 4 000U/(kg·h)增至 5 000U/(kg·h),6 小时后重复测定 TT。如 TT 回升到 40~60 秒,可继续用药。若 TT 仍低于溶栓治疗范围,应停止给药,并改用肝素治疗。如 TT 大于 5 倍基础值,应停止治疗,且每 2~4 小时重复监测 TT,待 TT 恢复到治疗范围后,将本药减半治疗,并每 6 小时监测 TT,每 4 小时监测生命体征。

7. 本药溶液必须在临用前新鲜配制,随配随用。用灭菌注射用水 5ml 溶解,制成的药液显浅稻草黄色(色深或不能完全溶解者不可使用)。溶解时应将瓶轻轻转动,切勿用力振摇,制得的药液要求通过 0.45μm 终端过滤器或小型赛璐珞过滤器,以除去不溶性颗粒,再按要求进行稀释备用。

8. 已溶解的药液易失活,故未用完的药液应丢弃,不宜保存再用。

【注意事项】

1. 不良反应　可引起出血,轻度出血可见皮肤、黏膜、肉眼及显微镜下血尿、血痰、小量咯血、呕吐等;严重出血可见大量咯血、消化道大出血、腹膜后出血及颅内、脊髓、纵隔内、心包出血等。可见头痛、恶心、呕吐、食欲缺乏、疲倦、谷丙转氨酶升高、血细胞比容中度降低等。少见发热、未完全溶解的栓子脱落、过敏反应。偶见过敏性休克。其他:冠状动脉血栓在快速溶栓时可产生再灌注综合征或室性心律失常;已溶栓部位可再出现血栓。

2. 禁用　近期(14 天内)有活动性出血、手术、活体组织检查、心肺复苏、不能实施压迫的血管穿刺及外伤者,出血性疾病或有出血倾向、进展性疾病患者,有出血性脑卒中病史者,细菌性心内膜炎、左房室瓣病变伴房颤且高度怀疑左心腔内有血栓者,有难以控制的高血压[血压大于 21.3/14.7kPa(160/110mmHg)]或不能排除主动脉夹层动脉瘤者,对扩容和血管加压药无反应的休克患者,糖尿病合并视网膜病变,低凝血因子 I 血症患者,意识障碍者,严重的肝肾功能障碍者。

3. 慎用 凝血障碍者、哺乳期妇女。

4. 药物相互作用 本药大剂量与口服抗凝药合用,可能加重出血的危险,故两者不宜联用;与肝素合用,可抑制本药的活性,如需联用,两者应间隔 2~3 小时。

【应急处置】

溶栓并发症的处理:①出血,轻度出血采取相应措施后症状可缓解;严重出血应立即停药,失血时输全血(最好用鲜血,不要用代血浆)能得到有效控制,对凝血因子 I 低于 1g/L 伴出血倾向者,宜补充新鲜冷冻血浆或冷沉淀物。紧急状态下可考虑用氨基己酸、氨甲苯酸对抗本药的作用。②再栓塞,溶栓治疗后,须给予抗血小板及抗凝药,以抑制潜在性血栓复发倾向。因此,在开始溶栓治疗时,宜将本药与低剂量阿司匹林(160mg)合用。溶栓结束后,宜继续使用阿司匹林 1 个月,以降低急性期及 15 个月内的死亡率,但出血倾向会略加重。③血栓脱落,溶栓过程中,若发生未完全溶解的血栓脱落,应继续溶栓使栓子溶解。④发热,若出现发热,可用对乙酰氨基酚对症处理,但不可用阿司匹林或其他有抗血小板作用的退热药。

链激酶 Streptokinase

【临床应用】

用于急性肺栓塞(如急性二叶以上完全栓塞、多发性梗死总面积相当于二叶以上、多发性梗死伴休克或血流动力学不稳定、中等栓塞伴慢性心肺疾病而血流动力学不稳定等）。

【用法用量】

静脉滴注：初始剂量为 25 万 U，在 30~45 分钟内滴完，然后以每小时 10 万 U 维持 24~48 小时。

【操作要点】

1. 本药宜采用静脉滴注给药。不宜行肌内注射及动脉穿刺，因可能引起血肿。如仅注射部位出现血肿，无须停药。严重出血时可用促凝血药对抗。

2. 给药 2~6 小时后，新鲜血栓即可发生溶解。给药 3~4 天后常伴有抗体生成，其抗体滴度的 80% 可维持 1 年，50% 可维持 2~4 年。

3. 原则上手术或外伤后 3 天内不应使用本药，但若产生急性栓塞必须紧急治疗时，亦可考虑使用高剂量本药以减少出血机会，但应严密注意手术部位的出血。

4. 用本药前使用过肝素者，须先以鱼精蛋白中和；若使用过双香豆素类抗凝血药，则须测定凝血情况，其结果正常才能使用本药。

5. 人体常受链球菌感染，故体内常有链激酶抗体存在，使用本药前，应给予足够的链激酶初始剂量中和该抗体（如初始剂量过大，可使体内纤溶酶原库及凝血因子 I、V、VIII 耗竭，从而影响溶栓效果）。

6. 给药前半小时，先肌内注射异丙嗪 25mg，静脉注射地塞米松 2.5~5mg 或氢化可的松 25~50mg，以预防不良反应（如出血倾向、寒战、发热等）。治疗结束时，可给予右旋糖酐 40 以防再出现血栓。

7. 溶解本药时，应用生理盐水或 5% 葡萄糖溶液稀释，不可剧烈振荡，以免活性降低。溶液在 5℃左右可保持 12 小时。配制好的药液应在 6 小时内滴完，不能超过 8 小时，否则活性会降低。

8. 用药同时应进行溶栓监测　溶栓治疗开始后 4 小时及之后每 6~12 小时，需监测 TT，TT 值以延长 1.5~5 倍为宜。而测定纤维蛋白(原)降解产物对溶栓状态、出血危险性及临床处理均无参考意义。给药 12 小时后 TT 自 40~60 秒降至 20~30 秒时,本药应减量(自每小时 10 万 U 减至每小时 5 万 U);6 小时后重复测定 TT,若 TT 回升到 40~60 秒,可继续按此量输注;若 TT 仍在 20~30 秒,则应将药量减至每小时 2.5 万 U;若复测 TT 仍不回升,则应停药代之以肝素抗凝。溶栓过程中若 TT 为基础值的 5 倍以上,应立即停止治疗。每 2~4 小时重复测定 TT,直到恢复至治疗范围,此时本药可减半量滴注,然后每 6 小时监测 TT,每 4 小时监测生命体征。

【注意事项】

1. 不良反应 可见穿刺部位出血,皮肤瘀斑,胃肠道、泌尿道或呼吸道出血,脑出血,注射部位出现血肿,大量出血或致命的中枢神经系统出血。易发生发热、低血压、荨麻疹、皮疹、支气管哮喘、继发性栓塞、再灌注心律失常,少数患者用药后可能有发热、寒战、头痛、恶心、呕吐等,偶可引起溶血性贫血、黄疸及谷丙转氨酶升高,罕见过敏性休克。静脉滴注时,可出现严重的肩背痛,滴注部位可见静脉炎。

2. 禁用 对本药过敏者,任何部位的活动性出血者,中枢神经系统病灶或损伤病者,2 周内接受过心肺复苏的患者,近 2 周有溃疡出血病史、食管静脉曲张及出血性视网膜病变患者,不能排除主动脉夹层动脉瘤的患者,二尖瓣狭窄合并心房颤动伴左房血栓者。

3. 慎用 10 天内曾做手术或有外伤者,消化性溃疡、溃疡性结肠炎或憩室炎患者,有凝血障碍的患者,心房颤动或心内血栓的患者,严重高血压[舒张压大于14.67kPa(110mmHg)]患者,产后 10 天内的妇女,进行性肺空洞性疾病患者,急、慢性肾功能不全者,严重肝病伴出血倾向者,急性皮肤溃疡或黏膜病灶患者,链球菌感染者,亚急性细菌性心内膜炎患者。

4. 药物相互作用　与能显著影响血小板完整性的药物合用，有加重发生出血的危险性；与依替贝肽、右旋糖酐、抗凝药（如华法林）合用，有加重出血的危险；与肝素合用，本药可部分拮抗肝素的抗凝作用，故两者联用时，需增加肝素用量，并随时调整本药用量；本药与多巴酚丁胺存在配伍禁忌；较多化学制品（如蛋白质沉淀药、生物碱、消毒灭菌药等）均可使本药的活性降低，故不宜配伍使用。

【患者用药指导】

用药后如出现背部疼痛，停药数分钟后可缓解，必要时可使用阿片类镇痛药。如血压下降应减慢滴注速度。

【应急处置】

溶栓并发症的处理：①出血，非穿刺部位或非常见部位出血，应立即停止溶栓治疗，并重复测定 TT 值，直到低于治疗范围。用量过大引起出血者，可用氨基己酸或氨甲苯酸等止血，更严重者可补充凝血因子Ⅰ或全血。若病情需要，可考虑本药剂量减半，避免再次用冲击量，每 12 小时测定 TT。②变态反应，如出现中等发热，可服用非甾体抗炎药，激素对预防发热无效；轻度过敏反应无须中断治疗，重度过敏反应需立即停药，必要时可给予抗组胺药或激素处理。③血栓脱落，如出现，应继续溶栓使之溶解。④再栓塞，溶栓治疗后须给予抗血小板及抗凝药，以抑制潜在性血栓复发倾向。故在溶栓治疗开始时，本药宜与低剂量阿司匹林（160mg）合用，待溶栓后，继续使用阿司匹林 1 个月，以降低急性期及 15 个月内的死亡率，但出血倾向会略加重。

【典型案例】

患者，女，24 岁，诊断为"左下肢深静脉血栓"收治入院。入院实验室检查肝肾功能均正常入院后遵医嘱给予 5% 葡萄糖注射液 50ml+ 重组链激酶 50 万 IU 以 350IU/min 速度静脉泵入。10 分钟后，患者出现剧烈头痛，全身不适感，伴面色潮红，立即停用该药，给予 5% 葡萄糖注射液 500ml + 地塞米松 5mg + 维生素 C 3g 静脉滴注，头痛症状好转，1 小时后，测体温 39℃，给予物理降温，12 小时后，患者出现巩膜黄染，立即复查肝功能示：GPT 858U/L，GOT 52.5U/L，总胆红素 47.8μmol/L，并出现纳差、尿黄、体温持续升高，立即给予 5% 葡萄糖注射液 50ml + 甘草酸二铵 150mg 静脉滴入，5% 葡萄糖注射液 50ml + 苦黄注射液 40ml 静脉滴入，持续用药 10 天后，患者巩膜黄染完全消退，复查肝功能各项指标均正常。

分析点评：重组链激酶主要不良反应为发热、寒战、过敏性皮疹、出血、血压降低等，临床上引起肝功能受损，黄疸及 GPT 升高现象极为罕见。根据该患者的反应，首先考虑为该药物引起的过敏反应，对症处理后，症状缓解不明显，无皮疹、荨麻疹、喉头水肿等过敏表现，随后 GPT 持续升高、黄疸，查阅该药的不良反应，有引起肝损害的可能，估计该患者黄疸及 GPT 升高均为重组链激酶所致的药物毒性反应有关。

重要提示：临床用药时，要严格观察病情，注意重组链激酶引起肝损害的不良反应。

阿替普酶 Alteplase

【临床应用】

用于血流不稳定的急性大面积肺栓塞的溶栓治疗。

【用法用量】

静脉注射：剂量为 50mg，使用注射用水配制浓度为 1mg/ml 或 2g/ml，配制溶液可用氯化钠注射液稀释至 0.2mg/ml 的最小浓度。

静脉滴注：剂量为 100mg，2 小时滴完。常用方法 10mg 在 1~2 分钟静脉注射，90mg 在 2 小时内静脉滴注。体重低于 65kg 者，总剂量不超过 1.5mg/kg。

【操作要点】

1. 用药期间应监测激活的部分凝血活酶时间（APTT）、纤维蛋白降解产物（FDP）、D-二聚体，还应监测心电图。

2. 本药不宜与其他药物配伍静脉滴注，不能与其他药物共用一条静脉通路。

3. 使用本药一天最大剂量不宜超过 150mg，否则可增加颅内出血的危险性。用药后，如出现心律失常，通过抗心律失常治疗可以控制，但可能引起再次心肌梗死或梗死面积扩大。

4. 如出现注射给药部位出血，不影响继续用药，若发现出血迹象则应停药。

5. 可与本药配伍的溶液　①葡萄糖或氯化钠注射液液：本药 500μg/ml，可加入 5% 的葡萄糖注射液或 0.9% 的氯化钠注射液中，室温下盛于玻璃或聚氯乙烯容器中，可稳定 8 小时。②无菌注射用水：无菌注射用水无抑菌作用，可配成浓度为 1mg/ml 的药液，但不能作更进一步的稀释。

6. 与本药有配伍禁忌的溶液　①注射用抑菌水：如注射用苯甲醇抑菌水、注射用对羟苯甲酸类抑菌水。②平衡盐溶液：平衡盐溶液与本药混合，室温下 24 小时内会发生沉淀。如在 -20℃时放置 24 小时，溶解以后的溶液光散射增加，则提示药物已发生变性。

7. 保存于原始包装中。避光，低于 25℃贮存。溶液配制后，推荐立即使用。已经证实配制好的溶液能够在 2~8℃保持稳定 24 小时，勿冷冻。

8. 由于可能导致出血风险增加，在本品溶栓后的 24 小时内不得使用血小板聚集抑制剂治疗。

【注意事项】

1. 不良反应　最常见出血。与溶栓治疗相关的出血类型有：胃肠道、泌尿生殖道、腹膜后或颅内出血，浅层的或表面的出血主要出现在侵入性操作的部位(如静脉切口、注射给药部位、动脉穿刺部位、近期进行过外科手术的部位)。可出现硬膜外血肿、筋膜下血肿、用药后立即出现肾血管肌脂肪瘤引起的腹膜后出血。全身性纤维蛋白溶解比用链激酶时要少见。其他不良反应为心律失常(心律失常的发生率和静脉滴注链激酶时相似)、血管再闭塞、膝部出血性滑膜囊炎、癫痫发作、过敏反应。

2. 禁用　对本品的活性成分和任何其他组成成分过敏者、有高危出血倾向者、出血性卒中病史或不明起因的卒中病史、过去6个月中有缺血性脑卒中或短暂性脑缺血发作(TIA)的病史。

3. 慎用　食管静脉曲张者、口服抗凝药者、70岁以上患者、产后14天内妇女、细菌性心内膜炎患者、急性胰腺炎患者、急性心包炎患者。

4. 药物相互作用　与其他影响凝血功能的药(包括香豆素类、肝素)合用,可显著增加出血的危险性;与依替贝肽合用,因具有协同的抗凝作用,从而可增加出血的危险性;硝酸甘油使本药的血浆浓度降低。

【患者用药指导】
用药期间应密切观察,如有不适立即询问医生。

【应急处置】
尽管本品具有相对纤维蛋白特异性,但过量后仍会出现显著的纤维蛋白原及其他凝血因子的减少。大多数情况下,停用本品治疗后,生理性再生足以补充这些因子。然而,如发生严重的出血,建议输入新鲜冰冻血浆或新鲜全血,如有必要可使用合成的抗纤维蛋白溶解剂。

【典型案例】
患者,男,67岁,体重70kg。无明显诱因出现言语含糊,右侧肢体麻木、乏力,右手持物力弱,不能站立1小时余而即日入院。入院后行颅脑CT检查:①右半卵圆中心软化灶;②缺血缺氧性脑改变;③轻度脑萎缩。诊断考虑：脑梗死。患者因起病急，入院后及时（发病后约2小时）给予6mg注射用阿替普酶+0.9%氯化钠注射液6ml缓慢静脉推注溶栓治疗，推注速度为6ml/min，1分钟后推注完全。约2分钟后患者出现畏冷、寒战，并逐渐出现意识不清，伴随高热，体温最高39.9℃。立即停用阿替普酶，给予异丙嗪注射液25mg、地塞米松注射液5mg静脉推注抗过敏对症治疗。10分钟后畏冷、寒战消失，体温维持在约38℃。停用阿替普酶后，给予患者加用阿司匹林及氯吡格雷联合抗血小板聚集治疗，未再出现类似不适症状。患者无家族药物过敏史及既往药物过敏史，故考虑畏冷、寒战及高热为阿替普酶所致的不良反应。

分析点评：本例患者用药过程中出现畏冷、寒战及高热等不适症状，首先需排除是否是热原反应引起。如排除后此为使用阿替普酶所引起的不良反应。

重要提示：阿替普酶的不良反应主要包括出血、皮疹、癫痫发作、心律失常、心脏停搏、血压下降、恶心、呕吐、体温升高等，用药期间应监测激活的部分凝血活酶时间（APTT）、纤维蛋白降解产物（FDP）、D-二聚体，还应监测心电图。

华法林钠 Warfarin Sodium

【临床应用】

用于需长期持续抗凝的患者。用于防治血栓栓塞性疾病，如降低肺栓塞的发病率和死亡率。

【用法用量】

口服：开始两天一天3~4.5mg，第3天根据PT调整剂量或使用维持量。维持量一天2~8mg。每月测定PT 1~2次，使抗凝强度达到实验室监测的国际标准化比率（INR）要求：深静脉血栓（DVT）、肺栓塞（PE）治疗使INR值达2~3，复发性DVT及复发性PE使INR达3~4。

【操作要点】

1. 用药时须严格掌握适应证,在无凝血因子Ⅱ测定的条件时,切不可滥用本药,以防药物过量导致出血。

2. 不同患者对本药的反应不一,用量务必个体化。种族、年龄、体重、生理状态、同时服用的药物、食物、环境等多种因素都能改变机体对抗凝药物的反应性。

3. 依据 PT 而调整用量,一般维持正常对照值的 1.5~2.5 倍或以 INR 值作为监控,将 INR 值控制于 2~3 之间。

4. 由于本药系间接作用的抗凝药,半衰期长,给药5~7 天后疗效才可稳定,故维持量的足够与否必须观察5~7 天后才能判断。

5. 严密观察是否有口腔黏膜、鼻腔黏膜或皮下出血。疗程中应定期检查血常规及肝肾功能;应随访检查大便隐血及尿隐血等。

【注意事项】

1. 不良反应　出血是主要不良反应(可为轻微局部瘀斑至大出血),最常见的为鼻出血,此外有齿龈、胃肠道、泌尿生殖系统、脊髓、大脑、心包、肺、肾上腺或肝脏。偶有恶心、呕吐、腹泻、白细胞减少、粒细胞增高、肾病、瘙痒性皮疹、过敏反应等。

2. 禁用　近期手术及手术后 3 日内,脑、脊髓及眼科手术者;严重肝、肾疾病,肝脏或泌尿生殖系统出血;活动性消化性溃疡;脑血管出血及动脉瘤;开放性损伤;心包炎、心包积液、亚急性细菌性心内膜炎、血管炎;多发性关节炎;内脏肉瘤、出血性肉芽肿;严重过敏;维生素 C 或维生素 K 缺乏;孕妇。

3. 慎用　恶病质、衰弱或发热、慢性酒精中毒、活动性肺结核、充血性心力衰竭、未控制的恶性高血压、月经过多、精神病。

4. 药物相互作用　阿司匹林、磺胺类药、依他尼酸、甲磺丁脲等增强本药的抗凝作用。氯霉素、别嘌醇、甲硝唑、西咪替丁、单胺氧化酶抑制药、水杨酸盐、丙米嗪等可使本药的代谢降低，血药浓度升高、半衰期延长；甲状腺素、同化激素、苯乙双胍可增强本药的抗凝作用；大剂量阿司匹林、水杨酸类、前列腺素合成酶抑制药、氯丙嗪、苯海拉明等能干扰血小板功能，促使本药的抗凝作用更明显；能增强本药抗凝作用的药物还有丙硫氧嘧啶、二氮嗪、丙吡胺、口服降糖药、磺吡酮(抗痛风药)等，机制尚不明确。抑制本药吸收的药物(包括制酸药、轻泻药、灰黄霉素、利福平、格鲁米特、甲丙氨酯等)，能减弱本药的抗凝作用；维生素 K、口服避孕药和雌激素等药物能减弱本药的抗凝作用；肝药酶诱导剂如苯巴比妥、苯妥英钠、氯噻酮、螺内酯能加速本药的代谢，减弱其抗凝作用。

【患者用药指导】

1. 避免过度劳累和易致损伤的活动；抗凝期需肌内注射时应延长局部压迫时间；碱性尿者口服抗凝药期间尿色可呈红色至橘红色；当酸化尿液至 pH4 以下时，若颜色消失即可除外血尿。

2. 如发生明显不良反应，如衰弱、寒战、发热、咽痛、白细胞减少或高敏反应、皮疹时，应停药；若出现坏疽也应立即停药，给予维生素 K_1 与肝素抗凝；反复家族性血栓或蛋白 C 缺乏症者，应及时检查并合并肝素治疗数日。

【应急处置】

过量易致出血，早期表现可有瘀斑、紫癜、牙龈出血、鼻出血、伤口出血经久不愈、月经过多等。出血可发生在任何部位(特别是泌尿道和消化道，肠壁血肿可致亚急性肠梗阻)，也可见硬膜下和颅内血肿。任何穿刺均可引起血肿，血肿严重时可产生明显的局部压迫症状，甚至可有双侧乳房坏死、微血管病或溶血性贫血以及大范围皮肤坏疽等报道，单次剂量过大时尤其危险。

过量处置：如出现用药过量引起出血，应立即停用药物，给予维生素 K 对抗，可用维生素 K_1 口服（4~20mg）或缓慢静脉注射（10~20mg），用药后 6 小时 PT 可恢复至安全水平，严重出血可输注新鲜冰冻血浆或浓缩的凝血因子。

【典型案例】

患者，女，48 岁，因心房颤动服用华法林 3mg/d，病情控制良好，国际标准化比率（INR）为 3.2，一天家庭聚会，朋友送纳豆 2 盒，绿藻 1 包，第二天开始，患者每天吃纳豆和绿藻，3 天后感觉心脏不舒服，来医院就诊，测 INR 为 1.9。

分析点评：纳豆、绿藻中含有维生素 K，而且纳豆还可以产生维生素 K，在肠道被吸收后，拮抗了华法林的作用，使华法林作用减弱。

重要提示：对付用华法林的患者，要进行充分的用药指导。告知患者将写明自己正在服用华法林的笔记本随身携带，不要食用纳豆、绿藻等食品，避免一次食用太多绿叶蔬菜，按时服药，定期检查。

第十节　慢性肺源性心脏病

一、疾病简介

肺源性心脏病（cor pulmonale，简称肺心病）是指由支气管 - 肺组织、肺血管或胸廓病变致肺血管阻力增加，产生肺动脉高压，继而右心室结构和 / 或功能改变的疾病。根据起病缓急和病程长短，可分为急性和慢性肺心病两类。临床上以后者多见。

二、临床特点

有慢性呼吸系统疾病史，主要是慢性支气管炎、阻塞性肺气肿、肺结核、支气管扩张和胸廓疾病史等病史；有咳嗽、咳痰，进行性气促的临床症状；有肺气肿和 / 或肺动脉高压的体征。

三、治疗原则

1. 积极控制感染；通畅呼吸道，改善呼吸功能；纠正缺氧和二氧化碳潴留，可用鼻导管吸氧或面罩给氧。

2. 控制呼吸和心力衰竭，可加用利尿剂、正性肌力药等。

3. 积极进行镇咳、祛痰、平喘和抗感染等对症治疗。

四、治疗药物

毛花苷丙 Lanatoside C

【临床应用】

用于急性心力衰竭或慢性心力衰竭急性加重，控制快速心室率的心房颤动、心房扑动的心室率。

【用法用量】

静脉注射：首剂 0.4~0.6mg，用 5% 葡萄糖注射液 20ml 稀释后缓慢注射，需要时可 2~4 小时后再给 0.2mg，维持剂量一次 0.2~0.4mg，一天 1 次或每 12 小时 1 次。情况紧急时，0.4~0.6mg 以 25% 葡萄糖液稀释后静脉注射（5 分钟以上），2~4 小时后需要时再给 0.2~0.4mg。起效后可改口服洋地黄制剂。

【操作要点】

1. 本药适用于病情紧急而 2 周内未用过洋地黄毒苷，或在 1 周内未曾用过地高辛的患者。因其作用迅速，故广泛用于抢救紧急病情，如严重的左心衰竭伴急性肺水肿、阵发性室上性心动过速、室率增快的心房扑动和心房颤动。

2. 常以本药注射给药用于快速饱和，之后用其他慢速、中速类强心苷作维持治疗。

3. 出现与药物高敏性或过量有关的室性兴奋性过高(期前收缩)时应强制性停药。

4. 电复律前建议停用洋地黄类药或其衍生物。

5. 在一度房室传导阻滞情况下应监测心电图。常见心电图 ST 段呈壶嵴样表明为洋地黄作用,而非药物过量。

6. 本药用于终止室上性心动过速时起效慢,现已少用。

7. 禁忌与钙注射剂合用,不宜与酸、碱类配伍。

肝肾功能不全者、老年患者、电解质平衡失调者用药应减量。

【注意事项】

1. 不良反应　恶心、呕吐、头痛、黄视、嗜睡、头晕、精神失常或错乱、谵妄或谵语。剂量过大有室性期外收缩,阵发室上性心动过速,传导阻滞。

2. 禁用　对本药过敏者,强心苷制剂中毒者,室性心动过速、心室颤动者,梗阻性肥厚型心肌病患者,预激综合征伴心房颤动或扑动者,二至三度房室传导阻滞者。

3. 慎用　低钾血症,不完全性房室传导阻滞,高钙血症,甲状腺功能低下,缺血性心脏病,急性心肌梗死早期,心肌炎活动期,肝、肾功能不全,近期用过其他洋地黄类强心药,黏液性水肿,严重肺疾患。

4. 药物相互作用　与两性霉素 B、皮质激素或失钾利尿剂如布美他尼、依他尼酸等同用时,可引起低血钾而致洋地黄中毒;β 受体拮抗剂与本品同用,有导致房室传导阻滞发生严重心动过缓的可能,应重视。

【应急处置】

1. 如出现频发期前收缩、二联律、室性心动过缓(低于 60 次 /min)以及色视觉障碍等,及时停用药物,中毒症状自行缓解消失。

2. 对过快速型心律失常和室性期前收缩,可应用钾盐治疗,氯化钾 1.0~2.0g,溶于 5% 葡萄糖液 500ml 静脉滴注,持续 24 小时。

3. 室性期前收缩,室颤可用利多卡因 100~800mg,溶于 5% 葡萄糖液 500ml,静脉滴注。室上性心动过速可给予维拉帕米(异搏定)、普罗帕酮(心律平)等。

4. 传导阻滞、窦性心动过缓、窦性停搏时,可用阿托品 1~5mg,静脉滴注,2~3 小时重复一次。

5. 离子交换树脂(如考来烯胺)可在肠腔中多价络合强心苷,使其不被吸收而随粪便排泄。

6. 透析疗法 中毒后 36 小时内可行透析治疗。急性重症有条件者可进行血浆置换疗法。

7. 应用地高辛特异抗体,能快速有效地清除地高辛。

【典型案例】

患者,女,65 岁。因间断胸闷、气促伴双下肢水肿、纳差 6 个月,加重 5 小时入院。初步诊断为急性左心衰竭。立即给予吸氧、取坐位并双腿下垂、建立静脉通道,给予硝酸甘油注射液 5mg+5% 葡萄糖注射液 250ml 静脉滴注,调整滴速,使收缩压下降不超过 10mmHg。同时给予呋塞米 20mg 静脉推注,吗啡 5mg 皮下注射,毛花苷丙 0.2mg+5% 葡萄糖注射液 10ml 静脉推注。推注过程中监护仪突然出现心室颤动波形,复测血压 80/40mmHg,立即停止毛花苷丙静脉推注,去除硝酸甘油治疗,给予胺碘酮注射液 150mg、肾上腺素注射液 2mg 静脉推注,同时给予 300 J 非同步电除颤。监护仪仍显示心室颤动,实施胸外按压,并再次给予肾上腺素 1mg 静脉推注及 300 J 非同步电除颤治疗。监护仪示窦性心律恢复,复测血压 90/60mmHg,给予多巴酚丁胺 100mg+0.9% 生理盐水 250ml 持续静脉滴注,生命体征逐渐平稳。

分析点评:对于急性左心衰竭,在治疗过程中应遵循各项急救原则,并注意监测生命体征。本病例在急救过程中突然出现心搏骤停,其原因:①心力衰竭诱因可能为非 ST 段抬高心肌梗死,在给予毛花苷丙静脉滴注时,因心脏缺血性损伤加重而引起室性心律失常;②纳差数日,且可能具有长期口服利尿药等不正规治疗史,当存在低钾血症时,容易出现毛花苷丙中毒而致室性心律失常;③心力衰竭时间较长,可能伴肝(肾)功能异常,当应用毛花苷丙剂量不当或静脉推注速度过快时,易导致短时间内毛花苷丙血药浓度过高而发生中毒。

重要提示:在静脉注射强心药物时,应注意注射前、中、后的各项生命体征监护。

第十一节　特发性肺纤维化

一、疾病简介

特发性肺纤维化(idiopathic pulmonary fibrosis, IPF)是指原因不明并以普通型间质性肺炎为特征性病理改变的一种特发性间质性肺炎,主要表现为成纤维细胞灶形成、肺泡单位结构紊乱和肺纤维化。

二、临床特点

起病隐袭,主要的症状是干咳和劳力性气促。随着肺纤维化的发展,症状逐渐加重,进展速度个体差异较大,经数月或数年发展为呼吸衰竭和肺心病。起病后平均存活时间 2.8~3.6 年。通常无肺外表现,但可有一些伴随症状如食欲减退、体重减轻、消瘦、无力等。体检发现呼吸浅快、大多数双肺底可闻及吸气末 Velcro 啰音。晚期可有呼吸衰竭和右心衰竭的表现。

三、治疗原则

目前尚无特效药物治疗,不能逆转 IPF 的炎症过程,更不能逆转纤维化性病变。应以排除和抑制炎症成分为目的,习惯上采用激素或联合细胞毒药物。

四、治疗药物

泼尼松 Prednisone

【临床应用】

用于过敏性与自身免疫性炎症性疾病。与硫唑嘌呤或环磷酰胺联合应用于特发性肺纤维化预期可能效果较好的患者。仅10%~30%的患者对治疗有效,完全缓解很少见,大多数患者即使应用激素治疗,病情依然恶化。

【用法用量】

口服:初始治疗时激素应用大剂量。泼尼松40~80mg/d,2~4个月,然后逐渐减量。如果激素治疗有反应,一般在2~3个月显效。第4个月泼尼松减量至30mg/d;第6个月减量至15~20mg/d。泼尼松用量及减量速度应由临床或生理学参数指导。

【操作要点】

1. 用药期间注意肝、肾功能及高血压、高尿酸血症、高血钾等,有条件者应测血药浓度,调整剂量,血肌酐较用药前升高30%,需要减药或停药。

2. 在减药过程中,如果病情不稳定,可暂时维持原剂量不变或酌情增加剂量或加用免疫抑制剂联合治疗。可选用的免疫抑制剂如环磷酰胺、硫唑嘌呤、甲氨蝶呤等,联合应用以便更快地诱导病情缓解和巩固疗效,并避免长期使用较大剂量激素导致的严重不良反应。

3. 因为激素完全根除疾病是不可能的,所以,对治疗反应不一的患者均以最小剂量治疗1~2年是合理的。

4. 非甾体抗炎药可加强其致溃疡作用。

5. 本品可增强对乙酰氨基酚的肝毒性。

【注意事项】

1. 不良反应　与疗程、剂量、用法等有密切关系。长程用药可引起以下副作用：医源性库欣综合征面容和体态、体重增加、下肢水肿、紫纹、易出血倾向、创口愈合不良、痤疮、月经紊乱、肱骨头或股骨头缺血性坏死、骨质疏松或骨折（包括脊椎压缩性骨折、长骨病理性骨折）、肌无力、肌萎缩、低血钾综合征、胃肠道刺激（恶心、呕吐）、胰腺炎、消化性溃疡或肠穿孔、青光眼、白内障、良性颅内压升高综合征、糖耐量减退和糖尿病加重、欣快感、激动、不安、谵妄、定向力障碍。并发感染为糖皮质激素的主要不良反应，以真菌、结核菌、葡萄球菌、变形杆菌、铜绿假单胞菌和各种疱疹病毒感染为主。

2. 禁用　对肾上腺皮质激素类药物过敏者、真菌和病毒感染患者，下列疾病患者一般不宜使用：高血压、血栓症、胃与十二指肠溃疡、精神病、电解质异常、心肌梗死、内脏手术、青光眼等。

3. 慎用　急性心力衰竭或其他心脏病、糖尿病患者、甲状腺功能减退者、重症肌无力患者、骨质疏松患者、胃炎或食管炎患者、肾功能不全或有结石者、结核病患者、肝功能不全者不宜使用。

4. 药物相互作用　非甾体抗炎药可加强其致溃疡作用；本品可增强对乙酰氨基酚的肝毒性。

【患者用药指导】

1. 长期服药后，停药前应逐渐减量。

2. 妊娠期妇女使用可增加胎盘功能不全、新生儿体重减少或死胎的发生率，动物试验有致畸作用，应权衡利弊使用。

3. 乳母接受大剂量给药，则不应哺乳，防止药物经乳汁排泄，造成婴儿生长抑制、肾上腺功能抑制等不良反应。

硫唑嘌呤 Azathioprine

【临床应用】

在单用皮质激素不能控制疾病时，与皮质激素合用于特发性肺纤维化。

【用法用量】

口服：2~3mg/（kg·d），起始剂量为 25~50mg/d，每 7~14 天增加 25mg，直至最大剂量 150mg/d。

【操作要点】【注意事项】【患者用药指导】【应急处置】参见第九章第三节。

第十二节 呼吸衰竭

一、疾病简介

呼吸衰竭（respiratory failure）是指各种原因引起的肺通气和 / 或换气功能障碍，以致在静息状态下亦不能维持足够的气体交换，导致低氧血症伴或不伴有高碳酸血症，进而引起一系列病理生理改变和相应临床表现的综合征。

二、临床特点

1. 急性呼吸衰竭主要是低氧血症所致的呼吸困难和多器官功能障碍。呼吸困难是最早出现的症状。多数患者有明显的呼吸困难，表现为频率、节律和幅度的改变，可有"三凹征"。不同程度的发绀，当动脉血氧饱和度低于 90% 即可出现。急性缺氧可导致精神错乱、躁狂、昏迷、抽搐等。如合并二氧化碳潴留，可有嗜睡、淡漠，以致呼吸骤停等。多数有心动过速，严重者可有周围循环衰竭、血压下降等。

2. 慢性呼吸衰竭临床特点与急性呼吸衰竭大致相

似。COPD引起的呼吸衰竭病情轻时表现为呼吸费力伴呼气延长，严重时发展成浅快呼吸。慢性呼吸衰竭伴二氧化碳潴留时，可表现为先兴奋后抑制现象，外周静脉充盈、皮肤充血、温暖多汗、心率加快等。

三、治疗原则

1. 加强呼吸支持，包括保持呼吸道通畅、纠正缺氧和改善通气；呼吸衰竭的病因和诱因治疗；加强一般支持治疗和对重要器官的功能监测和支持。

2. 保持呼吸道通畅和有效通气量可给予解除支气管痉挛、祛痰药物，必要时可用呼吸兴奋剂和肾上腺皮质激素静脉滴注。

3. 有感染时应使用抗生素，纠正心力衰竭、心律紊乱、酸碱失衡等并发症。

四、治疗药物

尼可刹米 Nikethamide

【临床应用】

用于肺心病引起的呼吸衰竭。

【用法用量】

皮下注射：一次 0.25~0.5g，必要时 1~2 小时重复用药。极量：一次 1.25g。

肌内注射：同皮下注射项。

静脉注射：同皮下注射项。

静脉滴注：3~3.75g 加入 500ml 液体中，滴速 25~30 滴 /min。如出现皮肤瘙痒、烦躁等不良反应，须减慢滴速；若经 4~12 小时未见效，或出现肌肉抽搐等严重不良反应，应停药。

【操作要点】

1. 本药与鞣酸、有机碱的盐类及各种金属盐类配伍，均可能产生沉淀；遇碱类物质加热可水解，并脱去乙二胺基生成烟酸盐。

2. 本药作用时间短暂，应视病情间隔给药，且用药时须配合人工呼吸和给氧措施。

3. 本药对呼吸肌麻痹者无效。

【注意事项】

1. 不良反应　常见烦躁不安、抽搐、恶心等。较大剂量时可出现喷嚏、呛咳、心率加快、全身瘙痒、皮疹。大剂量时可出现多汗、面部潮红、呕吐、血压升高、心悸、心律失常、震颤、惊厥，甚至昏迷。

2. 禁用　抽搐、惊厥患者。

3. 慎用　急性血卟啉病（易诱发血卟啉病急性发作）。

4. 药物相互作用　与其他中枢神经兴奋药合用，有协同作用，可引起惊厥。

【应急处置】

用药过量的症状：兴奋不安、精神紊乱、恶心、呕吐、头痛、多汗、抽搐、呼吸急促、血压升高、心悸、心律失常，甚至呼吸麻痹而死亡。

过量的处理：①出现惊厥时，可静脉注射苯二氮䓬类药或小剂量硫喷妥钠、苯巴比妥钠等。②静脉滴注10% 葡萄糖注射液，促进药物排泄。③给予对症和支持治疗。

【典型案例】

患者，男，39 岁，因大量饮酒后昏迷 0.5 小时入院。入院后给予吸氧，补液：维生素 C、维生素 B_6、10%氯化钾、尼可刹米 0.4g 加入葡萄糖氯化钠注射液静脉滴注。0.5 小时后出现带喘鸣音的呼气性呼吸困难，体检双肺满布哮鸣音，呼气期延长。诊断"支气管哮喘"。给予 5% 葡萄糖注射液 20ml、二羟丙茶碱 0.25g、地塞米松 5mg，缓慢静脉注射，20 分钟后症状缓解，双肺哮鸣音消失。但约 1 小时后，哮喘再次发作。停用尼可刹米组液体，约

10 分钟后，症状缓解，啰音消失，含其余药物的液体继续静脉滴注治疗，无任何不良反应，病情逐渐好转，6 小时后清醒，治疗 2 天出院。

分析点评：患者既往无哮喘发作史，又无哮喘病家族史，本次发作考虑为尼可刹米所致。

重要提示：尼可刹米能直接兴奋延髓呼吸中枢，并通过颈动脉窦和主动脉体化学感受器反射性地兴奋呼吸中枢，使呼吸加深加快，不良反应少见。大剂量可引起血压升高、心悸、出汗、呕吐、震颤及肌僵直，但引起哮喘发作罕见，其作用机制有待于进一步研究。

洛贝林 Lobeline

【临床应用】

用于各种原因引起的中枢性呼吸抑制。常用于一氧化碳中毒、吸入麻醉药或其他中枢抑制药（如阿片、巴比妥类）中毒、传染病（如肺炎、白喉等）引起的呼吸衰竭。

【用法用量】

肌内注射：一次 10mg；极量为一次 20mg，一天 50mg。

皮下注射：同肌内注射。

静脉注射：一次 3mg；极量为一次 6mg，一天 20mg。

【操作要点】

1. 本药禁止与碘、鞣酸以及铅、银等盐类药配伍。与碱性药物配伍可产生山梗素沉淀。

2. 静脉给药应缓慢。

【注意事项】

不良反应：可见恶心、呕吐、呛咳、头痛、心悸等。大剂量用药可出现心动过缓；剂量继续增大可出现心动过速、传导阻滞、呼吸抑制、惊厥等。

【患者用药指导】

用药后吸烟可导致恶心、出汗及心悸。

【应急处置】

用药过量的症状：过量可引起大汗、心动过速、低血压、低体温、呼吸抑制、强直性阵挛性惊厥、昏迷、死亡。如发生中毒，可用人工呼吸解救。

【典型案例】

患者，男，67岁，因患肺癌6个月要求强化治疗收入我科。后出现呼吸困难、心搏骤停，立即建立静脉液路给予抢救，在用抽取洛贝林的注射器抽取呋塞米时，药物混合后立即产生白色浑浊。

分析点评：洛贝林是临床上常用的呼吸兴奋剂，呋塞米是常用的强效利尿剂，两种药物配伍应用时出现浑浊现象，但文献中尚未见两者不能配伍的依据。通过试验证明呋塞米注射液与洛贝林确实存在配伍禁忌，无论药物浓度大小，均出现不同程度的浑浊。

重要提示：洛贝林和呋塞米不能联合应用，如临床需要应避免同时应用，以防发生不良反应。

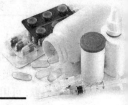

第六章　心血管系统疾病

1. 阿司匹林饭前还是饭后服用?

2. 使用吗啡治疗急性左心衰竭时应注意什么?

3. 果糖二磷酸钠静脉输注时引起疼痛如何处置?

4. 出现去乙酰毛花苷过量怎么办?

5. 使用瑞舒伐他汀时如何预防和处理相关性肌肉不良反应?

6. 应用血管紧张素转化酶抑制剂时需要注意的问题有哪些？

7. 如何教育患者正确使用硝酸甘油片？

8. 阿托品过量如何处理？

9. 使用肾上腺素时有哪些操作要点？

10. 阿替普酶用于溶栓时，有哪些操作要点？

11. 使用胺碘酮注射液时有哪些操作要点？

12. 左旋氨氯地平片和氨氯地平片有什么区别？

循环系统疾病包括心脏和血管病，合称心血管病。在我国城乡居民中，近年心血管病的死亡率不断上升，是危害人民健康和影响社会劳动力的重要疾病。

第一节　急性心力衰竭

一、疾病简介

急性心力衰竭（acute heart failure，AHF）是指由于急性心脏病变引起心排血量显著、急骤降低导致的组织器官灌注不足和急性淤血综合征。临床上急性左心衰较常见，以肺水肿或心源性休克为主要表现，是严重的急危重症，抢救是否及时合理与预后密切相关。急性右心衰多见于急性右室下壁心肌梗死或大面积肺栓塞，以体循环水肿为主要表现。在此主要介绍急性左心衰。

二、临床特点

急性左心衰突发严重呼吸困难，呼吸频率达每分钟30~40次，强迫坐位、发绀、大汗淋漓、烦躁，同时频繁咳嗽，咳粉红色泡沫样痰。严重者因脑缺氧导致神志模糊。发病开始可有一过性高血压，病情如不缓解，血压可持续下降甚至休克。听诊两肺布满湿性啰音和哮鸣音，可闻及舒张期奔马律。

三、治疗原则

1. 急性左心衰时缺氧和高度呼吸困难是致命的威

胁,必须尽快使之缓解。患者取坐位,双腿下垂,以减少静脉回流;立即高流量鼻管给氧,对病情特别严重者应采用面罩呼吸机持续加压给氧,使肺泡内压增加,一方面可以使气体交换加强,另一方面可以对抗组织液向肺泡内渗透。

2. 药物治疗以吗啡镇静、去乙酰毛花苷强心、强效利尿、血管扩张剂为主。强效利尿除有利尿作用外,还有静脉扩张作用,有利于肺水肿缓解;血管扩张剂可使心脏前、后负荷均减低,心排血量改善,故对心力衰竭有益。氨茶碱可解除支气管痉挛,并有一定的正性肌力及扩血管利尿作用,可起辅助作用。

四、治疗药物

吗啡 Morphine

【临床应用】

急性心力衰竭。

【用法用量】

静脉注射:一次 3~5mg,缓慢静脉注射,必要时可每隔15分钟重复一次。

【操作要点】

1. 本品为国家特殊管理的麻醉药品,务必严格遵守国家对麻醉药品的管理条例,医院和病区的贮药处均需加锁,处方颜色为红色专用处方。各级负责保管人员均应遵守交接班制度。

2. 应使用单独注射器,缓慢静脉注射。

3. 药液不得与氨茶碱、巴比妥类药钠盐等碱性液,溴或碘化合物,碳酸氢盐,氧化剂(如高锰酸钾),植物收敛剂,氢氯噻嗪,肝素钠,苯妥英钠,呋喃妥因,新生霉素,甲氧西林,氯丙嗪,异丙嗪,哌替啶,磺胺嘧啶以及铁、铝、镁、银、锌化合物等接触或混合,以免发生混浊甚至出现沉淀。

4. 本药连用 3~5 日即产生耐受性,1 周以上可成瘾。

5. 使用本药过量可致急性中毒,成人中毒量为 60mg,致死量为 250mg。

【注意事项】

1. 不良反应 常见恶心、呕吐、呼吸抑制、嗜睡、眩晕、便秘、排尿困难、胆绞痛等。偶见瘙痒、荨麻疹、皮肤水肿等过敏反应。

2. 禁用 中毒性腹泻患者,休克尚未控制者,炎性肠梗阻患者,通气不足、呼吸抑制者,支气管哮喘患者,慢性阻塞性肺疾病患者,肺源性心脏病代偿失调者,颅内高压或颅脑损伤患者,甲状腺功能减退者,肾上腺皮质功能不全患者,前列腺肥大、排尿困难者,严重肝功能不全患者,孕妇和临盆产妇,哺乳期妇女。

3. 慎用 心律失常患者、胃肠道手术后肠蠕动未恢复者、惊厥或有惊厥史的患者、精神失常有自杀倾向者、肾功能不全患者、轻至中度肝功能不全患者。

4. 药物相互作用 本品与吩噻嗪类、镇静催眠药、单胺氧化酶抑制剂、三环类抗抑郁药、抗组胺药等合用,可加剧及延长吗啡的抑制作用。可增强香豆素类药物的抗凝血作用。与西咪替丁合用,可能引起呼吸暂停、精神错乱、肌肉抽搐等。

【患者用药指导】

1. 应用本品后,应预防便秘。

2. 吗啡可削弱驾驶和操作机械的能力,应注意。

3. 出现不良反应及时就医。

【应急处置】

本品急性中毒的主要症状为昏迷,呼吸深度抑制,瞳孔极度缩小、两侧对称,或呈针尖样大,血压下降,发绀,尿少,体温下降,皮肤湿冷,肌无力,由于严重缺氧致休克、循环衰竭、瞳孔散大、死亡。

中毒解救：可采用人工呼吸、给氧、给予升压药提高血压、β肾上腺素受体拮抗剂减慢心率、补充液体维持循环功能。静脉注射拮抗剂纳洛酮（首次可静脉注射0.4mg~2mg，如果未获得呼吸功能的理想的对抗和改善作用，可隔2~3分钟重复注射给药。如果使用10mg仍未见反应，就应考虑此诊断问题。如果不能静脉给药，可肌肉给药）。亦可用烯丙吗啡作为拮抗药。

【典型案例】

患者，男，75岁，3年前患急性前壁心梗后逐渐出现活动后发憋气短症状，且逐渐加重，入院前1小时喘憋加重，端坐位，大汗，查体：体温36℃，脉搏146次/min，呼吸38次/min，血压160/105mmHg，端坐位，急促呼吸，重度呼吸困难，双肺满布湿啰音。心电监护显示：窦速，陈旧前壁心梗，V_1~V_6导联ST段显著压低，血氧饱和度75%。医生诊断急性心力衰竭，嘱予立即吸氧，强心利尿处理，同时应用吗啡3mg缓慢静脉推注，每隔10分钟后重复应用。共用吗啡60mg。患者出现呼吸浅慢，血压降低。神志模糊，呼之不应，心率56次/min，血压70/50mmHg，双肺湿啰音明显减少，血氧饱和度为55%，此时考虑吗啡中毒，抑制呼吸所致。立即静脉注射纳洛酮每次0.8mg，每隔5分钟1次，共用纳洛酮9.6mg，患者呼之能应，心率恢复平稳，患者神志恢复，喘憋症状明显减轻。

分析点评：使用本品过量可致急性中毒，成人中毒量为60mg，致死量为250mg。中毒后可采用人工呼吸、给氧、给予升压药提高血压、β肾上腺素受体拮抗剂减慢心率、补充液体维持循环功能。静脉注射拮抗剂纳洛酮，亦可用烯丙吗啡作为拮抗药。

重要提示：使用吗啡常用剂量为3~5mg，缓慢静脉注射或入壶，症状无缓解，可在10~15分钟重复应用，重复的次数视血压而定，但总数一般不超过4次，以免发生急性中毒。

毛花苷丙 Lanatoside C

【临床应用】

用于充血性心力衰竭。

【用法用量】

静脉注射：首剂 0.4~0.6mg，此后每 2~4 小时 0.2~0.4mg，总量 1~1.6mg。以 5% 葡萄糖注射液稀释后缓慢静脉注射（时间不少于 5 分钟）。

【操作要点】【注意事项】【应急处置】参见第五章第十节。

呋塞米 Furosemide

【临床应用】

本品为利尿剂，用于治疗心力衰竭，保护心脏。

【用法用量】

静脉注射：起始剂量为 40mg，必要时每小时追加 80mg。

【操作要点】

1. 肠道外用药宜静脉给药，不主张肌内注射。常规剂量静脉注射时间应超过 1~2 分钟，大剂量静脉注射时不超过 4mg/min。

2. 本品为加碱制成的钠盐注射液，碱性较高，故静脉注射时宜用氯化钠注射液稀释，而不宜用葡萄糖注射液稀释。

3. 治疗中有血清尿素氮升高和少尿时应停药。

4. 顽固性水肿患者服用本品易产生低血钾症，应同时给予钾盐。

【注意事项】

1. 不良反应 与水、电解质紊乱有关，尤其是大剂量或长期应用时，如直立性低血压、休克、低钾血症、低氯血症、低氯性碱中毒、低钠血症、低钙血症以及与此有关的口渴、乏力、肌肉酸痛、心律失常等。少见有过敏反应（包括皮疹、间质性肾炎，甚至心搏骤停）、视觉模糊、黄视症、光敏感、头晕、头痛、纳差、恶心、呕吐、腹痛、腹泻、胰腺炎、肌肉强直等，骨髓抑制导致粒细胞减少、血小板减少性紫癜和再生障碍性贫血，肝功能损害，指（趾）感觉异常，高糖血症，尿糖阳性，原有糖尿病加重，高尿酸血症。耳鸣、听力障碍多见于大剂量静脉快速注射时（每分钟剂量大于 4~15mg），多为暂时性，少数为不可逆性，尤其当与其他有耳毒性的药物同时应用时。在高钙血症时，可引起肾结石。

2. 禁用　对磺胺药和噻嗪类利尿药过敏者、肝性脑病者、低钾血者。

3. 慎用　严重肝肾功能不全、糖尿病、痛风患者。

4. 药物相互作用　本品使氨基糖苷类的清除率下降约 35%，这会增加眼的毒性和永久性耳聋的危险性；与头孢菌素类药物合用会增强肾毒性；与甘露醇合并用用，会导致肾衰竭，也会加强箭毒的作用。该品能抑制肾小管对锂离子的分泌，可能引起锂中毒。

【患者用药指导】

1. 对诊断的干扰　可致血糖升高、尿糖阳性，尤其是糖尿病或糖尿病前期患者；过度脱水可使血尿酸和尿素氮水平暂时性升高，血 Na^+、Cl^-、K^+、Ca^{2+} 和 Mg^{2+} 浓度下降。

2. 随访检查　血电解质，尤其是合用洋地黄类药物或皮质激素类药物、肝肾功能损害者；血压，尤其是用于降压，大剂量应用或用于老年人；肾功能；肝功能；血糖；血尿酸；酸碱平衡情况；听力。

3. 药物剂量应从最小有效剂量开始，然后根据利尿反应调整剂量，以减少水、电解质紊乱等不良反应的发生。

4. 少尿或无尿患者应用最大剂量后 24 小时仍无效时应停药。

5. 存在低钾血症或低钾血症倾向时,应注意补充钾盐。

【应急措施】

因脱水致血尿素氮升高时,如果不伴有血肌酐水平升高,则此情况是可逆的,可减药或停药观察;治疗肾脏疾病水肿,出现血尿素氮升高时,若同时伴有其他肾功能急剧减退,则须停止用药。

氨力农 Amrinone

【临床应用】

用于对洋地黄、利尿药、血管扩张药治疗无效或效果欠佳的各种原因引起的急、慢性顽固性充血性心力衰竭的短期治疗。

【用法用量】

静脉注射:负荷量 0.5~1mg/kg,用适量生理盐水稀释后,缓慢静脉注射(5~10 分钟),继之以 5~10μg/(kg·min)维持静脉滴注。根据病情随时调整剂量,必要时 30 分钟后再静脉注射 1 次。单次剂量最大不超过 2.5mg/kg,一天最大量不超过 10mg/kg。疗程不超过 2 周。

【操作要点】

1. 本药粉针剂需先用注射用氨力农溶剂溶解。在溶媒中成盐速度较慢,需 40~60℃温热振摇,待溶解完全后,方可稀释使用。静脉注射液或粉针需用生理盐水稀释为 1~3mg/ml 的溶液,不能用含右旋糖酐或葡萄糖的溶液稀释。

2. 与呋塞米(速尿)混用会立即产生沉淀,故不应在含有本药的输液管中注入呋塞米。

3. 对心房颤动、心房扑动患者因可增加房室传导而导致心室率增快,故用本药之前宜先用洋地黄制剂控制心室率。

4. 本药应用期间不增加洋地黄的毒性,不增加心肌耗氧量,未见对缺血性心脏病有增加心肌缺血的征象,故不必停用洋地黄、利尿药及血管扩张药。

5. 用药期间出现心房颤动、心室率增快时可用强心苷治疗。

6. 出现肝毒性(如血清谷丙转氨酶升高),并伴有临床症状时,应立即停药。

【注意事项】

1. 不良反应 可见恶心、呕吐、腹痛、畏食、肝损害、低血压、诱发心律失常、心包炎、胸膜炎、腹水、头痛、发热、胸痛、肌痛,大剂量长期应用时可有血小板减少,呈剂量依赖性,常于用药后 2~4 周出现,但减量或停药后即好转。

2. 禁用 严重低血压、严重失代偿性循环血容量减少、室上性心动过速和室壁瘤、严重肾功能不全、梗阻性肥厚型心肌病患者、严重的阻塞性心瓣膜病患者。

3. 慎用 肝、肾功能不全者,急性心肌梗死或其他急性缺血性心脏病,低血压。

4. 药物相互作用 与丙吡胺合用可导致血压过低;合用强利尿药时,可使左室充盈压过度下降,需注意水、电解质平衡。

【患者用药指导】

1. 快速静脉注射时可致室性期前收缩、室性心动过速。

2. 可引起静脉注射部位烧灼痛,漏于血管外可致组织坏死。

米力农 Milrinone

【临床应用】

用于各种原因引起的急性心力衰竭及慢性难治性心力衰竭的短期治疗。

【用法用量】

静脉注射:推荐负荷剂量为 50μg/kg 静脉注射(10 分

钟内),继之以每分钟 0.375~0.75μg/kg 的速度静脉滴注维持。滴注速度应根据血流动力学和临床反应进行调整。治疗的持续时间取决于患者的反应。

肾功能不全患者需要调整给药剂量。一天最大剂量不超过 1.13mg/kg。

【操作要点】

1. 在其他药物疗效不明显时方可考虑使用本药。

2. 本药短期静脉给药能够有效地控制严重慢性充血性心力衰竭以及急性失代偿性心力衰竭。

3. 本药不能与呋塞米混合注射(会产生沉淀),也不可与布美他尼配伍。可用 0.45% 氯化钠注射液或 5% 葡萄糖注射液稀释。

4. 本药可轻度缩短房室结的传导时间,使房颤、房扑患者的心室率增快,故房颤、房扑患者用药之前宜先用洋地黄制剂控制心室率。

5. 给药前和用药期间需注意纠正低血容量、电解质失衡,并进行必要的辅助呼吸等措施。心排血量增加导致多尿时,需减少利尿药的用量。若过度利尿引起钾丢失过多,可增加洋地黄化患者发生心律失常的危险性。因此,在用本药前或用药过程中需补钾以纠正低钾血症。

6. 治疗期间,若患者症状有所改善,应在患者症状稳定(脱离急性期)后停用本药而改用其他药物治疗;若疗效不明显,也需改用其他药物治疗。

7. 本药的给药时间应根据患者的反应而定,目前尚没有使用 48 小时以上的临床用药经验,只有在密切监测血流动力学及全身状态的情况下才能超时使用本药。

【注意事项】

1. 不良反应 室性心律失常、低血压、心绞痛 / 胸痛、头痛、发热、恶心、呕吐、震颤、低钾血症、血小板减少、肝功能异常、肾功能异常。

2. 禁用 心肌梗死急性期、严重低血压、严重室性心律失常、严重梗阻性主动脉瓣或肺动脉瓣疾病、梗阻性肥厚型心肌病。

3. 慎用 低血压,血容量不足,急性缺血性心脏病,心动过速,肝、肾功能不全。

4. 药物相互作用 参见氨力农。

【患者用药指导】

用药期间若出现过度的心率增快、血压降低,应减量或停止输注本药。

第二节 慢性心力衰竭

一、疾病简介

慢性心力衰竭(chronic heart failure, CHF)是大多数心血管疾病的最终归宿,也是心血管疾病患者的主要死亡原因。由于心脏射血功能受损,心排血量不能满足机体代谢的需要,器官、组织血液灌注不足,同时出现肺循环和 / 或体循环淤血,临床表现主要是呼吸困难和无力而致体力活动受限和水肿。

二、临床特点

1. 左心衰 不同程度的呼吸困难,左心衰的早期表现为劳力性呼吸困难;当肺淤血达到一定程度,患者出现不能平卧,高枕卧位或半卧位甚至端坐位可使憋气好转;严重者可出现夜间阵发性呼吸困难,多为患者入睡后突然因憋气惊醒,被迫采取坐位,呼吸浅快,重者可有哮鸣音;病情严重可发展为急性肺水肿。另外还可表现为咳嗽、咳痰、咯血、泡沫样痰、乏力、疲倦、头晕、心慌、少尿和肾功能损害的症状等。查体常见肺部湿性啰音和原有心脏疾病体征。

2. 右心衰 以体循环静脉淤血的表现为主。消化道症状多为腹胀、食欲不振、恶心、呕吐。右心衰主要体征为水肿，其特征为首先出现在身体最低的部位，如下肢和腰骶部，常为对称性可压陷性。可有双侧胸腔积液，单侧时右侧常见。颈静脉搏动增强、充盈、怒张，肝颈静脉反流征阳性。肝脏因淤血而肿大伴压痛，持续慢性右心衰可导致心源性肝硬化，晚期可出现黄疸和腹水。

三、治疗原则

1. 心衰治疗应包括防止和延缓心衰的发生，缓解临床心衰患者症状，改善长期预后和降低死亡率。采取综合治疗措施，包括对各种可导致心功能受损的危险因素如冠心病、高血压、糖尿病的早期治疗；调节心力衰竭的代偿机制，减少其负面效应如拮抗神经体液因子的过度激活，阻止心肌重塑的进展；对临床心衰患者，除缓解症状外，还应达到提高运动耐量、改善生活质量，阻止或延缓心肌损害进一步加重，降低死亡率。

2. 药物治疗中血管紧张素转化酶抑制剂、醛固酮受体拮抗剂、β受体拮抗剂是治疗慢性心力衰竭的基石，在没有禁忌证的情况下必须应用。其他如利尿剂、洋地黄等在症状加重或严重心衰时应用。

四、治疗药物

卡托普利 Captopril

【临床应用】

用于充血性心力衰竭，可单独应用或与强心药、利尿药合用。

【用法用量】

口服：起始剂量 6.25mg，一天 3 次。目标剂量 50mg，一天 3 次。

【操作要点】

1. 本药缓释片应整片吞服，不能咀嚼或掰开服用。

2. 肾功能不全者宜采用小剂量给药或减少给药次数，缓慢递增。如须合用利尿药，建议使用呋塞米，不宜使用噻嗪类利尿药。如出现血尿素氮和肌酸酐升高，应减少本药剂量，同时应停用利尿药。

【注意事项】

1. 不良反应　常见有皮疹、瘙痒、味觉障碍。个别有蛋白尿、粒细胞缺乏症、中性粒细胞减少等。约20%患者发生持续性干咳。

2. 禁用　对本品过敏者、孕妇及哺乳期妇女禁用。

3. 慎用　自身免疫性疾病如严重系统性红斑狼疮、骨髓抑制脑动脉或冠状动脉供血不足者慎用。

4. 药物相互作用　与布比卡因合用可引起严重心动过缓和低血压，甚至意识丧失；与骨髓抑制药（如硫唑嘌呤）合用，可引起严重贫血；与环孢素合用，可使肾功能下降；与别嘌醇合用，可引起过敏反应；抗酸药、硫酸亚铁可使本药体内吸收减少，疗效降低；麻黄碱和伪麻黄碱可拮抗本药的降压作用，降低本药的疗效；内源性前列腺素合成抑制药（如吲哚美辛）可减弱本药的降压作用。

【患者用药指导】

1. 给药剂量须遵循个体化原则，按疗效予以调整。

2. 使用本药后可因血压降低而出现头晕、步态不稳等，故服药后禁止驾驶车辆及高空作业。

3. 合用利尿降压药、重度高血压、血液透析、严格饮食限制钠盐摄入的患者，初次服用本药可引起血压过低，故宜从小剂量开始用药，根据患者的疗效逐渐增加剂量。

【应急处置】

1. 用药后出现以下情况的处理　①血管神经性水肿：应立即停药，并进行对症治疗，如给予 1∶1 000 的肾上腺素 0.3~0.5ml 皮下注射。②蛋白尿逐渐增多：应暂停用药或减少用量。③白细胞计数降低：应暂停用药。④在手术或麻醉时出现低血压：可扩容纠正。⑤出现顽固性干咳：应停药观察。

2. 用药过量可导致低血压，一旦出现，应立即停药，并扩容（如静脉输注生理盐水）以纠正。严重者可采用血液透析清除。

【典型案例】

患者，男，77 岁，因胸闷、心悸、全身无力 10 小时，伴昏厥一次入院。患者因患瓣膜性心脏病、慢性心力衰竭一年前开始给予托普利 50mg/d，间断给予螺内酯 40mg/d 等药物治疗，入院体检：T 36.6℃，P 44 次/min，R 20 次/min，BP 126/80mmHg。神志清楚、急性重病容，面色苍白，抬入病房，自主体位。颈静脉无怒张，双肺呼吸音清晰，未闻及干、湿性啰音，心前区无隆起，心界向左下扩大，心率 44 次/min，律不齐，心尖部可闻及Ⅲ°/6 级吹风样收缩期杂音，肝颈静脉回流征阴性，双下肢无浮肿，床边心电图示：窦性心动过缓、交界性逸搏心律、窦性停搏、左束支传导阻滞。

急查电解质血钾 6.79mmol/L，肾功能正常。临床诊断：高钾血症、心律失常、窦性心动过缓、交界性逸搏心律、窦性停搏、左束支传导阻滞。入院后，立即给予心电监护，补液、胰岛素等治疗。1 小时后血清钾降至 5.45mmol/L，开始恢复窦性心律。第 2 天，患者症状缓解。复查心电图示窦性心律Ⅰ°房室传导阻滞，完全左束支传导阻滞，偶发室性早搏，血钾 4.41mmol/L，4 天后好转出院。

分析点评：卡托普利、螺内酯均有保钾作用，长期联合常用剂量下也可出现高血钾，基础的心脏病合并高血钾易导致窦房结功能降低或传导障碍，使心室搏动出现过长间歇，窦房结以下潜在的低位起搏点便自动地发出激动从而出现逸搏心律、窦性停搏。

重要提示：应详细了解药物的不良反应，在用药期间对患者密切观察和追踪，尤其在慢性心力衰竭的血管紧张素转化酶抑制剂、螺内酯治疗中，定期复查电解质。

依那普利 Enalapril

【临床应用】

用于充血性心力衰竭，可单独应用或与强心药、利尿药合用。

【用法用量】

口服：开始剂量为 2.5mg，一天 2 次。可逐渐增加剂量，目标剂量为一天 10mg，一天 2 次。

【操作要点】

1. 个别患者（尤其是在应用利尿剂或血容量减少者），可能会引起血压过度下降，故首次剂量宜从 2.5mg 开始。

2. 服用本药的患者在手术或麻醉时如发生低血压，可用扩容纠正。

3. 给药剂量须遵循个体化原则，按疗效予以调整。

【注意事项】

1. 不良反应　可出现头晕、头痛、嗜睡、口干、疲劳、上腹不适、恶心、心悸、胸闷、咳嗽、面红、皮疹和蛋白尿等。如出现白细胞减少，需停药。

2. 禁用　对本品过敏者或双侧性肾动脉狭窄患者。

3. 慎用　孕妇及哺乳期妇女、肾功能严重受损者。

4. 药物相互作用　本品与排钾利尿药同用可减少钾丢失，但与保钾利尿药同用可使血钾增高；本品与锂同用可致锂中毒，但停药后毒性反应即消失；与其他降压药，尤其是利尿药合用，降压作用增强，故使用本品前应停用利尿药或从小剂量开始。

【患者用药指导】

1. 给药剂量须遵循个体化原则，按疗效予以调整。

2. 开始用本药治疗前建议停用其他降压药1周。对恶性高血压或重度高血压不能较久停用降压药者,应在停药后立即给予本药最小剂量,在密切观察下每24小时递增剂量,直至疗效充分或达最大剂量。

3. 肾功能不全者应使用小剂量,或减少给药次数,或增加给药间隔、缓慢增加用量。若须同时用利尿药,建议用呋塞米而不用噻嗪类。如血尿素氮和肌酸酐增高或蛋白尿渐加重时,本药应减量或在减量的同时停用利尿药。

4. 如出现白细胞计数降低,应停药。一般停药后可恢复。

【应急处置】

一旦出现血管性水肿应立即停药,并迅速皮下注射1:1 000的肾上腺素注射液0.3~0.5ml。

【典型案例】

患者,女,39岁。因双下肢水肿、蛋白尿反复发作2年余,加重1个月来院就诊。诊为慢性肾炎。入院后加用依那普利5mg,每天2次。次日双下肢出现密集红丘疹,以肢体伸侧尤多,胸背部少见,自觉瘙痒明显。患者否认有药物及食物过敏史,以前未曾用过"依那普利"及其他"血管紧张素转化酶抑制剂"类药。近日饮食情况及居住环境无变化。考虑为依那普利引起的过敏性皮疹。立即停用依那普利,同时给予氯苯那敏8mg,每天3次。2天后皮疹逐渐消退,后未再复发。

分析点评:依那普利是新型的血管紧张素转化酶抑制剂(ACEI),因其安全、有效,被广泛应用于高血压及各种心血管疾病。近年来,又因其具有降低尿蛋白、保护肾功能作用而被用于多种肾脏疾病。随着临床应用的不断推广,其不良反应也时有发生,主要表现:头晕、头痛、低血压、口干、咳嗽、恶心、腹泻、肌肉痉挛等;其中咳嗽最为常见。亦偶有发生血管神经性水肿的报道,但出现过敏性皮疹者很少。

重要提示：依托普利可致过敏性皮疹，临床医生应引起注意。

贝那普利 Benazepril

【临床应用】

用于充血性心力衰竭，作为对洋地黄和／或利尿药疗效不佳的辅助治疗。

【用法用量】

口服：推荐初始剂量为一次 2.5mg，一天 1 次。如心衰的症状未能有效缓解，而患者未出现症状性低血压及其他不可接受的不良反应，则可在 2~4 周后将剂量调整为一次 5mg，一天 1 次。根据患者的临床反应，可以在适当的时间间隔内再将剂量调整为一次 10mg 或 20mg，一天 1 次。

【操作要点】

1. 给药剂量须遵循个体化原则，按疗效予以调整。

2. 由于首剂可出现血压急剧下降的危险，故患者第一次服用本药时需严密监视。

【注意事项】

1. 不良反应　可出现头痛、头晕、疲乏、嗜睡、恶心、咳嗽、症状性低血压、直立性低血压、晕厥、心悸、周围性水肿、皮疹、皮炎、便秘、胃炎、焦虑、失眠、感觉异常、关节痛、肌痛、哮喘等。血管神经性水肿罕见。

2. 禁用　对血管紧张素转化酶抑制剂过敏、有血管神经性水肿史、孤立肾、移植肾、双侧肾动脉狭窄而肾功能减退者及孕妇。

3. 慎用　自身免疫性疾病患者，骨髓抑制患者；脑或冠状动脉供血不足患者，肾功能不全者，肝功能不全者，高钾血症患者，胶原性血管疾病患者，主动脉瓣狭窄、左房室瓣狭窄的患者，外科手术或麻醉患者，低血压患者。

4. 药物相互作用　与硫唑嘌呤合用，可加重骨髓抑制；与锂盐合用，可降低锂盐的排泄；与环孢素合用，可使肾功能下降；与非甾体抗炎药(尤其是吲哚美辛)合用，可减弱本药的降压作用；麻黄中的麻黄碱和伪麻黄碱具拟交感活性，可拮抗本药的降压作用。

【患者用药指导】

1. 严格饮食限制钠盐摄入或血液透析的患者使用本药时，首剂可能出现急剧而严重的低血压。

2. 用药后可出现中枢神经系统不良反应，故驾驶车辆或操纵机器的患者使用本药应谨慎。

3. 单独服用本药血压下降不满意者，可加用另一种降压药(如噻嗪类利尿药、钙拮抗药或β受体拮抗剂)，并从小剂量开始用药。

4. 用药后如出现血尿素氮与肌酸酐升高，须减少本药的剂量。

【应急处置】

1. 用药后如发生血管性水肿，应立即停药，并密切观察至水肿消失。但发生于舌、喉或声门部位的水肿可能造成气道阻塞，应立即皮下注射 1:1 000 肾上腺素溶液 0.3~0.5ml。

2. 用药后如出现低血压，应将患者置于平卧位，必要时可静脉注射生理盐水。如出现一过性低血压，经扩容治疗，血压回升后，可继续用药。

3. 用药过量的处理　若服药时间较短，应催吐；如出现血压显著降低，应静脉滴注生理盐水；对严重肾功能受损者，可采用血液透析辅助治疗。

培哚普利 Perindopril

【临床应用】

用于充血性心力衰竭。

【用法用量】

口服：与非保钾利尿剂和或地高辛和或 β 受体拮抗剂联用时，建议在谨慎的医学观察下以 2mg 作为起始剂量清晨服用。如果患者能够耐受，2 周后剂量可增至每天一次 4mg。剂量的调整应根据患者的个体临床反应。在重度心力衰竭和被认为高危的患者，建议的起始剂量为 1mg/d。

【操作要点】

1. 由于该药含有乳糖，故禁用于先天性半乳糖血症，葡萄糖和半乳糖吸收障碍综合征，或缺乏乳糖酶的患者。

2. 口服降糖药物或胰岛素治疗的糖尿病患者，用血管紧张素转化酶抑制剂治疗的第一个月应密切监测血糖的控制。

3. 不建议锂与培哚普利联用。

4. 保钾利尿剂、补钾制剂或含钾盐替代品：不建议培哚普利与保钾利尿剂、补钾制剂或含钾盐替代品联用。

【注意事项】

1. 不良反应 可见头痛、疲倦、眩晕、情绪或睡眠紊乱、痛性痉挛、低血压、皮疹、胃痛、食欲缺乏、恶心、腹痛、味觉异常、干咳、血管神经性水肿、蛋白尿、高钾血症等。

2. 禁用 对培哚普利、任一种赋形剂或其他血管紧张素转化酶抑制剂过敏；与使用血管紧张素转化酶抑制剂相关的血管神经性水肿史；遗传或特发性血管神经性水肿；妊娠第四到第九个月。

3. 慎用 自身免疫性疾病者、骨髓抑制患者、脑或冠状动脉供血不足患者、肾功能不全者、肝功能不全者、高钾血症患者、胶原性血管疾病患者、主动脉瓣狭窄或肥厚型心肌病、咳嗽患者、外科手术和麻醉患者、低血压或血容量不足的患者。

4. 药物相互作用　与丙米嗪等抗抑郁药、精神镇静药合用,具有增强降压作用和加重直立性低血压发生的危险;与巴氯芬、氨磷汀合用,可增强降压作用;与硫唑嘌呤合用,可加重骨髓抑制;与吲达帕胺合用,可能引起低钾血症;与雌二醇氮芥合用,有加重血管神经性水肿的危险;与环孢素合用,可使肾功能下降;非甾体抗炎药可减弱本药的降压作用;麻黄中的麻黄碱和伪麻黄碱可拮抗本药的降压作用;与可的松、替可克肽合用,可减弱降压作用。

【患者用药指导】

1. 由于该药含有乳糖,故禁用于先天性半乳糖血症、葡萄糖和半乳糖吸收障碍综合征或缺乏乳糖酶的患者。

2. 建议每天清晨餐前服用一次。

3. 服用后可引起咳嗽,咳嗽的特点为持续性干咳,停止治疗后可缓解。

【应急处置】

1. 用药后如出现过敏反应须立即停药,并根据反应的严重程度给予对症治疗,如出现过敏性休克应给予抢救。

2. 药物过量可以起低血压、循环性休克、电解质紊乱、肾衰竭、换气过度、心动过速、心悸、心动过缓、头昏眼花、焦虑和咳嗽。治疗方法是静脉输注 0.9% 的生理盐水。如果发生低血压,患者应保持在休克的体位,如有可能,可输注血管紧张素Ⅱ或考虑静脉内注入儿茶酚胺治疗。培哚普利可以通过血液透析从体循环中排除。治疗无效的心动过缓患者需起搏器治疗。应该持续监测生命体征,血清电解质及肌酐浓度。

【典型案例】

患者,女,77 岁,本次因心肌梗死入院。医嘱给予培哚普利 2mg, qd 后,血肌酐由 183.2μmol/L 逐渐升成

329.1μmol/L,肾功能恶化,血肌酐升高 20% 以上,停用培哚普利后,血肌酐逐渐下降到 173.3μmol/L。考虑为培哚普利引起。

分析点评:肾功能损害的患者可发生血尿素和血清肌酐的升高,可能需要减少剂量或停用。

重要提示:在肾功能损害的情况下(肌酐清除率 < 60ml/min),培哚普利的起始剂量应根据患者的肌酐清除率而调整,并作为患者对治疗的反应。对于这些患者,钾和肌酐应作为常规检查项目的一部分。

氯沙坦 Losartan

【临床应用】
治疗心力衰竭,可单用或与强心药、利尿药合用。

【用法用量】
口服:开始用量为一天 12.5mg,隔 7 天后调整为一天 25mg,直至一天 50mg。

【操作要点】
1. 给药剂量须遵循个体化原则,按疗效予以调整。
2. 如出现喉喘鸣或面部、舌或声门的血管性水肿,应立即停药。

【注意事项】
1. 不良反应　可见腹痛、乏力/疲劳、胸痛、水肿/肿胀、心悸、心动过速、腹泻、消化不良、恶心、背痛、肌肉痉挛、头晕、头痛、失眠、咳嗽、鼻充血、咽炎、窦性失调、上呼吸道感染。
2. 禁用　对本品任何成分过敏者。
3. 慎用　孕妇及哺乳期妇女。
4. 药物相互作用　本药可增加锂剂的毒性反应;氟康唑可抑制本药转化为活性代谢产物 E-3174;吲哚美辛可降低本药疗效;利福平使本药的 AUC 及血药浓度降低,疗效下降;西咪替丁可使本药的 AUC 升高。

【患者用药指导】

已使用强心苷与利尿药的心力衰竭患者如存在水、钠缺失,宜纠正后才开始使用本药。

【应急处置】

本药过量的研究资料有限,最可能出现的临床表现是低血压与心动过速。此外,由于副交感神经(迷走神经)的兴奋,也可发生心动过缓。发生症状性低血压时,应用扩容纠正。透析不能有效清除本药及其代谢产物。

【典型案例】

患者,女,49 岁,入院诊断:IgA 肾炎。予以氯沙坦50mg,po,qd。服氯沙坦后 5 小时出现咽痒、刺激性干咳,持续,阵发加剧;一过性心悸、胸闷、气短因未告知医生,未处理。约 5 小时后症状自行缓解。次日未服氯沙坦,无上述症状。第 3 天氯沙坦减为 25mg,po,服后仍阵发干咳,但较前减轻,伴咽痒,随后感全身皮肤发痒,但未见皮疹。考虑可能对该药过敏,为药物不良反应,即停用,改用贝那普利(洛汀新),服后无上述刺激性干咳等症状。患者治疗43天好转出院。

分析点评:本例患者服氯沙坦后出现刺激性干咳、咽痒,一过性心悸、胸闷、气短;停服无上述症状;减量再服,又出现刺激性干咳等相似症状。故上述症状考虑与氯沙坦有关。根据临床表现,上述症状考虑为药物不良反应。由于患者在用药过程中先后出现了呼吸系统、心血管系统、皮肤症状,可能与患者特异性体质有关,提示患者可能对该药过敏。

重要提示:刺激性干咳应属于氯沙坦的少见不良反应之一,临床上应引起注意。

卡维地洛 Carvedilol

【临床应用】

用于有症状的心力衰竭。

【用法用量】

口服:推荐开始两周剂量一次 3.125mg,每天 2 次,若耐受好,可间隔至少两周后将剂量增加一次,到一次 6.25mg,每天 2 次;然后一次 12.5mg,每天 2 次;再到一次 25mg,每天 2 次。剂量必须增加到患者能耐受的最高限度。体重小于 85kg,最大推荐剂量为 25mg,每天 2 次,体重大于 85kg,最大推荐剂量为 50mg,每天 2 次。

【操作要点】

1. 卡维地洛治疗伴有低血压(收缩压小于 100mmHg)、缺血性心脏病、弥漫性血管病和 / 或肾功能不全的充血性心衰的患者时,可引起可逆性肾功能障碍,在增加卡维地洛药量时,应密切监测肾功能,如发生肾功能减退时,则应减少卡维地洛的用量或停药。

2. 充血性心衰的患者在增加卡维地洛的药物剂量期间,可能使心衰和水钠潴留加重,此时应增加利尿剂的用量,并在以上情况恢复前不再增加卡维地洛的用量,极个别情况下可能需要减少卡维地洛的用量或暂时停药,以上情况通常不会影响以后增加卡维地洛的剂量。

3. 肝损害　卡维地洛治疗罕见轻度肝细胞损害。当出现肝功能障碍的首发症状(如瘙痒、尿色加深、持续食欲缺乏、黄疸、右上腹部压痛、不能解释的"流感样"症状)时,必须进行实验室检查。如果实验室检查证实存在肝损害或黄疸,必须立即停药,不可重复使用。

4. 本药主要在肝脏代谢,严重肝脏功能损害者可出现血药浓度持续升高的现象,而老年患者多伴有肝脏功能低下,所以老年患者应从低剂量(10mg)开始用药,并注意密切观察。

【注意事项】

1. 不良反应　偶尔发生轻度头晕、头痛、乏力、心动过缓、直立性低血压、胃肠不适(如腹痛、腹泻、恶心等)、皮肤反应、血清转氨酶改变、血小板减少、白细胞减少、四肢疼痛、糖尿病患者病情加重；罕见抑郁、睡眠紊乱、感觉异常、外周循环障碍、水肿、心绞痛、房室传导阻滞和心衰加重、鼻塞、便秘和呕吐、口干、排尿障碍、性功能减退、视觉障碍及眼部刺激感等。

2. 禁用　对本品任何成分过敏者；纽约心脏病协会分级为Ⅳ级的失代偿性心力衰竭，需使用静脉正性肌力药物；哮喘、伴有支气管痉挛的慢性阻塞性肺疾病、过敏性鼻炎；肝功能异常；二至三度房室传导阻滞、严重心动过缓（心率小于 50 次 /min）、病窦综合征（包括窦房阻滞）；心源性休克；严重低血压（收缩压小于 85mmHg）；手术前 48 小时内；孕妇和哺乳期妇女。

3. 慎用　有严重过敏史及正在进行脱敏治疗的患者，有个人或家族性银屑病史者，甲状腺功能亢进者，周围血管疾病患者，嗜铬细胞瘤患者，不稳定或继发性高血压患者，已用洋地黄、利尿剂及 ACEI 控制病情的充血性心力衰竭患者，糖尿病患者，伴有血压偏低〔收缩压小于 13.3kPa（100mmHg）〕、缺血性心脏病、弥漫性血管病和 / 或肾功能不全的充血性心力衰竭患者，怀疑 Prinzmetal 变异性心绞痛的患者，手术患者，运动员。

4. 药物相互作用　可增强其他联合使用的抗高血压药物的作用，或产生低血压；卡维地洛与地尔硫草联合口服时，个别患者出现心脏传导障碍；可使地高辛的血药浓度增加；可能会增强胰岛素或口服降糖药的作用。利福平可能会降低卡维地洛血药浓度；西咪替丁可能会增高卡维地洛的血药浓度；卡维地洛与强心苷联合使用可能延长房室传导时间；环氧化酶抑制剂（例如乙酰水杨酸盐、皮质类固醇）能减低卡维地洛的抗高血压作用；一些肾移植患者开始卡维地洛治疗后环孢素血浆浓度轻微上升，为此而需要调整的剂量在不同患者之间差别很大，因此对这些患者应仔细监测环孢素浓度并使剂量个体化。

【患者用药指导】

1. 服药期间禁止饮酒，并注意监测心律与血压，如心率小于55次/min或血压小于90/60mmHg，及时就医。

2. 停止卡维地洛治疗时，不能突然停药，伴有缺血性心脏病者尤其应该注意，此类患者应逐渐减少用量然后停药（1~2周）。

3. 站位时血压可能下降，导致眩晕，这时坐下或躺下。如果患者出现眩晕，必须避免驾驶或危险工作。

4. 推荐一天1次用药。接受地高辛、利尿剂、ACEI治疗的患者必须先使用这些药物治疗稳定后再使用卡维地洛。

5. 服药时间与用餐无关，但对充血性心衰患者必须饭中服用卡维地洛，以减少不良反应。

6. 戴角膜接触镜者可能会出现流泪。

7. 糖尿病患者必须向医师报告任何血糖水平的变化。

【应急处置】

用药过量引起严重的窦性心动过缓时，首先给予硫酸阿托品（0.25~1mg）静脉注射，以后可根据病情需要给予盐酸异丙肾上腺素（开始给予25μg缓慢静脉注射）或硫酸间羟异丙肾上腺素（0.5mg缓慢静脉注射）等β受体激动剂。如果必须加大β受体激动剂的用量，注意避免血压过高。

【典型案例】

患者，男，56岁，因原发性高血压170/118mmHg入院治疗。医嘱给予卡维地洛12.5mg，每天1次；2天后一次25mg，每天1次。4天后患者出现严重腹泻。立即给予蒙脱石散等对症治疗，并逐渐减少卡维地洛用量，于1周后停药。停药后，患者腹泻明显好转。

分析点评：卡维地洛可引起胃肠不适（如腹痛、腹泻、恶心等）、便秘和呕吐等不良反应，如有不适，不能突然停药，应渐减量撤药。

重要提示:停止卡维地洛治疗时,不能突然停药,必须在1~2周内逐渐减量撤药,因突然停药可使高血压、心绞痛或心肌梗死出现反跳。

螺内酯 Spironolactone

【临床应用】

左室射血分数(LVEF)≤35%、NYHA Ⅱ~Ⅳ级的患者;已使用ACEI[或血管紧张素受体阻滞药(ARB)]和β受体拮抗剂治疗,仍持续有症状的患者;急性心肌梗死后、LVEF≤40%,有心衰症状或既往有糖尿病史者。

【用法用量】

口服:初始剂量10~20mg、1次/d,目标剂量20mg、1次/d。

【操作要点】

1. 给药应个体化,一般从小剂量开始使用,观察电解质变化,而后再逐渐增至有效剂量。

2. 如一天服药1次,则应于早晨服药,以免夜间排尿次数增多。

3. 本药起效较慢,而维持时间较长,故首日剂量可增至常规剂量的2~3倍,以后酌情调整剂量。

在与其他利尿药合用时,可先于其他利尿药2~3天服用。在已应用其他利尿药后再加用本药时,其他利尿药的剂量应在最初2~3天减量50%,以后酌情调整剂量。停药时,本药应先于其他利尿药2~3天停用。

4. 常与噻嗪类、髓袢利尿药合用,既能增强利尿效果,又可防止低血钾。

5. 用药前应检查患者血钾浓度。用药期间也必须密切随访血钾浓度和心电图。

【注意事项】

1. 不良反应 常见高钾血症、恶心、呕吐、胃痉挛和腹泻;少见的不良反应有低钠血症、男性乳房发育、阳痿、性功能低下、女性乳房胀痛、声音变粗、毛发增多、月经失调、性功能下降、行走不协调、头痛等。罕见的不良反应有过敏反应、暂时性血清肌酸酐和尿素氮升高、轻度高氯性酸中毒。

2. 禁用　高钾血症、肾衰竭。

3. 慎用　无尿或肾功能不全者、肝功能不全者、低钠血症者、酸中毒者、乳房增大或月经失调者。

4. 药物相互作用　多巴胺能增强本药的利尿作用;与血管紧张素转化酶抑制剂、血管紧张素Ⅱ受体拮抗剂、环孢素等合用时,高钾血症发生率增加;与肾毒性药物合用,可增加肾毒性;非甾体抗炎药(尤其是吲哚美辛)能降低本药的利尿作用,两者合用时肾毒性增加;雌激素可引起水钠潴留,合用时会减弱本药的利尿作用;本药可使血糖升高,不宜与抗糖尿病药合用;能明显降低口服双香豆素的抗凝血作用,应避免同时使用。

【患者用药指导】

1. 宜进食时或餐后服药,以减少胃肠道反应,并可能提高本药的生物利用度。

2. 用药期间禁补钾,以防血钾过高。用药期间如出现高钾血症,应立即停药。

氢氯噻嗪 Hydrochlorothiazide

【临床应用】

用于充血性心力衰竭。

【用法用量】

口服:宜从小剂量(一天 12.5~25mg)用起,以后根据利尿情况逐步加量。每天常用剂量为 25~50mg,最大剂量为 100mg。

【操作要点】

1. 应从最小有效剂量开始用药,以减少不良反应的发生,减少反射性肾素和醛固酮分泌。

2. 肾衰竭患者通常对本药不敏感。

3. 有低钾血症倾向的患者，应酌情补钾或与保钾利尿药合用。补充钾盐时注意不要引起高血钾。

4. 少尿或有严重肾功能障碍者，一般在最大剂量用药后 24 小时内如无利尿作用时应停用。

【注意事项】

1. 不良反应　水电解质紊乱包括低钾血症、低氯性碱中毒、低钠血症、氮质血症、升高血氨、脱水、血钙浓度升高，血磷、镁及尿钙浓度降低。本药可使糖耐量降低，血糖升高。长期用药可致血胆固醇、三酰甘油、低密度脂蛋白和极低密度脂蛋白水平升高、高密度脂蛋白降低、皮疹、荨麻疹等、中性粒细胞减少、血小板减少性紫癜、乏力、倦怠、眩晕、食欲缺乏、恶心、呕吐、腹泻及血压降低等症状。

2. 禁用　对本药及磺胺类药物过敏者。

3. 慎用　无尿或严重肾功能减退者、糖尿病患者、高尿酸血症或有痛风病史者、严重肝功能损害者、高钙血症患者、低钠血症患者、红斑狼疮患者、胰腺炎患者。

4. 药物相互作用　与降压药合用，降压作用加强；与维生素 D 合用，可升高血钙浓度；与碳酸氢钠合用，可增加发生低氯性碱中毒的危险；与吩噻嗪类药物合用，可导致严重的低血压或休克；与巴比妥类药、血管紧张素转化酶抑制药合用，可引起直立性低血压；肾上腺皮质激素、促皮质素、雌激素、两性霉素 B（静脉用药）等药物能降低本药的利尿作用，增加发生电解质紊乱（尤其是低钾血症）的危险；非甾体抗炎药（尤其是吲哚美辛），能降低本药的利尿作用；与阿司匹林合用，可引起或加重痛风；本药可降低抗凝药的抗凝作用。

【患者用药指导】

1. 乙醇与本药合用，因扩张血管降低循环血流量，易发生直立性低血压。

2. 每天用药 1 次时,应在早晨用药,以免夜间排尿次数增多。

3. 用药时应多食用含钾食物或钾盐,以防止血钾过低。

4. 用药期间如发现有电解质失衡的早期症状(如口干、衰弱、嗜睡、肌痛、腱反射消失等),应立即减量或停药。

5. 停药时应逐渐减量,突然停药可能引起水、钠及氯的潴留。

【应急处置】

药物过量:应尽早洗胃,给予对症支持处理,并密切随访血压、电解质和肾功能。

氨苯蝶啶 Triamterene

【临床应用】

用于充血性心力衰竭。

【用法用量】

口服:给药开始时,一天 25~100mg,分 2 次服。与其他利尿药合用时,剂量应减少。维持阶段可改为隔日疗法。一天最大剂量不超过 300mg。

【操作要点】

1. 给药应个体化,从最小有效剂量开始使用,以减少电解质紊乱等不良反应。

2. 用药前应监测血钾浓度(但在某些情况下血钾浓度并不能真正反映体内钾储量,如酸中毒时钾从细胞内转移至细胞外而易出现高钾血症,酸中毒纠正后血钾浓度即可下降)。

3. 长期应用时,应定期检查血尿素氮。

【注意事项】

1. 不良反应 常见高钾血症。少见如恶心、呕吐、腹泻、胃痉挛、低钠血症、头晕、头痛、光敏感。罕见过敏反应、粒细胞减少甚至粒细胞缺乏、血小板减少性紫癜、巨幼细胞贫血、肾结石。

2. 禁用 高钾血症、严重或进行性加重的肾脏疾病、严重肝脏疾病。

3. 慎用 肝、肾功能不全，糖尿病，低钠血症，酸中毒，高尿酸血症或有痛风病史者，肾结石或有此病史者。

4. 药物相互作用 与噻嗪类和袢利尿药合用，可使血尿酸升高；与 β 受体拮抗剂合用，可增强对血脂、尿酸和血糖浓度的影响；与甲氨蝶呤合用，可增强后者毒性；与降糖药合用时，后者剂量应适当加大；雷尼替丁可减少本药在肠道的吸收，抑制其在肝脏的代谢，并降低肾清除率。

【患者用药指导】

1. 如一天给药 1 次，则应于早晨给药，以免夜间排尿次数增多。

2. 应于进食时或餐后服药，以减少胃肠道反应，并可能提高本药的生物利用度。

3. 服药期间如发生高钾血症，应立即停药，并给予相应处理。

4. 宜逐渐停药，防止反跳性钾丢失。

5. 多数患者可出现淡蓝色荧光尿，此为用药后的正常反应。

6. 同时摄入本药和富含钾的食物会增加高钾血症的发生率（特别是在已有肾功能不全时）。

酒石酸美托洛尔 Metoprolol Tartrate

【临床应用】

与洋地黄、利尿药和血管紧张素转化酶抑制剂等药物合理联合应用，用于心力衰竭的治疗。

【用法用量】

口服：起初一次 6.25mg，一天 2~3 次，以后视临床情况每数天至 1 周增加 6.25~12.5mg，一天 2~3 次，可用至一次 50~100mg，一天 2 次。最大剂量不应超过一天300~400mg。

【操作要点】

1. 本药个体差异较大，用量宜个体化。

2. 大剂量时，本药的 β_1 受体选择性逐渐消失。支气管痉挛患者需慎用，一般仅用小量，并及时加用 β_2 受体激动药。

3. 用于心力衰竭时，对于纽约心脏病学会（NYHA）心功能为 II、III 级，病情稳定且左室射血分数（LVEF）低于 40% 者，应尽早使用 β 受体拮抗剂，有望降低病死率；对于 NYHA 心功能IV级的心力衰竭患者，需待病情稳定（4 天内未静脉用药，已无液体潴留，体重稳定）后，在严格监护下方可使用 β 受体拮抗剂。

4. 用药期间应定期检查血常规、血压、心肝肾功能。糖尿病患者应定期检查血糖。

【注意事项】

1. **不良反应**　常见疲乏、眩晕、抑郁、头痛、失眠、多梦、气短、心动过缓、肢端发冷、雷诺现象、腹泻、轻微上腹部不适、肺内哮鸣音、皮肤瘙痒、腹膜后腔纤维变性、耳聋、眼痛等。

2. **禁用**　对本药过敏者、心源性休克、急性或难治性心力衰竭、严重窦性心动过缓、二至三度房室传导阻滞、末梢循环灌注不良、严重的周围血管疾病。

3. **慎用**　一度房室传导阻滞，糖尿病，肺气肿或非过敏性支气管炎，肝、肾功能减退，甲状腺功能低下，雷诺综合征或其他周围血管疾病。

4. **药物相互作用**　与单胺氧化酶抑制药合用，可致极度低血压；普罗帕酮可增加本药浓度；与胺碘酮合用，可出现明显的心动过缓和窦性停搏；芬太尼麻醉时，使用本药可引起严重的低血压；环丙沙星、西咪替丁可增加本药的血药浓度；氟西汀可引起本药的血药浓度升高，毒性增大；与非甾体抗炎药合用，可使血压升高；苯巴比妥、利福平加快本药代谢，降低疗效。

【患者用药指导】

1. 心率降至 55~60 次/min 的剂量为 β 受体拮抗剂应用的目标剂量或最大可耐受剂量。

2. 避免突然停药。本药在撤药时，应逐渐减量以避免发生严重的心血管事件，如心肌梗死、心律失常、猝死等。体力活动是心绞痛的重要诱因，故在停药期间以及停药后 2~3 周应尽量限制活动量。

【应急处置】

用药过量：本药过量可导致严重低血压、窦性心动过缓、房室传导阻滞、心衰、心源性休克、心脏停搏、支气管痉挛、昏迷、恶心、呕吐和发绀。药物过量最初的临床表现会在药物摄入后 20 分钟至 2 小时出现。

处置：可给予活性炭，必要时洗胃，还可采取支持疗法和对症治疗。①心动过缓时给予阿托品或异丙肾上腺素，必要时安置人工起搏器。②室性期前收缩时给予利多卡因或苯妥英钠。③心力衰竭时给予吸氧、洋地黄类药或利尿药。④低血压时输液并给予升压药。⑤抽搐时给予地西泮或苯妥英钠。⑥支气管痉挛时给予异丙肾上腺素。

富马酸比索洛尔 Bisoprolol Fumarate

【临床应用】

用于先前接受 ACEI、利尿剂和强心苷类药物治疗的伴有心室收缩功能减退（射血分数 ≤ 35%）的中度至重度慢性稳定性心力衰竭。

【用法用量】

口服：应从小剂量开始，如耐受性良好，则逐渐递增（每 2~4 周剂量加倍）至最大耐受量或靶剂量。起始剂

量为 1.25mg，每天 1 次，最大推荐靶剂量为 10mg，每天
1 次。

【操作要点】

1. 用于治疗慢性、稳定性心力衰竭时应长期用药，
但患者应为 6 周内无急性心衰发作且近 2 周内基础治
疗没有改变，并在接受本药治疗前首先接受理想剂量的
ACEI(或其他血管扩张药物)、利尿剂及强心苷类等药物
的治疗。

2. 定期监测心功能(心率、血压、心电图、胸片)、肝
肾功能。

3. 首次用药后，在 4 小时内应密切观察患者耐受情
况(尤其是血压、心率、传导障碍、心衰恶化迹象等)。

4. 对伴有糖尿病的年老患者，其糖耐量可能降低，
并掩盖低血糖表现(如心跳加快)。糖尿病患者应定期查
血糖。

【注意事项】

1. 不良反应　有下肢水肿、嗜睡、麻刺感、四肢发凉
感、睡眠欠佳、多梦、抑郁等。少见胸闷、心悸，罕见低血
压、心动过缓、心脏传导阻滞、乏力、头晕、头痛，罕见肌
无力、肌痛性痉挛，罕见心功能不全加重、恶心、腹痛、腹
泻、便秘、红斑、瘙痒。

2. 禁用　对本药过敏者、严重支气管哮喘或严重慢
性肺梗阻者、心源性休克患者、二至三度房室传导阻滞
患者、急性或难治性心力衰竭、严重窦性心动过缓患者、
病态窦房结综合征和窦房阻滞患者、外周动脉阻塞型疾
病晚期和雷诺综合征患者、孕妇及哺乳期妇女。

3. 慎用　慢性阻塞性气道疾病患者、肺功能不全
者、心动过缓者，周围循环障碍患者，严重肝、肾功能不
全者，糖尿病(尤其是血糖水平波动较大)患者，甲状腺
功能亢进患者。

4. 药物相互作用　与胺碘酮合用可出现明显的心

动过缓和窦性停搏；与非甾体抗炎药合用，可引起血压升高。合用时应监测血压，并相应调整剂量；β受体拮抗剂可拮抗利托君的作用，应避免合用。

【患者用药指导】

1. 本药宜在早晨用水整片（粒）送服，可以与食物同服。

2. 停药时剂量应递减（突然撤药可引起心绞痛加重甚至心肌梗死，也可引起高血压反跳），同时应尽可能限制体力活动。

【应急处置】

用药过量：最常见的反应为心动过缓、低血压、支气管哮喘、急性心功能不全和低血糖。

处置：出现药物过量反应时应及时停药并给予支持性的对症治疗：①发生心动过缓或传导阻滞时，可用阿托品、异丙肾上腺素，也可采取心脏起搏治疗。②发生心力衰竭或低血压时给予强心药、升压药以及补液治疗。③发生支气管痉挛时给 β_2 受体激动药和/或氨茶碱。④发生低血糖时应静脉注射葡萄糖。⑤发生急性心衰加剧时应静脉注射利尿剂、正性肌力药物及扩血管药物。

第三节 心律失常

一、疾病简介

心律失常（cardiac arrhythmia）在临床上非常常见，是指心脏冲动的频率、节律、起源部位、传导速度或激动次序的异常。按发生原理可分为冲动形成异常和冲动传导异常。从治疗角度可分为快速性和缓慢性心律失常两类。快速性心律失常包括期前收缩，阵发性心动过速（室上性、室性），扑动与颤动（房性、室性），预激综合征。缓慢性心律失常指窦性缓慢性心律失常、房室交界性心率、心室自主心律、传导阻滞（包括窦房传导阻滞、心房内传导阻滞、房室传导阻滞)等以心率减慢为特征的疾病。

二、临床特点

心律失常时的临床表现除原发病外，主要表现为心悸、头晕，严重时可有黑矇、晕厥甚至阿－斯综合征。室上速发作多为突发突止，而且好发于健康青年人。房扑、房颤、室速等好发于有器质性病变的患者。

三、治疗原则

1. 首先应针对病因治疗，如冠心病、高血压、心力衰竭、糖尿病等。

2. 采取病因治疗后仍有心律失常相关症状的可应用抗心律失常药物，抗心律失常药物中除β受体拮抗剂外，均不改善预后，尤其对缺血性心脏病患者应避免长期应用，可能会增加死亡率。大多数快速性心律失常可通过药物控制，而药物很难完全解决缓慢心律失常，往往需要安装起搏器。特殊类型的快速心律失常如阵发性室上性心动过速、特发性室性心动过速、心房颤动等可行射频消融术。

四、治疗药物

1. 抗快速性心律失常药物

(1) Ⅰ类：钠通道阻滞剂，又称膜稳定剂，主要阻止钠离子快通道，降低心肌细胞对 Na^+ 的通透性，使动作电位 0 相上升最大速度(V_{max})减慢和幅度降低，延长动作电位时限(APD)和有效不应期(ERP)。该类药物又分为三个亚类：① $Ⅰ_a$ 类，显著减慢 V_{max}，一般延长 APD 和 ERP，包括奎尼丁、普鲁卡因胺、丙吡胺、吡美诺、阿义马林等，用于治疗室上性和室性快速性心律失常，奎尼丁由于有严重的副作用，目前已较少应用；② $Ⅰ_b$ 类，轻度减慢 V_{max}，不延长或缩短 APD 和 ERP，包括利多卡因、美西律、妥卡尼、苯妥英钠、莫雷西嗪、阿普林定等，主要用于治疗室性快速性心律失常；③ I_c 类，显著减慢 V_{max}，不延长 APD 和 ERP，包括普罗帕酮、氟卡尼、劳卡尼、恩卡尼等，用于治疗室上性和室性快速性心律失常。

（2）Ⅱ类：β 受体拮抗剂，主要通过竞争性阻滞 β 受体，减慢 V_{max}，抑制 4 相自动去极化，相对延长 ERP。用于治疗室上性及室性快速性心律失常。该类药物包括普萘洛尔、阿替洛尔、美托洛尔、艾司洛尔等。

（3）Ⅲ类：延长动作电位时程药，又称为钾通道阻滞剂，主要抑制电压依赖性钾通道，使外向钾电流受抑，APD 和 ERP 延长。用于治疗室上性和室性快速性心律失常。包括胺碘酮、索他洛尔、溴苄铵、阿齐利特、伊布利特、多非利特等。

（4）Ⅳ类：钙离子通道阻断剂，主要阻滞 L 型钙通道，影响 Ca^{2+} 内流，减低窦房结和房室结细胞的动作电位 4 相的缓慢除极速度，降低其自律性；同时也减慢 0 相除极速度和幅度，减慢冲动传导。主要用于室上性快速性心律失常。包括维拉帕米、地尔硫草等。

2. 抗缓慢性心律失常药物　该类药物能增强窦房结的自律性，促进房室传导，对抗某些药物对心脏的抑制作用。主要可分为以下 3 类。

（1）β 受体激动剂：包括异丙肾上腺素、沙丁胺醇、麻黄碱、肾上腺素等。后者亦用于心室颤动和心电 - 机械分离时的心脏复苏。

（2）M 受体拮抗剂：包括阿托品、普鲁苯辛、颠茄、山莨菪碱等。

（3）非特异性兴奋、传导促进剂：包括皮质激素、烟酰胺、乳酸钠、氨茶碱、硝苯地平、甲状腺素等。

普鲁卡因胺 Procainamide

【临床应用】

危及生命的室性心律失常。

【用法用量】

口服：一次 0.25~0.5g，每 4 小时 1 次。

静脉注射：一次 0.1g，静脉注射时间 5 分钟，必要时每隔 5~10 分钟重复一次，总量按体重不得超过 10~15mg/kg，或者 10~15mg/kg 静脉滴注 1 小时，然后以每小时按体重 1.5~2mg/kg 维持。

【操作要点】

1. 静脉注射可立即产生作用。但静脉应用本药易出现低血压，故静脉用药速度宜慢。静脉注射时患者应取卧位，并需连续监测血压及心电图。

2. 肌内注射可引起疼痛，并可出现血清肌酸磷酸激酶（CPK）值增高，故仅用于不能口服或静脉注射时。

3. 有使用本药指征但血压偏低者，应先用升压药（如间羟胺）升高血压后再用本药。如心房颤动或心房扑动的心室率较快，应先用洋地黄类药控制心室率在每分钟 70~80 次以后再用本药。

4. 血液透析可清除本药，故透析后应加用一剂。

【注意事项】

1. 不良反应　可见心脏停搏、传导阻滞及室性心律失常、心电图出现 QRS 波增宽、P-R 及 Q-T 间期延长、"Ron T" 多形性室性心动过速或心室颤动、严重低血压、心脏传导异常、口苦、恶心、呕吐、腹泻、肝大、GPT 及 GOT 升高、荨麻疹、瘙痒、血管神经性水肿及斑丘疹；另见红斑狼疮样综合征，发热、寒战、关节痛、皮肤损害、腹痛等，头晕，精神抑郁及伴幻觉的精神失常，溶血性或再生不良性贫血，粒细胞减少，嗜酸性粒细胞增多，血小板减少及骨髓肉芽肿，血浆凝血酶原时间及部分凝血活酶时间延长，肉芽肿性肝炎及肾病综合征，进行性肌病及舍格伦综合征。

2. 禁用　对本品过敏者；病态窦房结综合征（除非已有起搏器）、二或三度房室传导阻滞（除非已有起搏器)、红斑狼疮、低钾血症、重症肌无力者;地高辛中毒者。

3. 慎用　支气管哮喘、低血压、心肌收缩功能明显降低者、其他洋地黄中毒、肝或肾功能障碍。

4. 药物相互作用　与其他抗心律失常药合用时,两者抗心律失常效应相加,有必要减小用量。与抗胆碱药合用,两者抗胆碱效应相加。与降压药合用,尤其是本药静脉注射时,降压作用可增强。西咪替丁可抑制本药的排泄,延长其半衰期。合用时,本药剂量必须减小。雷尼替丁也可影响本药在肾脏的清除,合用时注意调整用量。口服胺碘酮可以改变本药静脉给药的药物动力学特性,降低其清除率,延长其半衰期,因此静脉应用时本药剂量应减少 20%~30%。与神经肌肉阻滞药(包括去极化型和非去极化型)合用时,后者神经肌肉接头的阻滞作用增强,作用时间延长,因而使用神经肌肉阻滞药的重症肌无力患者不宜使用本药。本药可抑制拟胆碱药对横纹肌的效应;抗酸药可降低本药生物利用度,因此不建议两者合用。

【患者用药指导】

1. 空腹服药并多饮水或餐后 2 小时服药,药物的吸收均较快,但餐后服药的胃肠刺激较轻。

2. 用药 3 天后,如仍未恢复窦性心律或心动过速无改善,应考虑换药。用药期间一旦心室率明显减低,应立即停药。如出现发热、寒战、皮疹、胸腔或心包积液等,也应立即停药。

3. 用药时间越长,发生红斑狼疮样综合征的概率越大。

4. 患者应按时服药,不可随意增减药物,如需服用其他药物,及时咨询医生或药师。

【应急处置】

1. 如出现心脏停搏或传导阻滞,可静脉滴注异丙肾上腺素、去甲肾上腺素或心室起搏给予对症治疗。

2. 用于心肌异常激动时,治疗目的是减慢或终止室性心动过速并防止发展为心室颤动,可用普萘洛尔、利多卡因、苯妥英钠,必要时可行直流电除颤。

3. 其他对症、支持治疗措施与一般药物中毒及过敏反应处理原则大致相同。首先应停药,必要时洗胃,设法减少吸收。低血压时可补充液体及静脉给予升压药。

4. 药物过量的处理 一旦出现药物过量,需立即停药,给予严密监护,监测生命体征,必要时静脉用升压药物。

【典型案例】

患者,女,28 岁,2004 年 6 月以左脚酸痛为主诉前来医院就诊。经 X 线片等检查,诊断为关节滑膜炎。予封闭疗法进行治疗,给予 2% 盐酸普鲁卡因注射液 1ml+1% 曲安奈德注射液 5ml,关节腔内注射。1 周后,患者前来复诊,医生再次给予封闭注射 1 次,用药同上。注射后约2 小时,患者即感注射部位酸痛难忍、身冒虚汗、头晕乏力,随即晕倒在地,不省人事。体检 BP 为 50/35mmHg,HR112 次 /min,脸色苍苍随后好转白、四肢发冷、呼吸急促、脉细且弱诊断为过敏性休克。立即给予抗休克治疗。患者出院。

分析点评:本例为典型普鲁卡因引起的过敏性休克。在使用普鲁卡因期间应密切观察,如遇不适,及时停药,积极对症治疗。

重要提示:对本品过敏者禁用。用药前应询问患者过敏史,对过敏体质者应做皮内试验(0.25% 溶液 0.1ml 皮内注射)。

丙吡胺 Disopyramide

【临床应用】

其他药物无效的危及生命的室性心律失常。

【用法用量】

口服：成人首剂 0.2g，以后一次 0.1~0.15g，每 6 小时 1 次。应根据需要及耐受程度调整用量。

【操作要点】

1. 用药期间应注意随访检查：血压；心电图 QRS 增宽超过 25% 时应停药；心功能监测；肝、肾功能；眼压；血清钾（治疗前及治疗中定期测定）。

2. 服用硫酸奎尼丁或盐酸普鲁卡因胺者如需换用本品，应先停服硫酸奎尼丁 6~12 小时或盐酸普鲁卡因胺 3~6 小时。

【注意事项】

1. 不良反应　可见口干、尿潴留、尿频、尿急、便秘、视物模糊、青光眼加重等，恶心、呕吐、食欲减退、腹泻、呼吸暂停、神志丧失、心脏停搏、传导阻滞及室性心律失常、心电图 P-R 间期延长、QRS 波增宽及 Q-T 间期延长、扭转性室性心动过速及心室颤动、心力衰竭复发或加重、低血压、休克、胆汁淤积、肝功能不正常、粒细胞减少、失眠、精神抑郁或失常、低血糖、阳痿、水潴留，静脉注射时血压升高、过敏性皮疹、光敏性皮炎、潮红及紫癜也偶有发生。

2. 禁用　二或三度房室传导阻滞及双束支传导阻滞（除非已有起搏器）；病态窦房结综合征；心源性休克；青光眼；尿潴留，以前列腺肥大为最常见发病原因；重症肌无力。

3. 慎用　对本品过敏者；一度房室或室内阻滞；肾功能衰竭；未经治疗控制的充血性心力衰竭或有心力衰竭史；广泛心肌损害，如心肌病等；低血压；肝功能受损者；低钾血症。

4. 药物相互作用　与其他抗心律失常药合用时，可进一步延长传导时间，抑制心功能。中至大量乙醇与之合用由于协同作用，低血糖及低血压发生机会增多。与华法林合用时,抗凝作用可更明显。与药酶诱导剂如苯巴比妥、苯妥英钠及利福平同用,可诱导本品的代谢,在某些患者中本品可诱导自身的代谢。

【患者用药指导】

服药期间应严密监测血压、心功能及眼压,如有不适,家属及时告知医生。

【应急处置】

口服丙吡胺过量可引起呼吸暂停、意识丧失、心律失常和自主呼吸消失。严重者可致死。血清丙吡胺达中毒水平时,可发生心电图 QRS 波和 Q-T 间期增宽,充血性心力衰竭恶化,低血压,不同种类和程度的传导异常,心动过缓,最终导致心搏骤停。治疗原则如下:

1. 发生心脏停搏或传导阻滞时可静脉滴注异丙肾上腺素或用心室起搏。

2. 心脏呈现异常激动时,治疗目的是减轻或终止心动过速并防止发展成室颤,不宜用奎尼丁、普鲁卡因胺及胺碘酮等使 Q-T 间期延长的药物,可用利多卡因或苯妥英钠;对 Q-T 间期延长伴扭转性室性心动过速,可用异丙肾上腺素,补钾补镁,临时起搏,如仍不能终止,应采用电除颤。

3. 低血压时可静脉滴注异丙肾上腺素,应同时注意纠正电解质紊乱、酸中毒等。

4. 其他治疗措施与一般药物中毒及过敏反应处理原则大致相似,首先应停药,对过量者必要时洗胃、服大量高渗液减少吸收。血液透析也可能有益。

【典型案例】

患者,男,62 岁,因肺气肿、肺部感染、室性期前收缩入院,青霉素皮试阳性。医嘱:口服丙吡胺 0.1g、tid。10% 葡萄糖 500ml 加红霉素 4g 静脉滴注。3 天后,患者心悸感明显、头晕、出冷汗、心电图见室性心动过速,立即给予利多卡因 100mg,静脉推注 2 次,10 分钟后恢复窦性心律。8 小时后再次给予红霉素，2 小时候再次出现心动过速，立即给予利多卡因 100mg，静脉推注 2 次，10 分钟后恢复窦性心律。随停用丙吡胺，未再出现心动过速。

分析点评：丙吡胺与红霉素联用，红霉素可使丙吡胺在肝脏中的代谢减弱，丙吡胺血药浓度增加，可引起 Q-T 间期延长及室性心动过速，有致死性风险。

重要提示：丙吡胺与其他药物之间相互作用：①与其他抗心律失常药合用时，可进一步延长传导时间，抑制心功能。②中至大量乙醇与之合用由于协同作用，低血糖及低血压发生机会增多。③与华法林合用时，后者抗凝作用可更明显。④与药酶诱导剂如苯巴比妥、苯妥英钠及利福平同用，可诱导本品的代谢，在某些患者中本品可诱导自身的代谢。

妥卡尼 Tocainide

【临床应用】

用于严重的室性心律失常的治疗。包括室性期前收缩、室性心动过速。

【用法用量】

口服：一次 0.2~0.4g，每 8~12 小时 1 次。或先用 0.4g，3~4 小时后再重复一次，以后以一次 0.2~0.4g，每 8~12 小时 1 次维持。或遵医嘱。

【操作要点】

1. 有报道发生粒细胞缺乏，骨髓抑制，白细胞减少症，中性粒细胞减少症，再生障碍性贫血，血小板减少症等，多在用药 12 周内发生。因此建议用药 3 个月内每周查血常规。

2. 有报道发生肺纤维化，间质性肺炎，纤维性肺泡炎，肺水肿等，多发生于重症患者，有致死报道。因此要经常做胸部 X 线检查。如果肺部疾病加重，要及时停药。

3. 在房扑或房颤患者中应用时，该药有时可加快心室率。

4. 不良反应多轻微、短暂，一般不影响治疗。

【注意事项】

1. **不良反应** 常见者胃肠道系统有厌食、恶心、呕吐、便秘等；神经系统有眩晕、头痛、嗜睡、出汗、耳鸣、震颤等。偶见皮疹。

2. **禁用** 对妥卡尼、胺酰酶类局麻药过敏者禁用。未安装起搏器的二至三度房室传导阻滞患者禁用。不用于治疗有致死性室性心律失常的患者。

3. **慎用** 心功能不全、窦房结功能障碍、肝或肾功能不全、孕妇和哺乳期妇女慎用。

4. **药物相互作用** 妥卡尼和利多卡因药理作用相似，因此这两种药合用时可增加副作用的发生。妥卡尼与西咪替丁、地高辛和华法林合用不会导致严重的临床后果，在地高辛化和非地高辛化患者中妥卡尼均有效。但妥卡尼与美托洛尔合用对肺楔压和心脏指数都有影响。

【患者用药指导】

用药 3 个月内每周查血常规，并要经常做胸部 X 线检查，如果肺部疾病加重，要及时停药。

【应急处置】

药物过量多影响神经系统。其他如胃肠功能紊乱等副作用也可发生。一旦发生抽搐、心肺抑制或骤停，应尽快开通气道。如果开通气道并给氧气后抽搐仍持续，可静脉给小剂量抗抽搐药物，包括苯二氮䓬类、超短效巴比妥盐或短效巴比妥盐等。

阿普林定 Aprindine

【临床应用】

用于频发的室性和房性期前收缩，阵发性室性和房性心动过速，预激综合征合并心动过速等。

【用法用量】

口服：初始剂量为 100mg，其后每 6~8 小时 50~100mg，当天不超过 300mg，第 2 天和第 3 天内各 100~150mg，分 2~3 次服，此后逐渐减至维持量，一天 50~100mg，分 2 次服。

【操作要点】

1. 本药有发生严重中枢性不良反应的可能，与麻醉药及中枢神经抑制药合用时应非常小心。同时应用普鲁卡因或利多卡因浸润麻醉时，应减量或停止本药治疗 2~3 天。

2. 不得与其他抗心律失常药并用。

3. 静脉用药时不能与钾、镁盐配伍。

4. 给药过程中定期进行血常规检查（白细胞），肝、肾功能，心电图出现异常应停药。

【注意事项】

1. 不良反应　个别患者可有眩晕、共济失调、感觉异常、幻视、复视、记忆障碍、手颤。严重的可发生癫痫样抽搐，亦可见恶心、呕吐，腹泻。偶见 GPT 升高，胆汁淤积性黄疸和粒细胞缺乏症等特异质反应。

2. 禁用　中、重度房室传导阻滞及重度室内传导阻滞患者，有癫痫样发作史患者，黄疸或血象异常患者，严重心功能不全患者，对本品过敏者。

3. 慎用　肝、肾功能不全；精神病或有精神病史者；老年患者；有器质性心脏病的患者，特别是有心肌缺血和心功能不全者；孕妇及哺乳期妇女。

4. 药物相互作用　胺碘酮可增加本药的稳态血药浓度和不良反应，合用时应注意监测。

【患者用药指导】

1. 服用阿普林定期间，如要服用其他药物，须告知医生或药师正在服用阿普林定。如有不适及时就医。

2. 如有眩晕、感觉异常、恶心、手颤等不良反应，减量或停药即可消失。

【应急处置】

本品治疗量与中毒量接近，安全范围小，过量可引起不良反应，亦可导致心律失常，应积极对症治疗。

【典型案例】

患者，女，57岁，3天前无明显诱因出现头晕，呈旋转性，无耳鸣，听力下降，4小时前出现复视，恶心，未呕吐，无吞咽困难、饮水呛咳、大小便失禁，无肢体活动不灵，2个月前患者因频发室性期前收缩服用盐酸阿普林定2片，3次/d，1周前行Holter检查已无室性期前收缩但未停药亦未减量。经查体，初步诊断：①椎基底动脉供血不足；②心律失常（室性期前收缩）；③高血压病3级。当时给予积极治疗方案应用巴曲酶、尼莫地平、曲克芦丁静脉滴注，口服阿司匹林、氟桂利嗪等治疗。入院后第2天患者仍有头晕、复视、站立不稳，且于服用盐酸阿普林定2小时后症状加重。遂考虑与服用盐酸阿普林定过量致神经系统症状有关，嘱停用盐酸阿普林定后症状逐渐减轻，停药48小时后症状完全消失。患者头晕、站立不稳、恶心、复视症状系服用盐酸阿普林定过量引起。

分析点评：由于盐酸阿普林定治疗量与中毒量相当接近，常见中枢神经系统及胃肠道不良反应，所以建议服用盐酸阿普林定的患者应遵医嘱用药，如出现不良反应时应立即减量或停药。

重要提示：服用阿普林定期间，如有眩晕、感觉异常、恶心、手颤等不良反应，减量或停药即可消失。

氟卡尼 Flecainide

【临床应用】

用于室上性心动过速，房室结或房室折返心动过速，心房颤动。

【用法用量】

口服：成人开始时一次 100mg，一天 2 次，然后每隔 4 天，每次增加 50mg，最大剂量一次 200mg，一天 2 次。静脉滴注，成人每千克体重 2mg 于 15 分钟滴完。

【操作要点】

氟卡尼有致快速型心律失常作用。使用前后注意心率、心功能监测。

【注意事项】

1. 不良反应 较轻，但易疏忽而导致中毒。有感觉异常、嗜睡、头晕、视物障碍、恶心、低血压、心动过缓等。严重时可出现心力衰竭。

2. 禁用 心源性休克、传导阻滞、严重肝肾功能不全者，孕妇和哺乳期妇女。

3. 慎用 充血性心衰、病窦综合征患者。

4. 药物相互作用 西咪替丁、洋地黄能使其血药浓度升高；与胺碘酮合用时亦增加氟卡尼血药浓度。

【患者用药指导】

使用时严格遵照医嘱，不可擅自服药，如有不适，及时告知医生。

【应急处置】

如果药物过量服用，必要时可以采取对症和支持治疗。

【典型案例】

患者，男，63 岁，劳累性呼吸困难。二维超声心动图检查显示有特征性的右侧心脏瓣膜受累合并恶性肠嗜铬细胞瘤。在自行接受氟卡尼治疗后不久，即因出现与缓慢性心律失常、Q-T 间期延长和尖端扭转型室性心动过速相关的晕厥而被送入医院。经积极对症治疗后好转。

分析点评：对于无结构病变的心脏病患者，氟卡尼被认为是一种安全的抗心律失常药物，且常被用于预防房颤。然而，对于有梗死病史和或重度传导障碍的患者，其致心律失常的作用则可能致死。心源性休克、传导阻滞、严重肝肾功能不全者，孕妇和哺乳期妇女忌用。

重要提示：患者使用时严格遵照医嘱，不可擅自服药，如有不适，及时告知医生。

阿替洛尔 Atenolol

【临床应用】

用于心律失常。用于纠正室上性心律失常、室性心律失常、洋地黄及儿茶酚胺引起的快速性心律失常。

【用法用量】

口服：开始一次 6.25~12.5mg，一天两次，按需要及耐受量渐增至 50~200mg。

【操作要点】

1. 本药的临床效应与血药浓度不完全平行，剂量调节应以临床效应为准。但达到最佳降压效果需 1~2 周时间不等，故应观察一段时间才能判断治疗效果。

2. 有心力衰竭症状的患者用本品时，与洋地黄或利尿药合用，如心力衰竭症状仍存在，应逐渐减量使用。

3. 本品可改变因血糖降低而引起的心动过速，用药期间应定期检查血压、心功能、肝功能、肾功能、血糖。

4. 静脉给药能快速控制心率及心肌收缩力。研究表明，在心肌梗死症状发作几小时内静脉给药效果优于口服；而心肌梗死后先静脉给药，然后改口服维持比单用一种方法更好。

【注意事项】

1. 不良反应　在心肌梗死患者中，最常见的不良反应为低血压和心动过缓；其他反应可有头晕、四肢冰冷、疲劳、乏力、肠胃不适、精神抑郁、脱发、血小板减少症、银屑病样皮肤反应、银屑病恶化、皮疹及干眼等。罕见引起敏感患者的心脏传导阻滞。

2. 禁用　二至三度心脏传导阻滞、心源性休克者、病窦综合征及严重窦性心动过缓。

3. 慎用　运动员、孕妇及哺乳期妇女、患有慢性阻塞性肺疾病的高血压患者。

4. 药物相互作用　本药可加重 α_1 受体拮抗剂的首剂反应；与胺碘酮合用可出现明显的心动过缓和窦性停搏；芬太尼麻醉时，使用本药可引起严重的低血压；与地高辛合用可导致房室传导时间延长；与非甾体抗炎药合用，可引起血压升高；可拮抗利托君的作用，应避免合用。

【患者用药指导】

1. 避免在进食时服药，不能突然停药，如需停药，应逐渐减量，过程至少 3 天，常可达 2 周，如有撤药症状，如心绞痛发作，则暂时再给药，待稳定后渐停用。

2. 用药期间应定期检查血常规、血压、心功能、肝功能、肾功能。糖尿病患者应定期查血糖。

3. 抗酸药可降低本药的生物利用度和疗效，因此本药应在服用抗酸药前 2 小时或服后 6 小时给予。

【应急处置】

严重的心动过缓可静脉注射阿托品 1~2mg，如有必要可随后静脉注射大剂量胰高血糖素 10mg，可根据反应重复或随后静脉滴注胰高血糖素 1~10mg/h，若无预期效果，或没有胰高血糖素供应，可采用 β 受体激动剂。

【典型案例】

患者，男，72 岁。因发作性胸骨后疼痛 10 余年，加重 3 天住院。10 多年前曾诊断冠心病、劳力性心绞痛。长期口服硝酸异山梨醇酯、硝苯地平、阿替洛尔（一次 25mg，每天 2 次）治疗。临床诊断：冠心病，劳力性心绞痛，高血压（3 级，极高危）。住院后给予扩张血管、降压等药物治疗，患者病情逐渐稳定。于住院第 2 周时患者因情绪激动心绞痛发作，心率波动在 50~60 次 /min，复查心电图 ST-T 段较前无明显变化，立即给予硝酸甘油 2

片舌下含服,约 3 分钟疼痛缓解,但为防止心率进一步降低而停服阿替洛尔(其他药物继续服用),于停药后约 24 小时患者又出现胸骨后剧烈闷痛,伴大汗及恶心,舌下含服硝酸甘油无效,查心电图。结果考虑急性非 ST 段抬高心肌梗死。立即给予相应治疗,病情逐渐得到控制且趋于稳定,继续服用硝酸异山梨酯、硝苯地平、阿替洛尔(一次 12.5mg,一天 2 次)等,两个月后好转稳定出院。

分析点评:长期应用无内在拟交感活性 β 受体拮抗剂,骤停可致撤药综合征。患者长期服用阿替洛尔 50mg,每天 3 次,用 3 年余,本次住院后骤然停药,24 小时后发生急性非 ST 段抬高心肌梗死,考虑可能与骤停阿替洛尔有关。

重要提示:长期服用阿替洛尔的患者不能突然停药,如需停药,应逐渐减量,过程至少 3 天,常可达 2 周,如有撤药症状,如心绞痛发作,则暂时再给药,待稳定后渐停用。

索他洛尔 Sotalol

【临床应用】

用于各种危及生命的室性快速型心律失常。

【用法用量】

口服:一次 40~80mg,一天 2 次。从小剂量开始,逐渐加量。室性心动过速,一天 160~480mg。

静脉注射:推荐剂量按体重 0.5~1.5mg/kg,用 5% 葡萄糖 20ml 稀释,10 分钟内缓慢注射,如有必要可在 6 小时后重复。

【操作要点】

1. 避免与能延长 Q-T 间期的药物合用。

2. 应用本品前应做电解质检查,低血钾和低血镁患者应在纠正后再用本品;对于长期腹泻或同时用利尿剂的患者尤需注意;与排钾利尿剂合用时应注意补钾。

【注意事项】

1. 不良反应　可见低血压、支气管痉挛、疲倦、心动过缓(低于每分钟 50 次)、呼吸困难、心律失常、乏力、眩晕、扭转性室性心动过速、多源性室性心动过速、心室颤动等。

2. 禁用　支气管哮喘、窦性心动过缓、二或三度房室传导阻滞(除非安放了心脏起搏器)、先天性或获得性心电图 Q-T 间期延长综合征、心源性休克、未控制的充血性心力衰竭及对本品过敏者。

3. 慎用　支气管痉挛性疾病的患者、不稳定型糖尿病患者或自发性低血糖患者、病态窦房结综合征患者、心力衰竭患者在用洋地黄和 / 或利尿药控制心功能不全后方可慎用本品、肾功能不全者、孕妇或哺乳期妇女、老年人。

4. 药物相互作用　已知能延长 Q-T 间期的药物如Ⅰ类抗心律失常药、吩噻嗪类、三环类抗忧郁药、特非那定等不宜与本品合用;与地高辛合用引起致心律失常作用较为常见;与钙拮抗剂合用可产生相加作用而导致低血压;与利血平、胍乙啶及其他有 β 受体阻滞作用的药物合用可降低交感神经张力,导致低血压和严重心动过缓,甚至昏厥;与异丙肾上腺素等 β 受体激动剂合用时,可能需要增加用药剂量。

【患者用药指导】

1. 宜在饭前 1~2 小时服用。

2. 应用本品前应做电解质检查,低血钾和低血镁患者应在纠正后再用本品;对于长期腹泻或同时用利尿剂的患者尤需注意;与排钾利尿剂合用时应注意补钾。

【应急处置】

药物过量可引起血压下降,心动过缓,Q-T 间期延长,并可出严重致命性心律失常。

【典型案例】

患者,女,69 岁,因突发意识丧失、呼吸心搏骤停 30

分钟入院。患者有支气管哮喘病史 30 余年，间断发作，予以平喘治疗后可缓解，近几年发作次数较前明显减少；近日因头晕、不适于外医院就诊，予以血塞通、奥扎格雷等治疗 1 周，有间断气喘、发绀表现，夜间睡眠可平卧，发病前约 2 小时服用索他洛尔 1 片（80mg）；给予肾上腺素、阿托品静脉推注，电除颤（300 J）2 次，29 分钟后恢复心跳，颈动脉搏动恢复，测血压 125/90mmHg，双眼球固定，瞳孔直径约 3mm，对光反射迟钝，心率 100 次 /min，为窦性心律，随后呼吸恢复，浅慢，6~10 次 /min，双肺呼吸音低，可闻及少许哮鸣音，仍昏迷，予以琥珀酸氢化可的松 200mg 静脉滴注平喘，5% 碳酸氢钠静脉滴注纠正酸中毒，收入院，经支持对症处理，患者神志转清。

　　分析点评：支气管哮喘为索他洛尔的禁忌证，患者应在医师或药师指导下服药；同时严格把握药物禁忌证，不可因使用剂量小、次数少而心存侥幸，切不可自行吃药。

　　重要提示：应用索他洛尔时注意患者心肺肾功能、电解质情况、是否有禁忌证，使用合理剂量，并定期心电图监测，了解 Q-T 间期延长的程度。

艾司洛尔 Esmolol

【临床应用】

　　用于快速室上性心律失常，如心房颤动、心房扑动或窦性心动过速的快速控制。

【用法用量】

　　静脉给药：控制心房颤动、心房扑动时心室率，负荷量为 0.5mg/（kg·min），1 分钟静脉注射完毕后继以 0.05mg/（kg·min）静脉滴注维持 4 分钟，取得理想疗效即可继续维持治疗。若疗效不好，再给同样负荷量后以 0.1mg/（kg·min）维持。维持剂量可根据病情以 0.05mg/（kg·min）的幅度调整，极量为 0.3mg/（kg·min），但 0.2mg/

（kg·min）以上的剂量并不会明显提高疗效。围手术期高血压或心动过速：①即刻控制剂量为 1mg/kg，在 30 秒内静脉注射，继之以 0.15mg/（kg·min）静脉滴注。最大维持量为 0.3mg/（kg·min）。②逐渐控制剂量同室上性心动过速的治疗。③治疗高血压的用量通常较治疗心律失常用量大。

【操作要点】

1. 对于围手术期主要由于降温引起血管收缩所致的血压增高，不宜用本药治疗。

2. 使用本药前必须先稀释。稀释液可选用 5% 葡萄糖注射液、5% 葡萄糖氯化钠注射液、生理盐水、林格液等，不得使用碳酸氢钠注射液。

3. 本药临床作用快而强，因此推荐开始剂量宜小，严格控制输注速度，最好采用定量输液泵。

4. 高浓度给药（>10mg/ml）会造成严重的静脉反应（包括血栓性静脉炎）。浓度为 20mg/ml 的药液若溢出血管外可造成严重的局部反应，甚至引起皮肤坏死，故药液浓度一般不宜大于 10mg/ml，且应尽量通过大静脉给药，避免小静脉给药或通过蝴蝶管给药。

5. 静脉给药时可能需要大量液体，对于心力储备降低的患者应注意。

6. 低血压虽可在任何剂量下发生，但呈剂量依赖性，故推荐维持量一般不超过 0.2mg/（kg·min）。对血压偏低者，应用本药时应严密监测，当出现血压过低时，减少最终维持量，一般可在 30 分钟内逆转。

7. 建议按以下方法减量 ①心率控制以及病情稳定后，改用其他抗心律失常药，如普萘洛尔、地高辛、维拉帕米。②第一剂替代药物给药 30 分钟后，本药的输注速率降低一半。③给予第二剂替代药物后应监测患者反应，如在 1 小时内达到控制效果，可停用本药。

【注意事项】

1. 不良反应 大多数不良反应为轻度的和一过性

的,最重要的不良反应是低血压,偶见潮红、心动过缓、胸痛、晕厥、心脏传导阻滞。头晕、头痛、嗜睡、注意力不能集中、激动、恶心、呕吐等,偶见乏力、感觉异常、焦虑或抑郁、幻想、支气管哮喘、气短、鼻充血、口干、便秘、腹部不适、味觉异常、血栓性静脉炎。注射部位局部皮肤可出现水肿、红斑或硬结等炎症反应。

2. 禁用　对本药过敏者、难治性心功能不全、二度或三度房室传导阻滞(安置心脏起搏器者除外)、窦性心动过缓、心源性休克、严重的心力衰竭、严重慢性阻塞性肺疾病(COPD)、支气管哮喘或有支气管哮喘病史。

3. 慎用　充血性心力衰竭、低血压、糖尿病、肾功能不全。

4. 药物相互作用　与胺碘酮合用可出现明显的心动过缓和窦性停搏;维拉帕米与本药均有直接的负性肌力和负性传导作用,合用可引起低血压、心动过缓、充血性心力衰竭和传导阻滞,甚至引起致命性心脏停搏;芬太尼麻醉时,使用本药可引起严重的低血压;吗啡可增加本药的血药浓度及毒性反应,如合用,应减慢本药的输注速度;与地高辛合用可导致房室传导时间延长,并可使地高辛的血药浓度升高;可延长琥珀酰胆碱的神经肌肉阻滞时间,使神经肌肉阻滞的恢复延迟;与非甾体抗炎药合用,可引起血压升高。

【应急措施】

药物过量:过量时可出现心脏停搏、心动过缓、低血压、电机械分离、意识丧失。一次用量达 12~50mg/kg 时即可致命。

药物过量的处置:过量时首先应立即停药,观察临床效果。心动过缓时可给予阿托品静脉推注;哮喘时可给予 β₂ 肾上腺素受体激动药和 / 或茶碱类治疗;心功能不全患者可给予利尿剂及洋地黄类治疗;休克者可给予多巴胺、多巴酚丁胺、异丙肾上腺素、氨力农等治疗。

苯妥英钠 Phenytoin

【临床应用】

用于洋地黄中毒所致的室性及室上性心律失常，对其他各种原因引起的心律失常疗效较差。

【用法用量】

口服：100~300mg，一次服或分 2~3 次服用，或第一天 10~15mg/kg，第 2~4 天 7.5~10mg/kg，维持量 2~6mg/kg。

静脉注射：以 100mg 缓慢静脉注射 2~3 分钟，根据需要每 10~15 分钟重复一次至心律失常中止，或出现不良反应为止，总量不超过 500mg。

【注意事项】【患者用药指导】【应急措施】参见第十三章第一节。

普罗帕酮 Propafenone

【临床应用】

用于阵发性室性心动过速及室上性心动过速（包括伴预激综合征者）。

【用法用量】

口服：治疗量，一天 300~900mg（6~18 片），分 4~6 次服用。维持量，一天 300~600mg（6~12 片），分 2~4 次服用。由于其局部麻醉作用，宜在饭后与饮料或食物同时吞服，不得嚼碎。

静脉给药：常用量为 1~1.5mg/kg 或 70mg 加入 5% 葡萄糖注射液中稀释，于 10 分钟内缓慢静脉注射，必要时 10~20 分钟重复 1 次，总量不超过 210mg。静脉注射起效后改为静脉滴注（滴速为 0.5~1mg/min）或口服维持。

【操作要点】

由于其局部麻醉作用，宜在饭后与饮料或食物同时吞服，不得嚼碎。

【注意事项】

1. 心肌严重损害者慎用。

2. 严重的心动过缓,肝、肾功能不全,明显低血压患者慎用。

3. 无起搏器保护的窦房结功能障碍、严重房室传导阻滞、双束支传导阻滞患者,严重充血性心力衰竭、心源性休克、严重低血压及对该药过敏者禁用。

【患者用药指导】

1. 该药在老年患者中应用并无与年龄相关的副作用增加现象。但老年患者用药后可能出现血压下降。而且老年患者易发生肝、肾功能损害,因此要谨慎应用。老年患者的有效药物剂量较正常低。

2. 与奎尼丁合用可以减慢代谢过程。与局麻药合用增加中枢神经系统副作用的发生。普罗帕酮可以增加血清地高辛浓度,并呈剂量依赖型。与普萘洛尔、美托洛尔合用可以显著增加其血浆浓度和清除半衰期,而对普罗帕酮没有影响。与华法林合用时可增加华法林血药浓度和凝血酶原时间。与西咪替丁合用可使普罗帕酮血药稳态水平提高,但对其电生理参数没有影响。

【应急措施】

药物过量摄入后 3 小时症状最明显,包括低血压,嗜睡,心动过缓,房内和室内传导阻滞,偶尔发生抽搐或严重室性心律失常。如出现窦房性或房室性传导高度阻滞时,可静脉注射乳酸钠、阿托品、异丙肾上腺素或间羟肾上腺素等解救。

胺碘酮 Amiodarone

【临床应用】

口服适用于房性期前收缩及室性期前收缩;对反复性阵发性室上性心动过速、心房颤动、心房扑动、室性心动过速及室颤可防止反复发作,也可防止预激综合征伴室上性心律失常的发作及心房颤动或心房扑动电转复后的维持治疗。其次有抗心绞痛作用。静脉注射适用于阵发性室上性心动过速，尤其是伴有预激综合征者，也可用于经利多卡因治疗无效的室性心动过速。

用于其他治疗无效或不宜采用其他治疗的严重心律失常：①房性心律失常（心房扑动、心房纤颤转律和转律后窦性心律的维持）；②结性心律失常；③室性心律失常（治疗危及生命的室性期前收缩和室性心动过速以及室性心律过速或心室纤颤的预防）；④伴 W-P-W 综合征的心律失常。

【用法用量】

口服：室上性心律失常：一天 400~600mg，分 2~3 次服用，1~2 周后根据需要改为一天 200~400mg 维持。部分患者可减至一天 200mg，每周服用 5 天，或更小剂量维持。严重室性心律失常：一天 600~1 200mg，分 3 次服用，1~2 周后根据需要改为一天 200~600mg 维持。

静脉注射：剂量为 5mg/kg，任何情况下注射时间不得少于 3 分钟。

静脉滴注：负荷剂量：通常剂量为 5mg/kg，加入 5% 葡萄糖溶液 250ml 中，于 20 分钟至 2 小时内静脉滴注，24 小时可重复 2~3 次，滴注的速度应根据反应的效果而调整。疗效在最初的几分钟内即可出现，然后逐渐减弱，因此需开放一条输液通道维持。维持剂量：一天 10~20mg/kg（通常为一天 600~800mg，可增至一天 1 200mg）加入 5% 葡萄糖 250ml 中，维持数天，从静脉滴注的第 1 天起同时给予口服治疗。

【操作要点】

1. 本药口服的起效及消除均缓慢，不宜为获得疗效而在短期内使用过大剂量。日剂量大于 1g 时，应分次服用，并在进食时服药。

2. 由于存在血流动力学方面的危险（严重低血压、

循环衰竭），一般情况下不建议静脉注射。在可能的情况下应尽量采用静脉滴注。静脉注射只有在紧急情况下而交替治疗无效时采用，治疗必须在持续心电监护下进行，第 1 次静脉注射后 15 分钟内不得重复注射。

3. 本药不得在同一注射器内与其他制剂混合。使用稀释液时只能用 5% 葡萄糖溶液，禁用生理盐水稀释。静脉给药须采用定量输液泵，若药液浓度大于 2mg/ml 时应采用中心静脉导管给药。

4. 负荷量给药法可缩短从开始服药至显效的间期。如不用负荷量平均需 18 天显效，而给予负荷量后只需 5~10 天。可采用静脉注射负荷和口服负荷，或静脉注射加口服负荷，比单用口服负荷好，更能缩短显效间期、减少累积量。

5. 多数不良反应与疗程及剂量有关，需长期服药者应尽可能使用最小有效维持量，并定期随诊。

6. 用药期间可出现房室传导阻滞或原有传导阻滞加重，若发生该情况而又必须用药者，可安置永久性心脏起搏器。

7. 出现静脉炎时宜用氯化钠注射液或注射用水稀释，每次静脉注射完后在原位注射少量氯化钠注射液可减轻刺激，或采用中心静脉给药。若出现心血管系统严重不良反应，应停药，纠正电解质紊乱，可给予升压药、异丙肾上腺素、碳酸氢钠（或乳酸钠）或起搏器治疗。发展为心室颤动时可用直流电复律。

8. 本药半衰期长，故停药后换用其他抗心律失常药时应注意药物间的相互作用。

9. 对碘过敏者对本品也可能过敏。

【注意事项】

1. 不良反应　常见窦性心动过缓、一过性窦性停搏或窦房阻滞、多形性室性心动过速或尖端扭转型室性心动过速、低血压、甲状腺功能亢进、甲状腺功能低下、便秘、恶心、胃肠不适、食欲缺乏、肝炎或脂肪浸润、氨基转移酶增高、震颤、共济失调、近端肌无力、周围神经病、颅内压升高、运动障碍和锥体外系体征、皮肤光敏感、过敏性皮疹、过敏性肺炎、肺间质或肺泡纤维性肺炎，心电图可出现 PR 间期及 Q-T 间期延长、T 波减低伴增宽及双向，静脉用药时局部刺激可引起静脉炎。

2. 禁用　甲状腺功能异常或有既往史者；碘过敏者；二或三度房室传导阻滞，双束支传导阻滞（除非已有起搏器）；病态窦房结综合征。

3. 慎用　窦性心动过缓；Q-T 间期延长综合征；低血压；肝功能不全；肺功能不全；严重充血性心力衰竭；心脏明显增大，尤以心肌病者为著。

4. 药物相互作用　与其他延长 Q-T 间期的药物（如吩噻嗪、三环类抗抑郁药和索他洛尔等）合用时，使 Q-T 间期进一步延长，增加心律失常的危险；与长春胺、舒托必利、红霉素（静脉注射）合用，致尖端扭转型室性心动过速的危险性增加，应禁止合用；与刺激性泻药合用可引起尖端扭转型室性心动过速，不宜合用；与排钾利尿药合用，可增加低血钾所致的心律失常的危险；与糖皮质激素、盐皮质激素、替可克肽、两性霉素 B（静脉注射）合用，可致低钾血症；本药可增高地高辛或其他洋地黄制剂的血药浓度，甚至达中毒水平；本药可增强华法林的抗凝作用，合用时应将口服抗凝药剂量减少 1/3~1/2，并密切监测凝血酶原时间；本药可减少环孢素的清除，使其血药浓度升高，合用时应调整剂量；与单胺氧化酶抑制药合用可使本药代谢减慢；本药可抑制甲状腺摄取放射性核素 ^{123}I、^{131}I 及 ^{99m}Tc；使用本药的患者进行全身麻醉时可能发生严重并发症。

【患者用药指导】

1. 本品口服作用的发生及消除均缓慢，不宜在短期内加用过大剂量以期获得疗效，以防过量。

2. 本品半衰期长,故停药后换用其他抗心律失常药时应注意相互作用;因多数不良反应与疗程及剂量有关,故需长期服药者尽可能用最小有效维持量,并应定期随诊。

3. 需监测血压及心电图,口服时应特别注意 Q-T 间期。

4. 用药期间应注意随访检查 血压;心电图;肝功能;甲状腺功能,包括 T_3、T_4 及促甲状腺激素;肺功能、肺部 X 线片;眼科。

5. 经常注意心率、心律及血压的变化,如心率小于 60 次/min 者停用。

【应急措施】

有报道服用 3~8g 胺碘酮致过量中毒的,但没有死亡和后遗症报道,动物实验证实胺碘酮的 LD_{50} 较高(>3 000mg/kg)。发生药物过量中毒时,需立即监测心电和血压,严重心动过缓者可用 β 受体激动剂或临时起搏器。低血压状态引起机体灌注不良者应用正性肌力药和/或升压药。

地尔硫䓬 Diltiazem

【临床应用】

用于室上性心动过速静脉给药可用于控制心房颤动的心室率。

【用法用量】

静脉给药:用于临时控制心房颤动或心房扑动时的快心室率或阵发性室上性心动过速。起始剂量为 0.25mg/kg(或 20mg),在 2 分钟内静脉注射。最大剂量为 0.35mg/kg(或 25mg)。如果反应不佳,可在 15 分钟后重复给予 0.35mg/kg(或 25mg)。以后再根据患者的反应确定剂量。心率减慢后即可进行持续静脉滴注,开始剂量为 5mg/h,然后以 5mg/h 的增幅逐渐调整滴速以达满意的心室率控制。通常剂量为 5~10mg/h。最大剂量为 15mg/h，输注时间不超过 24 小时。心率得到控制后，可转为口服治疗 [口服剂量 = (输注速率 (mg/h) × 3+3) × 10，在头 24 小时内可用本药短效制剂，以后再转为长效制剂]。

【操作要点】

1. 剂量应个体化。每天剂量分数次口服时，可在餐前或临睡时服，每 1~2 天逐渐增加剂量，直到获得适合的效应。停药时应逐渐减量，不能突然停药，以免出现高血压反跳或心绞痛。

2. 注射剂在临用前溶解于 5ml 注射用水，溶解后呈无色澄明液体。如与其他制剂混合后 pH 超过 8，可能析出结晶。

3. 静脉注射本药前，明确宽 QRS 复合波为室上性或室性是非常重要的。

4. 在极少数附加旁路伴房颤或房扑的患者，注射本药时可引起致命性的心率增快并伴有低血压。因此，如有可能，首次注射本药应在备有监护、复苏设备 (包括直流电转复 / 除颤器) 的病房进行。在明确患者对药物的反应后，可在常规条件接受治疗。

【注意事项】

1. 不良反应 常见的不良反应有水肿、头痛、恶心、眩晕、皮疹、乏力。其他可见心绞痛、心律失常、房室传导阻滞、低血压、感觉异常、食欲缺乏、呕吐、腹泻、暂时性皮肤反应。罕见急性肝损害，停药后可恢复。

2. 禁用 对本药过敏者、对其他钙通道阻滞药过敏者、病态窦房结综合征患者、二度以上房室传导阻滞者 (安置心室起搏器者例外)、心源性休克患者、急性心肌梗死伴肺充血患者、存在房室旁道 (如 WPW 综合征、LGL 综合征) 或短 PR 综合征患者合并心房颤动或心房扑动时禁止静脉给药、室性心动过速者禁止静脉给药、严重充血性心力衰竭患者、严重心肌病患者、室性心动过速患者、孕妇或计划妊娠者。

3. 慎用 充血性心力衰竭患者，左心功能不全并使用β受体拮抗剂的患者，低血压患者，心肌病患者，急性心肌梗死患者，一度房室传导阻滞者，严重心动过缓（心率低于50次）者，严重肝、肾功能不全者。

4. 药物相互作用 本药可增强硝酸酯类药物（硝酸异山梨醇、硝酸甘油等）的降压作用，联用时应测量血压，适当调整用量；西咪替丁能抑制本药代谢，使本药血药浓度及曲线下面积增加，因而需调整本药的剂量；本药可抑制二氢吡啶类钙通道阻滞药（如硝苯地平）以及茶碱的代谢，使后两者的血药浓度上升；本药可抑制免疫抑制药（如他克莫司、环孢素）的代谢，导致后者血药浓度升高，从而引发肾功能障碍等；可抑制卡马西平、苯妥英、三唑仑、咪达唑仑代谢的代谢，使后者血药浓度升高；可增强辛伐他汀降低胆固醇的作用，但发生肌病和横纹肌溶解的危险性也增加；与非甾体抗炎药或口服抗凝药合用有增加消化道出血的危险。利福平可诱导本药的代谢酶，使本药的血药浓度下降。

【患者用药指导】

1. 剂量应严格按照医嘱，每天剂量分数次口服时，可在餐前或临睡时服。

2. 停药时应逐渐减量，不能突然停药，以免出现高血压反跳或心绞痛。

3. 皮肤反应一般是暂时的，继续用药可以消失，但也可能发展成多形性红斑和／或剥脱性皮炎，如皮肤反应持续不退应停药。

【应急措施】

药物过量可导致心动过缓、低血压、心脏传导阻滞和心力衰竭。此时在通过胃肠道清除本品的同时根据本品的药理作用和临床经验，可给予以下治疗：

1. 心动过缓 给予阿托品0.6~1mg，如无效可谨慎地使用异丙肾上腺素。

2. 高度房室传导阻滞 治疗同前,如出现持续的高度房室传导阻滞则应用起搏器治疗。

3. 心力衰竭 应用正性肌力药物(异丙肾上腺素、多巴胺、多巴酚丁胺)和利尿剂。

4. 低血压 应用升压药(如多巴胺或去甲肾上腺素)。

莫雷西嗪 Moracizine

【临床应用】

口服主要适用于室性心律失常,包括室性期前收缩及室性心动过速。

【用法用量】

口服:成人常用量一次 150~300mg,每 8 小时一次,极量为每天 900mg。

【操作要点】

剂量应个体化,在应用本品前,应停用其他抗心律失常药物 1~2 个半衰期。

【注意事项】

1. 不良反应 有头晕、恶心、头痛、乏力、嗜睡、腹痛、消化不良、呕吐、出汗、感觉异常、口干、复视等。致心律失常作用的发生率约3.7%。

2. 禁用 二或三度房室传导阻滞及双束支传导阻滞且无起搏器者;心源性休克与过敏者。

3. 慎用 心肌梗死后无症状的非致命性室性心律失常患者。

4. 药物相互作用 西咪替丁可使本品血药浓度增加 1.4 倍,同时应用时本品应减少剂量;本品可使茶碱类药物清除增加,半衰期缩短;与华法林共用时可改变后者对凝血酶原时间的作用。在华法林稳定抗凝的患者开始用本品或停用本品时应进行监测。

【患者用药指导】

用药期间应注意随访检查：血压；心电图；肝功能。

美西律 Mexiletine

【临床应用】

主要用于慢性室性心律失常，如室性期前收缩、室性心动过速。

【用法用量】

口服：一次 50~100mg，一天 3 次。

【操作要点】

1. 本品疗效及不良反应与血药浓度相关，治疗指数低，有效血药浓度为 0.5~2μg/ml，超过 2μg/ml 则不良反应明显增加，故应进行血药浓度监测。

2. 换用其他抗心律失常药前，应停用本药至少 1 个半衰期（12 小时以上）。

3. 本品与奎尼丁、普萘洛尔或胺碘酮合用治疗效果更好。可用于单用一种药物无效的顽固室性心律失常。但不宜与 Ib 类药物合用。

4. 制酸药可减低口服本品时的血药浓度，但也可因尿 pH 增高，血药浓度升高。

【注意事项】

1. 不良反应 常见恶心、呕吐等，有肝功能异常的报道，包括 GOT 增高。其次可见头晕、震颤（最先出现手细颤）、共济失调、眼球震颤、嗜睡、昏迷及惊厥、复视、视物模糊、精神失常、失眠、胸痛、促心律失常作用等。

2. 禁用 心源性休克、有二或三度房室传导阻滞者、病窦综合征者、严重心力衰竭者、哺乳期妇女及对本品过敏者。

3. 慎用 低血压和严重充血性心力衰竭患者、肝功能异常者、室内传导阻滞或严重窦性心动过缓者、癫痫患者、白细胞减少或中性粒细胞减少者。

【患者用药指导】

1. 用药期间注意随访检查血压、心电图、血药浓度。如心电图 PR 间期延长、QRS 波增宽或出现其他心律失常，或原有心律失常加剧，均应立即停药。

2. 建议与食物或抗酸药同服。

【应急措施】

药物过量可出现包括恶心、感觉异常、癫痫发作、低血压、间歇性左束支传导阻滞和心脏停搏。应给予对症支持治疗，包括：酸化尿液，促进药物排泄；如出现低血压或心动过缓，可给予阿托品；必要时可给予升压药、抗惊厥药或经静脉心脏起搏。

【典型案例】

患者，女，56 岁，既往有房性期前收缩、高血压病史，无特殊药物过敏史。因过量服用美西律 1 000mg，30 分钟伴有头晕、双眼胀痛、全身大汗，呈半昏迷状态来诊。查体：T：36.3℃，P：69 次 /min，R：20 次 /min，BP：120/70mmHg，痛苦面容，平卧位，两肺底未闻及干湿啰音，腹平软，无压痛、反跳痛及肌紧张。心电图显示：ST-T 波异常、左心室肥大、逆时针运转。患者于服用药物 30 分钟后出现头晕、双眼胀痛等神经系统不良反应，可以判定为美西律中毒所致。入院后给予静脉滴注 10% 葡萄糖注射液 +25% 葡萄糖注射液 40ml、5% 葡萄糖氯化钠 500ml + 盐酸山莨菪碱注射液 10mg（入壶）+地塞米松 20mg（入壶）、5% 葡萄糖 500ml，于当日 16 时查心电图示：正常心电图。测 BP：135/100mmHg。排尿四次约 1 500ml。患者诉头晕症状减轻、双眼胀痛缓解。两天后不良症状全部消失，患者恢复正常。

分析点评：本品属 Ib 类抗心律失常药，对心肌几乎无抑制作用。成人极量为每天 1 200mg，分 3~4 次服用。该患者一次口服 1 000mg，已超出极量，尿 pH 明显升高。临床上一旦遇到类似情况，应让患者立即到医院救治。

重要提示：少数患者在有效血药浓度时即可出现严重不良反应，因而需要对患者进行充分的用药指导，不能超剂量用药，如果服药后出现任何身体不适，应及时就医。

维拉帕米 Verapamil

【临床应用】

用于治疗快速性室上性心律失常，可使阵发性室上性心动过速转为窦性，或使心房扑动或心房颤动的心室率减慢。

【用法用量】

口服：一次 40~80mg，一天 3 次。

静脉注射：一般起始剂量为 5~10mg（或 0.075~0.15mg/kg），如无效则在首剂 15~30 分钟后再给药 5~10mg（或 0.15mg/kg）。

静脉滴注：每小时 5~10mg，加入氯化钠注射液或 5% 葡萄糖注射液中静脉滴注，一天总量不超过 50~100mg。

【注意事项】

1. 不良反应　有便秘、眩晕、轻度头痛、恶心、低血压、外周水肿、充血性心力衰竭、窦性心动过缓、皮疹、乏力、心悸等，偶可见氨基转移酶升高、面色潮红、皮肤发红等。

2. 禁用　严重左心室功能不全、低血压、心源性休克、心动过缓、Ⅱ 或 Ⅲ 度房室阻滞、心房扑动或心房颤动患者合并房室旁路通道者。

3. 慎用　肝肾功能不全者、心动过缓者、Ⅰ 度房室传导阻滞者、伴有 QRS 增宽的室性心动过速者、支气管哮喘者、孕妇及哺乳期妇女。

4. 药物相互作用　苯巴比妥、乙内酰脲、维生素 D、苯磺唑酮和利福平降低本品的血浆浓度；西咪替丁可能提高本品的生物利用度；本品抑制乙醇的消除，导致血中乙醇浓度增加,可能延长乙醇的毒性作用;与β受体拮抗剂联合使用,可增强对房室传导的抑制作用;长期服用本品,使地高辛血药浓度增加50%~75%。因此服用本品时,须减少地高辛和洋地黄的剂量;与血管扩张剂、血管紧张素转化酶抑制剂、利尿剂等抗高血压药合用时,降压作用叠加,应适当监测联合降压治疗的患者;与胺碘酮合用可能增加心脏毒性。

【患者用药指导】

1. 葡萄柚汁能升高本品的血药浓度,两者不宜同服。

2. 本品可减缓乙醇的降解,抑制其清除,导致血中乙醇浓度增加,毒性增强;此外,乙醇可加强本药的降压效果,使血压过低,故用药期间不宜饮酒。

3. 本品可能会影响驾驶和操作机器的能力,尤其在治疗开始、增加剂量、从其他药物换药或与酒精同服时。

【应急措施】

药物过量后,出现的症状与服用的剂量、开始解毒的时间以及患者心肌收缩力有关,主要是维持心血管系统的稳定性。

处置:出现心动过缓、传导阻滞或心脏停搏时可静脉给予阿托品、异丙肾上腺素或安置人工心脏起搏器。低血压可静脉给予异丙肾上腺素、间羟胺或去甲肾上腺素。由于本品不能通过透析清除,故不建议进行血液透析,但可考虑血液滤过或血浆置换。

异丙肾上腺素 Isoprenaline

【临床应用】

用于治疗各种原因(如溺水、电击、手术意外和药物中毒等)引起的心搏骤停;用于房室传导阻滞。

【用法用量】

舌下含化:房室传导阻滞,二度阻滞者采用舌下含片，一次 10mg，每 4 小时 1 次。

静脉滴注：三度房室传导阻滞者、心率低于 40 次 /min 时，可用 0.5~1mg 溶于 5% 葡萄糖溶液 200~300ml 缓慢静脉滴注。

【操作要点】

1. 本药遇酸碱易被破坏，忌与氧化物和碱性物质配伍，否则可致疗效降低。

2. 已有明显缺氧的哮喘患者，若用量过大，易致心肌耗氧量增加，引起心律失常，甚至可致室性心动过速及心室颤动。

3. 对中心静脉压高、心排血量低者，应在补足血容量的基础上再用本药。

4. 本药可与肾上腺素交替使用，以免发生严重致命性室性心律失常，但不能同时应用。交替使用时须待前药作用消失后才可用后药。

5. 使用本药时应监测血钾浓度。

6. 对其他肾上腺素类药物过敏者，对本药也可能过敏。

【注意事项】

1. 不良反应 常见口咽发干、心悸。少见头晕目眩、颜面潮红、恶心、心率加快、震颤、多汗、乏力等。舌下含服或吸入本药可使唾液或痰液变红。长期舌下给药，可导致口腔溃疡，牙齿损坏，反复使用气雾剂过多产生耐受性，使支气管痉挛加重，疗效降低，甚至增加死亡率。

2. 禁用 对本药过敏者、冠心病患者、心绞痛患者、心肌梗死患者、心动过速者、室性心律失常需要改善心肌收缩力者、甲状腺功能亢进者、嗜铬细胞瘤患者。

3. 慎用 糖尿病患者、高血压患者、惊厥患者、明显缺氧的哮喘患者。

4. 药物相互作用 三环类抗抑郁药可增强本药的

升压作用；与单胺氧化酶抑制药、丙米嗪、丙卡巴肼合用，可增加本药的不良反应；与洋地黄类药物合用，可加剧心动过速；钾盐（如氯化钾）可导致血钾增高，增加本药对心肌的兴奋作用，易引起心律失常；与普萘洛尔（心得安）合用，可拮抗本药对心脏的兴奋效应，减弱心肌收缩力，降低心率和心脏指数；与茶碱合用，可降低茶碱的血药浓度；与甲苯磺丁脲合用，可影响本药在体内的代谢。

【患者用药指导】

1. 舌下含服时，宜将药片嚼碎含于舌下，否则不能达到速效。

2. 气雾吸入时，应限制吸入的次数和吸入量。在 12 小时内已喷药 3~5 次而疗效不明显时，应换药。

3. 使用本药时应监测血钾浓度，并在应用此药时，如需应用其他药物，请咨询医生或药师。

【应急处置】

1. 立即停药。于皮下注射部位近心端处缚扎止血带，以限制药物迅速吸收。

2. 给予肾上腺素阻断药，如 α 受体拮抗剂酚妥拉明 10mg，用 5% 葡萄糖溶液或生理盐水 100ml 稀释后缓慢静脉滴注；β 受体拮抗剂普萘洛尔 5mg 稀释后缓慢静脉注射。也可含服硝酸甘油 0.5mg，必要时间隔 15~30 分钟重复；吸入亚硝酸异戊酯也有效。用药期间注意监测患者的血压和心率，以防不测。

3. 心室颤动者首选非同步直流电击除颤，能量 200~300J。如一时无除颤器，可用利多卡因 100~150mg 静脉注射；然后以 1~4mg/min 速率持续静脉滴注；如未能转律，5~10 分钟后再静脉注射 100mg，也可一次心腔内注入 200~250mg。多次电除颤失败是使用其他抗心律失常药物的指征，如用普鲁卡因胺 100mg 静脉注射，每 5 分钟 1 次，总量用至 500~1 000mg；接着用 2~4mg/min 持续静脉滴注。或用溴苄铵首剂 3mg/kg, 静脉注射; 随后再次电击; 然后可再用此药, 每 15 分钟 1 次, 直至最大剂量 25mg/kg。还可用胺碘酮 150~500mg, 静脉注射, 或 10mg/(kg·d)静脉滴注。

4. 对症处理, 吸氧等。

【典型案例】

患者, 男, 62 岁, 20 年来哮喘反复发作, 经常用异丙肾上腺素气雾剂治疗以缓解症状。2 天前因受凉致气喘加重, 伴咳嗽、心悸、多汗、夜间不能平卧, 多次喷用异丙肾上腺素气雾剂无效而来诊入院。查体:体温 36.4℃, 脉搏 12 次 /min, 呼吸 28 次 /min, 血压 15/9kPa, 神志清, 端坐位, 口唇发绀, 颈静脉怒张。桶状胸, 双肺布满哮鸣音, 并可闻及散在湿啰音。心率 120 次 /min, 节律整齐, P2 ＞ A2, 未闻及杂音。诊断:哮喘性支气管炎。停用异丙肾上腺素, 予吸氧、抗炎、平喘对症治疗。病情稍好转, 第三天中午 12 时 30 分患者因胸闷、气短自行连续喷用数次异丙肾上腺素气雾剂, 而后突然出现抽搐、意识丧失、颜面及四肢青紫, 心率 180 次 /min, 双肺布满哮鸣音。诊断:肺闭锁综合征, 抢救治疗无效于次日晨 8 时 20 分死亡。

分析点评:肺闭锁综合征是指反复应用 β 受体兴奋剂后可因小支气管黏膜充血肿胀而使喘息持续存在, 不能缓解。异丙肾上腺素是典型的 β 受体兴奋剂, 临床常用于治疗哮喘, 但长期反复应用后, 支气管 β 受体对药物的敏感性降低, 使患者不自觉增加用药量, 继而引起不良反应。

重要提示:气雾吸入时, 应限制吸入的次数和吸入量。在 12 小时内已喷药 3~5 次而疗效不明显时, 应换药。使用本药时应监测血钾浓度, 并在应用此药时, 如需应用其他药物, 请咨询医生或药师, 不可擅自使用。

肾上腺素 Adrenaline

【临床应用】

用于各种原因引起的心搏骤停进行心肺复苏的主要抢救用药。

【用法用量】

静脉注射：0.25~0.5mg 以 10ml 氯化钠注射液稀释后静脉（或心内）注射，同时进行心脏按压、人工呼吸、纠正酸中毒。对电击引起的心搏骤停，亦可用本品配合电除颤仪或利多卡因等进行抢救。

【操作要点】

1. 本药遇氧化物、碱类、光线及热均可分解变色，其水溶液露置于空气及光线中即分解变为红色，不宜使用。

2. 本药与华法林钠、玻璃酸酶及新生霉素等存在配伍禁忌。

3. 用 1：1 000（1mg/ml）浓度的本药注射液做心内或静脉注射前必须稀释。由于本药可引起血管剧烈收缩而导致组织坏死，故不推荐动脉内注射。使用时必须严格控制药物剂量。

4. 反复在同一部位给药可导致组织坏死，注射部位必须轮换。

5. 下列反应持续存在时须引起注意：头痛、焦虑不安、烦躁、失眠、面色苍白、恐惧、震颤、眩晕、多汗、心跳异常增快或沉重感。

6. 使用本药注射液时，必须密切注意血压、心率与心律变化，多次使用时还须监测血糖变化。

7. 用量过大或皮下注射误入血管后，可引起血压突然上升导致脑出血。

【注意事项】

1. 不良反应 可见心悸、头痛、血压升高、震颤、无力、眩晕、呕吐、四肢发凉、心律失常，严重者心室颤动而致死；用药局部水肿、充血、炎症。

2. 禁用 高血压、器质性心脏病、冠状动脉疾病、糖尿病、甲状腺功能亢进症、洋地黄中毒、外伤性及出血性休克、心源性哮喘等。

3. 慎用 器质性脑病、心血管病、青光眼、帕金森病、噻嗪类引起的循环虚脱及低血压、精神神经疾病、孕妇及哺乳期妇女、老年人。

4. 与其他拟交感药有交叉过敏反应。

5. 药物相互作用 单胺氧化酶抑制药可增强本药的升压作用；三环类抗抑郁药可增强本药对心血管的作用，引起心律失常、高血压；与其他拟交感胺类药合用时，心血管作用加剧，容易出现不良反应；与全麻药（如氯仿、环丙烷、氟烷等）合用，可使心肌对拟交感胺类药反应更敏感，有发生严重室性心律失常及急性肺水肿的危险；与洋地黄类药物合用，可导致心律失常；与麦角胺、麦角新碱或缩宫素合用，可加剧血管收缩，导致严重高血压或周围组织缺血；与硝酸酯类药合用，可抵消本药的升压作用而发生低血压，同时硝酸酯类药的抗心绞痛效应减弱；α肾上腺素受体拮抗剂（如吩噻嗪、酚妥拉明、酚苄明和妥拉唑林）及各种血管扩张药，可对抗本药的升压作用，使得疗效相互抵消；与降糖药合用，可减弱口服降血糖药及胰岛素的作用；与氯丙嗪合用，可引起严重的低血压。

【应急处置】

本药过量时表现为：焦虑不安、皮肤潮红、胸痛、寒战、抽搐、血压变化、心律失常、恶心、呕吐、皮肤苍白寒冷等。中毒抢救：肾上腺素受体拮抗剂，可迅速降低血压，防止心律失常。常用的抢救措施有：①苯苄胺0.52mg/kg 加生理盐水 250ml，静脉滴注。②氢化麦角碱 0.3~1mg，肌内或静脉注射。③派毕阿左（Piperoxan）10~20mg 静脉注射。④立即吸入亚硝酸异戊酯 0.2ml，或硝酸甘油 0.6~1.2mg 舌下含化, 氨茶碱 0.25g 加入 25% 葡萄糖溶液 20ml 中静脉注射。⑤吸氧。⑥对症治疗。

阿托品 Atropine

【临床应用】

用于迷走神经过度兴奋所致的窦房传导阻滞、房室传导阻滞等缓慢性心律失常, 也可用于继发于窦房结功能低下而出现的室性异位节律。

【用法用量】

口服：一次 0.3~0.6mg, 一天 3 次。极量：一次 1mg, 一天 3mg。

静脉注射：一次 0.5~1mg, 按需可每 1~2 小时 1 次, 最大用量为 2mg。

【操作要点】

1. 本药静脉注射宜缓慢。小量反复多次给药, 虽可提高对部分不良反应的耐受, 但同时疗效也随之降低。抗酸药能干扰本药的吸收, 故两者合用时宜分开服用。

2. 使用期间, 密切观察, 防止中毒。用药过量的表现：动作不协调、神志不清、抽搐、幻觉、谵妄(多见于老年患者)、呼吸短促或困难、言语不清、心跳异常加快、易激动、神经质、坐立不安等。

【注意事项】

1. 不良反应　常见便秘、出汗减少、口鼻咽喉干燥、视物模糊、皮肤潮红、排尿困难、胃肠动力减退、胃食管反流；少见眼压升高、过敏性皮疹、疱疹、接触性药物性眼睑结膜炎等。

2. 禁用　对本药或其他抗胆碱药过敏者、青光眼患者、前列腺增生者、高热患者。

3. 慎用　心脏疾病患者(特别是心律失常、充血性心力衰竭、冠心病、左房室瓣狭窄、心动过速等), 患有反流性食管炎、胃幽门梗阻、食管与胃的运动减弱、下食管括约肌松弛等疾患的患者,溃疡性结肠炎患者,脑损害者,腹泻患者,胃溃疡患者,体温升高者,妊娠及哺乳期妇女。

4. 药物相互作用 与异烟肼合用,本药的抗胆碱作用增强;抗组胺药可增强本药的外周和中枢效应,也可加重口干或一过性声音嘶哑、尿潴留及眼压增高等不良反应;氯丙嗪可增强本药致口干、视物模糊、尿潴留及促发青光眼等不良反应;与金刚烷胺、吩噻嗪类药、扑米酮、普鲁卡因胺、三环类抗抑郁药合用,本药的毒副反应可加剧;与碱化尿液的药物(包括含镁或钙的制酸药、碳酸酐酶抑制药、碳酸氢钠、枸橼酸盐等)合用时,本药排泄延迟,作用时间和/或毒性增加;与单胺氧化酶抑制药(包括呋喃唑酮、丙卡巴肼等)合用时,可发生兴奋、震颤或心悸等不良反应,必须合用时本药应减量;甲氧氯普胺对食管下端括约肌的影响与本药相反,本药可逆转甲氧氯普胺引起的食管下端张力升高;反之,甲氧氯普胺可逆转本药引起的食管下端张力降低;抗酸药能干扰本药的吸收,故两者合用时宜分开服用;本药可使左旋多巴吸收量减少;在使用本药的情况下,舌下含化硝酸甘油、戊四硝酯、硝酸异山梨酯的作用可减弱。

【患者用药指导】

严格遵医嘱,不可擅自用药,用药期间密切观察,如有不适,立即通知医生。滴眼时按住内眦部,以免药液流入鼻腔吸收中毒。

【应急处置】

用药过量的处理:①用 4% 鞣酸溶液洗胃。②静脉缓慢注射水杨酸毒扁豆碱 0.5~2mg,成人可达 5mg。注射速度每分钟不宜超过 1mg,必要时可重复。③兴奋易激动状态可用小量巴比妥类药,如硫喷妥钠 100mg 或水合氯醛直肠注入。④出现呼吸抑制时须做人工呼吸,可用尼可刹米解救或皮下注射新斯的明 0.5~1mg,每 15 分钟

1次,直至瞳孔缩小、症状缓解为止。⑤有高热时给予冰袋或酒精擦浴作对症处理。

【典型案例】

患者,女,26岁,胸闷心悸2个月。查体:血压110/70mmHg,心率84次/min,心律不齐,ECG示:不典型二度Ⅰ型房室传导阻滞。超声心电图示:肺动脉高压。静脉注射0.5mg阿托品后,20分钟后心电图示:三度房室传导阻滞,房室比为1:1。

分析点评:患者为不典型二度Ⅰ型房室传导阻滞,阻滞发生在房室结以下,阿托品对阻滞区房室结内的阻滞有一定改善作用,对结下传导阻滞无改善甚至加重。

重要提示:心脏疾病患者(特别是心律失常、充血性心力衰竭、冠心病、左房室瓣狭窄、心动过速等)慎用。

第四节 高 血 压

高血压是以体循环动脉压升高、周围小动脉阻力增加,同时伴有不同程度的心排血量和血容量增加为主要临床特征的综合征,可分为原发性高血压和继发性高血压两大类。

一、原发性高血压

(一)疾病简介

原发性高血压(primary hypertension)以体循环血压升高为主要临床表现伴或不伴有多种心血管危险因素的综合征,通常简称高血压。高血压是多种心、脑血管疾病的重要病因和危险因素,影响重要脏器,如心、脑、肾的结构和功能,最终导致这些器官的功能衰竭。

（二）临床特点

高血压定义为收缩压 ≥ 140mmHg 和 / 或舒张压
≥ 90mmHg，根据血压水平，又进一步将高血压分为 1~3
级，并结合危险因素和靶器官的损害程度进行危险分层，
分为低危、中危、高危和极高危（表 6-1，表 6-2）。

表 6-1　高血压的定义和分类

类别	收缩压（mmHg）	舒张压（mmHg）
正常血压	< 120	< 80
正常高值高血压	120~139	80~89
1 级（轻度）	140~159	90~99
2 级（中度）	160~179	100~109
3 级（重度）	≥ 180	≥ 110
单纯收缩期高血压	≥ 140	< 90

注：当收缩压和舒张压分属与不同分级时，以较高的级别
作为标准。以上标准适用于男、女性任何年龄的成人。

表 6-2　高血压患者心血管风险分层

其他危险因素和病史	血压（mmHg）		
	1 级高血压 SBP 140~159 或 DBP 90~99	2 级高血压 SBP 160~179 或 DBP 100~109	3 级高血压 SBP ≥ 180 或 DBP ≥ 110
无	低危	中危	高危
1~2 个其他危险因素	中危	中危	极高危
≥ 3 个其他危险因素，或糖尿病，或靶器官损害	高危	高危	极高危
有并发症	极高危	极高危	极高危

其他心血管危险因素:男性> 55 岁,女性> 65 岁;吸烟;血脂异常:TC > 5.72mmol/L(220mg/dl)或 LDL-C > 3.3mmol/L(130mg/dl)或 HDL-C < 1.0mmol/L(40mg/dl);早发心血管病家族史:一级亲属发病年龄< 50 岁;腹型肥胖:腹围:男性≥ 85cm,女性≥ 80cm,或体重指数(BMI)≥ 28kg/m^2;高敏 C 反应蛋白(hCRP)≥ 10mg/L;缺乏体力活动。

用于分层的靶器官损害:左心室肥厚(心电图或超声心动图);超声有动脉壁增厚或动脉粥样硬化斑块(颈动脉超声 IMT ≥ 0.9mm),血清肌酐轻度升高:男性 115~133μmol/L(1.3~1.5mg/dl),女性 106~134μmol/L(1.2~1.4mg/dl),微量白蛋白尿 30~300mg/24h。

用于分层的并发症:心脏疾病(心肌梗死、心绞痛、冠状动脉血运重建、心力衰竭),脑血管疾病(缺血性卒中、脑出血、短暂性脑缺血发作),肾脏疾病(糖尿病肾病),血管疾病(主动脉夹层、外周血管病),高血压视网膜病变(出血、渗出、视盘水肿)。

(三)治疗原则

1. 通过改善生活方式和药物治疗使血压达到或接近正常水平,从而减少高血压的靶器官损害,降低相关疾病的死亡率。

2. 临床上常用的五大类降血压药物 ①利尿剂:如强效利尿剂如呋塞米、中效利尿剂如氢氯噻嗪、低效利尿剂如螺内酯;②β 肾上腺素受体拮抗剂:如非选择性 β 受体拮抗剂普萘洛尔及选择性 β$_1$ 受体拮抗剂阿替洛尔、美托洛尔、比索洛尔、卡维地洛等;③钙通道阻滞剂(维拉帕米、尼群地平、氨氯地平、左氨氯地平、地尔硫草等);④血管紧张素转化酶抑制剂(卡托普利、贝那普利、培哚普利等);⑤血管紧张素 Ⅱ 受体拮抗剂(如氯沙坦、缬沙坦、厄贝沙坦、坎地沙坦、替米沙坦）。这五类药物均可作为一线降压使用，目前多主张低剂量联合应用降压药，如钙通道阻滞剂和血管紧张素转化酶抑制剂联合治疗。

（四）治疗药物

阿替洛尔 Atenolol

【临床应用】

用于治疗高血压。

【用法用量】

口服：开始一次 6.25~12.5mg，一天两次，按需要及耐受量渐增至 50~200mg。肾损伤的患者应该按照患者清除率（CC）适当减少剂量。CC 为 15~35ml/min，每天 50mg 口服或每 2 天 10mg。

【操作要点】【注意事项】【患者用药指导】【应急处置】【典型案例】参见本章第三节。

卡维地洛 Carvedilol

【临床应用】

用于原发性高血压。

【用法用量】

口服：推荐开始 2 天剂量为一次 12.5mg，每天 1 次；以后一次 25mg，每天 1 次。如病情需要可在两周后将剂量增加到最大推荐用量每天 50mg，每天 1 次或分 2 次服用。

老年人：初始剂量一次 12.5mg，每天 1 次。若效果不好，可在间隔至少两周后将剂量增加到推荐最大用量每天 50mg，每天 1 次或分次服用。

【操作要点】【注意事项】【患者用药指导】【应急处置】【典型案例】参见本章第二节。

尼群地平 Nitrendipine

【临床应用】

用于高血压。

【用法用量】

口服：初始剂量一次 10mg，一天 1 次，以后可调整为一次 10mg，一天 2~3 次或一次 20mg，一天 2 次。

【操作要点】

1. 用药前后及用药时应当检查或监测血电解质和血脂。定期检测血压、心率、心电图、动态心电图、肝功能及肾功能。

2. 本药降压后可能出现反射性心动过速。

3. 老年人应用血药浓度较高，但半衰期未延长，故宜适当减少剂量；正在服用 β 受体拮抗剂者应慎重加用本品，合用从小剂量开始，以防诱发或加重体循环低血压，增加心绞痛、心力衰竭，甚至心肌梗死的发生。推荐老年患者初始剂量为每天 10mg。

【注意事项】

1. 不良反应 较少见的有头痛、面部潮红。少见的有头晕、恶心、低血压、足踝部水肿、心绞痛发作、一过性低血压。本品过敏者可出现过敏性肝炎、皮疹，甚至剥脱性皮炎等。

2. 禁用 对本品过敏，严重主动脉瓣狭窄。

3. 慎用 心绞痛（在开始使用或增加用量时可能出现心绞痛加重）、肝功能不全、肾功能不全、低血压、充血性心力衰竭、胃肠道梗阻及胃肠运动过强时慎用缓释剂型。

4. 药物相互作用 此药能够增加合用的地高辛血浆浓度，平均增加 45%。在初次使用、调整剂量或停用尼群地平时应监测地高辛的血药浓度，以防地高辛过量或不足；与胺碘酮合用可进一步抑制窦性心律或加重房室传导阻滞,病窦综合征以及不完全性房室传导阻滞的患者应避免两药同用;本药可增加环孢素的血药浓度,导致环孢素毒性增加(如出现肾衰竭、胆汁淤积和麻痹),如合用应监测环孢素的血药浓度,相应调整用量;与非甾体抗炎药、口服抗凝药合用,有增加胃肠道出血的可能;麻黄含有麻黄碱和伪麻黄碱,可降低抗高血压药疗效;地拉费定、沙奎那韦可抑制细胞色素 P450 3A4,可减少许多二氢吡啶类钙通道阻滞药的代谢。如与本药合用可引起本药血药浓度升高,毒性增强。

【患者用药指导】

1. 用药前后及用药时应当检查或监测血电解质和血脂,定期检测血压、心率、心电图、动态心电图及肝、肾功能。

2. 使用本药治疗的患者应避免服用葡萄柚汁。

3. 服用本药期间,如持续皮肤反应发展为多形红斑或剥脱性皮炎时等不良反应时,应停药,及时就医。

【应急处置】

现有的文献表明,增加剂量能够导致过度的外周血管扩张,继发或延长体循环低血压状态。由药物过量导致临床上出现显著的低血压反应的患者,应及时在心肺监测的同时,给予积极的心血管支持治疗。

【典型案例】

患者,男,66 岁,全身泛发圆形紫红斑伴微痒渐增 4 年余。患者 4 年前患高血压病,予尼群地平片 10mg,每天 3 次口服,服药一段时间后口周出现圆形红斑,微痒,当时未在意,后全身多处逐渐出现圆形或类圆形紫红斑,于当地诊所诊治,诊断不明,予皮炎平等药外搽后皮损好转,但不能彻底消退(未停用尼群地平)。近年来背部类似紫红斑逐渐增多并融合成一整块,来院就诊。经检查,医生诊断:泛发性固定性药疹(尼群地平所致)。治疗:立即停用药物,换用卡托普利口服降血压,予咪唑斯汀片

10mg 口服,每天 3 次,炉甘石洗剂、恩肤霜外搽,7 天后痊愈,局部遗留色素沉着斑。

分析点评: 本例患者服用尼群地平后不久出现皮疹,并持续 4 年之久,其间未服用过其他药物,也无其他致敏原接触史,据其临床表现及治疗反应,药疹诊断明确。

重要提示: 服用本药期间,如持续皮肤反应发展为多形红斑或剥脱性皮炎时等不良反应时,应停药,及时就医。

硝苯地平 Nifedipine

【临床应用】

用于各种类型的高血压,对顽固性、重度高血压也有较好疗效。治疗高血压,可单用或与其他降压药合用。注射液用于高血压危象。

【用法用量】

口服:片剂,从小剂量开始服用,一般起始剂量为一次 10mg,一天 3 次;常用的维持剂量为一次 10~20mg,一天 3 次。部分有明显冠状动脉痉挛的患者,可用至一次 20~30mg,一天 3~4 次。一天最大剂量不宜超过 120mg。如果病情紧急,可嚼碎服或舌下含服一次 10mg,根据患者对药物的反应,决定再次给药。缓释胶囊:通常一次 20mg,每 12 小时 1 次,必要时可增至一次 40mg。缓释片,一次 10~20mg,一天 2 次。极量,一次 40mg,一天 120mg。控释片,通常一天 30mg,一天 1 次。

【操作要点】

1. 本药速释剂不适用于高血压长期治疗,也不适用于高血压急症、急性心肌梗死或急性冠状动脉综合征。

2. 本药剂量应视患者的耐受性和对心绞痛的控制情况逐渐调整。

3. 肝肾功能不全、正在服用 β 受体拮抗剂者应慎用,宜从小剂量开始,以防诱发或加重低血压,增加心绞痛、心力衰竭，甚至心肌梗死的发生率。

4. 在用药前后及用药时必须经常测血压，检查心电图，在开始用药以及增加用量时尤需注意。

【注意事项】

1. 不良反应　常见面部潮红（通常在较高剂量时），其次有心悸、窦性心动过速。较多见踝、足与小腿肿胀，反应短暂，用利尿药可消退。较少见呼吸困难、咳嗽、哮鸣、心悸。罕见胸痛、晕厥、胆石症。个别有舌根麻木、口干、发汗、头痛、恶心、食欲缺乏等。极少数有过敏性肝炎和可逆性牙龈增生等。

2. 禁用　对本药或其他钙通道阻滞药过敏者、严重主动脉狭窄者、低血压患者、心源性休克患者、孕妇、哺乳期妇女。

3. 慎用　不可逆肾衰竭患者及接受透析治疗的恶性高血压患者、心力衰竭患者、肝功能不全患者、需要调整治疗的糖尿病患者、胃肠高动力状态或胃肠梗阻患者慎用缓释剂型。

4. 药物相互作用　本品与硫酸镁有协同作用；与 β 受体拮抗剂合用，绝大多数患者有较好的耐受性和疗效，但个别患者可能诱发和加重低血压、心力衰竭和心绞痛；本品可能增加地高辛血药浓度，在初次使用、调整剂量或停用本品时应监测地高辛的血药浓度；蛋白结合率高的药物如双香豆素类、苯妥英钠、奎尼丁、奎宁、华法林等与本品同用时，这些药的游离浓度常发生改变；与西咪替丁合用时，本品的血浆峰浓度增加，注意调整剂量；与二甲双胍合用时，可引起二甲双胍血浆浓度中度升高，增加低血糖发生的危险；本品可降低苯妥英的代谢，增加苯妥英的毒性反应。

【患者用药指导】

1. 缓释剂型或控释剂型应整粒（片）吞服。

2. 长期给药不宜骤停，以避免发生停药综合征而出现反跳现象。

3. 葡萄柚汁中的黄酮类似物可抑制细胞色素 P450 酶系统,使本品的血药浓度升高,导致严重低血压、心肌缺血或加重血管扩张引起的不良反应。

4. 绝大多数患者服用本品后仅有轻度低血压反应,个别患者出现严重的低血压症状。

【应急措施】

用药过量可能会造成低血压、心动过速或过缓。

过量处置:洗胃、口服活性炭、给予支持和对症治疗,主要为静脉输液维持血容量。如效果不明显,可给予多巴胺和多巴酚丁胺。葡萄糖酸钙作为解毒剂,也可考虑经静脉给药。

左旋氨氯地平 Levamlodipine

【临床应用】

用于高血压。

【用法用量】

口服:初始剂量为 2.5mg,一天 1 次;根据患者的临床反应,可将剂量增加,最大可增至 5mg,一天 1 次。

【操作要点】

服用期间注意监测患者血压,如出现低血压,及时治疗。

【注意事项】

1. 不良反应 较少见的副作用是头痛、水肿、疲劳、失眠、恶心、腹痛、面红、心悸和头晕;少见的副作用为瘙痒、皮疹、呼吸困难、无力、肌肉痉挛和消化不良等。

2. 禁用 对二氢吡啶类钙拮抗剂过敏的患者禁用。

3. 慎用 心力衰竭患者、严重肝功能不全患者、孕妇及哺乳期妇女。

【患者用药指导】

1. 如果患者错过用药时间,应在记起时立即补用。

但若已接近下一次用药时间,则无须补用,按平常的规律用药。请勿一次使用双倍剂量。

2. 该药生物利用度不受摄入食物的影响。连续给药7~8天后,血药浓度达到稳态。需坚持每天服用,不得间断服药,否则影响降压效果。

【应急处置】

服用过量可能引起低血压。可采取洗胃。引起明显低血压时,要求积极的心血管支持治疗,包括心肺功能监护、抬高肢体、注意循环量和尿量。为恢复血管张力和血压,在无禁忌证时亦可采用血管收缩剂。静脉注射葡萄糖酸钙对逆转钙拮抗剂的效应也有益。由于本品与血浆蛋白高度结合,透析处理对药物过量的解除无效。

【典型案例】

患者,男,47岁,因高血压给予苯磺酸左旋氨氯地平片2.5mg口服,每天一次。次日患者出现腹痛、腹泻2次,下肢、胸、腹部出血性红皮疹,呈米粒大小、形态不规则。患者随即前来就诊,即停药,经查BP150/110mmHg,HR105次/min,口服盐酸西替利嗪片10mg,每天一次。口服盐酸小檗碱片0.3g,tid。3小时后,患者腹泻停止,自诉症状减轻。2天后皮疹逐渐消退。

分析点评:左氨氯地平较少见的副作用是头痛、水肿、疲劳、失眠、恶心、腹痛、面红、心悸和头晕;极少见的副反应为瘙痒、皮疹、呼吸困难、无力、肌肉痉挛和消化不良等。

重要提示:临床应用此类药物时应注意观察患者的症状和体征,注意其不良反应的发生,并及时对症治疗。

卡托普利 Captopril

【临床应用】

用于治疗各种类型的高血压症,尤对其他降压药治疗无效的顽固性高血压。

【用法用量】

口服：普通片，一次12.5mg，一天2~3次，按需要在1~2周内增至一次50mg，一天2~3次。疗效仍不满意时可加用其他降压药。缓释片，起始剂量为一次37.5mg，一天1次，必要时可逐渐增至75~150mg。

【操作要点】【注意事项】【患者用药指导】【应急处置】
参见本章第二节。

贝那普利 Benazepril

【临床应用】

用于轻、中度高血压病的治疗。

【用法用量】

口服：未使用利尿药者，初始推荐剂量为一次10mg，一天1次，若疗效不佳，可增至一天20mg。对部分日服1次的患者，在给药间隔末期，降压作用可能减弱，此类患者宜将日剂量均分为2次服用，或加用利尿药。一天最大推荐剂量为40mg，分1~2次服用。有水、钠缺失者初始剂量为一次5mg，一天1次。

【操作要点】【注意事项】【患者用药指导】【应急处置】
参见本章第二节。

依那普利 Enalapril

【临床应用】

用于治疗高血压，可单独应用或与其他降压药如利尿药合用。

【用法用量】

口服：一次5~10mg，一天1~2次。以后随血压反应调整剂量，常用维持量为一天10~20mg。最大剂量为一天40mg，分2~3次服。如疗效仍不满意，可加用利尿药。

【操作要点】【注意事项】【患者用药指导】【应急处置】
参见本章第二节。

培哚普利 Perindopril

【临床应用】

用于高血压，充血性心力衰竭。

【用法用量】

口服：有效剂量为一天 4mg，晨服。根据疗效，可于 3~4 周内逐渐增至最大剂量一天 8mg。如有必要，可联用排钾利尿药。如已使用利尿药的患者，在接受本药治疗前 3 日应停用利尿药（如有必要，以后可再次服用），或从 2mg 开始治疗，并根据降压效果调整剂量。

【操作要点】【注意事项】【患者用药指导】【应急处置】
参见本章第二节。

氯沙坦 Losartan

【临床应用】

主要用于原发性高血压。

【用法用量】

口服：起始和维持剂量为一次 50mg，一天 1 次。治疗 3~6 周可达到最大降压效应。在部分患者中，剂量增至一次 100mg，一天 1 次可产生进一步的降压作用。对血容量不足的患者（如应用大剂量利尿药治疗的患者），可考虑采用起始剂量为一次 25mg，一天 1 次。

【操作要点】【注意事项】【患者用药指导】【应急处置】
参见本章第二节。

缬沙坦 Valsartan

【临床应用】

用于各种类型高血压。

【用法用量】

口服：推荐剂量为一次 80mg，一天 1 次。

【操作要点】

1. 虽然给药剂量与种族、年龄、性别无关,但仍须遵循个体化原则,按疗效调整剂量。

2. 严重缺钠和/或血容量不足的患者(如服用大剂量利尿药的患者),用本药治疗偶可出现症状性低血压。因此在治疗前应先纠正患者的低血钠和低血容量状况。

3. 如果出现喉喘鸣或面部、舌或声门的血管性水肿,则应停药。

【注意事项】

1. 不良反应　有头痛、头晕、咳嗽、腹泻、腹痛、恶心等。也可发生中性粒细胞减少症。

2. 禁用　严重肾功能衰竭、孕妇及哺乳期妇女。

3. 慎用　钠和血容量不足、肾动脉狭窄及肝肾功能不全者。

4. 药物相互作用　本药可增加锂剂的毒性反应。

【患者用药指导】

与其他抗高血压药一样,本药可影响患者驾驶和操纵机器的能力。

【应急处置】

人体用药过量资料有限,本药过量的主要症状可能是低血压和心动过速,由于副交感刺激还可能出现心动过缓。如出现症状性低血压,应进行支持治疗。若服药时间不长,应予催吐治疗,否则常规给予生理盐水静脉输注。血压稳定后恢复本药治疗。血液透析不能清除本药。

【典型案例】

患者,女,80岁,因反复口干多饮多尿10余年,手足麻木、视物模糊4年,疲倦1个月入院。4年前当地医院诊断2型糖尿病、糖尿病性肾病、糖尿病性周围神经病、糖尿病性视网膜病。服用缬沙坦胶囊80mg,每天1次,联合螺内酯20mg,每天1次,以控制血压、利尿消肿、减少蛋白尿。上述药物服用 1 年，期间未查血电解质，1 个月前无明显诱因出现疲倦，伴纳差、恶心、头晕，无胸痛、胸闷、心悸，无头痛、呕吐，无腹痛、腹泻，一直未就诊。上述症状逐渐加重，遂就诊于医院。电解质示血钾 8.0mmol/L。停缬沙坦及螺内酯，予以葡萄糖酸钙针拮抗钾对心脏毒性作用、呋塞米针促进钾排泄、碳酸氢钠纠正酸中毒、葡萄糖＋胰岛素促进钾向细胞内转移等治疗，第 6 天复查电解质、血气均正常，患者出院。

分析点评：螺内酯与醛固酮竞争醛固酮受体，最终阻碍蛋白质的合成，抑制钠离子与钾离子交换，减少钠离子的再吸收和钾的分泌，表现出排钠离子留钾离子作用。缬沙坦升高血钾的作用机制为选择性阻断血管紧张素 II 与肾上腺 AT_1 受体的结合，抑制醛固酮分泌，因此钾离子排泄少，导致血钾升高。

重要提示：本例患者在慢性肾功能不全基础上，由于缬沙坦胶囊及螺内酯联用导致血钾升高，因此在治疗上当 ACEI 或 ARB 与醛固酮受体拮抗剂联合使用时要监测电解质情况，避免发生严重高钾血症，导致不良后果。

厄贝沙坦 Irbesartan

【临床应用】

用于原发性高血压，合并高血压的 2 型糖尿病肾病的治疗。

【用法用量】

口服：一次 150~300mg，一天 1 次。

【操作要点】

1. 用药间隔（通常在给药 24 小时后）应进行血压监测，每周 1 次；重度高血压患者应每周 2 次，治疗的第 1 个月以舒张压控制在 12.66~13.33kPa（95~100mmHg）为宜，并应警惕低血压的发生。

2. 伴有肾功能损害的高血压患者,肌酐清除率小于30ml/min 时,应根据血肌酸酐水平调整给药剂量。严重肾功能损害者应停止给药。

3. 出现喉鸣、面部水肿、舌炎时应停药。

【注意事项】

1. 不良反应 常见头痛、眩晕、心悸等,偶有咳嗽,罕有荨麻疹及血管神经性水肿发生。另外可见消化不良、胃灼热感、腹泻、骨骼肌疼痛、疲劳、上呼吸道感染等。

2. 禁用 对本品过敏者、妊娠和哺乳期妇女禁用。

3. 慎用 有 ACEI、阿司匹林或青霉素过敏史者,血管性水肿患者,主动脉瓣或左房室瓣狭窄/肥厚型心肌病患者,肝、肾功能不全者,双侧肾动脉狭窄或单侧功能肾动脉狭窄者,高钾血症患者,需进行全身麻醉的手术者。

4. 药物相互作用 与保钾利尿药(如氨苯蝶啶等)合用时,应避免引起高钾血症;麻黄可减弱血管紧张素Ⅱ受体拮抗剂的降压作用。

【患者用药指导】

1. 用本药治疗前,应先纠正血容量不足和/或钠的缺失。

2. 低钠血症、碱中毒(总碳酸盐增多)、血尿素氮与肌酸酐比值升高的患者,首剂(75~150mg)给药后应警惕症状性低血压的发生。

【应急处置】

过量服用本药可出现低血压、心动过速或心动过缓,应采用催吐、洗胃及支持疗法。

坎地沙坦酯 Candesartan Cilexetil

【临床应用】

用于治疗原发性高血压。

【用法用量】

口服：一天1次，一次4~8mg坎地沙坦酯，必要时可增加剂量至12mg。

【操作要点】

1. 有双侧或单侧肾动脉狭窄的患者，服用肾素-血管紧张素-醛固酮系统药物时，由于肾血流和滤过压的降低可能会使肾功能危险性增加，除非被认为治疗必需，应尽量避免服用本药。

2. 由于可能加重高血钾，除非被认为治疗必需，有高血钾的患者，尽量避免服用本药。另外，有肾功能障碍和不可控制的糖尿病，由于这些患者易发展为高血钾，应密切注意血钾水平。

3. 由于服用有时会引起血压急剧下降，特别对下列患者服用时，应从小剂量开始，增加剂量时，应仔细观察患者的状况，缓慢进行。①进行血液透析的患者。②严格进行限盐疗法的患者。③服用利尿降压药的患者（特别是开始服用利尿降压药的患者）。④低钠血症的患者。⑤肾功能障碍的患者。

4. 手术前24小时最好停止服用。（由于对肾素-血管紧张素系统的抑制作用，服用血管紧张素受体拮抗剂的患者，在麻醉及手术时，会产生血压急剧下降。）

【注意事项】

1. 不良反应 有时出现血管性水肿、晕厥和失去意识、急性肾功能衰竭、高血钾、肝功能恶化或黄疸、粒细胞缺乏症、横纹肌溶解、间质性肺炎。

2. 禁用 对本制剂的成分有过敏史的患者、妊娠或可能妊娠的妇女。

3. 慎用 有双侧或单侧肾动脉狭窄的患者、有高血钾的患者、有肝功能障碍的患者、有严重肾功能障碍的患者、有药物过敏史的患者、老年患者。

4. 药物相互作用 与保钾利尿药（螺内酯、氨苯蝶啶等)或补钾药合用时,可能出现血清钾浓度升高;正接受利尿降压药(呋塞米、三氯噻嗪等)治疗的患者初次服用药时,有可能增强降压作用;麻黄中的麻黄碱及伪麻黄碱具拟交感活性而拮抗本药的降压作用,故两药合用时本药的降压作用减弱。

【患者用药指导】

1. 因降压作用,有时出现头晕、蹒跚,故进行高空作业、驾驶车辆等操纵时应注意。

2. 药物交付时,PTP包装的药物应从PTP薄板中取出后服用。

3. 服用期间如出现不适,及时停药就医。

【应急处置】

1. 用药后如出现过敏反应须立即停药,并根据反应的严重程度给予对症治疗,如出现过敏性休克应给予抢救。

2. 用药过量　根据药理研究,过量服用主要表现为症状性低血压和头晕。如果出现症状性低血压,必须对症治疗和观察重要生命体征。患者须置于脚高头低位仰卧,必要时注射等渗生理盐水增加其血浆容量,如果上述措施仍不能纠正时,可以给患者应用拟交感药物。

【典型案例】

患者男性,56岁,慢性肾衰竭维持血液透析治疗期间,3天前患者查体血压165/110mmHg,医嘱给予坎地沙坦酯片8mg,每天一次口服。今日查血压80/56mmHg,有晕厥体征,停坎地沙坦酯片,并进行升压治疗,血压逐渐恢复。

分析点评:过度的降压可能引起晕厥和暂时性失去意识。在这种情况下,应停止服药,并进行适当处理。特别是正进行血液透析的患者服用坎地沙坦酯可能会出现血压的迅速降低。

重要提示：正进行血液透析的患者、严格进行限盐疗法的患者、开始服用利尿降压药的患者，服用坎地沙坦酯可引起过度的降压导致晕厥和暂时性失去意识。因此，这些患者使用本药治疗应从较低的剂量开始服用。如有必要增加剂量，应密切观察患者情况，缓慢进行。

二、继发性高血压

(一)疾病简介

继发性高血压(secondary hypertension, SH)是指继发于其他疾病或原因的高血压。血压升高仅是这些疾病的一个临床表现。继发性高血压的临床表现、并发和后果与原发性高血压相似。继发性高血压的病因主要有：①肾实质性疾病；②肾血管性疾病；③分泌肾素的肿瘤；④肾缺血；⑤原发性钠潴留；⑥内分泌性高血压；⑦神经精神疾病；⑧急性应激状态。

(二)临床特点

1. 肾实质性疾病、肾血管性疾病及内分泌疾病是引起继发性高血压最常见的原因，如原发性醛固酮综合征、嗜铬细胞瘤、肾血管性高血压、肾素分泌瘤等。

2. 起病在 20 岁以前或 50 岁以后；血压水平超过 180/110mmHg；血肌酐 > 1.5mg/dl，有明显多尿、夜尿多、血尿、蛋白尿；无诱因的低血钾症；血压发作性升高，伴心动过速、出汗、震颤等；肾脏病家族史；降压药物治疗效果差或无效，或在血压控制良好的患者短期内血压又升高。

(三)治疗原则

积极有针对性治疗原发病，同时进行降压治疗。

(四)治疗药物

参见"原发性高血压"。

第五节　动脉粥样硬化

一、疾病简介

动脉粥样硬化(atheroma)是一组动脉硬化的血管病中常见的最重要的一种,其特点是受累动脉病变从内膜开始。一般先有脂质和复合糖类积聚、出血及血栓形成,纤维组织增生及钙质沉着,并有动脉中层的逐渐蜕变和钙化,病变常累及弹性及大中等肌性动脉,一旦发展到足以阻塞动脉腔,则该动脉所供应的组织或器官将缺血或坏死。由于在动脉内膜积聚的脂质外观呈黄色粥样,因此称为动脉粥样硬化。

二、临床特点

1. 多见于 40 岁以上的中老年人,但近年来临床发病有年轻化趋势。女性发病率低,但更年期后发病率增加。

2. 通常有动脉粥样硬化的易患因素,如高脂血症、高血压、糖尿病、吸烟等。

3. 主要表现为相关器官受累后出现的病象,如发生主动脉瘤、心肌梗死、脑卒中、间歇性跛行等。辅助检查除常规血液检查外,还包括胸片、心电图、CT、动脉造影等。

三、治疗原则

1. 首先应积极预防动脉粥样硬化的发生,已发生的应积极治疗,如常用药物他汀类(辛伐他汀、洛伐他汀、氟伐他汀、阿托伐他汀、瑞舒伐他汀等);抗血小板药物(阿司匹林)。已发生并发症的,及时治疗防止恶化,延长寿命。在预防动脉粥样硬化方面,首先应改善生活方式,劳逸结合,合理膳食,戒烟限酒。

2. 对于同时伴有高脂血症、高血压和糖尿病的患者,应采取积极措施将血脂、血压、血糖控制在合理的范围内。

四、治疗药物

阿托伐他汀 Atorvastatin

【临床应用】

用于治疗高胆固醇血症。

【用法用量】

口服:一次 10~20mg,晚餐时服用。剂量可按需要调整,但最大剂量不超过每天 80mg。

【操作要点】

1. 使用本品治疗前、治疗 6 周及 12 周或增加药物剂量后进行肝功能检测,并在以后定期测定肝功能。

2. 如果转氨酶持续升高超过正常值 3 倍以上,建议减低剂量或停用本品。

3. 肾功能异常、甲状腺功能低下、个人或家族遗传性肌病史、既往他汀或贝特类药物(纤维酸衍生物)肌损伤史、既往肝病史和 / 或大量饮酒者,应在治疗前测定肌酸磷酸激酶(CPK),若基线 CPK 水平明显升高(超过正常上限 5 倍),不应开始治疗。

4. 若正在服药过程中出现肌痛、肌紧张、抽筋或无力(尤当伴有不适或发热时)时,应测定 CPK。一旦发现显著升高(超过正常上限 5 倍),应终止治疗。

5. 如果肌肉症状严重,引起日常不适,即使 CPK 水平 ≤ 5 倍正常上限,也应考虑终止治疗。

【注意事项】

1. 不良反应　本药耐受性良好,不良反应通常较轻微和短暂。最常见的不良反应为消化不良、胃肠胀气、恶心、腹痛、腹泻、便秘、头痛、肌痛、乏力和失眠。

2. 禁用 对本品所含的任何成分过敏者；活动性肝病患者、血清转氨酶持续升高超过正常上限 3 倍且原因不明者；肌病、孕期、哺乳期及任何未采取适当避孕措施的育龄妇女。

3. 慎用 过量饮酒和有肝脏疾病史者。

4. 药物相互作用 他汀类药物与细胞色素 P450 3A4 的抑制剂（环孢素、大环内酯类抗生素如红霉素、康唑类抗真菌药如伊曲康唑、抗抑郁药奈法唑酮、抗病毒药利托那韦等）合用时，发生肌病和横纹肌溶解的危险性增加。伊曲康唑与本药禁止合用。可使地高辛的稳态血药浓度上升约 20%。使炔诺酮和炔雌醇的曲线下面积分别增加 30% 和 20%。与夫西地酸合用时，两者的血药浓度均可升高。

【患者用药指导】

1. 用药期间应进行标准的低胆固醇饮食控制。

2. 用药时避免大量进食葡萄柚汁。

3. 本品最常见的不良反应为便秘、胃肠胀气、消化不良和腹痛，通常在继续用药后缓解。

4. 出现肌痛、肌紧张、抽筋或无力（尤当伴有不适或发热时）时及时停药并就医。

5. 育龄妇女用药期间应采取适当的避孕措施。

【应急处置】

肝毒性：如出现任何提示有肝脏损害的症状或体征时应检查肝功能，转氨酶升高的患者应加以监测直至恢复正常，如果转氨酶持续升高超过正常值 3 倍以上，应及时停药，必要时须给予保肝治疗。

本品过量无特殊治疗。一旦发生过量，应予以对症及相应支持疗法，血液透析不能显著增加其清除。

【典型案例】

患者，男，71 岁，入院诊断为右放射冠区腔隙性缺血梗死灶；脑萎缩。给予血栓通、阿托伐他汀（20mg，

qd）治疗，5 月 29 日查肝肾功能正常。5 月 30 日查 GPT 46U/L、GOT 35U/L。6 月 1 日查 GPT 50U/L、GOT 33U/L，转氨酶有逐渐升高的趋势。6 月 5 日查肝功能：GPT 107U/L、GOT 79U/L、ALB 34.3g/L，考虑阿托伐他汀引起的肝功能损害，停用阿托伐他汀，并加用葡醛内酯、维生素 C、异甘草酸镁和谷胱甘肽治疗。6 月 9 日复查肝功能：GPT 52U/L、GOT 38U/L，较前好转。6 月 13 日复查：GPT 31U/L、GOT 41U/L、ALB 40g/L，肝功能基本恢复正常。

　　分析点评：肝损害是他汀类药物使用中最常见的不良反应，阿托伐他汀引起的肝胆异常包括肝转氨酶升高、药物性肝炎和肝损害。药物性肝炎和肝损害在肝转氨酶升高的同时，常伴有肝肿大、胆汁淤积性黄疸、胆红素升高、凝血酶原时间延长等，开始治疗前应做肝功能检查并定期复查。

　　重要提示：建议医生多种药物合用应尽量选择体内不同代谢途径的他汀类药物。如瑞舒伐他汀，其不通过 CYP450 代谢，90% 以原形通过肾和肠道代谢，仅 10% 通过 CYP2C9 系统代谢，与其他常用的心血管药物合并使用时，药物相互作用的可能性是最小的。

辛伐他汀 Simvastatin

【临床应用】
用于高脂血症。

【用法用量】
口服：高胆固醇血症：初始剂量一次 10~20mg，晚间顿服。心血管事件高危人群推荐初始剂量一次 20~40mg，晚间顿服。调整剂量应间隔 4 周以上。纯合子家族性高胆固醇血症：推荐一次 40mg，晚间顿服；或一天 80mg，分早晨 20mg、午间 20mg 和晚间 40mg 服用。

【操作要点】

1. 应用本药期间如出现低血压、严重急性感染、创伤、代谢紊乱等,须注意可能出现继发于肌溶解后的肾衰竭。

2. 药物对检验值或诊断的影响　用药期间血氨基转移酶可能增高。

3. 血清 GOT 及 GPT 升高至正常上限 3 倍时,须停止本品治疗。对于有弥散性的肌痛、肌软弱及肌酸激酶(CK)升高至大于正常值 10 倍以上的情况应考虑为肌病,须立即停止本品的治疗。

4. 轻中度肾功能不全者无须调整剂量;严重肾功能不全者(肌酐清除率< 30ml/min)应慎用,起始剂量应为一天 5mg,并密切监测。

【注意事项】

1. 不良反应　常见恶心、腹泻、皮疹、消化不良、瘙痒、脱发、眩晕;罕见肌痛、胰腺炎、感觉异常、外周神经病变、血清谷草转氨酶显著和持续升高、横纹肌溶解、肝炎、黄疸、血管神经性水肿、脉管炎、血小板减少症、嗜酸性粒细胞增多、关节痛、光敏感性、发热、潮红、呼吸困难等。

2. 禁忌证　对本品过敏,活动性肝脏疾病或无法解释的血清氨基转移酶持续升高,孕妇和哺乳期妇女。

3. 慎用　大量饮酒者,肝病史患者。

4. 药物相互作用　与抗凝药(如香荚兰醛衍生物)合用可使凝血酶原时间延长;与环孢素、红霉素、烟酸、吉非贝齐等合用,可使横纹肌溶解和急性肾衰竭的发生率增加;本药可使地高辛的血药浓度轻度升高;考来替泊、考来烯胺可使本药生物利用度降低,故应在服用前两者 4 小时后服本药。

【患者用药指导】

1. 本药晚间与食物同服,以利吸收。

2. 应用本药调节血脂时须同时进行饮食治疗。

3. 用药期间随访检查血胆固醇、肝功能和肌酸磷酸激酶(CPK)。

4. 治疗期间如氨基转移酶超过正常高限 3 倍以上或持续升高，或 CPK 显著增高或发生肌炎(弥漫性的肌痛、肌软弱)，应停药并及时就医。

【应急处置】

1. 用药后如出现过敏反应须立即停药，并根据反应的严重程度给予对症治疗，如出现过敏性休克应给予抢救。

2. 用药过量　有少数用药过量的报道，患者无特殊中毒症状，所有患者均康复且无后遗症。一般采取常规措施来处理服药过量。

【典型案例】

患者，女，77 岁，因臀部等全身多处肌肉疼痛入院。经询问，患者有冠心病史 5 年，长期服用辛伐他汀 10mg、qn，近日因抑郁症于 1 周开始服用抗抑郁药氟西汀和富马酸奎硫平。急查血肌酐值为 201μmol/L、血尿酸值为574μmol/L、肌酸激酶水平 1 757U/L，考虑为辛伐他汀引起的横纹肌溶解。立即停用辛伐他汀后肌肉疼痛逐渐减轻。

分析点评：辛伐他汀是 HMG-CoA 还原酶抑制剂，可引起横纹肌溶解，主要通过肝脏细胞色素 P450 酶系中的 3A4 酶代谢。氟西汀主要通过 CYP 2D6 酶和 CYP 3A4 酶代谢；富马酸奎硫平主要通过 CYP 3A4 酶代谢。因此，这两药都会和辛伐他汀竞争代谢酶，进而导致辛伐他汀的代谢减慢、不良反应增加。

重要提示：辛伐他汀与环孢素、红霉素、烟酸、吉非贝齐等合用，可使横纹肌溶解和急性肾衰竭的发生率增加。如发生横纹肌溶解或急性肾衰竭，应立即停用，及时就诊。

瑞舒伐他汀 Rosuvastatin

【临床应用】

用于经饮食控制和其他非药物治疗(如:运动治疗、减轻体重)仍不能适当控制血脂异常的原发性高胆固醇血症(Ⅱa 型,包括杂合子家族性高胆固醇血症)或混合型血脂异常症(Ⅱb 型)。也适用于纯合子家族性高胆固醇血症的患者,作为饮食控制和其他降脂措施(如 LDL 去除疗法)的辅助治疗,或在这些方法不适用时使用。

【用法用量】

口服:起始剂量为一次 5mg,一天 1 次。对于需要更强效地降低 LDL-C 的患者初始剂量可考虑一次 10mg,一天 1 次。如有必要,可在治疗 4 周后调整剂量。一天最大剂量为 20mg。

【操作要点】

1. 本药应从小剂量开始使用,在最初给患者使用不能超过 40mg。

2. 在用药 2 周及其后定期监测 LDL、HDL、总胆固醇及载脂蛋白 -β 浓度。

3. 应定期检测肾功能(血清肌酸酐)、血清电解质、肌酸磷酸激酶(CPK)。监测治疗初期的肝功能(氨基转移酶),并在用药 12 周后及剂量增加时定期检测。

【注意事项】

1. 不良反应　常见头痛、头晕、便秘、恶心、腹痛、肌痛,少见瘙痒、皮疹、荨麻疹。罕见过敏反应(包括血管神经性水肿),肌病和横纹肌溶解,肝转氨酶升高,关节痛。极罕见多发性神经病,黄疸,肝炎等。

2. 禁用　对本品中任何成分过敏者;患有活动性肝病,包括原因不明的血清转氨酶持续升高以及任何一种血清转氨水平升至正常范围的上限 3 倍的患者;严重肾功能损害的患者(肌酐清除率<每分钟 30ml);患有肌肉

疾病者;同时接受环孢素治疗的患者;妊娠或哺乳期间以及有可能怀孕而未应采取适当的避孕措施的妇女。

3. **慎用**　肾功能不全者,血清氨基转移酶高于正常值 3 倍以上者,过量饮酒者,有肝病史者,存在易发生横纹肌溶解的情况(严重感染、低血压、代谢或电解质紊乱、损伤、大手术、难以控制的癫痫发作),易患肌病者,不明原因持续蛋白尿者。

4. **药物相互作用**　与环孢素合并使用时,本品曲线下面积(AUC)比在健康志愿者中所观察到的平均高 7 倍;对同时使用维生素 K 拮抗剂(如华法林)的患者,开始使用本品或逐渐增加本品剂量可能导致 INR 升高。停用本品或逐渐降低本品剂量可导致 INR 降低;吉非贝齐可使本品 C_{max} 和 AUC 增加 2 倍;接受蛋白酶抑制剂治疗的 HIV 患者中,不推荐同时使用本品;同时给予本品和一种含氢氧化铝镁的抗酸药混悬液,可使瑞舒伐他汀的血浆浓度降低约 50%。如果在服用本品 2 小时后再给予抗酸药,这种影响可减轻;红霉素导致本品的 AUC(0-t)下降 20%、C_{max} 下降 30%。

【**患者用药指导**】

1. 在使用本品之前应接受标准的节食降脂治疗,使用本品治疗期间也应继续进行节食治疗。治疗剂量应当根据治疗目标和患者对本品的反应程度因人而异。

2. 饮酒过量和 / 或有肝脏疾病史的患者,应慎用本品。

3. 建议在开始使用本品治疗前和治疗后 3 周做肝功能测试。如果血清转氨酶水平高于正常范围上限的 3 倍以上时,应停止用药或降低剂量。

4. 患者如有不明确的肌肉痛或者无力,应及时就医。这些患者应测试其 CK 水平。如果 CK 水平显著上升(> 5 × ULN),或发现临床诊断或怀疑有肌肉病时,应停止使用本品治疗。

【应急处置】

1. 用药后如出现过敏反应须立即停药，并根据反应的严重程度给予对症治疗，如出现过敏性休克应给予抢救。

2. 本品过量时没有特殊治疗方法。一旦发生过量，应给予对症治疗，需要时采用支持性措施。应监测肝功能和 CK 水平。血液透析可能没有明显疗效。

【典型案例】

患者，男，58 岁，因冠心病高血压给予瑞舒伐他汀 10mg 口服，qd，用药前肝功能示 GPT 35U/L，GOT 33U/L，TBIL 7.2μmol/L，DBIL 0.8μmol/L，IBIL 2.6μmol/L，用药 7 天后患者出现皮肤及巩膜黄染，急查肝功能示 GPT 366U/L，GOT 466U/L，TBIL 82.3μmol/L，DBIL 13.5μmol/L，IBIL52.6μmol/L，遂停药，给予保肝对症治疗，1 周后复查肝功能均在正常范围内。

分析点评：本品可使肝转氨酶升高，血清转氨酶持续升高以及任何一种血清转氨水平升至正常范围的上限 3 倍的患者，立即停药，及时就医。

重要提示：使用本品应定期监测肝功能，应避免大剂量给药、长期给药，应尽量减少合并用药，有肝病史者应慎用本品。用药后密切观察，发现不良反应，立即停药，及时对症治疗，保证用药安全。

氟伐他汀 Fluvastatin

【临床应用】

用于治疗高胆固醇血症和混合型高脂血症。

【用法用量】

口服：一次 10~20mg，一天一次，晚餐时服用。剂量可按需要调整，但最大剂量不超过每天 80mg。

【操作要点】

1. 如果在接受氟伐他汀治疗的患者中出现肌肉相

关的症状如疼痛、无力或痉挛,应该测定其 CK 水平,如果 CK 水平显著升高(超过正常上限 5 倍)应该停止治疗。

2. 如果出现严重的肌肉症状导致日常生活不适,即使 CK 水平小于等于正常上限 5 倍,也应该考虑停止治疗。

3. 如果症状缓解,CK 水平恢复正常,可以考虑在密切监测下重新使用最低剂量氟伐他汀或其他他汀类药物。

4. 如果谷丙转氨酶(GPT)或谷草转氨酶(GOT)升高大于正常上限的 3 倍或以上,应该停药。

5. 由于在 18 岁以下年龄组缺乏使用氟伐他汀的临床经验,18 岁以下患者不推荐使用本品。

【注意事项】

1. 不良反应 常见腹泻、胀气、眩晕、头痛、恶心、皮疹,少见肌痛、背痛、失眠,其他他汀类药治疗时出现的肌炎和横纹肌溶解在本品较少见。

2. 禁用 对本药过敏者、活动性肝脏疾病或无法解释的血清氨基转移酶持续升高者、严重肾功能不全者、孕妇和哺乳期妇女及未采取可靠避孕措施的育龄妇女。

3. 慎用 对其他 HMG-CoA 还原酶抑制药过敏者、有过量饮酒史者、有肝病史者。

4. 药物相互作用 氟伐他汀分别和苯扎贝特、吉非贝齐、环丙贝特或烟酸联合使用发生肌病的风险增加;氟康唑可导致氟伐他汀的暴露量和血药浓度峰值分别升高了约 84% 和 44%;在服用树脂(如考来烯胺)后至少 4 小时才能服用氟伐他汀,这样会减少氟伐他汀和树脂结合。

【患者用药指导】

1. 在用药前及用药期间,患者必须坚持低胆固醇饮食。

2. 本药可空腹或在进餐时服用。

3. 用药期间随访检查血胆固醇、肝功能和肌酸磷酸激酶（CPK）。

4. 治疗期间如氨基转移酶超过正常高限 3 倍以上或持续升高，或 CPK 显著增高或发生肌炎（弥漫性的肌痛、肌软弱），应停药并及时就医。

【应急处置】

1. 用药后如出现过敏反应须立即停药，并根据反应的严重程度给予对症治疗，如出现过敏性休克应给予抢救。

2. 如果药物过量服用，无特殊的方法和建议。必要时可以采取对症和支持治疗。

【典型案例】

患者，男，50 岁，高血脂，医嘱给予氟伐他汀 40mg，每晚 1 次口服。用药约 2 个月后患者出现全身乏力症状，食欲欠佳，尿液呈深黄色。急查谷丙转氨酶（GPT）925U/L，谷氨酰转肽酶 317U/L，碱性磷酸酶 343U/L，尿酸 412μmol/L，谷草转氨酶（GOT）421U/L，乳酸脱氢酶 338U/L。诊断为肝功能异常，遂停药，给予保肝对症治疗，1 周后复查肝功能均在正常范围内。

分析点评：本品可使肝转氨酶升高，血清转氨酶持续升高以及任何一种血清转氨水平升至正常范围的上限 3 倍的患者，立即停药，及时就医。

重要提示：使用本品应定期监测肝功能，应避免大剂量给药、长期给药，应尽量减少合并用药，有肝病史者应慎用本品。用药后密切观察，发现不良反应，立即停药，及时对症治疗，保证用药安全。

洛伐他汀 Lovastatin

【临床应用】

用于高胆固醇血症、混合型高脂血症。

【用法用量】

口服：成人常用量一次 10~20mg，一天 1 次。晚餐时服用。剂量可按需要调整，但最大剂量不超过一天80mg。

【操作要点】

1. 应用本品时如有低血压、严重急性感染、创伤、代谢紊乱等情况，须注意可能出现的继发于肌溶解后的肾功能衰竭。

2. 肾功能不全时，本品剂量应减少。

3. 用药期间随访检查血胆固醇、肝功能和肌酸磷酸激酶。用药前及用药期间应定期检查血清氨基转移酶。

4. 治疗期间，如氨基转移酶超过正常高限3倍以上或持续升高，或肌酸磷酸激酶显著增高或出现疑为肌炎的症状，应停药。

【注意事项】

1. 不良反应　胃肠道不适、腹泻、胀气，其他还有头痛、皮疹、头晕、视觉模糊和味觉障碍。偶可引起血氨基转移酶可逆性升高；少见的不良反应有阳痿、失眠；罕见的不良反应有肌炎、肌痛、横纹肌溶解，表现为肌肉疼痛、乏力、发热，并伴有血肌酸磷酸激酶升高、肌红蛋白尿等。

2. 禁用　对洛伐他汀过敏的患者禁用。有活动性肝病或不明原因血氨基转移酶持续升高的患者禁用。妊娠及哺乳期妇女禁用。

3. 慎用　对其他 HMG-CoA 还原酶抑制药过敏者。有肝病史者。大量饮酒者。

4. 药物相互作用　与胆汁酸螯合剂合用，可增强降胆固醇效应；与抗凝药（如双香豆素等）合用可使凝血酶原时间延长；与环孢素、红霉素、吉非贝齐、烟酸等合用，可使发生横纹肌溶解和急性肾衰竭的机会增加；考来烯胺、考来替泊可使本药的生物利用度降低，故应在服用考来烯胺或考来替泊4小时后服本药；与普萘洛尔合用可使本药及其代谢物曲线下面积减少,代谢物的血药浓度峰值明显降低。

【患者用药指导】

1. 饮食疗法始终是治疗高血脂的首要方法,加上锻炼和减轻体重等方式,都将优于任何形式的药物治疗。

2. 本品宜与饮食共进,以利吸收。

3. 用药期间应定期检查血胆固醇和血肌酸磷酸激酶。血氨基转移酶可能增高,有肝病史者还应定期监测肝功能试验。如发生血氨基转移酶增高达正常高限的3倍,或血肌酸磷酸激酶显著增高或有肌炎、胰腺炎表现时,应停用并及时就医。

4. 大量的葡萄柚汁可抑制本药在小肠的首过代谢,增加本药的生物利用度,从而明显升高本药的血浆水平,使发生肌病和横纹肌溶解的危险性增加,故用药时应避免大量进食葡萄柚汁。

【应急处置】

用药后如出现过敏反应须立即停药,并根据反应的严重程度给予对症治疗,如出现过敏性休克应给予抢救。

【典型案例】

患者,男,55岁,2周前因高血脂口服洛伐他汀20mg,1次/d,入院前3天始出现双小腿肌痛,经查CK5 000U/L以上,确诊洛伐他汀所致横纹肌溶解症,停服他汀药。经10天的祛病因、补液治疗,CK等酶正常出院。

分析点评:洛伐他汀是HMG-CoA还原酶抑制剂,可引起横纹肌溶解,表现为肌肉疼痛、乏力、发热,并伴有血肌酸磷酸激酶升高、肌红蛋白尿等。

重要提示:使用洛伐他汀时,如发生横纹肌溶解或急性肾衰竭或血氨基转移酶增高达正常高限的3倍,应立即停用。

第六节 稳定型心绞痛

一、疾病简介

稳定型心绞痛（stable angina pectoris）是在冠状动脉固定性严重狭窄的基础上，由于心肌负荷的增加引起心肌急剧的、暂时的缺血与缺氧的临床综合征。

二、临床特点

心绞痛典型症状为胸痛主要位于胸骨后，可向左肩、左上肢放射；胸痛多为压迫、紧缩感，也可有烧灼感；发作常由体力活动或情绪激动诱发；持续 3~5 分钟，休息或含服硝酸甘油缓解。通常可根据典型的胸痛表现及动态的心电图改变做出心绞痛的诊断。

三、治疗原则

1. 预防　主要是预防动脉粥样硬化。针对心绞痛治疗原则是改善冠状动脉血供和降低心肌耗氧。

2. 长期服用阿司匹林和给予有效的降脂治疗可促使动脉粥样硬化斑块稳定，减少血栓形成，降低不稳定型心绞痛和心肌梗死的发生率。目前临床上常用的药物包括硝酸酯类药物、β 肾上腺素受体拮抗剂、钙通道阻滞剂、抗血小板药物和他汀类调脂药等。

四、治疗药物

单硝酸异山梨酯
Isosorbide Mononitrate

【临床应用】

用于冠心病的长期治疗；预防劳累性心绞痛、变异型心绞痛及混合性心绞痛的发作。

【用法用量】

口服:普通制剂(片剂、胶囊、胶丸),一次 10~20mg,一天 2~3 次,严重者可用至一次 40mg,一天 2~3 次,饭后服。缓释片:一次 1 片(40mg、50mg 或 60mg),每天早晨服 1 次。缓释胶囊:一次 1 粒(25mg、40mg 或 50mg),每天早饭后 1 次。

静脉滴注:用 5% 葡萄糖注射液或生理盐水稀释后静脉滴注。剂量可根据患者的反应调整,一般有效剂量为 2~7mg/h。静脉滴注开始速度为 60μg/min,一般速度为 60~120μg/min。一天 1 次,10 天为一疗程。

【操作要点】

1. 由于起效较慢,本药不宜用于心绞痛急性发作。

2. 应按不同患者的需要和耐受性调整用量。

3. 每天应有 10~12 小时的无药间期,以保证联合抗心绞痛治疗的进行。

4. 长期服用可产生耐药性及与其他硝基化合物的交叉耐药性,停药 1 周左右疗效才恢复。应当避免持续高剂量使用本药,以防止疗效的减弱或丧失。

【注意事项】

1. 不良反应 用药初期常发生头痛,通常可在继续用药数天后消失。初次给药或剂量增加时,常见血压降低和 / 或直立性低血压并伴有反射性脉率增快以及乏力、头晕,有时会有恶心、呕吐、瞬间皮肤发热和皮肤过敏反应。在少数情况下,可出现严重的血压降低并伴有心绞痛症状加重和 / 或显著的心动过缓。

2. 禁用 对有机硝酸酯类药过敏者、青光眼、急性循环衰竭、严重低血压、急性心肌梗死伴低充盈压、梗阻性肥厚型心肌病、缩窄性心包炎或心包压塞、严重贫血、颅内压增高、严重脑动脉硬化。

3. 慎用 主动脉和 / 或左房室瓣狭窄,有循环调节紊乱倾向,严重肝、肾功能不全,伴有颅内压升高的疾病,甲状腺功能减退、营养不良及体重过低者。

4. 药物相互作用 西地那非可增强硝酸盐类药的降血压效应,严禁西地那非与本药合用;本药可加剧三环类抗抑郁药的致低血压和抗胆碱效应;本药可增强双氢麦角胺的升血压效应;与乙酰胆碱、组胺合用时,本药疗效可减弱;拟交感胺类药(如去氧肾上腺素、去甲肾上腺素、肾上腺素或麻黄碱)可降低本药的抗心绞痛效应。

【患者用药指导】

1. 本药缓释制剂应在饭后用适量水整片(粒)吞服,不可嚼碎。

2. 用药期间从卧位或坐位突然站立时需谨慎,以免发生直立性低血压。

3. 不可突然停药,应逐渐减量,以防撤药时出现心绞痛反跳。

【应急措施】

用药过量:根据药物过量程度不同,临床显示以下主要症状:①低血压伴有反射性心动过速、乏力、头晕眼花、头痛、气喘、潮红、恶心、呕吐及腹泻。②严重过量时,可能出现面色苍白、呼吸困难、谵妄、呼吸频率及脉率减慢、麻痹。③急剧过量时,可能出现伴有中枢症状的颅内压升高。④长期过量时,可出现高铁血红蛋白血症。

处置:①常规治疗如洗胃、取双腿抬高仰卧位,密切监测生命体征,必要时进行特殊护理。②如发生严重低血压和/或休克,应采用血浆代用品;此外,可通过注射去甲肾上腺素和/或多巴胺升高血压,维持血液循环。禁止使用肾上腺素及其相关物质。③根据严重程度,可采取以下解毒措施以防止高铁血红蛋白血症:口服 1g 维生素 C 或静脉注射其钠盐;静脉注射 1% 亚甲蓝,最多不超过 50ml;给予甲苯胺蓝,最初严格按 2~4mg/kg 静脉注射,如果需要多次静脉注射,则应按 2mg/kg,间隔 1 小时给药;吸氧、血液透析、补液。

硝酸甘油 Nitroglycerin

【临床应用】

用于治疗和预防心绞痛。

【用法用量】

舌下给药：片剂，用于心绞痛，一次 0.25~0.5mg 舌下含服，每 5 分钟可重复 1 次，直至疼痛缓解。一天总量不超过 2mg。溶液剂：1% 溶液舌下给药，一次 0.05~0.1ml，一天 2ml。

口服：硝酸甘油缓释片，一次 2.5mg，每 12 小时 1 次，作用可持续 8~10 小时。

静脉滴注：开始剂量为 5μg/min，宜用输液泵恒速滴注。

【操作要点】

1. 用 5% 葡萄糖注射液或氯化钠注射液稀释后静脉滴注，静脉使用本品时须采用避光措施。

2. 静脉滴注本品时，由于许多塑料输液器可吸附本品，因此应采用非吸附本品的输液装置，如玻璃输液瓶等。

3. 如果出现视物模糊或口干，应停药。

4. 大量或长期使用后需停药时，应逐渐减量，以防撤药时发生症状反跳。

【注意事项】

1. 不良反应 可见头痛，偶可发生眩晕、虚弱、心悸和其他直立性低血压的表现。

2. 禁用 心肌梗死早期、严重贫血、青光眼、颅内压增高和已知对本品过敏的患者。

3. 慎用 血容量不足或收缩压低的患者。

4. 药物相互作用 与降压药或血管扩张药合用可增强硝酸盐的致直立性低血压作用；与乙酰胆碱、组胺及拟交感胺类药合用时，疗效可能减弱；与其他拟交感类药如去氧肾上腺素、麻黄碱或肾上腺素同用时可能降低心绞痛的效应；与三环类抗抑郁药同用时，可加剧抗抑郁药的低血压和抗胆碱效应；可降低肝素的抗凝作用。合用时肝素剂量应相应增加。

【患者用药指导】

1. 应用本品时应注意监测血压，采取卧位，防止直立性低血压的发生。

2. 本品易出现药物耐受性，应每天给予 6~8 小时空白期。

3. 除本药缓释片外，其他剂型不可吞服。

4. 心绞痛发作频繁者，可在大便或劳动前 5~10 分钟预防性含服本药。用于缓解心绞痛急性发作时，如 15 分钟内含服 3 片（1.5mg）尚未见效，应立即给予其他处理。舌下含化如无麻刺烧灼感或头胀感，表明药片失效。

【应急措施】

药物过量：可引起严重低血压、心动过速、心动过缓、传导阻滞、心悸、循环衰竭导致死亡等。

处置：因药物过量发生低血压时，应抬高两腿，以利静脉血液回流。如仍不能纠正，可加用 α 肾上腺素受体激动药，如去氧肾上腺素或甲氧明（不用肾上腺素）；重症可静脉注射亚甲蓝。

阿司匹林 Aspirin

【临床应用】

抑制血小板聚集。

【用法用量】

口服：通常为一次 80~300mg，一天 1 次。分散片：一次 50~300mg，一天 1 次。肠溶微粒胶囊：一次 100mg，一天 1 次。

【操作要点】

1. 对于过敏者,应立即停药。有哮喘者应立即给予扩张气管的药物及吸氧等,严重者可给予静脉补液及氨茶碱静脉滴注。

2. 长期大量用药时应定期检查血细胞比容、肝功能及血清水杨酸含量。

3. 小剂量预防血栓,应监测凝血指标,密切监测有无出血症状。

4. 外科手术患者,应在术前 5 天停用本药,以免引起出血。

5. 由于老年人肾功能下降,服用本药时易出现毒性反应;老年人长期使用本药(特别是吸烟者)可发生肺水肿,故老年人用药应谨慎。年老体弱者,解热时宜用小剂量。

6. 一旦出现阿司匹林哮喘,应立即停用阿司匹林或其他非甾体抗炎药(NSAIDs),阿司匹林哮喘症状轻者可口服或注射氨茶碱,症状重者应及时静脉使用糖皮质激素及抗白三烯药物。应给予氧疗,并注意保持呼吸道畅通;危重者应进行气管插管、机械通气等治疗。

【注意事项】

1. 不良反应 恶心、呕吐、上腹部不适或疼痛、胃肠道溃疡、出血、穿孔或血红蛋白下降,少部分人出现大便潜血、出血倾向增加、可逆性耳鸣、听力下降、头晕、头痛、精神障碍、肝酶谱升高、肾功能损害、严重的哮喘和鼻息肉、痛风发作、哮喘、支气管痉挛、荨麻疹、血管神经性水肿或休克。

2. 禁用 对本药过敏者,或有其他非甾体抗炎药过敏史者;消化性溃疡病患者、活动性溃疡病患者及其他原因引起的消化道出血者;血友病或血小板减少症患者;哮喘患者;出血体质者;孕妇及哺乳期妇女。

3. **慎用**　对所有类型镇痛药、抗炎药和抗风湿药过敏者,有过敏性反应(如哮喘)时的患者,花粉性鼻炎、鼻息肉或慢性呼吸道感染患者,葡萄糖-6-磷酸脱氢酶缺陷者,痛风患者,肝功能不全者,心功能不全或高血压者,肾功能不全者,血小板减少者,慢性或复发性胃或十二指肠病变患者。

4. **药物相互作用**　甲氧氯普胺可增加本药的吸收;尿酸化药可减少本药的排泄,使本药血药浓度升高;本药可增加氨基糖苷类抗生素的血药浓度;可增强某些抗生素(磺胺和磺胺复合物如磺胺甲噁唑/甲氧苄啶)的作用;本药可加强、加速胰岛素或某些降糖药(甲磺丁脲、磺酰脲)的降血糖作用;本药可增强其他水杨酸类药、甲氨蝶呤(MTX)、巴比妥类药物及苯妥英钠的作用;本药可增强含可的松或可的松类似物的药物的作用;尿碱化药(碳酸氢钠等)、抗酸药(长期大量应用)可促进本药经尿排泄,使血药浓度下降;本药可降低降压药和利尿药的作用;本药与其他非甾体抗炎药(除水杨酸类药)合用胃肠道不良反应(包括溃疡和出血)增加;与抗凝药(双香豆素、肝素、醋硝香豆素等)、溶栓药(链激酶、尿激酶)及其他可引起低凝血因子Ⅱ血症、血小板减少、血小板聚集功能降低或胃肠道溃疡出血的药物同用,有加重凝血障碍并增加出血的危险;本药可使锂和地高辛中毒的危险性增加。

【患者用药指导】

1. 少服或忘服后,不能下次服用双倍的量,而应继续按规定服用。本药仅能缓解症状,故需同时应用其他药物对病因进行治疗。

2. 小剂量预防血栓形成的患者,晚上服用,应整粒吞服,不可掰开、咀嚼。定期监测监测凝血指标,如有皮肤黏膜出血、牙龈出血、黑便等出血症状,应及时停药就医。

3. 如需手术、拔牙等需告知医生正服用阿司匹林。

4. 乙醇可导致出血时间延长及胃出血的作用。

【应急处置】

过量或中毒表现：①轻度：表现为头痛、头晕、耳鸣、耳聋、恶心、呕吐、腹泻、嗜睡、精神紊乱、多汗、呼吸深快、烦渴、手足不自主运动(多见于老年人)、视力障碍及视力减退等。②重度：可出现血尿、抽搐、谵妄、幻觉、重症精神紊乱、高热、脱水、虚脱、昏迷、呼吸困难而危及生命。③过量时实验室检查可有脑电图异常、酸碱平衡改变(呼吸性碱中毒及代谢性酸中毒)、低血糖或高血糖、酮尿、低钠血症、低钾血症及蛋白尿。

过量时的处理：①可催吐或洗胃，给予活性炭，监测及维持生命功能，纠正高热、水电解质酸碱失衡以及酮症等。②应保持血糖正常，并监测水杨酸盐血药浓度降至中毒水平以下。通常说来，服药后 2 小时血药浓度为 500μg/ml 表明严重中毒，超过 800μg/ml 可能致死。③给予大量碱性药利尿可促使本药排泄，但不应给予碳酸氢钠口服，因可能反而促使本药吸收。可静脉输入碳酸氢钠的葡萄糖注射液以促进药物的排出。严重过量者可考虑进行血液透析或腹腔透析等。④如有出血，可给予维生素 K 或输血，并根据出血部位和出血量采取相应措施。

【典型案例】

患者，女，70 岁，有脑梗死病史，现长期服用拜阿司匹林，但患者诉胃痛，难以忍受，咨询可否停药。

分析点评：阿司匹林具有抗血小板聚集的作用，用于预防脑梗再发，需要长期服用。拜阿司匹林是肠溶制剂，建议患者晚上饭后服用，以减少对胃部的刺激；如未解决，及时就医，遵医嘱调整用药，不可自行停药，以免脑梗再发。

重要提示：小剂量预防血栓形成的患者，晚上服用，应整粒吞服，不可掰开、咀嚼。定期监测凝血指标，如有皮肤黏膜出血、牙龈出血、黑便等出血症状，应及时停药就医。

第七节　不稳定型心绞痛

一、疾病简介

不稳定型心绞痛（unstable angina）是介于劳累性稳定型心绞痛与急性心肌梗死和猝死之间的临床表现。主要包括初发心绞痛、恶化劳力性心绞痛、静息心绞痛伴心电图缺血改变和心肌梗死后早期心绞痛。由于其具有独特的病理生理机制及临床预后，如果不能恰当及时地治疗，患者可能发展为急性心肌梗死。

二、临床特点

胸痛的部位、性质与稳定型心绞痛相似。在1个月内频繁发作，程度和持续时间加重；1个月内新发生的心绞痛；休息状态下发生心绞痛或轻微活动即可诱发的心绞痛。卧床休息和含服硝酸酯类药物仅出现短暂或不完全性胸痛缓解。

三、治疗原则

1. 不稳定型心绞痛病情发展常难以预料，疼痛发作频繁或持续不缓解及高危患者应立即住院治疗，防止发展成心肌梗死。

2. 除卧床休息外，药物治疗以抗血小板（抗血小板药物聚集药物：阿司匹林、氯吡格雷等）、抗凝（肝素和低分子肝素等）、调脂（他汀类调节血脂药：阿托伐他汀、瑞舒伐他汀等）、缓解疼痛（硝酸酯类药物：硝酸甘油、硝酸异山梨酯等）为主。

四、治疗药物

硝酸异山梨酯 Isosorbide Dinitrate

【临床应用】

用于治疗心肌梗死后持续心绞痛。

【用法用量】

舌下含服：片剂，缓解症状一次 5mg。

口服：缓释片、缓释胶囊，一次 20~40mg，一天 2 次，需个体化调整剂量。本品不可掰开或嚼服。

静脉给药：常用浓度为 50μg/ml 或 100μg/ml，需要限制液体摄入时浓度可为 200μg/ml。静脉注射或静脉滴注，初始剂量可从 1~2mg/h 开始，根据个体需要进行调整，最大剂量不超过 8~10mg/h。

【操作要点】

1. 按不同患者的需要和耐受性调整用量。

2. 用药过程中应监测血压和心功能。

【注意事项】

1. 不良反应　用药初期可能会出现硝酸酯引起的血管扩张性头痛，还可能出现面部潮红、眩晕、直立性低血压和反射性心动过速。偶见血压明显降低、心动过缓和心绞痛加重，罕见虚脱及晕厥。

2. 禁用　急性循环衰竭（休克、循环性虚脱）、严重低血压（收缩压＜ 90mmHg）、急性心肌梗死伴充盈压（除非在有持续血流动力学监测的条件下）、肥厚梗阻型心肌病、缩窄性心包炎或心包压塞、严重贫血、青光眼、颅内压增高、原发性肺动脉高压、对硝基化合物过敏者。

3. 慎用　低充盈压的急性心肌梗死、主动脉或二尖瓣狭窄、直立性低血压、颅内压增高者。

4. 药物相互作用　与降压药或扩血管药合用，可使本药的体位性降压作用增强；本药可增强三环类抗抑郁药的低血压和抗胆碱效应；本药可使二氢麦角胺的血药浓度升高，降压作用增强；与西地那非合用可引起严重的低血压；与乙酰胆碱、组胺、类固醇类抗炎药合用时，本药疗效可减弱；拟交感胺类药（如去氧肾上腺素、去甲肾上腺素、肾上腺素或麻黄碱）可降低本药的抗心绞痛效应。

【患者用药指导】

1. 口服剂型为舌下含服，不可掰开或嚼服。如 15 分钟内用过 3 次尚未能缓解，应立即给予其他处理。为防止心绞痛发作，于劳动前 5~10 分钟舌下喷服本药常可生效。用药期间宜保持卧位，站起时应缓慢，以防突发直立性低血压。过量可引起低血压，应抬高两腿，并及时就医。

2. 大量或长期使用后需停药时，应逐渐递减用量，以防撤药时心绞痛反跳。

3. 合并使用西地那非、伐地那非或他达那非，会导致严重的血压降低，应避免服用。

4. 使用本药时，中度或过量饮酒可导致血压过低。

【应急处置】

药物过量可表现为口唇指甲发绀、眩晕、头胀、气短、明显乏力、心率快而弱、发热，甚至抽搐等。因药物过量而发生低血压时，应抬高双腿，以利静脉血回流。如仍不能纠正，加用 α 肾上腺素受体激动药，如去氧肾上腺素或甲氧明（不用肾上腺素）。如血中存在变性血红蛋白，应吸入高流量氧，重症可静脉注射亚甲蓝。

【典型案例】

患者，男性，86 岁，过敏体质。既往患有冠心病，高血压 1 级，前列腺肥大等。患者因胸闷不适来就诊，查体：脉搏 69 次/min，血压 120/74mmHg。心电图示：窦性心律，V_1~V_5 导联 T 波低平。考虑患者为心肌缺血，取半卧位，给予吸氧，硝酸异山梨酯 5mg 舌下含服。5

分钟后患者自诉头晕，乏力，即刻出现面色苍白，言语不清，脉搏 92 次 /min，血压 60/30mmHg。立即给予肾上腺素 0.5mg 肌内注射，5% 葡萄糖 250ml＋维生素 C 3.0g 静脉滴入，15 分钟后症状好转，面色红润，血压升至 110/70mmHg，脉搏 71 次 /min。继续观察 1 小时，未见异常。

分析点评：硝酸异山梨酯主要的不良反应为直立性低血压和反射性心动过速等，给予对症治疗。

重要提示：硝酸异山梨酯用药期间宜保持卧位，站起时应缓慢，以防突发直立性低血压。过量可引起低血压，应抬高两腿，如仍不能纠正，加用 α 肾上腺素受体激动药，如去氧肾上腺素或甲氧明（不用肾上腺素）等对症治疗。

氯吡格雷 Clopidogrel

【临床应用】

本品适用于以下患者：近期心肌梗死患者（从几天到小于 35 天）、近期缺血性卒中患者（从 7 天到小于 6 个月）或确诊外周动脉疾病的患者。还适用于急性冠脉综合征的患者：①非 ST 段抬高性急性冠脉综合征（包括不稳定型心绞痛或非 Q 波心肌梗死），包括经皮冠状动脉介入术后置入支架的患者，与阿司匹林合用。②用于 ST 段抬高型急性冠脉综合征患者，可与阿司匹林联合，在溶栓治疗中使用。

【用法用量】

口服：本品的推荐剂量是每天 75mg，与或不与食物同服。

非 ST 段抬高型急性冠状综合征（不稳定型心绞痛或非 Q 波心肌梗死）患者，应以单次负荷量 300mg 开始，然后以 75mg 每天一次连续服药（合用阿司匹林 75~325mg/d）。由于服用较高剂量的阿司匹林伴随有较高的出血性危险,故推荐阿司匹林的剂量不应超过100mg。

ST段抬高型急性心肌梗死:应以负荷量氯吡格雷开始,然后以75mg每天1次,合用阿司匹林,可合用或不合用溶栓剂。对于年龄超过75岁的患者,不使用氯吡格雷负荷剂量。在症状出现后应尽早开始联合治疗,并至少用药4周。目前还没有研究对联合使用氯吡格雷和阿司匹林超过4周后的获益进行证实。

【操作要点】

1. 在需要进行择期手术的患者,如抗血小板治疗并非必需,则应在术前停用氯吡格雷7天以上。

2. 应告诉患者,当他们服用氯吡格雷(单用或与阿司匹林合用)时止血时间可能比往常长,同时患者应向医生报告异常出血情况(部位和出血时间)。在安排任何手术前和服用任何新药前,患者应告知医生,他们正在服用氯吡格雷。

3. 用药期间应监测白细胞和血小板计数。

【注意事项】

1. 不良反应　胃肠道反应常见腹痛、消化不良、腹泻和恶心;中枢神经系统常见头痛、眩晕;血液系统常见出血,偶见严重血小板减少。

2. 禁用　严重的肝脏损害;活动性病理性出血,如消化性溃疡或颅内出血患者;孕妇及哺乳期妇女。

3. 慎用　由于创伤、手术或其他病理原因而可能引起出血增多及有出血倾向者,服用易出现胃肠道损害药(如非甾体类解热镇痛药)的患者,肝肾功能损害者。

4. 药物相互作用　华法林:因能增加出血强度,不提倡硫酸氢氯吡格雷与华法林合用;在外伤、外科手术或其他有出血倾向并使用糖蛋白Ⅱb/Ⅲa拮抗剂的患者,慎用氯吡格雷;与肝素之间可能存在药效学相互作用,使出血危险性增加,两药合用时应注意观察;与萘普生合用使胃肠道隐性出血增加。

【患者用药指导】

1. 使用本品的患者安排任何手术前和服用任何新药前时应告知医生，他们正在服用本药。

2. 如出现出血现象如牙龈出血、皮下出血、便血等，及时就诊。

【应急措施】

过量使用可能会引起出血时间的延长以及出血并发症。

如果需要迅速纠正延长的出血时间，输注血小板可逆转氯吡格雷的作用。

替格瑞洛 Ticagrelor

【适应证】

用于治疗急性冠脉综合征（不稳定型心绞痛、非 ST 段抬高心肌梗死或 ST 段抬高心肌梗死）患者，包括接受药物治疗和经皮冠状动脉介入（PCI）治疗的患者。

【用法用量】

口服：起始剂量为单次负荷量 180mg，此后一次 90mg，一天 2 次。

【操作要点】

1. 除非有明确禁忌，本品应与阿司匹林联合用药。在服用首剂负荷阿司匹林后，阿司匹林的维持剂量为每日 1 次，每次 75～100mg。

2. 应避免替格瑞洛与 CYP3A4 强抑制剂合并使用（如克拉霉素、萘法唑酮、利托那韦和阿扎那韦），因为合并用药可能会使替格瑞洛的暴露显著增加。

3. 不建议替格瑞洛与 CYP3A4 强诱导剂（如利福平、地塞米松、苯妥英、卡马西平和苯巴比妥）联合用药，因为合并用药可能会导致替格瑞洛的暴露量和有效性下降。

4. 不建议替格瑞洛与治疗指数窄的 CYP3A4 底物

（即西沙必利和麦角生物碱类）联合用药,因为替格瑞洛可能会使这些药物的暴露量增加。

5. 不建议替格瑞洛与大于 40mg 的辛伐他汀或洛伐他汀联合用药。

6. 在地高辛与替格瑞洛合并用药时,建议进行密切的临床和实验室监测。

7. 尚无替格瑞洛与强效 P-糖蛋白(P-gp)抑制剂(如维拉帕米、奎尼丁、环孢素)联合用药可能会增加替格瑞洛暴露的数据。如果无法避免联合用药,则用药时应谨慎。

8. 急性冠脉综合征患者过早中止任何抗血小板药物(包括本品)治疗,可能会使基础病引起的心血管死亡或心肌梗死的风险增加。

【注意事项】

1. 不良反应　呼吸困难、挫伤、出血、肌酐水平升高、尿酸水平升高、心动过缓、男子乳腺发育等。

2. 禁忌证　对替格瑞洛或本品任何辅料成分过敏者、活动性病理性出血的患者、有颅内出血病史者、中重度肝脏损害患者、孕妇及哺乳期妇女。

3. 慎用　有出血倾向的患者、在服用替格瑞洛片后 24 小时内联合使用其他可能增加出血风险药品的患者、心动过缓事件风险很大的患者、有哮喘和/或 COPD 病史的患者、对于既往有高尿酸血症或痛风性关节炎的患者。

4. 药物相互作用　应避免本品与 CYP3A 强效抑制剂(伊曲康唑、伏立康唑、克拉霉素、奈法唑酮、利托那韦、沙奎那韦、奈非那韦、茚地那韦、阿扎那韦和泰利霉素等)联合使用;避免与 CYP3A 强效诱导剂(如地塞米松、苯妥英、卡马西平和苯巴比妥)联合使用;与大于 100mg 维持剂量阿司匹林合用时,会降低替格瑞洛减少复合终点事件的临床疗效;替格瑞洛可使辛伐他汀、洛伐他汀血清浓度升高；替格瑞洛可使地高辛的 C_{max} 增加 75% 和 AUC 增加 28%，因此建议替格瑞洛与治疗指数较窄的 P-gp 依赖性药物(如地高辛、环孢素)联合使用时，应进行适当的临床和／或实验室监测；替格瑞洛与已知可诱导心动过缓的药物联合用药时，应谨慎用药。

【患者用药指导】

1. 本品可在饭前或饭后服用，应尽量避免漏服。如果患者漏服了一剂，应在预定的下次服药时间服用一片 90mg。

2. 服用期间，将要接受任何预定的手术之前和服用任何新药之前，应告诉医师其正在使用替格瑞洛。

3. 服用期间应注意是否有皮下黏膜出血、牙龈出血等出血症状，如有应停药、及时就医。

4. 本品的治疗时间可长达 12 个月，除非有临床指征需要中止本品治疗。

【应急处置】

药物过量可引起胃肠道毒性，包括恶心、呕吐、腹泻，呼吸困难和室性停搏，出血等。目前还没有逆转替格瑞洛作用的解毒药，预计替格瑞洛不可通过透析清除，应采取适当的支持性治疗措施并进行心电图监测。

【典型案例】

患者，男，63 岁，"反复活动后胸痛 13 年，加重 5 年"入院，诊断"冠心病，稳定型心绞痛，心功能 I 级；高血压 3 级，极高危组；2 型糖尿病；右下肢静脉曲张；胆囊切除术后"。入院后给予阿卡波糖片、盐酸二甲双胍片控制血糖，琥珀酸美托洛尔缓释片控制心率，坎地沙坦酯片降压，阿托伐他汀钙片调脂，阿司匹林肠溶片、硫酸氢氯吡格雷片抗血小板，单硝酸异山梨酯缓释片扩血管，泮托拉唑肠溶片护胃，注射用丹参多酚酸盐改善循环。患者入院后造影示：左主干未见明显狭窄，前降支发出第一对角支后完全闭塞，第一对角支中段狭窄 75%，回旋支近中段弥漫性长病变,远段最严重处狭窄99%,右冠近中段长病变,狭窄50%~90%,右冠远段可见供应前降支远段侧支循环。行回旋支及右冠PTCA+支架植入术,共植入3根支架,无贴壁不良。入院第9日,血栓弹力图示:氯吡格雷抑制率为33.6%,起效差,给予替格瑞洛片90mg,bid,po替代治疗,用药后2小时患者出现呼吸困难,心率71次/min,血压140/90mmHg(1mmHg=133.2Pa),予以2L/min吸氧处置后患者症状缓解,入院第10日行肺功能检查,肺功能检查未见异常。

分析点评:替格瑞洛除了和其他抗血小板药物一样要监护其出血的不良反应之外,呼吸困难也是替格瑞洛的常见不良反应,其作用机制不明,可能是由于替格瑞洛抑制红细胞对腺苷的摄取所致,其所致的呼吸困难多为轻中度,若服用替格瑞洛期间出现气喘、胸闷及呼吸困难等症状,应行心电图检查并予以吸氧处理。

重要提示:有哮喘史及COPD病史的患者服用替格瑞洛可能更容易出现呼吸困难症状,针对此类患者应予以重点监护;对于使用替格瑞洛的患者,血管紧张素Ⅱ受体拮抗剂(ARB)类药物能够显著增加肾脏相关的不良反应事件的发生频率,合并使用ARB类药物对于应用替格瑞洛的患者来说,能额外增加其发生呼吸困难的风险,如果有可能,最好考虑在患者发生呼吸困难后停用ARB类药物。

替罗非班 Tirofiban

【临床应用】

1. 用于冠脉缺血综合征患者行冠脉血管成形术或冠脉内斑块切除术,以防治相关的心脏缺血性并发症。

2. 用于不稳定型心绞痛或非Q波心肌梗死患者(与肝素或阿司匹林联用),预防心脏缺血事件的发生。

【用法用量】

静脉滴注:将本品溶于0.9%氯化钠注射液或5%葡

萄糖注射液中，终浓度为 50μg/ml。

不稳定型心绞痛或非 Q 波心肌梗死：本品与肝素联用由静脉输注，起始 30 分钟滴注速率为 0.4μg/(kg·min)，起始输注量完成后，继续以 0.1μg/(kg·min)的速率维持滴注。按体重调整剂量。

血管成形术／动脉内斑块切除术：本品应与肝素联用由静脉输注，起始推注剂量为 10μg/kg，在 3 分钟内推注完毕，而后以 0.15μg/(kg·min)的速率维持滴注。按体重调整剂量。

本品维持量滴注应持续 36 小时。以后，停用肝素。如果患者激活凝血时间小于 180 秒应撤掉动脉鞘管。

严重肾功能不全患者：严重肾功能不全的患者(肌酐清除率小于 30ml/min)，本品的剂量应减少 50%。

【操作要点】

1. 建议用有刻度的输液器输入本品。必须注意避免长时间负荷输入。还应注意根据患者体重计算静脉推注剂量和滴注速率。

2. 按体重调整适当的给药速度。

3. 本药仅供静脉使用。避免长时间负荷输入。任何剩余溶液都须丢弃。

4. 应调整肝素剂量以维持 APTT 约为对照值的 2 倍。

5. 本药与地西泮存在配伍禁忌。可与硫酸阿托品、多巴酚丁胺、多巴胺、盐酸肾上腺素、呋塞米、利多卡因、盐酸咪达唑仑、硫酸吗啡、硝酸甘油、氯化钾、盐酸普萘洛尔、法莫替丁配伍使用。

6. 股动脉穿刺时，应确保从股动脉的前壁穿刺，避免采用穿透(Seldinger)技术使鞘管进入。对冠脉血管成形术或冠脉内斑块切除术患者，在停用肝素 3~4 小时，且确保活化凝血时间(ACT)低于 180 秒，APTT 低于 45 秒后，方可拔出动脉导管鞘。对不稳定型心绞痛或非 Q 波心肌梗死患者,如 ACT 小于 180 秒或停用肝素后 2~6 小时,可拔出动脉导管鞘。鞘管拔出后要正确、谨慎止血并密切观察。

7. 应告知患者本药可抑制血小板聚集,故与其他影响止血的药(如华法林)联用时应谨慎。用药期间应监测患者是否存在潜在的出血,一旦发生,应考虑停药或输血。

8. 用药前应测定激活的部分凝血活酶时间(APTT)。与肝素联用,应监测肝素的抗凝效应。用药前、用药期间(包括静脉注射或负荷输注后 6 小时)应每日监测血小板计数、血红蛋白、血细胞比容。如证实血小板减少,须停用本药和肝素,并进行对症治疗。

【注意事项】

1. 不良反应　最常见的不良反应为出血,如颅内出血、腹膜后出血、心包积血、肺(包括肺泡)出血、血尿等,还可见脊柱硬膜外血肿,罕见出血致死。其他可见急性和 / 或严重血小板计数减少伴寒战、轻度发热、出血、恶心、头痛、皮疹、荨麻疹、尿和大便隐血增加、过敏性反应、严重的血小板减少(血小板计数小于 10×10^9/L)。

2. 禁用　对本药过敏者;使用本药曾出现血小板减少的患者;有活动性内出血、颅内出血史、近 1 个月内有脑卒中或有出血性脑卒中发作者;颅内肿瘤、动脉瘤、动静脉畸形患者;重要器官手术或有严重外伤需手术治疗者;使用其他 GP Ⅱb/ Ⅲa 受体拮抗药(如依替非巴肽、阿昔单抗)的患者。

3. 慎用　近期(1 年内)出血(包括胃肠道出血或有临床意义的泌尿生殖道出血)的患者,有凝血障碍、血小板异常或血小板减少(非使用本药所致)病史者,血小板计数小于 150×10^9/L 者,有脑血管病史(1 年内)的患者,近期硬膜外手术、近 1 个月内有大手术或严重躯体创伤史的患者,壁间动脉瘤患者,控制不满意的严重高血压[收缩压大于 24kPa(180mmHg)和/或舒张压大于 14.7kPa(110mmHg)]患者,急性心包炎患者,出血性视网膜疾病患者,慢性血液透析患者。

4. 药物相互作用　与阿加曲班、阿司匹林、维生素A、软骨素、多昔单抗、低分子肝素、抗凝药、溶栓药合用,有增加出血的危险性。与当归、茴香、山金车、小槲树、月见草、绣线菊、野甘菊、越桔、黑穗醋栗、墨角藻、睡菜、波多、琉璃苣、猫爪草、芹菜、姜黄素、大蒜、黄芪、辣椒辣素、生姜、蒲公英、银杏、丁香油、山楂、甘草、益母草、黄芩、卡法、丹参、大黄、红花油合用,有增加出血的危险性。

【患者用药指导】

使用期间如发现有出血、发热、血尿等不适,及时告知医生。

【应急处置】

用药过量常见出血(主要是轻度的黏膜、皮肤、心导管部位的出血),应根据患者的临床症状中断治疗或调整滴注剂量,必要时可经血液透析治疗。

【典型案例】

患者,男,64 岁。因两个月来心前区疼痛症状加剧就诊,诊断为冠心病,冠脉狭窄、双支病变,住院后行介入手术,冠脉造影下放置支架。术前 PLT 为 $147 \times 10^9/$L,术后为抗凝使用盐酸替罗非班 100ml(盐酸替罗非班 0.005g,氯化钠 0.9g),以 12ml/h 速度持续泵入,15 分钟后患者即出现寒战、谵语、体温升高、牙龈出血症状。立即停止泵入该药,进行补液,静脉注射地塞米松 5mg、异丙嗪 25mg,对症治疗,0.5 小时后症状缓解。次日 PLT 下降至 $20 \times 10^9/$L。考虑为药物引起的继发性血小板减少。停用肝素、盐酸替罗非班,密切观察。以后患者无其他不适,血小板缓慢回升,1周后恢复至 $135 \times 10^9/$L。

分析点评:替罗非班为抗血小板药物,临床经常与肝素合用,二者均可引起血小板的减少。

重要提示:用药前、用药期间(包括静脉注射或负荷输注后 6 小时)应每日监测血小板计数。如证实血小板减少,须停用本药和肝素,并进行对症治疗。

磺达肝癸钠 Fondaparinux Sodium

【临床应用】

用于无指征进行紧急(< 120 分钟)侵入性治疗(PCI)的不稳定型心绞痛或非 ST 段抬高心肌梗死(UA/NSTEMI)患者的治疗。

【用法用量】

皮下注射:推荐剂量为 2.5mg,一天 1 次。治疗持续最长为 8 天,如果不到 8 天出院则直至出院为止。

【操作要点】

1. 通过皮下注射给药,患者取卧位。给药部位应在腹壁左右前外侧位和左右后外侧位交替。为了避免药品的损失,在使用预灌式注射器时,注射前不要排出其中的气泡。注射针的全长应垂直插入由拇指和示指提起的皮肤皱褶中,整个注射过程中应维持皮肤皱褶的存在。

2. 在给药前,均应肉眼检查注射溶液是否有颗粒样物质和变色的情况。

3. 磺达肝癸钠不应该用于肌酐清除率< 20ml/min 的患者。肌酐清除率> 20ml/min 的患者不需要减少给药剂量。

4. 由于没有配伍禁忌方面的研究,本品不能与其他药物混用。

5. 乳胶过敏反应 预灌装注射器的外用针套含有天然固体乳胶,在乳胶过敏的个体中可能会造成过敏反应。

【注意事项】

1. 不良反应 常见出血(血肿、血尿、咯血、齿龈出血）；不常见贫血、呼吸困难、皮疹、瘙痒、胸痛，罕有颅内出血和腹膜后出血的病例报道。

2. 禁用 已知对磺达肝癸钠或本品中任何赋形剂成分过敏者；具有临床意义的活动性出血；急性细菌性心内膜炎；肌酐清除率 < 20ml/min 的严重肾脏损害。

3. 慎用 出血风险增加的患者，如先天性或获得性出血异常（如血小板计数 < 50×10^9/L）、胃肠道活动性溃疡疾病，正在同时接受其他能增加出血风险的药物治疗（如 GP Ⅱb/ Ⅲa 受体拮抗药或溶栓药）的患者；老年患者。

4. 药物相互作用 磺达肝癸钠与那些可增加出血危险性的药物联合使用时，出血的风险会增加，这些药物包括地西卢定（Desirudin）、溶栓药物、GP Ⅱb/ Ⅲa 受体拮抗剂、肝素、肝素类似物或低分子肝素。必要时，合并使用维生素 K 拮抗剂。

【患者用药指导】

1. 使用期间如发现有出血、发热、血尿等不适，及时告知医生。

2. 不能冷冻贮存。

【应急处置】

磺达肝癸钠使用推荐剂量以上的剂量可能导致出血风险的增加。没有已知针对磺达肝癸钠的解药。与出血并发症相关的药物过量应终止治疗，并寻找主要原因。应考虑进行适当的治疗如外科止血、血液置换、输注新鲜血浆以及血浆置换。

第八节 急性心肌梗死

一、疾病简介

急性心肌梗死（acute myocardial infarction，AMI）是急

性心肌缺血性坏死,在冠状动脉病变的基础上,发生冠状动脉血供急剧减少或中断,使相应的心肌产生严重而持久的急性缺血导致心肌坏死。

二、临床特点

1. 临床表现症状与心绞痛相似,但程度较重,持续时间较长多大于 20~30 分钟,含服硝酸甘油多不能缓解。常伴有烦躁不安、大汗、濒死感等。

2. 心电图可见病理性 Q 波、ST 段抬高、T 波高尖或倒置等,以及相应演变。

3. 心肌酶学升高、肌钙蛋白阳性。

三、治疗原则

1. 监护和观察生命体征,卧床休息 1~3 天,吸氧,加强生活护理,饮食少量多餐,保持大便通畅,避免用力,便秘者可给缓泻剂。

2. 挽救濒死心肌,缩小梗死范围,减少心肌需氧,增加心肌供氧,尽早使闭塞血管再通。

3. 有适应证的患者在 90 分钟内行溶栓治疗或急诊冠状动脉介入治疗开通血管促进缺血再灌注。介入治疗失败或溶栓治疗无效有手术指征者。

4. 对症处理,预防和治疗并发症。镇静止痛,控制休克,消除心律失常,治疗心力衰竭。

四、治疗药物

阿替普酶 Alteplase

【临床应用】

用于急性心肌梗死的溶栓治疗。

【用法用量】

静脉注射:使用注射用水配制浓度为 1mg/ml 或 2g/ml,

配制溶液可用氯化钠注射液稀释至 0.2mg/ml 的最小浓度。急性心肌梗死：①对于发病后 6 小时内给予治疗的患者，采取 90 分钟加速给药法，15mg 静脉注射，其后 30 分钟内静脉滴注 50mg，后 60 分钟给予 35mg 静脉滴注，直至最大剂量达 100mg。体重低于 65kg 者，给予 15mg 静脉注射，以后 30 分钟内按 0.75mg/kg 静脉滴注，而后 60 分钟按 0.5mg/kg。②发病后 6～12 小时给予治疗的患者，采取 3 小时给药法。10mg 静脉注射，其后 1 小时持续静脉滴注 50mg，剩余剂量每 30 分钟静脉滴 10mg，至 3 小时滴完，最大剂量 100mg。体重低于 65kg，总剂量不超过 1.5mg/kg，最大剂量为 100mg。

【操作要点】

1. 用药期间应监测激活的部分凝血活酶时间（APTT）、纤维蛋白降解产物（FDP）、D- 二聚体，还应监测心电图。

2. 本药不宜与其他药物配伍静脉滴注，不能与其他药物共用一条静脉通路。

3. 使用本药一天最大剂量不宜超过 150mg，否则可增加颅内出血的危险性。用药后，如出现心律失常，通过抗心律失常治疗可以控制，但可能引起再次心肌梗死或梗死面积扩大。

4. 如出现注射给药部位出血，不影响继续用药，若发现出血迹象则应停药。

5. 可与本药配伍的溶液 ①葡萄糖或氯化钠注射液液：本药 500μg/ml，可加入 5% 的葡萄糖注射液或 0.9% 的氯化钠注射液中，室温下盛于玻璃或聚氯乙烯容器中，可稳定 8 小时。②无菌注射用水：无菌注射用水无抑菌作用，可配成浓度为 1mg/ml 的药液，但不能作更进一步的稀释。

6. 与本药有配伍禁忌的溶液 ①注射用抑菌水：如注射用苯甲醇抑菌水、注射用对羟苯甲酸类抑菌水。②平衡盐溶液：平衡盐溶液与本药混合，室温下 24 小时内会发生沉淀。如在 –20℃时放置 24 小时,溶解以后的溶液光散射增加,则提示药物已发生变性。

7. 保存于原始包装中。避光,低于 25℃贮存。溶液配制后,推荐立即使用。已经证实配制好的溶液能够在 2~8℃保持稳定 24 小时,勿冷冻。

【注意事项】

1. 不良反应　最常见出血。与溶栓治疗相关的出血类型有:胃肠道、泌尿生殖道、腹膜后或颅内出血,浅层的或表面的出血主要出现在侵入性操作的部位(如静脉切口、注射给药部位、动脉穿刺部位、近期进行过外科手术的部位)。可出现硬膜外血肿、筋膜下血肿、用药后立即出现肾血管肌脂肪瘤引起的腹膜后出血。全身性纤维蛋白溶解比用链激酶时要少见。其他不良反应为心律失常(心律失常的发生率和静脉滴注链激酶时相似)、血管再闭塞、膝部出血性滑膜囊炎、癫痫发作、过敏反应。

2. 禁用　近 10 日内发生严重创伤或进行过大手术者,未能控制的严重原发性高血压,出血性疾病,近期有严重内出血,脑出血或 2 个月内曾进行过颅脑手术者,颅内肿瘤、动静脉畸形或动脉瘤患者,出血体质者(包括正在使用华法林、脑卒中前 48 小时内使用过肝素、血小板计数小于 $100 \times 10^9/L$),急性缺血性脑卒中可能伴有蛛网膜下腔出血或癫痫发作者。

3. 慎用　食管静脉曲张者、口服抗凝药者、70 岁以上患者、产后 14 日内妇女、细菌性心内膜炎患者、急性胰腺炎患者、急性心包炎患者、脑血管疾病患者、高血压患者、活动性经期出血者、感染性血栓性静脉炎者、严重肝功能障碍者。

4. 药物相互作用　与其他影响凝血功能的药(包括香豆素类、肝素)合用,可显著增加出血的危险性;与依替贝肽合用,因具有协同的抗凝作用,从而可增加出血的危险性;与硝酸甘油合用,因后者可增加肝脏的血流量,从而增加本药的清除率,使本药的血浆浓度降低及冠状动脉的再灌注减少、再灌注时间延长、血管再闭塞的可能性增加。

【患者用药指导】

用药期间应密切观察,如有不适立即询问医生。

【应急处置】

过量后会出现显著的纤维蛋白原及其他凝血因子的减少。大多数情况下,停用本品治疗后,生理性再生足以补充这些因子。然而,如发生严重的出血,建议输入新鲜冰冻血浆或新鲜全血,如有必要可使用合成的抗纤维蛋白溶解剂。

【典型案例】

患者,男,67岁,体重70kg。无明显诱因出现言语含糊,右侧肢体麻木、乏力,右手持物力弱,不能站立1小时余而即日入院。入院后行颅脑CT检查:①右半卵圆中心软化灶;②缺血缺氧性脑改变;③轻度脑萎缩。诊断考虑:脑梗死。患者因起病急,入院后及时(发病后约2小时)给予6mg注射用阿替普酶+0.9%氯化钠注射液6ml缓慢静脉注射溶栓治疗,注射速度为6ml/min,1分钟后推注完全。约2分钟后患者出现畏冷、寒战,并逐渐出现意识不清,伴随高热,体温最高39.9℃。立即停用阿替普酶,给予异丙嗪注射液25mg、地塞米松注射液5mg静脉推注抗过敏对症治疗。10分钟后畏冷、寒战消失,体温维持在约38℃。停用阿替普酶后,给予患者加用阿司匹林及氯吡格雷联合抗血小板聚集治疗,未再出现类似不适症状。患者无家族药物过敏史及既往药物过敏史,故考虑畏冷、寒战及高热为阿替普酶所致的不良反应。

分析点评:本例患者用药过程中出现畏冷、寒战及高热等不适症状,首先需排除是否是热原反应引起。如排除后此为使用阿替普酶所引起的不良反应。

重要提示：阿替普酶的不良反应主要包括出血、皮疹、癫痫发作、心律失常、心脏停搏、血压下降、恶心、呕吐、体温升高等，用药期间应监测激活的部分凝血活酶时间（APTT）、纤维蛋白降解产物（FDP）、D-二聚体，还应监测心电图。

尿激酶 Urokinase

【临床应用】

用于急性心肌梗死。

【用法用量】

静脉注射：一天 50 万 ~150 万 U，溶于 0.9% 氯化钠注射液或 5% 葡萄糖注射液 50~100ml 中，于 30~60 分钟内均匀滴入，可依患者体重及体质情况调整剂量。

【操作要点】【注意事项】【应急处置】参见第五章第九节。

链激酶 Streptokinase

【临床应用】

急性心肌梗死。

【用法用量】

静脉滴注：本药 150 万 U 于 30~60 分钟内滴完，之后每分钟给药 3 000U，持续 15~150 分钟。溶栓后常以口服华法林预防再梗死。对急性心肌梗死的特殊患者（如体重明显过高或过低），应根据具体情况适当增减剂量（按 2 万 U/kg 计）。

【操作要点】【注意事项】【患者用药指导】【应急处置】参见第五章第九节。

吗啡 Morphine

【临床应用】

用于心肌梗死而血压尚正常者的镇静，并减轻心脏

423

负担。

【用法用量】

静脉注射:一次 3~5mg,缓慢静脉注射,必要时可每隔15分钟重复一次。

【操作要点】【注意事项】【患者用药指导】【应急处置】【典型案例】参见本章第一节。

第九节 感染性心内膜炎

一、疾病简介

感染性心内膜炎(infective endocarditis,IE)是微生物感染心脏内膜表面伴赘生物形成的一种炎症,瓣膜为最常见受累的部位。按病程可分为急性和亚急性细菌性心内膜炎,按微生物入侵途径可分为自体瓣膜、静脉药瘾和人工瓣膜心内膜炎。亚急性细菌性心内膜炎通常由链球菌属感染引起,较少见的为金黄色葡萄球菌、表皮葡萄球菌以及嗜血葡萄球菌。急性细菌性心内膜炎(ABE)通常由金黄色葡萄球菌、溶血性链球菌、肺炎球菌或淋球菌引起,也可由毒性较小的微生物引起。

二、临床特点

1. **易感染条件** 基础心脏疾病、心脏手术、心导管术、中心静脉内插管或静脉药物成瘾者。

2. **临床表现**

(1)发热:较长时间的发热(≥38℃),伴贫血。

(2)心脏杂音:原有心脏杂音加重,出现新的反流杂音,或心功能不全。

(3)动脉栓塞:可发生脑、肾、脾、肺、冠状动脉、肠系膜动脉和肢体动脉栓塞。

(4)周围体征:现已少见。可表现为瘀点、指(趾)甲下条纹状出血、Janeway 损害。

3. 血培养阳性。2 次分开的血培养有感染性心内膜炎的典型细菌：草绿色链球菌、牛链球菌、HACEK 属及社区获得性金葡菌或肠球菌而无原发病灶；或所有 3 次或 ≥ 4 次血培养中的大多数细菌血培养持续阳性。

4. 有以下超声心动图征象之一　①附着于瓣膜或瓣膜装置，或心脏、大血管内膜，或植入的人工材料上的赘生物；②心内脓肿；③瓣膜穿孔或缺损补片有新的部分裂开。

三、治疗原则

1. 休息、补充维生素及铁剂，必要时输人血丙种球蛋白或新鲜血。

2. 抗微生物药物治疗为最重要的治疗措施，用药原则为：①早期应用，在连续送 3~5 次血培养后即可开始治疗；②充分用药，选用杀菌性抗微生物药物，选择具有协同作用的 2 种药物联合应用，采用最大治疗剂量，疗程宜充足，一般 4~6 周，人工瓣膜心内膜炎、真菌性心内膜炎疗程需 6~8 周或更长；③静脉用药为主，保持较高和稳定的血药浓度；④病原微生物不明时，急性者选用针对金黄色葡萄球菌、链球菌和革兰氏阴性杆菌均有效的广谱抗生素，亚急性者选用针对大多数链球菌（包括肠球菌）的抗生素；⑤已分离出病原微生物时，应根据致病微生物的敏感程度选择抗微生物药物。

四、治疗药物

青霉素 Benzylpenicillin

【临床应用】

与氨基糖苷类药物联合用于治疗草绿色链球菌心内膜炎。

【用法用量】

静脉滴注：一天1 200万~1 800万U，分4~6次给药。

【操作要点】【注意事项】【患者用药指导】【应急处置】

参见第五章第二节。

庆大霉素 Gentamycin

【临床应用】

用于治疗敏感菌所致心内膜炎。

【用法用量】

静脉滴注：1mg/kg，每12小时给药一次。

【操作要点】

1. 将一次剂量加入生理盐水或5%葡萄糖注射液50~200ml中，使药物浓度不超过1mg/ml（相当于0.1%的溶液），在30~60分钟内缓慢滴入。

2. 本药一天剂量不宜单次给药，宜分为2~3次给药，以维持有效血药浓度，并减轻毒性反应。

3. 本药有抑制呼吸作用，不能静脉注射，也不宜用于皮下注射。

4. 用药时应给予充足的液体，以减少肾小管损害。

5. 有肾功能不全、前庭功能或听力减退的患者用量应酌减。

6. 用药前后及用药时应当进行听力检查或听电图尤其高频听力测定以及温度刺激试验，以检测前庭毒性。

7. 进行尿常规和肾功能测定，以防止出现严重肾毒性反应。

8. 应进行血药浓度监测，不能测定血药浓度时，应根据测得的肌酐清除率调整剂量。

【注意事项】

1. 不良反应　发生率较高的有听力减退、耳鸣或耳部饱满感等耳毒性反应，少数患者可能发生血尿、管型尿、蛋白尿，甚至血尿素氮增高，非少尿型肾毒性较常见,表现为多尿、蛋白尿等,大多可逆;严重的肾毒性会出现排尿次数减少或尿量减少、急性肾衰竭等,较少见。其他可见呼吸困难、嗜睡、软弱无力、有恶心、呕吐、肝功能减退、皮肤瘙痒、皮疹、白细胞、粒细胞减少等。

2. 禁用　对本药或其他氨基糖苷类药过敏者。

3. 慎用　脱水患者、第Ⅷ对脑神经损害患者、重症肌无力或帕金森病患者、肾功能损害患者、接受肌肉松弛药治疗的患者。

【应急处置】

过量的处理:本药无特效拮抗药。过量或引起毒性反应时,主要是对症治疗和支持治疗。腹膜透析或血液透析有助于清除血液中药物。

万古霉素 Vancomycin

【临床应用】

用于革兰氏阳性菌严重感染,尤其是对其他抗菌药耐药或疗效差的耐甲氧西林金黄色葡萄球菌、表皮葡萄球菌、肠球菌所致心内膜炎。

【用法用量】

静脉滴注:每 6 小时 7.5mg/kg,或每 12 小时 15mg/kg。对严重感染患者,可一天 3~4g 短期应用。肾功能不全者给予首次冲击量 750~1 000mg 后,应根据肌酐清除率调整用药。

【操作要点】【注意事项】【应急处置】【典型案例】参见第五章第二节。

替考拉宁 Teicoplanin

【临床应用】

用于治疗严重的革兰氏阳性菌感染所致的心内膜炎。

【用法用量】

静脉滴注:负荷量为一次 400mg,每 12 小时 1 次,共给药 3 次；维持量为一次 400mg，一天 1 次。心内膜炎的疗程推荐为 3 周或 3 周以上。

【操作要点】【注意事项】【应急处置】【典型案例】参见第五章第二节。

头孢哌酮钠舒巴坦钠
Cefoperazone Sodium and Sulbactam Sodium

【临床应用】

用于治疗敏感细菌所致的感染性心内膜炎。

【用法用量】【操作要点】【注意事项】【患者用药指导】【应急处置】参见第五章第二节。

第十节 病毒性心肌炎

一、疾病简介

各种原因引起的心肌炎称为心肌炎（myocarditis），由各种病原微生物及其毒素引起的心肌炎称为感染性心肌炎。引起感染性心肌炎的病原微生物种类繁多，其中以病毒性心肌炎最常见。病毒性心肌炎是指由嗜心性病毒感染引起，以心肌非特异性间质性炎症为主要病变的心肌炎。该炎症可呈局限性或弥漫性；病程可以是急性、亚急性或慢性。急性病毒性心肌炎患者多数可完全恢复正常，一些慢性发展的病毒性心肌炎可以演变为心肌病。

二、临床特点

发病同时或病毒感染后 1~3 周内出现心脏功能异常表现，如心动过速、低血压、易出汗、疲乏无力，胸痛常为心包或胸膜炎症所致，体检可见与发热程度不平行的心动过速，各种心律失常，可听到第三心音或杂音，或有颈静脉怒张、肺部啰音、肝大等心力衰竭体征，重症可出现心源性休克。

三、治疗原则

1. 为减轻心脏负荷，应尽早卧床休息，急性期卧床不少于 3 个月，并进食富含维生素及蛋白质的食物；对症处理，预防和治疗并发症，包括纠正心力衰竭和心律失常，防治心源性休克等。

2. 改善心肌代谢和清除氧自由基，应用维生素 C、辅酶 Q_{10}、维生素 E、果糖二磷酸、腺苷三磷酸、辅酶 A 等进行辅助治疗。

3. 抗病毒治疗主要用于疾病早期，但目前尚无疗效确切的抗病毒药物。

4. 目前不主张早期使用糖皮质激素，但对有房室传导阻滞、难治性心力衰竭、重症患者或考虑有自身免疫的情况下则可慎用。

四、治疗药物

泛癸利酮 Ubidecarenone

【临床应用】

用于病毒性心肌炎的辅助治疗。

【用法用量】

口服：一次 10~15mg，一天 3 次，饭后服用，2~4 周为一疗程。

肌内注射：一次 5~10mg，一天 1 次，2~4 周为一疗程。

静脉给药剂量、疗程同肌内注射。重症患者必要时一次剂量可增至 50mg 以上静脉滴注。

【操作要点】

1. 本药注射液若有黄色沉淀物析出，可将安瓿放入沸水内 2~3 分钟，待沉淀物溶解、溶液透明后再使用。

2. 静脉注射宜缓慢,以免引起头晕、头胀、胸闷及低血压等。

3. 与降血脂药物同服,可使高脂血症患者的内源性泛癸利酮血浆浓度降低。两药合用应慎重。口服降血糖药可能抑制本药的疗效,合用应慎重。

【注意事项】

1. 不良反应　可出现恶心、胃部不适、食欲缺乏,但不必停药。偶见荨麻疹及一过性心悸。

2. 禁用　对本品过敏者。

3. 慎用　胆管阻塞者;肝功能不全者;肾功能不全者;孕妇和哺乳期妇女。

4. 药物相互作用　①与降血脂药物同服,可使高脂血症患者的内源性泛癸利酮血浆浓度降低。两药合用应慎重。②口服降血糖药可能抑制本药的疗效,合用应慎重。

【患者用药指导】

严格遵照医嘱,不可擅自服药,如要服用其他药物,及时咨询医生或药师。

【应急处置】

药物过量:每天口服本药 300mg 以上时可出现无症状性乳酸脱氢酶和谷草转氨酶升高,极少数患者有轻微瘙痒症状。积极采取对症治疗。

维生素 C Vitamin C

【临床应用】

用于病毒性心肌炎的辅助治疗,改善心肌代谢,增进心肌营养。

【用法用量】

静脉注射:每天 100~200mg/kg,稀释成 10%~12.5% 溶液;静脉注射,每天一次,疗程 15~30 天。

【操作要点】

1. 本药与碱性药物、博来霉素、丝裂霉素、庆大霉素、头孢唑林、头孢匹啉、磺胺甲噁唑、甲氧西林、氨苄西林、甲萘醌、多沙普仑、红霉素、青霉素、胰岛素、结合雌激素、右旋糖酐、华法林、阿司匹林、水解蛋白、氯丙嗪、铜铁锌离子、维生素 B_2、维生素 B_{12}、维生素 K、三氯叔丁醇等存在配伍禁忌。

2. 使用维生素 C 钠盐注射液可减少局部疼痛。

3. 长期大量给药并突然停药,有可能出现维生素 C 缺乏病症状,故应逐渐减量停药。

4. 含维生素 C 的全静脉营养液贮存及使用时应避光。

【注意事项】

1. 不良反应　大量用药可出现腹泻及其他胃肠道紊乱症状。长期大量用药偶可引起尿酸盐、半胱氨酸盐或草酸盐结石,还可引起糖尿病、血液系统不良反应、过敏反应。如一天 2~3g 长期使用,停药后可引起维生素 C 缺乏病。

2. 禁用　尚不明确。

3. 慎用　半胱氨酸尿症患者、痛风或尿酸盐性肾结石患者、草酸盐沉积症或高草酸盐尿症患者、糖尿病患者、葡萄糖 -6- 磷酸脱氢酶缺乏症患者、溃疡病患者。

4. 药物相互作用　与糖皮质激素合用,可使后者代谢降低,作用增强;大剂量本药还可促使磺胺类药物在肾脏形成结晶,故两者应避免联用;纤维素磷酸钠可促使维生素 C 代谢为草酸盐;与庆大霉素合用,可抑制后者的抗菌活性;大剂量本药可促使钙剂在肾脏形成结晶,故两者应避免联用。

【应急处置】

药物过量表现:每天使用 1~4g,可引起腹泻、皮疹、胃酸增多、胃液反流,偶可见泌尿道结石、尿内草酸盐与尿酸盐排出增多、深静脉血栓形成、血管内溶血或凝血、白细胞吞噬能力降低。每天用量超过 5g 时,可导致溶血,重者可致命。

果糖二磷酸 Fructose Diphosphate

【临床应用】

用于改善心肌代谢,增进心肌营养。

【用法用量】

静脉滴注:每天 100~200mg/kg,疗程 10~14 天。

【操作要点】

1. 本品不能与 pH 在 3.5~5.8 之间不溶解的药物共用;也不能与含高钙盐的碱性溶液共用。给药前应肉眼观察一下有无特殊情况,轻微发黄并不影响药效。

2. 注射过程中药液外渗到皮下时会造成疼痛和局部刺激。静脉输入不宜过快,静脉输入速度超过 10ml/min 时,患者可出现脸红、心悸、手足蚁感。

3. 肌酐消除率小于 50ml/min 的患者应监测血液磷酸盐水平。

【注意事项】

1. 不良反应 脸红、心悸、手足蚁感;过敏反应及过敏性休克等。

2. 禁用 遗传性果糖不耐症患者,对本品和果糖过敏者、高磷酸血症及肾衰竭患者。

3. 药物相互作用 本品不能与 pH 在 3.5~5.8 之间不溶解的药物共用,也不能与含高钙盐的碱性溶液共用。

【患者用药指导】

1. 肾功能不全的患者,用药期间监测血液磷酸盐水平。

2. 如果发现不良反应,应该告知医生。

【应急处置】

用药后如出现过敏反应须立即停药,并根据反应的严重程度给予对症治疗,如出现过敏性休克应给予抢救。

【典型案例】

患者,女,55 岁,因高血压病、心肌梗死、胃溃疡入院。在输注射用果糖二磷酸钠结束时,续滴注射用奥美拉唑钠42.6mg溶于生理盐水100ml静脉滴注。后输液管及墨菲管中很快出现乳白色混浊，医护人员立即停止输液，更换输液器，患者未发生输液不良反应。

分析点评：果糖二磷酸不能与pH在3.5~5.8之间不溶解的药物共用。奥美拉唑呈弱碱性，与果糖二磷酸发生酸碱中和反应，生成沉淀，存在配伍禁忌。

重要提示：果糖二磷酸不能与pH在3.5~5.8之间不溶解的药物共用，也不能与含高钙盐的碱性溶液共用。因此，为保证输液安全建议使用间隔液，或使用单独输液通道。

第十一节 心源性休克

一、疾病简介

心源性休克（cardiogenic shock）是指由于心脏功能极度减退，导致心排血量显著减少并引起严重的急性周围循环衰竭的一种综合征。其病因以急性心肌梗死最多见，严重心肌炎、心肌病、心包压塞、严重心律失常或慢性心力衰竭终末期等均可导致本症。本病死亡率极高。

二、临床特点

早期患者烦躁不安、面色苍白，诉口干、出汗，但神志尚清；后逐渐表情淡漠、意识模糊、神志不清直至昏迷。心率逐渐增快，心率＞120次/min，收缩压＜80mmHg，脉压＜20mmHg，后逐渐降低，严重时血压测不出。脉搏细弱，四肢厥冷，肢端发绀，皮肤出现花斑样改变。心音低钝，严重者呈单音律，尿量＜17ml/h，甚至无尿，休克晚期出现DIC及多器官衰竭。

1. 严重的基础心脏病，如广泛心肌梗死、心肌炎、心包压塞、心律失常、慢性心力衰竭终末期等。

2. 休克的典型临床表现 早期患者烦躁不安、面色苍白,诉口干、出汗,但神志尚清;后逐渐表情淡漠、意识模糊、神志不清直至昏迷。

3. 体检 心率逐渐增快,心率＞120次/min,收缩压＜80mmHg,脉压＜20mmHg,后逐渐降低,严重时血压测不出。脉搏细弱,四肢厥冷,肢端发绀,皮肤出现花斑样改变。心音低钝,严重者呈单音律,尿量＜17ml/h,甚至无尿,休克晚期出现DIC及多器官衰竭。

4. 血流动力学指标符合以下典型特征 平均动脉压＜60mmHg,中心静脉压(CVP)正常或偏高,肺动脉楔压(PCWP)大于18mmHg,心排血量极度低下。

三、治疗原则

积极密切监护生命体征,心电监护、吸氧、建立静脉液路等。

四、治疗药物

去乙酰毛花苷 Deslanoside

【临床应用】

一般在急性心肌梗死的头24小时,尤其是6小时内应尽量避免使用洋地黄制剂,在经其他处理休克无改善时可酌情使用。

【用法用量】

静脉注射:去乙酰毛花苷 0.2~0.4mg。

【操作要点】

1. 本药宜静脉给药。

2. 常以本药注射给药用于快速饱和,之后用其他慢速、中速类强心苷作维持治疗。

3. 给予负荷剂量之前,需了解患者在2~3周之前是否服用过任何洋地黄制剂,如有洋地黄残余作用,需减少本药用量。

4. 用量须个体化，必须按患者具体情况调整每次用量，计算剂量应按标准体重，因为脂肪组织不摄取强心苷。

5. 用药前后及用药时应检查心电图、血压、心率、心功能、电解质、肾功能。

【注意事项】

1. 不良反应　常见心律失常，恶心、呕吐，少见视物模糊或色视，头痛、嗜睡，抑郁、精神错乱。

2. 禁用　对本药过敏者，强心苷制剂中毒者，室性心动过速、心室颤动者，梗阻性肥厚型心肌病患者，预激综合征伴心房颤动或扑动者。

3. 慎用　低钾血症、不完全性房室传导阻滞、高钙血症、甲状腺功能低下、缺血性心脏病、急性心肌梗死早期、心肌炎活动期、肾功能损害、严重肺疾患。

4. 药物相互作用　与两性霉素 B 或排钾利尿剂如布美他尼、依他尼酸等同用时，可引起低血钾而致洋地黄中毒；β 受体拮抗剂与本品同用，有导致房室传导阻滞发生严重心动过缓的可能，应重视。

【应急处置】

1. 过量时，由于蓄积性小，一般于停药后 1~2 天中毒表现可以消退。

2. 轻度中毒者，停用本品及利尿治疗，如有低钾血症而肾功能尚好，可给以钾盐。

3. 严重心律失常者可用：①氯化钾静脉滴注，对消除异位心律有效。②苯妥英钠，对洋地黄引起的异位心律有效。成人用 100~200mg 加注射用水 20ml 缓慢静脉注射，如情况不紧急，亦可口服，每次 0.1 mg，每日 3~4 次。③利多卡因，对室性心律失常有效，成人用 50~100mg 加入葡萄糖注射液中静脉注射，必要时可重复。④阿托品，对缓慢性心律失常者可用。成人用 0.5~2mg 皮下或静脉注射。⑤心动过缓或完全房室传导阻滞有发生阿斯综合征的可能时，可安置临时起搏器。异丙肾上腺素可以提高缓慢的心率。⑥依地酸钙钠可与钙螯合，也可用于治疗洋地黄所致的心律失常。⑦对可能有生命危险的洋地黄中毒可经膜滤器静脉给予地高辛免疫 Fab 片段，每 40mg 地高辛免疫 Fab 片段，大约结合 0.6mg 地高辛或洋地黄毒苷。

多巴酚丁胺 Dobutamine

【临床应用】

用于治疗器质性心脏病心肌收缩力下降引起的心力衰竭、心肌梗死所致的心源性休克及术后低血压。

【用法用量】

静脉滴注：加于 50% 葡萄糖液或 0.9% 氯化钠注射液中稀释后，以滴速 2.5~10μg/(kg·min)给予，偶用超过 15μg/(kg·min)。

【操作要点】

1. 本品不得与碳酸氢钠等碱性药物混合使用。

2. 配制好的静脉输注液必须在 24 小时内使用。

3. 患者如出现收缩压增加、心率增快，与剂量有关，应减量或暂停用药。

4. 低血容量时应用本品可加重，故用前须先加以纠正。

5. 本药可用注射用灭菌水、注射用抑菌水或 5% 葡萄糖注射液进行重溶，不得使用生理盐水进行重溶。给药前再用 5% 葡萄糖注射液、0.9% 氯化钠注射液或乳酸钠注射液进一步稀释。

6. 本药的半衰期短，故必须以连续静脉输注的方式给药。继开始常速输注或继改变输注速度后，大约在 10 分钟之内本药的血药浓度可以达到稳定状态。因此，无须给予负荷剂量或大剂量快速注射。

【注意事项】

1. 不良反应　可使窦性心率加快或血压升高，尤其是收缩压升高、诱发或加重室性异位搏动。也可能引起心律失常，加速心房颤动患者的心室率。

2. **禁用**　梗阻性肥厚型心肌病患者。

3. **慎用**　高血压、严重的机械梗阻、室性心律失常、心肌梗死者、心房颤动者。

4. **药物相互作用**　与硝普钠合用，可致心排血量微增，肺楔压略降；与全麻药（尤其是环丙烷或氟烷）合用，室性心律失常发生的可能性增加；β肾上腺素受体拮抗剂可拮抗本药对$β_1$受体的作用，导致α受体作用占优势，周围血管的总阻力加大。

【患者用药指导】

本品可有心悸、恶心、呕吐、头痛、胸痛、气短等不良反应，如有不适，及时联系医护人员。

【应急措施】

药物过量时，立即停用本品，给予气管插管，以确保供氧和通气，并迅速采用复苏措施，使用普萘洛尔或利多卡因也许能有效地治疗严重的快速性室性心律失常。出现高血压时，通常减小剂量或停止治疗有效；对患者的生命体征、血气分析、血清电解质等进行精确的监测并予以维持。

去甲肾上腺素 Noradrenaline

【适应证】

用于抗休克。

【用法用量】

静脉滴注：开始以每分钟 8~12μg 速度滴注，并调整滴速以使血压升至理想水平；维持量为每分钟 2~4μg。在必要时可增加剂量，但每分钟不得超过 25μg，且必须注意保持或补足血容量。

静脉注射：危急病例可将本药 1~2mg 稀释到 10~20ml，缓慢静脉推注，同时根据血压调整剂量。待血压回升后，再改用静脉滴注维持。

【操作要点】

1. 本药遇光变色，应避光贮存。如注射液呈棕色或有沉淀,即不宜再用。

2. 本药宜用 5% 葡萄糖注射液或 5% 葡萄糖氯化钠注射液稀释,而不宜用氯化钠注射液稀释。

3. 本药不宜皮下或肌内注射。静脉滴注的部位最好在前臂静脉或股静脉,并按需调整。

4. 如与全血或血浆合用,须分开输注,或用 Y 形管连接两个容器输注。

5. 低血压伴低血容量时,应在补足血容量后才使用本药,但在紧急状况下可先用或合用本药,以提高血压、防止脑和冠状动脉血供不足。

6. 静脉给药时必须防止药液漏出血管外,用药当中需随时测量血压,调整给药速度,使血压保持在正常范围内。如发生药液外漏,应将 5~10mg 酚妥拉明用氯化钠注射液稀释至 10~15ml,迅速在外漏处作局部浸润注射,12 小时内可能有效。为防止组织进一步损伤,可在含去甲肾上腺素的每 1 000ml 输液中加入酚妥拉明 5~10mg,后者不减弱去甲肾上腺素的升压作用。

7. 本药尽量不要长期滴注,如确属必需,应定期更换滴注部位,并在滴注前对受压部位(如臂位)采取措施,减轻压迫(如垫棉垫)。若滴注静脉沿途皮肤苍白或已出现缺血性坏死,除使用血管扩张药外,应尽快热敷并给予普鲁卡因大剂量封闭,同时更换滴注部位。

8. 以下反应如持续出现须引起注意　焦虑不安、眩晕、头痛、苍白、心悸、失眠等。

9. 停药时应逐渐减慢滴速,骤然停药常致血压突然下降。

【注意事项】

1. 不良反应　药液外漏可引起局部组织坏死;本品可以使重要脏器器官血流减少,肾血流锐减后尿量减少,组织供血不足导致缺氧和酸中毒。

2. 禁用　高血压患者、脑动脉硬化者、缺血性心脏病患者、少尿或无尿患者、出血性休克及微循环障碍的休克患者、可卡因中毒、心动过速者、孕妇。

3. 慎用　缺氧、闭塞性血管病、血栓形成、甲状腺功能亢进症。

4. 药物相互作用　与三环类抗抑郁药合用，可增强本药的心血管作用，引起心律失常、心动过速、高血压或高热。如两者必须合用，则本药开始用量须小，并监测心血管作用；与麦角制剂（如麦角胺、麦角新碱）或缩宫素合用，可促使两者对血管收缩作用加强，引起严重高血压，并使周围血管的血容量锐减；与洋地黄类合用，易致心律失常，须严密进行心电监测；与β肾上腺素受体拮抗剂合用，两者疗效可相互抵消。本药对β受体的作用被阻滞后，其α受体作用突出，可发生高血压，心动过缓。

【患者用药指导】

1. 静脉滴注本药时沿静脉路径处的皮肤变白、发绀或发红，甚至出现严重眩晕，上述反应虽属少见，但后果严重，应引起重视。

2. 药液外漏可引起局部组织坏死。

3. 个别患者因过敏而出现皮疹、面部水肿。

【应急处置】

1. 严防药液外漏。如有药物外溢或早期坏死，即热敷，亦可选用酚妥拉明 2.5~5mg 溶于 10~20ml 生理盐水或直接用 1%~2%盐酸普鲁卡因 10~20ml 作局部浸润注射。

2. 滴注过程中如发生周围血管痉挛，可于 1 000ml 输液中加入酚妥拉明 5mg，以防止局部组织坏死，并增强升压药的疗效。

3. 持久或大量使用时，可使回心血流量减少，外周血管阻力升高，心排血量减少，后果严重，应即停药。适当补充液体及电解质，血压过高给予α受体拮抗剂，如酚妥拉明静脉注射。

多巴胺 Dopamine

【临床应用】

用于心肌梗死、创伤、内毒素败血症、心脏手术、肾衰竭、充血性心力衰竭等引起的休克综合征。

【用法用量】

静脉注射：开始时每分钟按体重 1~5μg/kg，10 分钟内以每分钟 1~4μg/kg 速度递增，以达到最大疗效。

静脉滴注：20mg 加入 5% 葡萄糖注射液 200~300ml 中，开始 75~100μg/min，以后根据血压情况，可加快速度和加大浓度，但最大剂量不超过 500μg/min。

【操作要点】

1. 本品在碱性液体中不稳定，遇碱易分解，故不宜与碱性药物配伍。

2. 应用本品前必须先纠正低血容量及酸中毒。

3. 在滴注前必须稀释，稀释液的浓度取决于剂量及个体需要的液量，若不需要扩容，可用 0.8mg/ml 溶液，如有液体潴留，可用 1.6~3.2mg/ml 溶液。

4. 选用粗大的静脉作静脉注射或静脉滴注，以防药液外溢，而产生组织坏死。如确已发生液体外溢，可用 5~10mg 酚妥拉明稀释溶液在注射部位作浸润注射。

5. 静脉滴注时应控制每分钟滴速，滴注的速度和时间需根据血压、心率、尿量、外周血管灌流情况、异位搏动出现与否等而定，休克纠正时即减慢滴速。

6. 本品是通过单胺氧化酶代谢，在给多巴胺前 2~3 周曾接受单胺氧化酶抑制剂的患者，初量至少减到常用剂量的 1/10。

【注意事项】

1. 不良反应　常见的有胸痛、呼吸困难、心律失常（尤其用大剂量）、心搏快而有力、全身软弱无力感；心跳缓慢、头痛、恶心呕吐者少见。

2. 禁用 对本品过敏者、环丙烷麻醉者、嗜铬细胞瘤患者、快速型心律失常者。

3. 慎用 肢端循环不良者；频繁室性心律失常者；闭塞性血管病(或有既往史者)[包括动脉栓塞、动脉粥样硬化、血栓闭塞性脉管炎、冻伤(如冻疮)、糖尿病性动脉内膜炎、雷诺病]；心绞痛患者。

4. 药物相互作用 与硝普钠、异丙肾上腺素、多巴酚丁胺合用，注意心排血量的改变，比单用本品时反应有异；大剂量本品与 α 受体拮抗剂如酚妥明、酚妥拉明、妥拉唑林等同用，后者的扩血管效应可被本品的外周血管的收缩作用拮抗；与全麻药(尤其是环丙烷或卤代碳氢化合物)合用由于后者可使心肌对本品异常敏感，引起室性心律失常；与 β 受体拮抗剂同用，可拮抗本品对心脏的 $β_1$ 受体作用；与硝酸酯类同用，可减弱硝酸酯的抗心绞痛及升压效应；与利尿药同用，一方面由于本品作用于多巴胺受体扩张肾血管，使肾血流量增加，可增加利尿作用，另一方面本品自身还有直接的利尿作用；与三环类抗抑郁药同时应用，可能增加本品的心血管作用，引起心律失常、心动过速、高血压；与单胺氧化酶抑制剂同用，可延长及加强本品的效应。与苯妥英钠同时静脉注射可产生低血压与心动过缓。在用本品时，如必须用苯妥英钠抗惊厥治疗时，则须考虑两药交替使用。

【患者用药指导】

1. 在滴注本品时须进行血压、心排血量、心电图及尿量的监测。

2. 突然停药可产生严重低血压，故停药时应逐渐递减。

【应急处理】

过量或静脉滴注速度过快可出现呼吸急促、心动过速甚至诱发心律失常、头痛和严重高血压。此时应减慢滴速或停药，必要时给予 α 肾上腺受体拮抗剂。如发生药液外渗，为防止局部组织缺血性腐烂和坏死，应尽快给予甲磺酸酚妥拉明 5~10mg 进行局部浸润注射。

间羟胺 Metaraminol

【临床应用】

用于治疗心源性休克。

【用法用量】

1. 肌内或皮下注射　一次 2~10mg,由于最大效应不是立即显现,在重复用药前对初始量效应至少应观察 10 分钟。

2. 静脉注射　初量 0.5~5mg,继而静脉滴注,用于重症休克。

3. 静脉滴注　15~100mg,加入 5% 葡萄糖液或氯化钠注射液 500ml 中滴注,调节滴速以维持合适的血压。成人极量一次 100mg 每分钟 0.3~0.4mg。

【操作要点】

1. 配制后应于 24 小时内用完,滴注液中不得加入其他难溶于酸性溶液配伍禁忌的药物。

2. 不宜与碱性药物共同滴注,因可引起本品分解。

3. 给药时应选用较粗大静脉注射,并避免药液外溢引起局部血管严重收缩,导致组织坏死糜烂或红肿硬结形成脓肿。

4. 本品有蓄积作用,如用药后血压上升不明显,须观察 10 分钟以上再决定是否增加剂量,以免贸然增量致使血压上升过高。

5. 短期内连续应用,出现快速耐受性,作用会逐渐减弱。

6. 在本品使用过程中,可与血管扩张药(如酚妥拉明、异丙肾上腺素)合用以防止不良反应的发生。

【注意事项】

1. 不良反应　可致心律失常,其发生率随用量及患者的敏感性而异。升压反应过快过猛可致急性肺水肿、心律失常、心跳停顿。静脉注射时药液外溢,可引起局部血管严重收缩,导致组织坏死糜烂或红肿硬结形成脓肿。

长期使用骤然停药时可能发生低血压。

2. 禁用 用氯仿、氟烷、环丙烷进行全身麻醉者，2周内曾用过单胺氧化酶抑制药者。

3. 慎用 甲状腺功能亢进、高血压、充血性心力衰竭、冠心病、糖尿病。

4. 药物相互作用 与环丙烷、氟烷或其他卤化烃类麻醉药合用，易致心律失常；与单胺氧化酶抑制剂合用，使升压作用增强，引起严重高血压；与洋地黄或其他拟肾上腺素药合用，可致异位心律。

【患者用药指导】

甲状腺功能亢进、高血压、冠心病、充血性心力衰竭、糖尿病患者和疟疾病史者慎用。

【应急措施】

过量可引起抽搐、严重高血压、严重心律失常，此时应立即停药观察，血压过高者可用5~10mg酚妥拉明静脉注射，必要时可重复。

【典型案例】

患者，女，22岁，孕40周头位入院待产，因胎儿宫内窘迫在腰硬联合麻醉下行子宫下段剖宫产术。术前各项检查正常，ASA Ⅰ级，心肺听诊无异常。既往史无特殊。入手术室测BP 120/80mmHg，HR92次/min，SPO$_2$ 98%，心电图窦性心率。开放静脉通道，左侧卧位，L$_{2-3}$棘突间隙进针穿刺成功，蛛网膜下腔给药0.5%布比卡因重比重液2ml，向头侧置管3.5cm，麻醉成功后平卧位。5分钟后BP 80/40mmHg，测麻醉平面T$_4$~S$_2$，患者出现头晕、恶心、呕吐，给予麻黄碱15mg静脉注射，吸氧。5分钟后血压继续下降，考虑椎管内麻醉并发急性低血压，给予间羟胺5mg静脉注射(未经稀释)。5分钟后患者出现烦躁不安，主诉心悸不适，BP 190/117mmHg，HR160次/min，ECG监测疑似房颤，测桡动脉搏动120次/min，行十二导心电图检查证实房颤，给予胺碘酮150mg静脉注射，乌拉地尔12.5mg静脉注射，15分钟后BP 130/80mmHg，HR121次/min，心电图监测房颤未纠正，继以胺碘酮1mg/min静脉滴注，开始手术，手术顺利，历时45分钟。术毕患者BP110/80mmHg，HR 89次/min，送回病房，心电监护，逐步恢复为窦性心律。

分析点评：患者为足月妊娠孕妇，在实施椎管内麻醉时，由于蛛网膜下腔局麻药用量相对过大，导致并发急性低血压，术中同时使用麻黄碱和间羟胺纠正低血压且诱发房颤。间羟胺为α受体激动药，常用于防治椎管内阻滞麻醉时发生的急性低血压，一般对心率兴奋不明显，很少引起心律失常的发生，但其心律失常发生率随用量及患者敏感性而异，同时与其他拟肾上腺素药并用可导致异位心律的发生。同时间羟胺未经稀释静脉注射用量把握不好，以至用量较大，同时又合用拟肾上腺素药物，导致患者血压剧烈上升，并诱发房颤发生。

重要提示：椎管内麻醉发生严重低血压时，如果使用间羟胺纠正低血压，静脉给药一定要稀释后小剂量静脉注射或采取静脉滴注的方式给药，因个人对药物敏感性不同，应小剂量给药观察10分钟后再决定是否增加用药剂量，尽量避免与其他拟肾上腺素药物合用以防止心律失常的发生。同时对于预防椎管内麻醉低血压的发生，要采取静脉预充扩容、恰当使用局麻药量、适时使用血管活性药等综合措施，不可仅单纯依赖血管活性药物的使用，从而减少药物不良反应的发生。

第十二节　主动脉夹层

一、疾病简介

主动脉夹层（aortic dissection，AD）是在主动脉壁存在或不存在自身病变的基础上，在一系列外因（如高血压、外伤等）的可能作用下导致主动脉内膜撕裂，血液由内膜撕裂口进入主动脉壁中层，造成其中层沿长轴分离，从而使主动脉管腔呈现真假两腔的一种病理状态。其基础病理改变为动脉中层胶原及弹性纤维受累的退行性病变,年龄增长和高血压可能是最重要的两个因素。最常用的分型或分类系统为 De Bakey 分型,根据夹层的起源及受累部位分为三型:A 型,夹层起始升主动脉,扩展超过升主动脉弓到降主动脉,甚至腹主动脉,此型最多见;B 型,夹层起始并局限于升主动脉;C 型,夹层起始于降主动脉左锁骨下动脉开口远端,并向远端扩展,可至腹主动脉。

二、临床特点

最常见的症状为胸痛和后背痛,疼痛从一开始即极为剧烈,难以忍受,呈搏动样、撕裂样、刀割样,并常伴有血管迷走神经兴奋表现,如大汗淋漓、恶心呕吐和晕厥甚至最严重情况为直接猝死等。

三、治疗原则

1. 卧床休息,镇静镇痛,稳定血压及心率,保持大便通畅。

2. 外科治疗　主要针对升主动脉内膜撕裂处的血管置换和主动脉根部及主动脉瓣的修补(A 型及 B 型外科手术首选,C 型可选择内科药物保守治疗或及外科手术治疗)。

3. 介入性心血管治疗　适用于合并腹腔脏器(肝脏、肾脏、肠管等)和下肢动脉缺血的远端病变患者,方法主要有经皮血管内球囊开窗术和经皮血管内支架植入术。

4. 药物治疗　阻止夹层血肿的进行性解离,降低血压,减轻血流搏动对主动脉壁的冲击,降低心室收缩力和心率。

四、治疗药物

硝普钠 Sodium Nitroprusside

【临床应用】

为强效血管扩张剂。用于高血压急症,如高血压危象、高血压脑病、恶性高血压、嗜铬细胞瘤手术前后阵发性高血压等的紧急降压。

【用法用量】

静脉滴注：50mg 加入 5% 葡萄糖溶液 500ml，以 0.5~0.8μg/（kg·min）缓慢静脉滴注。

【操作要点】

1. 妊娠期应用仅适用于其他降压药物无效的高血压危象孕妇，产前应用不超过 4 小时。

2. 本品对光敏感，溶液稳定性较差，滴注溶液应新鲜配制并注意避光。新配溶液为淡棕色，如变为暗棕色、橙色或蓝色，应弃去。溶液的保存与应用不应超过 24 小时。

3. 本品溶液内不宜加入其他药品混合输注。

4. 药液有局部刺激性，谨防外渗，推荐自中心静脉给药。

5. 如静脉滴注已达 10μg/（kg·min），经 10 分钟而降压仍不满意，应考虑停用本品，改用或加用其他降压药。

6. 应用本品时偶可出现明显耐药性，应视为中毒的先兆征象，此时减慢滴速可使其消失。

7. 与其他降压药同用可使血压剧降。

8. 与多巴酚丁胺同用，可使心排血量增多而肺毛细血管楔压降低。

9. 与拟交感胺类同用，本品降压作用减弱。

【注意事项】

1. 不良反应　血压降低过快过剧，出现眩晕、大汗、头痛、肌肉颤搐、神经紧张或焦虑、烦躁、胃痛、反射性心动过速或心律不齐，症状的发生与静脉给药速度有关，与总量关系不大。硫氰酸盐中毒或逾量时，可出现运动失调、视物模糊、谵妄、眩晕、头痛、意识丧失、恶心、呕吐、耳鸣、气短。氰化物中毒或超量时，可出现反射消失、昏迷、心音遥远、低血压、脉搏消失、皮肤粉红色、呼吸浅、瞳孔放大。皮肤：光敏感与疗程及剂量有关，皮肤石板蓝样色素沉着，停药后经较长时间（1~2 年）才渐退。其他过敏性皮疹，停药后消退较快。

2. 禁用　代偿性高血压如动静脉分流或主动脉缩

窄时。

3. 慎用 脑血管或冠状动脉供血不足时、脑病或其他颅内压增高时、肝功能损害时、甲状腺功能过低时、肺功能不全时、维生素 B_{12} 缺乏时。

4. 药物相互作用 其他降压药(如甲基多巴或可乐定等)合用可使血压急剧下降;与多巴酚丁胺合用,可使心排血量增加而肺毛细血管楔压降低;西地那非可加重本药的降压反应,临床上严禁合用。

【患者用药指导】

1. 应用本品过程中,应经常测血压,最好在监护室内进行。

2. 肾功能不全而本品应用超过 48~72 小时者,每天须测定血浆中氰化物或硫氰酸盐,保持硫氰酸盐不超过 $100\mu g/ml$,氰化物不超过 $3\mu mol/ml$。

3. 对诊断的干扰 用本品时血二氧化碳分压、pH、碳酸氢盐浓度可能降低;血浆氰化物、硫氰酸盐浓度可能因本品代谢后产生而增高,本品逾量时动脉血乳酸盐浓度可增高,提示代谢性酸中毒。

4. 撤药时应给予口服降压药巩固疗效。

【应急措施】

血压过低时减慢滴速或暂停本品即可纠正。如有氰化物中毒征象,吸入亚硝酸异戊酯或静脉滴注亚硝酸钠或硫代硫酸钠均有助于将氰化物转为硫氰酸盐而降低氰化物血药浓度。

吗啡 Morphine

【临床应用】

用于心肌梗死而血压尚正常者的镇静,并减轻心脏负担。

【用法用量】【操作要点】【注意事项】【患者用药指导】【应急措施】参见本章第一节。

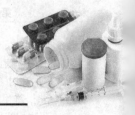

第七章　消化系统疾病

1. 使用甲氧氯普胺注射液有哪些操作要点?

2. 如何指导患者正确使用枸橼酸铋钾制剂?

3. 出现复方地芬诺酯中毒如何解救?

4. 多烯磷脂酰胆碱应如何溶解配液?

5. 如何指导患者服用柳氮磺吡啶?

6. 出现柳氮磺吡啶过量怎么办?

消化系统包括消化道、肝、胆、胰、腹膜等器官组织,不同部位的不同疾病,病因、发病机制、病理生理过程有很大不同,治疗亦各异,但也有一些共同的特点。有明确病因的消化系统疾病多为感染性疾病如细菌引起的胃肠道炎症、胆道炎症、幽门螺杆菌相关性慢性胃炎等,这类疾病予以抗菌药物治疗多可被彻底治愈。大多数消化系统疾病病因未明,治疗上主要针对发病的不同环节,打断病情发展的恶性循环,促进病情缓解、改善症状和预防并发症的发生。对症治疗许多消化系统疾病的症状如腹痛、呕吐、腹泻,这些症状不但令患者经受难以忍受的痛苦,而且会导致机体功能及代谢紊乱,从而进一步加剧病情发展,因此在基础治疗未发挥作用时往往要考虑予以对症治疗。

第一节 胃食管反流病

一、疾病简介

胃食管反流病(gastroesophageal reflux disease, GERD)是指胃十二指肠内容物反流入食管引起烧心等症状,并可引起反流性食管炎,以及咽喉、气道等食管邻近组织损害的一种消化道动力障碍性疾病。食管下括约肌(lower esophageal sphincter, LES)、食管对反流物的清除作用及食管黏膜屏障等抗反流机制减弱以及反流物对食管黏膜的攻击作用是其形成的主要机制。部分伴有严重食管炎的患者可并发上消化道出血、食管狭窄、Barrett 食管等并发症。

二、临床特点

有明显的反食、反胃、嗳气等反流症状，以及有典型的烧心和反酸等食管过度酸反流的客观证据。部分患者有胸痛、吞咽困难、咽部不适，少部分患者甚至以咳嗽和哮喘为首发症状。

三、治疗原则

1. 改变生活方式与饮食习惯，避免进食和应用降低LES压及引起胃排空延迟的食物及药物。

2. 应用质子泵抑制剂、H_2受体拮抗剂、黏膜保护剂及促胃肠动力药控制症状、治愈食管炎、提高生活质量、预防复发和并发症。包括初始与维持两个阶段的治疗。初始治疗的目的是尽快缓解症状，治愈食管炎。维持治疗是巩固疗效、预防复发的重要措施，治疗应个体化，应用最小的剂量达到长期治愈的目的。

四、治疗药物

甲氧氯普胺 Metoclopramide

【临床应用】
用于胃食管反流病。

【用法用量】
口服：一次 5~10mg，每天 3 次；总剂量每天不得超过0.5mg/kg；餐前 30 分钟服用。

肌内或静脉注射：一次 10~20mg，一天剂量不超过0.5mg/kg；肾功能不全者，剂量减半。

【操作要点】
1. 静脉注射甲氧氯普胺须慢，1~2 分钟注完，快速给药患者可出现躁动不安，随即进入昏睡状态。

2. 本品遇光变成黄色或黄棕色后，毒性增高。

3. 本品可使醛固酮与血清催乳素浓度升高。

4. 本药对晕动病所致呕吐无效。

5. 本药具有中枢镇静作用，并能促进胃排空，故对胃溃疡胃窦潴留者或十二指肠球部溃疡合并胃窦部炎症者有益。但对一般消化性溃疡的治疗效果不明显，不宜用于一般的十二指肠溃疡。

6. 由于其可释放儿茶酚胺，正在使用单胺氧化酶抑制药的原发性高血压患者，使用时应注意监控。

【注意事项】

1. 不良反应　常见昏睡、烦躁不安、倦怠无力。少见严重烦渴、恶心、便秘、腹泻、睡眠障碍、眩晕、头痛、易激动、乳腺肿痛及皮疹等。注射给药可引起直立性低血压。本药大剂量或长期应用可能因阻断多巴胺受体，使胆碱能受体相对亢进而导致锥体外系反应（特别是年轻人）。

2. 禁用　对普鲁卡因或普鲁卡因胺过敏者、癫痫患者、胃肠道出血及机械性梗阻或穿孔患者、嗜铬细胞瘤患者、因进行放疗或化疗而致呕吐的乳腺癌患者、有抗精神病药致迟发性运动功能障碍史者、孕妇。

3. 慎用　肝衰竭及肾衰竭者。

4. 药物相互作用　与中枢抑制药合用，两者的镇静作用均增强；与能导致锥体外系反应的药物（如吩噻嗪类药等）合用，锥体外系反应的发生率与严重性均可有所增加；与对乙酰氨基酚、左旋多巴、四环素类抗生素、氨苄西林、地西泮、锂盐、麦角胺等药物同用时，上述药物在小肠内吸收增加；抗胆碱药（如阿托品、丙胺太林等）和麻醉止痛药能减弱本药对胃肠的作用。

【患者用药指导】

1. 用药期间出现乳汁增多，由于催乳素的刺激所致。

2. 老年人不宜长期大量应用，否则容易出现锥体外系症状。

【应急处置】

用药过量症状：深昏睡状态，神志不清；肌肉痉挛，如颈部及背部肌肉痉挛，拖曳步态；头部及面部抽搐样动作，以及双手颤抖摆动等锥体外系症状。

药物过量时，使用抗胆碱药物，治疗帕金森病药物或抗组胺药，可有助于锥体外系反应的制止。

【典型案例】

患者，男，41 岁。化疗后出现头痛、呕吐，遵医嘱给予呋塞米注射液 20mg、盐酸甲氧氯普胺 1ml 静脉注射。护士在静脉注射药物时发现静脉推注呋塞米注射液后紧接推注盐酸甲氧氯普胺注射液输液管道内会出现乳白色絮状物。

分析点评：呋塞米注射液与盐酸甲氧氯普胺注射液一起静脉注射时，存在配伍禁忌，不可同时推注。

重要提示：建议临床使用该两种药物时应间隔给药，或中间用生理盐水冲管，以免发生用药不良反应，提高用药安全性。

尼扎替丁 Nizatidine

【临床应用】

用于食管反流性疾病。

【用法用量】

口服：一天 2 次，一次 150mg，以治疗糜烂性食管炎、溃疡性食管炎和因食管反流性疾病出现的烧心症状，疗程可用至 12 周。

【注意事项】【患者用药指导】【应急处置】参见本章第三节。

多潘立酮 Domperidone

【临床应用】

用于胃食管反流病。

【用法用量】

口服：成人，一次 10mg，一天 3~4 次；必要时剂量可加倍或遵医嘱。饭前 15~30 分钟服。

【操作要点】

1. 本药不宜用作预防手术后呕吐的常规用药。

2. 心脏病患者（心律失常）、低钾血症以及接受化疗的肿瘤患者使用本药时（尤其是静脉注射给药），有可能加重心律紊乱，需注意。

3. 用药期间，血清催乳素水平可升高，但停药后即可恢复正常。

4. 本品性状发生改变时禁止使用。

【注意事项】

1. 不良反应　偶见头痛、头晕、嗜睡、倦怠、神经过敏、口干、便秘、腹泻、短时的腹部痉挛性疼痛、一过性皮疹或瘙痒等。使用较大剂量可引起非哺乳期泌乳、乳房胀痛。

2. 禁用　对本药过敏者、嗜铬细胞瘤、乳腺癌、机械性肠梗阻、胃肠道出血及孕妇。

3. 慎用　过敏体质者慎用。

4. 药物相互作用　本药可增加对乙酰氨基酚、氨苄西林、左旋多巴、四环素等药物的吸收速度；不宜与胃肠解痉药、H_2 受体拮抗药、制酸药、含铝盐或铋盐的药物、助消化药、胃膜素、普鲁卡因、链霉素合用；与氨茶碱联用时需调整氨茶碱的剂量和服药间隔时间；锂剂和地西泮类药与本药合用时，可引起锥体外系症状。

【患者用药指导】

心脏病患者（心律失常）、低钾血症以及接受化疗的肿瘤患者使用本药时（尤其是静脉注射给药），有可能加重心律紊乱，需注意。

【应急处置】

用药过量的表现：可出现心律失常、困倦、嗜睡、方向感丧失、锥体外系反应以及低血压等，但以上反应往往是自限性的，通常在24小时内消失。

用药过量的处理：本药过量时无特殊的解药或特效药。应予对症支持治疗，并密切监测。给患者洗胃和／或使用活性炭，可加速药物清除。使用抗胆碱药、抗震颤麻痹药以及具有抗副交感神经生理作用的抗组胺药，有助于控制与本药毒性有关的锥体外系反应。

【典型案例】

患者，男性，44岁，因上腹饱胀不适、嗳气，自服多潘立酮片10mg,bid(共服用2次)。第2次服药1小时后患者出现心慌、胸闷，脉搏较快。经追问病史，患者为过敏体质，对磺胺类药物和司帕沙星均过敏。本次停止服用多潘立酮片半天后上述症状缓解，但患者仍感兴奋、夜间难以入睡。本例患者既往无心律失常病史，在服药期间并未服用其他药物，故考虑心律失常是多潘立酮所致。

分析点评：多潘立酮在高浓度下可能会延长Q-T间期。国外有报道多潘立酮引起Q-T间期延长和尖端扭转型室速，但主要见于静脉给药，部分患者共用多种药物或有复杂的用药史。因此，医疗工作者应警惕多潘立酮引起的与该药有关的心率和心律失常ADR。

重要提示：多潘立酮与多种引起Q-T间期延长的药物合用，可增加发生尖端扭转型室性心动过速的风险。

西沙必利 Cisapride

【临床应用】

用于胃食管反流病。

【用法用量】

口服：一次5~10mg，一天2~3次。餐前服用，对病情严重者剂量可加倍。

【操作要点】

1. 用药过程注意检测心电图。

2. 肾功能不全时,建议日用量减半。

3. 询问患者,有猝死家庭史的患者要权衡利弊使用。

4. Q-T 间期大于 150 毫秒的患者或电解质紊乱的患者,不宜使用本品。

【注意事项】

1. 不良反应 偶见瞬时性腹部痉挛、腹鸣和腹泻、过敏、轻度短暂的头痛或头晕以及与剂量相关的尿频的报道;罕见可逆性肝功能异常,可伴或不伴胆汁淤积;男性乳房女性化和溢乳,惊厥性癫痫、锥体外系反应。

2. 禁用 已知对本品过敏者;心脏病、心律失常、胃肠梗阻水电解质紊乱者;增加胃肠道动力可造成危害的疾病(如胃肠梗阻)患者。

3. 慎用 妊娠前三个月应权衡利弊使用。

4. 药物相互作用 不应与主要被 CYP3A4 代谢的药物,如咪唑类、大环内酯类等药物并用,以免发生严重不良反应;本品可加速药物胃排空,可减少经胃吸收药物的吸收率,增加经肠吸收的药物吸收率。

【患者用药指导】

建议尽量避免与西柚汁同服。

【应急处置】

药物不良反应发生时,出现阵发性双侧肢体肌肉短促收缩、抽搐,静脉注射地西泮。出现散在的丘疹伴瘙痒,停用该药,并给予泼尼松。

【典型案例】

患者,男,35 岁,诊断为十二指肠球部活动性溃疡。给以奥美拉唑 20mg, qd。同时服用西沙必利 10mg, tid,盐酸小檗碱 30mg, tid。用药 3 天后,患者出现持续性颈后仰,阵发性双眼上视,舌不能自主伸缩。停用西沙必利,肌内注射山莨菪碱 10mg, 1 小时后症状逐渐消失, 2周后患者腹胀又自服西沙必利,症状再次出现,停用西沙必利,其他药物仍按原法服用,未再发生锥体外系反应。

分析点评:西沙必利发生过敏、呕吐、药疹和肝脏损害为药物本身引起的一般不良反应,发生锥体外系及腹肌痉挛与作用机制有关。

重要提示:主要的CYP3A4酶抑制剂与西沙必利合用时,可导致西沙必利浓度升高,从而增加Q-T间期和心律失常的危险性,所以西沙必利不应与这些药物同服:①三唑类抗真菌药:如伊曲康唑、氟康唑、咪康唑、布康唑、益康唑等;②大环内酯类抗生素:包括红霉素、克拉霉素、罗红霉素、阿奇霉素等;③抗病毒药:茚地那韦、利托那韦、沙奎那韦等;④葡萄柚汁;⑤奥美拉唑。能引起Q-T间期延长的药物合用西沙必利时将增加心律失常的发生率而应注意禁忌。

艾司奥美拉唑 Esomeprazole

【适应证】

用于胃食管反流性疾病(GERD);糜烂性反流性食管炎的治疗;已经治愈的食管炎患者防止复发的长期维持治疗;胃食管反流性疾病(GERD)的症状控制。

【用法用量】

口服:糜烂性反流性食管炎,一次40mg,一天1次,连服4周;未治愈或症状持续的患者可再治疗4周。长期维持治疗,一次20mg口服,一天1次。

静脉注射或滴注:对于不能口服用药的胃食管反流病患者,推荐每日1次静脉注射或静脉滴注本品20~40mg。反流性食管炎患者应使用40mg,每日1次;对于反流疾病的症状治疗应使用20mg,每日1次。本品通常应短期用药(不超过7天),一旦可能,就应转为口服治疗。

【操作要点】【注意事项】【患者用药指导】参见本章第三节。

第二节 胃 炎

胃炎指的是任何病因引起的胃黏膜炎症,常伴有上皮损伤和细胞再生。胃炎是最常见的消化道疾病之一。按临床发病的缓急和病程的长短,一般将胃炎分为急性胃炎和慢性胃炎。

一、急性胃炎

(一)疾病简介

急性胃炎(acute gastritis)系由不同病因,如服用非甾体抗炎药、应激状态、饮酒等,引起的胃黏膜急性炎症。病变严重者可累及黏膜下层与肌层,甚至深达浆膜层。急性胃炎主要包括急性幽门螺杆菌感染引起的急性胃炎、除幽门螺杆菌之外的病原体感染和/或其毒素对胃黏膜损害引起的急性胃炎和急性糜烂出血性胃炎。临床上以急性糜烂出血性胃炎最常见。

(二)临床特点

1. 上腹痛 正中偏左或脐周压痛,呈阵发性加重或持续性钝痛,伴腹部饱胀、不适。少数患者出现剧痛。

2. 恶心、呕吐 呕吐物为未消化的食物,吐后感觉舒服,也有的患者直至呕吐出黄色胆汁或胃酸。

3. 腹泻 伴发肠炎者出现腹泻,随胃部症状好转而停止,可为稀便和水样便。

4. 脱水 由于反复呕吐和腹泻,失水过多引起,皮肤弹性差,眼球下陷,口渴,尿少等症状,严重者血压下降,四肢发凉。

5. 呕血与便血 少数患者呕吐物中带血丝或呈咖啡色,大便发黑或大便潜血试验阳性。说明胃黏膜有出血情况。

6. 若由细菌或毒素引起,则可能出现寒战、发热。

（三）治疗原则

1. 去除病因，卧床休息，停止一切对胃有刺激的饮食和药物。酌情短期禁食，然后给予易消化的清淡的少渣的流质饮食，利于胃的休息和损伤的愈合。由于呕吐腹泻失水过多，患者在尽可能情况下多饮水，补充丢失水分。节制饮酒，勿暴饮暴食，慎用或不用易损伤胃黏膜的药物。急性单纯性胃炎要及时治疗，愈后防止复发，以免转为慢性胃炎，迁延不愈。

2. 对症和支持治疗。合并脱水、酸中毒、休克及消化道出血者，必须积极处理；腹痛者应用颠茄片、阿托品、山莨菪碱等药止痛均可。

（四）治疗药物

枸橼酸铋钾
Bismuth Potassium Citrate

【临床应用】

用于慢性胃炎及缓解胃酸过多引起的胃痛、胃灼热感（烧心）和反酸。

【用法用量】

口服：一次 240mg，一天 2 次，早餐前半小时与睡前服。抗幽门螺杆菌治疗，一次 240mg，一天 2 次，疗程为 7~14 天。

【操作要点】

1. 长期使用本药的患者，应注意体内铋的蓄积。

2. 本品性状发生改变时禁止使用。

3. 正处于急性胃黏膜病变时的患者，不推荐使用本药。

4. 本药与阿莫西林或甲硝唑或奥美拉唑联合应用时，可增加对幽门螺杆菌的根除率。

【注意事项】

1. 不良反应　少数患者可有轻微头痛、头晕、失眠、恶心、呕吐、便秘、食欲减退、腹泻、口中可能带有氨味、舌及粪便可被染成黑色;长期大剂量服用可能引起肾脏毒性,导致不可逆性肾衰;个别患者可出现皮疹。

2. 禁用 对本药过敏者、严重肾功能不全者、孕妇。

3. 慎用 肝功能不全者、哺乳期妇女。

4. 药物相互作用 本药和四环素同时服用会影响四环素的吸收;制酸药可干扰本药的作用,不宜同时进服。

【患者用药指导】

1. 服药期间不得服用其他含铋制剂。

2. 服药前后半小时须禁食,不得饮用牛奶、其他饮料(如含乙醇或含碳酸的饮料)和药物,否则会干扰本药治疗溃疡的作用。

3. 本药不宜大剂量长期服用,连续用药不宜超过 2个月。

【应急处置】

药物过量的处理:应急救、洗胃、重复服用活性炭悬浮液及轻泻药;同时监测血、尿中铋浓度及肾功能,对症治疗。如发生了铋性脑病,应立即停药。此外,加服地塞米松和金属络合剂,可加快脑病恢复。当血铋浓度过高并伴有肾功能紊乱时,可用 2- 巯基琥珀酸或 2-巯基丙磺酸络合疗法进行治疗,严重肾衰者需进行血液透析。

铝镁加 Almagate

【临床应用】

中和胃酸药。用于治疗胃及十二指肠溃疡或胃酸过多引起的反酸、烧心、疼痛、腹胀、嗳气等症状。

【用法用量】

口服:一次 1g,一天 3~4 次。餐后 1~2 小时或睡前服用。

【操作要点】

本品性状发生改变时应禁止使用。

【注意事项】

1. 不良反应　偶有便秘、腹泻或恶心。

2. 禁用　对铝镁加过敏者、胃酸缺乏者、结肠或回肠造口术、低磷血症、不明原因的胃肠出血、阑尾炎、溃疡性结肠炎、憩室炎、慢性腹泻、肠梗阻患者。

3. 慎用　肝、肾功能不全的患者(导致药物代谢、排泄时间延长)，过敏体质者，心功能不全者。

4. 药物相互作用　避免与四环素类药物合用。

【患者用药指导】

1. 餐后 1~2 小时或睡前服用，用前摇匀。

2. 治疗期间禁烟、酒、咖啡、茶、生冷、辛辣食物。

3. 溃疡患者定期复查溃疡愈合情况。

【应急处置】

过量使用的应对方法：观察到是否有异常情况，如恶心、便秘、腹胀、腹泻等症状。若无上述症状则经过一两天药物即可排出体外。

氢氧化铝 Aluminium Hydroxide

【临床应用】

用于缓解胃酸过多引起的胃痛、胃灼热感(烧心)、反酸，也可用于慢性胃炎。

【用法用量】

口服：片剂，一次 0.6~0.9g，一天 3 次；凝胶剂，一次 0.2~0.32g，一天 3 次，于餐前 1 小时服用。

【操作要点】

1. 本药片效果不如本药凝胶好，故以本药凝胶常用。

2. 与肠溶片同服时，本药可加快肠溶衣溶解，对胃和十二指肠有刺激作用。

3. 本药能妨碍磷的吸收，故不宜长期大剂量使用。

若需长期服用,应在饮食中酌加磷酸盐。

4. 为防止便秘,可与三硅酸镁或氧化镁交替服用。

5. 肾功能异常的患者服用本药时,应特别注意体内铝蓄积的危险性。如果血清中铝含量超过 150μg/ml,或出现脑病先兆,应立即停药。对透析的患者,透析液中铝含量不能超过 10mg/ml。

6. 阑尾炎等急腹症时,服用氢氧化铝可使病情加重,可增加阑尾穿孔的危险。

【注意事项】

1. 不良反应　可引起恶心、呕吐、便秘等症状,长期大剂量服用,可致严重便秘,甚至粪结块引起肠梗阻。肾衰竭患者长期服用可引起骨软化、脑病、痴呆及小细胞性贫血等,特别是对接受血液透析的患者,可产生透析性痴呆,表现为肌肉疼痛抽搐、神经质或烦躁不安、味觉异常、呼吸变慢以及极度疲乏无力等症状。

2. 禁用　对本药过敏者、骨折患者、低磷血症患者、有胆汁或胰液等强碱性消化液分泌不足或排泄障碍者。

3. 慎用　肾功能不全者、长期便秘者。

4. 药物相互作用　与枸橼酸盐联用可能导致血铝含量的急剧上升;与华法林、双香豆素、奎宁、奎尼丁、氯丙嗪、普萘洛尔、吲哚美辛、异烟肼、铁盐、巴比妥类药物、洋地黄苷类药物、四环素类药物应尽量避免同时使用;本药用量大时可减少脂溶性维生素的吸收,特别是维生素 A;透析患者同时服用别嘌醇和氢氧化铝,可引起血清尿酸含量急剧上升。

【患者用药指导】

1. 不宜连续服用本药超过 7 天。

2. 用于中和胃酸时,须在餐后 1~2 小时服用;且服用本药后 1~2 小时内应避免摄入其他药物。

3. 不宜长期大剂量使用。若需长期服用,应在饮食中酌加磷酸盐。

【典型案例】

患者,男,42岁。经胃镜诊断为胃溃疡。给予复方氢氧化铝胶囊1粒,po,tid。2天后患者颜面部水肿,以眼部最为严重,且有散在的红色丘疹,瘙痒,喉头有阻塞感。停用该药,给予维生素C 0.2g,po,tid,马来酸氯苯那敏片4mg,po,tid,3天后,上述症状消失。

分析点评:复方氢氧化铝胶囊含氢氧化铝140mg,碘甲基蛋氨酸50mg,颠茄浸膏10mg。颠茄浸膏有引起过敏性皮疹的临床报道,有关氢氧化铝、碘甲基蛋氨酸不良反应的临床报道很少。

重要提示:对本药过敏者禁用。

替普瑞酮 Teprenone

【临床应用】

用于急性胃炎、慢性胃炎急性加重期的胃黏膜病变(糜烂、出血、潮红、水肿);胃溃疡。

【用法用量】

口服:一次50mg,一天3次,饭后30分钟内服用。

【操作要点】

本品为铝塑包装,在服用前从包装中取出药片服用。

【注意事项】

1. 不良反应 可见头痛、便秘、腹胀、腹泻、口渴、恶心、腹痛、皮疹等。

2. 慎用 孕妇。

【患者用药指导】

1. 饭后服用。

2. 出现皮疹、全身瘙痒等皮肤症状时,应停药。

二、慢性胃炎

(一)疾病简介

慢性胃炎(chronicgastritis)是由各种病因引起的胃黏

膜的慢性炎症。根据病理组织学改变和病变在胃的分布部位,结合可能的病因,将慢性胃炎分为非萎缩性、萎缩性和特殊类型胃炎三大类。慢性非萎缩性胃炎是指不伴有胃黏膜萎缩性改变,胃黏膜层见以淋巴细胞和浆细胞浸润的慢性胃炎,幽门螺杆菌感染是其主要病因;慢性萎缩性胃炎是指胃黏膜已发生萎缩性改变的慢性胃炎,常伴有肠上皮化生;特殊类型胃炎种类很多,由不同病因所致,临床上较少见。

（二）临床特点

病程迁延,大多无症状或症状很轻,部分患者表现为上腹部不适、无规律性腹痛、反酸、嗳气、恶心呕吐等消化不良的症状;自身免疫性胃炎患者可伴有贫血。

（三）治疗原则

1. 停用刺激性药物,改变不良习惯。

2. 对幽门螺杆菌感染引起的慢性胃炎,可给予抗幽门螺杆菌治疗。

3. 根据不同病情进行抑酸、保护胃黏膜、促胃动力等治疗。

4. 对伴有异型增生的慢性胃炎患者除给予上述治疗外,应定期随访。对有重度异型增生者可采用内镜下胃黏膜切除术。

（四）治疗药物

呋喃唑酮 Furazolidone

【临床应用】

与制酸剂等药物合用可治疗幽门螺杆菌所致的胃窦炎。

【用法用量】

口服:一次100mg,一天3~4次,症状消失后再服2天。

【操作要点】

1. 药物过量时(一天超过400mg或总量超过3 000mg)

可发生多发性神经炎,症状可迁延数月至一年以上。

2. 与乙醇合用可致双硫仑反应。

【注意事项】

1. 不良反应 较常见恶心、呕吐、腹泻、食欲减退、皮疹、荨麻疹、药物热,偶可发生头痛、头晕、嗜睡、哮喘、肺浸润、直立性低血压、低血糖、黄疸、肛门瘙痒等,葡萄糖-6-磷酸脱氢酶缺乏症患者用药后可发生溶血性贫血。

2. 禁用 对本药或其他硝基呋喃类药过敏者、孕妇、哺乳期妇女。

3. 慎用 葡萄糖-6-磷酸脱氢酶缺乏者、肾功能不全者、溃疡病患者、支气管哮喘患者。

4. 药物相互作用 食欲抑制药、单胺氧化酶抑制剂等可增强本药作用;可增强地西泮、胰岛素、麻醉药、左旋多巴的作用;与麻黄碱同用可使血压升高,出现高血压危象(头痛、体温过高、高血压);与阿米替林等三环类抗抑郁药同用可增加神经毒性;与哌替啶同用可出现昏迷、高热反应。

【患者用药指导】

1. 与含较多酪胺的食物同用可导致血压升高,服药期间不宜食用含较多酪胺的食物。

2. 服药期间和停药后 5 天内,不宜饮酒或含酒精的饮料。

【应急处置】

本药无特异拮抗药,用药过量时应给予对症处理及支持治疗,包括催吐、洗胃、大量饮水及补液等。

【典型案例】

患者,女,32 岁,既往有药物过敏史,无饮酒史,因脐周围钝痛不适自行口服呋喃唑酮 0.2g。1 小时后患者自觉全身瘙痒,并在颈部、胸部、腹部出现少量皮疹,立即口服地塞米松片 1.5mg 后病情无好转,再一次性给予 5% 葡萄糖注射液 100ml 加 10% 葡萄糖酸钙注射液 20ml

静脉滴注治疗，10 分钟后患者自述咽部梗阻，呼吸困难，随即出现意识模糊，全身抽搐，心律不齐。立即给予吸氧，肾上腺素 1mg 皮下注射，地塞米松 15mg 静脉注射，氨茶碱 0.25g 静脉滴注，再建另一条静脉通路快速输入 5% 碳酸氢钠 100ml，生脉注射液 80ml，乳酸钠林格液 500ml 治疗 1 小时后病情好转，休息一天后正常上班。

分析点评：呋喃唑酮引起迟发性急性荨麻疹药物反应颇为少见。潜伏期可达 3~19 天。因此，应用此药后，对 20 天内突然出现过敏反应者，应首先考虑本药反应。

重要提示：交叉过敏：对一种硝基呋喃类药过敏者对其他硝基呋喃类药也可能过敏。

阿莫西林 Amoxicillin

【临床应用】

与克拉霉素、兰索拉唑三联用药根除胃、十二指肠幽门螺杆菌，降低消化性溃疡复发率。

【用法用量】

口服：一次 0.5g，每 6~8 小时 1 次，一天剂量不超过 4g。

【操作要点】【注意事项】【患者用药指导】【应急措施】参见第五章第二节。

克拉霉素 Clarithromycin

【临床应用】

与其他药物联用根除胃、十二指肠幽门螺杆菌，降低消化性溃疡复发率。

【用法用量】

口服：①三联用药，本药一次 500mg，兰索拉唑一次 30mg，阿莫西林一次 1 000mg，均一天 2 次；治疗 10 日；或用奥美拉唑（一次 20mg）代替兰索拉唑，治疗 7~10 日。②二联用药，本药一次 500mg，一天 3 次，奥美拉唑一天 40mg，治疗 14 日，然后奥美拉唑一天 20mg 或 40mg

治疗 14 日；或用本药一次 500mg，一天 3 次，兰索拉唑一天 60mg，治疗 14 日。为使溃疡完全治愈，需再服胃酸抑制药。

【操作要点】【注意事项】【患者用药指导】【应急措施】参见第五章第八节。

甲硝唑 Metronidazole

【临床应用】

用于治疗各种幽门螺杆菌相关性胃炎或消化性溃疡等。

【用法用量】

口服：一次 0.5g，一天 3 次，并与其他抗生素联用，疗程 7~14 日。

【操作要点】【注意事项】【患者用药指导】【应急措施】参见第五章第三节。

兰索拉唑 Lansoprazole

【临床应用】

用于治疗幽门螺杆菌（Hp）感染。

【用法用量】

口服：一次 30mg，一天 1~2 次，与 1~2 种抗生素联合应用，1~2 周为一疗程。

【操作要点】【注意事项】【患者用药指导】【应急措施】参见本章第三节。

西咪替丁 Cimetidine

【临床应用】

用于治疗缓解胃酸过多引起的胃痛、胃灼热感（烧心）、反酸。

【用法用量】

口服：一次 200mg，一天 2 次。

【操作要点】【注意事项】【患者用药指导】【应急措施】
参见本章第三节。

奥美拉唑 Omeprazole

【临床应用】

用于治疗幽门螺杆菌(*Hp*)感染。

【用法用量】

口服：一次 20mg，一天 1~2 次。

【操作要点】【注意事项】【患者用药指导】【应急措施】
参见本章第三节。

枸橼酸铋钾
Bismuth Potassium Citrate

【临床应用】

用于慢性胃炎及缓解胃酸过多引起的胃痛、胃灼热感(烧心)和反酸。

【用法用量】

口服：一次 240mg，一天 2 次，早餐前半小时与睡前服。抗幽门螺杆菌治疗，一次 240mg，一天 2 次，疗程为 7~14 天。

【操作要点】【注意事项】【患者用药指导】【应急措施】
参见本章第二节。

第三节 消化性溃疡

一、疾病简介

消化性溃疡(peptic ulcer, PU)是全球性常见疾病，主要指发生在胃和十二指肠的慢性溃疡，即胃溃疡(gastric ulcer, GU)和十二指肠溃疡(duodenal ulcer, DU)。因溃疡的形成与在某种情况下胃肠道黏膜被胃酸／胃蛋白酶消化有关而得名。不同于糜烂,溃疡的黏膜缺损超过黏膜肌层。

二、临床特点

上腹痛是消化性溃疡的主要症状,但部分患者可无症状或症状较轻,而以穿孔、出血等并发症为首发症状。腹痛多位于中上腹、偏右或偏左,性质可为钝痛、灼痛、胀痛、剧痛或饥饿样不适,一般为轻至中度持续性痛,胃溃疡餐后痛,十二指肠溃疡饥饿痛,二者均可有季节性、周期性,呈现典型节律。腹痛多在进食或服用抗酸药后缓解。部分患者表现为无节律性的上腹隐痛不适,而无上述典型表现的腹痛。本病患者均可伴有反酸、嗳气、上腹胀等消化不良症状。溃疡活动时上腹部可有局限性轻压痛,缓解期无明显体征。

三、治疗原则

1. 保持规律的生活及饮食习惯,注意饮食卫生,停用 NSAID 药物及其他刺激性药物,戒烟酒。

2. 对幽门螺杆菌感染引起的消化性溃疡,进行根除幽门螺杆菌感染的治疗。

3. 应用质子泵抑制剂、H_2 受体拮抗剂及胃黏膜保护剂缓解症状、促进溃疡愈合、预防复发和并发症。

四、治疗药物

雷尼替丁 Ranitidine

【临床应用】

用于治疗消化性溃疡出血、弥漫性胃黏膜病变出血、吻合口溃疡出血、胃手术后预防再出血;应激状态时并发的急性胃黏膜损害和阿司匹林引起的急性胃黏膜损伤;亦常用于预防重症疾病(如脑出血、严重创伤等)应激状态下应激性溃疡大出血的发生；治疗十二指肠溃疡、胃溃疡、反流性食管炎、卓-艾(Zollinger-Ellison)综合征及其他高胃酸分泌疾病。

【用法用量】

口服：十二指肠溃疡和良性胃溃疡，一次 150mg，一天 2 次，清晨及睡前服用。或一天 300mg，睡前顿服。

静脉给药：消化性溃疡出血，将本药稀释后缓慢静脉滴注(1~2 小时)或静脉注射(超过 10 分钟)，一次 50mg，一天 2 次或每 6~8 小时 1 次。

【操作要点】

1. 静脉滴注时用 5% 葡萄糖注射液 200ml 稀释后缓慢静脉滴注 1~2 小时；静脉推注速度宜控制在 10 分钟以上。

2. 全身麻醉或大手术前 60~90 分钟缓慢静脉推注 50~100mg，或用 5% 葡萄糖注射液 200ml 稀释后缓慢静脉滴注 1~2 小时。

【注意事项】

1. 不良反应　恶心、呕吐、便秘、腹泻、腹部不适或疼痛，偶有头痛、眩晕、失眠、嗜睡、心律失常等。男性乳房女性化少见，发生率随年龄的增加而升高。

2. 禁用　对本药及其他 H_2 受体拮抗药过敏者；孕妇；哺乳期妇女。

3. 慎用　肝、肾功能不全者；有急性卟啉病史者。

4. 药物相互作用　本药可使苯妥英钠的血药浓度升高；本药可增加糖尿病患者口服磺酰脲类降糖药(如格列吡嗪和格列本脲)的降血糖作用，有引起严重低血糖的危险；本药能升高华法林、利多卡因、地西泮、环孢素、普萘洛尔的血药浓度，延长其作用时间和强度，有可能增强这些药物的毒性；可降低维生素 B_{12} 的吸收，长期使用可致维生素 B_{12} 缺乏。

【患者用药指导】

对于老年患者、肝肾功能不全者应予以特殊的监护，出现精神症状或明显的窦性心动过缓时应停药。

【应急措施】

本药用药过量时没有特殊的处理方法，多采用对症支持治疗，包括：①催吐和／或洗胃。②出现惊厥时，静脉给予地西泮。③出现心动过缓时，给予阿托品。④出现室性心律失常时，给予利多卡因。⑤必要时，可采用血液透析。

法莫替丁 Famotidine

【临床应用】

用于胃及十二指肠溃疡、吻合口溃疡、应激性溃疡。也用于急性胃黏膜病变、胃泌素瘤、反流性食管炎以及上消化道出血。

【用法用量】

口服：一次 20mg，早晚各 1 次，或睡前一次服用 40mg，疗程 4~6 周。溃疡愈合后维持量减半，睡前服用。

静脉给药：不能口服的患者，可用静脉制剂。一次 20mg，每 12 小时 1 次，静脉注射（不少于 3 分钟）或滴注（不少于 30 分钟）疗程 5 天，一旦病情许可，应改为口服给药。

【操作要点】

1. 用 0.9% 氯化钠注射液或 5% 葡萄糖注射液 20ml 进行溶解，缓慢静脉注射或与输液混合进行静脉滴注。

2. 肌内注射时用注射用水 1~1.5ml 溶解，肌内注射。

3. 本品会隐蔽胃癌症状，故应在排除肿瘤和食管胃底静脉曲张后再给药。

4. 对于肾功能障碍的患者，会出现本品血中浓度的蓄积，所以以应调整给药剂量。

【注意事项】

1. 不良反应 常见头痛、眩晕、便秘和腹泻。

2. 禁用 对本药过敏者；严重肾功能不全者；孕妇；

哺乳期妇女。

3. 慎用 有药物过敏史者；肝、肾功能不全者。

4. 药物相互作用 本药可提高头孢布烯的生物利用度；可降低茶碱的代谢和清除，增加茶碱的毒性（如恶心、呕吐、心悸、癫痫发作等）；可减少头孢泊肟、地拉费定、伊曲康唑等药物的吸收，降低其药效；可减少环孢素的吸收，降低环孢素的血药浓度。

【患者用药指导】

1. 用药期间如发生过敏反应（如荨麻疹）应停药。

2. 饮酒、溃疡大小、溃疡数目、有无出血症状、既往十二指肠溃疡病史以及水杨酸制剂或非甾体抗炎药的用药史均能影响溃疡的愈合。

【应急措施】

过量：使用（一天 80mg），可引起血清催乳素升高，出现乳房疼痛、敏感及肿胀，停药后上述症状消失。如出现头痛、眩晕和幻觉等中枢神经系统症状，可用氟哌啶醇控制。

处置：如发生用药过量，可采用对症治疗和支持治疗：①通过诱吐或洗胃降低药物吸收。②如有癫痫发作，可静脉给予地西泮。③出现心动过缓，可用阿托品治疗。④出现室性心律失常，可用利多卡因治疗。

西咪替丁 Cimetidine

【临床应用】

用于消化道溃疡。

【用法用量】

口服：一次 200~400mg，一天 800~1 600mg；缓释片一次 300mg，一天 1 次。

肌内注射：一次 200mg，每 6 小时 1 次。

静脉注射：一次 200mg，每 4~6 小时 1 次，一天剂量不宜超过 2g。

静脉滴注：一次 200~400mg，一天 600~1 600mg。一天总量不宜超过 2 000mg。

【操作要点】

1. 应用本药前应排除胃癌的可能性。

2. 静脉注射时先将本品用 5% 葡萄糖注射液或 0.9% 氯化钠注射液或葡萄糖氯化钠注射液 250~500ml 稀释后静脉滴注，滴速为每小时 1~4mg/kg。

3. 用上述溶液 20ml 稀释后缓慢静脉注射（2~3 分钟）。

4. 用药后十二指肠球部溃疡症状可较快缓解或消失，溃疡愈合需经 X 线或内镜检查来确定。以后可服维持量，以预防溃疡病复发。

5. 用药期间应注意检查肾功能和血常规。

【注意事项】

1. 不良反应　较常见的不良反应有腹泻、头晕、乏力、头痛、皮疹，用药剂量较大（每天在 1.6g 以上）时可引起男性乳房发育、女性溢乳、性欲减退、阳痿、精子计数减少等。偶见精神紊乱，多见于老年、幼儿、重病患者，停药后 48 小时内能恢复。在治疗酗酒者的胃肠道合并症时，可出现震颤性谵妄，酷似戒酒综合征等。

2. 禁用　孕妇、哺乳期妇女。

3. 慎用　严重心脏及呼吸系统疾病患者，系统性红斑狼疮，器质性脑病患者，肝、肾功能不全者。

4. 药物相互作用　本药可使环孢素、普萘洛尔、茶碱、氨茶碱、卡马西平、美沙酮、他克林、维拉帕米、华法林、利多卡因、苯二氮䓬类药物（如地西泮、硝西泮、氟硝西泮、氯氮䓬、咪达唑仑、三唑仑等）、苯巴比妥、三环类抗抑郁药、甲硝唑血药浓度升高，毒性增加。

【患者用药指导】

1. 应按时服用，坚持疗程，一般在进餐时与睡前服药效果最好。

2. 用药期间出现精神症状或严重的窦性心动过速

时应停药。

3. 停药后复发率很高，6个月复发率为24%，1年复发率可高达85%。目前认为采用长期服药或一天400~800mg或反复足量短期疗法可显著降低复发率。

【应急措施】

常见的过量征象有呼吸短促或呼吸困难以及心动过速。

处理：首先清除胃肠道内尚未吸收的药物，并给予临床监护及支持疗法，出现呼吸衰竭者，立即进行人工呼吸，心动过速者可给予β肾上腺素受体拮抗剂。

尼扎替丁 Nizatidine

【临床应用】

用于治疗活动性十二指肠溃疡和良性胃溃疡；适用于十二指肠溃疡愈合后的维持治疗。

【用法用量】

口服：活动性十二指肠溃疡，一天一次，一次300mg，睡前口服；或者，一天二次，一次150mg，疗程可用至8周。十二指肠溃疡愈合后的维持治疗，成人一天一次，一次150mg，睡前口服。

【操作要点】

1. 应用本品前需排除胃恶性肿瘤。

2. 服用本品后尿胆素原测定可呈假阳性。

3. 因本品主要经肾脏排泄，中至重度肾功能不全的患者应减量用药。

【注意事项】

1. 不良反应 患者服用本品的最常见的不良反应为贫血和荨麻疹。

2. 禁用 对本品或其他组胺H_2受体拮抗剂过敏者。

3. 慎用 既往使用H_2受体拮抗药后导致血小板减少症者；妊娠期妇女。

4. 药物相互作用　本品与茶碱、氯氮䓬、劳拉西泮、利多卡因、苯妥英钠和华法林无药物间相互作用。由于本品不抑制细胞色素 P450 药物代谢酶系统,故不会发生肝药酶代谢抑制所产生的药物相互作用。

【患者用药指导】

1. 患者每天服用大剂量阿司匹林(3 900mg),同时口服本品150mg,每天 2 次,则出现血清水杨酸盐浓度升高。

2. 哺乳期妇女如用药必须停止哺乳。

【应急处置】

过量:表现为流泪、流涎、呕吐、瞳孔缩小及腹泻等。

处置:一旦过量应使用活性炭、催吐或灌肠,同时给予支持对症治疗及临床监护。

奥美拉唑 Omeprazole

【临床应用】

用于胃、十二指肠溃疡、应激性溃疡等。

【用法用量】

口服:一次 20mg,一天 1~2 次(晨起顿服或早晚各 1 次)。十二指肠溃疡疗程通常为 2~4 周,胃溃疡的疗程为 4~8 周。对难治性溃疡患者可一次 40mg,一天 1 次,疗程 4~8 周。

静脉滴注:一次 40mg,应在 20~30 分钟或更长时间内静脉滴注,每天 1~2 次。

【操作要点】

1. 治疗胃溃疡时应排除胃癌后才能使用本品,以免延误诊断和治疗。

2. 一般消化性溃疡等疾病,不建议大剂量长期应用。

3. 将本品 40mg 完全溶于 100ml 0.9% 氯化钠注射液或 100ml 5% 葡萄糖注射液中。40mg 奥美拉唑溶于 5% 葡萄糖注射液后应在 6 小时内使用,而溶于 0.9% 氯化钠注射液后可在 12 小时内使用,配制后即可立刻开始静脉滴注。

4. 配制步骤　①用无菌注射器从输液瓶或输液袋中抽取 5ml 输液；②将 5ml 输液注入装有奥美拉唑冻干粉的小瓶中，完全溶解；③用无菌注射器将奥美拉唑溶液抽回注射器内；④将奥美拉唑溶液注入输液瓶或输液袋中；⑤重复 1~4 步，确保所有的奥美拉唑被转移至输液瓶或输液袋中。

【注意事项】

1. 不良反应　多为轻度和可逆。常见头痛、腹泻、便秘、腹痛、胃肠胀气和恶心、呕吐、胸痛、心悸、心动过速或过缓、血压升高、胃肠道感染风险轻微升高、重度低镁血症。可能会增加髋、腕和脊柱骨折的风险，主要是发生在老年人或存在其他已知风险因素的患者中。存在骨质疏松风险的患者应服用适量的维生素 D 和钙。

2. 禁用　对本品过敏者；严重肾功能不全者；婴幼儿；孕妇。

3. 慎用　肝、肾功能不全者。

4. 药物相互作用　不建议本品与氯吡格雷合并使用；本品可能会抑制维生素 B_{12}（氰钴胺）的吸收。在体内贮存减少或有维生素 B_{12} 吸收减少风险因素的患者长期治疗中需要考虑到这些情况。本品合用时，奈非那韦和阿扎那韦的血浆浓度会降低。禁止联合使用本品和奈非那韦。不推荐联合使用本品和阿扎那韦进行治疗。

【患者用药指导】

1. 注意足疗程治疗，不应因症状缓解而自行停药。

2. 本药缓释胶囊或肠溶片，服用应整粒吞服，不应咀嚼，以防药物颗粒过早在胃内释放而影响疗效。

3. 为防止抑酸过度，在治疗一般消化性溃疡等病时，建议不要长期大剂量使用本药。

【应急措施】

过量表现（少数服用本药 320~900mg 的患者可出现

过量反应）：包括视物模糊、意识模糊、嗜睡、头痛、口干、颜面潮红、恶心、出汗、心律不齐（包括心动过速）等。

处置：无特异性解毒药，主要为对症和支持治疗。本药不易经透析清除，如意外过量服用应立即处理。

【经典案例】

患者，男，70 岁，因上腹部隐痛伴黑便以消化道出血收治入院，胃镜检查发现十二指肠球部溃疡，浅表性糜烂性胃炎。当即给予雷尼替丁静脉滴注，对症处理，3天后黑便停止，改奥美拉唑 20mg，p.o.，8 小时后出现皮疹，皮肤瘙痒，继而出现双下肢对称性暗红色出血点，伴有持续性腹痛，关节肿痛。请普外、骨外科会诊排除急腹症和骨关节疾病后，经皮肤科会诊，诊断为过敏性紫癜。以抗过敏、肾上腺皮质激素治疗症状缓解，但黑便加重，大便隐血 ++++，疑为溃疡病出血加重。将奥美拉唑 20mg，p.o. 改为 40mg，iv.gtt，qd。用药后数小时内患者四肢躯干出现点、片状紫癜，腹痛加剧，关节肿痛更为明显，尿蛋白 +++，诊断为混合性过敏性紫癜。停用奥美拉唑，以抗过敏及对症治疗，皮疹、紫癜逐渐消失，关节痛缓解，但患者面部水肿，双下肢出现凹陷性水肿，尿蛋白 ++++，尿蛋白定量 6.76g/24h，血浆总蛋白降至 43.0g/L，白蛋白降至 23.5g/L，血清胆固醇 6.18mmol/L，血尿素氮 15.69mmol/L，血肌酐 118μmol/L，以过敏性紫癜性肾炎转肾内科治疗。用泼尼松 60mg/d，p.o.，并以抗凝、抗血小板聚集治疗 6 周后病情无缓解，加用环磷酰胺 1g，i.v 冲击治疗，每月 1 次，泼尼松 30mg/d 维持，3 个月后尿常规检测蛋白转阴，24 小时尿蛋白定量 0.64g，血浆总蛋白 67.3g/L，白蛋白 42.9g/L，血脂恢复正常。继续疗程达 6 个月，各项血生化指标恢复正常，随访 1 年未见复发。

分析点评：奥美拉唑通过抑制胃壁细胞膜上的质子泵 H^+-K^+-ATP 酶产生强大的抑制胃酸分泌作用，是当今治疗消化性溃疡安全有效药物，但也出现了一些不良反应,如消化道反应、皮疹、急性间质性肾炎。但引起过敏性紫癜肾炎并不多见,该患者用药后数小时内出现典型过敏性紫癜表现,并与用药时间和剂量存在相关性,治疗过程中大量蛋白尿、水肿、低蛋白血症、血脂高等肾病综合征症状,符合过敏性紫癜性肾炎临床诊断。经激素、细胞毒药物治疗,患者病情好转,随访1年,未见复发。

重要提示:在应用奥美拉唑过程中如出现皮疹、紫癜,应及时停药,警惕过敏性紫癜性肾炎。必要时可应用激素、细胞毒药物治疗。

泮托拉唑 Pantoprazole

【临床应用】

用于消化性溃疡(胃溃疡、十二指肠溃疡、吻合口溃疡等)及其出血,包括非甾体抗炎药引起的急性胃黏膜损伤和应激性溃疡出血。

【用法用量】

口服:一次 40mg,一天 1 次,个别对其他药物无反应的病例可一天服 2 次,最好于早餐前服用。十二指肠溃疡一般疗程 2~4 周,胃溃疡及反流性食管炎疗程 4~8 周。

静脉滴注:一次 40~80mg,每天 1~2 次。

【操作要点】

1. 神经性消化不良等轻微胃肠疾患不推荐使用本药;用药前须排除胃与食管的恶性病变,以免因症状缓解而延误诊断。

2. 本药抑制胃酸分泌的作用强,时间长,故应用本药注射剂时不宜同时再服用其他抗酸药或抑酸药。治疗一般消化性溃疡等病时,应避免大剂量长期应用(卓 - 艾综合征例外)。

3. 肾功能受损者无须调整剂量;肝功能受损者需要酌情减量。

4. 临用前将 10ml 专用溶剂注入冻干粉小瓶内,将上述溶解后的药液加入 0.9%氯化钠注射液 100~250ml 中稀释后供静脉滴注,静脉滴注时间要求 15~60 分钟内滴完。本品溶解和稀释后必须在 4 小时内用完,禁止用其他溶剂或其他药物溶解和稀释。

【注意事项】

1. 不良反应　偶见头晕、失眠、嗜睡、恶心、腹泻、便秘、皮疹、肌肉疼痛等症状。大剂量使用时可出现心律不齐,转氨酶升高,肾功能改变,粒细胞降低等。

2. 禁用　对本品过敏者、哺乳期妇女、妊娠早期妇女。

3. 慎用　肝、肾功能不全者。

4. 药物相互作用　本药可降低伊曲康唑等的胃肠道吸收,降低其药效。

【患者用药指导】

1. 本药肠溶制剂服用时切勿咀嚼。

2. 肾功能受损者无须调整剂量;肝功能受损者需要酌情减量。

3. 妊娠期与哺乳期妇女禁用。

【经典案例】

患者,男,51 岁,因右侧舌根、口咽、磨牙后区、软腭及口底鳞状细胞癌,于 8 月 15 日入院行放疗加第二周期奈达铂 60mg,iv.gtt,q7d 同步化疗。8 月 15 日血常规、肝功能、电解质检查结果基本正常。8 月 18 日给予泮托拉唑 80mg,iv.gtt,qd 护胃和复方甘草酸单铵 s 注射剂 160mg,iv.gtt,qd 护肝,同时行放射治疗。9 月 1 日行奈达铂 60mg,iv.gtt,st 同步化疗,化疗后一般状况尚可,偶有恶心呕吐,食欲减退。化疗后继续给予复方甘草酸单铵 s 注射剂 160mg,iv.gtt,qd,泮托拉唑 80mg,iv.gtt,qd。9 月 5 日 10:30 再次给予泮托拉唑,溶媒为 0.9%氯化钠注射液 100ml,泮托拉唑药物浓度为 0.8mg/ml。10:42 滴注约 30ml 泮托拉唑溶液(约 24mg 泮托拉唑)时患者出现头晕冷汗、视物模糊、呼吸急促、胸闷心慌等症状,立刻停止输液。急行心电监护,患者血压下降至 80/50mmHg,血氧饱和度降至 92%,心率 136 次 /min。同时静脉注射地塞米松 10mg,肌内注射苯海拉明 20mg,给予乳酸钠林格注射液 500ml 静脉滴注扩容,持续吸氧 3L/min。20 分钟后患者症状逐渐平缓,密切观察患者病情,1 小时后患者血压恢复至 110/80mmHg,血氧饱和度恢复至 99%,心率 82 次 /min。8 月 19 日 8:35 复查血常规及肝功能、电解质,结果基本正常。后续治疗中停用泮托拉唑,其余治疗方案不变,患者未再出现过敏反应。9 月 18 日患者完成整个周期的放疗,生命体征平稳,出院。

分析点评:患者无其他疾病,无药物食物过敏史。患者 9 月 1 日化疗后,仅使用复方甘草酸单铵 s 注射剂和泮托拉唑辅助治疗,且在发生不良反应当日,首先给予泮托拉唑,在给予泮托拉唑注射液约 1/3 量时,即出现过敏性休克,用患者原患疾病无法解释,且停用泮托拉唑后患者未再出现上述症状,因此该药与不良反应有因果关系。国内外均有首次及再次使用泮托拉唑导致过敏性休克病例的报道。从以上几点分析,认为该不良反应属于注射用泮托拉唑所致。按照国家 ADR 中制定的评价标准,判定为"很可能"。

重要提示:质子泵抑制药在临床上存在过度使用的现象,建议临床使用质子泵抑制药应该严格掌握适应证。大剂量、长疗程使用质子泵抑制药会增加不良反应的发生率,尤其是增加胃类癌的风险,因此避免大剂量、长疗程使用该类药物。由于质子泵抑制剂引起的过敏反应多在给药后 30 分钟内发生,而且不论是首次给药还是再次给药均可能发生过敏反应,建议在输液过程中加强对患者反应的观察,一旦发生过敏反应,及时对症处理。

兰索拉唑 Lansoprazole

【临床应用】
主要用于胃溃疡、十二指肠溃疡、吻合口溃疡。

【用法用量】

口服：一次 15~30mg，一天 1 次，清晨口服，连续服用 4~6 周。胃溃疡：一次 30mg，一天 1 次，清晨口服，连续服用 6~8 周。

静脉滴注：通常成年人一次 30mg，用 0.9%氯化钠注射液 100ml 溶解后，一天 2 次，推荐静脉滴注时间 30 分钟，疗程不超过 7 天。

【操作要点】

1. 本品静脉滴注使用时应配有孔径为 1.2μm 的过滤器，以便去除输液过程中可能产生的沉淀物。这些沉淀物有可能引起小血管栓塞而产生严重后果。

2. 在喷出性或涌出性大量出血、血管暴露等危险性大的情况下，应先采用内镜下止血措施。

3. 本品仅用于静脉滴注。溶解后应尽快使用，勿保存。避免与 0.9%氯化钠注射液以外的液体和其他药物混合静脉滴注。

4. 经本品治疗的前 3 天内达到止血效果的，应改用口服用药，不可无限制静脉给药。

【注意事项】

1. 不良反应　可见口干、恶心、腹胀、腹泻、便秘、便血、头痛、头晕、嗜睡等症状，偶见谷丙转氨酶（GPT）、谷草转氨酶（GOT）、碱性磷酸酶（ALP）、乳酸脱氢酶（LDH）及 γ-谷氨酰转移酶（γ-GTP）升高、焦虑、失眠、抑郁、贫血、白细胞减少、嗜酸性粒细胞增多、血小板减少、发热、肌痛等。

2. 禁用　孕妇、哺乳期妇女。

3. 慎用　有药物过敏症既往史的患者、肝损伤的患者、老年人。

4. 药物相互作用　本品诱导肝脏药物代谢酶，可促进茶碱的代谢；本品的胃酸分泌抑制作用能够降低阿扎那韦的溶解度，使血药浓度下降；本品可竞争性阻断肝脏药物代谢酶对他克莫司的代谢；由于本品的胃酸分泌抑制作用，抑制地高辛水解，有使其血药浓度升高的可能性。

【患者用药指导】

1. 口服时应将本药片剂或胶囊整片或整粒吞服，不应压碎或咀嚼。

2. 在本药的治疗过程中，轻度不良反应不影响继续用药，但如发生过敏反应、肝功能异常或较为严重的不良反应时应及时停药或采取适当措施。

【应急处置】

兰索拉唑不能通过血液透析从循环系统中清除。

【经典案例】

患者，女，56 岁，因"两个月前出现反复上腹部疼痛伴有反酸"，入住消化科，患者诉入院当天下午 3 点左右感腹痛加剧，向腰部放射痛，疼痛明显时伴恶心感，大小便次数增加。既往有"高血压、胆囊切除"病史，无药物、食物过敏史。10 月 7 日予"经内镜逆行性胰胆管造影 + 内镜乳头括约肌切开取石术"。术后给予兰索拉唑 30mg，iv.gtt，bid；加贝酯 0.2g，iv.gtt，bid；左氧氟沙星 0.2g，iv.gtt，qd；替硝唑 200ml，iv.gtt，qd；还原型谷胱甘肽 1.8g，qd。第 2 天患者自觉腹痛好转，大便稀薄，无畏寒发热，无腹胀，无恶心、呕血、黑便，第 3 天患者出现腹泻，一天 3 次，每次大便稀水样改变；嘱进食低脂流食，暂停使用加贝酯、替硝唑和左氧氟沙星；加用蒙脱石混悬液 30ml，p.o.，tid 止泻处理，第 5 天患者使用蒙脱石混悬液后症状未出现好转，腹泻症状加剧，一天 5 次左右伴无力、恶心、呕吐。粪便常规：偶见红细胞，隐血试验弱阳性；复查肝功能：GPT 185.0U/L，GOT 26.9U/L；电解质：血钾 2.8mmol/L；血钠 115.4mmol/L。遂请临床药师会诊。经过详细讨论后认为患者目前腹泻可能与使用药物有关，建议将兰索拉唑改为艾司奥美拉唑注射液，继续使用还原性谷胱甘肽护肝，补充电解质等对症处理。患者改用艾司奥美拉唑注射液后腹泻症状逐渐消失，精神好转，术后第9天患者血淀粉酶、肝功能和血常规正常后出院。

分析点评：本例患者腹泻与兰索拉唑注射液使用有明显的时间关联性；患者停用兰索拉唑后未再发生上述症状；根据不良反应关联性评价考虑本例患者腹泻很可能是兰索拉唑注射液引起的。其发生机制可能为：兰索拉唑与胞壁细胞质子泵的半胱氨酸残基813和892以2个共价键结合，也就抑制了结肠的质子泵，影响结肠液的分泌，结肠pH升高，胆盐溶解下降，导致腹泻。

重要提示：兰索拉唑不良反应多为过敏性休克、水肿、白细胞减少、腹胀、便秘、腹痛、恶心、皮疹等症状。因此，提醒临床医师护士在使用兰索拉唑时应向患者交代相关不良反应尤其是胃肠道反应，一旦出现不良反应及时停药，并采取对症处理。

雷贝拉唑 Rabeprazole

【临床应用】

用于良性活动性胃溃疡、活动性十二指肠溃疡。

【用法用量】

口服：一次20mg（部分患者一次10mg即有反应），一天1次，早晨服用，连服4周，但有2%的患者还需继续用药4周。活动性胃溃疡一次20mg，一天1次，早晨服用，连服6周，但有9%的患者还需继续用药6周。

静脉滴注：一次20mg，每天1~2次，疗程不超过5天。一旦患者可以口服给药，应改为雷贝拉唑钠口服剂型给药。

【操作要点】

1. 临用前以0.9%氯化钠注射液5ml溶解，溶解后的药液加入0.9%氯化钠注射液100ml中，稀释后供静脉滴注,静脉滴注时间要求 15~30 分钟内完成。

2. 本品溶解和稀释后 2 小时内使用。

3. 本品避免与 0.9% 氯化钠注射液以外的液体和其他药物混合静脉滴注。

4. 使用本品时有可能掩盖由胃癌引起的症状,故应在排除恶性肿瘤的前提下开始使用本品。

【注意事项】

1. **不良反应** 可见口干、腹胀、腹痛、光敏性反应、皮疹、荨麻疹、瘙痒、水肿,偶见头痛、血尿素氮升高、蛋白尿、恶心、呕吐、便秘、腹泻,罕见心悸、心动过缓、胸痛、眩晕、四肢乏力、感觉迟钝、失眠、困倦、握力低下、口齿不清、步态蹒跚、骨折的风险增加,长期应用可能发生低镁血症,严重不良事件包括抽搐、心律失常和癫痫发作。

2. **禁用** 孕妇、哺乳期妇女。

3. **慎用** 肝功能受损患者。

4. **药物相互作用** 本药可升高胃内 pH,与地高辛合用时,会使地高辛的 AUC 和 C_{max} 值分别增加 19% 和 29%,故合用时应监测地高辛的浓度;与含氢氧化铝、氢氧化镁的制酸剂同时服用,或在服用制酸剂 1 小时后再服用本药时,本药的平均血药浓度和 AUC 分别下降 8% 和 6%;本药可减少伊曲康唑的胃肠道吸收,使其疗效降低。

【患者用药指导】

1. 妊娠或可能妊娠的妇女使用本品时,应在判断其治疗的益处明显大于风险的前提下方可用药。

2. 哺乳期妇女应避免使用本品。必须用药时,应停止哺乳。

3. 老年人应慎重使用本品。本品主要在肝脏代谢,而一般情况下老年人的肝功能有所降低,更可能引起不良反应。因此,一旦出现不良反应,应采取暂时停药并进行监测等措施。

4. 与抗生素合用杀灭幽门螺杆菌时应在早晨、餐前服药。肠溶片剂不能咀嚼或压碎服用,须整片吞服。

【应急处置】

本药过量的处理:尚无特效解毒剂,应按患者的临床症状和体征,采用适当的支持疗法。

【经典案例】

患者,男性,38 岁,因上腹不适、反酸一周到消化内科就诊。既往无高血压病、糖尿病及颈椎病等慢性病史,无药物过敏史。体检:T 36.5℃,P 78 次/min,BP 100/80mmHg,心肺听诊无明显异常,腹平软,剑突下轻压痛,肝脾肋下未触及。予以胃镜检查,主要提示十二指肠球部多发性溃疡、慢性浅表性胃炎。医嘱给予雷贝拉唑肠溶片 20mg,p.o.,qd,用药大约 1 小时后患者出现剧烈头痛,难以忍受,伴有阵发性恶心,无呕吐,无发热,再次就诊,体检:T 36.7℃,P 90 次/min,BP 110/90mmHg,神清,颈软,心肺听诊未发现明显异常,脑膜刺激呈阴性。医生建议停用雷贝拉唑,继续口服铝镁加混悬液,并予以口服复方阿司匹林片,30 分钟后,上述症状缓解。患者继续口服铝镁加混悬液治疗,未再次出现类似头痛症状。2 天后因胃部不适症状有所反复,自行服用雷贝拉唑肠溶片,服用药物 1 小时左右上述症状再次发作,立即停用,再次口服复方阿司匹林片头痛症状缓解。

分析点评:雷贝拉唑临床常见的不良反应有头痛、胃肠胀气、恶心、腹泻、流感、咳嗽、便秘、失眠,也有引起精神神经系统异常不良反应报道。多数患者头痛程度相对较轻,如本例患者出现剧烈难忍的头痛的不良反应较少见。目前雷贝拉唑引起头痛的作用机制尚不十分清楚,分析原因可能与雷贝拉唑对于脑血管收缩与舒张功能有所影响,从而引起脑血管收缩与舒张功能性失调,也要考虑患者个体体质对于药物反应过于强烈的可能。

重要提示：雷贝拉唑可能对于脑血管收缩于与舒张功能有所影响，从而引起脑血管收缩与舒张功能性失调。临床医师、护士、药师在用药过程中应告知患者可能出现的不良反应，以免引起不必要的医疗纠纷。

艾司奥美拉唑 Esomeprazole

【适应证】

用于与适当的抗菌疗法联合用药根除幽门螺杆菌；愈合与幽门螺杆菌感染相关的十二指肠溃疡；防止与幽门螺杆菌相关的消化性溃疡复发。

【用法用量】

口服：与适当的抗菌疗法联合用药根除幽门螺杆菌，并且使与幽门螺杆菌相关的十二指肠溃疡愈合。预防与幽门螺杆菌相关的消化性溃疡复发，本品 20mg+ 阿莫西林 1g+ 克拉霉素 500mg，每日 2 次，共 7 天。

【操作要点】

1. 对于存在吞咽困难的患者，可将片剂溶于半杯不含碳酸盐的水中（不应使用其他液体，因肠溶包衣可能被溶解），搅拌，直至片剂完全崩解，立即或在 30 分钟内服用，再加入半杯水漂洗后饮用。微丸决不应被嚼碎或压破。

2. 注射液的制备是通过加入 5ml 的 0.9% 氯化钠溶液至本品小瓶中供静脉注射使用。滴注液的制备是通过将本品 1 支溶解至 0.9% 氯化钠溶液 100ml，供静脉滴注使用。配制后的注射用或滴注用液体均是无色至极微黄色的澄清溶液，应在 12 小时内使用，保存在 30℃ 以下。从微生物学的角度考虑最好立即使用。

3. 配制溶液的降解对 pH 的依赖性很强，因此药品必须按照使用指导应用。本品只能溶于 0.9% 氯化钠中供静脉使用。配制的溶液不应与其他药物混合或在同一输液装置中合用。

本药与万古霉素、钠钾葡萄糖注射液有配伍禁忌。

【注意事项】

1. 不良反应　口干、轻度恶心、呕吐、腹胀、便秘、腹泻、腹痛、GPT 及 GOT 升高、胆红素升高、萎缩性胃炎;感觉异常、头晕、头痛、嗜睡、失眠、外周神经炎;维生素 B_{12} 缺乏;致癌性,如肠嗜铬细胞增生、胃部类癌;皮疹、男性乳房发育、溶血性贫血。

2. 禁用　已知对艾司奥美拉唑、其他苯并咪唑类化合物或本品的任何其他成分过敏者;伴有罕见的遗传性疾病,如果糖耐受不良,葡萄糖 - 半乳糖吸收障碍或蔗糖酶 - 异麦芽糖酶不足的患者。

3. 慎用　严重肾功能不全者;肝脏疾病患者。

4. 药物相互作用　艾司奥美拉唑治疗期间依曲康唑的吸收会降低;与经 CYP2C19 代谢的药物(如地西泮、西酞普兰、丙米嗪、氯米帕明、苯妥英等)合用时,这些药物的血浆浓度可被升高,可能需要降低剂量;苯妥英治疗期间,当合用或停用艾司奥美拉唑时,建议监测苯妥英的血药浓度;当开始合用或停用艾司奥美拉唑时,建议监测华法林的血药浓度;艾司奥美拉唑不应与阿扎那韦合用。

【患者用药指导】

1. 本药对酸不稳定,口服制剂均为肠溶制剂,服用时应整片(粒)吞服,不应嚼碎或压碎。

2. 至少应于饭前 1 小时服用。

【经典案例】

患者,女,85 岁。因肺癌晚期收住院治疗。患者有反流性食管炎病史,现恶心呕吐伴有电解质紊乱。遵医嘱给予注射用艾司奥美拉唑 40mg+ 钠钾葡萄糖注射液 250ml(为澄清、透明液体)静脉输液。治疗室配药后液体立即变为浅紫色,放置,未给患者注射。另换生理盐水 250ml+ 注射用艾司奥美拉唑 40mg,配药后液体澄清透明无沉淀,给予患者静脉输液。输毕患者无不良反应,无不适。

分析点评:注射用艾司奥美拉唑钠与钠钾葡萄糖注射液存在配伍禁忌,但查阅《306种注射液配伍应用检索表》,并无两者配伍禁忌标注。

重要提示:提示临床应用时不可混合使用,应单独使用。

第四节　炎症性肠病

炎症性肠病(inflammatory bowel disease,IBD)指病因未明的炎症性肠病,包括溃疡性结肠炎和克罗恩病及非特异性小肠炎。

一、溃疡性结肠炎

(一)疾病简介

溃疡性结肠炎(ulcerative colitis,UC)是一种病因尚不十分清楚的直肠和结肠慢性非特异性炎症性疾病。病变主要限于大肠黏膜与黏膜下层,发病可能与感染、免疫和遗传因素有关。病变可累及直肠、结肠的一段或全结肠。多呈反复发作的慢性病程,UC一般从直肠开始,为倒灌性连续性病变。

(二)临床特点

有持续或反复发作的腹泻、黏液脓血便伴腹痛、里急后重和不同程度的全身症状。可有关节、皮肤、眼、口及肝胆等肠外表现。最新分型:初发型、慢性复发型。

(三)治疗原则

1. 活动期患者应充分休息,给予流质饮食及营养支持治疗;对乳制品过敏者应限制乳制品的摄入;重症患者应及时纠正水电解质平衡紊乱。

2. 急性发作期患者给予 5- 氨基水杨酸制剂、糖皮质激素、抗生素等控制发作，病情缓解后给予 5- 氨基水杨酸制剂维持缓解、预防复发。

3. 并发大出血、肠穿孔及合并中毒性巨结肠经积极内科治疗无效且伴严重毒血症状者需紧急手术；并发结肠癌，慢性持续性病例内科治疗效果不理想而严重影响生活质量，或虽用糖皮质激素可控制病情但糖皮质激素不良反应太大不能耐受者可择期手术治疗。

（四）治疗药物

柳氮磺吡啶 Sulfasalazine

【临床应用】

主要用于炎症性肠病，即克罗恩病和溃疡性结肠炎。

【用法用量】

口服：初始剂量为一天 4g，分 4 次服，用药 3~4 周后病情缓解可减量，然后改为维持量一天 2g，分次口服，维持 1~2 年。

【操作要点】

1. 接受磺胺药治疗者对维生素 K 的需要量增加。

2. 治疗前做全血细胞计数检查，以后每月复查一次。这对接受较长疗程的患者尤为重要。

3. 尿液检查（每 2~3 天查尿常规一次），以发现长疗程或高剂量治疗时可能发生的结晶尿。

4. 用药前及用药过程中应当进行肝、肾功能的检查。

【注意事项】

1. 不良反应　常见恶心、畏食、体温上升、红斑及瘙痒、头痛、心悸等。少见头晕、耳鸣、蛋白尿、血尿、胃痛及腹痛、红细胞、发绀、皮肤黄染等。

2. 禁用　对本药及其代谢产物、磺胺类药物或水杨酸盐过敏者，肠梗阻患者，泌尿系统梗阻者，急性间歇性卟啉病患者，孕妇及哺乳期妇女。

3. 慎用　对呋塞米、砜类、噻嗪类利尿药、磺脲类、碳酸酐酶抑制药及其他磺胺类药物过敏者，血小板、粒细胞减少者，肠道或尿路阻塞者，葡萄糖 -6- 磷酸脱氢酶缺乏者，血卟啉病患者（除急性间歇性卟啉病外），肝功能损害者，肾功能不全者，哮喘患者，失水、休克患者，慢乙酰化者，纤维性肺泡炎患者。

4. 药物相互作用　与口服抗凝药、口服降血糖药、甲氨蝶呤、苯妥英钠和硫喷妥钠等合用时，或在应用磺胺药之后使用时，需调整其剂量；与骨髓抑制药合用时，应严密观察可能发生的毒性反应；与溶栓药物合用时，可能增大其潜在的毒性作用；与光敏药物合用，可能发生光敏的相加作用；与肝毒性药物合用，可能引起肝毒性发生率的增高；硫酸亚铁可能干扰本药在体内的吸收；不宜与对氨基苯甲酸、乌洛托品合用；本药可降低洋地黄类药物、叶酸、环孢素、维生素 B_{12}、避孕药（雌激素类）的药效。

【患者用药指导】

1. 本药片剂应在一天固定的时间服用，进餐时服用为佳。先前未曾用本药片剂及肠溶片治疗过的患者，建议其在最初几周内逐渐增加剂量。遇有胃肠道刺激症状，除强调餐后服外，也可分成小量多次服用，甚至每小时一次，使症状减轻。使用肠溶片能降低胃肠道副作用的发生率。肠溶片不可压碎及掰开服用。

2. 服用本药时，尿液可呈橘红色，此为正常现象，不应与血尿混淆。

3. 夜间停药间隔不得超过 8 小时。

4. 应用磺胺药期间多饮水，保持高尿流量，以防结晶尿的发生。

5. 对呋塞米、砜类、噻嗪类利尿药、磺脲类、碳酸酐酶抑制药及其他磺胺类药物呈现过敏的患者，对本品亦会过敏。

6. 出现皮肤症状及血液不良反应时,应立刻停止用药。

【应急处置】

用药过量的表现:尿痛或排尿困难、血尿、下背部疼痛、嗜睡、腹泻、恶心、呕吐及癫痫发作。

用药过量的处理:首先应洗胃,继而静脉补液利尿,静脉给予碳酸氢钠碱化处理,警惕出现少尿和无尿症状,若发生无尿,应及时进行透析治疗。若出现高铁血红蛋白症(出现发绀)时,应静脉缓慢给予亚甲蓝 1~2mg/kg 或其他合适治疗。若有严重的硫血红蛋白血症时,则可进行输血替换治疗。

奥沙拉嗪 Olsalazine

【临床应用】

用于轻中度急慢性溃疡性结肠炎的治疗。

【用法用量】

口服:急性发作期,一天总剂量 3g,分 3 次进餐时服用;维持量为一天 1g。

【操作要点】

在接种水痘疫苗后 6 周之内尽量避免使用本药。

【注意事项】

1. 不良反应　常见腹泻,可有头痛、头晕、失眠、短暂性焦虑、恶心、呕吐、上腹不适、腹部痉挛、皮疹、关节痛及白细胞减少等。

2. 禁用　对本药及水杨酸过敏者、严重肾功能损害者。

3. 慎用　有严重过敏性哮喘或支气管哮喘病史者、严重肝脏疾病患者、肾脏疾病患者、有胃肠道反应者。

4. 药物相互作用　与阿仑膦酸钠合用,胃肠道不良反应的发生率增加,如合用两药时胃肠道疼痛不可耐受,应减少本药剂量或停药；与肝素类药物应尽量避免合用，如不可避免应密切观察患者可能的出血征象。

【患者用药指导】

1. 本品应在进餐时伴服。

2. 对水杨酸偶氮磺胺吡啶过敏有可能对本药过敏。

3. 一旦发现漏服可立即补服，但不要在同一时间用2倍剂量。

美沙拉嗪 Mesalazine

【临床应用】

用于溃疡性结肠炎，用于溃疡性结肠炎的急性发作，防止复发。

【用法用量】

口服：①急性发作，一次1g，一天4次。②维持治疗，一次0.5g，一天3次。

直肠给药：一次1g，一天1~2次。

【操作要点】

1. 在接种水痘疫苗后的6周内不要应用本药，以免增加发生瑞氏综合征的危险。

2. 本药不能与降低肠道pH的药物联用。

3. 高龄患者用药应酌减。

4. 口服本药治疗前，应监测肾功能，治疗过程中也应定期复查。对患有肾脏疾病、肾功能不全的患者，应密切监测血尿素氮（BUN）、血肌酸酐或尿蛋白。

【注意事项】

1. **不良反应**　可出现皮疹、药物热、支气管痉挛、红斑狼疮样综合征、口干、恶心、呕吐、腹泻、便秘、瘙痒、关节痛、肌肉痉挛性疼痛等，个别患者可出现头晕、头痛、定向力障碍、氨基转移酶升高、血尿素氮升高，也有引起胰腺炎的报道。有个案报道用药后出现记忆力减退和精神集中障碍、下肢麻木等，停药2周后症状消失。

2. 禁用　对水杨酸制剂过敏者。

3. 慎用　肝、肾功能不全者慎用；孕妇及哺乳期妇女。

4. 药物相互作用　本药可影响氰钴胺吸收；可降低华法林的作用；可增强磺酰脲类口服降糖药的降糖作用；可增加糖皮质激素对胃的潜在不良反应；与低分子肝素合用时减弱血小板的功能，可增加出血的危险。

【患者用药指导】

1. 片剂宜整粒或掰开用水冲服，但不可嚼碎或压碎。

2. 栓剂在10分钟内流泻，需重新塞入另一栓剂。

3. 用药期间如出现胸痛、气短、胸膜或心包摩擦等不良反应，以及急性不耐受综合征（主要表现为痉挛、急性腹痛、血性腹泻，有时可有发热、头痛和皮疹等）或溃疡性结肠炎的病情恶化，应立即停药。

【典型案例】

患者，男，63岁，结肠镜诊断：溃疡性结肠炎（活动期）。给予口服美沙拉嗪肠溶片、双歧杆菌三联活菌，静脉滴注丙氨酰谷氨酰胺、左氧氟沙星，患者腹泻及便血症状缓解，治疗10天后出现发热。复查血常规白细胞及中性粒细胞正常，降钙素原正常，粪常规无异常，结合患者发热时精神状态良好，与热度不成比例，无中毒现象及慢性病容，考虑药物热。首先排除抗生素等液体引起药物热，停用静脉药物3天后仍有发热，再次复查血常规、降钙素原及粪便常规均未见异常，进一步停用口服药物美沙拉嗪，3天后体温恢复正常。后患者换用柳氮磺吡啶抗炎治疗（每天4次，每次1g），出院后随访无发热，症状缓解。

分析点评：该患者在入院前无发热，治疗后出现发热，用药期间肠道症状缓解，无感染加重表现，且各项细菌感染指标未见异常，故无法用肠道病变解释患者出现的发热。美沙拉嗪引起药物热的原因至今仍不清楚，多与患者的高敏性反应和体质的特异性反应有关，与治疗剂量、药物中是否混有致热原等是否有关尚需进一步探讨。

重要提示：随着该药在临床中治疗炎症性肠病的广泛应用，临床医生对其引起的少见的药物热的不良反应也应加以重视，以保证用药安全。

巴柳氮 Balsalazide

【临床应用】

用于轻度至中度活动性溃疡性结肠炎。

【用法用量】

口服：一次 2.25g，一天 3 次，餐前半小时服用，8 周一疗程。

【操作要点】

1. 本药不宜与抗生素同服。

2. 服用本药后短期（一般 2 周）内，如仅出现排便次数增加，属正常现象，无须停药。

3. 用药期间应检查肝、肾功能。

【注意事项】

1. 不良反应　偶有头痛、恶心、呕吐、腹痛、腹泻、关节痛等，可自行消失。

2. 禁用　对本药及水杨酸类药物过敏者，有支气管哮喘病史者，严重心、肝、肾功能损害者。

3. 慎用　有变态反应性疾病、对其他药物发生变态反应者，对柳氮磺吡啶、奥沙拉嗪过敏者，肝、肾功能损害者，幽门狭窄患者，哺乳期妇女。

4. 药物相互作用　同时接受本药和巯嘌呤（或硫唑嘌呤）治疗的患者，应密切监测全血细胞计数；与罗望子联用，不良反应和／或水杨酸毒性发生率升高；与丹参联用，会使血清游离水杨酸浓度升高，而后者浓度降低。

【患者用药指导】

1. 本药不宜与抗生素同服。

2. 服用本药后短期(一般 2 周)内,如仅出现排便次数增加,属正常现象,无须停药。

二、克罗恩病

(一)疾病简介

克罗恩病(Crohn's disease,CD)是一种病因不十分清楚的胃肠道慢性炎性肉芽肿性疾病。病变多见于末端回肠和邻近结肠,但从口腔到肛门各段消化道均可受累,呈节段性或跳跃式分布。有终身复发倾向,重症患者迁延不愈,预后不良。

(二)临床特点

临床上以腹痛、腹泻、腹块、瘘管形成及肠梗阻为特点,可伴有发热、营养障碍等全身表现以及关节、皮肤、眼、口腔等肠外损害。慢性起病、反复发作的右下腹或脐周腹痛、腹泻,可伴腹部肿块、肠瘘和肛门病变,以及发热、贫血、体重下降、发育迟缓等全身症状。阳性家族史有助于诊断,内镜特点为铺路石样改变。

(三)治疗原则

1. 注意饮食调理和营养补充,给予高营养低渣饮食。对重症患者均应采用营养支持治疗,可酌情给予要素饮食或全胃肠外营养,以助诱导缓解。所有的 CD 患者必须戒烟,并注意包括营养支持、对症和心理治疗的综合应用。

2. 根据病变的部位、分期及患者的反应和耐受性选择 5- 氨基水杨酸制剂、糖皮质激素、免疫抑制剂等控制发作、维持缓解、预防复发。

3. 经积极内科治疗无效而病情危及生命或严重影响生存质量者,以及有并发症(穿孔、梗阻、腹腔脓肿等)

需外科治疗者选择手术治疗。

（四）治疗药物

奥沙拉嗪 Olsalazine

【临床应用】

用于轻中度急慢性溃疡性结肠炎的治疗。

【用法用量】

口服：急性发作期，一天总剂量 3g，分 3 次进餐时服用；维持量为一天 1g。

【操作要点】【注意事项】【患者用药指导】参见本章第四节。

美沙拉嗪 Mesalazine

【临床应用】

用于克罗恩病，用于频繁发病的克罗恩病患者，预防急性发作。

【用法用量】

口服：一次 1g，一天 4 次。

直肠给药：溃疡性直肠炎：一次 1g，一天 1~2 次。

【操作要点】【注意事项】【患者用药指导】参见本章第四节。

巴柳氮 Balsalazide

【临床应用】【用法用量】【操作要点】【注意事项】【患者用药指导】参见本章第四节。

第五节 肠 结 核

一、疾病简介

肠结核是由结核分枝杆菌引起的肠道慢性特异性感

染。好发于回盲部,但消化道的其他部位也可发生。临床上以腹痛、腹泻与便秘、腹部肿块为特点,可伴有发热、盗汗、消瘦、贫血等结核毒血症引起的全身症状,以及肠外结核的表现。如能早期诊断并及时合理治疗可痊愈,预后良好,病理有时可见干酪样肉芽肿。

二、临床特点

中青年患者有腹泻、腹痛、右下腹压痛、腹块、原因不明的肠梗阻,伴有发热、盗汗、乏力、消瘦、食欲不振等结核中毒症状。可有肠外结核特别是肺结核的病史及表现。

三、治疗原则

1. 休息、营养(高热量、高蛋白、足够的维生素补充)、增强抵抗力。

2. 早期、规律、联合、足量、全程进行抗结核化学药物治疗。

3. 针对腹痛、水电解质酸碱平衡紊乱等给予对症治疗。

4. 对于有下列情况可考虑手术治疗　①完全性肠梗阻;②急性肠穿孔,或慢性肠穿孔瘘管形成经内科治疗未能闭合者;③肠道大量出血经积极抢救不能有效止血者;④诊断困难需剖腹探查者。

四、治疗药物

异烟肼 Isoniazid

【临床应用】
用于肠结核。
【用法用量】【操作要点】【注意事项】【患者用药指导】【应急处置】第五章第四节。

利福平 Rifampicin

【临床应用】

与其他抗结核药联合治疗肠结核。

【用法用量】【操作要点】【注意事项】【患者用药指导】【应急处置】见第五章第四节。

吡嗪酰胺 Pyrazinamide

【临床应用】

与其他抗结核药联合治疗肠结核。

【用法用量】【操作要点】【注意事项】【患者用药指导】【应急处置】见第五章第四节。

乙胺丁醇 Ethambutol

【临床应用】

与其他抗结核药联合治疗肠结核。

【用法用量】【操作要点】【注意事项】【患者用药指导】【应急处置】见第五章第四节。

对氨基水杨酸 Aminosalicylic Acid

【临床应用】

用于结核分枝杆菌所致的肠结核病。

【用法用量】【操作要点】【注意事项】【患者用药指导】【应急处置】见参见第五章第四节。

第六节 结核性腹膜炎

一、疾病简介

结核性腹膜炎是由结核分枝杆菌引起的慢性弥漫性腹膜感染,主要继发于肺结核或其他部位结核病。可见于任何年龄，但以中青年女性多见。按照病理解剖特点将结核性腹膜炎分为渗出型、粘连型、干酪型及混合型。

二、临床特点

临床上有发热、盗汗、消瘦、贫血等结核毒血症状，以及腹痛、腹泻、腹水及腹部肿块或腹壁柔韧感等表现。部分患者可发生肠梗阻、肠瘘、腹腔脓肿等并发症。多数有缓慢发生的发热、乏力、消瘦、腹胀和排便习惯改变，出现腹壁柔韧感、腹水和肠梗阻表现。

三、治疗原则

1. 休息、营养（高热量、高蛋白、足够的维生素补充）、增强抵抗力。

2. 早期、规律、联合、足量、全程进行抗结核化学药物治疗。

3. 如有大量腹水，可适当放腹水减轻症状。

4. 对于有下列情况，可考虑手术治疗：①并发完全性肠梗阻或不完全性肠梗阻经内科治疗无好转者；②急性肠穿孔，或腹腔脓肿经抗生素治疗无好转者；③肠瘘经抗结核化疗与加强营养未能闭合者；④不能确诊，与腹腔肿瘤或急腹症不能鉴别时需剖腹探查者。

四、治疗药物

对氨基水杨酸 Aminosalicylic Acid

【临床应用】

用于结核分枝杆菌所致的结核性腹膜炎。

【用法用量】【操作要点】【注意事项】【患者用药指导】【应急处置】参见第五章第四节。

其他治疗药物参见第五章第四节。

第七节　功能性消化不良

一、疾病简介

功能性消化不良（functional dyspepsia，FD）是指一组表现为上腹部疼痛或烧灼感、餐后上腹饱胀和早饱感，可伴食欲不振、嗳气、恶心或呕吐，其症状源于上腹部，可持续或反复发作至少 6 个月，血生化和内镜等检查无异常发现，难以用器质性疾病解释的综合征。

二、临床特点

主要症状包括上腹痛、上腹灼热感、餐后饱胀和早饱之一种或多种，可同时存在上腹胀、嗳气、食欲不振、恶心、呕吐等。常以某一个或某一组症状为主，在病程中症状也可发生变化。起病多缓慢，病程经年累月，呈持续性或反复发作。不少患者有饮食、精神等诱发因素。

上腹痛为常见症状，常与进食有关，表现为餐后痛，亦有表现为饥饿痛、进食后缓解，亦可无规律性。部分患者表现为上腹灼热感。

餐后饱胀和早饱是另一类常见症状，可单独或以一组症状出现，伴或不伴有上腹痛。这些症状发生与进食密切相关。餐后饱胀是指正常餐量即出现饱胀感。早饱是指有饥饿感但进食后不久即有饱感，致摄入食物明显减少。

不少患者同时伴有失眠、焦虑、抑郁、头痛、注意力不集中等精神症状。

三、治疗原则

1. 强调心理治疗，帮助患者认识、理解病情，指导其改善生活方式，调整饮食结构和习惯，去除可能与症状发生有关的诱发因素,提高患者应对症状的能力。

2. 根据不同的临床表现选择药物进行经验性治疗。与进餐相关的消化不良可首选促动力剂或合用抑酸剂;与进餐非相关的消化不良／酸相关性消化不良者可选用抑酸剂或合用促动力剂;以消化不良为主者应予助消化药;有幽门螺杆菌感染者应予根除。经验性治疗时间一般为 2~4 周。无效者应行进一步检查,明确诊断后有针对性进行治疗。

3. 对抑酸剂和促动力剂治疗无效、且伴有明显精神心理障碍的患者可选择抗焦虑、抗抑郁药物治疗及行为治疗、认知治疗和心理干预。

四、治疗药物

复方消化酶
Compound Digestive Enzyme

【临床应用】
用于食欲缺乏、消化不良,包括腹部不适、嗳气、早饱、餐后腹胀、恶心、排气过多、脂肪便,也可用于胆囊炎和胆结石以及胆囊切除患者的消化不良。

【用法用量】
口服:一次 1~2 粒,一天 3 次,饭后服。

【操作要点】
本品性状发生改变时禁止使用。

【注意事项】
1. 不良反应 呕吐、泄泻、软便,可能发生口内不快感。

2. 禁用 急性肝炎患者及胆道完全闭锁患者禁用。对本品过敏者禁用。

3. 慎用 过敏体质者慎用。

4. 药物相互作用 铝制剂可能影响本品疗效。

【患者用药指导】

服用时可把胶囊打开,但不可嚼碎药片。

多酶片 Multienzyme

【临床应用】

用于消化不良、食欲缺乏。

【用法用量】

口服:一次2片,一天3次。

【操作要点】本品性状发生改变时禁止使用。

【注意事项】

1. 不良反应　尚不明确。

2. 禁用　对本品过敏者禁用。

3. 慎用　过敏体质者慎用。

4. 药物相互作用　铝制剂可能影响本品疗效,故不宜合用。

【患者用药指导】

本品在酸性条件下易破坏,故服用时切勿嚼碎。

干酵母 Dried Yeast

【临床应用】

用于营养不良、消化不良。

【用法用量】

口服:一次4片,一天3次。

【操作要点】

本品性状发生改变时禁止使用。

【注意事项】

1. 不良反应　过量服用可致腹泻。

2. 禁用　对本品过敏者禁用。

3. 慎用　过敏体质者慎用。

4. 药物相互作用　本品不能与碱性药物合用,否则维生素可被破坏。

【患者用药指导】

饭后嚼碎服。

双歧杆菌三联活菌
Live Combined Bifidobacterium，
Lactobacillus and Enterococcus

【临床应用】

用于消化不良。

【用法用量】

口服：一次2~4粒，一天2次。

【操作要点】

1. 制酸药、抗菌药与本品合用时可减弱其疗效，应错时分开服用。

2. 铋剂、鞣酸、活性炭、酊剂等能抑制、吸附或杀灭活菌，故应错时分开服用。

【患者用药指导】

1. 冷藏保存。

2. 宜用冷、温开水送服。

双歧杆菌活菌 Live Bifidobacterium

【临床应用】

用于消化不良。

【用法用量】

口服：一次2粒，一天3次，首次倍量。

【操作要点】

1. 本品为活菌制剂，切勿将本品置于高温处。本品性状发生改变时禁止使用。

2. 抗酸药、抗菌药与本品合用时可减弱其疗效，应分开服用。

3. 铋剂、鞣酸、药用炭、酊剂等能抑制、吸附或杀灭活菌，故不能合用。

【注意事项】

1. 不良反应尚未发现。

2. 禁用　对本品过敏者禁用。

3. 慎用　过敏体质者慎用。

【患者用药指导】

避免与抗菌药同服。

地衣芽孢杆菌
Bacillus licheniformis

【临床应用】

用于消化不良。

【用法用量】

口服：一次2粒，一天3次，首次倍量。

【操作要点】

本品为活菌制剂，切勿将本品置于高温处，溶解时水温不宜高于40℃。本品性状发生改变时禁止使用。

【注意事项】

1. 不良反应　除偶见大便干结、腹胀外，未见特殊不良反应；大剂量服用可发生便秘。

2. 禁用　对本品过敏者。

3. 慎用　过敏体质者。

4. 药物相互作用　本药活菌对三代头孢菌素、庆大霉素、哌拉西林钠等一类药不敏感，对环丙沙星、亚胺培南西司他丁钠等一类药高度敏感，故服用本药时应停用此类抗菌药物。铋剂、鞣酸、药用炭、酊剂等能抑制、吸附活菌，不能并用。

【患者用药指导】

1. 服用本品时应避免与抗菌药合用。

2. 抗菌药与本品合用时可减低其疗效，故不应同服，必要时可间隔3小时服用。

第八节 肠易激综合征

一、疾病简介

肠易激综合征（irritable bowel syndrome, IBS）是一种以腹痛或腹部不适伴排便习惯改变为特征的功能性肠病，该病缺乏可解释症状的形态学改变和生化异常。IBS是最常见的一种功能性肠道疾病。其病理生理学基础主要是胃肠动力和内脏感知异常，而造成这些变化的机制尚未完全阐明。已知心理社会因素与IBS发病有密切关系。近年来已注意到肠道急性感染后在易感者中可引起IBS。脑-肠轴神经内分泌调节功能失调以及影响该调节功能的肠道免疫系统的异常，近年来也已受到重视。

二、临床特点

1. 病程6个月以上且近3个月来持续存在腹痛或腹部不适，并伴有如下3项中至少2项：①腹痛或腹部不适在排便后改善；②症状发生伴排便次数改变；③症状发生伴粪便性状改变。

2. 以下症状不是诊断所必备，但属IBS常见症状，这些症状越多则越支持IBS的诊断：①排便频率异常（每天排便＞3次或每周排便＜3次）；②粪便性状异常（块状/硬便或水样便）；③粪便排出过程异常（费力、急迫感、排便不净感）；④黏液便；⑤胃肠胀气或腹部膨胀感。

3. 缺乏可解释症状的形态学改变和生化异常。

4. 大部分患者可有失眠、焦虑、抑郁、头晕、头痛等精神症状。

三、治疗原则

1. 告诉患者IBS的诊断并详细解释疾病的性质，解除患者的顾虑,提高对治疗的信心。通过详细询问病史,了解患者求医原因,进行有针对性地解释,力求发现诱发因素并设法去除。提供调整膳食和生活方式的指导建议。对失眠、焦虑者适当予以镇静剂。

2. 对症状明显者可酌情使用解痉剂、止泻药、导泻药控制腹痛、腹泻、便秘、腹胀等症状。对腹痛症状重而上述治疗无效,特别是伴有较明显精神症状者可试用抗抑郁药。

3. 症状严重而顽固,经一般治疗和药物治疗无效者应考虑予心理行为治疗。这些疗法包括心理治疗、认知治疗、催眠疗法、生物反馈等。

4. 近年有使用益生菌治疗 IBS 的报道,对其疗效及作用机制尚待进一步研究。

四、治疗药物

曲美布汀 Trimebutine

【临床应用】

用于缓解胃酸过多引起的胃痛、胃灼热感(烧心)、反酸。

【用法用量】

口服:一次 0.1~0.2g,每天 3 次或遵医嘱。

【注意事项】

1. 不良反应　停药后症状可消失。具体如下:偶有便秘、腹泻、腹鸣、烦渴、口内麻木感、心动过速、困倦、眩晕、头痛、皮疹、谷丙转氨酶及谷草转氨酶升高。

2. 禁用　对本药过敏者。

3. 慎用　有器质性、占位性消化道疾病患者。

4. 药物相互作用　与普鲁卡因胺合用可对窦房结传导产生相加性的抗迷走作用;减弱西沙必利的胃肠蠕动作用。

【患者用药指导】

出现皮疹等反应应停药观察。

匹维溴铵 Pinaverium Bromide

【临床应用】

用于对症治疗与肠道功能紊乱有关的疼痛、排便异常和胃肠不适。

【用法用量】

口服：一般剂量一次 50mg，一天 3 次，进餐时服用。必要时，一次剂量可达 100mg，一天可达 300mg。

【操作要点】

本药无明显的抗胆碱能不良反应，故可用于前列腺增生、尿潴留和青光眼患者的肠易激综合征。

【注意事项】

1. 不良反应 本药耐受性良好，少数患者有腹部不适、腹痛、腹泻或便秘，偶见皮疹或瘙痒。

2. 禁用 对本药或溴化物过敏者、孕妇。

3. 慎用 食管、胃及十二指肠溃疡患者，哺乳期妇女。

4. 药物相互作用 体外研究表明，本药对氯化钡、乙酰胆碱、去甲肾上腺素和卡巴胆碱引起的平滑肌收缩有剂量依赖性的抑制作用。

【患者用药指导】

切勿咀嚼或掰碎药片，宜在进餐时用水吞服。不要在卧位时或临睡前服用。

复方地芬诺酯 Compound Diphenoxylate

【临床应用】

用于急慢性功能性腹泻及慢性肠炎。

【用法用量】

口服：一次 2.5~5mg，一天 2~3 次，首剂加倍，饭后服。

【操作要点】

1. 本药给药时剂量以地芬诺酯计。

2. 地芬诺酯毒性剂量时可引起呼吸抑制及昏迷，人体最小致死量为200mg/kg。

3. 存在成瘾的可能性。短期或长期使用常规剂量不会成瘾；大剂量服用时可能成瘾。

4. 用药前后及用药时应当监测水、电解质平衡、呼吸抑制。

【注意事项】

1. 不良反应　服用常规剂量引起的不良反应轻微而少见。偶见口干、恶心、呕吐、头晕、头痛、嗜睡、失眠、抑郁、烦躁、皮疹、腹胀及肠梗阻等，减量或停药后即消失。

2. 禁用　对本药成分过敏者、青光眼患者、与假膜性小肠结肠炎或产肠毒素的细菌有关的腹泻患者、孕妇、严重溃疡性结肠炎患者、脱水患者。

3. 慎用　肝硬化及黄疸患者(可诱发肝性脑病)、正在服用成瘾性药物者、腹泻早期及腹胀者。

4. 药物相互作用　本药不宜与巴比妥类、阿片类、水合氯醛、乙醇、格鲁米特或其他中枢抑制药合用；可使呋喃妥因的吸收加倍；与单胺氧化酶抑制剂合用有发生高血压危象的潜在危险。

【患者用药指导】

1. 急性腹泻通常在48小时内可得到改善。使用本药一天最大剂量20mg，治疗10天后，如果慢性腹泻仍无临床改善，则加大剂量也不太可能改善症状。

2. 尽管本药依赖性倾向较单用地芬诺酯弱，但成瘾的可能性仍然存在。

3. 腹泻得到控制时即应减量。

【应急处置】

立即停用复方地芬诺酯，予以静脉推注纳洛酮注射液。轻度者 2 小时后再注射 1~2 次；中度者每次间隔 2 小时注射 2~4 次；重度者首次注射后改为静脉滴注维持 2~3 天后酌情停药。在应用纳洛酮的同时除针对原发病给予输液、补充水和电解质等对症处理外，应注意洗胃、吸氧、纠正酸碱失衡、抗心衰、减轻脑水肿及细胞营养药物等综合治疗，必要时行气管插管，机械通气。

蒙脱石 Smectite

【临床应用】

用于急、慢性腹泻。用于食管、胃、十二指肠疾病引起的相关疼痛症状的辅助治疗，但本品不作解痉剂使用。

【用法用量】

口服：一次 3g，一天 3 次。以温开水 50ml 冲服。用于慢性腹泻时，剂量酌减；急性腹泻时，首次剂量加倍。

【操作要点】

1. 当本药与其他药物合用时，为避免影响其他药物的吸收，应在服用本药前 1 小时服用其他药物。

2. 急性腹泻时立即服用本药，且剂量加倍。同时应注意防治脱水。

【注意事项】

1. 不良反应　本药安全性好，无明显不良反应。偶见便秘、大便干结。

2. 药物相互作用　与诺氟沙星合用可提高对致病性细菌感染的疗效；本药可减轻红霉素的胃肠道反应，提高红霉素的疗效。

【患者用药指导】

1. 将本药倒入 50ml 温水中充分稀释，摇匀服用。不能将本药直接倒入口中用水冲服或用水调成糊、丸状服用，以免造成本药在消化道黏膜上分布不均，影响疗效。

2. 治疗急性腹泻，应注意纠正脱水。

3. 服用时间　胃炎、结肠炎、肠易激综合征患者饭前服用；腹泻患者宜于两餐间服用；胃食管反流、食管炎患者饭后服用。

4. 如出现便秘，可减少剂量继续治疗。

第九节　上消化道出血

一、疾病简介

上消化道出血是指 Treitz 韧带以上的消化道包括食管、胃、十二指肠或胰胆疾病引起的出血，胃空肠吻合术后的空肠病变出血也属此范围。上消化道大出血一般是指数小时内的失血量超过 1 000ml 或循环血量的 20%。上消化道急性大量出血，临床上除表现有呕血、黑便等症状外，可因周围循环衰竭而发生出血性休克，病情严重者可危及生命，是临床常见的急症。消化性溃疡、食管胃底静脉曲张破裂、急性胃黏膜病变及恶性肿瘤等是上消化道出血的常见病因。

二、临床特点

有呕血、黑便的临床表现。一般慢性出血临床可能仅见到黑便、贫血或疲乏无力，急性大出血时患者会出现呕血和便鲜血，伴有周围循环衰竭、出血性休克的临床表现。

三、治疗原则

1. 安静平卧休息，头部放低，保持呼吸道通畅，避免呕血时血液吸入引起窒息，必要时吸氧，活动性出血期间禁食，严密监测生命体征，观察呕血、黑便的情况，定期检查红细胞计数、血红蛋白、血细胞比容与血尿素氮。

2. 迅速补充血容量、抗休克治疗。

3. 根据病情选用药物、气囊压迫（此法已很少用）、内镜下治疗及手术等止血措施。

四、治疗药物

蛇毒血凝酶 Hemocoagulase

【临床应用】

用于治疗上消化道出血。

【用法用量】

静脉注射或肌内注射：一次 1.0~2.0KU，紧急情况下，立即静脉注射 1.0KU，同时肌内注射 1.0KU。一天总量不超过 8.0KU，一般用药不超过 3 天。

【操作要点】

1. 不能与无水乙醇直接混合注射，否则可降低止血疗效。

2. 结合钙成分的物质（如 EDTA）会减弱本品疗效。

3. 用药期间应注意监测患者的出、凝血时间。

4. 本药超常规剂量 5 倍以上使用时，可引起凝血因子 I 降低、血液黏滞度下降，因此对大剂量治疗尚有争议。

5. 本药注射剂每支含 1 克氏单位（Klobusitzky Unit，KU）的冻干粉，配备一支溶剂（1ml），溶解后可进一步稀释。

6. 正常人受创伤致动脉及大静脉破损的喷射性出血时，需进行加压包扎及手术处理，同时使用本药以减少出血量。

7. 血液中缺乏血小板或某些凝血因子引起病理性出血时，本药的作用减弱，宜补充血小板或缺乏的凝血因子，或输注新鲜血液后再用本药。

8. 用药次数视情况而定，一天总量不超过 8KU。一般用药不超过 3 天。

【注意事项】

1. 不良反应　不良反应发生率较低，偶见过敏样反应。

2. 禁用　对本药或同类药物过敏者、DIC 及血液病所致的出血、有血栓或栓塞史者、孕妇。

3. 慎用　血栓高危人群，血管病介入治疗、心脏病手术者，术后需较长期制动的手术。

4. 药物相互作用尚不明确。

【应急处置】

偶见过敏样反应。如出现以上情况，可按一般抗过敏处理方法，给予抗组胺药和/或糖皮质激素及对症治疗。

【典型案例】

患者，女，46 岁，诊断为"急性髓细胞白血病伴骨髓增生异常改变"。患者出现左侧鼻出血，予局部凝血酶外用及棉球压迫止血效果不佳，给予注射用血凝酶 1KU 静脉注射治疗，用药约 30 秒后患者诉下腹痛，伴烦躁心悸大汗症状。考虑过敏性休克，急予去枕平卧，高流量吸氧，开放静脉通路，持续心电监护，地塞米松 10mg 静脉推注，多巴胺 10mg 静脉推注，多巴胺微量泵入，约 2 小时后，患者腹痛症状缓解，导出 500ml 清亮尿液，心电监护示血压 100/60mmHg，心率 85 次 /min。继续观察 24 小时，未出现其他并发症。

分析点评：本例患者因鼻出血不止予注射用血凝酶静脉注射止血治疗，用药后 30 秒即出现腹痛、烦躁、心悸、大汗、口唇发绀、四肢发凉、血压下降症状体征，予以平卧，吸氧，保持呼吸道通畅，地塞米松及血管活性药物治疗后缓解，考虑注射用血凝酶引起的过敏性休克。

重要提示：如有病情需要，对使用注射用血凝酶的患者，在用药半小时内需密切观察，一旦出现不良反应，要及时监测患者的生命体征并予以积极处理。

奥美拉唑 Omeprazole

【临床应用】

用于消化道出血，如消化性溃疡出血、吻合口溃疡出血等,以及预防重症疾病(如脑出血、严重创伤等)和胃手术后引起的上消化道出血。

【用法用量】

静脉滴注:一次 40mg,每 12 小时 1 次,连用 3 天。

【操作要点】【注意事项】【患者用药指导】【应急措施】参见本章第三节。

泮托拉唑 Pantoprazole

【临床应用】

用于消化性溃疡出血;非甾体抗炎药引起的急性胃黏膜损伤和应激状态下溃疡大出血的发生。

【用法用量】

静脉滴注:一次 40~80mg,每天 1~2 次。

【操作要点】【注意事项】【患者用药指导】【应急措施】参见本章第三节。

雷贝拉唑 Rabeprazole

【临床应用】

用于口服疗法不适用的胃、十二指肠溃疡出血。

【用法用量】

静脉滴注:一次 20mg,每天 1~2 次,疗程不超过 5天。一旦患者可以口服给药,应改为雷贝拉唑钠口服剂型给药。

【操作要点】【注意事项】【患者用药指导】【应急措施】参见本章第三节。

去甲肾上腺素 Norepinephrine

【临床应用】

口服可用于治疗上消化道出血,奏效迅速,不至引起血压升高。

【用法用量】

口服：一次口服注射液 1~3ml（1~3mg），加入适量冷盐水服下，一天 3 次，可使食管和胃内血管收缩产生局部止血作用。

【操作要点】

去甲肾上腺素遇光变色，应避光贮存，如注射剂呈棕色或有沉淀，即不宜再用。

【注意事项】

1. 不良反应　上腹部不适或疼痛、恶心、呕吐或诱发呕血。

2. 禁用　高血压患者、脑动脉硬化者、缺血性心脏病患者、少尿或无尿患者、心动过速者、孕妇。

3. 慎用　缺氧、闭塞性血管病、血栓形成、甲状腺功能亢进症。

凝血酶 Thrombin

【临床应用】

口服给药可用于上消化道出血。

【用法用量】

口服：将本药用温开水（不超过 37℃）溶解成 10~100U/ml 的溶液口服，也可根据出血部位及程度适当增减浓度、次数。

【操作要点】

1. 本品必须直接与创面接触，才能起止血作用。外用可直接用粉剂，也可新鲜配制（根据出血严重程度以生理盐水配制）成溶液后使用。

2. 本品严禁注射。如误入血管可导致血栓形成、局部坏死危及生命。

3. 在室温状态下经 8 小时或冷冻后在 48 小时内即失去活性。

4. 用本药溶液温水送服治疗消化道出血时，必须事先充分中和胃酸,pH 大于 5 时才能起效。

5. 如出现过敏反应,应立即停药,并进行抗过敏治疗。

【注意事项】

1. 不良反应 偶可致过敏反应。

2. 禁用 过敏体质或对本品过敏者。

3. 慎用 局部使用凝血酶制剂偶可引起凝血异常,包括凝血酶原时间(PT)异常、部分凝血酶活酶时间(APTT)异常、严重出血或罕见致死性血栓形成等,与抗体形成有关。

4. 药物相互作用 本品遇酸、碱、重金属发生反应而降效,故应避免与此类药物混合使用。

第十节 下消化道出血

一、疾病简介

下消化道出血是指 Treitz 韧带以下的消化道(包括空肠、回肠、盲肠、阑尾、结肠、直肠和肛管)引起的出血。下消化道出血比上消化道出血的患病率低,但临床上亦常见。大肠癌和大肠息肉是引起下消化道出血的最常见病因,其次是肠伤寒、肠结核、溃疡性结肠炎、克罗恩病和坏死性小肠炎等。

二、临床特点

一般有血便或暗红色大便,不伴有呕血。急性大出血时患者会出现周围循环衰竭、出血性休克的临床表现。

三、治疗原则

主要是病因治疗,急性大出血时应积极抢救。

1. 安静平卧休息,必要时吸氧,活动性出血期间禁食,严密监测生命体征,观察血便情况,定期复查红细胞计数、血红蛋白、血细胞比容。

2. 抗休克、迅速补充血容量。

3. 根据不同病情选用血管活性药物、内镜下止血、动脉栓塞及手术等止血措施。

四、治疗药物

垂体后叶素 Pituitrin

【临床应用】

用于食管及胃底静脉曲张破裂出血。

【用法用量】

静脉滴注:每分钟 0.1~0.5U。一般一次 5~10U。加入 5% 葡萄糖注射液 500ml 内缓慢滴入,一次极量为 20U,一天给药次数酌情决定。

【操作要点】

1. 静脉滴注时应注意药物浓度及滴速,一般为每分钟 20 滴。滴速过快或静脉推注均易引起腹痛或腹泻。

2. 用药前后及用药时应监测血压。

【注意事项】

1. 不良反应　用药后可引起血压升高、心悸、胸闷、心绞痛、尿量减少、尿急、面色苍白、出汗、恶心、腹痛等反应,还可有血管性水肿、荨麻疹、支气管哮喘、过敏性休克,应立即停药并对症处理。

2. 禁用　对本药过敏、妊娠高血压综合征、高血压、冠状动脉疾病、心力衰竭、肺源性心脏病。

3. 慎用　尚不明确。

4. 药物相互作用　与麦角合用,可延长本药的作用时间;与氯磺丙脲、氯贝丁酯或卡马西平合用,能加强加压素的效应。

特利加压素 Terlipressin

【临床应用】

用于胃肠道出血，如食管静脉曲张破裂、胃和十二指肠溃疡。

【用法与用量】

静脉给药：食管静脉曲张出血，一次 1.0mg，每 4~6 小时给药 1 次，3~5 天为 1 疗程，为防止复发建议持续给药直到 24~48 小时内没有出血为止。给药方式可以是一次性静脉推注或短时间输注。除食管静脉曲张之外的其他胃肠道出血，一次 1mg，每 4~6 小时给药一次。

【操作要点】

1. 用生理盐水配制注射液浓度为 1mg∶5ml，已配制的溶液应在冰箱内保存于 8℃以下，于 12 小时内使用。

2. 静脉注射疗效优于静脉滴注，且不良反应低。

3. 本药也可作为胃肠道出血的急救药物，但不能单独用于血容量不足的休克患者。

4. 使用本药时速度不要超过 4mg/h，当一次给药剂量大于 0.5mg 时建议不要肌内注射。

5. 使用本药后如出现心动过缓，可给予阿托品；出现血压升高，可静脉注射可乐定 150mg 或给予 α 肾上腺素受体拮抗剂。

6. 用药期间应监测血压、心率、血电解质（如血钠、钾浓度）、血红蛋白、血细胞比容。

【注意事项】

1. 不良反应　可有恶心、腹痛、腹泻、面色苍白、血压升高、子宫痉挛、子宫内膜血液循环障碍，偶见心力衰竭、心肌梗死、头痛，少见心律失常、心动过缓、冠状动脉供血不足，极少见低钠血症、低钙血症。个别患者可有支气管痉挛而可能导致呼吸困难。

2. 禁用　孕妇；癫痫患者。

3. 慎用　哮喘患者、肾功能不全者、高血压患者、心律失常者、晚期动脉粥样硬化患者、冠状动脉功能不全者、老年患者。

4. 药物相互作用　与催产素或甲基麦角新碱合用，会增强血管和子宫收缩的作用；与可使心率降低的药物（如丙泊酚、舒芬太尼）合用，可导致严重心动过缓。

生长抑素 Somatostatin

【临床应用】

用于严重急性食管静脉曲张出血，严重急性胃或十二指肠溃疡出血，或并发急性糜烂性胃炎或出血性胃炎。

【用法用量】

静脉给药：首先缓慢静脉推注 0.25mg（用 1ml 生理盐水配制）作为负荷量，而后立即以每小时 0.25mg 的速度持续静脉滴注给药。当两次输液给药间隔大于 3~5 分钟的情况下，应重新静脉注射 0.25mg，确保给药连续性。当出血停止后（一般在 12~24 小时内），继续用药 48~72 小时，以防再次出血。通常的治疗时间是 120 小时。

【操作要点】

1. 临用前，每支冻干剂用 1ml 生理盐水溶液溶解。对于连续滴注给药，须用本品 3mg 配备够使用 12 小时的药液（溶剂可为生理盐水或 5% 的葡萄糖溶液），输液量调节在每小时 0.25mg。

2. 在连续给药的过程中，应不间断的输入，换药间隔最好不超过 3 分钟。有可能时，可通过输液泵给药。

3. 由于本品抑制胰岛素及胰高血糖素的分泌，在治疗初期会导致血糖水平短暂的下降。

4. 由于生长抑素与其他药物的相互作用未建立，所以建议应单独给药。

【注意事项】

1. 不良反应　少数病例用药后出现恶心、眩晕、面部潮红。当注射速度超过每分钟 0.05mg 时,患者会发生恶心和呕吐现象。

2. 禁用　孕妇及哺乳期妇女。

3. 慎用　对本品过敏者、糖尿病患者。

4. 药物相互作用　本品可延长环己烯巴比妥导致的睡眠时间,而且加剧戊烯四唑的作用,所以不应与这类药物或产生同样作用的药物同时使用。

【患者用药指导】

1. 本品必须在医生指导下使用。

2. 胰岛素依赖型糖尿病患者使用本品后,每隔 3~4 小时应测试 1 次血糖浓度,同时给药过程中,尽可能避免使用葡萄糖。必要的情况下应使用胰岛素。

【应急措施】

静脉输注本品时,滴速应控制在 10~15 滴/min 较合适。滴速过快易引起心慌、恶心、呕吐、腹痛、腹泻,并可能出现局部红肿、低血糖等不良反应,故应加强巡视,及时调整输液时滴速。

【经典案例】

患者,男,95 岁,因出现呕血及黑便入院,入院后给予禁食、药物止血及输血等治疗,仍有呕血及黑便出现。诊断为杜氏病,遂给予胃镜下金属钛夹止血,并联合静脉输入生长抑素加强止血,将 3mg 生长抑素加入 0.9% 氯化钠注射液 48ml 中以 4ml/h 持续泵入。次日患者突然感觉心悸、心率快、出冷汗、烦躁不安,出现低血糖反应,立即给予 10% 葡萄糖注射液 250ml 静脉输入,美托洛尔片 12.5mg 口服,1 小时后上述症状缓解。第三日再次突发低血糖,伴有心率加快、心悸等反应,遵医嘱立即给予 50% 葡萄糖注射液 40ml 静脉推注,静脉输入 10% 葡萄糖注射液 500ml,美托洛尔片 12.5mg 口服,1 小时后主诉上述症状缓解。

分析点评：生长抑素引起低血糖的情况不容忽视，其机制为生长抑素能抑制胰高血糖素及胰腺多肽的分泌，故可使血糖下降，引起低血糖的发生。

重要提示：由于生长抑素持续泵入体内循环系统可引起低血糖反应，加强血糖监测非常重要。由于老年人低血糖症状不易察觉，应勤巡视患者，并告知患者及家属低血糖反应的症状，使其加强自我观察，可根据医嘱规律监测血糖，并注意观察有无心悸、出汗、眩晕等低血糖症状出现，加强病情观察和预见性护理，必要时遵医嘱补充高渗糖纠正低血糖。

奥曲肽 Octreotide

【临床应用】

用于肝硬化所致食管胃底静脉曲张出血的紧急治疗，与特殊治疗（如内镜硬化剂治疗）合用。

【用法用量】

静脉滴注、皮下注射：食管胃底静脉曲张出血，持续静脉滴注 0.025mg/h，最多治疗 5 天。

【操作要点】

1. 由于对生长激素、胰高血糖素和胰岛素释放的抑制作用，本品可能影响机体对血糖的调节。

2. 胰岛素依赖型糖尿病或已患有糖尿病的患者，密切监测血糖水平。

3. 注射前使药液达到室温，并避免短期内在同一部位重复多次注射，可减少用药后的局部不适。

4. 在两餐之间或卧床休息时注射本药，可减少胃肠道不良反应的发生。

5. 本药可改变接受胰岛素治疗的糖尿病患者对胰岛素的需求量。

6. 在某些接受本品治疗的患者中已观察到维生素 B_{12} 水平下降，对于维生素 B_{12} 缺乏的患者，在使用本品治疗期间应注意监测维生素 B_{12} 水平。

【注意事项】

1. 不良反应　用本品治疗患者的胆石症发生率为15%~30%，而人群发生率为 5%~20%。故在治疗前和治疗期间每隔 6~12 个月应做一次胆囊超声检查。

2. 禁用　妊娠和哺乳期妇女。

3. 慎用　肾功能异常者、胰腺功能异常者、胆石症患者、胰岛素瘤患者、老年人、高尿酸血症患者、全身感染者、糖尿病患者。

第十一节　慢性便秘

一、疾病简介

慢性便秘主要是指粪便干结、排便困难或不尽感以及排便次数减少等，是一种由多种病因引起的常见病症。引起便秘的病因包括胃肠道疾病、累及消化道的系统性疾病，以及一些药物等。慢性便秘可分为慢传输型便秘、出口梗阻型便秘及混合型便秘 3 型，以及按便秘的严重程度分为轻、中、重 3 度。随着饮食结构的改变及精神心理和社会因素的影响，便秘已严重影响了现代人的生活质量；且在结肠癌、肝性脑病、乳腺疾病、早老性痴呆等疾病的发生中有重要作用；在急性心肌梗死、脑血管意外等症时便秘可导致生命意外；便秘还和肛肠疾病有密切的关系，如痔、肛裂等。因此，早期预防和合理治疗便秘将会大大减轻便秘带来的严重后果和社会负担。

二、临床特点

其常见表现有便意便次少、排便艰难、排便费力、排便不畅、伴有腹痛或腹部不适等。

三、治疗原则

1. 根据便秘轻重、病因和类型,进行综合治疗,恢复正常排便习惯和排便生理。

2. 加强排便的生理教育,建立合理的饮食习惯(如增加膳食纤维含量,增加饮水量)及坚持良好的排便习惯,同时应增加活动。

3. 对于伴有焦虑甚至抑郁等心理因素或障碍的便秘患者应予以心理认知治疗,使患者消除紧张情绪。功能性出口梗阻型便秘可给予生物反馈疗法。

4. 如经严格的非手术治疗后仍收效不大,且各种特殊检查显示有明确的病理解剖和确凿的功能性异常部位,可考虑手术治疗。

5. 选用适当的通便药物增加排便次数和改善粪便性状,保持排便通畅。

四、治疗药物

硫酸钠 Sodium Sulfate

【临床应用】

用于便秘。

【用法用量】

口服:①散剂,一次 5~20g,加 250ml 温水于清晨空腹服用,一天 10~30g。②肠溶胶囊,一次 5g,一天 1~3次,第 1 次服药后在 6~12 小时内排便,即可停药;如服药后 12 小时内未排便,追服 1 次 5g;追服后 6 小时内仍未排便,可再追服 1 次 5g。

【注意事项】

1. 禁用 孕妇、因严重器质性病变引起近期排便困难者、充血性心力衰竭者、水肿患者。

2. 慎用 严重心、脑、肺、肾疾病患者,全身重度衰竭者,年老体弱者,月经期妇女。

羧甲纤维素 Carmellose

【临床应用】

容积性泻药。

【用法用量】

口服:一次 2g,一天 3 次,以温开水一杯(约 240ml)冲服。

【注意事项】

1. 不良反应 剂量过大可能引起腹部不适,胃肠胀气,厌食,恶心,呕吐及腹泻。

2. 禁用 阑尾炎、肠梗阻以及不明原因的腹痛者禁用。

3. 慎用 孕妇慎用。

4. 药物相互作用 尚不明确。

【患者用药指导】

服药期间多饮水,长期服用可影响营养素的吸收。

乳果糖 Lactulose

【临床应用】

用于慢性功能性便秘。

【用法用量】

口服:起始剂量为一天 10~30g,维持剂量为一天 6.7~16.7g;宜在早餐时顿服。治疗几天后,可根据患者情况酌减剂量。根据本药的作用机制,1~2 天内可取得临床效果,如 2 天后仍未见明显效果,可考虑加量。

【操作要点】

1. 用药时应当注意观察大便的次数和性状(即有无腹泻的发生)。

2. 本药可导致结肠 pH 下降,故可能引致结肠 pH 依赖性药物的失活［如 5- 氨基水杨酸（5-ASA）］；故本药与此类药物配伍禁忌。

3. 本药疗效有个体差异性，故剂量应个体化。

4. 治疗期间不能用其他轻泻药，尤其是在肝性脑病治疗的最初阶段；因为轻泻药可使大便变稀而造成乳果糖用量已足够的假象。

【注意事项】

1. 不良反应 本药不良反应少且轻微，偶有腹部不适、腹胀、腹痛；剂量大时偶见恶心、呕吐；长期大量使用致腹泻时会出现水电解质失衡；以上不良反应在减量或停药后不久可消失。

2. 禁用 对本药过敏者，阑尾炎、肠道梗阻、不明原因的腹痛者，对乳糖或半乳糖不耐受者，半乳糖血症患者，尿毒症患者。

3. 慎用 糖尿病患者。

4. 药物相互作用 与抗酸药（如碳酸氢钠等）合用时，可使肠内 pH 升高，降低本药的疗效，不宜合用。

【患者用药指导】

1. 本药可随意加在水、果汁及患者喜爱的冷、热饮料中冲饮或混于食物中服用，也可制成灌肠液使用。

2. 如果初始剂量造成腹泻，应立即减少剂量。如果腹泻持续，则应停药。

【应急处置】

目前尚无过量的病例报道。若剂量过高，可能表现为腹痛或腹泻，此时应停药。

聚乙二醇电解质 Sulfate-free Polyethylene Glycol Electrolyte

【临床应用】

用于治疗功能性便秘。

【用法用量】

口服:取本品 A、B 两剂各一包,同溶于 125ml 温水中成溶液,每次服用 125ml 溶液,一天 2 次;老年人开始时一天 1 次,必要时同成人剂量,或遵医嘱。

【操作要点】

应在排除禁忌证中的疾病后再使用本品。

【注意事项】

1. 不良反应 本品在便秘治疗时,不良反应表现为腹泻,阵发性腹痛。极少数可能出现荨麻疹、流鼻涕、皮炎等过敏性反应。停药后上述不良反应立即消失。

2. 禁用 对本品过敏者;胃肠梗阻、肠穿孔、胃潴留、消化道出血、中毒性肠炎、中毒性巨结肠症、克隆病患者。

3. 慎用 严重的溃疡性结肠炎患者。

4. 药物相互作用 本品用于肠道清洁时,服用前 1 小时服用的其他口服药物可能会被从胃肠道冲走而不被吸收。

【患者用药指导】

服用中,不应在溶液中加入任何附加成分,如调味品。

【应急处置】

服用过量,导致严重腹泻。

处置:应立即停药,如果有发生便秘,应在医师指导下,从服用较低的剂量开始进行治疗。

第十二节 慢性腹泻

一、疾病简介

腹泻是指排便次数增多(> 3 次 /d)、粪便量增加(> 200g/d)、粪质稀薄(含水量 > 85%)。腹泻超过 3~6 周或反复发作即为慢性腹泻(chronic diarrhea)。慢性腹泻是一种由多种病因引起的常见病症,引起腹泻的病因包括胃肠道疾病、肝胆胰腺疾病、累及消化道的全身性疾病，以及一些药物等。根据腹泻的病理生理特点可分为渗透性腹泻、分泌性腹泻、渗出性腹泻及肠运动功能异常性腹泻。

二、临床特点

有排便次数增多（>3次/d）、粪便量增加（>200g/d）、粪质稀薄（含水量>85%）等腹泻的症状，并且上述症状超过3~6周或反复发作。

三、治疗原则

1. 针对引起腹泻的病因进行病因治疗。如感染性腹泻需根据病原体进行抗感染治疗，高渗性腹泻应停食高渗食物或药物，乳糖不耐受症和麦胶性乳糜泻需分别剔除食物中的乳糖或麦胶类成分。

2. 对腹泻引起的水、电解质、酸碱平衡紊乱应给予及时纠正。伴有严重营养不良的应予营养支持治疗。

3. 严重的非感染性腹泻可酌情应用止泻药。

四、治疗药物

碱式碳酸铋 Bismuth Subcarbonate

【临床应用】
用于胃肠功能不全及吸收不良引起的腹泻、腹胀等。

【用法用量】
口服：一次0.3~0.6 g，一天3次。饭前服。

【操作要点】
由细菌感染所致的肠炎，宜先控制感染后再用本药。

【注意事项】
1. 不良反应　用药期间舌苔和大便可呈黑色，可能引起嗳气和继发性胃酸分泌增加，偶可引起可逆性精神失常。大量及长期服用,可致便秘和碱血症。

2. 禁用 肾功能不全者、孕妇。

3. 慎用 尚不明确。

4. 药物相互作用 本药可减低乳酸杆菌活力,降低乳酶生的疗效,两药不宜联用;本药可使地高辛的口服吸收减少;本药可减少四环素、土霉素、环丙沙星、诺氟沙星等口服抗生素的吸收,并减少其抗菌活性,应避免同时服用。

【患者用药指导】

1. 饮用牛奶时,不宜服用本药。

2. 一般应用本药不宜超过 2 天。

鞣酸蛋白 Tannalbin

【临床应用】

用于消化不良性腹泻。

【用法用量】

口服:一次 1~2g,一天 3 次,空腹口服。

【操作要点】

本品性状发生改变时禁止使用。

【注意事项】

1. 不良反应 过量服用可引起便秘。

2. 禁用 对本品过敏者禁用;细菌性痢疾等感染性腹泻不能应用本品。

3. 慎用 过敏体质者慎用。

4. 药品相互作用 能影响胰酶、胃蛋白酶、乳酶生等的药效,不宜同服。

【患者用药指导】

1. 本品能影响胰酶、胃蛋白酶、乳酶生等的药效,不宜同服。

2. 本品不应与碱性药物同服,因 B 族维生素可能被破坏。

药用炭 Medicinal Charcoal

【临床应用】

用于腹泻。

【用法用量】

口服：一次 1.5~4g，一天 2~3 次，饭前服。

【注意事项】

1. 不良反应　可出现恶心。长期服用可出现便秘。

2. 禁用　对本品过敏者。

3. 慎用　过敏体质者。

4. 药物相互作用　本品能吸附并减弱其他药物的作用，影响消化酶活性。

【患者用药指导】

1. 本品不宜与维生素、抗生素、洋地黄、生物碱类、乳酶生及其他消化酶等类药物合用，以免被吸附而影响疗效。

2. 服药期间若出现便秘，可用中药大黄饮片或番泻叶 2~6g，浸泡代茶饮即可缓解。

【典型案例】

患者，女，77 岁，由于心功能不全、房颤，于 5 个月前开始使用酒石酸美托洛尔片 12.5mg、po、bid 联合地高辛 0.125mg、po、qd 用于房颤心室率控制，心室率控制在 55~65 次 /min。3 月 29 日，因肾功能不全，给予药用炭 0.9g，po，tid；3 月 30 日，开始出现快速房颤，心室率在 80~110 次 /min，并出现胸闷、气促，提示心功能下降；4 月 2 日，服药前采血，测得地高辛谷浓度为：0.46ng/ml。

分析点评：考虑药用炭片在肠道内对药物的吸附，增加了地高辛随药用炭自肠道的排泄，导致地高辛的吸收减少。药效下降与药用炭片的使用具有时间相关性，且地高辛血药浓度测值低于有效血药浓度低限亦提供了极好的佐证。建议停用药用炭片或与其他药物保持 2 小时左右的时间间隔。

重要提示：药用炭片不宜与洋地黄等多类药物合用，以免被吸附而影响疗效。

蒙脱石 Smectite

【临床应用】

用于急、慢性腹泻。

【用法用量】

口服：一次 3g，一天 3 次。以温开水 50ml 冲服。用于慢性腹泻时，剂量酌减；急性腹泻时，首次剂量加倍。

【用法用量】【操作要点】【注意事项】【患者用药指导】【应急处置】见参见本章第八节。

洛哌丁胺 Loperamide

【临床应用】

止泻药，用于控制急、慢性腹泻的症状。

【用法用量】

口服：起始剂量 2~4mg，一天 2~12mg，显效后每天给予 4~8mg 维持治疗，每天不超过 16mg。

【操作要点】

1. 本药不能作为伴发热和便血的细菌性痢疾的基本治疗药物。对急性腹泻，如服用本药 48 小时后临床症状无改善，应停用本药，改换其他治疗。

2. 本药为对症治疗药，用药期间仍需要对引起腹泻的病因进行治疗。如对伴有肠道感染的腹泻必须同时应用有效抗生素治疗。

3. 腹泻患者常伴有水和电解质丢失（尤其是儿童），用本药治疗时应注意同时适当补充水和电解质。

4. 肝功能障碍患者可能导致药物相对过量，应注意中枢神经系统中毒症状。

5. 曾有个别艾滋病患者使用盐酸洛哌丁胺治疗病毒及细菌引起的传染性结肠炎而出现中毒性巨结肠的报道。

【注意事项】

1. 不良反应 胃肠道反应如口干、腹胀、腹痛、恶心、食欲缺乏，偶见呕吐、烦渴、头痛、眩晕、乏力、荨麻疹、瘙痒等。

2. 禁用 对洛哌丁胺过敏者，肠梗阻、胃肠胀气或便秘等需避免抑制肠蠕动的患者，严重脱水者，溃疡性结肠炎的急性发作期患者，假膜性肠炎患者，伴有高热和脓血便的急性细菌性痢疾的患者。

3. 慎用 严重中毒性腹泻患者、溃疡性结肠炎患者、严重肝功能损害者、哺乳期妇女。

【患者用药指导】

1. 空腹或饭前半小时服药可提高疗效。

2. 本品治疗腹泻时，可能出现乏力、头晕或困倦的症状。因此在驾驶和操作机器时，应予以注意。

3. 对于急性腹泻，如服用本品 48 小时后，临床症状无改善，应停用本品，建议咨询医生。

4. 艾滋病患者使用本品治疗腹泻时，如出现腹胀的早期症状，应停止本品的治疗。

5. 咀嚼无糖型口香糖，吮吸冰块或硬糖可减轻口干症状。

【应急处置】

1. 药物不良反应 洛哌丁胺致过敏性休克应立即停药，按休克诊疗常规进行救治。发生皮疹时也应立即停药，口服抗组胺药物，口服或外用糖皮质激素等进行治疗。所致的麻痹性肠梗阻可采取口服缓泻剂、灌肠、肛门排气、留置胃管（可从胃管内注药，如多潘立酮、西沙必利、氯波必利等）、静脉注射纳洛酮（洛哌丁胺特异性拮抗剂）、肌内注射新斯的明等措施，一般在数小时内患者就可恢复排便。

2. 药物过量 在过量时(包括由于肝功能障碍导致的相对过量),可能出现中枢神经抑制症状(如木僵、调节功能紊乱、嗜睡、缩瞳、肌张力过高、呼吸抑制)及肠梗阻。药物过量可用纳洛酮解毒。但应注意本药作用的持续时间长于纳洛酮(1~3小时),故须持续使用纳洛酮,患者应至少监护48小时以防止可能的中枢神经抑制症状。

【典型案例】

患者,女性,42岁,体重41kg,女性,因不规律腹泻而间断服用洛哌丁胺,4~12mg/d(有时16mg/d,持续1个月),结果出现颜面部肌肉发僵、舌头不听使唤、恶心、疲倦、嗜睡、心情抑郁、表情淡漠等临床症状,随后由于断断续续的腹泻而间断服用洛哌丁胺使这些症状加重。患者拒绝纳洛酮等解毒药物治疗,一个月后不良反应才消失。

分析点评:这是超量服药导致的神经毒性反应的病例。

重要提示:初始剂量2~4mg,急性腹泻一天剂量不超过1mg,慢性腹泻一天剂量2~12mg。口服洛哌丁胺的疗程也应尽量缩短,做到"泻止药停",否则极易发生麻痹性肠梗阻。如急性腹泻服用洛哌丁胺治疗48小时临床症状无改善,应停药并改用其他方法治疗。

双歧三联活菌

Live combined Bifidobacterium, Lactobacillus and Enterococcus

【临床应用】

用于肠道菌群失调引起的腹泻和腹胀,也可用于治疗轻中度急性腹泻及慢性腹泻。

【用法用量】

口服：一次2~4粒，一天2次。

【注意事项】

1. 禁用　微生态制剂过敏史者。

2. 药物相互作用　铋剂、鞣酸、药用炭、酊剂等能抑制、吸附或杀灭活菌，不应合用。

【患者用药指导】

1. 抗酸药、抗菌药与本品合用可减弱其疗效，应分开服用。

2. 本品不宜与抗菌药物同时服用，餐后半小时温开水送服。

3. 本品为活菌制剂，应冷藏保存。

第十三节　非酒精性脂肪性肝病

一、疾病简介

非酒精性脂肪性肝病（non-alcoholic fatty liver disease，NAFLD）是指除酒精外和其他明确的肝损害因素所致的，以弥漫性肝细胞大泡性脂肪变为主要特征的临床病理综合征，包括单纯性脂肪肝以及由其演变的非酒精性脂肪性肝炎（non-alcoholic steatohepatitis，NASH）和肝硬化，胰岛素抵抗和遗传易感性与其发病关系密切。

二、临床特点

NAFLD起病隐匿，发病缓慢，常无症状。少数患者可有乏力、右上腹轻度不适、肝区隐痛或上腹胀痛等非特异症状。严重脂肪性肝炎可出现黄疸、食欲不振、恶心、呕吐等症状。常规体检部分患者可发现肝脏肿大。发展至肝硬化失代偿期则临床表现与其他原因所致肝硬化相似。除原发疾病临床表现外,可有乏力、消化不良、肝区隐痛、肝脾肿大等非特异性征象。

三、治疗原则

1. 防治原发病或相关危险因素。

2. 制订合理的能量摄入以及饮食结构调整、等量有氧运动、纠正不良生活方式和行为是 NAFLD 的基础治疗。

3. 避免加重肝脏损害,防止体重急剧下降、滥用药物及其他可能诱发肝病恶化的因素。

4. 所有体重超重、内脏性肥胖以及短期内体重增长迅速的 NAFLD 患者,都需通过改变生活方式控制体重、减少腰围。基础治疗 6 个月体重下降每月 < 0.45kg,或体重指数(BMI > 27kg/m^2 合并血脂、血糖、血压等两项以上指标异常者,可考虑服用减肥药物,但每周体重下降不宜超过 1.2kg;BMI > 40kg/m^2 或 BMI > 35kg/m^2 合并睡眠呼吸暂停综合征等肥胖相关疾病者,可考虑近端胃旁路手术减肥。

5. 对于合并 2 型糖尿病、糖耐量损害、空腹血糖增高以及内脏性肥胖者,可考虑应用胰岛素增敏剂改善胰岛素抵抗和控制血糖。

6. 对于血脂紊乱经基础治疗和 / 或应用减肥降糖药物 3~6 个月以上,仍呈混合性高脂血症或高脂血症合并 2 个以上危险因素者,需考虑加调节血脂药物。

7. NAFLD 伴肝功能异常、代谢综合征、经基础治疗 3~6 个月仍无效,以及肝活检证实为 NASH 和病程呈慢性进展性经过者,可应用抗氧化、抗炎、抗纤维化等药物针对肝病的辅助治疗,但不宜同时应用多种药物。

8. 对于 NASH 相关终末期肝硬化和部分隐源性肝硬化肝功能失代偿患者可选择肝移植。

四、治疗药物

奥利司他 Orlistat

【临床应用】

用于肥胖或体重超重患者(体重指数 ≥ 24)的治疗。

【用法用量】

口服：餐时或餐后 1 小时内口服 120mg，一天 3 次。如果有一餐未进或食物中不含脂肪，则可省略一次服药。

【操作要点】

1. 用药前后及用药时应当检查或监测体重、体脂含量。

2. 治疗期间应监测总胆固醇、低密度脂蛋白、高密度脂蛋白和极低密度脂蛋白及血清三酰甘油的浓度。

3. 大剂量使用本药时或接受较低剂量但治疗时间延长的患者(如 2 个月以上)，特别是有缺乏脂溶性维生素危险的患者(如饮食习惯差)，还应注意监测脂溶性维生素的血浆浓度。

4. 服药 2 周后体重开始下降。可连续服用 6~12 个月，如剂量增大至每天 400mg 以上时，其作用不再增强。

5. 在 2 型糖尿病患者中，本药在导致体重减轻的同时常伴随着血糖控制的改善，从而可能或需要减少口服降糖药的剂量。

【注意事项】

1. 不良反应　常见胃肠道不良反应，表现为大便次数增多、软便、稀便、脂肪便、腹痛、恶心、呕吐及呃逆等。其他少见的不良反应有呼吸道感染、流行性感冒、头痛、月经失调、焦虑、疲劳、泌尿道感染。偶有对本药过敏的报道，主要表现为瘙痒、荨麻疹、血管神经性水肿等。

2. 禁用　对本药制剂中任一成分过敏者、患慢性吸收不良综合征者、胆汁淤积者、哺乳期妇女。

3. 慎用　临床症状明显的胃肠道疾病,特别是与腹泻相关的疾病患者;患有脂溶性维生素缺乏症的患者(如维生素 A、维生素 D、维生素 E 及维生素 K 缺乏),或有可能缺乏脂溶性维生素的患者(如饮食习惯差)。

4. 药物相互作用　本药可减少环孢素、维生素 D、维生素 E 和 β- 胡萝卜素的吸收。

【患者用药指导】

1. 患者的膳食应营养均衡,轻度低热能。

2. 食用高纤维饮食或低脂饮食可减少发生胃肠道不良反应的可能性。

3. 如果有一餐未进食物或所进食物中不含脂肪,则可略过该次剂量。

4. 长期服用本药,其治疗效果(包括控制体重和改善危险因素)可以持续。

【典型案例】

患者,女,57 岁,网购奥利司他减肥,12mg 一次,每天三次,一周后出现恶心、黄疸和全身倦怠,停药 8 周后,黄疸加深,中度腹水,经诊断为重度急性、药物性肝炎、肝衰竭。入院接受肝移植好转。

分析点评:奥利司他引起的肝损害尽管少见,但报道病例均为严重不良反应。

重要提示:由于用药患者大多需长期服用,应在医生指导下应用并定期检测肝功能。

多烯磷脂酰胆碱 Polyene Phosphatidylcholine

【临床应用】

用于治疗脂肪肝。

【用法用量】

口服:初始剂量,一次 0.6g,一天 3 次;一天剂量不超过 1.8g。维持剂量,一次 0.3g,一天 3 次。

静脉滴注:一天 0.25~0.5g;严重病例一天 0.5~1g。

【操作要点】

1. 严禁用电解质溶液（生理氯化钠溶液，林格液等）稀释。

2. 若要配制静脉输液，只可用不含电解质的葡萄糖溶液稀释（如：5%、10% 葡萄糖溶液；5% 木糖醇溶液）。

3. 若用其他输液配制，混合液 pH 不得低于 7.5，配制好的溶液在输注过程中保持澄清。只可使用澄清的溶液。

4. 在进行静脉注射或静脉输注治疗时，建议尽早口服多烯磷脂酰胆碱胶囊进行治疗。

【注意事项】

1. 不良反应　增加口服剂量时偶可引起胃肠不适、腹泻等。极少数患者可对本药注射液中的苯甲醇发生过敏反应。

2. 禁用　对本药任一成分过敏者。

3. 慎用　尚不明确。

4. 药物相互作用　无药物相互作用报道，禁止电解质溶液稀释。

【患者用药指导】

1. 本药胶囊剂应于餐后用大量液体整粒送服。

2. 如患者少服用一次剂量，可在下次服药时补服；如少服一日剂量，则无需补服。

水飞蓟宾 Silibinin

【临床应用】

用于脂肪肝的肝功能异常的恢复。

【用法用量】

口服：起始量，一次 140mg，一天 3 次。维持剂量，一次 140mg，一天 2 次。饭前服用。

【操作要点】

药品性状发生改变时禁止使用。

【注意事项】

1. 不良反应 偶见有头晕、胸闷、上腹部不适等反应。

2. 禁用 对本品过敏者禁用。

3. 慎用 孕妇和哺乳期妇女慎用。

4. 药物相互作用 避免与甲硝唑合用。

【患者用药指导】

用于治疗脂肪肝、肝硬化时,最好不过多食用高脂食物。

第十四节 酒精性肝病

一、疾病简介

酒精性肝病是由于长期大量饮酒所致的肝脏疾病。初期通常表现为脂肪肝,进而可发展成酒精性肝炎、酒精性肝纤维化和酒精性肝硬化;严重酗酒时可诱发广泛肝细胞坏死甚或肝功能衰竭。

二、临床特点

为非特异性,可无症状,或有右上腹胀痛,食欲不振、乏力、体重减轻、黄疸等;随着病情加重,可有神经精神系统、蜘蛛痣、肝掌等症状和体征。

三、治疗原则

1. 戒酒是治疗酒精性肝病的最主要措施。戒酒过程中应注意戒断综合征(包括酒精依赖者,神经精神症状的出现与戒酒有关,多呈急性发作过程,常有四肢抖动及出汗等症状,严重者有戒酒性抽搐或癫痫样痉挛发作)的发生。

2. 在戒酒的基础上应积极地进行营养支持治疗,提供高蛋白、低脂饮食,并注意补充多种维生素,改善已存在的继发性营养不良。

3. 积极处理酒精性肝硬化的并发症（如门静脉高压、食管胃底静脉曲张、自发性细菌性腹膜炎、肝性脑病和肝细胞肝癌等）。

4. 应用多烯磷脂酰胆碱、甘草酸制剂、水飞蓟宾等药物进行抗氧化、抗炎、保护肝细胞治疗，改善肝脏生化学指标。但不宜同时应用多种抗炎保肝药物，以免加重肝脏负担及因药物间相互作用而引起不良反应。对重症酒精性肝炎患者应用糖皮质激素可改善患者的生存率。

5. 严重酒精性肝硬化患者可考虑肝移植，要求患者肝移植前戒酒 3~6 个月。

四、治疗药物

甘草酸二铵 Diammonium Glycyrrhizinate

【临床应用】

用于伴有谷丙氨基转移酶升高的急、慢性病毒性肝炎的治疗。

【用法用量】

口服：一次 150mg，一天 3 次。

静脉注射：一次 150mg，以 10% 葡萄糖注射液 250ml 稀释后缓慢滴注，一天 1 次。

【操作要点】

1. 本品未经稀释不得进行注射。

2. 治疗过程中应定期检测血压及血清钾、钠浓度。

【注意事项】

1. 不良反应 严重者可出现休克、假性醛固酮症（低钾血症、高钠血症和高血压）等。少数患者可出现以下不良反应：纳差、恶心、呕吐、腹胀、食欲增加、头痛、头晕、胸闷、心悸、血压增高、皮肤瘙痒、荨麻疹、口干和水肿等，一般症状较轻，无须停药。

2. 禁用 严重低钾血症患者、高钠血症患者、高血压患者、心功能衰竭者、肾衰竭者、孕妇、哺乳期妇女。

3. 慎用 尚不明确。

4. 药物相互作用 与利尿药(如依他尼酸、呋塞米、乙噻嗪、三氯甲噻嗪等)合用时,其利尿作用可增强本药的排钾作用,导致血清钾下降。

【患者用药指导】

治疗中如出现皮疹、高血压、血钠滞留、低血钾等情况,应减量或停药。

腺苷蛋氨酸 Ademetionine

【临床应用】

用于肝硬化前和肝硬化所致肝内胆汁淤积。

【用法用量】

口服:一天 1~2g。

静脉、肌内注射:初始剂量,一天 0.5~1g,分 2 次给药。持续 2 周。

静脉滴注:初始剂量,一天 0.5~1g,静脉滴注 1 次,持续 2~4 周。

【操作要点】

1. 本药粉针剂须在临用前用所附溶剂溶解,不可与碱性液体、含钙离子的溶液及高渗溶液(如 10% 葡萄糖溶液)配伍。本药注射剂溶解后,保存时间不应超过 6 小时。

2. 用于静脉注射时,需缓慢注射。

【注意事项】

1. 不良反应 少数患者服药后有胃灼热、上腹痛。对本药特别敏感的患者,偶可引起昼夜节律紊乱。其他还有浅表性静脉炎、恶心、腹泻、出汗和头痛等。

2. 禁用 对本药过敏者。

3. 慎用 尚不明确。

4. 药物相互作用 尚不明确。

【患者用药指导】

1. 本药肠溶片剂必须整片吞服，不得嚼碎，为使药物更好地吸收和发挥疗效，建议在两餐之间服用。

2. 发生不良反应后一般无须中断治疗，对昼夜节律紊乱的患者，睡前服用催眠药可减轻症状。

还原型谷胱甘肽 Reduced Glutathione

【临床应用】

用于酒精性脂肪肝、酒精性肝纤维化、酒精性肝硬化、急性酒精性肝炎及其他化学物质毒性引起的肝脏损害。

【用法用量】

口服：一次口服 400mg，一天 3 次。疗程 12 周。

静脉滴注：一次 1.8g，一天 1 次，疗程为 14~30 天。

【操作要点】

1. 将之溶解于注射用水后，加入 100ml、250~500ml 生理盐水或 5% 葡萄糖注射液中静脉滴注。

2. 注射前必须完全溶解，外观澄清、无色。

【注意事项】

1. 不良反应　偶见脸色苍白、血压下降、脉搏异常等类过敏症状，应停药。偶见皮疹等过敏症状，应停药。偶有食欲不振、恶心、呕吐、胃痛等消化道症状，停药后消失。

2. 禁用　对本品有过敏反应者。

3. 药物相互作用　本品不得与维生素 B_{12}、维生素 K_3、甲萘醌、泛酸钙、乳清酸、抗组胺制剂、磺胺药及四环素等混合使用。

【患者用药指导】

1. 如在用药过程中出现皮疹、面色苍白、血压下降、脉搏异常等症状，应立即停药。

2. 肌内注射仅限于需要此途径给药时使用，并应避免同一部位反复注射。

多烯磷脂酰胆碱 Polyene Phosphatidylcholine

【临床应用】

用于治疗脂肪肝、肝硬化、中毒性肝损伤。

【用法用量】【操作要点】【注意事项】【患者用药指导】

参见本章第十三节。

水飞蓟宾 Silibinin

【临床应用】【用法用量】【注意事项】【患者用药指导】

参见本章第十三节。

第十五节　急性胰腺炎

一、疾病简介

急性胰腺炎是多种病因导致胰酶在胰腺内被激活后引起的胰腺组织自身消化的化学性炎症。临床上以急性上腹痛、发热、恶心、呕吐、血与尿淀粉酶增高为特点,也可以脂肪酶升高为特点。病变程度轻重不等,轻者以胰腺水肿为主,病情为自限性,预后好,称为轻症急性胰腺炎(mild acute pancreatitis, MAP);重者胰腺发生坏死出血,可出现休克和腹膜炎,病情凶险,死亡率高,称为重症急性胰腺炎(severe acute pancreatitis, SAP)。

二、临床特点

腹痛为本病的主要表现,常发生在饱餐、高脂餐、大量饮酒后,同时伴有恶心、呕吐,呕吐后腹痛不缓解。多数患者出现中等程度的发热,少数可有轻度黄疸。

三、治疗原则

1. 支持营养,积极补充血容量,维持水、电解质和酸碱平衡。腹痛剧烈时可给予止痛治疗。

2. 给予禁食及胃肠减压,以及应用 H_2 受体拮抗剂及质子泵抑制剂、生长抑素类似物等间接或直接抑制胰腺外分泌,可用乌司他丁抑制胰酶分泌。

3. 选用能有效防治胰腺感染的抗菌药物,降低急性胰腺炎的感染率。

4. 对于以下情况可考虑外科手术治疗　诊断不肯定,且不排除其他急腹症者;出血坏死型经内科治疗无效;并发胰腺脓肿、胰腺假性囊肿、弥漫性腹膜炎及肠麻痹坏死;伴有胆道梗阻,需要手术解除梗阻者。

四、治疗药物

乌司他丁 Ulinastatin

【临床应用】

用于急性胰腺炎;慢性复发性胰腺炎的急性恶化期。

【用法用量】

静脉滴注:初期一次 100 000 单位溶于 500ml 5% 葡萄糖注射液或氯化钠注射液中静脉滴注,一次静脉滴注 1~2 小时,每天 1~3 次,以后随症状消退而减量。

【操作要点】

1. 本品溶解后应迅速使用。

2. 避免与甲磺酸加贝酯制剂或球蛋白制剂混合应用。

3. 本药不能代替其他抗休克疗法,休克症状改善后应停药。

4. 出现过敏症状时应立即停药。

5. 可将本药每次用量溶于 5% 葡萄糖注射液或生理盐水 500ml 中静脉滴注,或溶于生理盐水 2ml 中缓慢静脉推注。

【注意事项】

1. 不良反应　偶见恶心、呕吐、腹泻、白细胞减少、嗜酸性粒细胞增多、血管痛、发红、瘙痒感、皮疹等。

2. 禁用　对本药过敏者。

3. 慎用　有药物过敏史；对食品过敏者；过敏体质者。

4. 药物相互作用　本品避免与加贝酯或球蛋白制剂混合使用。

【经典案例】

患者，男，67岁因"食管鳞癌肝、骨转移2个月余"于2008年4月24日入院，入院诊断为食管中下段低分化鳞状癌，肝、骨转移（Ⅳ期），肝脏TACE术后。4月29日行第1周期TP方案（具体药物为多西他赛加顺铂，充分水化），5月5日血生化提示尿素由化疗前的6.86mmol/L升至12.19mmol/L，肌酐也明显升高（73.2μmol/L升至103μmol/L），考虑可能是顺铂对肾小管造成一定的上皮损伤，5月6日给予乌司他丁20万单位加入5%葡萄糖液100ml中，1次/d，静脉滴注，无其他合并药物。给药结束后约半小时，患者出现寒战、高热（体温达39℃），给予吲哚美辛栓后体温逐渐下降至正常。5月7日再次给予乌司他丁后半小时患者又出现寒战、高热症状，给予苯海拉明、地塞米松对症处理后缓解。考虑可能为乌司他丁引起的过敏反应，遂停用此药，患者未再出现上述症状。

分析点评：本例患者在初次给药过程中出现寒战、高热等不良反应，因既往临床未遇到乌司他丁的类似不良反应，故未予重视。次日再次给予乌司他丁后半小时患者又出现类似症状，停药后症状消失且未再复发，故确定为乌司他丁所致。本例患者寒战、高热在给予对症处理后立即缓解、无复发，提示该过敏反应属轻到中度不良反应。

重要提示：乌司他丁来源于人尿，因此过敏发生率较低，若在使用过程中患者出现寒战、高热，临床处理以及时停药和对症治疗为主。

生长抑素 Somatostatin

【临床应用】

用于急性胰腺炎及胰腺手术后并发症的防治。

【用法用量】

静脉滴注：应尽早用药。静脉滴注 250μg/h，连续用药 72~120 小时。为预防手术患者发生外周和手术后的胰腺炎，以及防止内镜逆行胰胆管造影（ERCP）或括约肌成形术所引起的胰腺并发症，应于术前 2~3 小时开始用药，连续静脉滴注 250μg/h 至手术后 24 小时。

【操作要点】【注意事项】【患者用药指导】【应急措施】

参见本章第十节。

氨曲南 Aztreonam

【临床应用】

用于治疗敏感需氧革兰氏阴性菌所致的腹腔内感染。

【用法用量】

静脉滴注：每 1g 氨曲南至少用注射用水 3ml 溶解，再稀释，氨曲南浓度不得超过 2%，滴注时间 20~60 分钟。

【操作要点】

1. 肌内注射液，每 1g 药物至少加入 3ml 注射用水或生理盐水作深部肌内注射。

2. 静脉注射液，每 1g 药物，加溶液 6~10ml 溶解，缓慢注射（至少 5 分钟）。

3. 静脉滴注液，每 1g 药物，先加入至少 3ml 灭菌注射用水，溶解后再加入至少 100ml 生理盐水、葡萄糖注射液或葡萄糖/氯化钠注射液中稀释（最高浓度不超过 2%，滴注时间宜为 30~60 分钟）。

4. 下列溶液可用作本药的溶解稀释液 灭菌注射用水、等渗氯化钠注射液、林格液、乳酸钠林格液、5%~10%葡萄糖注射液、葡萄糖/氯化钠注射液等；用于肌内注射时，还可用含苯甲醇的氯化钠注射液作溶剂。

5. 本药一旦溶解后，应尽快使用，溶液配制后不宜久置。配制后药液在室温下保存不宜超过 24 小时，冷冻保存不宜超过 72 小时。

6. 进行血液透析的患者，推荐静脉负荷剂量应等于标准剂量，然后在标准给药间隔给予 1/4 的负荷剂量；对重度感染，为了维持药效，应在每次透析后追加 1/8 的负荷剂量。

7. 对于接受连续性动静脉血液滤过或者连续性静脉血液滤过患者，推荐每 8 小时给药 1g。

【注意事项】

1. 不良反应 过敏反应以皮疹、荨麻疹、药物热等过敏反应较多见，偶见过敏性休克。胃肠道可出现腹痛、腹泻、恶心、呕吐、味觉改变等胃肠道症状。少数患者用药后可能出现暂时性嗜酸性粒细胞增多、血小板减少、凝血激酶时间及凝血酶原时间延长、暂时性肝功能损害。少数患者大剂量应用本药会引起肾功能损害。偶见头痛、倦怠、眩晕等。肌内注射或静脉给药时，如浓度过大或速度太快可致注射部位疼痛、硬结，严重者可致血栓性静脉炎。

2. 禁用 对本药过敏者、对头孢他啶过敏者。

3. 慎用 过敏体质者、对其他 β- 内酰胺类抗生素有过敏反应者、肾功能不全者、肝功能不全者。

4. 药物相互作用 与氨基糖苷类联用对多数肠杆菌属和铜绿假单胞菌有协同抗菌作用；与头孢西丁在体内外均有拮抗作用；与利尿药同用可增加肾毒性。

【典型案例】

患者，女，20 岁，诊断为急性支气管炎，给予注射用氨曲南 2g 加入 0.9% 氯化钠注射液 250ml 静脉滴注（50 滴/min），约 2 分钟后出现氨曲南所致过敏性休克，立即停药，给予 0.9% 氯化钠注射液 250ml 快速静脉滴注，盐酸肾上腺素 1mg 肌内注射，地塞米松 10mg 静脉注射，5% 葡萄糖 250ml 加维生素 C 2.0g 加 10% 葡萄糖酸钙注射液 20ml 静脉滴注，面罩吸氧，多参数心电监护应用，转急诊抢救室。20 分钟左右患者血压仍测不到，给予盐酸多巴胺 20mg 静脉注射后，再给予 0.9% 氯化钠注射液 250ml 加盐酸多巴胺 200mg 静脉滴注，并另一条通道给予 0.9% 氯化钠注射液 250ml 加山莨菪碱 10mg 静脉滴注，以纠正腹痛，并扩容治疗，0.9% 氯化钠注射液 1 000ml 静脉滴注，以补充血容量，40 分钟左右患者血压仍测不到，呼吸困难加重，给予 0.9% 氯化钠注射液 250ml 加氨茶碱 250mg 静脉滴注，并再次给予盐酸肾上腺素 1mg 肌内注射，又 40 分钟后患者血压恢复正常，症状逐渐缓解，皮疹逐渐消退。

分析点评：氨曲南对青霉素类及头孢菌素类抗生素无交叉过敏性，不需要做皮试，常用于对青霉素类、头孢菌素类过敏的患者。目前引起过敏性休克较为少见，可能与个体差异、药品质量不纯、不合理用药（尤其是超量应用）、药物使用不规范等有关。

重要提示：单纯依赖液体复苏很难纠正休克的低血压，过度输注液体，会加重肺水肿，及时使用血管活性药物，可提高有效循环血量，改善高排低阻的现象。

第十六节 慢性胰腺炎

一、疾病简介

慢性胰腺炎（chronic pancreatitis, CP）是指由于各种病因所致胰腺局部、节段性或弥漫性的慢性进展性炎症，导致胰腺组织和／或功能不可逆的损害。其病理特征为胰腺纤维化。

二、临床特点

临床表现以反复发作性或持续性腹痛、胰腺外分泌功能不全为主要症状，可合并胰腺内分泌功能不全、胰腺实质钙化、胰管结石、胰腺假性囊肿形成。轻度 CP 无明显特异性临床表现。中、重度 CP 临床表现包括：①腹痛、腹胀、黄疸等。腹痛是 CP 的主要临床症状，初为间歇性，后转为持续性，多位于上腹部，可放射至背部或两肋。腹痛常因饮酒、饱食、高脂肪餐或劳累而诱发。②消化吸收不良、脂肪泻、体重减轻等症状。③并发症可有糖尿病、胰腺假性囊肿、腹水、胰瘘、消化道梗阻及胰源性门脉高压症等。

三、治疗原则

1. 应绝对戒酒、避免暴饮暴食。发作期间应严格限制脂肪摄入。必要时可给予肠外或肠内营养治疗。对长期脂肪泻的患者，应注意补充脂溶性维生素及维生素 B_{12}、叶酸，适当补充各种微量元素。

2. 急性发作期的治疗与急性胰腺炎大致相同。

3. 对于胰腺外分泌功能不全所致腹泻，主要应用外源性胰酶制剂替代治疗并辅助饮食疗法。应选用含高活性脂肪酶的超微粒胰酶胶囊，低活性的胰酶制剂对治疗胰腺外分泌功能不全无效。保持胰酶活性的最佳 pH 应 > 6.0（当 pH < 4.0 时，脂肪酶等会失活）。故在服用胰酶同时可给予质子泵抑制剂、H_2 受体拮抗剂等抑酸药，以增强胰酶制剂的疗效。

4. 对于腹痛的治疗，对轻症患者，经戒酒、控制饮食可使腹痛减轻或暂时缓解，抗胆碱能药物对轻者可能达到止痛效果；疼痛严重者可用麻醉镇痛药；胰酶制剂替代治疗也能缓解或减轻腹痛。生长抑素及其类似物、H₂ 受体拮抗剂或质子泵抑制剂对减轻腹痛有一定疗效；对于顽固剧烈疼痛，药物治疗无效者，可行腹腔神经丛阻滞治疗或内脏神经切除术。

四、治疗药物

奥曲肽 Octreotide

【临床应用】

用于重型胰腺炎、胰腺损伤等。

【用法用量】

静脉滴注：急性重型胰腺炎：一次 0.1~0.2mg，每 8 小时 1 次，疗程 5~14 天。胰腺损伤：一次 0.1mg，每 8 小时 1 次，疗程 7~14 天或至瘘管闭合。

【操作要点】【注意事项】【应急处置】参见本章第十节。

第十七节 急性药物性肝损伤

一、疾病简介

急性药物性肝损伤是指由药物本身或其代谢产物而引起的肝脏损害，病程在 3 个月以内。根据用药后发生血清生化检测异常情况，将肝损伤定义为血清丙氨酸转氨酶（GPT）或结合胆红素（CB）升高至正常值上限 2 倍以上；或血清天冬氨酸转氨酶（GOT）、碱性磷酸酶（ALP）和总胆红素（TB）同时升高，且其中至少有一项升高至正常值上限 2 倍以上。依用药后血清酶学升高的特点，急性药物性肝损伤分为：肝细胞性损伤型、胆汁淤积性肝损伤型及混合性肝损伤。

二、临床特点

1. 有与药物性肝损伤发病规律相一致的潜伏期　初次用药后出现肝损伤的潜伏期在 5~90 天内，有特异质反应者潜伏期可小于 5 天，慢代谢药物（如胺碘酮）导致肝损伤的潜伏期可大于 90 天。停药后出现肝细胞损伤的潜伏期 ≤ 15 天，出现胆汁淤积性肝损伤的潜伏期 ≤ 30 天。

2. 有停药后异常肝脏生化指标迅速恢复的临床过程　肝细胞损伤型的血清 GPT 水平在 8 天内下降 > 50%（高度提示），或 30 天内下降 ≥ 50%（提示）；胆汁淤积型的血清 ALP 或 TB 在 180 天内下降 ≥ 50%。

3. 再次用药后，迅速激发肝损伤，肝酶活性水平至少升高至正常范围上限的 2 倍以上。

三、治疗原则

1. 停用和防止再使用引起肝损伤的药物是治疗的关键，而且也应尽可能避免使用生化结构和 / 或药物作用属于同一类的药物（如抗结核药、同一类型抗生素或抗肿瘤药）。

2. 误服、误食大量药物 / 毒物的患者，宜洗胃、导泻，并加用吸附剂，以清除胃内残留的药物 / 毒物，可用血液透析、利尿等措施，以促进其排泄和清除。

3. 加强支持疗法，维持内环境稳定，维护重要器官功能，促进肝细胞再生。

4. 应用特殊解毒剂和 / 或保肝治疗药物（如还原型谷胱甘肽，腺苷蛋氨酸等）。目前认为，早期应用乙酰半胱氨酸可有效治疗对乙酰氨基酚（扑热息痛）中毒性肝损伤。对于明显淤胆或瘙痒的患者可应用熊去氧胆酸。

5. 重症患者出现肝功能衰竭或重度胆汁淤积时，除积极纠正肝功能衰竭外，还可以采用血液透析、血液滤过、血液/血浆灌流以及血浆置换等人工肝脏支持治疗方法。此外还可以采用分子吸附再循环系统、生物型及混合型人工肝脏治疗,必要时可考虑肝移植。

四、治疗药物

腺苷蛋氨酸 Ademetionine

【临床应用】

用于肝硬化前和肝硬化所致肝内胆汁淤积。

【用法用量】

肌内注射或静脉注射:初始治疗时,一天 0.5~1.0g,共两周。

口服:维持治疗时,一天 1.0~2.0g。

【操作要点】

1. 注射用冻干粉针须在临用前用所附溶剂溶解。

2. 静脉注射必须非常缓慢。

3. 不可与碱性液体、含钙离子的溶液及高渗溶液(如 10% 葡萄糖溶液)配伍。

4. 本药注射剂溶解后,保存时间不应超过 6 小时。

5. 有血氨增高的肝硬化前及肝硬化的患者,应用本药时应注意监测血氨水平。

【注意事项】

1. 不良反应 本药长期大量服用未见严重不良反应。少数患者服药后有胃灼热、上腹痛、昼夜节律紊乱、浅表性静脉炎、恶心、腹泻、出汗和头痛等。

2. 禁用 对本药过敏者。

3. 慎用 尚不明确。

4. 药物相互作用 尚不明确。

【患者用药指导】

本药肠溶片剂必须整片吞服,不得嚼碎,为使药物更好地吸收和发挥疗效,建议在两餐之间服用。

【应急处置】

发生不良反应后一般无须中断治疗,对昼夜节律紊乱的患者,睡前服用催眠药可减轻症状。

多烯磷脂酰胆碱 Polyene Phosphatidylcholine

【临床应用】

用于脂肪肝、肝硬化、中毒性肝损伤、急慢性肝炎。

【用法用量】【操作要点】【注意事项】【患者用药指导】

参见本章第十三节。

还原型谷胱甘肽 Reduced Glutathione

【临床应用】

用于肝脏疾病:包括病毒性、药物毒性、酒精毒性及其他化学物质毒性引起的肝脏损害。

【用法用量】

口服:一次口服400mg(4片),每天三次。疗程12周。

静脉滴注:一次1.8g,一天一次,疗程为14~30天。

【操作要点】【注意事项】【患者用药指导】参见本章第十四节。

第十八节 慢性乙型病毒性肝炎

一、疾病简介

慢性乙型病毒性肝炎是指由乙型肝炎病毒(hepatitis B virus, HBV)持续感染引起的肝慢性炎症坏死性疾病,病程持续在6个月以上。HBV感染后主要通过机体对病毒的免疫应答而导致肝细胞损害。肝脏可出现不同程度的炎症,主要表现为肝细胞的变性坏死、再生及结缔组织增生,甚至有再生结节及假小叶的形成。慢性乙型肝炎是我国常见的慢性传染病之一,其病程迁延,肝损害严重,并可能进展至肝硬化,甚至发展为原发性肝癌,对人民健康造成严重危害。HBsAg 阳性或小三阳或 HBcAb、HBeAb 有抗体阳性,伴或不伴 HBV-DNA 阳性,均可考虑为慢性乙肝。

二、临床特点

常见乏力、厌油、肝区不适、食欲减退、黄疸等;可有肝病面容、肝掌、蜘蛛痣、肝大且质偏硬、脾大等体征。

三、治疗原则

1. 活动期主要采取支持与对症治疗　适当休息至症状明显减轻、黄疸消退、肝功能明显好转后,可逐渐增加活动量,症状消失、肝功能正常后 1~3 个月后可恢复工作;给予清淡及易消化食物,适当补充维生素,一日蛋白质摄入 1~1.5g/kg,热量不足者应静脉补充葡萄糖;戒酒,避免使用损害肝脏药物。

2. 根据患者具体情况,采取免疫调节、保护肝细胞、改善肝功能等治疗。

3. 抗病毒治疗　根据病情及患者的意愿选用干扰素制剂及核苷类似物拉米夫定、阿德福韦酯、恩替卡韦、替比夫定等积极抗病毒治疗,最大限度地长期抑制或清除乙肝病毒,减少肝细胞炎症坏死及肝纤维化,延缓和阻止疾病进展,减少和防止肝脏失代偿肝硬化及其他并发症的发生,从而改善生活质量和延长生存期。

四、治疗药物

重组人干扰素 α1b Recombinant Human Interferon α1b

【临床应用】

治疗慢性乙型肝炎。

【用法用量】

肌内或皮下注射：本品每次 30~50μg，每天 1 次，连用 4 周后改为隔天 1 次，疗程 4~6 个月，可根据病情延长疗程至 1 年。

【操作要点】

1. 偶见过敏性休克，用药前做过敏试验。

2. 如发现冻干制剂萎缩、变色，液体制剂混浊、有异物或不溶性沉淀等均不宜使用。

3. 本药不能与其他药混合使用。药液开启后限单次使用。

4. 本药皮下注射部位应限于腹部及大腿。研究表明，上肢注射本药较腹部及大腿注射本药的生物利用度低。

5. 不宜口服与静脉注射。

【注意事项】

1. 不良反应 本品不良反应温和，最常见的是发热、疲劳等反应，常在用药初期出现，多为一次性和可逆性反应，其他可能存在的不良反应有头痛、肌痛、关节痛、食欲不振、恶心等；少数患者可能出现颗粒白细胞减少，血小板减少等血象异常，停药后可恢复，如出现上述患者不能忍受的严重不良反应时，应减少剂量或停药，并给予必要的对症治疗。

2. 禁用 对本药或其他干扰素制剂有过敏史者。

3. 慎用 心肌梗死、重症高血压、脑血管疾病。

4. 药物相互作用 使用本品时应慎用安眠药及镇静药。

【患者用药指导】

使用本药期间，应避免驾驶车辆及操作机械。

【应急处置】

出现过敏症状时及时给予抗过敏治疗。

针对流感样症状应及时行降温处理，首先采用冰敷或酒精擦浴等物理降温，必要时可采用布洛芬、对乙酰氨基酚等解热镇痛药物进行对症治疗,及时观察体温变化。

甘草酸二铵 Diammonium Glycyrrhizinate

【临床应用】

用于伴有谷丙转氨酶升高的慢性迁延性肝炎和慢性活动性肝炎。

【用法用量】

口服:一次 150mg,一天 3 次。

静脉注射:一次 150mg,以 10% 葡萄糖注射液 250ml 稀释后缓慢滴注,一天 1 次。

【操作要点】【注意事项】【患者用药指导】参见本章第十四节。

拉米夫定 Lamivudine

【临床应用】

用于伴有谷丙转氨酶(GPT)升高和病毒活动复制的、肝功能代偿的成年慢性乙型肝炎患者的治疗。

【用法用量】

口服:一次 100mg,一天 1 次。

【操作要点】

1. 治疗期间需每 3 个月监测 1 次肝功能和 HBV DNA 水平。治疗 1 年后复查 HBeAg 和抗 –HBe,以后每 3~6 个月复查 1 次。一旦发生有提示有乳酸性酸中毒的临床表现和实验室检查结果时,应中止治疗。

2. HBeAg 阳性慢性乙肝的疗程至少 1 年,至少 2 次间隔 6 个月检测 HBV DNA<10^5 拷贝 /ml,出现 HBeAg 血清学转换至少 6 个月,肝转氨酶正常者应停药。

3. 未出现 HBeAg 血清转换的患者,如无拉米夫定耐药,应持续使用。

4. HBeAg 阴性慢性乙肝的疗程为 1 年以上,至少

3 次间隔 6 个月检测 HBV DNA $< 10^5$ 拷贝 /ml，发生 HBsAg 血清转换或治疗无效（HBV DNA 水平或 GPT 水平仍持续升高）者，可以考虑终止治疗。

5. 合并肝功能失代偿或肝硬化者需要长期治疗。

【注意事项】

1. 不良反应　常见的不良反应有上呼吸道感染样症状、头痛、恶心、身体不适、腹痛和腹泻，症状一般较轻并可自行缓解。

2. 禁用　对拉米夫定或制剂中其他任何成分过敏者。

3. 慎用　妊娠 3 个月内的患者；哺乳期妇女服用本品时暂停哺乳。

4. 药物相互作用　当拉米夫定与齐多夫定同时服用时，可观察到齐多夫定的 C_{max} 有适度的增加，约 28%，但系统生物利用度（药时曲线下面积 AUC）无显著变化，齐多夫定不影响拉米夫定的药物动力学特性；同时使用拉米夫定和扎西他滨时，拉米夫定可能抑制后者在细胞内的磷酸化，因此不要同时使用这两种药。

【患者用药指导】

1. 拉米夫定不是一种可以根治乙型肝炎的药物。患者必须在有乙肝治疗经验的专科医生指导下用药，不能自行停药。

2. 需在治疗中进行定期监测，至少每 3 个月测一次 GPT 水平，每 6 个月测一次 HBV DNA 和 HBeAg。

阿德福韦酯 Adefovir Dipivoxil

【临床应用】

用于治疗有乙型肝炎病毒活动复制证据，并伴有血清氨基酸转移酶（GPT 或 GOT）持续升高或肝脏组织学活动性病变的肝功能代偿的成年慢性乙型肝炎患者。

【用法用量】

口服：一次 10mg，一天 1 次。

【操作要点】

1. HBeAg 阳性慢性乙肝的疗程至少 1 年。至少 2 次间隔 6 个月检测 HBV DNA $< 10^5$ 拷贝 /ml，HBeAg 血清学转换后继续治疗 6 个月，肝转氨酶正常者应停药。

2. HBeAg 阴性慢性乙肝患者的疗程为 1 年以上。至少 3 次间隔 6 个月检测 HBV DNA $< 10^5$ 拷贝 /ml，至少达到 HBsAg 血清转换或失去疗效者应停药。

3. 持续应答可能需要延长疗程。

【注意事项】

1. 不良反应　国外临床研究中常见不良反应为虚弱、头痛、腹痛、恶心、（胃肠）气胀、腹泻和消化不良。国内临床研究中不良反应为白细胞减少（轻度）、腹泻（轻度）和脱发（中度）。

2. 禁用　对本品任何组分过敏的患者。

3. 慎用　育龄妇女要采取有效的避孕措施。

4. 药物相互作用　阿德福韦酯与经肾小管主动分泌的药物合用时应当慎重，因为两种药物竞争同一消除途径，可能会引起阿德福韦或者合用药物的血清浓度升高。

【患者用药指导】

饭前或饭后口服均可。

恩替卡韦 Entecavir

【临床应用】

用于病毒复制活跃，血清谷丙转氨酶（GPT）持续升高或肝脏组织学显示有活动性病变的慢性成人乙型肝炎的治疗。

【用法用量】

口服：初始治疗，一次 0.5mg，一天 1 次。拉米夫定耐药者,一次 1mg,一天 1 次。

【操作要点】

1. 患者在开始恩替卡韦治疗前,需要进行 HIV 抗体的检测。

2. HBeAg 阳性慢性乙肝的疗程至少 1 年;HBeAg 阴性慢性乙肝患者的疗程为 1 年以上。

【注意事项】

1. 不良反应　最常见的不良事件有:头痛、疲劳、眩晕、恶心。

2. 禁用　对恩替卡韦或制剂中任何成分过敏者。

【患者用药指导】

本品应空腹服用(餐前或餐后至少 2 小时)。

替比夫定 Telbivudine

【临床应用】

用于有病毒复制证据以及有血清转氨酶(GPT 或 GOT)持续升高或肝组织活动性病变证据的慢性乙型肝炎成人患者。

【用法用量】

口服:一次 600mg,一天 1 次。

【注意事项】

1. 不良反应　肌肉、骨骼、结缔组织:横纹肌溶解。神经系统:周围神经病变,感觉减退。代谢和营养失调:乳酸性酸中毒。

2. 禁用　对替比夫定或其任何辅料过敏者禁用。

【患者用药指导】

1. 口服、餐前或餐后均可,不受进食影响。

2. 出现无法解释的肌无力、触痛或疼痛时及时报告给医生。

3. 在接受本品治疗的过程中出现头晕或疲劳的患者不应该驾驶或使用机器。

第十九节　慢性丙型病毒性肝炎

一、疾病简介

慢性丙型病毒性肝炎是由丙型肝炎病毒(hepatitis C virus, HCV)持续感染引起的肝慢性炎症坏死性疾病,病程持续在 6 个月以上。慢性丙型肝炎是一种主要经血液传播的传染性疾病,部分患者可发展为肝硬化甚至肝细胞癌,对患者的健康和生命危害极大,已成为严重的社会和公共卫生问题。

二、临床特点

大多临床症状轻微,常见的症状有轻微乏力、全身不适、肝区不适或疼痛等。可伴有一些肝外表现,包括关节炎、角膜结合膜干燥症、扁平苔藓、灶性淋巴性涎腺炎、原发性混合型冷球蛋白血症、系膜毛细血管性肾小球肾炎等。

三、治疗原则

1. 支持及对症治疗　①适当休息至症状明显减轻、黄疸消退、肝功能明显好转后,可逐渐增加活动量;症状消失、肝功能正常后 1~3 个月后可恢复工作。②给予清淡及易消化食物,适当补充维生素,一天蛋白质摄入 1~1.5g/kg,热量不足者应静脉补充葡萄糖。③戒酒,避免使用损害肝脏药物。

2. 积极保肝治疗　选用具有抗炎、抗氧化、保护肝细胞膜及细胞器等作用的药物,改善肝脏生化学指标。

3. 抗病毒治疗　根据 HCV RNA 基因分型,选择不同的抗病毒治疗方案,对慢性丙肝患者应用干扰素或联合利巴韦林进行积极的抗病毒治疗,清除或持续抑制体内的 HCV,以改善或减轻肝损害,阻止进展为肝硬化、肝衰竭或肝癌,并提高患者的生活质量。

四、治疗药物

聚乙二醇干扰素 α-2a Peginterferon alfa-2a

【临床应用】
用于已确诊的成人慢性乙型肝炎或慢性丙型肝炎的治疗,患者需处于肝硬化代偿期或无肝硬化。慢性丙型肝炎患者使用本药时,宜与利巴韦林联用。但对利巴韦林不耐受或禁用者可单用本药治疗。

【用法用量】
皮下注射:推荐剂量为一次 180μg,一周 1 次,共用 48 周。联合给药与利巴韦林联合用于慢性丙型肝炎:本药推荐剂量为一次 180μg,一周 1 次;利巴韦林剂量及联用疗程根据病毒的基因分型而定:感染 1 型病毒者,根据体重一天 1 000~1 200mg(< 75kg, 1 000mg; ≥ 75kg, 1 200mg),联用疗程 48 周;感染 2、3 型病毒者,剂量为一天 800mg,联用疗程 24 周。

【操作要点】
1. 本药不能与其他药物混合使用,药液开启后限单次使用。

2. 用药指征 ①血小板计数不低于 90×10^9/L(伴有肝硬化或向肝硬化转化者为 75×10^9/L)。②中性粒细胞(ANC)不低于 1.5×10^9/L。③血肌酸酐低于正常值上限的 1.5 倍。④血清促甲状腺素(TSH)和甲状腺素(T_4)在正常范围内或甲状腺疾病可以完全控制。

3. 肝脏移植患者用药的安全性和有效性尚不明确。

4. 建议所有患者在用药前均进行血常规和生化检查。①在开始治疗后,应在第 2 周进行血常规检查,在第 4 周进行生化检查。以后应定期进行上述检查。②血清丙型肝炎病毒核糖核酸(HCV-RNA, PCR)及谷丙转氨酶

（GPT）：治疗期间每 3~6 个月检测 1 次，治疗后的 6 个月时也需检测。③促甲状腺素。④有心脏疾病的患者应做心电图检查。⑤用药前、有糖尿病或高血压的患者用药期间如出现视力下降或视野缺失，均应进行眼科检查。

【注意事项】

1. 不良反应　发生率不低于 10% 的不良反应有：疲劳、发热、寒战、疼痛、恶心、呕吐、消化不良、畏食、腹泻、腹痛、肌痛、关节痛、头痛、头晕、失眠（20%）、抑郁、易激惹、脱发、瘙痒、注射部位反应、咳嗽。发生率为 2%~10% 的不良反应有：贫血、血小板减少、体重减轻、多汗、盗汗、甲状腺功能减退、甲状腺功能亢进、震颤、颤抖、乏力、虚弱、焦虑、嗜睡、注意力不集中、记忆力障碍、味觉改变、感觉异常或迟钝、情感障碍、情绪改变、神经过敏、攻击意识、视物模糊、眼干、眼部炎症、眼痛、心悸、上呼吸道感染、咽痛、鼻炎、鼻咽炎、鼻窦充血、肺充血、胸部紧缩感、劳累性呼吸困难、鼻出血、恶心伴呕吐、口干、口腔溃疡、牙龈出血、牙龈炎、唇炎、胃炎、腹胀、便秘、皮肤干燥、皮炎、皮疹、湿疹、荨麻疹、银屑病、光敏反应、肌肉痉挛、肌肉无力、骨骼肌疼痛。其他可出现胸痛、背痛、颈痛、流感样症状、潮热、潮红、性欲减退、阳痿、全身不适、单纯疱疹、淋巴结肿大等。

2. 禁用　自身免疫性肝炎、严重肝功能不全或肝硬化失代偿期、有严重心脏病史（包括 6 个月内有不稳定或未控制的心脏病）者、有严重精神病或严重精神病史者（主要为抑郁患者）。

3. 慎用　伴有自身免疫性疾病者、银屑病患者。

4. 药物相互作用　与茶碱合用时，可能引起茶碱中毒，应监测茶碱血药浓度，并适当调整茶碱用量。

【患者用药指导】

1. 本药皮下注射部位应限于腹部及大腿。

2. 使用干扰素导致的流感样症状中，发热是非常常见的,在使用本药治疗过程中,应排除其他原因导致的发热。

3. 用药期间应避免饮酒或限制酒精摄入量,一天最高摄入量为20g。

4. 使用本药时应注意不要驾驶交通工具或操作机器。

【应急处置】

用药期间出现不良反应的处理:①三酰甘油水平升高时,在调整剂量前,应根据患者空腹时的三酰甘油水平,首先采取饮食调节或降脂治疗的措施。②如患者出现新的眼科疾病或原有眼科疾病加重,应停止本药治疗。③若出现精神症状,应给予心理治疗干预,并根据情况考虑是否停止治疗。④若出现过敏样反应,应停药,并立即给予适当的处理。⑤伴有银屑病的患者,若使用本药期间出现银屑病复发和恶化征象,应考虑停药。⑥与其他干扰素 α 相同,已有用药期间出现肺部症状的报道,若肺浸润持续存在或出现原因不明的肺功能异常,应停用本药。⑦对于甲状腺功能异常不能完全控制的患者,也应考虑停药。

利巴韦林 Ribavirin

【临床应用】

用于肝功能代偿期的慢性丙型肝炎患者。

【用法用量】

口服:每天 800~1 200mg,分 3 次服用,疗程 6~12个月。

【操作要点】

1. 口服本品后引起血胆红素增高者可高达 25%。大剂量可引起血红蛋白含量下降。

2. 长期或大剂量服用对肝功能、血象有不良反应。

3. 不推荐老年人应用。

【注意事项】

1. 不良反应　常见的不良反应有贫血、乏力等,停药后即消失。较少见的不良反应有疲倦、头痛、失眠、食欲减退、恶心、呕吐、轻度腹泻、便秘等,并可致红细胞、白细胞及血红蛋白下降。

2. 禁用　对本品过敏者、孕妇。

3. 慎用　有严重贫血、肝功能异常者。

4. 药物相互作用　本品与齐多夫定同用时有拮抗作用。

【应急处置】

大剂量应用可致心脏损害,对有呼吸道疾患者(慢性阻塞性肺疾病或哮喘者)可致呼吸困难、胸痛等。出现用药过量,建议给予对症治疗。

还原型谷胱甘肽 Reduced Glutathione

【临床应用】

用于肝脏疾病:包括病毒性、药物毒性、酒精毒性及其他化学物质毒性引起的肝脏损害。

【用法用量】

口服:一次口服400mg,每天3次。疗程12周。

静脉滴注:一次1.8g,一天1次,疗程为14~30天。

【操作要点】【注意事项】【患者用药指导】【应急处置】参见本章第十四节。

第二十节　自身免疫性肝炎

一、疾病简介

自身免疫性肝炎(autoimmune hepatitis, AIH)是一种病因不明的肝慢性炎症,以高免疫球蛋白血症、循环自身抗体和组织学上有界面性肝炎及汇管区浆细胞浸润为特征。遗传可能是 AIH 的主要原因，而病毒感染、药物和环境则是其促发因素。

二、临床特点

女性多见，多缓慢起病，病程多在 6 个月以上。症状轻重不一，轻者可无症状，一般表现为不适、黄疸。部分患者表现类似于急性病毒性肝炎。体检可见蜘蛛痣、肝掌、脾大、腹水，早期肝肿大，晚期萎缩。晚期可出现肝性脑病。可伴有一些肝外表现，包括持续发热伴急性、复发性、游走性关节炎；满月脸、痤疮、多体毛、皮肤紫纹；桥本甲状腺炎等。

三、治疗原则

早期诊断和合理的免疫抑制剂治疗可获得持续缓解，延长生存期。目前多主张采用小剂量激素或小剂量激素联合硫唑嘌呤长期维持治疗，防止复发。

四、治疗药物

硫唑嘌呤 Azathioprine

【临床应用】

在单用皮质激素不能控制疾病时，与皮质激素合用于慢性活动性肝炎。

【用法用量】

口服：每天 50mg。

【操作要点】【注意事项】【应急处置】【典型案例】参见第九章第三节。

泼尼松 Prednisone

【临床应用】

用于自身免疫性肝炎。

【用法用量】

口服：单用泼尼松疗法，第一周：泼尼松 60mg/d；第二周：40mg/d；第三周：30mg/d；第四周：30mg/d；第五周起：20mg/d，维持到治疗终点。与硫唑嘌呤联合疗法，剂量为第一周：30mg/d；第二周：20mg/d；第三周：15mg/d；第四周：15mg/d；第五周起：10mg/d。第一周开始即同时服用硫唑嘌呤 50mg/d，维持到治疗终点。

【操作要点】【注意事项】【应急处置】参见第五章第十一节。

第二十一节　肝　硬　化

一、疾病简介

肝硬化是各种慢性肝病发展的晚期阶段，病理上以肝脏弥漫性纤维化、假小叶和再生结节形成为特征。临床上有多系统受累，以肝功能减退和门静脉高压为主要表现。晚期常出现上消化道出血、肝性脑病、继发感染、肝肾综合征等严重并发症。

二、临床特点

1. 肝硬化代偿期　症状较轻，缺乏特异性；症状多呈间歇性，因劳累或伴发病而出现，经休息或治疗后可缓解；肝轻度大，质地结实或偏硬，无或有轻度压痛，脾轻或中度大，肝功能检查结果正常或轻度异常。

2. 肝硬化失代偿期　主要为肝功能减退和门静脉高压的表现。肝功能减退的临床表现有食欲不振、上腹饱胀不适、恶心或呕吐及腹胀等消化道症状，消瘦、乏力、精神不振等全身症状，鼻出血、牙龈出血、皮肤紫癜等出血倾向，以及内分泌紊乱所表现的蜘蛛痣、肝掌、色素沉着、男性乳房发育等。门静脉高压主要表现为脾大和包括食管胃底静脉曲张、腹壁静脉曲张、痔静脉曲张的门静脉侧支循环形成以及腹水等。肝大小与肝内脂肪浸润、再生结节和纤维化的程度有关，硬化时质地坚硬，边缘较薄早期表面尚平滑，晚期可触及结节或颗粒状，通常无压痛。

三、治疗原则

1. 代偿期主要是针对病因和加强一般治疗，目的是使病情缓解及延长代偿期；失代偿期主要是对症治疗、改善肝功能和抢救并发症。

2. 代偿期患者宜适当减少活动，注意休息，可参加轻工作。失代偿期患者应卧床休息，给予高热量、高蛋白质和维生素丰富而易消化的食物；肝功能显著损害或有肝性脑病先兆时，应限制或禁食蛋白质，有腹水时应少盐或无盐，禁酒及避免进食粗糙、坚硬食物，禁用损害肝脏的药物。

3. 失代偿期患者应加强支持治疗。静脉输入高渗葡萄糖液以补充热量，输液中可加入维生素C、胰岛素、氯化钾等，要特别注意维持水、电解质和酸碱平衡，病情较重者应给予复方氨基酸、白蛋白或新鲜血浆。

4. 对伴有腹水的肝硬化失代偿期患者可在限制水钠摄入的基础上，选用螺内酯、呋塞米、氨苯蝶啶等利尿剂利尿；少量、多次静脉输注新鲜血浆或白蛋白改善机体一般情况、恢复肝功能、提高血浆渗透压、促进腹水的消退；对难治性腹水可采用放腹水加输注白蛋白或腹水浓缩回输治疗；对于食管静脉曲张大出血和难治性腹水也可选择颈静脉肝内门体分流术（TIPS），但此法易诱发肝性脑病，多用于等待肝移植之前的门脉高压患者。

5. 对于上消化道出血，应采取急救措施，纠正失血性休克和采用有效止血措施（详见上消化道出血部分）。可长期服用普萘洛尔、单硝酸异山梨醇酯降低门静脉压力，以防治食管静脉曲张出血，特利加压素用于食管静脉曲张出血；也可定期通过内镜对曲张静脉注射硬化剂或套扎术治疗防治食管静脉曲张出血。

6. 并发自发性腹膜炎时，强调早期、足量和联合应用抗菌药物。一经诊断立即治疗，针对革兰氏阴性杆菌并兼顾革兰氏阳性球菌的抗菌药物，选择 2~3 种联合应用，根据治疗的反应和细菌培养结果，调整抗菌药物，用药时间不得少于 2 周。

7. 对于肝肾综合征，目前尚无有效治疗，在积极改善肝功能的前提下，可应用下列措施：迅速控制上消化道大量出血、感染等诱发因素；严格控制输液量，纠正水、电解质和酸碱失衡；扩容基础上应用利尿剂，血管活性药改善肾血流量，增加肾小球滤过率；避免强烈利尿、单纯大量放腹水及服用损害肾功能的药物等；可应用特利加压素联合白蛋白治疗。

8. 对晚期肝硬化尤其是并发肝肾综合征或肝肺综合征的终末期肝功能衰竭患者，肝移植是最佳治疗。

四、治疗药物

螺内酯 Spironolactone

【临床应用】

用于肝硬化腹水。

【用法用量】

口服：开始时，一天 40~120mg，分 2~4 次服用，至少连服 5 天，以后酌情调整剂量。

【操作要点】【注意事项】【患者用药指导】参见第六章第二节。

氨苯蝶啶 Triamterene

【临床应用】

用于肝硬化腹水。

【用法用量】

口服：开始时，一天 25~100mg，分 2 次服。与其他利尿药合用时，剂量应减少。维持阶段可改为隔日疗法。一天最大剂量不超过 300mg。

【操作要点】【注意事项】【患者用药指导】参见第六章第二节。

呋塞米 Furosemide

【临床应用】

用于肝硬化腹水。

【用法用量】

口服：水肿明显者用呋塞米（速尿）20~40mg，每天 3 次。

静脉滴注：紧急情况或不能口服者，可静脉注射，开始 20~40mg，必要时每 2 小时追加剂量，直至出现满意疗效。维持用药阶段可分次给药。

【操作要点】【注意事项】【患者用药指导】【应急措施】参见第六章第一节。

人血白蛋白 Human Serum Albumin

【临床应用】

用于低蛋白血症和水肿，如肝硬化、乙型肝炎以及肾病引起的水肿或腹水。

【用法用量】

静脉滴注或静脉推注：一天 5~10g。

【操作要点】

1. 一般采用静脉滴注或静脉推注。

2. 本品一切稀释、注射操作，均应按严格的消毒程序进行。

3. 为防止大量注射时机体组织脱水，可采用 5% 葡萄糖注射液或氯化钠注射液适当稀释作静脉滴注（宜用备有滤网装置的输血器）。但肾病患者使用本品时不宜用生理盐水稀释。

4. 滴注速度应以每分钟不超过2ml（约60滴）为宜，但在开始15分钟内，应特别注意速度缓慢，逐渐加速至上述速度。

5. 本品开启后，应一次输注完毕，不得分次或给第二人输用，开瓶后暴露超过4小时不宜再用。运输及贮存过程中严禁冻结。

6. 本品不宜与血管收缩药、蛋白水解酶或含酒精溶剂的注射液混合使用。

7. 本品不宜与含有蛋白质水解物或乙醇的溶液混合输注，可导致蛋白沉淀。

8. 除非同时补充足够的液体，15%~25%的白蛋白高渗溶液一般不宜用于已脱水的患者。

【注意事项】

1. 不良反应 使用本品偶可出现寒战、发热、颜面潮红、皮疹、恶心呕吐等症状，快速输注可引起血管超负荷导致肺水肿，偶有过敏反应。

2. 禁用 对白蛋白有严重过敏者、高血压患者、急性心脏病者、正常血容量及高血容量的心力衰竭患者、严重贫血患者以及肾功能不全者。

3. 慎用 严重贫血者、心力衰竭或心功能低下者、肺功能轻度减弱者。

【典型案例】

患者，女，低蛋白血症，给予人血白蛋白对症支持治疗。静脉滴注人血白蛋白注射液10g，（滴速约10滴/min），输入10分钟后，用量约5ml，患者诉心慌、胸闷、呼吸困难，听诊双肺满布湿啰音，心电监护示血压165/80mmHg、心率145次/min、血氧饱和度85%，立即停用人血白蛋白，更换生理盐水100ml静脉滴注，给予地塞米松20mg静脉注射，高流量吸氧6L/min。请麻醉科、ICU、抢救小组会诊,终因抢救无效死亡。

分析点评:人血白蛋白是从乙型肝炎疫苗免疫的健康人血浆或血清提取,属于生物制剂。其过敏反应可能是制剂不纯或白蛋白所致。杂质或白蛋白作为一种抗原进入人体后,刺激人体免疫系统产生变态反应,即速发型(Ⅰ型)变态反应。因此在临床应用过程中,要密切观察,开始滴速宜缓慢,一旦发生过敏反应,需立即停药、及时抢救。

重要提示:医护人员在用药前,要详细阅读药品说明书,排除禁忌证和药物配伍禁忌,严格按照说明书选择适用人群、规范用药操作,以减少药物在临床使用过程中不良反应的发生。

第二十二节 肝性脑病

一、疾病简介

肝性脑病(hepatic encephalopathy, HE)是指由严重肝病引起的、以代谢紊乱为基础、中枢神经系统功能失调的综合征。其发病机制迄今未完全明了,肝细胞功能衰竭和门腔静脉之间有侧支循环形成是其发病的病理生理基础。

二、临床特点

分为4期:①一期(前驱期),主要表现为焦虑、欣快激动、淡漠、睡眠倒错、健忘等轻度精神异常,扑翼样震颤阳性,脑电图多数正常。②二期(昏迷前期),表现为嗜睡、行为异常、定向力障碍、理解力减退、言语不清、书写障碍,有腱反射亢进、肌张力增高、病理反射阳性的神经体征,扑翼样震颤阳性,脑电图有特征性异常。③三期(昏睡期),表现为昏睡,但可唤醒,各种神经体征持续或加重,扑翼样震颤可阳性,病理征常阳性,脑电图有异常波形。④四期(昏迷期)，神志完全丧失，不能唤醒。浅昏迷时，对痛刺激和不适体位尚有反应，腱反射和肌张力仍亢进，扑翼样震颤无法引出；深昏迷时，各种反射消失，瞳孔常散大。

辅助检查：①血氨：慢性肝性脑病、门体分流性脑病多伴有血氨升高。②脑电图：典型改变主要为慢节律的每秒 4~7 次的 δ 波或三相波；昏迷时出现高波幅的 d 波，每秒少于 4 次。③诱发电位：包括视觉诱发电位(VEP)、听觉诱发电位(AEP)、躯体感觉诱发电位(SEP)，多用于轻微肝性脑病的诊断。④心理智力测验：常用的有数字连接、符号数字试验等，用于诊断轻微肝性脑病。

三、治疗原则

1. 限制蛋白质的摄入，并保证热能供给。Ⅲ~Ⅳ期患者应禁食蛋白质，可鼻饲或静脉注射 25% 的葡萄糖溶液；Ⅰ~Ⅱ期患者开始数日应限制蛋白质在每天 20g 之内，如病情好转，每 3~5 天可增加 10g 蛋白质，以逐渐增加患者对蛋白质的耐受性，待患者完全恢复后每天每千克体重可摄入 0.8~1.0g 蛋白质，以维持基本的氮平衡，植物蛋白最好。

2. 维持电解质及酸碱平衡，经常检测，及时纠正。

3. 采取综合治疗，消除各种诱发肝性脑病的因素。防治消化道出血、预防和控制各种感染等。

4. 减少含氨毒素的产生和吸收，减少吸收可用白醋灌肠。

四、治疗药物

门冬氨酸鸟氨酸 Ornithine Aspartate

【临床应用】

用于治疗因急、慢性肝病如肝硬化、脂肪肝、肝炎所致的高血氨症,特别适用于因肝脏疾患引起的中枢神经系统症状的解除及肝昏迷的抢救。

【用法用量】

口服:一次 3g,一天 1~3 次。

静脉滴注:一天 10~20g(病情严重者可酌量增加,但每天不超过 40g 为宜)。

【操作要点】

1. 在使用前应该用注射用溶液稀释,然后经静脉输入。本品可以和常用的各种注射用溶液混合。由于静脉耐受方面的原因,每 500ml 溶液中不要溶解超过 30g 该药物。

2. 输入速度最大不要超过每小时 5g 门冬氨酸鸟氨酸。如果患者的肝功能已经完全受损,输液速度必须根据患者的个体情况来调整,以免引起恶心和呕吐。

【注意事项】

1. 不良反应　大剂量静脉注射时($>$ 40g/L)会有轻、中度的消化道反应,可能出现恶心、呕吐或腹胀等,减少用量或减慢滴速($<$ 10g/L)时,以上反应会明显减轻。

2. 禁用　对氨基酸类药物过敏者及严重的肾功能衰竭(血清肌酐$>$ 3mg/100ml)患者禁用。

【患者用药指导】

在大量使用本品时,注意监测血及尿中的尿素指标。

【应急处置】

偶尔会有恶心,少数病例出现呕吐。总的来说,上述症状都是一过性的,不需要停止治疗。减少药物使用剂量或减慢输液速度,这些不良反应就可以消失。

谷氨酸钠 Sodium Glutamate

【临床应用】

用于血氨过多所致的肝性脑病、肝昏迷及其他精神症状。

【用法用量】

静脉滴注:一次 11.5g,用 5% 葡萄糖注射液 750~1 000ml(或 10% 葡萄糖液 250~500ml)稀释后缓慢滴注,于 1~4 小时内滴完。必要时 8~12 小时后重复给药,一天剂量不超过 23g。

【操作要点】

用药期间应注意电解质平衡,可能时测血二氧化碳结合力及钾、钠、氯含量。

【注意事项】

1. 不良反应 大量谷氨酸钠治疗肝性脑病时,可导致严重的碱中毒与低钾血症,原因在于钠的吸收过多,因此在治疗过程中须严密监测电解质浓度。输液太快,可出现流涎、脸红、呕吐等症状。过敏的先兆可有面部潮红、头痛与胸闷等症状出现。合并焦虑状态的患者用后可出现晕厥、心动过速及恶心等反应。

2. 禁用 少尿、尿闭的患者。

3. 慎用 肾功能不全者。

拉克替醇 Lactitol

【临床应用】

用于肝性脑病的治疗。

【用法用量】

口服:推荐的初始剂量为一天 0.6g/kg,分 3 次于就餐时服用。以每日排软便二次为标准,增减本品的服用剂量。

【注意事项】

1. 不良反应 常见胃肠胀气、腹部胀痛和痉挛,易发生于服药初期。偶见恶心、腹泻、肠鸣和瘙痒。罕见胃灼热、呕吐、头痛、头晕等。

2. 禁用 肠道不通畅(肠梗阻、人造肛门等)患者;半乳糖不能耐受的患者。

3. 慎用 妇女在妊娠最初三个月时。

4. 药物相互作用 拉克替醇一般不能与促钾排泄药物(如噻嗪类利尿剂,皮质类固醇,两性霉素等)合用,本品会促进这些药物的作用;糖苷类药物通过增加钾排出使强心苷类药物作用增强;不能同时服用胃酸中和剂和新霉素,这些药物会阻滞本品对肠腔内容物的酸化作用。

【患者用药指导】

1. 如患者服用本品后出现恶心,可在就餐时服用。

2. 若服用本品1周仍未排便,应向医生咨询。自己服药时间不要超过4周。

【应急处置】

出现腹泻(可能导致电解质紊乱),通常是拉克替醇服用过量的症状。此时应减少服用剂量。应确定一个避免出现腹泻的适宜剂量。治疗初期就出现水和电解质平衡紊乱的病例应予停药。

新霉素 Neomycin

【临床应用】

用于肝性脑病的辅助治疗。

【用法用量】

口服:一次0.5~1g,每6小时1次,疗程5~6天。

【操作要点】

1. 交叉过敏 对一种氨基糖苷类抗生素如链霉素、庆大霉素、阿米卡星过敏的患者也可能对本品过敏。

2. 如肝昏迷患者不能口服本药,可用本药无菌粉剂制成1%溶液保留灌肠。

3. 因毒性较大,本药不宜静脉、肌内给药,或大量体腔内留置给药。

【注意事项】

1. 不良反应 可引起食欲不振、恶心、腹泻等,但长期应用(10周以上)不影响维生素 K 的合成。较少发现听力减退、耳鸣或耳部饱满感；头晕或步履不稳；尿量或排尿次数显著减少或极度口渴。偶可引起肠黏膜萎缩而导致吸收不良综合征及脂肪性腹泻，甚至假膜性肠炎。

2. 禁用　对新霉素或其他氨基糖苷类抗生素过敏的患者禁用本品。

3. 慎用　孕妇慎用；脱水、第Ⅷ对脑神经损害、重症肌无力、帕金森病、肾功能损害、溃疡性结肠炎及有口腔疾病患者慎用；老年患者宜慎用本品。

4. 药物相互作用　与口服避孕药(含雌激素)长期合用可能导致避孕失败，并增加出血的发生率；可影响洋地黄苷类、氟尿嘧啶、甲氨蝶呤、青霉素 V、维生素 A 或维生素 B_{12} 的吸收，使疗效降低；合用秋水仙碱及维生素 A 时，维生素 B_{12} 的需要量可能增加；不宜与其他肾毒性药物及耳毒性药物合用；与神经肌肉阻滞药合用时，可能增加神经肌肉阻滞作用，导致骨骼肌软弱等。

【应急处置】

本药没有特效拮抗药。用药过量时主要是对症疗法和支持疗法(如催吐、洗胃及补液等)。必要时可采用血液透析或腹膜透析清除血液中过量的药物。

利福昔明 Rifaximin

【临床应用】

用于对利福昔明敏感的病原菌引起的肠道感染，包括急性和慢性肠道感染、腹泻综合征、夏季腹泻、旅行者腹泻和小肠结膜炎等。

【用法用量】

口服：一次 0.2g，一天 4 次。

【操作要点】

如果产生了对抗生素不敏感的微生物，应中断治疗并采取其他适当治疗措施。

【注意事项】

1. 不良反应 可出现恶心、头痛、体重下降、血清钾和血清钠浓度轻微升高、腹胀、腹痛、恶心、呕吐、荨麻疹样皮肤反应、水肿等。

2. 禁用 对利福昔明或利福霉素类药物过敏的患者；肠梗阻者；严重肠道溃疡性病变者。

3. 药物相互作用 口服利福昔明只有 1% 口服剂量经胃肠道吸收，所以利福昔明不会引起因药理的相互作用导致的全身问题。

【患者用药指导】

长期大剂量用药或肠黏膜受损时，会有极少量（小于1%）被吸收，导致尿液呈粉红色。

复方氨基酸注射液 -3AA Compound Amino Acid Injection

【临床应用】

用于各种原因引起的肝性脑病、重症肝炎以及肝硬化、慢性活动性肝炎。亦可用于肝胆外科手术前后。

【用法用量】

静脉滴注：一天 250~500ml 或用适量 5%~10% 葡萄糖注射液混合后缓慢滴注。

【操作要点】

1. 滴注速度每分钟不超过 40 滴。

2. 详细检查药液，如有浑浊，切勿使用。

3. 输注时应一次用完，剩余药液切勿保存再用。

4. 重度食管静脉曲张患者使用本品时，应控制输注速度和用量，以防静脉压过高。

5. 患者有大量腹水、胸水时，应避免输入量过多。

6. 本品遇冷易析出结晶，宜微温溶解后再用。

【注意事项】

1. 不良反应 输注过快可致心悸、恶心、呕吐、发热等反应,故滴速不宜过快。

2. 禁用　严重肾功能障碍者;非肝功能障碍导致的氨基酸代谢异常患者。

3. 慎用　肾功能不全者。

乳果糖 Lactulose

【临床应用】

用于防治高血氨症及血氨增高所致的肝性脑病。

【用法用量】

口服:起始剂量为一次 20~33.4g,一天 3 次;维持剂量应调至一天最多 2~3 次软便,大便 pH5~5.5。

【操作要点】【注意事项】【患者用药指导】【应急处置】参见本章第十一节。

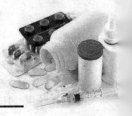

第八章　泌尿系统疾病

1. 服用环孢素常见哪些不良反应？

2. 骨化三醇过量会出现什么症状？
   怎么处置？

3. 布美他尼配制、使用时需要注意
   什么？

4. 服用碳酸钙有不良反应吗？

泌尿系统各器官（肾脏、输尿管、膀胱、尿道）都可发生疾病，并波及整个系统。泌尿系统的疾病既可由身体其他系统病变引起，又可影响其他系统甚至全身。其主要表现在泌尿系统本身，如排尿改变、尿的改变、肿块、疼痛等，但亦可表现在其他方面，如高血压、水肿、贫血等。泌尿系统疾病的性质，多数和其他系统疾病类似，包括先天性畸形、感染、免疫机制、遗传、损伤、肿瘤等；但又有其特有的疾病，如肾小球肾炎、尿石症、肾功能衰竭等。

第一节　急性肾小球肾炎

一、疾病简介

急性肾小球肾炎（acute glomerulonephritis）简称急性肾炎（AGN），是以急性肾炎综合征为主要临床表现的一组疾病。多见于链球菌感染后，而其他细菌、病毒及寄生虫感染亦可引起。

二、临床特点

急性肾炎多见于儿童，男性多于女性，通常于前期感染后 1~3 周起病。其特点为急性起病，患者出现血尿、蛋白尿、水肿和高血压，并可伴有一过性肾功能不全。

三、治疗原则

本病治疗以休息及对症治疗为主。急性肾衰竭病例可予透析，待其自然恢复。本病为自限性疾病，不宜应用糖皮质激素及细胞毒药物治疗。

四、治疗药物

呋塞米 Furosemide

【临床应用】

用于急性肾小球肾炎所致的水肿。

【用法用量】

口服：水肿明显者用呋塞米（速尿）20~40mg，每天3次。

静脉滴注：严重的伴有急性肾炎综合征者可用呋塞米 80~200mg 加于 5% 葡萄糖液 20ml 静脉注射，每天1次或2次。也可以在 20% 甘露醇 250ml 中加呋塞米 80~100mg，每天静脉滴注一次，常可产生明显的利尿作用。

【操作要点】【注意事项】【患者用药指导】【应急措施】参见第六章第一节。

卡托普利 Captopril

【临床应用】

用于治疗各种类型的高血压症，尤对其他降压药治疗无效的顽固性高血压。

【用法用量】【操作要点】【注意事项】【患者用药指导】【应急处置】参见第六章第二节。

依那普利 Enalapril

【临床应用】

用于治疗高血压，可单独应用或与其他降压药如利尿药合用。

【用法用量】

口服：开始剂量为一天 5~10mg，分 1~2 次服，肾功能严重受损患者（肌酐清除率低于 30ml/min）为一天 2.5mg。

根据血压水平,可逐渐增加剂量,一般有效剂量为一天10~20mg,一天最大剂量一般不宜超过40mg。

【操作要点】【注意事项】【患者用药指导】【应急处置】参见第六章第二节。

第二节　急进性肾小球肾炎

一、疾病简介

急进性肾小球肾炎(rapidly progressive glomerulonephritis,RPGN),是一组病情发展急骤,由血尿、蛋白尿迅速发展为少尿或无尿直至急性肾功能衰竭的急性肾炎综合征。临床上,肾功能呈急剧进行性恶化,常在3个月内肾小球滤过率(GFR)下降50%以上,发展至终末期肾功能衰竭一般为数周或数月。该病进展迅速,病情危重,预后恶劣。病理改变特征为肾小球囊内细胞增生、纤维蛋白沉着,表现为广泛的新月体形成,故又称新月体型肾炎(CGN)。这组疾病发病率较低,危险性大,及时诊断、充分治疗尚可有效改变疾病的预后,临床上应高度重视。

二、临床特点

由血尿、蛋白尿迅速发展为少尿或无尿直至急性肾功能衰竭。

三、治疗原则

治疗包括针对急性免疫介导性炎症病变的强化治疗以及针对肾脏病变后果(如钠水潴留、高血压、尿毒症及感染等)的对症治疗两方面。尤其强调在早期作出病因诊断和免疫病理分型的基础上尽快进行强化治疗。①强化疗法:强化血浆置换疗法;甲泼尼龙冲击联合环磷酰胺治疗。②替代治疗，凡达透析指征者，应及时透析。

四、治疗药物

甲泼尼龙 Methylprednisolone

【临床应用】

用于急进性肾小球肾炎。

【用法用量】

静脉滴注：0.5~1g 溶于 5% 葡萄糖液 250ml 中，一天 1 次，连续 3 天为一疗程，必要时可重复使用 1~2 个疗程，继之口服泼尼松维持治疗。

【操作要点】

1. 注射液在紫外线和荧光下易分解破坏，故使用和储藏时应避光。

2. 一般不用做肾上腺皮质功能的替代治疗。

3. 甲泼尼龙琥珀酸钠应避免在三角肌处注射。

4. 注射给药时，建议最好与其他药物分开给药。

5. 经过长期治疗后需停药时，要逐渐递减，不能突然停药。

6. 注意用药时可能掩蔽感染症状或并发新感染。

【注意事项】

1. 不良反应 大剂量给药时可导致心律失常。静脉迅速给予大剂量可能发生全身性的过敏反应。长程用药可引起医源性库欣综合征面容和体态、体重增加、下肢水肿、紫纹、易出血倾向、创口愈合不良、痤疮、月经紊乱、肱骨头或股骨头缺血性坏死、骨质疏松或骨折、肌无力、肌萎缩、低血钾综合征、胃肠道刺激、胰腺炎、消化性溃疡或肠穿孔、青光眼、白内障、良性颅内压升高综合征、糖耐量减退和糖尿病加重。患者可出现精神症状。下丘脑-垂体-肾上腺轴受到抑制，为激素治疗的重要并发症。

2. 禁用　严重的精神病及严重的精神病史者、活动性胃十二指肠溃疡、新近胃肠吻合手术、较重的骨质疏松、明显的糖尿病、严重的高血压,以及全身性真菌感染者;对肾上腺皮质激素类药物过敏者;孕妇;哺乳期妇女应停止哺乳。

3. 慎用　心脏病或急性心力衰竭,糖尿病,憩室炎,情绪不稳定和有精神病倾向者,肝功能不全、肾功能损害或结石,眼单纯疱疹,高脂蛋白血症,高血压,甲状腺功能减退症,重症肌无力,骨质疏松,胃炎、食管炎、胃溃疡及溃疡性结肠炎,青光眼。

4. 药物相互作用　非甾体抗炎药可加强糖皮质激素的致溃疡作用;可增强对乙酰氨基酚的肝毒性;与两性霉素 B 或碳酸酐酶抑制剂合用时,可加重低钾血症,长期与碳酸酐酶抑制剂合用,易发生低血钙和骨质疏松;与抗胆碱能药长期合用,可致眼压增高;三环类抗抑郁药可使糖皮质激素引起的精神症状加重;与降糖药如胰岛素合用时,可使糖尿病患者血糖升高;甲状腺激素可使糖皮质激素的代谢清除率增加;可增加洋地黄毒性及心律紊乱的发生;与排钾利尿药合用,可致严重低血钾;与免疫抑制剂合用,可增加感染的危险性,并可能诱发淋巴瘤或其他淋巴细胞增生性疾病。

【患者用药指导】

1. 经过长期治疗后需停药时,要逐渐递减,不能突然停药。

2. 用药期间不可接种天花疫苗,以免引起神经系统并发症。

3. 引发潜在的糖尿病或增加糖尿病患者对胰岛素和口服降糖药的需求。

4. 高血压病患者有可能使动脉高血压病情恶化。

5. 有精神病史者,已有的情绪不稳和精神病倾向可能会因服用皮质类固醇而加重。

【应急处置】

甲泼尼龙可经透析排除。

环磷酰胺 Cyclophosphamide

【临床应用】

作为免疫抑制剂,用于各种自身免疫性疾病,包括急进性肾小球肾炎。

【用法用量】

静脉给药:0.6~1.2g,缓慢静脉推注或滴注,每周或每两周 1 次,2~3 次后改为每月 1 次,总量不超过 8~12g。

口服:每天 2~3mg/kg。

【操作要点】

1. 本药注射剂稀释后不稳定,应于 2~3 小时内使用。静脉给药时,注意勿漏出血管外。

2. 为预防肾毒性,患者用药时需大量饮水,必要时静脉补液,以保证足够的液体入量和尿量,也可给予尿路保护剂(如美司钠)。

3. 抗痛风药(如别嘌醇、秋水仙碱、丙磺舒等)与本药同用时,应调整抗痛风药的剂量,使高尿酸血症与痛风得到控制。

4. 当出现有肿瘤转移或骨髓抑制时,或患者伴有肝、肾功能损害时,本药用量应减少至治疗量的 1/3~1/2。

5. 如有明显的白细胞减少(特别是粒细胞)或血小板减少,应停用本药,直至白细胞及血小板恢复至正常水平。

6. 用药期间须定期检查血象、尿常规、肝肾功能。

【注意事项】

1. 不良反应　胃肠道可有食欲减退、恶心、呕吐,偶有肺纤维化、色素沉着、黏膜溃疡、荨麻疹、脱发、药物性皮炎,罕见肝脏损害,可有视物模糊,大剂量给药(50mg/kg)并同时给予大量液体时,可产生水中毒。

2. 禁用　对本药过敏者、孕妇、哺乳期妇女。

3. 慎用　有骨髓抑制者,有痛风病史者,肝、肾功能不全者,感染患者,肿瘤细胞浸润至骨髓者,有泌尿系统结石史者,有多程化疗或放疗史者。

4. 药物相互作用　别嘌醇可增加本药的骨髓毒性;大剂量巴比妥类、皮质激素类药物可影响本药的代谢,同时应用时,可增强本药的急性毒性反应;与多柔比星合用时,两者所致的心脏毒性增加;可抑制胆碱酯酶,因此可延长可卡因的作用并增加毒性;可增强琥珀胆碱的神经肌肉阻滞作用,使呼吸暂停延长。

【患者用药指导】

口服制剂一般应空腹服用,如发生胃部不适,可分次服用或进食时服用。

第三节　慢性肾小球肾炎

一、疾病简介

慢性肾小球肾炎(chronic glomerulonephritis)简称慢性肾炎,起病方式各有不同,病情迁延,病变缓慢进展,可有不同程度的肾功能减退,是最终将发展为慢性肾衰竭的一组肾小球病。由于本组疾病的病理类型及病期不同,主要临床表现可各不相同,疾病表现呈多样化。

二、临床特点

慢性肾炎可发生于任何年龄,但以中青年为主,男性多见。多数起病缓慢隐袭。临床表现呈多样性,可有不同程度肾功能减退,病情时轻时重,迁延,渐进性发展为肾衰竭。蛋白尿、血尿、高血压、水肿为基本临床表现。

三、治疗原则

慢性肾炎的治疗应以防止或延缓肾功能进行性恶化、

改善或缓解临床症状及防治心脑血管并发症为主要目的，而不以消除尿红细胞或轻微尿蛋白为目标。①积极控制高血压和控制尿蛋白。高血压治疗目标：力争把血压控制在理想水平（小于 130/80mmHg）；尿蛋白治疗目标：争取减少至小于 1g/d。②限制食物中蛋白及磷的入量，回避加重肾脏损害的因素。③糖皮质激素和细胞毒药物慎用。

四、治疗药物

呋塞米 Furosemide

【临床应用】

用于慢性肾小球肾炎所致的水钠潴留。

【用法用量】

口服：水肿明显者用呋塞米（速尿）20~40mg，每天 3 次。

静脉滴注：严重的伴有急性肾炎综合征者可用呋塞米 80~200mg 加于 5% 葡萄糖液 20ml 静脉注射，每天 1 次或 2 次。也可以在 20% 甘露醇 250ml 中加呋塞米 80~100mg，每天静脉滴注一次，常可产生明显的利尿作用。

【操作要点】【注意事项】【患者用药指导】【应急措施】参见第六章第一节。

卡托普利 Captopril

【临床应用】

用于治疗各种类型的高血压症，尤对其他降压药治疗无效的顽固性高血压。

【用法用量】

口服：一般剂量一次 25~50mg，3 次 /d，饭前服用，每天最大剂量不超过 450mg。

【操作要点】【注意事项】【患者用药指导】【应急处置】参见第六章第二节。

依那普利 Enalapril

【临床应用】

用于治疗高血压,可单独应用或与其他降压药如利尿药合用。

【用法用量】

口服:常用剂量为 5~10mg, 1 次 /d。

【操作要点】【注意事项】【患者用药指导】【应急处置】
参见第六章第二节。

贝那普利 Benazepril

【临床应用】

用于治疗高血压。

【用法用量】

口服:开始时推荐剂量,一次 10mg, 每天 1 次。若疗效不佳,可增至每天 20mg。

【操作要点】【注意事项】【患者用药指导】【应急处置】
参见第六章第二节。

培哚普利 Perindopril

【临床应用】

用于高血压。

【用法用量】

口服:一次 4mg, 每天 1 次。

【操作要点】【注意事项】【患者用药指导】【应急处置】
参见第六章第二节。

氨氯地平 Amlodipine

【临床应用】

用于高血压。

【用法用量】

口服：起始剂量为 5mg，一天 1 次，最大不超过 10mg，一天 1 次。

【操作要点】

服药后如出现持续性皮肤反应，应停药。

【注意事项】

1. 不良反应　常见水肿、头晕、潮红、心悸、头痛、疲倦、恶心、腹痛和嗜睡等。其余可见过敏反应、虚弱、背痛、潮热、心律失常、胸痛、低血压、昏厥、震颤、眩晕、厌食症、便秘、腹泻、胃胀气、胰腺炎、呕吐、牙龈增生、关节痛、失眠、紧张、抑郁、瘙痒、皮疹、复视、眼痛、耳鸣、尿频、口干、盗汗、白细胞减少、紫癜、血小板减少等。

2. 禁用　对二氢吡啶类钙拮抗剂过敏者禁用。

3. 慎用　心衰、肝功能不全患者慎用。

4. 药物相互作用　氟康唑、伊曲康唑、沙奎那韦、地拉费定可抑制使本药代谢减少，血药浓度升高，毒性增强；本药可升高环孢素的血药浓度，导致环孢素毒性增加，合用时应监测环孢素的血药浓度，调整用量；萘夫西林可降低本药疗效；与非甾体抗炎药、口服抗凝血药合用，有增加胃肠道出血的可能；与锂剂合用，可引起神经中毒，出现恶心、呕吐、腹泻、共济失调、震颤和 / 或麻木，需注意；与雌激素合用可增加液体潴留而升高血压。

【患者用药指导】

1. 本药可单独使用或与其他抗高血压药（如 β- 肾上腺素受体拮抗剂、血管紧张素转化酶抑制药、噻嗪类利尿药、硝酸酯类药）、其他抗心绞痛药合用。

2. 外科手术前无须停药。

3. 药物过量的表现　过量可引起显著而持久的周围血管扩张，导致严重低血压、反射性心动过速、致命性休克。也可出现心动过缓、二或三度房室传导阻滞、心脏停搏。

【应急处置】

药物过量的处理：①洗胃。②立即进行心脏、呼吸监护，频繁测量血压。③如出现低血压，应抬高四肢，补液。④如对上述保守治疗仍无反应，在无禁忌证的情况下，可以给予血管收缩药（如去氧肾上腺素、多巴胺、去甲肾上腺素），并密切监测循环血容量和尿量。⑤静脉给予葡萄糖酸钙可能有助于逆转钙通道阻断。⑥如出现心动过缓，应给予阿托品、异丙肾上腺素及氯化钙，如有适应证应安置心脏起搏器。⑦由于本药与血浆蛋白高度结合，因此血液透析不能奏效。

【典型案例】

患者，女，46岁，因肾功能不全入院，诊断IgA肾病。无药物/食物过敏史，服用苯磺酸氨氯地平片5mg，po，qd。患者服药6天后，全身出现多形红斑型皮疹，豌豆至蚕豆大小，尤以四肢显著，无糜烂及渗出，伴有剧痒，并伴周身关节疼痛。随即停用苯磺酸氨氯地平片，予地氯雷他定分散片5mg，po，qd，炉甘石洗剂涂抹患处。患者症状逐渐缓解，5天后皮疹基本消退，瘙痒消失。此后再次使用原批号的苯磺酸氨氯地平片又发生相同皮肤表现和瘙痒。停药，及时处理后症状消失。

分析点评：氨氯地平常见的不良反应为踝关节水肿、面部潮红、头痛、皮疹和疲劳。有氨氯地平导致全身皮疹的报道，而致关节痛报道鲜见。按照国家药物不良反应监测中心制定的ADR判断标准对其因果关系进行评价：时间顺序合理、与已知不良反应相符、停药后消退、重新使用后再次出现、无法用原有疾病来解释，故本例为肯定关联性的不良反应，在临床中十分罕见。

重要提示：氨氯地平致神经、肌肉系统不良反应，可能与其剂量存在一定的相关性。临床应用中，医师应注意氨氯地平致神经、肌肉系统不良反应。

第四节 肾病综合征

一、疾病简介

肾病综合征（nephrotic syndrome，NS）不是一个独立性疾病，而是肾小球疾病中的一组临床综合征。诊断标准应为大量蛋白尿和低蛋白血症。

二、临床特点

典型表现为大量蛋白尿（每日 > $3.5g/1.73m^2$ 体表面积）、低白蛋白血症（血浆白蛋白 < 30g/L）、水肿伴或不伴有高脂血症。

肾病综合征的病理类型，一共分为五大型：

1. 微小病变性肾病，多见于儿童及青少年。起病隐匿，肉眼血尿。

2. 膜性肾病一般发病于 35 岁以后，起病隐匿，病变发展缓慢，易发生肾静脉血栓，肉眼血尿罕见。

3. 膜增生性肾病多发病于 30 岁以前，起病急，几乎所有的患者都有镜下血尿，肾功能呈进行性减退，约 1/3 患者伴有高血压。

4. 系膜增生性肾病好发于青少年，隐匿起病，也可急性发作，多伴有血尿，以镜下血尿为主，及轻、中度高血压。

5. 局灶性节段性肾小球硬化多见于青少年，多数患者几乎都是隐匿发病，表现最多的是肾病综合征，其次是镜下血尿，肾功能进行性减退。

三、治疗原则

（一）一般治疗

1. 凡有严重水肿、低蛋白血症者需卧床休息。水肿消失、一般情况好转后，可起床活动。

2. 给予正常量 0.8~1.0g/(kg·d)的优质蛋白饮食。热量要保证充分，每日每千克体重不应少于 126~147kJ（30~35kcal）。尽管患者丢失大量尿蛋白，但由于高蛋白饮食增加肾小球高滤过，可加重蛋白尿并促进肾脏病变进展，故目前一般不再主张应用。

3. 水肿时应低盐（<3g/d）饮食。为减轻高脂血症，应少进富含饱和脂肪酸（动物油脂）的饮食，而多吃富含多聚不饱和脂肪酸（植物油、鱼油）及富含可溶性纤维（如燕麦、米糠及豆类）的饮食。

（二）对症治疗

利尿消肿；减少尿蛋白；降脂治疗。

（三）主要治疗

抑制免疫与炎症反应。糖皮质激素；细胞毒药物；环孢素；麦考酚吗乙酯。

（四）并发症防治

NS 的并发症是影响患者长期预后的重要因素，应积极防治。

四、治疗药物

环孢素 Cyclosporin

【临床应用】

用于肾病综合征。

【用法用量】

口服：常与激素合用，起始剂量 5mg/kg，分 2 次口服，2~3 个月后缓慢减量。

【操作要点】

1. 若接受移植后发生排斥反应，本药剂量应加大。

2. 各种不良反应的发生大多与用药剂量过大有关，应经常监测本药的血药浓度，使血药浓度维持在临床上能有免疫抑制作用而又不致产生严重不良反应的剂量范围内。如发生不良反应，应立即给予相应的治疗，减少剂量或停用本药。

【注意事项】

1. 不良反应　畏食、恶心、呕吐等胃肠道反应，尚可出现牙龈增生伴出血、疼痛，牙龈增生一般可在停药 6 个月后消失。约 1/3 患者可出现与使用剂量相关的肾功能损害，可致血清肌酸酐、血尿素氮增高，肾小球滤过率减低等，慢性、进行性肾中毒多于治疗后约 12 个月发生。33% 患者出现高血压，需用降压药方可控制。

2. 禁用　对本品过敏者、有病毒感染时禁用。

3. 慎用　肝功能不全、高钾血症、感染、肠道吸收不良、肾功能不全、对本品不耐受者慎用。

4. 药物相互作用　与雌激素、雄激素、口服避孕药、西咪替丁、地尔硫䓬、红霉素、多西环素、钙离子通道等合用，可增加本药的血浆浓度；维拉帕米可使本药排出减少、毒性增加；氨基糖苷类抗生素、两性霉素 B、甲氧苄啶、美法仑、非甾体抗炎药（如吲哚美辛）、保钾利尿剂可增加本药的肾毒性；与肾上腺皮质激素、硫唑嘌呤、苯丁酸氮芥、环磷酰胺等免疫抑制药合用时，可能会增加感染和患淋巴细胞增生性疾病的危险，故应谨慎；与洛伐他汀（降血脂药）合用于心脏移植患者时，可增加发生横纹肌溶解和急性肾衰竭的危险性；与保钾利尿剂、含钾的药物等合用，可致血钾升高；肝酶诱导剂可诱导肝微粒体的酶系统而增加本药的代谢，故两药合用时需调整本药的剂量；与抗结核药合用，可降低本药的有效浓度，应根据血药浓度调整剂量。

【患者用药指导】

1. 在预防和治疗器官或组织移植排斥反应及治疗自身免疫性疾病时，本药剂量常因所治疗的疾病、个体差异、使用本药后血药浓度不相同而不完全一致。

2. 本药在治疗自身免疫病时,若一天最大量达到 5mg/kg,且已使用 3 个月而疗效仍不明显时,则应停止应用。

【应急处置】

1. 若本药已引起肾功能不全或存在持续负氮平衡,应立即减量或停药。

2. 用药期间若发生感染,应立即使用抗生素治疗,同时应减量或停用本药。

【典型案例】

患者,男,27 岁,因慢性肾炎,给予环孢素(75mg,2 次/d),10 天后患者全身乏力、酸痛不适,食欲差,无尿,无发热、恶心呕吐。进一步诊断为急性肾功能衰竭,肾病综合征。立即给予行深静脉插管,安排急诊血液透析治疗,同时停用环孢素,静脉滴注碳酸氢钠碱化尿液、前列地尔改善循环、纠正低钠血症、护肾对症处理。经上述处理后,尿量逐步增多,血肌酐下降至 82μmol/L,后停止透析。

分析点评:环孢素的毒性还与浓度和使用的时间有关,一般在 > 400ng/ml 时容易出现肾毒性,且主要发生在治疗的前 3~6 个月和第一年逐步减量的阶段。此例患者在使用环孢素后不到一个月出现急性肾衰,而且环孢素浓度未能及时监测。环孢素的肾毒性、容量不足、高尿酸等共同导致了急性肾衰。

重要提示:此例患者住院期间使用低分子右旋糖酐扩容、肝素抗凝,出院后使用华法林抗凝,但治疗中出现的情况使我们对环孢素在肾病综合征的治疗中需更进一步注意:①合理的血药浓度;②扩张肾血管对抗环孢素的收缩肾血管作用,如地尔硫䓬、丹参等;③保持较好的血液循环,避免加重高凝,如使用低分子右旋糖酐扩容;④监测电解质、血尿酸等。

吗替麦考酚酯 Mycophenolate Mofetil

【临床应用】

用于肾病综合征。

【用法用量】

口服：一天 1.5~2g。

【操作要点】

1. 应检查全血细胞计数，第一个月每周 1 次，第 2、3 个月每月 2 次，其余时间应每月 1 次。如果发生中性粒细胞减少（中性粒细胞绝对数小于 $1.3 \times 10^9/L$）时，本药应停用或减量，并密切观察患者。

2. 本药不应与硫唑嘌呤合用。

【注意事项】

1. 不良反应 有高血压、心绞痛、心房颤动、直立性低血压、心动过速、血栓形成、头痛、头晕、失眠、震颤、焦虑、抑郁、张力过高、感觉异常、嗜睡、高血糖症、高钾血症、低钾血症、低磷酸盐血症、酸中毒、碱性磷酸酶升高、肌酸酐增加、高钙血症、高脂血症、血容量过多、低钙血症、低血糖症、低蛋白血症、高尿酸血症、糖尿病、甲状旁腺功能失调、咳嗽加剧、呼吸困难、咽炎、肺炎、支气管炎、哮喘、胸膜腔积液、肺水肿、鼻炎、鼻窦炎、关节疼痛、胸背部疼痛、骨盆痛、腿痛性痉挛、肌痛、肌无力、肾小管坏死、血尿、尿道感染、尿频、蛋白尿、排尿困难、阳痿、肾盂积水、肾盂肾炎、腹痛、腹泻、便秘、恶心呕吐、消化不良、口腔溃疡、肝功能异常、胃肠胀气、胃肠炎、胃肠出血、胃肠溃疡、牙龈炎、牙龈增生、肝炎、肠梗阻、食管炎、口炎、骨髓抑制、单纯疱疹、脱发、皮肤良性增生物、真菌性皮炎、带状疱疹、多毛症、瘙痒、皮肤癌、出汗、皮肤溃疡、皮疹、弱视、白内障、结膜炎等。

2. 禁用 对本药或麦考酚酸过敏者。

3. 慎用 严重的活动性消化性疾病患者，严重肝、肾功能不全者，严重心功能不全者。

4. 药物相互作用　磺吡酮、丙磺舒可能干扰本药从肾小管分泌，合用时本药的毒性增加；与含镁或铝的抗酸剂（如氢氧化镁、氢氧化铝）及铁剂合用，本药的吸收减少；与能干扰肝肠循环的药物（如考来烯胺）合用，可能会降低本药的药效；长期服用本药可能导致口服避孕药的药效降低。

【患者用药指导】

1. 在用药期间及停药 6 周内，都应采取有效的避孕措施。

2. 由于本药可能致皮肤癌，故用药时应避免暴露于阳光或紫外线下。

3. 用药期间应避免接种减毒活疫苗，接种其他疫苗也可能效果不佳。

【应急处置】

血透不能清除吗替麦考酚酯的活性代谢产物 MPA，当 MPA 的代谢物酚化葡萄糖醛麦考酚酸（MPAG）血浆浓度较高时（>100μg/ml），能清除小部分酚化葡萄糖醛麦考酚酸。MPA 可通过药物排出增加（如给予考来烯胺）得到清除。

泼尼松 Prednisone

【临床应用】

用于肾病综合征。

【用法用量】

口服：每天 1.0mg/kg，连用 6~8 周，每 1~2 周减量 10%，减到 20mg 左右，减至低剂量 [0.4~0.5mg/（kg·d）]，可将两天剂量的激素隔日一次顿服，一般完全缓解后，至少维持治疗 3~6 个月。

【操作要点】【注意事项】【应急处置】参见第五章第十一节。

卡托普利 Captopril

【临床应用】

用于治疗各种类型的高血压症。

【用法用量】

口服：一般剂量一次 12.5~50mg, 3 次 /d, 饭前服用。

【操作要点】【注意事项】【患者用药指导】【应急处置】参见第六章第二节。

依那普利 Enalapril

【临床应用】

用于治疗高血压，可单独应用或与其他降压药如利尿药合用。

【用法用量】

口服：常用剂量为 5~10mg, 1 次 /d。

【操作要点】【注意事项】【患者用药指导】【应急处置】参见第六章第二节。

贝那普利 Benazepril

【临床应用】

用于高血压。

【用法用量】

口服：一次 10mg, 每天 1 次。

【操作要点】【注意事项】【患者用药指导】【应急处置】参见第六章第二节。

培哚普利 Perindopril

【临床应用】

用于高血压。

【用法用量】

口服：一次 4mg，每天 1 次。根据疗效，可于 3~4 周内逐渐增至最大剂量一天 8mg。

【操作要点】【注意事项】【患者用药指导】【应急处置】参见第六章第二节。

氯沙坦 Losartan

【临床应用】

用于治疗原发性高血压，减少尿蛋白。

【用法用量】

口服：开始用量为一天 12.5mg，隔 7 天后调整为一天 25mg，直至一天 50mg。

【操作要点】【注意事项】【患者用药指导】【应急处置】参见第六章第二节。

第五节　IgA 肾 病

一、疾病简介

IgA 肾病（IgA nephropathy，IgAN）是最为常见的一种原发性肾小球疾病，是指肾小球系膜区以 IgA 或 IgA 沉积为主，伴或不伴有其他免疫球蛋白在肾小球系膜区沉积的原发性肾小球病。病变类型包括局灶节段性病变、毛细血管内增生性病变、系膜增生性病变、新月体病变及硬化性病变等，可涉及肾小球肾炎几乎所有的病理类型。

二、临床特点

可包含原发性肾小球疾病的各种临床表现，血尿最常见。其临床表现为反复发作性肉眼血尿或镜下血尿，可伴有不同程度蛋白尿，部分患者可以出现严重高血压或者肾功能不全。

三、治疗原则

本病无特殊治疗方法，临床根据患者不同表现及病程，采用不同措施，目的是保护肾功能，减慢病情进展。

四、治疗药物

泼尼松 Prednisone

【临床应用】

用于 IgA 肾病。

【用法用量】

口服：对 24 小时尿蛋白持续 ≥ 1g 患者，建议给予每天 0.6~1.0mg/kg，4~8 周后酌情减量，总疗程 6~12 个月。呈肾病综合征同时病理表现为微小病变的 IgA 肾病患者，常用每天 1.0mg/kg（不超过 80mg/d）或 2mg/kg 隔日口服（不超过 120mg），连续服用 4 周以上直至缓解（最长不超过 16 周），之后在 6 个月内缓慢减量。

【操作要点】【注意事项】【应急处置】参见第五章第十一节。

甲泼尼龙 Methylprednisolone

【临床应用】

用于新月体型 IgA 肾病。

【用法用量】

静脉滴注：静脉滴入 0.5~1.0g/d，连续 3 天。随后给予常规剂量的糖皮质激素。

【操作要点】【注意事项】【应急处置】参见第五章第六节。

卡托普利 Captopril

【临床应用】

用于治疗各种类型的高血压症。

【用法用量】

口服：一般剂量一次 25~50mg，3 次 /d，饭前服用，每天最大剂量不超过 450mg。

【操作要点】【注意事项】【患者用药指导】【应急处置】
参见第六章第二节。

依那普利 Enalapril

【临床应用】

用于治疗高血压，可单独应用或与其他降压药如利尿药合用。

【用法用量】

口服：常用剂量为 5~10mg，1 次 /d。

【操作要点】【注意事项】【患者用药指导】【应急处置】
参见第六章第二节。

硫唑嘌呤 Azathioprine

【临床应用】

用于 IgA 肾病。

【用法用量】

口服：1.5~2mg/（kg·d），总疗程 1~2 年。

【操作要点】【注意事项】【患者用药指导】【应急处置】
参见第九章第三节。

环磷酰胺 Cyclophosphamide

【临床应用】

用于 IgA 肾病。

【用法用量】

口服：1.5~2mg/(kg·d)，连用 3 个月诱导治疗。

【操作要点】【注意事项】【患者用药指导】【应急处置】
参见本章第二节。

第六节　急性间质性肾炎

一、疾病简介

急性间质性肾炎（acute interstitial nephritis, AIN），又称急性肾小管 - 间质性肾炎，是一组以肾间质炎细胞浸润及肾小管变性为主要病理表现的急性肾脏病。

二、临床特点

急性间质性肾炎常同时具有全身过敏表现，主要见于药物过敏引起的 AIN，可表现为皮疹、发热及外周血嗜酸性粒细胞计数增多，部分病例还可有关节痛、淋巴结肿大等。特发性 AIN 的特异性表现，表现为反复发作性"红眼病"，患者可伴有程度不等的发热、皮疹、肌炎或乏力、食欲减退、体重减轻等症状，部分可见骨髓、淋巴结的肉芽肿病变。

AIN 肾损害的表现，主要是迅速发生的急性肾衰竭（少尿型或非少尿型）。

三、治疗原则

1. 停用致敏药物　去除过敏原后，多数轻症病例即可自行缓解。

2. 免疫抑制治疗　重症病例宜服用糖皮质激素（如泼尼松每天 30~40mg，病情好转后逐渐减量，共服 2~3 个月），能加快疾病缓解。

3. 透析治疗　急性肾衰竭病例应及时进行透析治疗。

四、治疗药物

甲泼尼龙 Methylprednisolone

【临床应用】

用于急性间质性肾炎。

【用法用量】

静脉滴注：静脉滴入 0.5~1.0g/d，连续 3 天。随后给予常规剂量的糖皮质激素。

【操作要点】【注意事项】【应急处置】参见第五章第六节。

泼尼松 Prednisone

【临床应用】

用于急性间质性肾炎。

【用法用量】【操作要点】【注意事项】【患者用药指导】【应急处置】参见第五章第十一节。

第七节　尿路感染

一、疾病简介

尿路感染（urinary tract infection，UTI）是指各种病原微生物在泌尿系统生长繁殖所致的尿路急、慢性炎症反应。多见于育龄妇女、老年人、免疫功能低下、肾移植及尿路畸形者。根据感染发生的部位，临床可分为肾盂肾炎、膀胱炎。

二、临床特点

1. 急性肾盂肾炎　本病可见于任何年龄，育龄妇女最多见，起病急骤，主要有下列症状：

（1）一般症状：高热、寒战，体温多在38℃以上，热型多呈弛张热，亦可呈间歇热或稽留热，多伴头痛、周身酸痛、热退后大汗等全身症状。

（2）泌尿系统症状：患者多有腰酸痛或钝痛，少数还有剧烈的腹部阵发性绞痛，沿输尿管向膀胱方向放射。患者多有尿频、尿急、尿痛、排尿困难等膀胱刺激症状。

（3）胃肠道症状：患者可出现食欲不振、恶心、呕吐等胃肠道症状，个别患者出现中上腹或全腹疼痛。

2. **膀胱炎** 占尿路感染的60%，多见于中青年妇女，常于性生活后发生，亦可见于妇科手术、月经后和老年妇女。原发性膀胱炎罕见，多继发于尿道炎、阴道炎、子宫颈炎或前列腺炎。临床表现有尿痛，多于排尿时出现，排尿终末时较重，疼痛部位在会阴部或耻骨上区，伴有尿潴留时疼痛性为持续性钝痛；尿频，多伴尿急，严重时类似尿失禁；尿混浊（脓尿），排尿终末时可有少许血尿。此外，患者可有腰痛，但症状轻微，可有发热，体温多在38℃以下，慢性膀胱炎症状与急性者相同，但程度较轻。

3. **慢性肾盂肾炎** 不明显，可有乏力、低热、厌食等，间歇性出现腰酸腰痛等肾盂肾炎症状，可伴有尿频、尿急、尿痛等下尿路感染症状。可表现为间歇性无症状性菌尿。

4. **并发症** 肾乳头坏死；肾周围脓肿。

三、治疗原则

多饮水、增加尿量，促进细菌和炎性分泌物从尿中排出；尽可能纠正梗阻、结石等易感因素；除女性急性单纯性尿道、膀胱炎外，治疗前均应该进行尿细菌定量培养或尿沉渣革兰氏染色镜检以证实感染存在。

1. 急性单纯性膀胱炎病原菌绝大多数为大肠埃希氏菌，治疗宜选用毒性小、口服方便、价格低廉的抗菌药物，疗程3天。

2. 急性肾盂肾炎患者病情较轻者可在门诊治疗,以口服抗菌药物为主,疗程 10~14 天。全身中毒症状明显者需住院治疗,宜选用静脉给药。热退(通常需 48~72 小时)后根据药敏结果改为口服给药,总疗程不少于 14 天。

3. 复杂性尿路感染的治疗在于尽可能去除复杂因素。由于复杂性尿感病原菌耐药程度较高,需依据细菌培养及药敏结果选用抗菌药物。

四、治疗药物

复方磺胺甲基异噁唑 Sulfamethoxazole

【临床应用】

用于泌尿系统感染。

【用法用量】

口服:一次 2 片,每天 2 次。

【操作要点】

1. 对呋塞米、砜类、噻嗪类利尿药、磺脲类、碳酸酐酶抑制药呈现过敏的患者,对磺胺药亦可过敏。

2. 用药期间须注意检查 ①全血象检查,对疗程长、服用剂量大、老年、营养不良及服用抗癫痫药的患者尤为重要。②治疗中应定期尿液检查(每 2~3 天查尿常规一次)以发现长疗程或高剂量治疗时可能发生的结晶尿。③肝、肾功能检查。

3. 严重感染者应测定血药浓度,对大多数感染者游离磺胺浓度达 50~150μg/ml(严重感染 120~150μg/ml)可有效。总磺胺血浓度不应超过 200μg/ml,如超过此浓度,不良反应发生率增高。

4. 由于本品能抑制大肠杆菌的生长,妨碍 B 族维生素在肠内的合成,故使用本品超过一周以上者,应同时给予维生素 B 以预防其缺乏。

5. 如因服用本品引起叶酸缺乏时,可同时服用叶酸制剂。

6. 如有骨髓抑制征象发生，立即停用本品，并给予叶酸3~6mg肌内注射，一天1次，使用2天或根据需要用药至造血功能恢复正常，对长期、过量使用本品者可给予高剂量叶酸并延长疗程。

【注意事项】

1. 药物不良反应　过敏反应、中性粒细胞减少或缺乏症、血小板减少症、黄疸、肝功能减退、结晶尿、血尿和管型尿、恶心、呕吐、腹泻、头痛、乏力、甲状腺肿大、精神错乱、定向力障碍、幻觉、欣快感、抑郁感。

2. 禁用　对复方磺胺甲基异噁唑(SMZ)和甲氧苄啶(TMP)过敏者、孕妇及哺乳期妇女、重度肝肾功能损害者。

3. 慎用　缺乏葡萄糖-6-磷酸脱氢酶、血卟啉症、叶酸缺乏性血液系统疾病、脱水、艾滋病、休克和老年患者。

【患者用药指导】

1. 交叉过敏反应。对一种磺胺药呈现过敏的患者对其他磺胺药也可能过敏。

2. 可发生结晶尿、血尿和管型尿，故服用本品期间应多饮水，保持高尿流量，如应用本品疗程长、剂量大时，除多饮水外，宜同服碳酸氢钠，以防止此不良反应。

3. 不可任意加大剂量、增加用药次数或延长疗程，以防蓄积中毒。

左氧氟沙星 Levofloxacin

【临床应用】

用于敏感菌引起的尿路感染。

【用法用量】

口服：一次100mg，一天2次，疗程5~7天。复杂性尿路感染，一次200mg，一天2次；或一次100mg，一天3次，疗程10~14天。

静脉滴注：常用量为一次 100~200mg，一天 2 次。重度感染患者或病原菌对本药敏感性较差者（如铜绿假单胞菌），一天剂量可增至 600mg，分 2 次静脉滴注。

【操作要点】【注意事项】【患者用药指导】【应急处置】参见第五章第二节。

阿莫西林克拉维酸钾
Amoxicillin and Clavulanate Potassium

【临床应用】

用于治疗对本药敏感但对阿莫西林、氨苄西林或第一代头孢菌素耐药的产酶耐药菌引起的尿路感染。

【用法用量】

口服：一次 625mg（阿莫西林 500mg，克拉维酸钾 125mg），每 8 小时 1 次，疗程 7~10 天。

静脉滴注：一次 1.2g（阿莫西林 1g，克拉维酸钾 200mg），一天 2~3 次，疗程 7~14 天。严重感染者可增加至一天 4 次。每次剂量溶于 50~100ml 生理盐水中，滴注 30 分钟。

【操作要点】【注意事项】【患者用药指导】【应急处置】参见第五章第二节。

第八节　肾小管性酸中毒

一、疾病简介

肾小管性酸中毒（renal tubular acidosis，RTA）是由于各种病因导致肾脏酸化功能障碍而产生的一种临床综合征。

二、临床特点

高氯性、正常阴离子间隙（anion gap，AG）性代谢性酸中毒;电解质紊乱;骨病;尿路症状。

三、治疗原则

病因明确的继发性远端 RTA 应设法去除病因。针对 RTA 应予下列对症治疗:

1. 纠正酸中毒　应补充碱剂,常用枸橼酸合剂(枸橼酸 100g,枸橼酸钠 100g,加水至 1 000ml),此合剂除补碱外,尚能减少肾结石及钙化形成。亦可服用碳酸氢钠。

2. 补充钾盐　可口服枸橼酸钾,也可用枸橼酸合剂。不可用氯化钾,以免加重高氯性酸中毒。

3. 防治肾结石、肾钙化及骨病　服枸橼酸合剂后,可预防肾结石及钙化。对已发生严重骨病而无肾钙化的患者,可小心应用钙剂及骨化三醇治疗。

四、治疗药物

维生素 AD Vitamin A and D

【临床应用】
用于肾性骨病。

【用法用量】
口服:一次 1 丸,一天 1 次。

【操作要点】

1. 如服用过量或出现严重不良反应,应立即就医。

2. 本品性状发生改变时禁止使用。

3. 老年人长期服用维生素 A,可能因视黄基醛廓清延迟而致维生素 A 过量。

4. 监测血药浓度及血钙和尿钙浓度,及时调整剂量,防止高钙血症的发生。

【注意事项】

1. 不良反应　长期过量服用,可产生慢性中毒。早期表现为骨关节痛、肿胀、皮肤瘙痒、口唇干裂、发热、头痛、呕吐、便秘、腹泻、恶心等。

2. 禁用　慢性肾衰竭、高钙血症、高磷血症伴肾性佝偻病者禁用。

3. 慎用　过敏体质者慎用。

4. 药物相互作用　口服避孕药可提高血浆维生素 A 的浓度；制酸药、考来烯胺、矿物油、新霉素可影响本品中维生素 A 的吸收；大量维生素 A 与抗凝药（如香豆素或茚满二酮衍生物）同服，可导致凝血酶原降低；与含大量镁、钙的药物合用可能引起高镁、高钙血症。

【患者用药指导】

1. 应按推荐剂量使用，不可超量服用。

2. 请将本品放在儿童不能接触的地方。

【应急处置】

如发生不良反应，应立即给相应的治疗，并减少该品的用量或停用。

骨化三醇 Calcitriol

【临床应用】

用于肾性骨营养不良症（慢性肾功能衰竭，特别是进行血液透析或腹膜透析的患者）。

【用法用量】

口服：起始阶段，一天 0.25g。血钙正常或略有降低的患者隔天 0.25g。如 2~4 周内生化指标及病情未见明显改善，则每隔 2~4 周将本品的一天用量增加 0.25g，在此期间至少每周测定血钙两次。大多数患者最佳用量为一天 0.5~1.0g 之间。

【操作要点】

1. 因血钙增高易诱发心律失常，故使用洋地黄类药物的患者应慎用本药，同时应严密监测血钙浓度。

2. 本药不能与维生素 D（给予药理学剂量）及其衍生物制剂合用，以避免引起高维生素 D 血症、高钙血症等。

【注意事项】

1. 不良反应　服用本品可出现高血钙综合征、钙中毒（取决于高血钙的严重程度及持续时间）。偶见的急性症状包括食欲减退，头痛，呕吐和便秘。慢性症状包括营养不良，感觉障碍，伴有口渴的发热，尿多，脱水，情感淡漠，发育停止以及泌尿道感染。

2. 禁用　与高血钙有关的疾病、已知对本品或同类药品及其任何赋形剂过敏者、维生素D中毒迹象者禁用。

3. 慎用　尚不明确。

4. 药物相互作用　巴比妥类酶诱导药可能会加速本药的代谢，使其血药浓度降低；与胃肠吸收抑制剂（如考来烯胺或含铝抗酸药）、考来烯胺（能降低脂溶性维生素在肠道的吸收）同用，可能减少本药的肠道吸收；对长期接受透析的患者，本药不能与含镁的药物合用，因后者可能导致高镁血症；与噻嗪类利尿药合用，有发生高钙血症的危险；本药可刺激肠道对磷的吸收，如与大剂量磷剂合用，可诱发高磷血症。

【患者用药指导】

1. 应根据患者血钙水平给予本药每日最佳剂量。患者应摄入足够量（不能过量）的钙，一天平均约为800mg（按从食物和药物摄入计），不应超过1 000mg，具体情况应个体化。

2. 肾功能正常的患者使用本药时，应保持适量的水摄入，不能引起脱水。

3. 出现高钙血症时须立即停药，并给予相关处理，待血钙恢复正常后，按末次剂量减半给药。

4. 用药过量可引起高血钙、高尿钙和高血磷。晚期可出现畏光、痛痒、高热、烦渴、多尿、夜尿、畏食、体重减轻、性欲减退、（钙化性）结膜炎、胰腺炎、高血压、心律失常、高胆固醇血症、肝功能异常、血尿素氮升高等，罕见严重精神失常。

【应急处置】

如出现急性药物过量，可考虑处理为：立即停药，并洗胃或诱导呕吐，避免药物被进一步吸收；口服液体石蜡，以促进药物经肠道的排泄；密切监测血钙浓度，如仍高于正常，可使用磷酸盐和皮质类固醇治疗，同时做适当利尿处理。

【典型案例】

患者，女，61岁，因"血糖升高6年，维持性血透2年，全身疼痛22天"入院。患者2年前确诊"尿毒症"开始每周三次维持性血液透析，2个月前因双下肢抽搐，开始口服钙尔奇D 600mg/d，骨化三醇2g，每周2次，22天前出现全身持续性钝痛，以双肩、双膝和双手指间关节明显，伴活动障碍入院。X线片示：骨盆、双肩、双手、双膝及面颅诸骨轻度疏松，右肱骨大结节区域骨质不规则，伴硬化，全身骨显像未发现明显异常。予停用骨化三醇，继续每周三次血液透析，同时纠正贫血、加强止痛等对症支持治疗，患者住院治疗2周后复查血钙2.24mmol/L，血磷1.36mmol/L，甲状旁腺素2.7pmol/L，全身疼痛缓解出院。

分析点评：骨化三醇可直接和间接抑制PTH分泌，不仅有利于继发性甲状旁腺功能亢进（SHPT）相关骨病的治疗，也有利于SHPT所致的全身其他脏器损害的好转。近年来临床应用骨化三醇治疗尿毒症合并肾性骨病患者取得了良好疗效。根据肾脏病与透析临床实践指南的建议，使用骨化三醇患者应定期严格监测血清全段甲状旁腺激素（iPTH）、钙、磷和钙磷乘积等相关指标，以及时调整药物治疗方案。本例患者在院外自行大剂量服用骨化三醇，用药期间未按要求定期严格进行相关生化指标的检测及随访，用药近2个月后出现全身骨痛及活动障碍的临床症状，排除了严重骨质疏松、肿瘤、骨折及免疫系统疾病等引起骨痛的常见原因，考虑为滥用骨化三醇致肾性骨病。经停用骨化三醇，继续血透和对症治疗两周后患者全身疼痛缓解出院。

重要提示：使用骨化三醇患者应定期严格监测血清全段甲状旁腺激素（iPTH）、钙、磷和钙磷乘积等相关指标，以及时调整药物治疗方案。

第九节 急性肾衰竭

一、疾病简介

急性肾衰竭（acute renal failure，ARF）是由各种原因引起的肾功能在短时间内（几小时至几周）出现的肾功能快速下降而出现的临床综合征。肾功能下降可发生于原来无肾脏病的患者，也可发生于慢性肾脏病（chronic kidney disease，CKD）患者。

二、临床特点

急性肾小管坏死（ATN）是肾性 ARF 最常见的类型，以 ATN 为例，目前多根据临床过程可分为起始期、持续期和恢复期。

1. 起始期 此期患者尚未发生明显的肾实质损伤，可能处于急性肾衰竭高危阶段或损伤阶段。起始期的长短依病因和程度的不同而不同，通常为数小时至数天，此时肾病常为可逆性，但随着肾小管上皮发生明显损伤，肾小球滤过率（GFR）突然下降，可出现容量过多，并出现电解质和酸碱平衡紊乱的症状和体征，则进入持续期。

2. 持续期 此期已处于损伤阶段或衰竭阶段，一般为 1~2 周，也可更长时间。肾小球滤过率保持在低水平。许多患者可出现少尿（<400ml/d），部分甚至无尿（<100ml/d）。但也有些患者可没有少尿，尿量在 400ml/d

以上,称为非少尿型急性肾损伤,随着肾功能减退,临床上均可出现一系列尿毒症的临床表现。①消化系统:食欲减退、恶心、呕吐、腹胀、腹泻等,严重者可发生消化道出血。②呼吸系统:除感染的并发症外,因容量负荷过多,可出现呼吸困难、咳嗽、憋气、胸痛等症状。③心血管系统:包括高血压、心律失常、低血压、心肌病变、充血性心力衰竭的表现等。急性左心衰竭是持续期 ATN 患者常见的死亡原因。④神经系统:可出现意识障碍、躁动、谵妄、抽搐、昏迷等尿毒症脑病症状。⑤血液系统:可表现为轻中度贫血,并可有出血倾向。⑥水、电解质和酸碱平衡紊乱:可表现为代谢性酸中毒,主要是因为非挥发性酸代谢产物排泄减少,肾小管泌酸产氨和保存碳酸氢钠的能力下降所致;高钾血症,除肾排泄钾减少外,酸中毒、组织分解过快也是主要原因。另外,输入陈旧血等医源性因素均可加重高钾血症。高钾血症可出现恶心、呕吐、四肢麻木等感觉异常及心率减慢,严重者可出现神经系统表现,如血钾浓度在 6mmol/L 以上时,心电图可见高尖 T 波,随血钾进一步升高可出现严重的心律失常,直至心室颤动;水钠平衡紊乱,持续期 ATN 患者由于 GFR 下降及易出现体内水钠潴留,如水过多、大量应用利尿剂则可引起低钠血症。此外还可有低钙、高磷血症。⑦感染:感染是 ARF 常见的并发症,常见的感染部位包括肺部、尿路、腹腔及手术部位。

3. 恢复期 肾小管细胞再生、修复,肾小管完整性恢复。GFR 逐渐恢复正常或接近正常,此期尿量呈进行性增加,少尿或无尿患者尿量进入 500ml/d 即进入恢复期。部分患者出现多尿,每天尿量超过 2 500ml/d,通常持续 1~3 周,继而再恢复正常。多尿期有时由于排钾过多或使用排钾利尿剂、摄入减少等造成低血钾,如血清钾<3mmol/L 时患者可出现疲乏、恶心呕吐、腹胀、肠蠕动减弱或消失,严重者可出现呼吸肌麻痹、定向力障

碍及嗜睡、昏迷。心电图可见 T 波宽而低、Q-T 间期延长、出现 U 波,甚至出现心室颤动、心搏骤停,肾小管重吸收功能较肾小球滤过功能恢复迟缓且滞后,多数肾小管功能完全恢复需 3 个月以上,少数患者可遗留不同程度的肾结构和功能损伤。

此外,ARF 主要表现为氮质废物血肌酐(Cr)和尿素氮(BUN)升高,水、电解质和酸碱平衡紊乱,及全身各系统并发症,常伴有少尿($<400ml/d$),但也可以无少尿表现。

三、治疗原则

1. 积极控制原发病因、去除加重急性肾损伤的可逆因素　急性肾损伤首先要纠正可逆的病因。对于各种严重外伤、心力衰竭、急性失血等都应进行相应的治疗,包括扩容、纠正血容量不足、休克和控制感染等。停用影响肾灌注或肾毒性药物。注意调整药物剂量,如有可能检测血清药物浓度。

2. 维持机体的水、电解质和酸碱平衡

(1)维持体液平衡:在少尿期,患者容易出现水负荷过多,极易导致肺水肿,严重者还可出现脑水肿。应密切观察患者的体重、血压和心肺症状与体征变化,严格计算患者 24 小时液体出入量。补液时遵循"量入为出"的原则。每天补液量 = 显性失液量 + 不显性失液量 – 内生水量。如出现急性心力衰竭则最有效的治疗措施是尽早进行透析治疗。

(2)纠正高钾血症:当血钾超过 6.0mmol/L,应密切监测心率和心电图,并紧急处理:10% 葡萄糖酸钙缓慢静脉注射;11.2% 乳酸钠静脉注射,伴代谢性酸中毒者可给 5% 的碳酸氢钠静脉滴注;25% 葡萄糖 200ml 加普通胰岛素静脉滴注;应用口服降钾树脂类药物或呋塞米等排钾利尿剂促进尿钾排泄。如以上措施无效,尽早进行透析治疗。

(3)纠正代谢性酸中毒:如 HCO_3^- 水平低于 15mmol/L,

可根据情况选用 5% 碳酸氢钠静脉滴注,对于严重酸中毒患者,应立即开始透析治疗。

(4)纠正其他电解质紊乱:如果体重增加,应限制钠,若钠正常,不应限制水。如出现定向力障碍、抽搐、昏迷等水中毒症状,可给予高渗盐水滴注或透析治疗。对于无症状性低钙血症,不需要处理。纠正酸中毒后,常因血中游离钙浓度降低,导致手足抽搐,可给予 10% 葡萄糖酸钙稀释后静脉注射。

3. 控制感染 一旦出现感染迹象,应积极使用有效抗生素治疗,可根据细菌培养和药物敏感试验选用对肾无毒性或毒性低的药物,并按 eGFR 调整剂量。

4. 血液净化治疗 血液净化在急性肾衰竭的救治中起到关键的作用,常用模式有血液透析、血液滤过和腹膜透析三大基本类型。对纠正氮质血症、心力衰竭、严重酸中毒及脑病等症状均有较好的效果,近年来连续性肾脏替代疗法(CRRT)的应用,使其死亡率大大下降。

5. 恢复期治疗 多尿开始时由于肾小球滤过率尚未完全恢复,仍应注意维持水、电解质和酸碱平衡,控制氮质血症,治疗原发病和防止各种并发症。大量利尿后要防止脱水及电解质的丢失,要及时补充。根据肾功能恢复情况逐渐减少透析次数直至停止透析。

四、治疗药物

乳酸钠注射液 Sodium Lactate Injection

【临床应用】

用于纠正代谢性酸中毒。

【用法用量】

静脉滴注:11.2% 乳酸钠注射液,一次 100~200ml。

【操作要点】

1. 本药与下列注射液存在配伍禁忌 氨苄西林、羧苄西林、氯唑西林、依地酸钙二钠、肝素、亚胺培南西司他丁、甲氧西林、土霉素、碳酸氢钠、替卡西林、新生霉素钠、盐酸四环素、磺胺嘧啶钠。

2. 轻至中度代谢性酸中毒，一般口服碳酸氢钠即可，通常无须静脉滴注乳酸钠。

3. 滴注速度不宜过快，以免发生碱中毒、低钾及低钙血症。

4. 临床应用时，可根据需要使用本药的高渗溶液制剂（11.2%）配制成不同渗透压浓度的溶液。5% 或 10% 葡萄糖注射液 5 份加入 11.2% 乳酸钠溶液 1 份，即配制成本药等渗溶液（浓度为 1.86%）。

5. 本药不宜用生理盐水或其他含氯化钠的溶液稀释，以免渗透压增高。

【注意事项】

1. 不良反应 服用本品可见心率加速、胸闷、气急等肺水肿、心力衰竭、血压升高、体重增加等，有低钙血症者（如尿毒症），在纠正酸中毒后易出现手足发麻、疼痛、搐搦、呼吸困难等症状。

2. 禁用 心力衰竭及急性肺水肿、脑水肿、乳酸性酸中毒已显著时、重症肝功能不全、严重肾功能衰竭有少尿或无尿者禁用。

3. 慎用 糖尿病患者服用双胍类药物、水肿患者伴有钠潴留倾向时、高血压、心功能不全、肝功能不全、缺氧及休克、酗酒、水杨酸中毒、Ⅰ型糖原沉积病、糖尿病酮症酸中毒、肾功能不全者、孕妇有妊娠高血压综合征者及老年患者慎用。

4. 药物相互作用 糖皮质激素有保钠作用，与本药合用可增高血钠浓度；糖尿病患者服用双胍类药物（尤其是苯乙双胍），会阻碍肝脏对乳酸的利用，引起乳酸中毒。

【患者用药指导】

1. 嗜酒者可能发生乳酸性酸中毒，故不宜使用本药纠正酸中毒。

2. 过量可致碱中毒、钠潴留等。

【应急处置】

如发生不良反应,应立即给予相应的治疗,并减少该药的用量或停用。

第十节 慢性肾衰竭

一、疾病简介

慢性肾衰竭(chronic renal failure,CRF)是指慢性肾脏疾病患者肾小球滤过率下降,导致体内代谢产物蓄积,水、电解质和酸碱平衡紊乱及全身各脏器损害的综合征。

二、临床特点

代谢产物潴留,水、电解质、酸碱平衡失调,全身各系统受累为主要的临床表现。

三、治疗原则

CRF 药物治疗的目的包括:①缓解 CRF 症状,减轻或消除患者痛苦,提高生活质量;②延缓 CRF 病程的进展,防止其进行性加重;③防治并发症,提高生存率。

四、治疗药物

拉西地平 Lacidipine

【临床应用】

用于治疗高血压。

【用法用量】

口服:起始剂量 4mg,一天 1 次,在早晨服用较好。饭前饭后均可。如需要 3~4 周可增加至 6~8mg,一天 1 次。

【操作要点】

肝功能不全的高血压患者初始剂量为2mg，一天1次。

【注意事项】

1. 不良反应　常见头痛、皮肤潮红、水肿、眩晕、心悸。偶有无力、皮疹、食欲不振、恶心及多尿。极少数患者有胸痛和牙龈增生。

2. 禁用　对本品中任何成分高度过敏者禁用。

3. 慎用　妊娠和哺乳期妇女慎用。

4. 药物相互作用　与β受体拮抗剂、利尿药合用，降压作用可加强；与西咪替丁合用，可使本品血药浓度增高；与地高辛合用，地高辛峰值水平可增加17%，对24小时平均地高辛水平无影响。

【患者用药指导】

用量调整应间隔3~4周。

【应急处置】

过量可引起低血压、心动过速，此时需补液及使用升压药。

厄贝沙坦 Irbesartan

【临床应用】

用于治疗合并高血压的2型糖尿病肾病的治疗。

【用法用量】

口服：一次150~300mg，一天1次。

【操作要点】【注意事项】【患者用药指导】【应急处置】
参见第六章第二节。

叶酸 Folic Acid

【临床应用】

用于抗贫血。

【用法用量】

口服：一天5~10mg，分2~3次服。

【操作要点】

1. 本药不宜采用静脉注射给药,因易导致不良反应。

2. 遇以下情况,如口服给药后出现剧烈恶心和/或呕吐、或处于手术前后禁食期、或胃切除后伴有吸收不良等,可使用叶酸钠或亚叶酸钙等肌内注射给药。

3. 肌内注射时,不宜与维生素 B_1、维生素 B_2、维生素 C 同管注射。

【注意事项】

1. 不良反应　肾功能正常的患者使用本药很少发生中毒反应,偶有过敏反应。长期服药可出现胃肠道反应,如畏食、恶心、腹胀等。

2. 禁用　对叶酸及其代谢产物过敏者。

3. 慎用　疑有叶酸盐依赖性肿瘤的育龄妇女。

4. 药物相互作用　与考来替泊、柳氮磺吡啶合用,可能会降低本药的生物利用度;与维生素 B_1、维生素 B_6、维生素 C 合用,可抑制本药的吸收;与胰酶合用,可能会干扰叶酸的吸收;与甲氨蝶呤、乙胺嘧啶等药物合用,疗效均降低;口服大剂量本药,可影响微量元素锌的吸收;与苯妥英钠、苯巴比妥、扑米酮合用,可使这些药物的抗癫痫作用减弱,并使敏感患者发作次数增加。

【患者用药指导】

1. 营养性巨幼细胞贫血常合并缺铁,应同时补铁,并补充蛋白质及其他 B 族维生素。

2. 大量服用本药时,可使尿液呈黄色,此为正常现象。

【应急处置】

如发生不良反应,应立即给予相应的治疗,并减少该品的用量或停用。

碳酸钙 Calcium Carbonate

【临床应用】

用于肾衰竭时纠正低钙高磷血症。

【用法用量】

口服：一次 0.5~2g。一天 3 次，餐中服用。

【操作要点】

用药前后及用药时应当检查或监测用药如超过 2 周，应进行血钙、血磷的监测。

【注意事项】

1. 不良反应　可见胃肠不适、嗳气、便秘，偶可发生奶 - 碱综合征，大剂量服用本药可发生高钙血症，并导致钙在眼结膜和角膜沉积，长期大量服用本药，可引起胃酸分泌反跳性增高。

2. 禁用　对本药过敏者、高钙血症或高钙尿症者、正在服用洋地黄类药物者、有含钙肾结石或有肾结石病史者。

3. 慎用　心肾功能不全患者慎用。

4. 药物相互作用　维生素 D、避孕药、雌激素能增加钙的吸收；与钙通道阻滞剂（如硝苯地平）合用，血钙可明显升高；与噻嗪类利尿药合用，可增加肾小管对钙的重吸收，易发生高钙血症；与苯妥英钠合用，两者吸收均减少；与含钾的药物合用，可能引起心律失常发生。

【患者用药指导】

1. 对维生素 D 缺乏引起的低钙，应同时服用维生素 D。

2. 本药与牛奶同时服用，偶可发生奶 - 碱综合征。

3. 不宜大量进食富含纤维素的食物，因钙与纤维素结合成不易吸收的化合物，可抑制钙的吸收。

4. 大量饮用含咖啡因的饮料，可抑制钙的吸收。

【应急处置】

如发生不良反应，应立即给予相应的治疗，并减少该品的用量或停用。

布美他尼 Bumetanide

【临床应用】

用于治疗水肿性疾病，如慢性肾衰竭，尤其是应用其他利尿药效果不佳时,应用本药仍可能有效。同时可治疗肾衰患者的高钾血症。

【用法用量】

口服:起始剂量为 0.5~2mg,必要时每 4~5 小时重复 1 次;也可间隔用药,即每隔 1~2 天用药 1 天。一天最大剂量可达 10~20mg。

静脉注射:起始剂量为 0.5~1mg,必要时每 2~3 小时重复 1 次。一天最大剂量为 10mg。

【操作要点】

1. 本药注射液不宜加入酸性溶液中静脉滴注,以免引起沉淀。

2. 因本药的强大利尿作用,可引起低血容量而增加近曲小管对钙的重吸收,使血钙升高。如同时补充排出的 Na^+,并使每小时尿量达到 500~1 000ml,则可使 Ca^{2+} 每小时排出 80mg,4~8 小时后血清 Ca^{2+} 浓度可下降 3%。

3. 肾功能不全者大剂量使用本药时,可引起皮肤、黏膜及肌肉疼痛,但多数轻微,1~3 小时后自行缓解,如持续时间过久则应停药。

4. 肝功能衰竭的水肿患者用量不宜过大,需加大剂量时,应逐渐增量。

【注意事项】

1. 不良反应　常见直立性低血压、休克、低钾血症、低氯血症、低氯性碱中毒、低钠血症、低钙血症。少见的不良反应有过敏反应、头晕、头痛、恶心、呕吐、腹痛、腹泻、粒细胞减少、血小板减少性紫癜、再生障碍性贫血、高血糖症、耳鸣及听力障碍。

2. 禁用　对本药或磺胺类药物过敏者、孕妇、肝昏迷患者。

3. 慎用　糖尿病患者、高尿酸血症或有痛风病史者、严重肾功能不全者、严重肝功能不全者、急性心肌梗死者、胰腺炎或有胰腺炎病史者、低钾血症或有低钾血症

617

倾向者、前列腺增生者。

4. 药物相互作用 与多巴胺合用,本药利尿作用加强;与两性霉素、氨基糖苷类合用,肾毒性和耳毒性增加,尤其是原有肾功能损害时;与锂剂合用时肾毒性明显增加,应尽量避免合用;与抗组胺药物合用时耳毒性增加;与碳酸氢钠合用发生低氯性碱中毒机会增加;与巴比妥类药物、麻醉药合用,易引起直立性低血压;非甾体抗炎药能降低本药的利尿作用,增加肾损害机会;本药可降低降血糖药的疗效;本药可降低抗凝药和抗纤溶药的作用。

【患者用药指导】

1. 对磺胺药和噻嗪类利尿药过敏者,对本药亦可能过敏。

2. 用药期间随访检查 血电解质,尤其是合用洋地黄类药物或皮质激素类药物、肝肾功能不全者;血压;肾功能;肝功能;血糖;血尿酸;酸碱平衡情况;听力。

3. 饮酒及含酒精制剂能增强本药的利尿和降压作用。

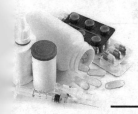

第九章 血液系统疾病

1. 使用铁制剂应注意哪些不良反应?

2. 出现铁中毒如何急救?

3. 使用静脉铁制剂是否可能
   导致过敏?

4. 维生素 B_{12} 可以引起过敏反
   应吗?

5. 叶酸使用过程中应注意什么?

6. 人凝血因子Ⅷ配制操作要点

血液系统疾病是指原发或者累及血液和造血组织及器官的疾病。常见的血液系统疾病有红细胞病(贫血)、粒细胞疾病(白细胞减少症、粒细胞缺乏症、白血病)、出血凝血疾病(紫癜、血小板异常、血友病)、淋巴瘤、脾功能亢进等。血液病学(hematology)除了血液系统疾病外还包括输血医学(transfusion medicine),所以本章中也有输血与输血反应这一节。

第一节　缺铁性贫血

一、疾病简介

缺铁性贫血(iron deficiency anemia, IDA)是指由于铁的需求与供给失衡,导致体内铁储备耗竭,血红蛋白合成减少引起的贫血。IDA 是最常见的贫血,可由铁摄入不足、供不应求(孕妇)、吸收不良、转运障碍、丢失过多(各种失血)及利用障碍(铁粒幼细胞性贫血、铅中毒、慢性病性贫血)等多种原因引起。

二、临床特点

1. 有缺铁原发病的表现、贫血的表现及组织缺铁的表现。如:头痛、眩晕、萎靡,皮肤黏膜苍白,重度贫血时有气短、心悸甚至端坐呼吸。

2. 血象示小细胞低色素性贫血;血清铁蛋白<12μg/L;转铁蛋白饱和度<15%; FEP/Hb >4.5μg/g;骨髓铁染色显示骨髓小粒可染铁消失,铁粒幼细胞少于15%。

三、治疗原则

解除病因，补足贮铁。例如，对婴幼儿、青少年和孕妇营养不足引起的 IDA，应改善饮食，多进食高铁食品，包括瘦肉、蛋类、动物肝、豆类、海带、木耳、香菇等。消化性溃疡导致者应抗溃疡治疗；月经过多引起的 IDA 应注意妇科疾病，调理月经；恶性肿瘤引起的 IDA 应手术或放、化疗。

四、治疗药物

硫酸亚铁 Ferrous Sulfate

【临床应用】

口服本品可补充铁元素，纠正缺铁性贫血。

【用法用量】

口服：预防用，一次 0.3g，一天 1 次；治疗用，一次 0.3g，一天 3 次，饭后服。

【操作要点】

1. 用药前需明确诊断，并尽可能找到缺铁原因。

2. 本品不宜较长时间使用，确诊为缺铁性贫血的使用该药应定期检查血红蛋白、网织红细胞计数和血清铁水平。

3. 使用铁剂后，血清结合转铁蛋白或铁蛋白增高（易导致对贫血漏诊），大便隐血试验阳性，注意与上消化道出血相鉴别。

【注意事项】

1. 不良反应　可见胃肠道不良反应，如恶心、呕吐、上腹疼痛、便秘等。

2. 禁用　对铁剂过敏者禁用；非缺铁性贫血；肝、肾功能严重损害，尤其是伴有未经治疗的尿路感染患者禁用；铁负荷过高、血色病或含铁血黄素沉着症患者禁用。

3. 慎用　过敏体质者慎用；酒精中毒、肝炎、急性感染、肠道炎症、胰腺炎等患者慎用。

4. 药物相互作用 与维生素 C 合用，可以促进本药吸收，但也易导致胃肠道反应；与西咪替丁、去铁胺、二巯丙醇、胰酶合用可影响铁的吸收。与制酸药（如碳酸氢钠）、磷酸盐及含鞣酸的药物合用，易产生沉淀，从而影响铁的吸收。与多巴类（如左旋多巴、卡比多巴、甲基多巴等）、喹诺酮类、四环素类药及青霉胺、锌制剂合用，可使这些药物的吸收减少。

【患者用药指导】

1. 宜在饭后或者饭时服用，以减轻胃部刺激。

2. 不宜与浓茶一起服用。

3. 有可能引起便秘，并排黑便。

【应急处置】

出现中毒症状后，应立即给予喷替酸钙钠或者去铁胺对抗。中毒解救后，可能会有幽门或者贲门狭窄，肝损害或者中枢神经系统病变等后遗症，故需尽早处理。

富马酸亚铁 Ferrous Fumarate

【临床应用】

用于多种原因引起的缺铁性贫血，如慢性失血、营养不良，以及孕妇需铁量增加而食物供给不足等。

【用法用量】

口服：预防用，一次 200mg，一天 1 次；治疗用，片剂、胶囊、胶丸一次 200~400mg，一天 3 次，饭后；混悬液一次 300mg，一天 3 次；咀嚼片一次 200mg，一天 3 次。疗程与病情有关，轻症 2~3 周，重症 3~4 周。

【操作要点】

1. 用药前需明确诊断，并尽可能找到缺铁原因。

2. 本品不宜较长时间使用，使用该药应定期检查血红蛋白、网织红细胞计数和血清铁水平。

3. 使用铁剂后，血清结合转铁蛋白或铁蛋白增高

(易导致对贫血漏诊),大便隐血试验阳性,注意与上消化道出血相鉴别。

【注意事项】

1. 不良反应　可见胃肠道不良反应,如恶心、呕吐、上腹疼痛、便秘;本品可减少胃蠕动,引起便秘,并排黑便。

2. 禁用　肝肾功能严重损害、铁负荷过高、血色病或含铁血黄素沉着症患者。

3. 慎用　酒精中毒、肝炎、急性感染、肠道炎症、胰腺炎等患者慎用。

4. 药物相互作用　与维生素 C 合用,可以促进本药吸收,但也易致胃肠道反应;与西咪替丁、去铁胺、二巯丙醇、胰酶合用可影响铁的吸收。与制酸药(如碳酸氢钠)、磷酸盐及含鞣酸的药物合用,易产生沉淀,从而影响铁的吸收。

【患者用药指导】

1. 本品宜在饭后或者饭时服用,以减轻胃部刺激。

2. 本品不宜与浓茶一起服用。浓茶中含有鞣酸,和本药发生反应产生沉淀,从而影响铁的吸收。

3. 有可能引起便秘,并排黑便。

【应急处置】

使用本品过量而发生的急性中毒多见于儿童。患者有严重呕吐、腹泻或腹痛,以致血压降低、代谢性酸中毒,甚至昏迷。24~28 小时后,严重中毒可进一步发展至休克、血容量不足、肝损害及心血管功能衰竭。出现中毒症状后,应立即给予喷替酸钙钠或者去铁胺对抗。中毒解救后,可能会有幽门或者贲门狭窄,肝损害或者中枢神经系统病变等后遗症,故需尽早处理。

琥珀酸亚铁 Ferrous Succinate

【临床应用】

用于缺铁性贫血和缺铁状态的治疗。

【用法用量】

口服：预防用，片剂、胶囊、颗粒一次 0.1g，一天 1次；缓释片：成人一次 0.2g，隔日一次；孕妇一天 0.2g。治疗用，颗粒，一次 0.1~0.2g，一天 2 次，饭后服；片剂、缓释片，一次 0.2~0.4g，一天 1 次，血红蛋白正常后仍需继续服用 1~2 个月；胶囊：一次 0.1~0.2g，一天 0.3~0.6g。

【操作要点】

1. 用药前需明确诊断，并尽可能找到缺铁原因。

2. 本品不宜较长时间使用，确诊为缺铁性贫血的使用该药应定期检查血红蛋白、网织红细胞计数和血清铁水平。

3. 使用铁剂后，血清结合转铁蛋白或铁蛋白增高（易导致对贫血漏诊），大便隐血试验阳性，注意与上消化道出血相鉴别。

4. 用药期间应定期检查血红蛋白、网织红细胞计数、血清铁蛋白及血清铁。

【注意事项】

1. 不良反应　本品对胃肠道黏膜刺激性明显轻于硫酸亚铁，但部分患者仍可见胃肠道不良反应，如恶心、呕吐、上腹不适、便秘，减量或停药后会消失。

2. 禁用　肝肾功能严重损害、铁负荷过高、血色病或含铁血黄素沉着症患者。

3. 慎用　酒精中毒、肝炎、急性感染、肠道炎症、胰腺炎、胃与十二指肠溃疡、溃疡性肠炎患者。

4. 药物相互作用　与维生素 C 合用，可以促进本药吸收，但也易致胃肠道反应；与西咪替丁、去铁胺、二巯丙醇、胰酶合用可影响铁的吸收。与制酸药（如碳酸氢钠）、磷酸盐及含鞣酸的药物合用，易产生沉淀，从而影响铁的吸收。

【患者用药指导】

1. 服用本药颗粒时应该用吸管，服后漱口，以防牙齿变黑。

2. 本药颗粒剂不宜用热开水冲服，以免影响吸收，包装开封后，应在两日内服完。

3. 本药缓释片应整片服用。

4. 本品不宜与浓茶一起服用。

5. 有可能引起便秘，并排黑便。

【应急处置】

出现中毒症状后，应立即给予喷替酸钙钠或者去铁胺对抗。中毒解救后，可能会有幽门或者贲门狭窄、肝损害或者中枢神经系统病变等后遗症，故需尽早处理。

乳酸亚铁 Ferrous Lactate

【临床应用】

用于防治多种原因引起的缺铁性贫血，如慢性失血、营养不良、钩虫病，以及妊娠期等。

【用法用量】

口服：片剂，一次 0.15~0.6g，一天 3 次；胶囊，一次 0.3g，一天 3 次；口服液，一次 10~20ml，一天 3 次；糖浆剂，一次 20ml，一天 3 次。

【操作要点】

1. 用药前需明确诊断，并尽可能找到缺铁原因。

2. 本药口服后较易吸收，对胃肠道的刺激较硫酸亚铁轻。饭后服用可减轻胃部刺激，但是对药物吸收有影响。如口服后胃肠道反应严重，应考虑改服其他铁剂或采用注射给药。

3. 口服给药期间，不宜同时注射铁剂，以免发生毒性反应。

4. 在妊娠中、后期铁摄入量减少而需要量增加，故此时补充铁剂最为恰当。

5. 长期用药，可使机体内铁过多，从而引起慢性铁血黄素症。

6. 使用该药应定期检查血红蛋白、网织红细胞计数和血清铁水平。

【注意事项】

1. 不良反应 可见胃肠道不良反应,如恶心、呕吐、上腹疼痛、便秘等。

2. 禁用 对铁过敏者;非缺铁性贫血患者;肝肾功能严重损害尤其是伴有未经治疗的尿路感染者、铁负荷过高、血色病或含铁血黄素沉着症患者。

3. 慎用 酒精中毒、肝炎、急性感染、肠道炎症、胰腺炎及消化性溃疡等患者。

4. 药物相互作用 与维生素 C 合用,可以促进本药吸收,但也易致胃肠道反应;与西咪替丁、去铁胺、二巯丙醇、胰酶合用可影响铁的吸收。与制酸药(如碳酸氢钠)、磷酸盐及含鞣酸的药物合用,易产生沉淀,从而影响铁的吸收。

【患者用药指导】

1. 服药 2 小时内不能饮茶或服用含有鞣酸较多的药物。

2. 老年患者因胃液分泌减少,胃酸缺乏,从而减少胃黏膜对铁的吸收,故必要时可适当增加剂量。

【应急处置】

出现中毒症状后,应立即给予喷替酸钙钠或者去铁胺对抗。中毒解救后,可能会有幽门或者贲门狭窄,肝损害或者中枢神经系统病变等后遗症,故需尽早处理。

葡萄糖酸亚铁 Ferrous Gluconate

【临床应用】

用于预防和治疗各种原因引起的缺铁性贫血。

【用法用量】

口服:预防用,口服每天一次,一次 300mg;治疗用,每天三次,一次 300~600mg。

【操作要点】

1. 用药期间应定期做下列检查，以观察治疗反应：血红蛋白测定、网织红细胞计数、血清铁蛋白测定。

2. 应用铁剂后，大便隐血试验阳性；应与上消化道出血相鉴别。

3. 服药后可使大便变黑，应预先告诉患者。

4. 本品适宜孕妇、哺乳期妇女使用。中后期妊娠妇女铁摄入量减少，而需要量增加，此时是补铁最佳时期。治疗剂量铁对胎儿和哺乳无不良影响。

5. 与维生素C同服，可增加本品吸收。

【注意事项】

1. 不良反应　可见胃肠道不良反应，如恶心、呕吐、上腹疼痛、便秘等。

2. 禁用　血色病或含铁血黄素沉着症及不伴缺铁的贫血；肝肾功能严重损害者。

3. 慎用　酒精中毒、肝炎、急性感染、肠道炎症如肠炎、结肠炎、憩室炎及溃疡性结肠炎、胰腺炎、消化性溃疡者。

4. 药物相互作用　与维生素C合用，可以促进本药吸收，但也易致胃肠道反应；与西咪替丁、去铁胺、二巯丙醇、胰酶合用可影响铁的吸收；与制酸药(如碳酸氢钠)、磷酸盐及含鞣酸的药物合用，易产生沉淀，从而影响铁的吸收。

【患者用药指导】

服药2小时内不能饮茶或服用含有鞣酸较多的药物。

【应急处置】

过量误服本品，可能产生坏死性胃炎、肠炎，患者可有严重呕吐、腹泻及腹痛，以致血压降低，代谢性酸中毒，甚至昏迷等急性中毒症状。24~48小时后，严重中毒可进一步发展至休克及血容量不足，肝损害及心血管功能衰竭,患者可有全身抽搐。中毒后期症状有皮肤湿冷、发绀、嗜睡、极度疲乏及虚弱、心动过速。有急性中毒征象应立即用去铁胺救治。中毒获救后,有可能遗留幽门或贲门狭窄、肝损害或中枢神经系统病变,要及早妥善处理。

右旋糖酐铁 Iron dextran

【临床应用】

用于不能口服铁剂或口服铁剂治疗不满意的缺铁性贫血患者。

【用法用量】

右旋糖酐铁注射液可肌内、静脉注射或静脉滴注(根据说明书,不同厂家给药途径不同),每天 100~200mg 铁,根据补铁总量确定,1 周 2~3 次。

【操作要点】

1. 本品使用前需做敏感试验。建议在给予患者初次剂量前先给予 0.5ml 右旋糖酐铁(相当于 25mg 铁),如 60 分钟后无不良反应发生,再给予剩余的剂量。

2. 静脉滴注　100~200mg 右旋糖酐铁用 0.9% 氯化钠溶液或 5% 葡萄糖溶液稀释至 100ml。

3. 给予首次剂量时,应先缓慢滴注 25mg 至少 15 分钟,如无不良反应发生,将剩余剂量滴注完成。

4. 右旋糖酐铁只能在具备抢救条件的情况下给药。

5. 不得长期使用,应在医师确诊为缺铁性贫血后使用,且治疗期间应定期检查血象和血清铁水平。

6. 给有自身免疫性疾病或有炎症的患者用药,可能会引起Ⅲ型变态反应。

7. 静脉注射过快可能会引起低血压。

8. 肌内注射后可产生局部疼痛和色素沉着。

【注意事项】

1. 不良反应　肌内注射后可产生局部疼痛和色素沉着,急性过敏表现为呼吸困难、潮红、胸痛和低血压,其他不良反应有皮肤瘙痒、淋巴结肿大、消化不良、腹泻、关节肌肉疼痛,偶有注射部位的静脉疼痛和感染的报道。

2. 禁用 妊娠初始3个月内的妇女,严重肝、肾功能不全者,非缺铁性贫血(如溶血性贫血),铁超负荷或铁利用紊乱,已知对铁单糖或双糖的过度敏感,代偿失调的肝硬化,传染性肝炎,急慢性感染的患者,哮喘、湿疹或其他特应性变态反应患者。

3. 慎用 酒精中毒、肝炎、急性感染、肠道炎症、胰腺炎、胃与十二指肠溃疡、溃疡性肠炎。

【患者用药指导】

本品注射后,可产生局部疼痛及色素沉着。

【应急处置】

出现过敏症状后,应立即给予地塞米松抗过敏及对症治疗。中毒解救后,可能会有幽门或者贲门狭窄、肝损害或者中枢神经系统病变等后遗症,故需尽早处理。

【典型案例】

患者,女,37岁。入院后诊断为慢性肾功能不全,尿毒症期。予以血液透析,前3次均无特殊不适。第4次血液透析1小时,首次应用试验剂量低分子右旋糖酐铁注射液25mg加入生理盐水50ml静脉滴注,2分钟后患者感胸闷、呼吸困难、后背部疼痛。考虑为过敏反应,立即停液并予以吸氧及地塞米松10mg静脉推注,症状逐渐缓解,30分钟后明显减轻,血透结束时无不适。

分析点评:低分子右旋糖酐铁注射液疗效肯定,极少出现严重不良反应,其分子量为165 000D,核心铁元素以氧化羟基铁的形式存在,周围被右旋糖酐链包围,右旋糖酐铁的不良反应与右旋糖酐密切相关。从20世纪40年代,右旋糖酐作为一种扩容剂和抗血栓药物广泛应用,其引起的"类过敏或过敏反应(DIAR)"发生率为0.03%~4.7%,且常发生在首次使用,滴入数滴或数毫升时出现胸闷、面色苍白甚至休克。右旋糖酐铁注射液的过敏反应大多发生在首次使用5分钟内,应用时需密切观察。

重要提示:本品使用前必须做敏感试验。

蔗糖铁注射液 Iron Sucrose Injection

【临床应用】

用于口服铁剂效果不好而需要静脉铁剂治疗的患者,如口服铁剂不能耐受的患者;口服铁剂吸收不好的患者。

【用法用量】

静脉滴注:1ml 本品最多只能稀释到20ml 生理盐水中,稀释液配好后应立即使用(如:5ml 本品最多稀释到100ml 生理盐水中,而25ml 本品最多稀释到500ml 生理盐水中)。药液的滴注速度应为:100mg 铁至少滴注15分钟;200mg 至少滴注30分钟;300mg 至少滴注1.5小时;400mg 至少滴注2.5小时;500mg 至少滴注3.5小时。如果临床需要,本品的生理盐水的稀释液体积可以小于特定的数量,配成较高浓度的本品药液。然而,滴注的速度必须根据每分钟给予铁的剂量来确定。为保证药液的稳定,不允许将药液配成更稀的溶液。

静脉注射:本品可不经稀释缓慢静脉注射,推荐速度为每分钟1ml 本品,每次的最大注射剂量是10ml(200mg 铁)。静脉注射后,应伸展患者的胳膊。

往透析器里注射:本品可直接注射到透析器的静脉端,情况同前面的静脉注射。

【操作要点】

1. 在新患者第一次治疗前,应按照推荐的方法先给予一个小剂量进行测试,成人用1~2.5ml(20~50mg)铁,如果在给药15分钟后未出现不良反应,继续给予余下的药液。

2. 本品只能与生理盐水混合使用。

3. 本品不能与其他的治疗药品混合使用。

4. 如果本品注射速度太快,会引发低血压。

5. 使用前肉眼检查一下安瓿是否有沉淀和破损。只有那些没有沉淀的药液才可使用。

6. 本品的容器被打开后应立即使用,如果在日光中在 4~25℃的温度下贮存,生理盐水稀释后的本品应在 12 小时内使用。

7. 使用本品应备有心肺复苏设备。

8. 该药不适合肌内注射或按照患者需要铁的总量一次全剂量给药。

【注意事项】

1. 不良反应 有金属味、头痛、恶心、呕吐、腹泻、低血压、肝酶升高、痉挛/胃部痉挛、胸痛、嗜睡、呼吸困难、肺炎、咳嗽、瘙痒等,极少数出现副交感神经兴奋、胃肠功能障碍、肌肉痛、发热、风疹、面部潮红、四肢肿胀、呼吸困难、过敏反应,在输液的部位发生过静脉曲张、静脉痉挛。

2. 禁用 本品禁用非缺铁性贫血患者、铁过量或铁利用障碍患者、已知对单糖或二糖铁复合物过敏者。

3. 慎用 支气管哮喘、铁结合率低和/或叶酸缺乏症的患者、有严重肝功能不良、急性感染、有过敏史或慢性感染的患者。

【患者用药指导】

1. 本品会减少口服铁剂的吸收,所以本品不能与口服铁剂同时使用。

2. 口服铁剂的治疗应在注射完本品 5 天后开始。

【应急处置】

本品罕见过敏反应,轻度过敏反应应服用抗组胺药物,重度过敏反应应立即给予肾上腺素。

【典型案例】

患者,男,36 岁,因高血压肾病慢性肾功能不全(尿毒症期)就诊于肾内科。入院后查血结果回报示:血红蛋白 78g/L，转铁蛋白饱和度 14%，血清铁蛋白 145ng/ml，观察患者神志清楚，呈贫血貌，口唇及甲床苍白，生命体征：体温 36.7℃，脉搏 72 次 /min，呼吸 16 次 /min，血压 160/100mmHg。为纠正肾性贫血，遵医嘱给予患者 0.9% 氯化钠注射液 20ml 加蔗糖铁注射液 1ml 缓慢静脉滴注，速度约 30 滴 /min。5 分钟后患者突然出现大汗淋漓、烦躁不安，诉心前区不适、腰背部肌肉疼痛，测血压 240/120mmHg，体温 36.4℃，脉搏 80 次 /min，立即报告医生。

患者既往无心绞痛病史，抽血急查心肌酶、同工酶及心肌标记物未见明显异常，心电图检查亦无 ST 段下移或 T 波倒置，除外心绞痛。初步判断为蔗糖铁过敏反应。立即终止蔗糖铁静脉滴注，套管针建立静脉液路，0.9% 氯化钠注射液 250ml 静脉滴注，给予患者地塞米松 10mg 入壶，苯海拉明 2mg 肌内注射。同时给予患者平卧位，抬高下肢，双腔鼻导管吸氧 2L/min，持续心电血压监护示：心率 98 次 /min，血压 210/118mmHg，血氧饱和度 98%，遵医嘱给予患者硝苯地平 10mg 口含降压处理；30 分钟后患者诉症状仍未缓解，遵医嘱给予患者地西泮 20mg 肌内注射，持续心电血压监护示：心率 98 次 /min，血压 206/106mmHg，血氧饱和度 98%，立即给予患者硝普钠 50μg/min 泵入降压。经上述抢救措施患者症状有所缓解。

分析点评：静脉滴注蔗糖铁广泛应用于纠正患者的贫血，使用过程中有发生过敏反应的现象，但极少见，程度也较轻，但医护人员在思想上不能因此松懈。蔗糖铁剂必须现用现配，护士在执行医嘱前，先评估患者情况，包括患者的基本情况、药物过敏史及当日治疗或检查安排，以双方确定蔗糖铁输注时间。尽量在白班时间使用，白班人员较夜班多，能更好地组织、配合抢救，以免过敏时贻误抢救时机。

重要提示：使用本品应备有心肺复苏设备，做好抢救准备措施。

第二节 巨幼细胞贫血

一、疾病简介

巨幼细胞贫血(megaloblastic anemia, MA)是由于叶酸和/或维生素 B_{12} 缺乏或某些影响核苷酸代谢的药物导致细胞核脱氧核糖核酸(DNA)合成障碍所致的一种贫血。MA 可由多种原因所致，如食物营养不足、需求增加、吸收不良及代谢异常等。

二、临床特点

1. 患者有特殊用药史、叶酸和维生素 B_{12} 摄入不足或需求增加的情况、临床贫血的表现、消化道及神经系统的表现。消化系统表现为口腔黏膜、舌乳头萎缩，舌面呈"牛肉样舌"，可伴舌痛。神经系统对称性远端肢体麻木、深感觉障碍；共济失调或步态不稳。

2. 血象示大细胞性贫血，中性粒细胞核分叶过多；骨髓三系造血细胞呈典型的巨幼变。

3. 试验性治疗给予叶酸和维生素 B_{12}，一周左右网织红细胞上升，则考虑 MA。

三、治疗原则

1. 有原发病的 MA，应积极治疗原发病；用药后继发的 MA，应酌情停药。对于 MA 则需补充缺乏的营养物质。

2. 补充维生素 B_{12} 和叶酸。

四、治疗药物

叶酸 Folic Acid

【临床应用】

各种原因引起的叶酸缺乏及叶酸缺乏所致的巨幼细

胞贫血。

【用法用量】

肌内注射：一次 10~20mg。

口服：一次 5~10mg，一天 2~3 次，至血红蛋白恢复正常。

【操作要点】

1. 本药不宜采用静脉注射给药，因易导致不良反应。

2. 如口服给药后出现剧烈恶心和／或呕吐，或处于手术前后禁食期，或胃切除后伴有吸收不良等可使用叶酸钠或亚叶酸钙肌内注射给药。

3. 注意维生素 B_{12} 缺乏引起的巨幼细胞贫血不能单用叶酸治疗。

【注意事项】

1. 不良反应 较少，罕见过敏反应；长期用药可以出现畏食、恶心、腹胀等胃肠症状；大量服用叶酸时，可使尿呈黄色，此为正常现象。

2. 禁用 对叶酸及其代谢产物过敏者。

3. 慎用 疑有叶酸盐依赖性肿瘤的育龄妇女。

4. 药物相互作用 与维生素 B_1、维生素 B_6、维生素 C 合用可抑制本药的吸收；与胰酶合用，可能会干扰叶酸的吸收，故服用胰酶的患者需要补充叶酸；与磺胺类药物合用，会减少本药的吸收。

【患者用药指导】

1. 大量服用本药时，可使尿液呈黄色，此为正常现象。

2. 口服大剂量本药，可影响微量元素锌的吸收。

3. 与苯妥英钠、苯巴比妥、扑米酮合用，可使药物的抗癫痫作用减弱，并使敏感患者发作的次数增加。

维生素 B_{12} Vitamin B_{12}

【临床应用】

主要用于因内因子缺乏所致的巨幼细胞贫血。

【用法用量】

肌内注射：1天0.025~0.1mg或隔日0.05~0.2mg。

【操作要点】

1. 本药不能采用静脉给药。

2. 本药与氯丙嗪、维生素C、维生素K_3、葡萄糖注射液存在着配伍禁忌。

3. 应避免同一部位反复肌内注射给药。

4. 有条件时，用药过程中应监测血中维生素B_{12}浓度。

5. 治疗巨细胞贫血，在起始48小时，宜查血钾，以防止低钾血症。

【注意事项】

1. 不良反应 肌内注射偶可引起皮疹、瘙痒、腹泻及过敏性哮喘，但发生率很低。极少患者可出现过敏性休克。长期应用可出现缺铁性贫血。经眼给药偶见过敏反应。

2. 禁用 对本药过敏者、家族遗传性球后视神经炎（利伯病）及抽烟性弱视症者。

3. 慎用 心脏病患者、恶性肿瘤患者。

4. 药物相互作用 与氨基糖苷类抗生素、对氨基水杨酸类、抗惊厥药（苯巴比妥、苯妥英钠、扑米酮）及秋水仙碱合用，可减少本品的肠道吸收。

【患者用药指导】

1. 与叶酸合用，具有协同作用，两者联用可治疗巨幼细胞贫血。

2. 考来烯胺、活性炭可在肠道吸附本药，减少本药的吸收，降低其疗效。

【应急处置】

1. 使用本药滴眼液期间若出现过敏症状（如眼充血、瘙痒、肿胀），应停止用药。

2. 有神经系统损害者，在诊断未明确前不宜使用本药，以免掩盖临床表现。

腺苷钴胺 Cobamamide

【临床应用】

本品用于巨幼细胞贫血。

【用法用量】

口服：片剂一次 0.5~1.5mg，一天 3 次。

注射剂：一次 0.5~1.5mg，一天 1 次。

【操作要点】

1. 本药与葡萄糖注射液配伍，存在配伍禁忌。

2. 本药注射用制剂遇光易分解，开封或稀释后应尽快使用。

【注意事项】

1. 不良反应　口服给药偶尔可以引起过敏反应；肌内注射，偶尔可引起皮疹、瘙痒、腹泻，过敏性哮喘。极少有过敏性休克。

2. 禁用　对本药过敏、家族性遗传性球后视神经炎及抽烟性弱视者。

3. 慎用　心脏病患者。

4. 药物相互作用　不宜与氯丙嗪、维生素 C、维生素 K 混合于同一容器中；不能与氨基水杨酸钠合用；考来烯胺可结合维生素 B_{12}，从而使本药吸收减少。

【患者用药指导】

治疗后期可能出现缺铁性贫血，应补充铁剂。

第三节　再生障碍性贫血

一、疾病简介

再生障碍性贫血（aplastic anemia，AA）简称再障，是由于获得性骨髓造血功能衰竭，导致全血细胞减少的一种疾病,临床上以红细胞、白细胞和血小板等全血细胞减少所致的贫血、感染和出血为特征。目前认为免疫异常是其主要发病机制。AA 根据是否具有明确诱因分为继发性和原发性。

二、临床特点

1. 根据其起病的缓急、临床进展的快慢,可分为重型再生障碍性贫血(SAA)和非重型再障(NSAA)。

(1)重型再障:起病急、进展快、病情重。

1)贫血:多呈进行性加重,苍白、乏力、头晕、心悸和气短等症状明显。

2)感染:多数患者有发热,体温在 39℃以上。以呼吸道感染最常见,其次有消化道、泌尿生殖道等感染。感染菌种以革兰氏阴性杆菌、金黄色葡萄球菌和真菌为主,常合并败血症。

3)出血:均有不同程度的皮肤、黏膜及内脏出血。皮肤表现为出血点或大片瘀斑,口腔黏膜有血疱,有鼻、牙龈和眼结膜出血。深部内脏出血时可见呕血、咯血、便血、血尿、阴道出血、眼底出血和颅内出血,后者常危及患者的生命。

(2)非重型再障:起病和进展较缓慢,病情较重型轻。

1)贫血:慢性过程,常见苍白、乏力、头晕、心悸、活动后气短、输血后症状改善但不持久。

2)感染:高热比重型少见,感染相对易控制,很少持续 1 周以上。上呼吸道感染常见,其次为牙龈炎、支气管炎、扁桃体炎,而肺炎、败血症等重症感染少见。常见感染菌种为革兰氏阴性杆菌和各类球菌。

3)出血:出血倾向较轻,以皮肤、黏膜出血为主,内脏出血少见。多表现为皮肤出血点、牙龈出血,女性患者有阴道出血。出血较易控制。

2. 血象示全血细胞减少,网织红细胞不高;骨髓象示增生低下,非造血细胞比例相对升高;骨髓活检示造血组织明显减少;一般无淋巴结或脾脏肿大。

3. 需除外全血细胞减少的其他疾病。

三、治疗原则

1. 再障患者应注意饮食及环境卫生,SAA 最好居住在无菌环境(无菌层流室或无菌层流罩),预防感染。避免出血,如防止外伤及剧烈活动等。不使用影响骨髓造血和抑制血小板功能的药物。

2. 纠正贫血、控制出血、控制感染。

3. 护肝治疗 AA 常合并肝功能损害,应酌情选用护肝药。

4. 针对发病机制药物治疗。例如促造血治疗使用雄激素司坦唑醇、达那唑,免疫抑制治疗的抗淋巴 / 胸腺细胞球蛋白(ALG/ATG)、环孢素等。

四、治疗药物

十一酸睾酮 Testosterone Undecanoate

【临床应用】

再生障碍性贫血及肾性贫血。

【用法用量】

口服:开始剂量为一天 120~160mg,用药 2 周后,以一天 40~120mg 维持。分为早晚 2 次,饭后服用。

【操作要点】

1. 用药期间应定期进行前列腺检查。

2. 若用于治疗中老年男性部分雄激素缺乏症,应定期监测血清前列腺特异性抗原。

【注意事项】

1. 不良反应 女性男性化、男性乳房痛、水钠潴留、高密度脂蛋白胆固醇降低、低密度脂蛋白胆固醇升高、阴茎异常勃起、精子减少、精液量减少、恶心、呕吐、肝功能异常、欣快感、情绪不稳定、暴力倾向、红细胞增多、皮疹、哮喘、血管神经性水肿。

2. 禁用　雄激素依赖性肿瘤患者、已确诊或怀疑为前列腺癌者、孕妇及哺乳期妇女。

3. 慎用　有水钠潴留倾向的心脏病、肾脏病患者,心力衰竭(包括无症状型)患者,前列腺增生患者,高血压患者,癫痫患者,三叉神经痛患者,肝、肾功能不全患者。

4. 药物相互作用　与环孢素、抗糖尿病药、甲状腺素或抗凝剂(如华法林)合用,本药能增强它们的活性,但同时也增强其毒性。本药对神经肌肉阻滞剂有拮抗作用。

【患者用药指导】

1. 发生严重不良反应时,应立即停药。待症状消失后,再从较低的剂量重新开始。

2. 与适量蛋白质、糖和维生素等同用,可提高本药疗效。

3. 发生严重不良反应时,应立即停药。待症状消失后,再从较低的剂量重新开始。

达那唑 Danazol

【临床应用】

特发性血小板减少性紫癜。

【用法用量】

口服:血小板减少性紫癜:一次200mg,一天2~4次。

【操作要点】

1. 可影响糖耐量试验及甲状腺功能试验的结果,也可使血清总T_4降低,T_3增高。

2. 可干扰睾丸素、雄烯二酮和去氢表雄酮的实验室测定。

3. 使用本药时应注意有无心、肝、肾功能损害及生殖器官出血。

【注意事项】

1. 不良反应　体重增加、痤疮、皮肤或毛发的油脂增多、下肢水肿等较常见。女性可见闭经、月经周期改变、突破出血或不规则阴道出血、声音改变、毛发增多、乳房缩小等。较少见血尿、鼻出血、牙龈出血、白内障、肝功能损害、颅内压增高、白细胞增多、急性胰腺炎、多发性神经炎等。罕见阴蒂肥大、睾丸缩小及肝功能损害所致巩膜和皮肤黄染。

2. 禁用　严重心、肝、肾功能不全者,原因不明的阴道异常出血者,卟啉病患者,血栓性疾病患者,雄激素依赖性肿瘤患者,孕妇及哺乳期妇女。

3. 慎用　有癫痫、偏头痛、糖尿病或心、肾功能不全者。

4. 药物相互作用　与卡马西平合用,可使后者的血药浓度升高;与华法林合用,可使抗凝效应增强,容易发生出血;与环孢素合用,可增加环孢素的不良反应;与肾上腺皮质激素合用,可加重水肿;与氨苄西林、卡马西平、苯巴比妥、苯妥英钠、扑米酮、利福平合用,可降低本药的疗效;与胰岛素合用,容易对本药产生耐药性。

【患者用药指导】

1. 用药期间应严格避孕(应采用非甾体类激素避孕的方法);如怀孕应中止妊娠。

2. 男性用药时,须随访睾丸大小、精液量及黏度,并进行精子计数与检测精子活动力。建议每 3~4 个月查 1 次,特别是对青年患者。

3. 女性用药后如出现男性化症状,应停止本药治疗。如停药 60~90 天后仍无规则月经,应进行诊治。

【应急处置】

治疗子宫内膜异位症期间,如出现闭经,是本药治疗的临床反应,应持续用药 3~6 个月,必要时可延长至 9 个月。女性用药后如出现男性化症状,应停止本药治疗。

如停药 60~90 天后仍无规则月经,应进行诊治。

重组人红细胞生成素 Recombinant Human Erythropoietin

【临床应用】

肾功能不全所致贫血。

【用法用量】

皮下或静脉注射:注射用水 1ml 溶解后作皮下注射或静脉注射,每周分 2~3 次给药。给药剂量需依据患者的贫血程度、年龄及其他相关因素调整。

治疗期:开始推荐剂量血液透析患者每周 100~150IU/kg,腹膜透析和非透析患者每周 75~100IU/kg。若血细胞比容每周增加少于 0.5%,可于 4 周后按 15~30IU/kg 增加剂量,但最高增加剂量不可超过每周 30IU/kg。血细胞比容应增加到 30%~33%,但不宜超过 36%(34%)。

维持期:如果血细胞比容达到 30%~33% 和 / 或血红蛋白达到 100~110g/L,则进入维持治疗阶段。推荐将剂量调整至治疗剂量的 2/3 然后每 2~4 周检查血细胞比容以调整剂量,避免红细胞生成过速,维持血细胞比容和血红蛋白在适当水平。

【操作要点】

1. 本品用药期间应定期检查血细胞比容(用药初期每星期 1 次,维持期每两星期 1 次),注意避免过度的红细胞生成(确认血细胞比容在 36% 以下),如发现过度的红细胞生长,应采取暂停用药等适当处理。

2. 应用本品有时会引起血清钾轻度升高,应适当调整饮食,若发生血钾升高,应遵医嘱调整剂量。

3. 对有心肌梗死、肺梗死、脑梗死患者,有药物过敏病史的患者及有过敏倾向的患者应慎重给药。

4. 治疗期间因出现有效造血,铁需求量增加。通常会出现血清铁浓度下降,如果患者血清铁蛋白低于

100ng/ml，或转铁蛋白饱和度低于20%，应每天补充铁剂。

5. 叶酸或维生素 B_{12} 不足会降低本品疗效。严重铝过多也会影响疗效。

【注意事项】

1. 不良反应　少数患者用药初期可出现头痛、低热、乏力等，个别患者可出现肌痛、关节痛等。

2. 禁用　未控制的重度高血压患者、对本品或其他红细胞生成素制剂过敏者、合并感染者。

【患者用药指导】

应用本品有时会引起血清钾轻度升高，应适当调整饮食，若发生血钾升高，应遵医嘱调整剂量。

【应急处置】

可能会导致血细胞比容过高，引起各种致命的心血管系统并发症。

【典型案例】

患者，男，70岁。因慢性肾功能不全，肾性贫血，继发心力衰竭，予每周2~3次维持性血透治疗，并每次给重组人红细胞生成素注射液（rhEPO）3 000U。在维持性血透1.5年后，几次血象检查都显示重度贫血，遂加大rhEPO用量，但未能改善贫血状态，2次做骨髓检查，均是红细胞系增生抑制，幼红细胞仅占1.5%，其他细胞生长无异常，拟诊为纯红细胞再生障碍性贫血（pure red cell aplasia，PRCA）。查其他原因未见使用可能致 PRCA 的药物，则停用 rhEPO，改为每1~2周输红细胞悬液1次以改善贫血，并予口服泼尼松 10mg/d 治疗。当其血红蛋白含量（Hb）稳定维持在 60~70g/L 以后，逐步停用激素。现以每2周输 RBC 悬液1次和维持性血液透析进行治疗，平常再补充一些叶酸、维生素 B_{12}、右旋糖酐铁等，患者的 Hb 一直保持在70g/L左右，病情稳定。

分析点评：rhEPO 的常见不良反应包括发热、呕吐、腹泻、气短、感觉异常及上呼吸道感染，CKD 伴贫血者，接受本品治疗后,常见有血压升高,故血压未得到良好控制的高血压患者应禁用。少部分肾功能衰竭患者接受EPO治疗后可出现单纯红细胞再生障碍。

重要提示:医生处方 rhEPO 时,应权衡使用 rhEPO 的风险与效益;如需用药,应严格按照说明书适应证使用该类药品,并监测患者的 Hb 浓度;针对不同疾病,严格按照说明书或参考相关权威医疗指南控制 Hb 浓度。

硫唑嘌呤 Azathioprine

【临床应用】

自身免疫性溶血性贫血、特发性血小板减少性紫癜。

【用法用量】

口服:一天 1.5~3mg/kg,一天 1 次或分次口服。

【操作要点】

1. 老年人、肾功能不全者建议使用推荐剂量的低限值。

2. 主动脉瓣关闭不全患者用量要减少到常规剂量的 1/4~1/3。

3. 应当检查或监测用药的前 2 个月,至少每周应检查血常规 1 次。

4. 本药由于不良反应较多且严重,故不作自身免疫性疾病的首选药物,通常是在单用皮质激素而疾病不能控制时才使用。

【注意事项】

1. 不良反应　对精子及卵子的损伤、畏食、恶心、呕吐、黄疸、肝肿大、腹痛、腹水、肝性脑病、胆汁淤积、氨基转移酶升高、肝实质细胞坏死、肝细胞纤维化、肝硬化等常见。偶可致胰腺炎、白细胞及血小板减少、巨红细胞血症、贫血。大剂量及用药过久时可有严重骨髓抑制,甚至出现再生障碍性贫血。其他可继发感染、脱发、黏膜溃疡、腹膜出血、视网膜出血、肺水肿等。

2. 禁用 对本药过敏者；肝、肾功能不全者；孕妇；曾使用烷化剂(如环磷酰胺、苯丁酸氮芥、美法仑)。

3. 慎用 服用血管紧张素转化酶抑制药导致严重低血压患者；发生挫伤、感染及未明原因流血患者。

【患者用药指导】

用药期间接种活疫苗，会增加被活疫苗感染的风险。化疗结束后应至少间隔3个月才能接种活疫苗。

【应急处置】

若用药过量，可使用透析法排出本药。

【典型案例】

患者，女，42岁，因咳嗽、进行性呼吸困难2个月，诊断为结缔组织相关性间质性肺病，入院后给予口服醋酸泼尼松(40mg, qd)联合硫唑嘌呤(初始剂量50mg, qd, 1周后加至100mg, qd)治疗，并予口服中药。治疗前及治疗1周后查血常规均正常，住院治疗20天咳嗽、活动后气短减轻，出院。出院后10天左右开始出现脱发，成把脱落，每日数十根，立即停用硫唑嘌呤，后出现发热，多为低热，体温波动在37.4℃至38.1℃，咳嗽、咳痰、呼吸困难。至医院就诊，检验血液诊断意见：骨髓增生极度减低，粒红比值增高，淋巴细胞及浆细胞比值稍高。临床诊断：全血细胞减少待查；肺间质病变；结缔组织疾病相关性可能性大；肺部感染，Ⅰ型呼吸衰竭。给予气管插管、呼吸机辅助呼吸、抗感染、升白细胞、升血小板、保肝、保护胃黏膜等治疗12天，成功脱机拔管，生命体征平稳，转至当地下级医院继续治疗。随访3个月后新发生出，血细胞检查基本恢复正常。随访2年，头发恢复原有常量，血细胞检查均正常。

分析点评：患者原诊断结缔组织相关性间质性肺病，咳嗽、进行性呼吸困难，采用糖皮质激素联合免疫抑制剂小剂量硫唑嘌呤开始，服用1周后查血常规、肝功能均未见异常，增加至常规剂量，后出现脱发。立即停用硫唑嘌呤,后经对症治疗,脱发、全血细胞减少均已愈,治疗过程中未停用糖皮质激素,未间断口服中药治疗,故考虑脱发、全血细胞减少与硫唑嘌呤相关。

硫唑嘌呤为具有免疫抑制作用的抗代谢剂,可干扰核酸的生物合成,抑制细胞分裂增殖,而由于骨髓增生活跃,对硫唑嘌呤的敏感性比免疫系统高,容易发生骨髓抑制及骨髓细胞基因突变,并且这一不良反应呈明显的时间和剂量依赖性。硫唑嘌呤引起造血系统不良反应中,白细胞减少所占比例最高(76.4%),且白细胞下降速度越快,预示骨髓抑制越严重。

重要提示:服用常规剂量硫唑嘌呤致肝损害、脱发及骨髓抑制具有可逆性,只要及时停用并及时治疗,多数可恢复正常。由此提示在使用免疫抑制剂的过程中应高度重视其可能发生的不良反应。

非格司亭 Filgrastim

【临床应用】

用于再生障碍性贫血伴发的中性粒细胞减少。

【用法用量】

皮下注射:一天剂量一般应超过一次 $2\mu g/kg$(或 $50\mu g/m^2$),且疗程宜长。

【操作要点】

1. 使用前应避免振荡,因振荡后起泡可减少实际吸入注射器的剂量。若发现溶液已起泡,可静置数分钟后再抽取。

2. 本药供静脉给药时须用 5% 葡萄糖注射液稀释,浓度不低于 $15\mu g/ml$;若本药的终浓度为 $2\sim15\mu g/ml$,须在加入本药之前于 5% 葡萄糖注射液中先加入终浓度为 0.2% 的人血白蛋白,以避免输液系统对本药的吸附。

3. 滴注速度不宜过快(快速静脉用药可使其作用降低),一次滴注持续时间不少于 1 小时。配好的药液应在

6小时内输完。

4. 本药不能与其他注射液混合使用。

5. 皮下注射时血药浓度维持时间较长。

6. 由于迅速增殖分化的造血祖细胞对放疗敏感,故本药不应在放疗前后12小时内使用。

7. 对大肠埃希氏菌蛋白过敏者,可能对大肠埃希氏菌重组的 rhG-CSF 过敏。

【注意事项】

1. 不良反应 较常见骨痛及关节肌肉酸痛,偶可出现消化道反应、肝功能损害、一过性低血压及室上性心动过速等,还可引起发热、头痛、倦怠、心悸、尿酸和肌酸酐升高等。偶见皮肤发红、皮疹、急性发热性白细胞增多性皮肤病。可出现过敏反应。长期用药者偶可见脾肿大,但多为亚临床型。

2. 禁用 对本药或其他基因重组制剂过敏者;孕妇及哺乳期妇女。

3. 慎用 有药物过敏史或过敏体质者,肝、肾、心、肺功能重度障碍者,急、慢性非淋巴细胞白血病化疗后的患者,MDS 难治性贫血伴原始细胞增多型患者。

【患者用药指导】

与化疗药同用,可影响本药的疗效,须于停用化疗药 1~3 天后开始使用本药。

【应急处置】

用药过程中若出现过敏反应,应立即停药并给予适当处理。周围血白细胞升至 $(2\sim5)\times10^9$/L 时可停药;若大于 10×10^9/L 或周围血出现幼稚细胞时,应立即停药。

【典型案例】

患者,女,52岁,因右乳浸润性导管癌术后入院,行环磷酰胺、表柔比星、氟尿嘧啶化疗,为防止白细胞下降在化疗第三天给予非格司亭 150μg 皮下注射,注射 8~10 分钟后患者出现喉部不适,梗阻感,伴有哮鸣音,同时胸闷憋气、心悸。3分钟后患者面色苍白,大汗淋漓,并感到全身肌肉酸痛乏力,随后出现烦躁不安、呼吸困难,立即停药。约6分钟后症状缓解,至0.5小时患者自觉症状缓解,仅感全身乏力,至第二天清晨不适症状完全消失。

分析点评:本药是由175个氨基酸组成的蛋白质,通过重组DNA技术制成,非天然产品,其发生过敏反应可能与蛋白质迟发反应有关。

重要提示:非格司亭为促进白细胞增生药,其常见的不良反应有皮疹、呼吸困难、心悸等,一般发生在用药30分钟内。因此,应询问患者过敏史,发生不良反应应及时停药并对症处理。

重组人粒细胞集落刺激因子
Recombinant Human Granulocyte Colony Stimulating Factor

【临床应用】

再生障碍性贫血引起的中性粒细胞减少症。

【用法用量】

皮下或静脉注射给药:患者在其中性粒细胞低于 $1 \times 10^9/L$ 时 2~5µg/kg 每天 1 次。中性粒细胞数回升至 $5 \times 10^9/L$ 以上时,酌情减量或停止给药。

【操作要点】

1. 使用前应避免振荡,因振荡起泡后可减少实际吸入注射器的剂量,若发现已起泡,可静脉注射数分钟后再抽取。

2. 本要供静脉给药时需用 5% 葡萄糖注射液稀释,浓度不低于 15µg/ml;若本药的终浓度为 2~15µg/ml,需在加入本药前于 5% 葡萄糖注射液中加入浓度为 0.2% 的人血白蛋白,以避免输液系统对本药的吸附。

3. 本药不应滴注过快,一次滴注持续时间不应小于 1 小时,配好的药液应在 6 小时内输完。

4. 本药不能与其他注射剂混合使用。

5. 皮下注射时血药浓度维持时间较长。

6. 由于迅速增殖分化的造血祖细胞对放疗敏感，故本药不应在放疗 12 小时内使用。

7. 用药过程中出现过敏反应应立即停药。周围血白细胞升至 $(2\sim5)\times10^9/L$ 可停药；如大于 $10\times10^9/L$ 或周围血出现幼稚细胞时，应立即停药。

【注意事项】

1. 不良反应　有时肌肉酸痛、骨痛、腰痛、胸痛、胃肠道紊乱、肝脏 GOT 及 GPT 升高、发热、头痛、乏力、皮疹、脱发、碱性磷酸酶和乳酸脱氢酶升高、注射部位反应及白细胞增多。极少数会出现休克、间质性肺炎、成人呼吸窘迫综合征、幼稚细胞增加。长期用药有时出现脾肿大，大多经影像学检查才发现。

2. 禁用　对本品及对大肠杆菌表达的其他制剂过敏者；严重肝、肾、心、肺功能障碍者；骨髓中幼稚细胞未显著减少的髓性白血病及外周血中存在骨髓幼稚细胞的髓性白血病患者。

3. 慎用　老年人、髓性白血病而不伴有白细胞严重低下的患者、镰状细胞贫血患者。

【患者用药指导】

1. 本品应在化疗药物给药结束后 24~48 小时开始使用。

2. 使用本品过程中应定期每周监测血象至少 2 次，特别是中性粒细胞数目变化的情况。

【应急处置】

当注射本品剂量严重超过安全剂量时，会出现食欲减退、体重偏低、活动减弱等现象，出现尿隐血、尿蛋白阳性；肝脏出现明显病变。这些变化可以在恢复期后消除或减轻。

【典型案例】

患者，女，64 岁，临床诊断为直肠癌术后复发、盆腔转移。患者无合并疾病史和药物过敏史等既往病史。完善相关检查后，考虑患者无法再次进行手术治疗，遂给予三维适形放射治疗，同时，服用抗肿瘤药替吉奥胶囊1天2次、1次40mg，21天为1个疗程。患者放、化疗期间一般状况尚可，下腹胀痛有所缓解，肛周坠胀感明显减轻。患者每7天检查一次血常规，第29日的血常规检查结果提示患者出现Ⅱ度骨髓抑制。于当日皮下注射重组人粒细胞集落刺激因子（rhG-CSF）注射液0.1mg进行预防性升白细胞治疗。注射该药5分钟后，患者突然出现情绪狂躁、恶心、呕吐、肢体抽搐并伴有呼吸困难，考虑为该药引发的精神异常症状。立即对症治疗。停用rhG-CSF注射液，患者至出院未再次出现类似不良反应症状。

分析点评：本例出现的不良反应与药品说明书中所述的常见不良反应相符合。本例患者在放射治疗过程中规律服用抗肿瘤药替吉奥胶囊，服药前后未曾出现精神方面的异常反应。患者在皮下注射rhG-CSF注射液5分钟后立刻出现明显狂躁不安、恶心、呕吐、肢体抽搐和呼吸困难等躯体和精神严重异常症状，停用该药后未再出现类似情况，故此不良反应与rhG-CSF在时间上具有相关性，推断非常可能为rhG-CSF注射液所致。此外，患者既往无中枢神经系统疾病史，盆腔部位放疗诱发中枢神经症状的可能性极小，且在之后的放疗过程中也未出现类似症状。

重要提示：医护人员在使用该药的2小时内，应密切关注患者的精神和躯体情况，发现异常反应及时停药并进行相应处理。

莫拉司亭 Molgramostim

【临床应用】

用于再生障碍性贫血。

【用法用量】

皮下注射：再生障碍性贫血：一天用药3μg/kg，一般

2~4天白细胞开始升高,以后调整剂量,使白细胞升至所需水平。

【操作要点】

1. 本药静脉给药前先用无菌注射用水溶解,再以生理盐水稀释,浓度应不低于7μg/ml。若低于此浓度,应在将本药加入生理盐水前先加入浓度为0.1%的人血白蛋白,以避免输液系统对本药的吸附。

2. 本药静脉滴注速度宜慢,每次剂量最好持续4小时滴注,滴注过快可能出现严重不良反应,配好的药液宜于6小时内用完。

3. 本药用无菌溶媒溶解后置于冰箱内(2~8℃)可保存1周,冻存28天,冻融2次。静脉注射稀释液置冰箱内(2~8℃)可保存24小时。

4. 由于迅速分化的造血细胞对放疗敏感,故本药不宜在放疗前后12小时内使用。

5. 用药期间应定期检查血象。

6. 用药后偶可产生中和性抗体,重复使用时应注意观察与监测。

7. 对酵母制品或大肠杆菌蛋白过敏者,可对本药过敏。

【注意事项】

1. 不良反应　最常见的不良反应为发热、骨痛及关节肌肉酸痛、皮疹或瘙痒、胸膜渗液、腹痛、腹泻、静脉炎、嗜睡、乏力、短暂心律失常、肾功能减退,严重者可见心包炎、血栓形成、心力衰竭、呼吸困难。少数患者初次用药可出现首剂反应,表现为面部潮红、出汗及血压下降、血氧饱和度降低。罕见而严重的不良反应为心功能不全、室上性心动过速、高血压或低血压、毛细血管渗漏综合征、脑血管疾病、精神错乱、惊厥、颅内高压、浆膜腔积液、肺水肿和晕厥,甚至发生急性过敏反应,表现为过敏性休克、血管神经性水肿及支气管痉挛等。

2. 禁用　对本药过敏者、自身免疫性血小板减少性紫癜者、骨髓及外周血中存在过多未成熟细胞(≥10%)者、孕妇及哺乳期妇女。

3. 慎用　恶性骨髓肿瘤患者。

4. 药物相互作用　可引起血浆白蛋白降低,与具有血浆白蛋白高结合力的药物合用时,应调整后者的剂量。

【患者用药指导】

1. 本品仅供在医生指导下使用。

2. 在停用化疗药24小时后开始使用本药。

【应急处置】

用药过程中若出现急性过敏反应,应立即停药并及时处理。经抗组胺、皮质激素、支气管解痉剂和/或肾上腺素等处理后症状能迅速消失。这些病例不应再次使用致敏药物。

重组人粒细胞巨噬细胞集落刺激因子
Recombinant Human Granulocyte-Macrophage Colony Stimulating Factor

【临床应用】

治疗再生障碍性贫血。

【用法用量】

皮下注射:每天3μg/kg,需2~4天才观察到白细胞增高的最初效应,以后调节剂量使白细胞计数维持在所期望水平,通常<10 000/μl。

【操作要点】

1. 本品属蛋白质类药物,用前应检查是否发生浑浊,如有异常,不得使用。

2. 本品不应与抗肿瘤放、化疗药同时使用,如要进行下一疗程的抗肿瘤放、化疗,应停药至少48小时后,方可继续治疗。

3. 使用前仔细检查,如发现瓶子有破损、溶解不完全者均不得使用,溶解后的药剂应一次用完。

【注意事项】

1. 不良反应 本品的安全性与剂量和给药途径有关。大部分不良反应多属轻到中度,严重的反应罕见。最常见的不良反应为发热、寒战、恶心、呼吸困难,一般的常规对症处理便可使之缓解;其次有皮疹、胸痛、骨痛和腹泻等,据国外报道,低血压和低氧综合征在首次给药时可能出现,但以后给药则无此现象。不良反应发生多与静脉推注和快速滴注以及剂量大于每天 32μg/kg 有关。

2. 禁用 对 rhGM-CSP 或该制剂中任何其他成分有过敏史的患者;自身免疫性血小板减少性紫癜的患者。

3. 慎用 孕妇、高血压患者及有癫痫病史者慎用。

4. 药物相互作用 可引起血浆白蛋白降低,与具有血浆白蛋白高结合力的药物合用时,应调整后者的剂量。

【患者用药指导】

1. 本品与化疗药物同时使用,可加重骨髓毒性,因而不宜与化疗药物同时使用,应于化疗结束后 24~48 小时使用。

2. 注射丙种球蛋白者,应间隔 1 个月以上再接种本品。

【应急处置】

文献报道,本品剂量达 30μg/kg 时,其不良反应的发生与常规用量相比,有明显增加和相关,一般停药后可自行缓解。

【典型案例】

患者,女,56 岁。主因卵巢浆液性囊腺癌瘤细胞减灭术后常规化疗,既往曾经在注射重组人粒细胞巨噬细胞集落刺激因子后出现轻微发热等不适。本次给予苯海拉明 20mg 肌内注射,重组人粒细胞巨噬细胞集落刺激因子注射液 75μg 皮下注射,15 分钟后患者主诉腰背部疼痛,未做特殊处理。30 分钟后患者诉胸闷、气短、恶心、四肢麻木、腰背部电击样剧烈疼痛。查体：呼吸20 次 /min，脉搏 84 次 /min，血压 130/80mmHg。患者颜面潮红。给予氧气吸入，流量 3L/min，严密观察病情变化。注射后 60 分钟，患者呕吐 1 次，量约 600ml，为胃内容物。呕吐后患者自觉症状逐渐减轻，2.5 小时后症状消失。

分析点评：重组人粒细胞巨噬细胞集落刺激因子其非活性成分中含有人白蛋白及甘露醇、氯化钠、聚乙二醇等，属生物制剂，是临床常用的升白细胞药物，主要用于肿瘤患者因放疗或化疗引起的白细胞减少。其最常见的副作用是发热、寒战，其次为皮疹。较少见的副作用有低血压、恶心、水肿、腹泻、胸痛等。罕见的副作用有支气管痉挛、心脑血管疾病、惊厥、颅内压增高、心肌炎、肺水肿。该患者在首次注射利百多后出现了轻微的过敏反应未引起重视，导致此次注射后发生了更为严重的反应。

重要提示：在使用重组人粒细胞巨噬细胞集落刺激因子以前应常规询问过敏史，在注射后应严密观察用药后的反应，尤其是发生类似于以腰背部电击样疼痛为主要表现的罕见的过敏反应，以便正确识别、及时处理，并动态观察患者临床表现、血常规、肝肾功能等指标。

第四节 溶血性贫血

一、疾病简介

溶血性贫血（hemolytic anemia，HA）系指红细胞破坏加速，而骨髓造血功能代偿不足时发生的一类贫血。如果骨髓能够增加红细胞生成，足以代偿红细胞的生存期缩短，则不会发生贫血，这种状态称为代偿性溶血性疾病。溶血性贫血常伴有黄疸，称为"溶血性黄疸"。

二、临床特点

(一)急性溶血

可在短期内大量血管内溶血。可突发寒战、高热、面色苍白、腰酸背痛、气促、乏力、烦躁,亦可出现恶心、呕吐、腹痛等胃肠道症状。游离血红蛋白在血浆内浓度越过 130mg/L 时,即由尿液排出,出现血红蛋白尿,尿色如浓红茶或酱油样,12 小时后可出现黄疸,溶血产物损害肾小管细胞,引起坏死和血红蛋白沉积于肾小管,以及周围循环衰竭等因素,可致急性肾功能衰竭。

(二)慢性溶血

以血管外溶血多见,有不同程度的黄疸,脾、肝肿大多见,胆结石为较多见的并发症,可发生阻塞性黄疸。下肢踝部皮肤产生溃疡,不易愈合,常见于镰形细胞性贫血患者。

三、治疗原则

1. 去除病因和诱因极为重要。如冷型抗体自体免疫性溶血性贫血应注意防寒保暖;蚕豆病患者应避免食用蚕豆和具氧化性质的药物,药物引起的溶血,应立即停药;感染引起的溶血,应予积极抗感染治疗;继发于其他疾病者,要积极治疗原发病。

2. 贫血明显时,输血是主要疗法之一,可输注盐水洗涤红细胞。具有脾切除适应证,可考虑做脾切除术。

3. 应用糖皮质激素治疗。

四、治疗药物

1. 糖皮质激素类药物　机制是抑制了巨噬细胞清除被附抗体红细胞的作用,或抗体结合到红细胞的作用降低,或抑制抗体的产生。一般在用药后 4~5 天,网状内皮系统清除受抗体或补体致敏红细胞的能力即见减退。

常用泼尼松、甲泼尼龙、氢化可的松。

2. 免疫抑制剂 自体免疫溶血性贫血可用环磷酰胺、硫唑嘌呤或达那唑等。

3. 其他药物 慢性溶血时,由于骨髓内红系细胞长期大量增生,消耗了大量叶酸,骨髓内可出现类巨幼细胞。故对长期慢性溶血患者,宜补充叶酸。

泼尼松 Prednisone

【临床应用】

用于自身免疫性溶血性贫血。

【用法用量】

口服:剂量为每天 0.5~1.5mg/kg。用至血细胞比容大于 30% 或者 Hb 水平稳定于 100g/L 以上才考虑减量。有效者泼尼松剂量在 4 周内逐渐减至 20~30mg/d,以后每月递减(减少 2.5~10.0mg),在此过程中严密检测 Hb 水平和网织红细胞绝对值变化。泼尼松剂量减至 5mg/d 并持续缓解 2~3 个月,考虑停用糖皮质激素。

【操作要点】【注意事项】【患者用药指导】【应急处置】参见第五章第十一节。

环磷酰胺 Cyclophosphamide

【临床应用】

作为免疫抑制剂,用于各种自身免疫性疾病,包括自身免疫性溶血性贫血。

【用法用量】

静脉给药:0.6~1.2g,缓慢静脉推注或滴注,每周或每两周 1 次,2~3 次后改为每月 1 次,总量不超过 8~12g。

口服:每天 2~3mg/kg。

【操作要点】【注意事项】【患者用药指导】【应急处置】参见第八章第二节。

硫唑嘌呤 Azathioprine

【临床应用】

在单用皮质激素不能控制疾病时,与皮质激素合用于特发性肺纤维化。

【用法用量】

口服:2~3mg/(kg·d),起始剂量为25~50mg/d,每7~14天增加25mg,直至最大剂量150mg/d。

【操作要点】【注意事项】【患者用药指导】【应急处置】
参见第九章第三节。

第五节 白细胞减少和粒细胞缺乏症

一、疾病简介

白细胞减少(leukopenia)是指外周血白细胞绝对计数持续低于 4.0×10^9/L。外周血中性粒细胞绝对计数成人低于 2.0×10^9/L,称为中性粒细胞减少(neutropenia),严重者低于 0.5×10^9/L,称为粒细胞缺乏症(agranulocytosis)。中性粒细胞是白细胞的主要成分,所以中性粒细胞减少常导致白细胞减少。

二、临床特点

1. 外周血白细胞绝对计数低于 4.0×10^9/L 为白细胞减少;外周血中性粒细胞绝对计数低于 1.0×10^9/L,称为中性粒细胞减少(轻度),$(0.5~1.0) \times 10^9$/L 为中度中性粒细胞减少,低于 0.5×10^9/L,称为粒细胞缺乏症(重度)。一般轻度减少的不出现特殊症状。中重度减少者患者可有疲乏、无力、头晕、纳差、心悸、失眠等非特异性症状及感染的表现。

2. 常见的感染部位是呼吸道、消化道及泌尿生殖道,可出现高热、黏膜坏死性溃疡及严重的败血症、脓毒症。粒细胞严重缺乏时,感染部位不能形成有效的炎性反应,常无脓液,X线检查无炎症浸润阴影或不明显;脓肿穿刺可无或有少量脓液。

三、治疗原则

1. 对可疑的药物或其他致病因素,应立即停止接触。继发性减少者应积极治疗原发病。急性白血病、自身免疫性疾病、感染等经过治疗,病情缓解或控制后,中性粒细胞可以恢复正常。脾功能亢进者可考虑脾切除。

2. 防止感染 轻度减少者不需要特别的预防措施。中度减少者感染率增加,应减少出入公共场所的次数,去除慢性感染病灶。粒细胞缺乏者应采取无菌隔离措施,防止交叉感染。有感染者应进行细菌培养和药敏试验。致病菌未明确前可经验用广谱抗生素治疗,待病原学和药敏结果出来后再调整用药。

3. 应用刺激白细胞生长药物治疗,对部分免疫性粒细胞减少症患者应用糖皮质激素,如确诊为免疫性粒细胞减少症,糖皮质激素应用无效时,可谨慎选用免疫抑制剂。

四、治疗药物

碳酸锂 Lithium Carbonate

【临床应用】
用于粒细胞减少。

【用法用量】
口服:一次 0.3g,一天 3 次。

【操作要点】
若治疗期间出现持续的呕吐、腹泻、高热,或其他原因所致的体液大量丢失(如日晒及大量出汗),极易导致血锂浓度增高,而钠盐能促进锂剂经肾脏排泄;另一方面,锂剂可降低肾小管对钠盐的重吸收,引起低钠血症。因此,患者应在用药期间保持正常饮食,包括摄入食盐及足够的液体(2 500~3 000ml)。且每周应停药1天。

【注意事项】

1. 不良反应 可见头晕、恶心、呕吐、腹痛、腹泻、双手震颤等。其中,恶心、呕吐、双手震颤等可能是早期中毒症状。也可引起心电图异常(如T波平坦或U波凸起)、糖尿、蛋白尿、香草杏仁酸(VMA)排出增多、可逆性的白细胞增高。少见萎靡、精神紊乱、胃部疼痛、双下肢水肿等。

2. 禁用 严重心血管疾病患者、中枢神经系统疾病(如癫痫或帕金森病)患者、脑损伤者、脱水者、糖尿病患者、甲状腺功能低下者、严重衰弱者、严重感染者、肾功能不全者、孕妇。

3. 慎用 尚不明确。

4. 药物相互作用 抗利尿药、利尿药、血管紧张素转化酶抑制药、吲哚美辛和富马酸比索洛尔可显著增加锂剂的血药浓度;氨茶碱、咖啡因、茶碱或碳酸氢钠引起碳酸锂血药浓度和药效降低;本药可使氯丙嗪及去甲肾上腺素的作用减弱。

【患者用药指导】

1. 碳酸锂可抑制甲状腺活动,长期维持治疗防止躁狂抑郁症复发时可在治疗期间加服甲状腺制剂。

2. 正使用利尿药者、尿潴留者、钠耗竭者及低钠饮食者不能使用本药。

【应急处置】

过量反应:早期中毒症状包括恶心、呕吐、腹泻、嗜睡、食欲缺乏、肌无力、呼吸困难、言语不清等。重度中毒症状包括:失语、视物模糊、反射亢进、意识紊乱、惊觉失眠、头疼头晕、肾功能损害、震颤,也可以引起癫痫发作、昏迷、休克，甚至死亡。

过量的处理：催吐或者小容量洗胃；保持体液及电解质平衡、监测肾功能；每 3 小时测量一次血药浓度，直到浓度低于 1mmol/L；对重度中毒者可以间断血透或者给予一次静脉滴注渗透性利尿剂（乙酰唑胺或者甘露醇）；出现意识模糊震颤反射亢进、癫痫发作等脑病综合征症状，应立即停药，适当补充生理盐水，静脉注射氨茶碱，以促进锂排泄。

【典型案例】

患者，男，52 岁，诊断"躁狂症"，服用碳酸锂（1.0g/d）、氯氮平（50mg/d）维持治疗，3 年后病情反复，兴奋话多、吹嘘、活动多、易激惹、稍不如意便大发脾气，患者家人开始将碳酸锂自行逐渐加量，当加至 3.0g/d 给药 3 天后，患者开始出现全身肌肉震颤、肢体无力、行走不稳，呈进行性加重，开始能自行活动，逐渐加重至卧于床上，不能自行活动，进食量逐渐减少，恶心，曾呕吐一次，呕吐物为胃内容物，在家继续口服碳酸锂（3.0g/d）、氯氮平（50mg/d）治疗，服用 13 天后症状加重，不能言语、流涎、吞咽困难、意识不清、不认识家人、小便于裤内、烦躁不安，入院诊断：碳酸锂中毒；麻痹性肠梗阻；双相情感障碍，目前为不伴有精神病性症状的躁狂发作；2 型糖尿病。立即停用锂盐，大量给予生理盐水、应用碳酸氢钠、甘露醇、氨茶碱加速锂的排泄，青霉素控制感染，应用胰岛素及阿卡波糖控制血糖，行胃肠减压、肛管排气、多次生理盐水高位灌肠、双侧足三里新斯的明穴位注射改善肠蠕动，保持水电平衡等对症支持治疗。血锂浓度逐渐降低，5 天后恢复正常。

分析点评：由于碳酸锂治疗浓度与中毒浓度接近，因而容易出现中毒反应。通常认为血锂治疗浓度范围为 0.8~1.2mmol/L，维持治疗为 0.4~0.8mmol/L。1.5~2.5mmol/L 可能导致轻度毒性，2.5~3.5mmol/L 可能导致较严重的毒性，超过 3.5mmol/L 则会危及生命。但有的患者在血锂治疗浓度范围时也会发生毒性反应。本例患者为了控制病情，逐渐自行将碳酸锂增至 3.0g/d，后出现全身肌肉震颤、肢体无力、行走不稳，呈进行性加重，言语不清，意识障碍伴小便失禁，血锂浓度 2.99mmol/L，符合碳酸锂中毒的诊断。

重要提示：应严遵医嘱，不得擅自改变碳酸锂的用量。

鲨肝醇 Batilol

【临床应用】

升白细胞药，用于防治因放射治疗、肿瘤化疗及苯中毒引起的白细胞减少症。

【用法用量】

口服：一天 60~180mg，分 3 次服用，4~6 周为一疗程。

【操作要点】

1. 本药剂量要适宜，低于或高于最适剂量均影响疗效。

2. 用药期间应经常检查白细胞计数，以调整给药剂量。

【注意事项】

1. 不良反应　不良反应轻微，偶见口干、肠鸣音亢进等。

2. 禁用　尚不明确。

3. 慎用　尚不明确。

4. 药物相互作用　尚不明确。

【患者用药指导】

用药期间应经常检查外周血象，尤其白细胞计数。

利可君片 Leucogen

【临床应用】

用于预防、治疗白细胞减少症及血小板减少症。

【用法用量】

口服：一次 20mg，一天 3 次，或遵医嘱。

【注意事项】

1. 对本品过敏者禁用。本品性状发生改变后，禁止使用。

2. 急、慢性髓细胞白血病患者慎用。

维生素 B$_4$ Vitamin B$_4$

【临床应用】

用于防治各种原因引起的白细胞减少症、急性粒细胞减少症，尤其是对肿瘤化学和放射治疗以及苯中毒等引起的白细胞减少症。

【用法用量】

口服：一次 10~20mg，一天 3 次。

【注意事项】

1. 不良反应　推荐剂量下，未见明显不良反应。

2. 禁用　尚未发现。

3. 慎用　孕妇及哺乳期妇女慎用。

腺嘌呤 Adenine

【临床应用】

用于防治各种原因引起的白细胞减少症，尤其是对肿瘤化学和放射治疗以及苯中毒等引起的白细胞减少症。

【用法用量】

口服：一次 10~20mg(1~2 片)，一天 3 次。

【操作要点】

1. 本药注射时需溶于 2ml 磷酸氢二钠缓冲液中，缓慢注射。不能与其他药物混合注射。

2. 本药是核酸前体，在与肿瘤患者化疗或放疗并用时，应考虑其是否有促进肿瘤发展的可能性。

【注意事项】

1. 不良反应 口服推荐剂量未见明显不良反应。

2. 禁用 尚未发现。

3. 慎用 孕妇、哺乳期妇女慎用。

4. 药物相互作用 尚不明确。

【患者用药指导】

本品为半胱氨酸衍生物,服用后在十二指肠碱性条件下与蛋白结合形成可溶的物质迅速被肠吸收,增强骨髓造血系统的功能。

第六节 骨髓增生异常综合征

一、疾病简介

骨髓增生异常综合征(myelodysplastic syndrome,MDS)目前认为是起源于造血干细胞,以血细胞病态造血、高风险向急性白血病转化为特征的难治性血细胞量和质的异常的异质性疾病。MDS 是老年性疾病,约 80% 的患者年龄大于 60 岁,男女均可发病。

二、临床特点

1. 主要表现为贫血,常伴有出血和 / 或感染。

2. 外周血可有一系、二系或全血细胞减少,可有巨大红细胞、有核红细胞等病态造血的表现;骨髓中二系以上的病态造血;骨髓病理可见幼稚前体细胞异常定位(ALIP);骨髓培养示粒单祖细胞集落减少而集簇增多;可有 +8、5q-、-7/7q-、+19、11q-、20q- 等细胞遗传学异常。

3. 除外再生障碍性贫血、巨幼细胞贫血、溶血性贫血、阵发性睡眠性血红蛋白尿及具有病态造血的其他疾患,如慢性粒细胞白血病、骨髓纤维化、多发性骨髓瘤、红白血病等。

三、治疗原则

1. 目前以对症治疗为基础,对于严重贫血和有出血症状的患者,可输注红细胞和血小板。粒细胞减少和缺乏的患者应注意防治感染。

2. 对低危组采用雄性激素、促白细胞生成药、肾上腺皮质激素、分化诱导剂等促进造血、诱导分化和生物疗法,对高危组采用急性髓系白血病的联合化疗和造血干细胞移植。

四、治疗药物

沙利度胺 Thalidomide

【临床应用】

骨髓增生异常综合征。

【用法用量】

口服:起始剂量为 100mg/d,可耐受的最大剂量为 400mg/d。

【注意事项】

1. 不良反应　多见口干、恶心、腹痛、头晕、嗜睡、面部水肿等,也可见口苦、呕吐、便秘、食欲缺乏、四肢水肿、闭经、性欲减退、中毒性神经炎、心率减慢和皮疹等,偶见白细胞和血小板减少。

2. 禁用　对本药过敏者、孕妇。

3. 慎用　尚不明确。

4. 药物相互作用　与地塞米松合用,发生中毒性表皮坏死松解症的危险性增加;与炔诺酮等口服避孕药同用,对本药药物动力学无明显影响。

【患者用药指导】

1. 本药有强致畸作用,育龄妇女在服药期间应采取有效的避孕措施。

2. 用药后不宜立即从事驾驶和操作机器。

第七节 出血性疾病

一、疾病简介

出血性疾病是指先天或获得性原因导致患者止血、凝血及纤维蛋白溶解等机制的缺陷或异常而引起的一类以自发性出血或轻度损伤后过度出血或出血不止为特征的疾病。

二、临床特点

1. 血管缺陷所致的出血 包括遗传性出血性毛细血管扩张症，家族型单纯性紫癜，先天性结缔组织病，后天获得的如败血症等感染，过敏性紫癜，药物性紫癜，以及维生素 C 或 PP 缺乏，特征为皮肤黏膜出血、紫癜为血小板异常所致，而深部血肿、关节出血等则可能与凝血障碍等有关，血小板计数、凝血象检查及骨髓检查等基本正常。

2. 凝血功能障碍所致的出血 有家族史或者有原发疾病包括血友病 A、B 及遗传性 FⅪ、凝血酶原、FⅤ、FⅦ、FⅩ缺乏症；皮肤黏膜、肌肉、关节、脏器出血；凝血时间（CT）、凝血酶原时间（PT）、凝血酶时间（TT）异常。

3. 血小板异常所致的出血 可有过敏、药物、感染、外伤、手术、理化损伤等诱因；患者急骤起病，有自发、广泛的皮肤、黏膜、内脏等出血不止的倾向；实验室检查示血小板数量异常或者形态、功能障碍，凝血象检查正常。

三、治疗原则

1. 防治基础疾病，如控制感染，积极治疗肝、胆疾病、肾病，抑制异常免疫反应等。

2. 避免接触、使用可加重出血的物质及药物。如血管性血友病、血小板功能缺陷症等,应避免使用阿司匹林、吲哚美辛、噻氯匹定等抗血小板药物;凝血障碍者,应慎用抗凝药华法林和肝素等。

3. 补充血小板和／或相关凝血因子　在紧急情况下,输入新鲜血浆或新鲜冷冻血浆是一种可靠的补充或替代疗法。此外如血小板悬液、纤维蛋白原、凝血酶原复合物等也可以根据病情予以补充。

4. 必须有针对性地选择止血药,血管性、血小板性出血时,则应用压迫止血、改善血管通透性药物、免疫抑制剂、补充血小板等;凝血因子缺乏则替代补充,纤溶亢进则抗纤溶等。

四、治疗药物

蛇毒血凝酶 Hemocoagulase

【临床应用】

本品可用于需减少流血或止血的各种医疗情况,如:外科、内科、妇产科、眼科、耳鼻喉科、口腔科等临床科室的出血及出血性疾病;也可用来预防出血,如手术前用药,可避免或减少手术部位及手术后出血。用于消化道出血、血友病血肿、血小板减少性疾病伴出血的辅助治疗。本药更适用于传统止血药无效的出血患者。

【用法用量】

静脉注射、肌内注射或皮下注射:一般出血,1~2 单位。紧急出血,立即静脉注射 0.25~0.5 单位,同时肌内注射 1 单位。各类外科手术,手术前一天晚上肌内注射 1 单位,术前 1 小时肌内注射 1 单位,术前 15 分钟静脉注射 1 单位,术后 3 天,每天肌内注射 1 单位。咯血,每 12 小时皮下注射 1 单位,必要时,开始时再加静脉注射 1 单位,最好加入 10ml 的 0.9% NaCl 液中,混合注射。异常出血,剂量加倍,间隔 6 小时肌内注射 1 单位,至出血完全停止。

【操作要点】

1. 注射 1 单位的蛇毒血凝酶注射液后 20 分钟,健康正常成年人的出血时间测定会缩短至 1/2 或 1/3,这种止血功能能维持 2~3 天。

2. 用药次数视情况而定,一天总量不超过 8 单位。一般用药不超过 3 天。

3. 播散性血管内凝血(DIC)及血液病所致的出血不宜使用本品。

4. 血中缺乏血小板或某些凝血因子(如凝血酶原)时,本品没有代偿作用,宜在补充血小板或缺乏的凝血因子或输注新鲜血液的基础上应用本品。

5. 在原发性纤溶系统亢进(如:内分泌腺、癌症手术等)情况下,宜与抗纤溶酶的药物联合应用。

6. 应注意防止用药过量,否则其止血作用会降低。

7. 使用期间还应注意监测患者的出、凝血时间。

8. 大、中动脉,大静脉受损出血,必须及时用外科手术处理,配合应用蛇毒血凝酶注射液可控制创面渗血,使手术视野清晰,提高手术效率,从而减少失血和输血量。

【注意事项】

1. 不良反应　不良反应发生率较低,偶见过敏样反应。本药超常规剂量 5 倍以上使用时,可引起凝血因子 Ⅰ 降低、血液黏滞度下降,因此对大剂量治疗尚有争议。

2. 禁用　对本药或同类药物过敏者、DIC 及血液病所致的出血不宜使用、有血栓或栓塞史者。

3. 慎用　血栓高危人群(高龄、肥胖、高血脂、心脏病、糖尿病、肿瘤患者),血管病介入治疗、心脏病手术者,术后需较长期制动的手术(如下肢骨、关节手术)。

【应急处置】

不良反应发生率极低,偶见过敏样反应。如出现以上情况，可按一般抗过敏处理方法，给予抗组胺药和/或糖皮质激素及对症治疗。

【典型案例】

患者，女，32岁，入院诊断为急性胆囊炎、胆囊结石，拟行腹腔镜胆囊切除术。术前检查：PT 14.8秒，活化部分凝血活酶时间（APTT）57.5秒，TT 19.3秒，FIB）4.45g/L，术前给予患者静脉蛇毒血凝酶2单位预防出血，术程顺利。术后2天患者出现伤口渗血和阴道流血，行凝血四项检查，提示凝血功能异常，纤维蛋白原低于极限，给予蛇毒血凝酶2单位和输注冷沉淀纠正凝血功能异常。次日再遵医嘱应用蛇毒血凝酶1单位（q6h）后，复检凝血4项结果PT 17.1秒，APTT 45.2秒，TT 26.4秒，FIB 0.59g/L。诊断为：纤维蛋白溶解症。当日会诊后停用注射用蛇毒血凝酶并输注12单位冷沉淀后，给予氨基己酸，首次剂量为4~6g，加入5%葡萄糖液静脉滴注，以后每1~2小时1g或口服每日3次，每次2g；氨甲环酸（止血环酸，AMCA）每日静脉滴注250~500mg，每日2~3次。氨甲苯酸每日200~400mg，加入5%葡萄糖液静脉注射或滴注，每日2~3次；抑肽酶首次剂量静脉滴注4万~10万单位，以后每4小时2万~4万单位。3天后，流血症状好转，凝血功能均恢复正常。

分析点评：本文报告的病例，术前APTT延长，提示患者可能存在先天性或获得性凝血因子缺陷。通过复查血常规和凝血功能，FIB明显减少，而TT、APTT显著延长，诊断为纤维蛋白溶解症。患者纤维蛋白溶解症应为原发性而非继发性。停用蛇毒血凝酶2天，血常规和凝血功能恢复正常。究其原因，患者术前出凝血功能异常，手术应用蛇毒血凝酶后，生成纤溶酶原活物tPA激活纤溶系统，进一步降解纤维蛋白单体Ⅰ，水解其他血浆凝血因子，造成以低纤维蛋白原血症为主的低凝状态。而纤溶酶原激活物多存在于子宫、卵巢和前列腺等部位，因此表现为局限性阴道出血。在停用蛇毒血凝酶注射液并补充冷沉淀后,患者凝血功能很快恢复正常。

重要提示:在临床使用注射用蛇毒血凝酶时,要严格掌握适应证和使用剂量,对存在潜在血液病如纤维蛋白溶解症的患者,用药过程中应密切观察,一旦发现凝血指标异常,应立即联合抗纤溶药物如氨甲环酸等治疗。

氨基己酸 Aminocaproic Acid

【临床应用】

预防及治疗血纤维蛋白溶解亢进引起的各种出血。

【用法用量】

静脉滴注:4~6g 溶于 0.9% 氯化钠注射液或 5%~10% 葡萄糖注射液 100ml 中,于 15~30 分钟滴完。

【操作要点】

1. 本品即刻止血作用较差,对急性大出血宜与其他止血药物配伍应用。

2. 本品不宜与酚磺乙胺混合注射。

3. 链激酶或尿激酶的作用可被本品对抗,故前者过量时亦可使用本品对抗。

4. 本品静脉注射过快可引起明显血压降低、心动过速和心律失常,少数人可发生惊厥及心脏或肝脏损害。

5. 同时给予高度激活的凝血酶原复合物和抗纤维蛋白溶解药,有增加血栓形成的危险。

6. 在给药前应明确诊断为纤维蛋白溶解亢进,以避免用药不当致血栓形成。

7. 本品不能阻止小动脉出血,术中有活动性动脉出血,仍需结扎止血。

【注意事项】

1. 不良反应　常见的不良反应为恶心、呕吐和腹泻,其次为眩晕、瘙痒、头晕、耳鸣、全身不适、鼻塞、皮疹、红斑等。当每日剂量超过 16g 时,尤易发生。

2. 禁用　对本品过敏者、有血栓形成倾向或过去有血管栓塞者、弥散性血管内凝血(diffuse intravascular coagulation, DIC)的高凝期患者。

3. 慎用 泌尿科术后有血尿的患者、易发生血栓和心、肝、肾功能不全者、孕妇。

4. 药物相互作用 与避孕药或雌激素同用,可增加血栓形成的可能。同时给予高度激活的凝血酶原复合物和抗纤维蛋白溶解药,有增加血栓形成的危险。

【患者用药指导】

1. 大剂量或疗程超过四周可产生肌痛、软弱、疲劳、肌红蛋白尿,甚至肾功能衰竭等,停药后可缓解恢复。

2. 本品排泄快,需持续给药,否则难以维持稳定的有效血浓度。

氨甲环酸 Tranexamic Acid

【临床应用】

本品主要用于因原发性纤维蛋白溶解过度所引起的出血,包括急性和慢性、局限性或全身性的高纤溶出血。

【用法用量】

静脉注射或滴注:一次 0.25~0.5g,一天不超过 0.75~2g。

【操作要点】

1. 与青霉素、尿激酶等溶栓剂或输注血液有配伍禁忌。

2. 雌激素或凝血酶原复合物与本品合用,有增加血栓形成的危险。

3. 本品与其他凝血因子(如因子 IX)等合用,应警惕血栓形成。一般认为在凝血因子使用后 8 小时再用本品较为妥当。

4. 应用本品的患者要监护血栓形成并发症的可能性,对于有血栓形成倾向者(如急性心肌梗死)慎用。

5. 慢性肾功能不全用量酌减,因给药后尿液中药物浓度较高。

【注意事项】

1. 不良反应　可出现腹泻、恶心及呕吐，较少见的有经期不适（经血凝固所致），偶有药物过量引起颅内血栓形成和出血。

2. 禁用　对本药过敏者；有血栓形成倾向（如急性心肌梗死）或有纤维蛋白沉积时不宜使用。

3. 慎用　心、肝、肾功能损害者；血友病或肾盂实质病变发生大量血尿时；前列腺或尿路手术的止血。

4. 药物相互作用　与口服避孕药、雌激素或凝血因子Ⅰ复合物浓缩剂合用时，有增加血栓形成的危险。

【患者用药指导】

1. 必须持续应用本品者，应做眼科检查监护（如视力测验、视觉、视野和眼底）。

2. 偶有药物过量所致颅内血栓形成和出血。可有腹泻、恶心及呕吐。较少见的有经期不适（经期血液凝固所致）。

3. 由于本品可进入脑脊液，注射后可有视物模糊、头痛、头晕、疲乏等中枢神经系统症状，与注射速度有关，但很少见。

氨甲苯酸 Aminomethylbenzoic Acid

【临床应用】

本品主要用于因原发性纤维蛋白溶解过度所引起的出血，包括急性和慢性、局限性或全身性的高纤溶出血。

【用法用量】

静脉滴注或静脉注射：0.1~0.3g，一天不超过 0.6g。

【操作要点】

1. 与青霉素或尿激酶等溶栓剂有配伍禁忌。

2. 慢性肾功能不全时用量酌减，因给药后尿液中药物浓度较高。

3. 如与其他凝血因子（如因子Ⅸ）等合用，应警惕血栓形成。一般认为在凝血因子使用后 8 小时再用本品较为妥善。

【注意事项】

1. 不良反应　偶有头晕、头痛、腹部不适。

2. 禁用　尚不明确。

3. 慎用　有血栓形成倾向者；有血栓栓塞病史者；血友病或肾盂实质病变发生大量血尿时。

4. 药物相互作用　雌激素或凝血酶原复合物浓缩剂与本品合用，有增加血栓形成的危险。

【患者用药指导】

上尿路出血时给予本药，有引起肾小球毛细血管血栓的可能性，用药时应谨慎。

第八节　过敏性紫癜

一、疾病简介

过敏性紫癜(allergic purpura)是多种原因引起的血管性变态反应性疾病。由于机体对某种致敏原发生变态反应，导致毛细血管的脆性及通透性增高，血液外渗，产生皮肤、黏膜及某些器官出血。可同时伴发血管神经性水肿、荨麻疹等其他过敏表现。

本病多见于青少年，男性发病略多于女性，春秋季发病较多。

二、临床特点

1. 发病前 1~3 周有低热、乏力、全身不适或上呼吸道感染史。

2. 四肢及臀部皮肤出现大小不等、紫红色斑丘疹，压之不退色，经 7~14 天逐渐消退，皮疹常成批反复发生、对称分布。可伴有腹痛、关节肿痛及血尿。依其症状可分为如下几种类型：

（1）单纯型（紫癜型）：为最常见类型。主要表现为皮肤紫癜，局限于四肢，尤其是下肢及臀部，躯干部极少受累及。紫癜成批反复发生、对称分布，可同时伴发皮肤水肿、荨麻疹。7~14天消退。

（2）腹型（Henoch型）：除皮肤紫癜外，因消化道黏膜及腹膜脏层毛细血管受累而产生一系列消化道症状及体征，如恶心呕吐、呕血、腹泻及黏液便、便血等，其中腹痛最为常见，常为阵发性绞痛，多位于脐周、下腹或全腹，发作时可因肌腹紧张及明显压痛、肠鸣音亢进而误诊为外科急腹症。在幼儿可因肠壁水肿、蠕动增强等而致肠套叠。

（3）肾型：病情最严重，发生率可达12%~40%。在皮肤紫癜基础上，因肾小球毛细血管祥炎症反应而出现血尿、蛋白尿及管型尿。

（4）关节型（Schonlein型）：除皮肤紫癜外，因关节部位血管受累而出现关节肿胀、疼痛、压痛及功能障碍等表现。

（5）混合型：皮肤紫癜合并上述两种以上临床表现。

（6）其他：少数病患者还可因病变累及眼部、脑及脑膜血管而出现视神经萎缩、虹膜炎、视网膜出血及水肿，以及中枢神经相关症状、体征。

3. 血小板计数、功能及凝血相关检查均正常。肾性或混合型可有血尿、蛋白尿、管形尿。肾功能可有不同程度的受损。

4. 除外其他疾病所致的血管炎及紫癜。

三、治疗原则

1. 卧床休息，积极寻找和去除致病因素，包括防治感染，清除局部病灶（咽、扁桃体炎症），驱除肠道寄生虫，避免摄入可疑致敏的食物或药物等。

2. 抗过敏治疗,应用 H_1 受体拮抗剂及肾上腺皮质激素类药物;免疫抑制剂除具有免疫抑制作用外,还可能有促进血小板生成及释放的作用。

四、治疗药物

氯苯那敏 Chlorpheniramine

【临床应用】

用于过敏性疾患。

【用法用量】

口服:一次 4mg,一天 3 次。

【操作要点】

1. 本品不应与含抗组胺药(如马来酸氯苯那敏、苯海拉明等)的复方抗感冒药同服。

2. 与解热镇痛药物配伍,可增强其镇痛和缓解感冒症状的作用。

3. 与中枢镇静药、催眠药、安定药或乙醇并用,可增加对中枢神经的抑制作用。

4. 对其他抗组胺药或拟交感药(麻黄碱、肾上腺素、异丙肾上腺素、间羟异丙肾上腺素、去甲肾上腺素等)过敏者,对本品也可能过敏;对碘过敏者也可能对本品过敏。

【注意事项】

1. 不良反应 镇静、嗜睡、全身乏力、头晕、注意力不集中,少数药物还可导致心动过速、瞳孔散大、黏膜干燥、排尿困难、胃肠道反应、肝肾功能损害、贫血,个别患者使用本品后有失眠、烦躁等中枢兴奋症状,甚至有诱发癫痫的可能。少数患者出现药物过敏反应,表现为瘙痒、皮疹、胃肠道过敏等,甚至还有血常规改变的现象。

2. 禁用 对本品过敏者、癫痫患者禁用。

3. 慎用 青光眼或有青光眼倾向者、膀胱颈梗阻、幽门十二指肠梗阻或消化性溃疡致幽门狭窄者、心血管疾病患者、甲状腺功能亢进、哮喘患者、新生儿、孕妇、哺乳期妇女等。

4. 药物相互作用　本品与奎尼丁合用,可增强本品抗胆碱作用;避免与抗胆碱药(如阿托品)、三环类抗抑郁药(如阿米替林)同用;本品能引起苯妥英蓄积中毒,因此两者合用时,应测定苯妥英的血药浓度。如出现毒性反应,需减少苯妥英的剂量或停用本品;与普萘洛尔合用,产生相互拮抗作用。

【患者用药指导】

1. 一天3次,早中晚各服用1次,按时定量服药,不要漏服,若忘记服药可在记起时立即补上,若已经接近下一次用药则无须补上,切勿一次使用双倍剂量。用药中需要增服其他药物应咨询医生。

2. 乙醇可增强本品抗组胺和中枢抑制作用,故用药期间不得饮酒。

3. 本品可与食物或牛奶同服,以减少胃肠刺激。

4. 服药后,仔细观察自己的症状有无变化,一旦发现药物无效,甚至症状加重,立刻停药,应立即到医院就诊,在医生指导下换用其他抗过敏药治疗。以后,须禁用曾引起过敏反应的抗过敏药。

【应急措施】

1. 药物过量的表现　排尿困难或疼痛,头晕,口腔、鼻、喉部干燥,头痛,食欲减退,恶心,上腹部不适或胃痛,皮疹。一般先出现中枢抑制症状,继而出现中枢兴奋症状(甚至抽搐、惊厥等),然后又进入抑制状态,并危及呼吸及循环功能。

2. 一旦出现过量中毒反应时,应及时催吐、洗胃、导泻以加速药物排出。若出现呼吸衰竭,应给予机械辅助呼吸支持治疗,忌用中枢兴奋药;若出现惊厥,可使用硫喷妥钠予以控制;若出现血压过低,必要时可用去甲肾上腺素静脉滴注以维持血压,但不宜用肾上腺素。另外,抢救中切忌注射组胺作为解毒药。

左西替利嗪 Levocetirizine

【临床应用】

用于过敏性疾患。

【用法用量】

口服:一次 5mg,一天 1 次。

【操作要点】

1. 交叉过敏 对西替利嗪有过敏史者,也可能对本品过敏。

2. 某些敏感患者合用本品与中枢神经系统抑制药时,可能对中枢神经系统产生影响。避免与镇静药合用,且饮酒后避免使用本品。

【注意事项】

1. 不良反应 本品耐受性良好,不良反应轻微且多可自愈,常见不良反应有嗜睡、口干、头痛、乏力、腹痛、衰弱等。

2. 禁用 对本品或哌嗪类衍生物过敏者,肌酐清除率小于 10ml/min 的肾病晚期患者,特殊遗传性疾病(半乳糖不耐受症、原发性肠乳糖缺乏或葡萄糖 - 乳糖吸收不良)患者。孕期及哺乳期妇女不推荐使用。

3. 慎用 有肝功能不全或肝功能不全史者、肾功能不全者、老年患者。

【患者用药指导】

1. 本品在推荐剂量下不减弱人的警惕性、反应性和驾驶能力。

2. 患者在驾驶、从事有潜在危险性的活动或操作机器时,不得过量使用,同时应监测其对本品的反应。

3. 合用酒精或中枢神经抑制药可能导致警戒性降低和操作能力减弱。

【应急措施】

用药过量后引起嗜睡，尚无特效解毒药。过量用药后建议采取对症及支持治疗；如刚服用可考虑洗胃。血液透析对清除本品无效。

地氯雷他定 Desloratadine

【临床应用】

用于过敏性疾患。

【用法用量】

口服：一次 5mg，一天 1 次。

【操作要点】

地氯雷他定与其他抗交感神经药或有中枢神经系统镇静作用的药合用会增强睡眠。

【注意事项】

1. 不良反应　本品可见疲倦、口干、头痛、恶心、嗜睡、健忘及晨起时面部、肢端水肿等不良反应，罕有过敏性反应报道，包括过敏和皮疹。另外罕有心动过速、心悸、肝酶升高，肝炎及胆红素增加。

2. 禁忌证　对本品活性成分或辅料及氯雷他定过敏者禁用、严重高血压或冠心病患者、甲状腺功能亢进者。

3. 慎用　肝功能不全者、尿潴留患者或有膀胱颈部梗阻者、青光眼患者、严重肾功能不全患者。

【患者用药指导】

1. 进食与饮用葡萄柚果汁对本品的分布无影响。

2. 本品与酒精同时使用时不会增强酒精对人行为能力的损害作用。

3. 用药后如有嗜睡或头晕，应避免驾驶或操作机器。

4. 按时定量服药，不要漏服，若忘记服药可在记起时立即补上，若已经接近下一次用药则无须补上，切勿一次使用双倍剂量。

5. 用药同时需要增服其他药物应咨询医生。

【应急措施】

药物过量时,除可能延长心电图 Q-T 间期外,在临床上未观察到其他不良反应发生。用药过量时,应考虑采取标准治疗措施去除未吸收的活性成分,并建议进行对症及支持治疗。

葡萄糖酸钙 Calcium Gluconate

【临床应用】

过敏性疾病。

【用法用量】

静脉注射:用 10% 葡萄糖注射液稀释后缓慢注射,一次 1g(10% 葡萄糖酸钙 10ml),必要时可重复。

【操作要点】

1. 本品应缓慢注射,稀释后每分钟不超过 5ml。

2. 本品属过饱和溶液,易析出白色结晶,故应用前应仔细检查,如有结晶,可置热水中待结晶完全溶解再使用。

3. 静脉注射时如漏出血管外,可致注射部位皮肤发红、皮疹和疼痛,并可随后出现脱皮和组织坏死。

4. 本药与氧化剂、枸橼酸盐、可溶性碳酸盐、磷酸盐、硫酸盐等存在配伍禁忌。

5. 使用强心苷者或洋地黄中毒时禁用本药注射液。

【注意事项】

1. 不良反应　静脉注射可有全身发热,静脉注射过快可产生心律失常甚至心跳停止、呕吐、恶心。可致高钙血症,早期可表现便秘、倦睡、持续头痛、食欲不振、口中有金属味、异常口干等,晚期征象表现为精神错乱、高血压、眼和皮肤对光敏感、恶心、呕吐、心律失常等。

2. 禁用　高钙血症及高钙尿症患者、患有含钙肾结石或有肾结石病史者、结节病患者。

3. 慎用　肾功能不全患者与呼吸性酸中毒患者。

4. 药物相互作用　禁与氧化剂、枸橼酸盐、可溶性碳酸盐、磷酸盐及硫酸盐配伍；与噻嗪类利尿药同用，可增加肾脏对钙的重吸收而致高钙血症。

【应急措施】

若发现药液漏出血管外，应立即停止注射，并用氯化钠注射液作局部冲洗注射；局部给予氢化可的松、1%利多卡因和透明质酸，并抬高局部肢体及热敷。

轻度高钙血症只需停用钙剂和其他含钙药物，减少饮食中钙含量。当血钙浓度超过 2.9mmol/L（120mg/L）时，需立即采取下列措施：①输注氯化钠注射液，并应用高效利尿药如呋塞米、布美他尼等，以迅速增加尿钙排泄。②纠正低血钾和低血镁。③监测心电图，并可使用β-肾上腺素受体拮抗剂，以防止严重的心律失常。④必要时进行血液透析及使用降钙素和肾上腺皮质激素治疗。⑤密切随访血钙浓度。

第九节 免疫性血小板减少性紫癜

一、疾病简介

免疫性血小板减少症（immuno thrombocytopenia，ITP）是因免疫机制异常使血小板破坏，导致外周血中血小板减少的出血性疾病。以广泛皮肤黏膜及内脏出血、血小板减少、骨髓巨核细胞发育成熟障碍、血小板生存时间缩短及抗血小板自身抗体出现等为特征，半数以上发生于儿童。

二、临床特点

1. 出血症状 以四肢及躯干皮肤瘀点和瘀斑为主，常见鼻出血、牙龈出血、月经过多。严重者有消化道出血、泌尿道出血，甚至颅内出血。

2. 体检 脾不大或轻度肿大。

3. 实验室检查　急性型血小板多在 $20 \times 10^9/L$，慢性型常在 $50 \times 10^9/L$；血小板平均体积偏大；骨髓巨核细胞数量增加或正常，有成熟障碍，个别患者骨髓表现为低巨核细胞性。

4. 具备下列 5 项中任何一项　泼尼松治疗有效；脾切除治疗有效；PAIg 阳性；PAC3 阳性；血小板生存时间短。

三、治疗原则

1. 去除各种诱发因素，如控制感染、停用可疑药物；血小板低于 $20 \times 10^9/L$ 者，应严格卧床；对于应用糖皮质激素无效、依赖或有禁忌证的成人慢性 ITP 行脾切除。

2. 肾上腺皮质激素类药物可迅速提高血小板水平，血小板提升后，需慢慢减少药物服用量，维持血小板在安全水平；也可根据临床情况，酌情使用免疫抑制剂和雄性激素类药物。

四、治疗药物

1. 糖皮质激素类药物　具有抗免疫作用，减少 PAIg 生成及减轻抗原抗体反应；抑制单核 - 巨噬细胞系统对血小板的破坏；改善毛细血管通透性；刺激骨髓造血及血小板向外周血的释放。首选泼尼松，也可用地塞米松、甲泼尼龙和氢化可的松。

2. 免疫抑制剂　除具有免疫抑制作用外，还可能有促进血小板生成及释放的作用。不作为首选药，只适用于：①糖皮质激素或脾切除疗效不佳者；②有使用糖皮质激素或脾切除禁忌证；③与糖皮质激素合用可以提高疗效及减少糖皮质激素的用量。常用长春新碱、环磷酰胺、硫唑嘌呤和环孢素。

3. 雄性激素类药物　其作用机制与免疫调节及抗

雌激素有关。常用达那唑。

4. 其他药物 应用人免疫球蛋白、维生素 C、肾上腺色腙等。

人免疫球蛋白 Human Immunoglobulin

【临床应用】

自身免疫性疾病,如原发免疫性血小板减少症。

【用法用量】

静脉滴注:一天 400mg/kg,连续 5 天。维持剂量一次 400mg/kg,间隔时间视血小板计数和病情而定,一般一周 1 次。

【操作要点】

1. 本药肌内注射制剂不得用于静脉输注,静脉注射液只能作静脉滴注。

2. 液体制剂为无色或淡黄色澄明液体,可带乳光,不应含有异物、混浊或摇不散的沉淀,置于(57±0.5)℃水浴保温 4 小时后应无凝胶化或絮状物。

3. 如需要,静脉滴注或以 5% 葡萄糖注射液稀释 1~2 倍作静脉滴注(糖尿病患者应慎用),开始滴注速度为 1ml/min(每分钟约 20 滴),持续 15 分钟后若无不良反应,可逐渐加快速度,最快滴注速度不得超过 3ml/min(每分钟约 60 滴)。

4. 2~8℃、避光保存。本药开启后仅供单次使用。

5. 静脉滴注时不得与其他药物混合输入。

6. 不良反应可能与输注速度过快或个体差异有关。在输注的全过程定期观察患者的一般情况和生命特征,必要时减慢或暂停输注,一般无须特殊处理即可自行恢复。

【注意事项】

1. 不良反应 一般无不良反应。极个别患者在静脉滴注时出现一过性头痛、心慌、恶心等不良反应,大多轻微且常发生在输液开始 1 小时内。个别患者可在输注结束后发生上述反应，一般在 24 小时内均可自行恢复。肌内注射可有轻微的局部反应，偶有低热，可自行缓解。

2. 禁用 对本药过敏或有其他严重过敏史者有抗 IgA 抗体的选择性 IgA 缺乏者。

3. 慎用 严重酸碱代谢紊乱患者及孕妇。

【典型案例】

患者，男，40 岁，既往身体健康，无过敏史。在防制传染性非典型肺炎疫情期间，单位统一组织职工注射人血免疫球蛋白，剂量为 3ml，肌内注射。注射后 6 小时后自觉双前臂及双大腿内侧和胸部皮肤轻度瘙痒，继而出现散在粟粒样红色丘疹，尤以双大腿及双前臂内侧为甚，瘙痒难忍，遂到医院就诊。给予口服抗过敏和维生素类药物治疗后，症状和体征逐渐减轻，瘙痒和皮疹 4 天后全部消失，其余无任何异常。

分析点评：注射人血免疫球蛋白是一种被动免疫，对预防细菌、病毒性感染有一定的作用，用于常见病毒性感染的被动免疫。肌内注射一般无不良反应。少数人会出现注射部位红肿、疼痛反应，发生过敏性皮炎的报道较为少见。

重要提示：人血免疫球蛋白副作用较少，但使用时也应密切注意观察。

第十节 血 友 病

一、疾病简介

血友病（hemophilia）是一组因遗传性凝血活酶生成障碍引起的出血性疾病，包括血友病 A、血友病 B。血友病 A 为凝血因子Ⅷ（FⅧ）的质或量异常所致，血友病 B

为凝血因子Ⅸ（FⅨ）的质或量异常所致。其中血友病A最常见。

二、临床特点

1. 发病特点　男性，<2岁或童年以后发病，发病越早症状越重，反复出血，终身不已。

2. 出血特点　自发或轻微外伤即见渗血不止，甚至持续数天，多为瘀斑、血肿；膝、踝、肘、腕等关节易出血，反复出血可致关节畸形，口鼻黏膜出血也多见。

3. 实验室检查　①凝血项检查见凝血时间延长（轻型可正常），凝血酶原消耗不良（约占70%患者）；②凝血因子测定异常。

三、治疗原则

1. 局部止血治疗　包括局部压迫、放置冰袋、局部用血浆、止血粉、凝血酶或明胶海绵贴敷等。

2. 目前治疗血友病仍以替代疗法为主，即补充缺失的凝血因子，它是防治血友病出血最重要的措施。主要制剂有新鲜冷冻血浆（含所有的凝血因子）、凝血酶原复合物、凝血因子Ⅷ浓缩制剂，或基因重组的纯化凝血因子Ⅷ等。

3. 肾上腺皮质激素可改善毛细血管通透性，对控制血尿、加速急性关节积血的吸收及对有Ⅷ因子抗体的患者有一定疗效，可与输血浆及浓缩剂合用；还可应用去氨加压素或抗纤溶药。

四、治疗药物

人凝血因子Ⅷ Human Coagulation Factor Ⅷ

【临床应用】

本品对缺乏人凝血因子Ⅷ所致的凝血功能障碍具有纠正作用，主要用于防治甲型血友病。

【用法用量】

静脉滴注：①轻度至中度出血：单一剂量 10~15IU/kg，将因子Ⅷ水平提高到正常人水平的 20%~30%。②较严重出血或小手术：需将因子Ⅷ水平提高到正常人水平的 30%~50%，通常首次剂量 15~25IU/kg。如需要，每隔 8~12 小时给予维持剂量 10~15IU/kg。③大出血：危及生命的出血如口腔、泌尿系统及中枢神经系统出血或重要器官如颈、喉、腹膜后、髂腰肌附近的出血：首次剂量 40IU/kg，然后每隔 8~12 小时给予维持剂量 20~25IU/kg。疗程需由医生决定。④手术：只有当凝血因子Ⅷ抑制物水平无异常增高时，方可考虑择期手术。手术开始时血液中因子Ⅷ浓度需达到正常人水平的 60%~120%。通常在术前按 30~40IU/kg 给药。术后 4 天内因子Ⅷ最低应保持在正常人水平的 60%，接下去的 4 天减至 40%。⑤获得性因子Ⅷ抑制物增多症：应给予大剂量的凝血因子Ⅷ，一般超过治疗血友病患者所需剂量一倍以上。

【操作要点】

1. 给药剂量必须参照体重、是否存在抑制物、出血的严重程度等因素。下列公式可用于计算剂量：所需因子Ⅷ单位（IU）/次 = 0.5 × 患者体重（kg）× 需提升的因子Ⅷ活性水平（正常的百分比）。

2. 将装有冻干人凝血因子Ⅷ和灭菌注射用水的制剂瓶加温至 25~37℃。开启铝塑组合盖，露出橡皮塞。用消毒剂如酒精消毒橡皮塞的暴露部分。瓶塞上勿残留消毒剂。取下配制用针一端的塑料套。将配制用针短的一端插入稀释液瓶的瓶塞中央。去掉配制用针另一端长针的塑料外套。倒转稀释液瓶和配制用针并将配制用针的长针一端插入因子Ⅷ制剂瓶的瓶塞中央。待稀释液完全流入因子Ⅷ制剂瓶内。取下稀释液瓶，排气后拔去配制用针。轻轻转动瓶子使产品完全溶解。

3. 不得剧烈摇动以免产生泡沫及引起蛋白变性。

4. 用注射器进行静脉注射用法如下　将过滤针头装在注射器上，通过过滤针将人凝血因子Ⅷ溶液吸入注射器。拔去过滤针，代之以输注装置。

5. 给药速度宜慢，不要超过 10ml/min。如果患者的用药量超过一瓶，可用同一套输注装置经一次静脉穿刺给药。配制好的溶液不可再冷藏。使用完毕后丢弃一切输液用装置。

6. 本品溶解后，一般为澄清略带乳光的溶液，允许微量细小蛋白颗粒存在。但如发现有大块不溶物时，则不可使用。

7. 本品不得用于静脉以外的注射途径。

8. 本品被溶解后应立即使用，并在一小时内用完。未用完部分必须弃去。

【注意事项】

不良反应：可发生过敏反应，表现为寒战、发热、荨麻疹、恶心、面红、皮疹、眼睑水肿及呼吸困难等。严重者可致血压下降及休克。注射局部可有灼热感或炎症反应。偶有头晕、疲乏、口干、鼻出血、恶心及呕吐等。大量输注本药可产生溶血反应（制品中含抗 A、抗 B 红细胞凝集素）或高容量性心衰，一天输注超过 20U/kg 时可出现肺水肿。此外尚有高凝血因子Ⅰ血症或血栓形成。来自纯化猪血浆的 FⅧ制品尚可引起血小板减少及出血。

人凝血酶原复合物
Human Prothrombin Complex

【临床应用】

凝血因子Ⅱ、Ⅶ、Ⅸ、Ⅹ缺乏症包括乙型血友病。

【用法用量】

静脉滴注：使用剂量随因子缺乏程度而异，一般每千克体重输注 10~20 单位，以后凝血因子Ⅶ缺乏者每隔 6~8 小时，凝血因子Ⅸ缺乏者每隔 24 小时，凝血因子Ⅱ

和凝血因子X缺乏者,每隔24~48小时,可减少或酌情减少剂量输用,一般历时2~3天。在出血量较大或大手术时可根据病情适当增加剂量。凝血酶原时间延长患者如拟做脾切除者要于手术前用药,术中和术后用药根据病情决定。

【操作要点】

1. 本品使用应新鲜配制。用前应先将本品和灭菌注射用水或5%葡萄糖注射液预温至20~25℃,按瓶签标示量注入预温的灭菌注射用水或5%葡萄糖注射液。轻轻转动直至本品完全溶解。

2. 可用氯化钠注射液或5%葡萄糖注射液稀释成50~100ml,然后用带有滤网装置的输液器进行静脉滴注。滴注速度开始要缓慢,15分钟后稍加快滴注速度,一般每瓶200单位(IU)在30~60分钟滴完。

3. 溶解本药时应用塑料注射器操作,因玻璃空针表面可吸附其中的蛋白而影响实际输入的药量。

4. 用药期间应定期监测活化部分凝血活酶时间(APTT)、凝血因子Ⅰ、血小板及凝血酶原时间(PT),以尽早发现DIC等并发症。

5. 乙型血友病患者用药期间应每天检测因子Ⅸ血浆浓度,并据此调整用量。

【注意事项】

1. 不良反应 本药输注过快可引起短暂发热、寒战、头痛、荨麻疹、恶心、呕吐、嗜睡、冷漠、潮红、耳鸣,以及脉率、血压改变甚至过敏性休克。偶有报道大量输注本药可导致DIC、深静脉血栓(DVT)、肺栓塞(PE)或手术后血栓形成等。本药含微量A型和B型的同种血细胞凝集素,给血型为A型、B型、AB型的患者大量输注时可发生血管内溶血。

2. 禁用 尚不明确。

3. 慎用 肝功能损害或近期接受过外科手术的患

者;接受择期外科手术的患者;孕妇及哺乳期妇女。

4. 药物相互作用　与抗纤溶药(如氨基己酸、氨甲环酸等)合用,可增加发生血栓性并发症的危险。因此,上述药物宜在给予本药 8 小时后使用。

第十一节　血管性血友病

一、疾病简介

血管性血友病(von Willebrand disease,vWD)分两种,遗传性血管性血友病(cvWD)和获得性血管性血友病(avWD)。遗传性血管性血友病是一种常染色体遗传性出血性疾病,多为显性遗传,以自幼发生的出血倾向、出血时间延长、血小板黏附性降低、瑞斯托霉素诱导的血小板聚集缺陷,及 vWFAg 缺乏或结构异常为特点。获得性血管性血友病可在多种疾病基础上发生,少数患者可无基础疾病。

二、临床特点

1. 临床表现　出血倾向是本病的突出表现。出血以皮肤黏膜为主,如鼻出血、牙龈出血、瘀斑等,外伤或小手术后出血也较常见;女性青春期患者可有月经过多及分娩后大出血;出血可随年龄增长而减轻;自发性关节、肌肉出血相对少见。

2. 实验室检查　出血时间延长或阿司匹林耐量试验阳性,血小板黏附功能降低或正常,瑞斯托霉素诱导的血小板聚集障碍;vWF 抗原测定降低、因子Ⅷ凝血活性测定降低或正常。

三、治疗原则

1. 忌服影响血小板功能的药物,如阿司匹林、双嘧达莫、吲哚美辛等。

2. 积极止血治疗及替代治疗，输注冷沉淀物。新鲜全血、新鲜血浆、新鲜冷冻血浆及冷沉淀物、FⅧ浓缩制剂等均含有 vWF，适量补充可有效的提高 vWF 水平，多数制剂还可以同时补充 FⅧ:C，有良好的治疗作用。

四、治疗药物

人凝血因子Ⅷ
Human Coagulation Factor Ⅷ

【临床应用】

用于血管性血友病，输注本药常可纠正止血缺陷，改善出血症状。

【用法用量】【操作要点】【注意事项】【患者用药指导】【应急处置】参见本章第十节。

人凝血酶原复合物
Human Prothrombin Complex

【临床应用】

用于预防和治疗因凝血因子Ⅱ、Ⅶ、Ⅸ及Ⅹ缺乏导致的出血，对已产生凝血因子Ⅷ抑制性抗体的甲型血友病患者，使用本药也有预防和治疗出血的作用。

【用法用量】【操作要点】【注意事项】【患者用药指导】【应急处置】参见本章第十节。

第十二节　维生素 K 缺乏症

一、疾病简介

维生素 K 缺乏症（vitamin K deficiency）是一种获得性、复合性出血性疾病。临床上存在引起维生素 K 缺乏的基础疾病、出血倾向、维生素 K 依赖性凝血因子减少或缺乏等表现。

二、临床特点

1. 除原发病的症状、体征外,本病的主要临床表现为出血,包括皮肤紫癜、瘀斑、鼻出血、牙龈出血等,内脏轻、中度出血。

2. 实验室检查　凝血酶原时间(PT)延长,活化部分凝血活酶时间(APTT)延长,FX、FIX、FVII、凝血酶原抗原及活性降低。

三、治疗原则

1. 积极治疗基础疾病。多食富含维生素 K 的食物,如新鲜蔬菜、水果等绿色植物。

2. 对症治疗,补充维生素 K。

四、治疗药物

维生素 K_1 Vitamin K_1

【临床应用】

用于维生素 K 缺乏引起的出血,如梗阻性黄疸、胆瘘、慢性腹泻等所致出血,香豆素类、水杨酸钠等所致的低凝血酶原血症,新生儿出血以及长期应用广谱抗生素所致的体内维生素 K 缺乏。

【用法用量】

口服:一次 10mg,一天 3 次。

肌内注射或静脉注射:一次 10mg,一天 1~2 次。

【操作要点】

1. 静脉注射过快偶可以出现过敏样反应,故静脉使用本药只适用于不能采用其他途径给药的患者,且应该控制滴速,开始 10 分钟只能输入 1mg,无明显反应时速率不超过 1mg/min。

2. 本药可稀释于 5% 的葡萄糖注射液、5% 的葡萄糖氯化钠注射液或生理盐水中，不要使用其他稀释液。

3. 本药注射液应防冻，如有油滴析出或分层则不宜使用。

4. 用药期间应定期监测 PT，以调整本药的用量和用药次数。

【注意事项】

1. 不良反应　静脉注射过快偶可出现过敏样反应，如味觉异常、面部潮红、支气管痉挛、呼吸困难、胸痛、心律失常、抽搐、多汗、虚脱、低血压、发绀、意识模糊，甚至休克、心搏骤停等，还有致死的报道。肌内注射可引起局部红肿、疼痛、硬结、荨麻疹样皮疹等。

2. 禁用　严重肝脏疾患或肝功能不良者。

3. 慎用　尚不明确。

4. 药物相互作用　本药与苯妥英钠混合两个小时后可出现颗粒沉淀，与维生素 C、维生素 B_{12}、右旋糖酐混合易出现混浊。

【典型案例】

患者，男，48 岁，因原发性肝癌入院。遵医嘱静脉滴注第一组 5% 葡萄糖注射液（GS）250ml+ 维生素 K_1 注射液 20mg，输液开始约一分钟时，患者突然出现颜面潮红、胸闷、烦躁不安、双眼球结膜充血水肿，继而面色苍白，口唇发绀，四肢皮肤湿冷，呼之不应。诊断为过敏反应。立即采取抗过敏性休克治疗，停止输注维生素 K_1 注射液组液体，皮下注射肾上腺素 1mg，静脉推注地塞米松注射液 10mg，更换生理盐水（NS）500ml 维持静脉通道，给予吸氧平卧保暖，盐酸异丙嗪 50mg 肌内注射，静脉滴注 10% 葡萄糖酸钙 10ml 等治疗，密切监测生命体征，约3 分钟后患者意识恢复。20 分钟后，患者面色转红，发绀消失，肢体皮肤温暖，心率 82 次/min，呼吸 20 次/min，血压 102/65mmHg。一小时后患者自觉无不适,生命体征平稳。继续缓慢滴注后续液体治疗,无不良反应发生。

分析点评:各版药典及药理学教科书中均未有明确要求在临床使用该药物前需要做药敏试验。药物使用说明书中标示:临床使用中偶见过敏反应。静脉注射过快超过 5mg/min,可引起面部潮红、出汗、支气管痉挛、心动过速、低血压等。

重要提示:维生素 K_1 注射液在临床使用中不良反应较少,在使用过程中需严格按照输注要求进行。液体配制符合要求浓度,滴速严格控制,给药速度不宜超过 1mg/min,避免发生不良反应。同时有必要告知患者维生素 K_1 输注过快会引起不良反应,避免患者私自调节滴速引发不良反应。

第十三节 弥散性血管内凝血

一、疾病简介

弥散性血管内凝血(disseminated intravascular coagulation,DIC)是在许多疾病基础上,凝血及纤溶系统被激活,导致全身微血栓形成,凝血因子大量消耗并继发纤溶亢进,引起全身出血及微循环衰竭的临床综合征。

二、临床特点

1. 临床表现 存在易引起 DIC 的基础疾病;有下列两项以上临床表现:①多发性出血倾向,部位可遍及全身,多见于皮肤、黏膜、伤口或穿刺部位;其次为某些内脏出血,严重者可发生颅内出血。②不易用原发病解释的微循环衰竭或休克。③多发性微血管栓塞的症状、体征,如皮肤、皮下、黏膜栓塞性坏死及早期出现的肺、肾、脑等脏器功能衰竭。④抗凝治疗有效。

2. 实验室检查　血小板 $< 100 \times 10^9/L$ 或进行性下降；血浆纤维蛋白原含量 $< 1.5g/L$ 或进行性下降，或 $> 4.0g/L$；3P 试验阳性或血浆 FDP $> 20mg/L$ 或 D- 二聚体水平升高或阳性；凝血酶原时间缩短或延长 3 秒以上或呈动态性变化或 APTT 延长 10 秒以上。

三、治疗原则

1. 去除病因和诱因，逆转 DIC。

2. 对抗血管痉挛，扩张血容量，降低血液黏度，纠正酸中毒以及充分给氧，以改善微循环障碍。如山莨菪碱、右旋糖酐、碳酸氢钠等。

3. 积极应用抗凝血药物进行抗凝治疗；一般不主张应用抗纤溶药物，只有在某些疾病引起的 DIC 后期以纤溶亢进为主型者方可应用。

四、治疗药物

肝素钠 Heparin Sodium

【临床应用】

用于弥散性血管内凝血，尤其在高凝阶段，可减少凝血因子的耗竭。对下列疾病并发的 DIC 有效：羊水栓塞、死胎综合征、异型输血反应、暴发性紫癜、脓毒血症及转移性癌肿，但对蛇咬伤所致 DIC 无效。

【用法用量】

静脉或皮下注射：一般每天不超过 12 500U，每 6 小时用量不超过 2 500U，根据病情决定疗程，一般不超过 3~5 天。

【操作要点】

1. 60 岁以上老年人（尤其是老年女性）对本药较为敏感，用药期间容易出血，因此应减少用量，并加强对凝血相的监测。

2. 治疗前宜测定凝血时间，测凝血酶原时间；治疗期间应测定凝血时间、血细胞比容、大便潜血试验、尿潜血试验及血小板计数等。

3. 静脉给药时最好用微量输液泵泵入，按 100U/kg 泵入，临床上均按 APTT 调整本药用量。

4. 使用本药后出现血细胞减少，对轻度减少者（如血小板计数高于 $10 \times 10^9/L$），即使继续使用本药其病情仍可维持稳定或可逆转。对血小板计数低于 $10 \times 10^9/L$ 或反复出现进展性血栓形成者，则应停用本药。若必须用本药继续治疗，应选用其他器官来源的肝素谨慎地进行治疗。

5. 患者应用肝素后，可能出现一种新的栓塞，此现象与血小板减少症有关，是肝素引起的不可逆性的血小板聚集而诱发的血栓，称为白色血栓综合征，该并发症可引起严重血栓栓塞并发症如皮肤坏死、因肢体坏疽导致的截肢、心肌梗死、肺栓塞、卒中甚至死亡。因此，当患者出现与血小板减少症相关的新血栓则应立即停止用药。

【注意事项】

1. 不良反应 最常见出血，可能发生在任何部位。常见寒战、发热、荨麻疹等过敏反应。少见气喘、鼻炎、流泪、头痛、恶心、呕吐、心前区紧迫感、呼吸短促甚至休克。可能出现瘙痒、发热感，特别是脚底部。偶见腹泻、血小板减少，本药长期使用有时反而形成血栓、骨质疏松症，全身用药后出现皮肤坏死的报道。

2. 禁忌证 对本药过敏者，有自发出血倾向，有出血性疾病及凝血机制障碍，外伤或术后渗血者，先兆流产者或产后出血者，胃、十二指肠溃疡患者，溃疡性结肠炎患者，严重肝、肾功能不全者，胆囊疾病或黄疸患者，恶性高血压患者，活动性结核患者，内脏肿瘤患者，脑内出血或有脑内出血史者，胃肠持续导管引流者、腰椎留置导管者。

3. 慎用 有过敏性疾病及哮喘病史者、要进行易致出血的操作、已口服足量的抗凝血药者、月经量过多者。

4. 药物相互作用　与香豆素及其衍生物、阿司匹林及非甾体抗炎药、双嘧达莫、右旋糖酐、肾上腺皮质激素、促肾上腺皮质激素、依他尼酸、组织纤溶酶原激活物（t-PA）、尿激酶、链激酶等合用可加重出血危险。洋地黄、四环素、尼古丁、抗组胺药可能部分对抗本药的抗凝作用。

【患者用药指导】

1. 给药期间应避免肌内注射其他药物。

2. 本药口服无效，可采用静脉注射、静脉滴注和深部皮下注射，一般不推荐肌内注射，因可导致注射部位血肿；皮下注射刺激性较大，应选用细针头和深入脂肪层（如髂嵴和腹部脂肪组织）注射。注入部位需不断更换，注射时不要移动针头，注射处不宜搓揉，而需局部压迫。

3. 注射局部可见局部刺激、红斑、轻微疼痛、血肿、溃疡症状。肌内注射后以上症状更严重，因此不宜肌内注射。

【应急措施】

药物过量：凝血时间超过 30 分钟或 APTT 超过 100 秒，均表明用药过量。早期过量的表现有黏膜和伤口出血，刷牙时齿龈渗血，皮肤瘀斑或紫癜、鼻出血、月经量过多等。严重时有内出血征象，表现为腹痛、腹胀、背痛、麻痹性肠梗阻、咯血、呕血、血尿、血便及持续性头痛。亦可引起心脏停搏。

过量处置：本药代谢迅速，轻微过量，停用即可；严重过量时，1% 的硫酸鱼精蛋白静脉滴注可以中和肝素的作用。缓慢滴注时，每 10 分钟内滴注量不能超过 50mg 硫酸鱼精蛋白；1mg 硫酸鱼精蛋白大约可以中和 100U 肝素，因为随时间的延长肝素被代谢，所以硫酸鱼精蛋白的需要量随时间的延长而减少，虽然肝素的代谢很复杂，但为计算硫酸鱼精蛋白的用量可以将静脉注射肝素的半衰期估计为 0.5 小时。应用鱼精蛋白可能引起严重的低血压和过敏反应，因为曾有发生致死的过敏反应报道，所以只有在复苏术和过敏抢救措施准备好时,才可以应用鱼精蛋白。

依诺肝素钠 Enoxaparin Sodium

【临床应用】

预防静脉血栓栓塞性疾病(预防静脉内血栓形成),防止血栓形成。

【用法用量】

皮下注射:每天 3 000~5 000U,根据病情决定疗程,一般不超过 3~5 天。

【操作要点】

1. 采用深部皮下注射给药,禁止肌内注射。本品带强酸性,遇碱性药物则失去抗凝作用。

2. 皮下注射之前不需排出注射器内的气泡。应于患者平躺后进行注射。一般采用脐周上下两侧皮下注射,两次注射相距 2cm,左手绷紧注射部位皮肤,右手持注射器,针头斜面向上,与皮肤成 30°~40° 角,刺入针头的 2/3(一次性 1ml 注射器),回抽无回血,注入药液。

3. 若患者体重超过 60kg(或体重减轻)、血液状态改变,应按个体需要调整剂量。

4. 同时应用对止血有影响的药物,例如溶血栓药物、乙酰水杨酸、非甾体抗炎药、维生素 K 拮抗剂和葡聚糖可能加强本品的抗凝血作用。

5. 本品可与胰岛素受体作用,从而改变胰岛素的结合作用,致低血糖。

6. 洋地黄、四环素、抗组胺药可部分对抗本品的抗凝作用。

【注意事项】

1. 不良反应　最常见出血,当出现不明原因的血细胞比容下降、血压下降及不明症状时,应引起注意。常见寒战、发热、荨麻疹等过敏反应。少见气喘、鼻炎、流泪、头痛、恶心、呕吐、心前区紧迫感、呼吸短促甚至休克。

2. **禁用**　有明确病史或怀疑患有肝素诱导的免疫介导型血小板减少症患者；急性胃、十二指肠溃疡、脑出血、严重的凝血系统疾病、脓毒性心内膜炎等患者。

3. **慎用**　血小板减少症和血小板缺陷、严重肝肾功能不全、未能控制的高血压、高血压性或糖尿病性视网膜病。

4. 药物相互作用　同肝素。

【患者用药指导】

1. 建议在应用本品治疗前（特别是治疗的第一周）和治疗过程中做血小板计数检查并定期监测。

2. 本品一般不用于静脉注射。

3. 不同的低分子肝素制剂特性不同，并不等效，切不可在同一疗程中使用两种不同产品。

【应急措施】

1. 如使用过程中发现出血症状，建议结合病情考虑是否继续应用本品，并给予对症治疗。

2. 药物过量，鱼精蛋白可抑制本品引起的抗凝作用。

第十四节　血栓性疾病

一、疾病简介

血栓形成（thrombosis）是指在一定条件下，血液有形成分在血管内（多数为小血管）形成血栓，造成血管部分或完全堵塞、相应部位血供障碍的病理过程。依血栓组成成分可分为血小板血栓、红细胞血栓、纤维蛋白血栓、混合血栓等。按血管种类可分为动脉性血栓、静脉性血栓及毛细血管性血栓。

血栓栓塞（thromboembolism）是血栓由形成部位脱落，在随血流移动的过程中部分或全部堵塞某些血管，引起相应组织和/或器官缺血、缺氧、坏死(动脉血栓)及淤血、水肿(静脉血栓)的病理过程。

以上两种病理过程所引起的疾病,临床上称为血栓性疾病。

二、临床特点

(一)静脉血栓形成

最为多见。常见于深静脉如腘静脉、股静脉、肠系膜静脉及门静脉等。多为红细胞血栓或纤维蛋白血栓。主要表现有:①血栓形成的局部肿胀、疼痛;②血栓远端血液回流障碍:如远端水肿、胀痛、皮肤颜色改变、腹水等;③血栓脱落后栓塞血管引起相关脏器功能障碍,如肺梗死等。

(二)动脉血栓形成

多见于冠状动脉、脑动脉、肠系膜动脉及肢体动脉等,血栓类型早期多为血小板血栓,随后为纤维蛋白血栓。临床表现有:①发病多较突然,可有局部剧烈疼痛,如心绞痛、腹痛、肢体剧烈疼痛等;②相关供血部位组织缺血、缺氧所致的器官、组织结构及功能异常,如心肌梗死、心力衰竭、心源性休克、心律失常、意识障碍及偏瘫等;③血栓脱落引起脑栓塞、肾栓塞、脾栓塞等相关症状及体征;④供血组织缺血性坏死引发的临床表现,如发热等。

(三)毛细血管血栓形成

常见于DIC、血栓性血小板减少性紫癜(TTP)及溶血尿毒症综合征(HUS)等。临床表现往往缺乏特异性,主要为皮肤黏膜栓塞性坏死、微循环衰竭及器官功能障碍。

三、治疗原则

1. 卧床休息,肢体静脉血栓形成者应抬高患肢。

2. 积极治疗基础疾病,如防治动脉粥样硬化、控制糖尿病及感染等;对症治疗,包括止痛、纠正器官功能衰竭等。

3. 抗血栓治疗，包括抗凝治疗和抗血小板及溶栓治疗。抗凝治疗可使用肝素、香豆素类。抗血小板治疗可用双嘧达莫、阿司匹林、噻氯匹定。溶栓疗法可使用尿激酶、组织型纤溶酶原激活剂。

四、药物治疗

肝素钠 Heparin Sodium

【临床应用】

用于急慢性静脉血栓或无明显血流动力学改变的肺栓塞；预防二尖瓣狭窄、充血性心力衰竭、左心房扩大、心肌病合并心房颤动以及心脏瓣膜置换或其他心脏手术时所致的体循环栓塞；防止动脉手术和冠状动脉造影时导管所致的血栓栓塞；用于急性心肌梗死时的辅助治疗，以减少血栓栓塞的并发。尤适宜于心肌梗死合并充血性心力衰竭、心源性休克、长期心律失常、心肌梗死复发以及以往有静脉血栓形成或肺梗死病史者；能减少脑血栓形成的危险性并降低其死亡率。

【用法用量】

深部皮下注射：

1. 一般用量 ①首次给药 5 000~10 000U，以后每 8 小时注射 8 000~10 000U 或每 12 小时注射 15 000~20 000U，一天总量 30 000~40 000U；②也有如下用法：首次给药 5 000~10 000U，以后每 8~12 小时注射，一天总量 12 500~40 000U。一天总量如控制在 12 500U，一般不需测 APTT，量大时需用 APTT 监测。

2. 预防高危患者血栓形成（多为防止腹部手术后的深部静脉血栓） 手术前 2 小时先给药 5 000U，但应避免硬膜外麻醉，以后每隔 8~12 小时给药 5 000U，共 7 天。

静脉注射：一次 5 000~10 000U，每 4~6 小时 1 次，或

每 4 小时给药 100U/kg,用氯化钠注射液稀释。

静脉滴注:一天 20 000~40 000U,加入 1 000ml 氯化钠注射液中持续滴注,但滴注前应先静脉注射 5 000U 作为首次剂量。

【操作要点】【注意事项】【患者用药指导】【应急处置】参见本章第十三节。

依诺肝素钠 Enoxaparin Sodium

【临床应用】

预防深部静脉血栓形成和肺栓塞;治疗已形成的急性深部静脉血栓。

【用法用量】

皮下注射:①一般外科手术:使用手术前 2 小时注射 3 200U,随后每 24 小时注射 1 次,至少 7 天。高位血栓危象和外科矫正手术:手术前 12 小时注射 4 250~6 400U,手术后 12 小时再注射 1 次,随后一天 1 次,至少 10 天。②深部静脉栓塞:经初始几天的静脉滴注治疗后,改为一次 4 250~6 400U,一天 2 次,持续 7~10 天。紧急疗程后,可改为一天 4 250~6 400U,持续 10~20 天。③急性浅表面部血栓性静脉炎,曲张静脉炎,慢性静脉功能不全:按严重程度一次 3 200~6 400U,一天 1 次,至少 10 天;静脉炎后综合征疗程亦至少 10 天。

静脉滴注深部静脉栓塞:使用依诺肝素钠,使用初始 3~5 天可缓慢滴注,一次 8 500~12 800U。随后改为皮下注射。

【操作要点】【注意事项】【患者用药指导】【应急处置】参见本章第十三节。

达肝素钠 Dalteparin Sodium

【临床应用】

用于普通外科及全髋或膝关节置换术、长期卧床或恶性肿瘤患者的深静脉血栓及肺栓塞的预防、深静脉血栓及肺栓塞的治疗。

【用法用量】

治疗急性深静脉血栓：

皮下注射每日一次（200IU/kg体重，皮下注射每日一次。每日总量不可超过18 000IU），也可每日2次（对于出血风险较高的患者，100IU/kg体重，皮下注射每日2次）。

持续静脉输注，推荐的初始剂量为100IU/kg体重，12小时后可重复给药。同时可立即开始口服维生素K的拮抗剂抗凝治疗。联合治疗通常至少需要5天。

预防血液透析和血液过滤期间凝血：慢性肾功能衰竭，患者无已知出血风险时，血液透析和血液过滤不超过4小时时剂量如下：静脉快速注射5 000IU。血液透析和血液过滤超过4小时，则静脉快速注射30~40IU/kg体重，继以每小时10~15IU/kg体重静脉输注。急性肾功能衰竭，患者有高度出血风险时，静脉快速注射5~10IU/kg体重，继以每小时4~5IU/kg体重静脉输注。

不稳定型心绞痛和非Q波型心肌梗死：皮下注射120IU/kg体重，每日2次。最大剂量为10 000IU/12小时。至少治疗6天，如医生认为必要可以延长治疗。应根据患者的性别和体重来选择剂量，体重80kg以下的女性患者和体重70kg以下的男性患者，每12小时皮下注射5 000IU。体重超过80kg（含80kg）的女性患者和体重超过70kg（含70kg）的男性患者，每12小时皮下注射7 500IU。

预防与手术有关的血栓形成 中度血栓风险的患者：术前1~2小时皮下注射2 500IU，术后每日早晨皮下注射2 500IU直到患者可以活动，一般需5~7天或更长。持续性活动受限的患者皮下注射5 000IU，每天一次，一般需12~14天，可更长。高度血栓风险的患者（患有某些

肿瘤的特定患者和某些矫形手术）：术前晚间皮下注射
5 000IU，术后每晚皮下注射 5 000IU。治疗须持续到患
者可以活动为止，一般需 5~7 天或更长。另外也可术前
1~2 小时皮下注射 2 500IU，术后 8~12 小时皮下注射
2 500IU。然后每日早晨皮下注射 5 000IU。即使患者已
可活动，全髋关节置换手术后的治疗应持续最多至 5 周。

【操作要点】

1. 本品不可肌内注射。如置于玻璃瓶和塑料瓶内的
等渗氯化钠溶液（9mg/ml）或等渗葡萄糖溶液（50mg/ml）
中，溶液必须在 12 小时内使用。本品带强酸性，遇碱性
药物则失去抗凝作用。

2. 一般采用脐周上下两侧皮下注射，两次注射相距
2cm，左手绷紧注射部位皮肤，右手持注射器，针头斜面
向上，与皮肤成 30° 角绷紧注射，刺入针头的 2/3（一次性
1ml 注射器），回抽无回血，注入药液。

3. 若患者体重超过 60kg（或体重减轻）、血液状态改
变，应按个体需要调整剂量。

4. 建议在开始本品治疗前做血小板计数检查并定
期监测，特别是治疗的第一周。

【注意事项】

1. 不良反应　最常见的是出血，当出现不明原因的
血细胞比容下降、血压下降及不明症状时，应引起注意。
常见寒战、发热、荨麻疹等过敏反应。少见气喘、鼻炎、
流泪、头痛、恶心、呕吐、心前区紧迫感、呼吸短促甚至
休克。

2. 禁用　有明确病史或怀疑患有肝素诱导的免疫
介导型血小板减少症患者；急性胃十二指肠溃疡、脑出
血、严重的凝血系统疾病、脓毒性心内膜炎等患者。

3. 慎用　血小板减少症和血小板缺陷、严重肝肾功
能不全、未能控制的高血压、高血压性或糖尿病性视网膜
病的患者。

4. 药物相互作用　同时应用对止血有影响的药物，例如溶血栓药物、乙酰水杨酸、非甾体抗炎药、维生素 K 拮抗剂和葡聚糖可能加强本品的抗凝血作用；本品可与胰岛素受体作用，从而改变胰岛素的结合作用，致低血糖；洋地黄、四环素、抗组胺药可部分对抗本品的抗凝作用。

【患者用药指导】

1. 本品可在不超过 30℃ 的室温下存放。

2. 在注射过程中，用拇指和示指将皮肤捏起，并将针头全部扎入皮肤皱褶内，经回抽确认未刺伤血管后注入药物，保持皮肤皱褶并抽出针头。

【应急措施】

1. 如使用过程中发现出血症状，建议结合病情考虑是否继续应用本品，并给予对症治疗。

2. 药物过量，鱼精蛋白可抑制本品引起的抗凝作用。

第十五节　输血反应

一、疾病简介

输血反应（transfusion reaction）是指在输血过程中或之后，受血者发生了与输血相关的新的异常表现或疾病，包括溶血性和非溶血性两大类。

二、临床特点

1. 在输血中或输血后数分钟至数小时内发生的溶血称为急性输血相关性溶血，常出现高热、寒战、心悸、气短、腰背痛、血红蛋白尿甚至尿闭、急性肾衰竭和 DIC 表现等。实验室检查提示血管内溶血。

2. 输血数天后出现黄疸、网织红细胞升高等又称迟发性输血相关性溶血。

3. 非溶血性反应

（1）输血过程中出现发热、寒战、过敏反应等。

（2）输血传播的感染性疾病主要有各型病毒性肝炎、获得性免疫缺陷综合征（AIDS）、巨细胞病毒感染、梅毒感染、疟原虫感染，及污染血导致的各种可能的病原微生物感染。

（3）一次过量输血可引起急性心功能不全、左心衰、肺淤血等；多次输血或红细胞，可致受血者铁负荷过量；反复异体输血，可使受血者产生同种血细胞（如血小板、白细胞等）抗体，继之发生无效输注、发热、过敏甚至溶血反应；异体输新鲜全血（富含白细胞），可发生输血相关性移植物抗宿主病；大量输入枸橼酸钠抗凝血或血浆，会整合受血者的血浆游离钙，若不及时补钙，则可加重出血。

三、治疗原则

1. 急性输血相关性溶血　处理该类溶血应及时、周全，如：立即终止输血，应用大剂量糖皮质激素，碱化尿液，利尿，保证血容量和水电解质平衡，纠正低血压，防治肾衰竭和 DIC，必要时行透析、血浆置换或换血疗法等。

2. 非溶血性反应

（1）出现发热应暂时终止输血，用解热镇痛药或糖皮质激素处理。预防该不良反应的常用方法是：输血前过滤去除血液中所含致热原、白细胞及其碎片。

（2）发生过敏反应时，一要减慢甚至停止输血，二要抗过敏治疗，有时尚需解痉（发生支气管痉挛时）、抗休克处理。

（3）控制献血员资质及血液采集、贮存、运送、质检、输注等环节的无菌化，可预防输血传播疾病。

四、治疗药物

右旋糖酐 40 Dextran40

【临床应用】

输血反应。

【用法用量】

静脉滴注：用量视病情而定，常用量一次 250~500ml，24 小时内不超过 1 000~1 500ml。休克病例：用量可较大，速度可快，滴注速度为 20~40ml/min，第一天最大剂量可用至 20ml/kg，在使用前必须纠正脱水。

【操作要点】

1. 用药前应做皮试。首次输用本品，开始几毫升应缓慢静脉滴注，并在注射开始后严密观察 5~10 分钟，出现所有不正常征象（寒战、皮疹等）都应马上停药。

2. 避免用量过大，尤其是老年人、动脉粥样硬化或补液不足者。

3. 重度休克时，如大量输注右旋糖酐，应同时给予一定数量的全血，以维持血液携氧功能。

4. 某些手术创面渗血较多的患者，不应过多使用本品，以免增加渗血。

5. 伴有急性脉管炎者，不宜使用本品，以免炎症扩散。

6. 对于脱水患者，应同时纠正水电解质平衡紊乱。

7. 每天用量不宜超过 1 500ml，否则易引起出血倾向和低蛋白血症。

8. 本品能吸附于细胞表面，与红细胞形成假凝集，干扰血型鉴定。输血患者的血型检查和交叉配血试验应在使用右旋糖酐前进行，以确保输血安全。

【注意事项】

1. 不良反应　皮肤瘙痒、荨麻疹、红色丘疹、哮喘发作、过敏性休克、鼻出血、齿龈出血、皮肤黏膜出血、创面渗血、血尿、经血增多等。偶见发热、寒战、周期性高热或持续性低热、淋巴结肿大、关节疼痛、肺水肿、肾衰竭。

2. **禁用**　充血性心力衰竭及其他血容量过多的患者、出血患者、少尿或无尿者、伴有急性脉管炎者。

3. **慎用**　过敏体质者，心、肝、肾功能不全者，活动性肺结核患者。

4. **药物相互作用**　不应与维生素 C、维生素 B_{12}、维生素 K、双嘧达莫在同一溶液中混合给药。

【应急处置】

发生严重过敏反应将患者平卧、行胸外按压，并面罩加压给氧，肌内注射肾上腺素 1mg，静脉注射地塞米松 10mg，并视情况给予升压药物与补液。

【典型案例】

患者，男，60 岁，因跖骨开放性粉碎性骨折，左膝部软组织挫裂伤入院。在硬膜外麻醉下行左足背皮肤缺损清创、腓肠神经营养皮瓣修复、左大腿取皮植皮术，患者生命体征平稳，出血量约 300ml，术程顺利。术后静脉滴注右旋糖酐 40 葡萄糖注射液，患者出现烦躁、血压下降、心率下降至骤停。考虑为低分子右旋糖酐 40 葡萄糖注射液引起的过敏性休克，立即停用该药，将患者平卧、行胸外按压，并面罩加压给氧，肌内注射肾上腺素 1mg，静脉注射地塞米松 10mg，患者心跳恢复，HR 82 次 /min，自主呼吸恢复，血压 138/72mmHg。患者神志恢复，能正确应答，并继续予补液、升压药等维持患者生命体征平稳，然后继续手术。

分析点评：患者过敏性休克的发生与使用右旋糖酐 40 葡萄糖注射液具有相关性。右旋糖酐 40 葡萄糖注射液静脉输注不良反应以过敏反应常见，其特点为反应迅速、强烈、消退快，通常不遗留组织损伤，发病有明显的个体差异。右旋糖酐 40 葡萄糖注射液过敏性休克多为速发型，短则可在用药后几秒钟发生，用药量几滴到几毫升即可发生致死性休克反应。其原因为右旋糖酐本身作为一种抗原,存在于食糖中,并且在人的胃肠道里可产生右旋糖酐的微生物,因此从未接触过右旋糖酐治疗的小部分患者,在体内存在着右旋糖酐抗体,这是首次应用出现反应的原因。

重要提示:

不管是第一次还是再次输注低分子右旋糖酐,都要严密观察,注意过敏性休克的发生。

细胞色素 C Cytochrome C

【临床应用】

本品用于各种组织缺氧急救的辅助治疗。

【用法用量】

静脉注射或滴注:一次 15~30mg,每天 30~60mg。静脉注射时,加 25% 葡萄糖注射液 20ml 混匀后缓慢注射。也可用 5%~10% 葡萄糖注射液或 0.9% 氯化钠注射液稀释后静脉滴注。

【操作要点】

1. 对缺氧的治疗应采取综合措施,但用本药时有时效果不确切。

2. 用药前需做过敏试验,阳性反应者禁用。治疗一经终止,再用药时仍需做皮内过敏试验。①皮内试验法:将本药注射液用生理盐水稀释成 0.03mg/ml 的浓度,做皮内试验,20 分钟后仍显阴性者方可用药;②划痕法:取本药注射液 1 滴滴于前臂内侧,用针尖划痕,观察 20 分钟;③点眼法:取本药溶液(5mg/ml)滴于眼结膜囊内,观察 20 分钟。

【注意事项】

1. 不良反应　偶见皮疹等过敏反应及消化道反应。

2. 禁用　对本药过敏者禁用。

【患者用药指导】

不宜在饮酒时,同时使用本药。

【应急处置】

如发生过敏反应,应立即停药,并对症处理。

肾上腺素 Epinephrine

【临床应用】

用于抢救过敏性休克。

【用法用量】

静脉注射:1:1 000 注射液 0.2~0.5mg 皮下注射,必要时再按此剂量注射 1 次。

【操作要点】

1. 本药遇氧化物、碱类、光线及热均可分解变色,其水溶液露置于空气及光线中即分解变为红色,不宜使用。

2. 皮下注射时,反复在同一部位给药可导致组织坏死,注射部位必须轮换。

3. 用量过大或皮下注射时误入血管后,可引起血压突然上升。

4. 抗过敏性休克时,须补充血容量。

【注意事项】

1. 不良反应 心悸、头痛、血压升高、震颤、无力、眩晕、呕吐、四肢发凉;有时可有心律失常,严重者可由于心室颤动而致死;用药局部可有水肿、充血、炎症。

2. 禁用 高血压、器质性心脏病、冠状动脉疾病、洋地黄中毒、心源性哮喘、外伤性或出血性休克、糖尿病、甲状腺功能亢进。

3. 慎用 对拟交感胺类药过敏者、心血管疾病、噻嗪类药物引起的循环血容量不足或低血压、精神神经疾病、帕金森病。

4. 药物相互作用 单胺氧化酶抑制药可增强本药的升压作用;与三环类抗抑郁药合用,可增强本药对心血管的作用,引起心律失常、高血压;与其他拟交感胺类药合用时,心血管作用加剧,容易出现不良反应;与洋地黄类药物合用,可导致心律失常;与硝酸酯类药合用,可抵消本药的升压作用而发生低血压,同时硝酸酯类药的抗心绞痛效应减弱;α 受体拮抗剂(如吩噻嗪、酚妥拉明、酚苄明和妥拉唑林)及各种血管扩张药,可对抗本药的升压作用,使得疗效相互抵消;与降糖药合用,可减弱口服降血糖药及胰岛素的作用;与氯丙嗪合用,可引起严重的低血压。

【患者用药指导】

与其他拟交感药有交叉过敏反应。

【应急处置】

肾上腺素兼有 α 受体和 β 受体激动作用,大剂量使收缩压、舒张压均升高。可出现恶心、呕吐、面色苍白、心动过速等。可使用肾上腺素能阻断剂酚妥拉明,降低血压,防止心律失常。

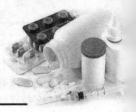

第十章 内分泌系统疾病

1. 服用溴隐亭时应注意什么?

2. 如何安全使用氢化可的松治疗腺垂体功能减退症?

3. 服用左甲状腺素钠时应注意什么?

4. 鞣酸加压素用于治疗尿崩症时,有哪些安全操作要点?

5. 丙硫氧嘧啶用于治疗甲状腺功能亢进时,如何保障用药安全?

6. 服用阿米洛利时为什么不能与血管紧张素受体拮抗剂合用？

7. 帕米膦酸二钠配制及使用时应注意什么？

内分泌系统疾病，可由多种原因引起病理和病理生理改变，表现为功能亢进、功能减退或功能正常。根据其病变发生在下丘脑、垂体或周围靶腺而分为原发性和继发性。内分泌腺或靶组织对激素的敏感性或应答反应降低也可导致疾病。非内分泌组织恶性肿瘤可异常地产生过多激素，此外，接受药物或激素治疗也可导致医源性内分泌系统疾病。

第一节 泌乳素瘤

一、疾病简介

泌乳素瘤（prolactinoma），临床最常见的有分泌功能的垂体肿瘤，占垂体瘤的 25%~40%，占功能性垂体瘤的 15%~25%，良性多见。女性发病率显著高于男性。微腺瘤男女比例为 1:20，大腺瘤男女比例为 1:1，是一组从腺垂体和神经垂体及颅咽管上皮残余细胞发生的肿瘤。

二、临床特点

出现症状时主要有三大综合征。

1. 腺垂体本身受压综合征 临床表现大多为复合性，如有时以性腺功能减低为主，有时以继发性甲状腺功能减退为主等。

2. 垂体周围组织压迫综合征 如头痛、视力减退、视野缺损等。

3. 腺垂体功能亢进综合征 如可导致女性月经稀发、停经、不育和溢乳、垂体性甲状腺功能亢进症等。

三、治疗原则

1. 无临床表现的微腺瘤无须治疗,但应定期随访。需要治疗的临床指征包括大腺瘤、逐渐增大的微腺瘤、不育、溢乳、男性乳房发育、睾酮不足、月经稀少或闭经以及痤疮和多毛。

2. 手术治疗 主要包括开颅手术和经蝶窦手术治疗。

3. 放射治疗 γ刀治疗垂体腺瘤,疗效肯定,痛苦少,反应轻,肿瘤在治疗后半年会逐渐缩小,不正常的激素改变会逐渐恢复正常。

4. 药物治疗 治疗首选多巴胺激动剂。包括溴隐亭、卡麦角林和培高利特。溴隐亭抑制腺垂体激素催乳素的分泌,改善高催乳素血症,缩小肿瘤。

四、治疗药物

甲磺酸溴隐亭 Bromocriptine Mesilate

【临床应用】

用于垂体乳素瘤及其所致的女性闭经和/或溢乳、男性性功能减退,为垂体催乳素微腺瘤及大腺瘤(包括有视力障碍者)的首选治疗。

【用法用量】

口服:起始剂量一次1.25mg,一天2~3次,数周后剂量可逐渐调整至一天10~15mg,分数次服用。维持剂量为一次2.5~5mg,一天2~3次。一天不宜超过20mg。

【操作要点】

1. 初始剂量宜小，以降低不良反应的发生率和严重程度。

2. 垂体大腺瘤患者，应严密观察肿瘤大小，如肿瘤进展，应首先考虑外科治疗。

3. 如治疗期间无效，应立即停药，密切观察。在妊娠期间，泌乳素分泌性腺瘤可能会增长，必要时行外科手术。

4. 泌乳素大腺瘤可并发视野缺损，对于泌乳素大腺瘤患者，在治疗中应监测视野变化，以便及早发现上述情况并予以调整药物剂量。

5. 产后用以抑制乳汁分泌易发生低血压，故应在产后至少 4 小时以上，心率、血压和呼吸等平稳后才能用药。如果出现高血压伴持久性严重头痛，应立即停药。

6. 高催乳素血症患者应用本药，停药后可出现反跳现象，使血中促乳素水平再度升高。

【注意事项】

1. 不良反应　常见的不良反应多发生于治疗开始阶段，常见直立性低血压、恶心。大剂量用药后出现精神障碍、异动症、幻觉、腹痛、胃肠胀气、水样便、软便、呼吸道感染、头痛、月经失调、焦虑、疲劳、泌尿道感染、瘙痒、皮疹、荨麻疹、血管神经性水肿、过敏反应。罕见严重低血压、心肌梗死、癫痫发作、脑卒中、晕厥。长期治疗时罕见腹膜后纤维化、肺部浸润、胸腔积液及胸膜增厚。

2. 禁用　已知对溴麦角环肽及本品或其他麦角碱过敏者、严重心脏病患者、周围血管性疾病患者、肢端肥大症伴有溃疡病或出血史者、自发性或家族性震颤患者、控制不满意的高血压、妊娠毒血症患者、有严重精神障碍的症状和 / 或病史的患者禁用。哺乳期妇女不应使用。

3. 慎用　肝功能损害者、有高血压史者、精神病患者、消化道溃疡患者慎用。

4. 药物相互作用　本药忌与降压药合用，以避免低血压；与红霉素、异美汀、奥曲肽、大环内酯类抗菌药、多巴胺拮抗药（如苯丁酮）合用可使本药血药浓度升高，从而使毒性增加，故必须合用时要谨慎；氟哌啶醇、洛沙平、甲基多巴、甲氧氯普胺、单胺氧化酶抑制剂（包括呋喃唑酮、丙卡巴肼及司来吉兰）、吩噻嗪类、H₂受体拮抗剂、利血平、硫杂蒽类等药物均可升高血清催乳素浓度，干扰本药的作用，必须合用时需调整本药剂量，与乙醇合用可出现双硫仑样反应。

【患者用药指导】

1. 应在睡前、进食时或餐后服用，以减少胃肠道不良反应。

2. 用于治疗垂体催乳素瘤引起的高催乳素血症时疗程应足够，否则停药后血催乳素水平会反跳性地增高，致闭经及溢乳再次出现，垂体腺瘤也可再生长。

3. 用药后如出现肝功能损害，应酌减剂量。

4. 用药期间从事驾驶或高空作业应特别小心。

5. 本药与乙醇合用，可出现双硫仑（disulfiram）样反应，因此服药期间禁止饮酒。

【应急处置】

1. 急性过量可给予甲氧氯普胺，最好能够胃肠外给药。

2. 过量服用后有可能导致呕吐以及因过度刺激多巴胺能受体而致的其他症状，也可能发生精神错乱、幻觉和低血压等。处理方法一般是去除所有尚未吸收的药物，必要时保持血压正常。

【典型案例】

患者，女，26岁，因退乳医生给予甲磺酸溴隐亭片2.5mg 口服，2次/d，上午9:00服药，20分钟后患者自述有些头晕、恶心，未予重视。35分钟后，头晕、恶心加重，出现心悸、胸闷、气促，面色苍白，四肢厥冷，口唇发绀，呼吸 30~40次/min，心率 130次/min，血压 40/20mmHg，临床考虑是甲磺酸溴隐亭片所致的过敏性休克，立即给氧，肌内注射肾上腺素 1.0mg，静脉注射地塞米松 10mg，10% 葡萄糖注射液 500ml 加维生素 C 2.0g，加维生素 B_6 0.1g 静脉滴注，静脉滴注多巴胺 20mg 升压等抢救治疗。15 分钟后患者症状有所缓解，面色渐转红，四肢转暖，脉搏有力，呼吸平稳，胸闷、气促及恶心症状消失，血压回升至 80/60mmHg，继续转入留观室 8 小时后生命体征平稳离院。

分析点评：该患者是用于抑制乳汁的分泌，其服药时间是 9：00，没有在就餐时口服，也没有在服药前 1 小时服用止吐药，明显没按说明书用药，以致此不良反应。

重要提示：提醒需要服此药的患者在就餐时口服或服用本品前 1 小时服用某些止吐药，例如茶苯海明、甲氧氯普胺等。

第二节 巨人症和肢端肥大症

一、疾病简介

巨人症（gigantism）和肢端肥大症（acromegaly）系腺垂体分泌生长激素（growth hormone）过多，引起软组织、骨骼及内脏的增生肥大及内分泌代谢紊乱的疾病。发病在青春期前、骺部未闭合者为巨人症。发病在青春期后、骺部已闭合者为肢端肥大症。多数患者起病在青春期前，至成人后继续发展，形成"肢端肥大性巨人症"。

二、临床特点

1. 特殊面容和体态，如眶上嵴、颧骨及下颌骨增大突出，牙缝增宽，咬合错位。胸骨突出，胸腔前后径增大，骨盆增宽，四肢长骨变粗，手脚掌骨变宽、厚大。皮肤变厚变粗，额部皱褶变深，眼睑肥厚，鼻大而宽厚，唇厚舌肥,声音低沉等。

2. 内分泌代谢紊乱,如女性月经失调、闭经,男性乳房发育、溢乳、性功能减退。可伴有糖尿病或糖耐量异常。少数患者可合并甲状腺功能亢进和1型糖尿病。

3. 脏器肥大常伴有高血压、心脏肥大、左心室功能不全、冠状动脉硬化等,晚期可出现心力衰竭。

4. 肿瘤压迫症状。

三、治疗原则

分基本治疗及对症治疗两部分。前者针对垂体瘤增生所引起的功能亢进等采取以下三种疗法:

1. **手术治疗** 为本病的主要治疗手段。经额开颅手术适用腺瘤大、向鞍上生长者,经蝶窦手术适用于微腺瘤。

2. **放射治疗** 可应用于术前或术后。

3. **药物治疗** 溴隐亭可降低血生长激素(GH)、催乳素(PRL),改善临床症状,改善视野,有利于糖尿病控制,后可复发,宜在术后、放疗尚未达效前应用以缓解临床症状。长期奥曲肽治疗可缩小腺瘤,以便经蝶鞍手术,有较好的效果。

四、治疗药物

赛庚啶 Cyproheptadine

【临床应用】
用于肢端肥大症的辅助治疗。

【用法用量】
口服:一次2~4mg,一天2~3次。

【操作要点】

1. 与中枢神经系统抑制药(如巴比妥类、苯二氮䓬类镇静药、肌松药、麻醉药、止痛药及吩噻嗪类镇静药)或三环类抗抑郁药合用时,可增强中枢抑制作用。

2. 注意患者服药期间是否存在饮酒。

【注意事项】

1. 不良反应 用药后可出现嗜睡或困倦感、口干、口苦、痰液黏稠、便秘等。长期用药可能导致食欲增强、体重增加。

2. 禁用 对本药过敏者、青光眼患者、消化性溃疡、幽门梗阻及尿潴留患者禁用本品。

3. 慎用 老年患者、哺乳期妇女慎用。

4. 药物相互作用 与单胺氧化酶抑制剂合用时，可导致本药的作用和毒性增强，故不宜合用；与促甲状腺素释放激素(TSH)合用时，有可能使血清淀粉酶和催乳素水平增高而影响诊断；与中枢神经系统抑制药或三环类抗抑郁药合用时，可增强中枢抑制作用；与阿托品类药物合用时，可使阿托品样反应增加；与吩噻嗪类药物(如氯丙嗪等)合用还可增加室性心律失常的危险，可降低吗啡的镇痛作用。

【患者用药指导】

1. 用药后应避免长时间暴露于阳光下或日光灯下。

2. 用药后避免从事需要精神高度集中的驾驶机动车、高空作业等操作。

3. 痰液黏稠不易咳出者不宜服用本药。

4. 服用本品期间不得饮酒或含有酒精的饮料。

【应急处置】

用药后若出现中毒症状(如中枢抑制、阿托品样症状)，可对症处理，如催吐、洗胃、使用水杨酸毒扁豆碱、给予泻药等。若血压过低，可使用血管收缩药等。

【典型案例】

患者，女性，50岁，大学讲师。因患扁平苔癣口服赛庚啶 4mg，仅服一次即出现严重嗜睡，于次晨授课时将备课内容全部忘记。嘱其立即停药，多喝水，逐渐恢复。

分析点评：服用赛庚啶出现短暂性记忆力丧失是由

于中枢抑制作用所致,停药后一般不需作特殊处理。

重要提示:赛庚啶是一个典型的 H_1 受体拮抗剂,还具有轻到中度的抗 5- 羟色胺和抗胆碱作用,其常见的副作用为轻、中度的嗜睡、头晕等,服药后应避免从事需要精神高度集中的驾驶机动车、高空作业等操作。

生长抑素 Somatostatin

【临床应用】

用于肢端肥大症。

【用法用量】

肌内注射:150μg,q12h 肌内注射(但不宜长期应用)。治疗过程中应根据血清生长激素的水平调节药物剂量。

【操作要点】【注意事项】【患者用药指导】【应急措施】
参见第七章第十节。

奥曲肽 Octreotide

【临床应用】

用于经手术、放射治疗或多巴胺受体激动剂治疗失败的肢端肥大症患者。可控制症状,降低生长激素(GH)及生长素介质 C 的浓度。也适用于不能或不愿手术的肢端肥大症患者,以及放射治疗尚未生效的间歇期患者。

【用法用量】

皮下注射:初始量为 0.05~0.1mg,每 8 小时 1 次,然后根据血液 GH、胰岛素样生长因子 1(IGF-1)水平、临床症状及耐受性调整剂量(GH 应小于 2.5ng/ml,IGF-1 维持正常范围)。多数患者的一天最适剂量为 0.2~0.3mg,一天最大量不能超过 1.5mg。根据血浆 GH 水平,治疗数月后可酌情减量。一个月后,若 GH 浓度无下降、临床症状无改善,则应停药。

【操作要点】【注意事项】【患者用药指导】【应急措施】
参见第七章第十节。

第三节 成年人腺垂体功能减退症

一、疾病简介

腺垂体功能减退症（hypopituitarism）指腺垂体激素分泌减少，可以是单个激素减少如生长激素（GH）、催乳素（PRL）缺乏或多种激素如促性腺激素（Gn）、促甲状腺激素（TSH）、促肾上腺皮质激素（ACTH）同时缺乏。由于腺垂体分泌细胞是在下丘脑各种激素（因子）直接影响之下，腺垂体功能减退可原发于垂体病变或继发于下丘脑病变，表现为甲状腺、肾上腺、性腺等功能减退和/或鞍区占位性病变。

二、临床特点

存在多个内分泌靶腺功能减退综合征，各综合征可单独或同时存在（取决于垂体破坏的程度与范围）。

1. FSH、LH 和 PRL 分泌不足综合征　产后无乳、乳腺萎缩、闭经、不育，为本症最先出现的特征。毛发常脱落。男性伴阳痿，性欲减退或消失，女性生殖器萎缩，男性睾丸松软缩小。

2. TSH 分泌不足综合征　如同原发性甲减的临床表现，但一般较轻，血清 TSH 水平降低。

3. ACTH 分泌不足综合征　如同原发性肾上腺皮质功能减退者，常有乏力、厌食、体重减轻，但肤色变浅，血清 ACTH 水平正常或降低。

三、治疗原则

1. 针对病因治疗，尤其肿瘤患者可通过手术、放疗和化疗等措施，对于颅内占位性病变，首先必须解除压迫及破坏作用，减轻和缓解颅内高压症状，提高生活质量。

2. 对于出血、休克而引起缺血性垂体坏死，关键在于预防,加强产妇围生期的监护,及时纠正产科病理状态。

3. 腺垂体功能减退症采用相应靶腺激素替代治疗,如改善精神和体力活动,改善全身代谢和性功能,防治骨质疏松,但需要长期、甚至终身维持治疗。

4. 治疗过程中应先补给糖皮质激素,然后再补充甲状腺激素,以防肾上腺危象的发生。

四、治疗药物

氢化可的松 Hydrocortisone

【临床应用】

用于垂体功能减退症。

【用法用量】

肌内注射:一天 20~40mg,静脉滴注一次 100mg,一天 1 次。临用前加 25 倍的氯化钠注射液或 5% 葡萄糖注射液稀释后静脉滴注,可加用维生素 C 0.5~1g。

【操作要点】

1. 因本药注射剂(醇型)中含有 50% 乙醇,故必须充分稀释至 0.2mg/ml 后供静脉滴注用,需大剂量用药时应改用氢化可的松琥珀酸钠。

2. 用药前后及用药时应当检查或监测　①血糖、尿糖或糖耐量试验,尤其糖尿病患者或有患糖尿病倾向者。②眼科检查,注意白内障、青光眼或眼部感染的发生。③血电解质和大便隐血。④血压和骨密度(尤其老年人)。

3. 长程用药后逐渐缓慢减量,并由原来的一天用药数次改为一天上午用药一次或隔日上午用药一次。

4. 长期使用糖皮质激素可发生失钾、缺钙、负氮平衡和垂体肾上腺皮质轴功能的抑制,应补充钾和钙、高蛋白饮食,必要时配合蛋白同化激素等,并限制糖摄入,同时及早采用保护肾上腺皮质功能的措施,如隔日疗法和定期 ACTH 兴奋等。

5. 某些感染时应用糖皮质激素可减轻组织的破坏、减少渗出、减轻感染中毒症状,但必须同时使用有效的抗生素治疗,密切观察病情变化,短期用药后,即应迅速减量、停药。

6. 静脉迅速给予大剂量时可能发生全身性过敏反应。

【注意事项】

1. 不良反应　大剂量或长期应用本类药物,可引起医源性库欣综合征,表现为满月脸、向心性肥胖、紫纹、出血倾向、痤疮、糖尿病倾向(血糖升高)、高血压、骨质疏松或骨折(包括脊椎压缩性骨折、长骨病理性骨折)等。还可见血钙降低、血钾降低、广泛小动脉粥样硬化、下肢水肿、创口愈合不良、月经紊乱、股骨头缺血性坏死以及精神症状(如欣快感、激动、不安、谵妄、定向力障碍等)等。其他不良反应还包括肌无力、肌萎缩、胃肠道刺激(恶心、呕吐)、消化性溃疡或肠穿孔、胰腺炎、水钠潴留(血钠升高)、水肿、青光眼、白内障、眼压增高、良性颅内压升高综合征等。另外,使用糖皮质激素还可并发(或加重)感染。

2. 禁用　对肾上腺皮质激素类药物过敏者;严重的精神病(过去或现在)和癫痫、活动性消化性溃疡、新近胃肠吻合手术、骨折、创伤修复期、角膜溃疡、肾上腺皮质功能亢进症、高血压、糖尿病、孕妇、未能控制的感染(如水痘、麻疹、真菌感染)、较重的骨质疏松、动脉粥样硬化、心力衰竭或慢性营养不良。

3. 慎用　心脏病或急性心力衰竭、糖尿病、憩室炎、情绪不稳定和有精神病倾向、全身性真菌感染、青光眼、肝功能损害、眼单纯疱疹、高脂蛋白血症、高血压、甲减(此时糖皮质激素反应增强)、重症肌无力、骨质疏松、胃溃疡、胃炎或食管炎、肾功能损害或结石、结核病等。

4. 药物相互作用 与拟胆碱药（如新斯的明、吡斯的明）合用，可增强后者的疗效；本药有可能使氨茶碱血药浓度升高；可降低血浆水杨酸盐的浓度，可增强对乙酰氨基酚的肝毒性；避孕药或雌激素制剂可加强本药的治疗作用和不良反应；与强心苷合用可提高强心效应，但也增加洋地黄毒性及心律紊乱的发生，故两者合用时应适当补钾；与蛋白质同化激素合用，可增加水肿的发生率，使痤疮加重；与两性霉素 B 和碳酸酐酶抑制药等排钾利尿药合用时可致严重低血钾；长期与碳酸酐酶抑制药合用，易发生低血钙和骨质疏松；与抗胆碱能药（如阿托品）长期合用，可致眼压增高；三环类抗抑郁药可使本药引起的精神症状加重；可增强异丙肾上腺素的心脏毒性作用；与单胺氧化酶抑制药合用时，可能诱发高血压危象；与免疫抑制剂合用，可增加感染的危险性；苯妥英钠和苯巴比妥可加速本类药物的代谢灭活（酶诱导作用），降低药效；可降低抗凝药、神经肌肉阻滞药的药理作用；甲状腺激素、麻黄碱、利福平等药可增加本药的代谢清除率，合用时应适当调整本药剂量；本药可促进异烟肼、美西律在体内代谢，降低后者血药浓度和疗效；考来烯胺、考来替泊等可减少本类药的吸收。

【患者用药指导】

1. 本药及其他糖皮质激素类药物可透过胎盘，人类使用药理剂量的糖皮质激素可增加胎盘功能不全、死胎的发生率。孕妇不宜使用。

2. 哺乳期妇女如接受药理性大剂量的糖皮质激素，不应哺乳。

3. 老年患者用糖皮质激素易发生高血压及糖尿病，老年患者尤其是更年期后的女性应用糖皮质激素易加重骨质增生。

4. 与降糖药合用时，可使糖尿病患者的血糖升高，应适当调整降糖药剂量。

【应急处置】

药物过量可引起类肾上腺皮质功能亢进综合征。如及时发觉并停药症状可自行消退,症状严重者可进行相对应症治疗。

【典型案例】

患者,女性,77岁,临床诊断为垂体危象,于1月9日给予氢化可的松100mg+葡萄糖氯化钠注射液500ml,1日1次,静脉滴注。第2天患者出现精神症状,表现为幻觉、躁动、谵妄,患者神志尚清楚,但精神症状明显,定向力障碍。考虑精神症状可能为氢化可的松所致的不良反应,停用氢化可的松,改口服醋酸泼尼松7.5mg/d替代治疗。1月11日患者仍有精神症状,幻觉明显,睡眠欠佳,生命体征及血糖平稳。1月12日,患者仍有幻觉,但躁动较前减轻。1月13日患者精神症状消失。

分析点评:氢化可的松主要的不良反应有医源性库欣综合征、精神症状、并发感染及停药综合征。本例患者垂体瘤术后,腺垂体功能减退,机体糖皮质激素长期处于低水平状态,除了激素对中枢神经系统的直接作用,患者本身合并低血糖、电解质紊乱,使得患者对外源性糖皮质激素异常敏感。

重要提示:在临床应用中应严格掌握糖皮质激素的临床应用指征和使用原则,重视糖皮质激素的不良反应;使用过程中要严密监测,对于高危群体,用药期间更要加强监测,一旦发现精神异常的症状应尽快减量或停药。

左甲状腺素钠 Levothyroxine Sodium

【临床应用】

用于甲状腺功能减退症的长期替代治疗。

【用法用量】

口服:起始剂量为一天25~50μg,起始最大日剂量不超过 100μg。可每隔 2~4 周增加 25~50μg，直至维持正常代谢。一般维持剂量为一天 50~200μg。

【操作要点】

1. 患者在开始应用甲状腺激素治疗或在进行甲状腺抑制试验前，应排除下列疾病或对这些疾病进行治疗：冠状动脉供血不足、心绞痛、动脉硬化、高血压、垂体功能不足、肾上腺功能不足和自主性高功能性甲状腺瘤。

2. 对合并冠状动脉供血不足、心功能不全或者快速型心律失常的患者必须注意避免应用左甲状腺素引起的即便是轻度的甲亢症状。因此，应该经常对这些患者进行甲状腺激素水平的监测。

3. 对于继发的甲状腺功能减退症，在用本品进行替代治疗之前必须确定其原因，必要时，应进行糖皮质激素的补充治疗。

4. 对于怀疑有自主性高功能性甲状腺腺瘤，治疗开始前应进行 TRH 试验或得到其抑制性核素显像图。

5. 一旦确定了左甲状腺素的治疗，在更换药品的情况下，建议根据患者临床反应和实验室检查的结果调整其剂量。

6. 本药可能会导致口服抗糖尿病药或胰岛素剂量的增加，使用本药的初始阶段以及改变剂量时(包括停药)，需监测糖尿病患者的血糖情况，以适当调整糖尿病治疗药物的剂量。

7. 老年患者对本药较敏感，一般从小剂量开始，缓慢增加剂量，并严密监测甲状腺激素水平。

8. 治疗期间应检测血 T_3、T_4 或血清游离三碘甲状腺素原氨酸(FT_3)、血清游离甲状腺素(FT_4)、超敏血清促甲状腺素(老年患者应每 3 个月监测一次)。

【注意事项】

1. 不良反应 少数患者由于对剂量不耐受或服用过量，特别是治疗开始时剂量增加过快，可能出现心动过速、心悸、心绞痛、心律失常、头痛、神经质、兴奋、不安、失眠、骨骼肌疼挛、肌无力、震颤、出汗、潮红、发热、腹泻、体重减轻等类似甲状腺功能亢进症状，但减量或停药数天后上述症状会逐渐消失。

2. 禁用 对本药过敏者；非甲状腺功能低下性心力衰竭、快速性心律失常以及近期出现心肌梗死的患者；各种原因引起的甲状腺功能亢进者。

3. 慎用 动脉硬化、心绞痛、冠心病、高血压、心肌缺血等心脏疾病患者；糖尿病患者；心肌梗死的患者；各种原因引起的甲状腺功能亢进者。

4. 药物相互作用 抗惊厥药(如卡马西平、苯妥英钠等)可加快本药代谢；考来烯胺等胆汁酸多价螯合剂及含钙、镁、铝的抗酸药可减少本药吸收；本药可增加苯妥英钠的血药浓度；与氯胺酮同时应用时，会引起血压升高和心动过速；可增强抗凝药(如双香豆素)的抗凝作用，可能引起出血；与三环类抑郁药合用时，两者的药效及不良反应均增强；本药可能会导致口服抗糖尿病药或胰岛素剂量的增加。

【患者用药指导】

1. 妊娠期间，本品不用于与抗甲状腺药物联用治疗甲状腺功能亢进。

2. 对于患有甲状腺功能减退症和骨质疏松症风险增加的绝经后妇女，应避免超生理血清水平的左甲状腺素，应密切监测其甲状腺功能。

3. 本药一天只需用药一次，应于空腹时服用(最好在早餐前半小时)。

4. 每天按时用药，甲状腺功能减退者一般要终身替代治疗。治疗期间应根据临床反应及有关实验室检查结果以调整剂量。

【应急处置】

如果超过个体的耐受剂量或者过量服药，特别是由于治疗开始时剂量增加过快，可能出现下列甲状腺功能亢进的临床症状，包括心律失常、心动过速、心悸、心绞痛、头痛、肌肉无力和痉挛、潮红、发热、呕吐、月经紊乱、假脑瘤、震颤、坐立不安、失眠、多汗、体重下降和腹泻。

应该减少患者的每天剂量或停药几天。一旦上述症状消失后，患者应小心地重新开始药物治疗。

【典型案例】

患者，女，63岁。查体时发现甲状腺功能异常，TSH：7.51Mu/L，甲状腺球蛋白抗体（TGA）：70.8%，甲状腺微粒体抗体（TMA）：55.3%，余项均正常。遵医嘱服用左甲状腺素钠25μg/d，服用3个月后，抽血复查后发现，血糖6.38mmol/L，糖化血红蛋白：6.1%，尿素氮9.50mmol/L，尿隐血＋。既往无其他病史，也无其他药物过敏史，停药后1个月余复查，各项指标均正常。

分析点评：左甲状腺素钠所含的合成左甲状腺素与甲状腺自然分泌的甲状腺素相同。它与内源性激素一样，在外周器官中被转化为T_3，然后通过与T_3受体结合发挥其特定作用。人体不能够区分内源性或外源性的左甲状腺素。甲状腺激素能够促进小肠黏膜对糖的吸收，并且加强肾上腺素、胰高血糖素、皮质醇、生长素的升血糖作用。

重要提示：开始甲状腺激素治疗时，应经常监测患者的血糖水平。

第四节　生长激素缺乏性侏儒症

一、疾病简介

生长激素缺乏性侏儒症（growth hormone deficiency dwarfism，GHD）又称垂体性侏儒症（pituitary dwarfism），是指由于先天性基因缺陷和突变（遗传性），脑、垂体发育畸形(先天器质性),颅内肿瘤、感染、肉芽肿、放疗(获得性)或原因不明(特发性)等引起垂体生长激素(GH)不足或缺乏,导致生长、发育障碍、身材矮小等。

二、临床特点

1. 身材矮小 一般认为其身高与同地区、同性别、同年龄正常儿童身高均值相比低2个标准差(SD)以上者,但肢体匀称,即上身与下身比例正常。

2. 生长速度缓慢 为GH缺乏症的重要特征。一般认为,每年生长速度在3岁以下时低于7cm、3岁至青春期小于4~5cm、青春期间小于5.5~6.0cm者为生长缓慢。

3. 营养状况 除伴宫内发育不良者可有营养不良、消瘦外,一般本症患者的体重等于或大于同身高儿童,腹脂堆积,可呈轻度向心性肥胖,皮褶厚度可在正常上限范围内。面容幼稚,常呈圆形(娃娃面容),面中线发育不全,男孩常呈外生殖器发育不良,睾丸、阴茎皆小,易发生低血糖。患儿智力正常,出换牙、骨龄及青春发育均延迟。性器官不发育或第二性征缺乏,智力与年龄相称。

三、治疗原则

1. 生长激素替代治疗 及时、适量地补充GH是本症治疗的关键和根本措施。因身高发育有其固有的规律,故应强调早期诊断、早期治疗,尤应抓住青春发育期这一生长高峰期,及时补充GH,以达到成年正常或接近正常值的身高。

2. 生长激素释放激素及胰岛素样生长因子-1 除Turner综合征外,一般对青春前期儿童不应用性激素,仅对体质性生长及青春延迟的本症患者,可在适当时机合用小剂量性激素;男孩于13~14岁、女孩在12~13岁短期试用,服用3~4个月。

四、治疗药物

重组人生长激素
Recombinant Human Growth Hormone

【临床应用】

用于已明确的下丘脑-垂体疾病所致的生长激素缺乏症和经两种不同的生长激素刺激试验确诊的生长激素显著缺乏。

【用法用量】

皮下注射：通常推荐从低剂量开始，如一天 0.5U（0.17mg）或最大一天 0.02U/kg，相当于一天 0.007mg/kg；经过 1~2 个月的治疗，可将剂量逐步调整至一天 0.04U/kg，相当于一天 0.013mg/kg。血清中胰岛素样生长因子-1（IGF-1）的水平可作为剂量参考。随年龄增长剂量降低。

【操作要点】

1. 在医生指导下用于明确诊断的患者。

2. 糖尿病患者可能需要调整抗糖尿病药物的剂量。

3. 同时使用皮质激素会抑制生长激素的促生长作用，因此患 ACTH 缺乏的患者应适当调整其皮质激素的用量，以避免其对生长激素产生的抑制作用。

4. 有时生长激素可导致过度胰岛素状态，因此必须注意患者是否有葡萄糖耐量减低的现象。

5. 治疗期间血糖高于 10mmol/L，则需胰岛素治疗。如一天使用 150U 以上胰岛素仍不能有效控制血糖，则应停用本品。

【注意事项】

1. 不良反应　较常见的有发热、头痛、咳嗽、喉炎、鼻炎、中耳炎、支气管炎或其他感染性病变。偶见皮下脂肪萎缩、氨基转移酶升高、呕吐、腹痛、一过性高血糖现象。

2. 禁用　对本药过敏者、恶性肿瘤患者或有肿瘤进展症状者,糖尿病患者,颅内进行性病损者,孕妇、哺乳期妇女,严重全身性感染等危重患者在急性休克期内。

3. 慎用 脑肿瘤引起的垂体性身材矮小患者、心脏或肾脏疾病患者、糖耐量减低者。

4. 药物相互作用 与糖皮质激素合用,其促进生长的效能可被抑制。蛋白同化激素、雄激素、雌激素与本药同用时,可加速骨骺提前闭合。

【患者用药指导】

1. 患者应定期进行甲状腺功能的检查,必要时给予代谢甲状腺素的补充。

2. 患内分泌疾患(包括生长激素缺乏症)的患者可能发生股骨头骺板滑脱,在生长激素的治疗期若服药应注意评估。

3. 应常变动注射部位以防脂肪萎缩。

第五节 尿 崩 症

一、疾病简介

尿崩症(diabetes insipidus, DI)是指精氨酸加压素(arginine vasopressin, AVP)又称抗利尿激素(antidiuretic hormone, ADH)严重缺乏或部分缺乏(称中枢性尿崩症)或肾脏对 AVP 不敏感(肾性尿崩症),至肾小管重吸收水的功能障碍,从而引起多尿、烦渴、多饮与低比重尿和低渗尿为特征的一组综合征。

二、临床特点

主要临床表现为多尿、烦渴与多饮,起病常较急,一般起病日期明确。24 小时尿量可多达 5~10L,一般不超过 18L,因鞍区肿瘤过大或向外扩展者,常有蝶鞍周围神经组织受压表现,如视力减退、视野缺失;有渴觉障碍者,可出现脱水、高钠血症、高渗状态、发热、抽搐等,甚至脑血管意外。

三、治疗原则

1. 特发性尿崩症 ①激素替代疗法:抗利尿激素类,通过提高集合管上皮细胞的通透性而增加水的重吸收,使尿量减少,尿渗透压增高,产生抗利尿作用。常用去氨加压素、鞣酸加压素。②抗利尿药物:氯磺丙脲可降低游离水的清除,对部分尿崩症患者,可加强残存的抗利尿激素作用。氯贝丁酯对 ADH 部分缺乏的尿崩症、脑外伤术后一过性尿崩症有效。卡马西平能刺激 AVP 分泌,使尿量减少,但作用不及氯磺丙脲。其他还有氢氯噻嗪。

2. 继发性尿崩症应尽量治疗其原发病。

四、治疗药物

鞣酸加压素 Vasopressin Tannic Acid

【临床应用】

用于中枢性尿崩症。

【用法用量】

皮下或肌内注射:一次 3mg,一天 2~3 次。

【操作要点】

1. 加压素水剂注射液一般不作为长期治疗用药,可在手术、外伤、昏迷时短期或临时使用。

2. 本药注射液经静脉或动脉给药后可出现室性心律不齐,末梢血管注射后可致皮肤坏疽。注射部位易出现血栓及局部刺激,在同一部位重复肌内注射,可引起局部严重炎症反应,故应注意更换注射部位。

3. 注射前需震荡摇匀 5 分钟以上后瓶底边缘无红色药粒沉淀。

4. 治疗尿崩症时禁止静脉给药，必须注射在肌肉内，静脉给药仅在紧急处理消化道出血时才采用。

5. 上次注射的作用过后才可下一次用药。

【注意事项】

1. 不良反应 大剂量可引起明显的不良反应，如恶心、皮疹、痉挛、盗汗、腹泻、嗳气等，对于妇女可引起子宫痉挛。此外，还可引起高钠血症、水潴留以及过敏反应，如荨麻疹、发热、支气管痉挛、神经性皮炎及休克。严重时可引起冠脉收缩、胸痛、心肌缺血或梗死等。

2. 禁用 对本品过敏者；妊娠期及哺乳期妇女；动脉硬化、心力衰竭、冠心病、高血压患者；肾功能不全氮质血症期。

3. 慎用 不能耐受快速细胞外液潴留的患者；癫痫、偏头痛、哮喘患者。

4. 药物相互作用 尚不明确。

【患者用药指导】

用药期间避免过量饮水。

【应急处置】

用药后如出现面色苍白、出汗、心悸、胸闷、腹痛、过敏性休克等，应立即停药。

氯磺丙脲 Chlorpropamide

【临床应用】

用于中枢性尿崩症。

【用法用量】

口服：每天 0.1~0.2g，一次服，每 2~3 天按需递增 50mg，最大剂量 0.5g。联合应用另一种抗利尿剂时，剂量减少。

【注意事项】

1. 不良反应 可有腹泻、恶心、呕吐、头痛、胃痛或不适，少见皮疹、黄疸、骨髓抑制等，可引起水钠潴留、低血钠症。

2. 禁用　对磺胺药过敏者，白细胞减少的患者，1型糖尿患者，2型糖尿患者伴有酮症酸中毒、昏迷、严重烧伤、感染、外伤和重大手术等应激情况，肝、肾功能不全和心衰患者，对磺胺药过敏者。

3. 慎用　体质虚弱、高热、恶心和呕吐、甲状腺功能亢进、老年人慎用。

4. 药物相互作用　与β受体拮抗剂同用，可增加低血糖的危险，而且可掩盖低血糖的症状；氯霉素、胍乙啶、胰岛素、单胺氧化酶抑制剂、保泰松、羟布宗、丙磺舒、水杨酸盐、磺胺类可加强本药降血糖作用；肾上腺皮质激素、肾上腺素、苯妥英钠、噻嗪类利尿剂、甲状腺素可增加血糖水平，与本类药同用时，可能需增加本类药的用量；香豆素类抗凝剂与本类药同用时，最初彼此血浆浓度皆升高，但以后彼此血浆浓度皆减少，故需要调整两者的用量。

【患者用药指导】

1. 应定期监测血糖、尿糖、尿酮体、尿蛋白和肝、肾功能，并进行眼科检查等。

2. 不要在晚上、尤其不进食情况下服药，易发生低血糖，引起低血糖反应时间持久而严重，纠正低血糖后也要注意观察3~5天。

3. 服药期间应禁止饮酒。

【应急处置】

如果患者发生低血糖反应，应及时纠正。

第六节　甲状腺肿

一、疾病简介

单纯性甲状腺肿(simple goiter)又称非毒性甲状腺肿

（nontoxic goiter），是由于缺碘、碘过量、致甲状腺肿物质或先天性缺陷等因素，导致甲状腺激素生成障碍或需求增加，使甲状腺激素相对不足、垂体分泌 TSH 增多致甲状腺代偿性肿大，但不伴有甲状腺功能异常。分为地方性和散发性甲状腺肿。

二、临床特点

1. 在缺碘地区或女性甲状腺激素生理需要增加时，发生甲状腺弥漫性肿大，病程进展缓慢。

2. 血清甲状腺激素和 TSH 水平正常。

3. 甲状腺摄碘率正常或偏高，无高峰前移，且 Ts 抑制试验正常。

4. 甲状腺放射性核素扫描早期呈均质分布，晚期放射性分布不均匀。结节囊性变时为"冷"结节，功能自主性结节时为"热"结节。

5. TGAb 和 TPO-Ab 的阳性率与正常人相仿。

三、治疗原则

1. 除非在确定为缺碘地区，否则不宜采用高碘饮食及碘剂治疗，因摄入碘过多可抑制甲状腺激素的合成与分泌，导致 TSH 升高，促使甲状腺进一步肿大，甚至诱发甲状腺自身免疫反应，导致甲状腺功能亢进症的发生。

2. 有下列情况者应行手术治疗　①巨大甲状腺肿及胸骨后甲状腺压迫气管、食管或喉返神经而影响生活或工作者；②结节性甲状腺肿疑有恶变者。术后长期服用甲状腺激素，以防甲状腺肿复发及发生甲状腺功能减退。

3. 宜早期应用甲状腺激素，纠正甲状腺激素绝对或相对不足，也可使甲状腺缩小。

四、治疗药物

碘化钾 Potassium Iodide

【临床应用】

用于地方性甲状腺肿的预防及治疗。

【用法用量】

口服：预防地方性甲状腺肿：根据当地缺碘情况而定，一般一天 100μg（以碘计）。治疗地方性甲状腺肿：早期患者一天 1~10mg，连服 1~3 个月。休息 30~40 天。1~2 个月后，剂量可渐增至一天 20~25mg，总疗程 3~6 个月。

【操作要点】

1. 应用本品能影响甲状腺功能或影响甲状腺吸碘率的测定与甲状腺核素扫描显像结果，这些检查均应安排在应用本品前进行。

2. 用于甲状腺功能亢进症危象时，必须配合使用硫脲类药物。

3. 本药抑制甲状腺激素分泌作用短暂（最多维持 2 周），服用时间过长时，不仅作用消失，且可使病情加重，因此不能作为常规的抗甲状腺药。

4. 用于甲状腺功能亢进症的术前准备时，患者应先服一段时间的硫脲类药物，在症状和基础代谢率基本控制后，于术前 2 周再服用本药。

【注意事项】

1. 不良反应 可发生过敏反应，可于用药后立即出现，也可于几小时后出现；其他可见关节疼痛、淋巴结肿大、恶心、呕吐、腹痛、腹泻、甲状腺功能紊乱、甲状腺肿、动脉周围炎、类白血病样嗜酸性粒细胞增多。长期服用本药可出现口内金属味、喉部烧灼感、流涎、鼻炎、眼部刺激症状等慢性碘中毒症状，也可出现高钾血症。

2. 禁用 对碘化物过敏者；妊娠期及哺乳期妇女。

3. **慎用**　口腔疾病患者,急性支气管炎、肺水肿及肺结核病患者,高钾血症患者,肾功能不全者。

4. **药物相互作用**　与其他抗甲状腺药或锂盐合用,可致甲状腺功能低下和甲状腺肿大;与血管紧张素转化酶抑制药或保钾利尿药合用时,易致高钾血症,合用时应监测血钾;与 ^{131}I 合用时,可减少甲状腺组织对 ^{131}I 的摄取。

【患者用药指导】

1. 大量饮水和增加食盐摄入量,可加速碘的排泄。

2. 长期服用本药可出现口内金属味、喉部烧灼感、流涎、鼻炎、眼部刺激症状等慢性碘中毒症状,也可出现高钾血症(表现为神志模糊、心律失常、手足麻木刺痛、下肢沉重无力)。

【应急处置】

碘化钾急性中毒主要为过敏性休克,发生后应立即静脉注射或肌内注射肾上腺素,静脉滴注氢化可的松 100~200mg,静脉注射苯海拉明 50mg,吸氧。喉头水肿要尽早行气管切开。

【典型案例】

患者,男,44岁。诊断为右肺上叶低分化癌伴胸膜腔种植转移。术后拟行放射免疫治疗。治疗前查促甲状腺激素 0.479mU/L、游离三碘甲状腺原氨酸 2.2pmol/L、游离甲状腺素 9.8pmol/L。血常规:血红蛋白 106g/L、白细胞计数 $15.96 \times 10^9/L$。于术后第 2 天开始口服 10% 复方碘化钾溶液(10 滴,每天 3 次)封闭甲状腺。首次服药 2 小时后患者出现腹泻,初为黄色糊状稀便,伴腹胀、腹痛,无压痛,肠鸣音稍弱,无发热。给予禁食、静脉补液并停用复方碘化钾,腹泻未见好转。查大便常规:黄色水样便,白细胞(+/ 高倍镜野),红细胞及脓细胞(-),隐血试验阳性。查血淀粉酶 13IU/L、脂肪酶 12IU/L、尿淀粉酶 80IU/L。6 小时后患者仍腹痛,无加重。腹泻呈水样便,20~30 分钟 1 次,持续至第 2 天晨,共解大便 20 余次,无发热、腹部绞痛和里急后重。全腹部增强 CT 示:腹腔积液、肠系膜肿胀;结肠及各段肠壁明显水肿,黏膜及浆膜面明显强化,考虑缺血性或炎性改变。诊断为复方碘化钾过敏性腹泻。该患者经禁食、静脉营养支持、止泻、预防感染并给予地塞米松 10mg/d 静脉注射,共 3 天;利尿、静脉补充人血白蛋白 20g/d,共 6 天;治疗后第 2 天腹泻次数明显减少,4~5 次 /d。

分析点评:口服碘化钾后不良反应较少,主要副作用有胃肠功能失调、过敏反应和皮疹等症状较轻,停药后多可自行缓解。本例患者出现严重肠道过敏表现,按照过敏反应进行治疗后好转。

重要提示:口服碘化钾后的各种副作用应引起足够重视,使用前应常规询问患者有无与碘相关的过敏史,并行甲状腺功能检查。复方碘化钾溶液因刺激性大,又为高渗液,宜使用温开水、果汁或牛奶等稀释后口服,以减轻对胃肠道的刺激。

第七节 甲状腺功能亢进症

一、疾病简介

甲状腺功能亢进症(hyperthyroidism)简称甲亢,是指甲状腺腺体本身产生甲状腺激素过多而引起的甲状腺毒症,其病因包括弥漫性甲状腺肿(graves disease)、结节性毒性甲状腺肿和甲状腺自主高功能腺瘤(plummer disease)等。

二、临床特点

心慌、心动过速、怕热、多汗、食欲亢进、消瘦、体重下降、疲乏无力及情绪易激动、性情急躁、失眠、思想不集中、眼球突出、手舌颤抖、甲状腺肿或肿大,女性可有月经失调甚至闭经,男性可有阳痿或乳房发育等。甲状腺肿大呈对称性,也有的患者是非对称性肿大,甲状腺肿或肿大会随着吞咽上下移动,也有一部分甲亢患者有甲状腺结节。

三、治疗原则

1. 一般治疗　适当休息,注意补充足够热量和营养,包括糖、蛋白质和 B 族维生素等。精神紧张、不安或失眠较重者,可给予镇静药。

2. 放射性 ^{131}I 治疗　甲状腺具有高度选择性聚碘的能力,^{131}I 可放出 β 和 γ 射线(99% 为 β 线,1% 为 γ 线),达到治疗的目的,其效果等同外科手术切除。

3. 手术治疗　甲状腺次全切除能使 90% 以上患者得到痊愈。

4. 药物治疗　主要是影响甲状腺激素的合成和分泌,应用抗甲状腺药;β 受体拮抗剂纠正甲亢患者心动过速。

四、治疗药物

丙硫氧嘧啶 Propylthiouracil

【临床应用】

用于各种类型的甲状腺功能亢进症,尤其适用于:病情较轻,甲状腺轻至中度肿大患者;老年患者;甲状腺手术后复发,又不适于放射性 ^{131}I 治疗者;手术前准备;作为 ^{131}I 放疗的辅助治疗。

【用法用量】

口服:视病情轻重介于 150~400mg(3~8 片),分次口服,一天最大量 600mg(12 片)。病情控制后逐渐减量,维持量每天 50~150mg(1~3 片),视病情调整。

【操作要点】

1. 可使凝血酶原时间延长,GOT、GPT、碱性磷酸酶

（ALP）、胆红素（BIL）升高。

2. 在治疗过程中，应定期检查血常规及肝功能，出现肝功能损害时，应停药，并予以支持治疗。

3. 用药剂量应个体化。根据病情、治疗反应及甲状腺功能检查结果及时调整剂量。用药过程中若出现甲状腺功能减退表现及血 TSH 水平升高，应减量或暂时停药，同时辅以甲状腺激素制剂。

4. 放射性碘治疗前 2~4 天应停用本药，以减少对放射性碘摄取的干扰；治疗后 3~7 天可恢复用药，以促使甲状腺功能恢复正常。

5. 白细胞计数低于 $4 \times 10^9/L$（或中性粒细胞低于 $1.5 \times 10^9/L$）时，应停药或调整用量。

6. 老年人或肾功能不全的患者药物半衰期延长，用量应减少。

【注意事项】

1. 不良反应　常见有头痛，眩晕，关节痛，唾液腺和淋巴结肿大以及胃肠道反应；也有皮疹、药热等过敏反应，有的皮疹可发展为剥脱性皮炎。个别患者可致黄疸和中毒性肝炎。最严重的不良反应为粒细胞缺乏症，故用药期间应定期检查血象，白细胞数低于 $4 \times 10^9/L$ 或中性粒细胞低于 $1.5 \times 10^9/L$ 时，应按医嘱停用或调整用药。

2. 禁用　严重肝功能损害、白细胞严重缺乏、对硫脲类药物过敏者、哺乳期妇女。

3. 慎用　外周血白细胞偏低、肝功能异常患者、孕妇。

4. 药物相互作用　本药可增强抗凝血药的抗凝作用；对氨基水杨酸、保泰松、巴比妥类、酚妥拉明、妥拉唑林、维生素 B_{12}、磺胺类、磺酰脲类等都可能抑制甲状腺功能，引起甲状腺肿大，与本药合用时须注意。

【患者用药指导】

1. 应定期检查血象及肝功能。

2. 一天剂量应分次口服（量小时也可顿服），间隔时间尽可能平均。

3. 服用本药期间应避免摄入高碘食物或含碘药物。

4. 服用本品前应避免服用碘剂。但用于甲状腺危象时,可能需要合用碘剂。

5. 老年人尤其肾功能减退者,用药量应减少。如发现甲状腺功能减退时,应加用甲状腺素片。

【应急处置】

如发生甲状腺功能减退时,应及时减量或加用甲状腺素片。

【典型案例】

患者,男,34岁,诊断为甲状腺功能亢进。自7月3日起服丙硫氧嘧啶片100mg,tid,辅以左甲状腺素钠片50μg,bid。患者自觉药物治疗效果欠佳,于9月23日入院治疗诊断为"甲状腺功能亢进、药源性肝功能损害"。入院后给患者口服丙硫氧嘧啶片100mg,tid,左甲状腺素钠片25μg,bid治疗甲亢;口服葡醛内酯和护肝胶囊、静脉滴注三磷酸胞苷二钠、维生素C、硫普罗宁、肝水解肽治疗药源性肝功能损害。10月26日复查,GPT 143IU/L,GOT 59IU/L,总胆红素(TBIL)9.20μmol/L,直接胆红素(DBIL)3.10μmol/L,γ-谷氨酰转肽酶(GGT)66IU/L,患者睡眠改善,消瘦、乏力伴焦躁易怒等症状明显好转,随后出院。

分析点评:丙硫氧嘧啶较多见的不良反应为皮疹或皮肤瘙痒、轻度白细胞减少,其他的有恶心、呕吐、腹痛、关节痛等,罕见肝炎、肺炎、肾炎等。本例患者在使用丙硫氧嘧啶的基础上合并使用了左甲状腺素片,但患者肝炎病毒分型及抗体阴性,在院外用药的过程中GPT持续上升,基本可肯定肝功能损害是丙硫氧嘧啶引起的。

重要提示:临床应用丙硫氧嘧啶时应加强肝功能监测,尤其是最初服药的3个月内;一旦出现肝功能损害,应采取积极措施保护肝脏,必要时可停药,避免肝功能损害加重。

甲巯咪唑 Thiamazole

【临床应用】

用于各种类型的甲状腺功能亢进症,包括格雷夫斯病、甲状腺腺瘤、结节性甲状腺肿及甲状腺癌所引起者。在格雷夫斯病中,尤其适用于:①病情较轻,甲状腺轻至中度肿大患者;②青少年、老年患者;③甲状腺手术后复发,又不适于用放射性 ^{131}I 治疗者;④手术前准备;⑤作为 ^{131}I 放疗的辅助治疗。

【用法用量】

口服:开始剂量一般为一天 30mg,视病情轻重调节为 15~40mg,一天最大量 60mg,分次口服;病情控制后,逐渐减量,每天维持量视病情需要介于 5~15mg,疗程一般 18~24 个月。

【操作要点】

1. 用药前后及用药时应当检查或检测血常规、肝功能、甲状腺功能。

2. 用药剂量应个体化。应根据病情、治疗反应及甲状腺功能检查结果及时调整剂量。用药过程中若出现甲状腺功能减退表现及血 TSH 水平升高,应减量或暂时停药,同时辅以甲状腺激素制剂。

3. 本药并非治疗甲状腺危象的首选药物,但在必要时,配合使用较大剂量的普萘洛尔,本药也可用于甲状腺危象。

【注意事项】

1. 不良反应 较多见皮疹、皮肤瘙痒及白细胞减少。较少见严重的粒细胞缺乏,可能出现再生障碍性贫血。少见血小板减少、凝血因子Ⅱ或因子Ⅶ降低。可见味觉减退、恶心、呕吐、上腹不适、关节痛、头晕头痛、脉管炎、红斑狼疮样综合征。

2. 禁用 对本药过敏者、哺乳期妇女禁用。

3. 慎用 对其他甲巯咪唑复合物过敏者、血白细胞计数偏低者、肝功能不全者。

4. 药物相互作用 本药降低抗凝药的疗效。与抗凝药合用时，应密切监测凝血酶原时间和国际标准化比值（INR）；对氨基水杨酸、保泰松、巴比妥类、酚妥拉明、妥拉唑林、维生素 B_{12}、磺胺类、磺酰脲类等都可能抑制甲状腺功能，引起甲状腺肿大，与本药合用时须注意。

【患者用药指导】

1. 一天剂量应分次口服（量小时也可顿服），间隔时间尽可能平均。

2. 放射性碘治疗前 2~4 天应停用本药，以减少对放射性碘摄取的干扰；治疗后 3~7 天可恢复用药，以促使甲状腺功能恢复正常。

3. 服用本药期间应避免摄入高碘食物或含碘药物，以免病情加重，致抗甲状腺药效果减低、用药量增加和／或用药时间延长。

【应急处置】

1. 当出现甲状腺功能减退时应减量或暂时停药，并加用甲状腺激素制剂（如甲状腺素片）。

2. 出现粒细胞缺乏或肝功能损害时，应停药，并予以支持治疗。

3. 出现皮疹或皮肤瘙痒时需根据情况停药或减量，并加用抗过敏药物，待过敏反应消失后换一种制剂或再重新由小剂量开始用药。如出现严重皮疹或颈淋巴结肿大等严重不良反应时应停药观察，改用 ^{131}I 治疗或用碘剂准备后及时手术治疗。

卡比马唑 Carbimazole

【临床应用】

用于各种类型的甲状腺功能亢进症，尤其适用于：

病情较轻,甲状腺轻至中度肿大患者、老年患者、甲状腺手术后复发,又不适于用放射性 ^{131}I 治疗者、手术前准备、作为 ^{131}I 放疗的辅助治疗。

【用法用量】

口服:开始剂量一般为一天 30mg,视病情轻重调节为 15~40mg,一天最大量 60mg,分次口服;病情控制后,逐渐减量,每天维持量视病情需要介于 5~15mg,疗程一般 18~24 个月。

【操作要点】

1. 应注意对诊断的干扰:甲巯咪唑可使凝血酶原时间延长,并使血清碱性磷酸酶、GOT 及 GPT 增高,还可能引起血胆红素及血乳酸脱氢酶升高。

2. 用药前后及用药时应当检查或监测服药期间宜定期检查甲状腺激素水平、血常规及肝功能。

3. 本药不适用于甲状腺危象的治疗。

【注意事项】

1. 不良反应　血液白细胞减少较多见,皮肤较多见皮疹或皮肤瘙痒;消化系统可有味觉减退、恶心、呕吐、上腹部不适;罕见肝功能损害,导致血清碱性磷酸酶、谷草转氨酶(GOT)、谷丙转氨酶(GPT)、血乳酸脱氢酶及血胆红素升高;神经系统可见头晕、头痛;心血管系统可见脉管炎;泌尿生殖系统可见肾炎等;呼吸系统罕见间质性肺炎;其他可见关节痛、红斑狼疮样综合征。

2. 禁用　对本药或甲巯咪唑过敏者、哺乳期妇女。

3. 慎用　孕妇,肝功能异常、外周血白细胞数偏低者。

4. 药物相互作用　本药可降低地高辛的血药峰浓度,影响地高辛的疗效;本药降低抗凝药的疗效,与抗凝药合用时,应密切监测凝血酶原时间(PT)和国际标准化比值(INR),夏枯草(bugleweed)可降低血三碘甲状腺原氨酸(T_3)水平,具有抗甲状腺作用,应避免与本药合用;对氨基水杨酸、保泰松、巴比妥类、酚妥拉明、妥拉唑林、维生素 B_{12}、磺胺类、磺酰脲类等都可能抑制甲状腺功能,引起甲状腺肿大,与本药合用时须注意。

【患者用药指导】

服药期间宜定期检查血象。

普萘洛尔 Propranolol

【临床应用】

用于治疗甲状腺功能亢进引起的心率过快。

【用法用量】

口服:一次 10~30mg,一天 3~4 次,饭前、睡前服用,用量根据心律、心率及血压变化及时调整。

【操作要点】

1. 用量必须强调个体化,不同个体、不同疾病用量不尽相同。首次用本药时需从小剂量开始,逐渐增加剂量并密切观察反应以免发生意外。

2. 本药血药浓度不能完全预示药理效应,故应根据心率及血压等临床征象指导临床用药,心动过缓(通常小于 50~55 次/min)时,剂量不能再增。

【注意事项】

1. 不良反应 可出现眩晕、神志模糊、精神抑郁、反应迟钝等中枢神经系统不良反应。

2. 禁用 支气管哮喘、心源性休克、心脏传导阻滞、重度或急性心力衰竭、窦性心动过缓患者禁用。

3. 慎用 糖尿病、肝功能不全、甲状腺功能低下、雷诺综合征或其他周围血管疾病、肾功能衰退者、孕妇及哺乳期妇女慎用。

4. 药物相互作用 与洋地黄苷类同用,可发生房室传导阻滞而致心率过慢;与肾上腺素、苯福林或拟交感胺类同用,可引起显著高血压、心率过慢,也可能出现房室传导阻滞;可影响血糖水平;与异丙肾上腺素或黄嘌呤同用,可使后两者疗效减弱;与单胺氧化酶抑制剂同用,可致极度低血压;与吩噻嗪类同用,可使两者的血药浓度均升高。

【患者用药指导】

1. 本药可空腹服用,也可与食物同时服用。

2. 高血压患者突然停药可引起高血压反跳。因此,长期用药者撤药须逐渐减量,至少经过 3 天,一般为 2 周,同时应尽可能限制体力活动。

【应急处置】

1. 少数患者长期用药可出现心力衰竭,可用洋地黄糖苷类和/或利尿药纠正,并逐渐递减至停用。

2. 本药过量的处理 ①一般情况下应尽快排空胃内容物,预防吸入性肺炎。②心动过缓时给阿托品,慎用异丙肾上腺素,必要时安置人工起搏器。③室性期前收缩时给予利多卡因或苯妥英钠。④心力衰竭时给予吸氧、洋地黄糖苷类药或利尿药。⑤低血压时输液并给予升压药。⑥抽搐时给予地西泮或苯妥英钠。⑦支气管痉挛时给予异丙肾上腺素。

【典型案例】

患者,男,65 岁,被诊断为肝硬化合并门脉高压性胃底静脉曲张破裂。给予 24 小时输鲜血 800ml,垂体后叶素、硝酸甘油、生理盐水静脉滴注,3 天后无呕血、黑便变浅,尿量正常,判断出血停止。为预防再次出血,给予普萘洛尔口服,每次 10mg,3 次/d,螺内酯口服每次 20mg,3 次/d。初次给予普萘洛尔时安静状态下心率为 88 次/min,用普萘洛尔后渐心率稳定在 70 次/min,连用 15 天后,未再发出血,但渐出现软弱无力,出冷汗;面色苍白,血压偏高,头痛,第 16 天晚餐后 3 小时,突然额头大汗,极度无力,神经错乱,癫痫样发作,发作过后昏睡,迅速进入浅昏迷,立即查 BP 22/12kPa,血糖 1.34mmol/L,Hb 96g/L,心电图示

窦性心率，心率：71 次 /min。诊断：普萘洛尔致低血糖昏
迷。停用普萘洛尔，立即给予 50% 葡萄糖 60ml 后患者渐
苏醒，2 小时后恢复正常。该患者停用普萘洛尔后随访观
察 1 个月后无低血糖发作。

分析点评：普萘洛尔抑制胰高血糖素的释放，并能
延长或加强胰岛素的作用，而致发生低血糖。普萘洛尔
致低血糖的主要特点是 β 肾上腺素受体阻滞，它可掩盖
心动过速、心悸、焦虑等症状而低血糖症状往往不明显。

重要提示：本例说明在服用普萘洛尔期间，尤其在治
疗肝硬化预防消化道出血时动态观察血糖是十分必要的。

第八节　甲状腺功能减退症

一、疾病简介

甲状腺功能减退症（hypothyroidism）简称甲减，是由
各种原因导致的低甲状腺激素血症或甲状腺激素抵抗而
引起的全身性低代谢综合征，其病理特征是黏多糖在组
织和皮肤堆积，表现为黏液性水肿。根据原发性病因
的不同，甲状腺功能减退症可以分为：①原发性甲减：
由甲状腺病变所致；②继发性甲减：因垂体 TSH 缺乏所
致；③散发性甲状腺功能减低症：系下丘脑 TRH 缺乏所
致；④外周组织性甲减：由甲状腺激素受体或受体后病
变所致。

二、临床特点

1. 体温偏低、畏寒、少汗、表情呆滞、记忆力减退、
反应迟钝、动作迟缓、少言懒语等。

2. 血清 TSH 增高，血清 TT_3、TT_4、FT_3 和 FT_4 均可减
低，但以 FT_4 为主。

3. 血清甲状腺过氧化物酶抗体（TPO-Ab）、甲状腺球

蛋白抗体(TGAb)强阳性提示为自身免疫性甲状腺疾病，如慢性淋巴细胞性甲状腺炎(又称桥本病)和原发性萎缩性甲状腺炎。

4. 甲状腺 ^{131}I 摄取率降低。

三、治疗原则

1. 对症治疗　有贫血者可补充铁剂、维生素 B_{12}、叶酸等，胃酸低者应补充稀盐酸。

2. 替代治疗　无论何种甲减，均需用甲状腺激素替代，永久性者则需终身服用，治疗目标是用最小剂量纠正甲减而不产生明显副作用。

四、治疗药物

甲状腺素 Thyroxin

【临床应用】
用于各种原因引起的甲状腺功能减退症。

【用法用量】
口服：开始为每天 10~20mg，逐渐增加，维持量一般为每天 40~120mg，少数患者需每天 160mg。

【操作要点】
糖尿病患者服用甲状腺激素应视血糖水平适当增加胰岛素或降糖药剂量。

【注意事项】
1. 不良反应　使用过量可引起心动过速、心悸、心绞痛、心律失常、头痛、神经质、兴奋、不安、失眠、骨骼肌痉挛、肌无力、震颤、出汗、潮红、怕热、腹泻、呕吐、体重减轻等类似甲状腺功能亢进症的症状。

2. 禁用　心绞痛、快速型心律失常者。

3. 慎用　动脉硬化、心功能不全、糖尿病、高血压患者。

4. 药物相互作用　甲状腺激素与抗凝剂如双香豆

素合用时,后者的抗凝作用增强,可能引起出血;与三环类抗抑郁药合用时,两类药的作用及毒副作用均有所增强,应注意调整剂量;考来烯胺可以减弱甲状腺激素的作用,两类药伍用时,应间隔 4~5 小时服用,并定期测定甲状腺功能。

【患者用药指导】

1. 对病程长、病情重的甲状腺功能减退症或黏液性水肿患者使用本类药应谨慎小心,开始用小剂量,以后缓慢增加直至生理替代剂量。

2. 伴有腺垂体功能减退症或肾上腺皮质功能不全患者应先服用糖皮质激素,使肾上腺皮质功能恢复正常后再用本类药。

【应急处置】

药物过量的症状包括心动过速、焦虑、激动和无意识运动。使用 β 受体拮抗剂能够缓解这些症状,极度药物过量情况可以用血浆除去法。

左甲状腺素 Levothyroxine

【临床应用】

用于先天性甲状腺功能减退症与各种原因引起的甲状腺功能减退症的长期替代治疗。

【用法用量】

口服:口服给药起始剂量为一天 25~50μg,起始最大日剂量不超过 100μg。可每隔 2~4 周增加 25~50μg,直至维持正常代谢。一般维持剂量为一天 50~200μg。

【操作要点】

1. 含铁、钙、铝药物可降低左甲状腺素的作用,服用此类药物之前至少 2 小时服用左甲状腺素。

2. 有垂体功能减退或肾上腺皮质功能减退者,如需补充甲状腺制剂,在给左甲状腺素钠以前数日应先用肾上腺皮质激素。

3. 用药应高度个体化,正确掌握剂量,每天按时用药,治疗期间应根据临床反应及有关实验室检查结果以调整剂量。

【注意事项】

1. 不良反应 剂量过度的表现有心绞痛、心律失常、心悸、腹泻、呕吐、震颤、兴奋、头痛、不安、失眠、多汗、潮红、体重减轻、骨骼肌痉挛等,通常在减少用量或停药数天后,上述表现消失。

2. 禁用 非甲状腺功能低下性心衰、快速型心律失常和近期出现心肌梗死者、对本药过敏者。

3. 慎用 动脉硬化、心绞痛、冠心病、高血压、心肌缺血等心脏疾病患者;糖尿病患者。

4. 药物相互作用 本品可升高血中苯妥英钠水平;抗惊厥药如卡马西平和苯妥英钠加快左甲状腺素钠代谢,可将甲状腺素从血浆蛋白中置换出来;本品与强心苷一起使用,需相应调整强心苷用量;本品可增加儿茶酚胺受体敏感性,增强三环抗抑郁药的作用;本品与降糖药一起使用,可降低该类药物的降血糖效应。

【患者用药指导】

1. 本药半衰期长,一天只需用药一次,应于空腹时服用(最好在早餐前半小时)。

2. 甲状腺功能减退者一般要终身替代治疗。本品会增加抗凝剂作用,也会增加拟交感性药物的作用。

【应急处置】

药物过量的症状包括强烈的 β 拟交感神经效应,如心动过速、焦虑、激动和无意识运动。使用 β 受体拮抗剂能够缓解这些症状,极度药物过量情况可以用血浆除去法。

碘塞罗宁钠 Liothyronine Sodium

【临床应用】

用于治疗需要迅速见效的甲状腺功能减退症患者,

甲状腺功能亢进症的辅助诊断。

【用法用量】

口服:开始一天 10~20μg,分 2~3 次用药,每 1~2 周递增 15~20μg,直至甲状腺功能恢复正常,维持量为一天 25~50μg。

【操作要点】

1. 在甲状腺功能正常时,碘塞罗宁在血中的半衰期约为 1 日;在甲状腺功能减退时,略延长;在甲状腺功能亢进时约为 0.6 日。T_3 作用快,用药后数小时即发挥效应,24~72 小时作用达高峰,停药后作用持续 24~72 小时,故主要用于治疗需要迅速见效的甲状腺功能减退患者,而一般替代治疗中,应首选甲状腺素(T_4)。

2. 对于年龄大、心功能不全或严重长期甲状腺功能减退患者,开始治疗剂量要小,增加剂量幅度应小,加量速度要慢。

【注意事项】

1. 不良反应 同甲状腺素片。

2. 禁用 对本品过敏者禁用。

3. 慎用 心血管疾病,包括心绞痛、动脉硬化、冠心病、心肌梗死等慎用。

4. 药物相互作用 无。

【患者用药指导】

老年和心脏患者可引发心绞痛,心肌梗死,心源性虚脱,此时应停用本品。

【应急处置】

使用过量引起心动过速、心悸、心绞痛、心律失常、头痛、神经质、兴奋、不安、失眠、骨骼肌痉挛、肌无力、震颤、出汗、潮红、怕热、发热、腹泻、呕吐、体重减轻等类似甲状腺功能亢进的症状。减量或停药可使所有症状消失。

发生急性药物过量时,可进行洗胃或诱导呕吐以减少胃肠道吸收,并行对症治疗和支持治疗。

第九节　原发性醛固酮综合征

一、疾病简介

原发性醛固酮增多症(primary aldosteronism)简称原醛症,是由肾上腺皮质病变致醛固酮分泌增多并导致水、钠潴留及体液容量扩增继而血压升高并抑制肾素－血管紧张素系统所致的疾病。

二、临床特点

1. 早期　仅有高血压,无低血钾症状,醛固酮分泌增多及肾素系统受抑制,导致血浆醛固酮/肾素比值上升。

2. 高血压,轻度钾缺乏期　血钾轻度下降或呈间歇性低血钾或在某种诱因下(如用利尿药)出现低血钾。

3. 高血压,严重钾缺乏期　高血压;神经肌肉功能障碍;肾小管上皮细胞呈空泡变性,浓缩功能减退,伴多尿,尤其夜尿多,继发口渴、多饮;常易并发尿路感染;蛋白尿增多,少数发生肾功能减退;心电图呈低血钾图形;心律失常。

三、治疗原则

1. 腺瘤性醛固酮增多症者应首选手术治疗,而特发性醛固酮增多症者除原发性肾上腺增生者可采用次全或双侧肾上腺切除术外,不宜采用手术治疗,可采用相应的药物治疗。

2. 对于不能手术的肿瘤并且以及特发性增生性患者(未手术或手术后效果不满意),宜用醛固酮拮抗剂螺内酯治疗,长期应用螺内酯可出现男子乳腺发育、月经不调等副作用,可改为氨苯蝶啶或阿米洛利,以助排钠潴

钾。钙通道阻滞剂可使一部分原醛症患者醛固酮产生量
减少，血钾和血压恢复正常，因为醛固酮的合成需要钙的
参与。

四、治疗药物

阿米洛利 Amiloride

【临床应用】

水肿性疾病及难治性低钾血症的辅助治疗。

【用法用量】

口服：一天 2.5~5mg，一天 1 次。必要时可增加剂
量，但一天不得超过 20mg。

【操作要点】

1. 可引起高钾血症，如不纠正可致死，高血钾常在
与排钾利尿药合用时发生，肾功能损害、糖尿病以及老年
患者发生率较高，应仔细监测每一个使用本药的患者。

2. 可使下列测定值升高 血糖（尤其是糖尿病患
者）、血肌酐和尿素氮（尤其是老年人和已有肾功能损害
者），血钾、血镁及血浆肾素浓度。

3. 长期应用本药的患者应定期检查血钾、钠、氯浓
度水平。

4. 给药应个体化，从最小有效剂量开始使用，以减
少电解质紊乱等不良反应。

【注意事项】

1. 不良反应 常见高钾血症，还可引起血糖升高、血
浆肾素浓度升高、口干、恶心、呕吐、腹痛、腹泻、便秘、头
痛、头晕、咳嗽、尿频、多尿，偶见心绞痛、心律不齐、心
悸、直立性低血压、视觉障碍、眼内高压、耳鸣、皮疹等。

2. 禁用 对本药过敏者、高钾血症、严重肾功能不全。

3. 慎用 少尿、肾功能不全、糖尿病、酸中毒和低钠
血症患者。

4. 药物相互作用　与碘造影剂合用,可增加急性肾功能不全的危险;与抗精神病药合用,可增加直立性低血压的危险;与他克莫司合用,易发生致死性高钾血症。

【患者用药指导】

1. 禁止与下列药物联合使用　螺内酯、氨苯蝶啶。

2. 本品与下列药物使用时应慎重,咨询医师或药师后方可使用,非甾体抗炎药、血管紧张素转化酶抑制药、抗糖尿病药、巴比妥酸盐或麻醉药、骨骼肌松弛药、抗高血压药物。

3. 服药期间禁止饮酒。

4. 如一天给药 1 次,则应于早晨给药,以免夜间排尿次数增多。

5. 应于进食时或餐后服药,以减少胃肠道反应。

6. 如用药后出现淡蓝色荧光尿不必担心,此为用药后的正常反应。

【应急处置】

过量服用仍无明确的治疗方法,也没有特效药,只能根据症状进行治疗和支持疗法。治疗时应停药并密切观察患者。建议措施包括诱导呕吐和洗胃。

【典型案例】

2 例老年患者,因高血压病长期口服血管紧张素受体拮抗剂类降压药,后因下肢水肿加用复方盐酸阿米洛利片,服用一段时间后均出现胸闷、头晕、乏力、心率减慢。入院体格检查:心率分别为 21 次 /min 和 48 次 /min,实验室检查血钾分别为 7.4mmol/L 和 7.08mmol/L,诊断为高钾血症。停用复方盐酸阿米洛利及血管紧张素受体拮抗剂,给予利尿、排钾治疗,3 天后检查血钾分别为 4.63mmol/L 和 5.5mmol/L,心率分别为 64 次 /min 和 54 次 /min,病情好转,血钾恢复正常,入院第 15 天和第 14 天患者出院。

分析点评:阿米洛利为保钾型利尿药,血管紧张素受体拮抗剂也可引起血钾升高。二者合用应引起注意。

重要提示：阿米洛利为保钾型利尿药。可能与其他药物如螺内酯、氨苯蝶啶、血管紧张素转化酶抑制药等发生相互作用引起血钾升高。肾功能损害、糖尿病以及老年患者服用该药更易发生高钾血症，如患者在院外服药或不及时检查血电解质情况，易出现严重后果。发现此类药物引起的高钾血症的处理：立即停药，同时尽可能血透治疗，在治疗期间应连续监测电解质情况直至稳定为止。

螺内酯 Spironolactone

【临床应用】

用于原发性醛固酮增多症的诊断和治疗。

【用法用量】

口服：手术前患者，一天 100~400mg，分 2~4 次服用。不宜手术的患者，则选用较小剂量维持。诊断原发性醛固酮增多症：长期试验，一天 400mg，分 2~4 次服用，连用 3~4 周。短期试验，一天 400mg，分 2~4 次服用，连用 4 天。

【操作要点】【注意事项】【患者用药指导】参见第六章第二节。

第十节　原发性甲状旁腺功能亢进症

一、疾病简介

原发性甲状旁腺功能亢进症（primaryhyperparath-yroidism，简称原发甲旁亢）是由于甲状旁腺肿瘤（腺瘤或癌）分泌过多的甲状旁腺激素（parathyroid hormone，PTH）所引起的一种疾病。

二、临床特点

一般进展缓慢。轻者仅表现为肌无力、反应迟钝、食欲减退,后期可有抑郁、感觉异常、近端肌无力、肌萎缩等。重者可有消化道溃疡病样症状,以及多尿、多饮、脱水及体重下降。

三、治疗原则

1. 手术是治疗本症的根本方法。除高钙血症极轻微(在 2.9mmol/L 或 11.5mg/dl 以下)或年老、体弱(如有严重肾衰竭)不能进行手术时,才考虑药物治疗。

2. 药物治疗 对于部分患者,如血钙水平低于 3mmol/L、肾功能正常、年龄在 50 岁以上者,可在定期随访下采用内科治疗。要求患者多饮水,限制食物中钙的摄入量,忌用噻嗪类利尿剂和碱性药物,鼓励患者适当运动。对于有手术禁忌的患者,可试用西咪替丁,可阻滞 PTH 的合成和 / 或分泌,血钙可降至正常,但停药后可出现反跳升高。还可应用二膦酸盐类药物,降低血钙。用于绝经期后女性的轻症甲旁亢,可使血钙降低,但对 PTH 分泌无作用,长期服用的疗效尚无定论。

四、治疗药物

帕米膦酸二钠 Pamidronate Disodium

【临床应用】

用于甲状旁腺功能亢进症。

【用法用量】

静脉滴注:一次 60mg,用药 1 天;或一次 30mg,用药 2 天。以 10ml 注射用水稀释,加入 1 000ml 液体中。

【操作要点】

1. 本药注射制剂需用不含钙的液体稀释后缓慢静脉滴注,为减少肾毒性,滴注时间至少应维持 2 小时,不可直接静脉注射。

2. 如出现明显的低钙血症,应静脉滴注葡萄糖酸钙治疗。

3. 本药不能与其他二膦酸类药物合用。

4. 用药过程中,应监测血清及尿中钙、磷、镁、钾及肌酸酐等。

【注意事项】

1. 不良反应 静脉注射过程中或注射后可引起短暂味觉改变或丧失。注射后 1~2 天可出现短时发热;少见皮疹、瘙痒等过敏反应;少数患者有寒战、头痛、胸闷、胸痛、乏力等症状;大剂量给药可见暂时性轻度低钙血症。

2. 禁用 对本品过敏者禁用。

3. 慎用 肾功能不全者、妊娠和哺乳期妇女慎用。

4. 药物相互作用 与氨基糖苷类药合用可诱发低钙血症。

【患者用药指导】

用于治疗高钙血症时,应同时注意补充生理盐水,以保持每日尿量在 2L 以上;同时限制钙剂及维生素 D(包括阿法骨化醇、骨化三醇)的摄入。

【应急处置】

如出现明显的低钙血症,应静脉滴注葡萄糖酸钙治疗。

【典型案例】

患者,男,55 岁,因甲状腺癌骨转移,应用帕米膦酸二钠,缓慢静脉滴注后,颞、颌关节疼痛,伴双膝关节疼痛。查体:体温(T)38℃,血常规:白细胞(WBC)4.3×10^9/L,中性粒细胞百分比(N)60%。给予布洛芬缓释胶囊 0.3g,2 小时后,症状逐渐消失。第 28 天,患者再次应用帕米膦酸二钠静脉滴注,又出现颞颌关节、双膝关节疼痛,伴发热。查体:T 38.2℃,血常规:WBC 5.2×10^9/L,N 65%。仔细询问患者,用药前未有上述症状,考虑为帕米膦酸二钠所致,即停药,仍给予布洛芬缓释胶囊 0.3g,症状逐渐消失。

分析点评:帕米膦酸二钠为双膦酸类药物,对骨质的吸收具有十分显著的抑制作用,对癌症的溶骨性转移所致的疼痛有止痛作用。有影响肿瘤细胞的黏附与入侵、增殖、凋亡的直接作用,可降低因癌症并发骨转移所致的骨折率及骨痛的发生。其不良反应有出现轻度恶心、胸闷、头晕、乏力、肾功能改变及发热、寒战、头痛、肌肉酸痛等症状。

重要提示:在使用此类药物时,应注意可能引起骨痛、关节痛、肌肉痛的信息,对一些出现严重肌肉、骨骼痛的患者,应权衡风险效益,慎重用药或考虑停药。如果停药后症状无法减轻或缓解,医生应判断引起肌肉骨骼痛的原因。输注此类药物时要延长静脉输注时间,为减少肾毒性应尽可能避免与非甾体抗炎药合用。

第十一节 继发性甲状旁腺功能亢进症

一、疾病简介

继发性甲状旁腺功能亢进症(secondary hyperparathyroidism,简称继发甲旁亢)是由于慢性肾功能不全、维生素 D 缺乏或抵抗以及肾小管受损等,甲状旁腺受到低血钙、低血镁和/或高血磷的长期刺激,出现增生和肥大,而分泌过多的 PTH 而导致出现以代偿性高血钙、高血磷、低血镁为特征的综合征。

二、临床特点

1. 血浆甲状旁腺激素增高;血钙降低或正常,与原发病变不同有关,三发性甲旁亢时血钙可高于正常;血磷在慢性肾衰竭患者中常增高,其余多数患者血磷低于正常;血碱性磷酸酶增高或正常。

2. 骨病变可表现为骨质疏松、骨软化症、纤维囊性骨炎和骨质硬化等多种形式。

三、治疗原则

1. 继发性甲旁亢的治疗主要是针对原发疾病,力图去除刺激 PTH 分泌的因素。

2. 对单纯性维生素 D 缺乏者,补充适量维生素 D。肾小管病变所致的低磷酸盐血症和维生素 D 代谢障碍,可口服中性磷和活性维生素 D 治疗。对于慢性肾功能不全造成的继发性甲旁亢,应用氢氧化铝、西咪替丁,降低血磷和血钙。

四、治疗药物

维生素 D_2　Vitamin D_2

【临床应用】

用于甲状旁腺功能低下(术后、特发性或假性甲状旁腺功能低下)的治疗。

【用法用量】

肌内注射:一次 7.5~15mg(30 万~60 万单位),病情严重者可于 2~4 周后重复注射 1 次。

【操作要点】

1. 由于个体差异,维生素 D_2 用量应依据临床反应作调整。

2. 应注意对诊断的干扰　维生素 D_2 可促使血清磷酸酶浓度降低,血清钙、胆固醇、磷酸盐和镁的浓度可能升高,尿液内钙和磷酸盐的浓度亦增高。

【注意事项】

1. 不良反应　便秘、腹泻、持续性头痛、食欲减退、口内有金属味、恶心呕吐、口渴、疲乏、无力;骨痛、尿混浊、惊厥、高血压、眼对光刺激敏感度增加、心律失常,偶有精神异常、皮肤瘙痒、肌痛、严重腹痛(有时误诊为胰腺炎)、夜间多尿、体重下降。

2. 禁用 高钙血症、维生素 D 增多症、高磷血症伴肾性佝偻病患者。

3. 慎用 动脉硬化、心功能不全、高胆固醇血症、高磷血症；对维生素 D 高度敏感及肾功能不全患者。

4. 药物相互作用 含镁的制酸药与维生素 D_2 同用，特别在慢性肾功能衰竭患者，可引起高镁血症；巴比妥、苯妥英钠、抗惊厥药、扑米酮等可降低维生素 D_2 的效应；降钙素与维生素 D_2 同用可抵消前者对高钙血症的疗效；大量钙剂或利尿药与常用量维生素 D_2 并用，有发生高钙血症的危险；大量的含磷药与维生素 D_2 同用，可诱发高磷血症。

【患者用药指导】

疗程中应注意检查血清尿素氮、肌酐和肌酐清除率、血清碱性磷酸酶、血磷、24 小时尿钙、尿钙与肌酐的比值、血钙(用治疗量维生素 D_2 时应定期作监测，维持血钙浓度 2.00~2.50mmol/L)，以及骨 X 线检查等。

【应急处置】

治疗维生素 D_2 过量，除停用外，应给以低钙饮食，大量饮水，保持尿液酸性，同时进行对症和支持治疗，如高钙血症危象时需静脉注射氯化钠溶液，增加尿钙排出，必要时应用利尿药、皮质激素或降钙素，甚至做血液透析，并应避免暴晒阳光，直至血钙浓度降至正常时才改变治疗方案。

第十二节 甲状旁腺功能减退症

一、疾病简介

甲状旁腺功能减退症(hypoparathyroidism，简称甲旁减)，是由于甲状旁腺激素(parathyroid hormone，PTH)合成或分泌减少而引起的钙、磷代谢异常。

二、临床特点

1. 低钙血症的临床表现首先可出现指端或嘴部麻木和刺痛,手足与面部肌肉痉挛,随即出现手足搐搦,典型表现为双侧拇指强烈内收,掌指关节屈曲,指骨间关节伸展,腕、肘关节屈曲,形成鹰爪状。

2. 神经、精神症状手足搐搦发作时可伴有喉痉挛与喘鸣。在感染、乏氧、过劳、情绪波动、女性月经期前后等情况下出现癫痫样大发作。可伴有自主神经功能紊乱,慢性甲旁减患者可出现精神症状。

3. 外胚层组织营养变性 白内障、牙齿发育障碍、牙齿钙化不全、齿釉发育障碍。

三、治疗原则

积极治疗原发疾病,终身给予维生素 D(加或不加口服钙剂)治疗,药物治疗无效或已经发生各种并发症的患者可采用甲状旁腺移植治疗。

四、治疗药物

阿法骨化醇 Alfacalcidol

【临床应用】
用于骨质疏松症及甲状旁腺功能减退症。

【用法用量】
口服:一次 0.25~1μg,一天 1 次。

【操作要点】

1. 服药初期必须每周测定血钙水平。

2. 剂量可按 0.25~0.5μg/d 的增量逐步增加,大多数成年患者的剂量可达 1~3μg/d。当剂量稳定后,每 2~4 周测定一次血钙。

3. 使用本药时不能同时给予其他维生素 D 及其衍

生物制剂，以免维生素 D 过量。

4. 高磷酸血症者在服用本药的同时，可使用氢氧化铝凝胶等控制血磷酸盐浓度。

【注意事项】

1. 不良反应　引起患有肾损伤的患者出现高血钙、高血磷；长期大剂量应用可引起软弱无力、头痛、嗜睡、恶心、呕吐、肌肉酸痛、骨痛和金属味觉等。

2. 禁用　高钙血症、高磷酸盐血症（伴有甲状旁腺功能减退者除外）、高镁血症；具有维生素 D 中毒症状；对本品中任何成分或已知对维生素 D 及类似物过敏的患者。

3. 慎用　无。

4. 药物相互作用　高血钙患者服用洋地黄制剂诱导的抗惊厥药的患者，需要较大剂量的阿法骨化醇同时应用时必须严密监视患者的情况。服用巴比妥酸盐或其他酶诱导的抗惊厥药的患者，需要较大剂量的阿法骨化醇才能产生疗效。同时服用矿物油（长期）、考来烯胺、硫糖铝和抗酸铝制剂时，可能减少阿法骨化醇的吸收。含镁的抗酸制剂或轻泻剂与阿法骨化醇同时服用可能导致高镁血症，因而对慢性肾透析患者应谨慎使用。阿法骨化醇与含钙制剂及噻嗪类利尿剂同时服用时，可能会增加高血钙的危险。由于阿法骨化醇是一种强效的维生素 D 衍生物，应避免同时使用药理剂量的维生素 D 及其类似物，以免产生可能的加和作用及高血钙症。

【患者用药指导】

用药过程中应监测血清钙、磷浓度及血尿素氮、肌酸酐水平，同时应检测尿钙、尿肌酸酐。

【应急处置】

药物过量出现高血钙，临床表现为肌病、疲劳、虚弱、头晕、瞌睡、头痛、恶心、口干、便秘、腹泻、胃灼热、呕吐、腹痛或其他胃肠不适、肌肉痛、骨痛、关节痛、瘙痒或心悸。出现高血钙应停止服用阿法骨化醇。严重高血钙可能需要支持性措施,并用利尿剂和输液或皮质类甾醇进行治疗。早期治疗急性超剂量采用洗胃和/或服用矿物油,以减少钙的吸收并促进粪便排泄。

【典型案例】

患者,男,25岁,入院诊断:慢性肾功能不全,肾性贫血。10月15日查血生化其中肝功能:GPT 44.5IU/L,GOT 37.5IU/L,总蛋白(TP)67.40g/L,白蛋白(ALB)42.9g/L。患者肾功能不全致低钙血症,自10月16日起,给予阿法骨化醇软胶囊0.5μg,每晚1次,补充活性维生素D纠正低钙血症,同时给予复方α-酮酸片2.52g,一天3次,口服;生血宁片0.5g,一天3次,口服;重组人促红细胞生成素注射液2 500IU,隔日一次,皮下注射等。10月30日查转氨酶:GPT 411IU/L,GOT 341IU/L,给予护肝药,2013年11月4日肝功能GPT 1 768IU/L,GOT 1 164IU/L,停用可疑药物阿法骨化醇软胶囊,其他药物及护肝药物继续。11月18日,该患者肝功能:GPT 47IU/L,GOT 58IU/L,恢复正常。

分析点评:阿法骨化醇说明书记载的不良反应以及目前临床报道的不良反应案例很少,常见的有引起患有肾损伤的患者出现高血钙,高血磷。该患者发生肝损伤的可能原因为$1\alpha-(OH)-D_3$的不明代谢物以及$1,25-(OH)_2-D_3$的大量蓄积加重肝脏代谢负荷。

重要提示:阿法骨化醇应用时应注意其不良反应的发生,尤其是肾损伤的患者更应注意。

氨基酸螯合钙 Calcium Amino Acid Chelate

【临床应用】

用于防治钙、矿物质缺乏引起的各种疾病。

【用法用量】

口服:温水送下。一天1~2粒。

【操作要点】

本品不宜与洋地黄类药物合用。

【注意事项】

1. 肾功能不全或血钙过高者禁用。

2. 心功能不全患者慎用。

3. 偶见胃部不适。

维生素 D Vitamin D

【临床应用】

用于甲状旁腺功能低下（术后、特发性或假性甲状旁腺功能低下）。

【用法用量】

口服：一天 1.25~3.75mg（5 万 ~15 万 U）。

【操作要点】

1. 用药前及用药时可同时服用钙剂。

2. 因存在个体差异，故本药用量应根据临床症状做适当调整。

3. 正在使用洋地黄类药物的患者，因维生素 D 引起高钙血症，易诱发心律失常，应慎用本品。

【注意事项】

1. 不良反应　长期过量服用，可出现中毒，早期表现为骨关节疼痛、肿胀、皮肤瘙痒、口唇干裂、发热、头痛、呕吐、便秘或腹泻、恶心等。

2. 禁用　维生素 D 增多症、高钙血症、高磷血症伴肾性佝偻病患者。

3. 慎用　动脉硬化、心功能不全、高胆固醇血症、高磷血症、对维生素 D 高度敏感及肾功能不全患者。

4. 药物相互作用　与镁剂合用，可引起高镁血症；硫糖铝、氢氧化铝可减少维生素 D 的吸收；苯巴比妥、苯妥英、扑米酮等可减弱维生素 D 的作用；大剂量钙剂或利尿药（一些降血压药）与本品同用，可能发生高钙血症；

大量含磷药物与本品同用，可发生高磷血症。

【应急措施】

药物过量，应停止给药，给予低钙饮食，并大量饮水，保持尿液酸性，同时进行对症和支持治疗。必要时应用利尿药、降钙素或皮质激素，甚至做血液透析，并避免阳光暴晒，至血钙浓度降至正常值才改变治疗方案。

第十一章 内分泌代谢疾病

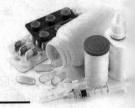

1. 格列本脲用于治疗糖尿病时，如何指导患者用药？

2. 过量服用格列美脲如何处置？

3. 患者服用阿仑膦酸钠时应注意什么？

4. 秋水仙碱中毒有何反应？

5. 甘精胰岛素有哪些安全用药操作要点？

6. 门冬胰岛素 30 注射液与精蛋白生物合成人胰岛素（30R）注射液有何不同？

7. 依替膦酸二钠服用时应注意什么？

　　代谢性疾病指中间代谢某个环节障碍所引起的疾病；营养性疾病指机体对各种营养物质均有一定的需要量、允许量和耐受量，因此营养病可因一种或多种营养物质不足、过多或比例不当而引起。两者关系密切，往往并存，彼此影响。

第一节 糖　尿　病

一、疾病简介

　　糖尿病（diabetes mellitus）是一组以慢性血葡萄糖（简称血糖）水平增高为特征的代谢性疾病，是由于胰岛素分泌和 / 或作用缺陷所引起。长期碳水化合物以及脂肪、蛋白质代谢紊乱可引起多系统损害，导致眼、肾、神经、心脏、血管等组织器官的慢性进行性病变、功能减退及衰竭；病情严重或应急时可发生急性严重代谢紊乱，如糖尿病酮症酸中毒（DKA）、高血糖高渗状态等。糖尿病分为四种类型，即 1 型糖尿病、2 型糖尿病、其他特殊类型糖尿病和妊娠期糖尿病。1 型糖尿病大多是自身免疫性疾病，遗传因素和环境因素共同参与其发病过程，β 细胞破坏，常导致胰岛素绝对缺乏。2 型糖尿病主要病理生理改变为从以胰岛素抵抗为主伴胰岛素分泌不足到以胰岛素分泌不足为主伴胰岛素抵抗。

二、临床特点

典型的临床表现为"三多一少"，即多尿、多饮、多食和体重减轻；可有皮肤瘙痒，尤其外阴瘙痒；血糖升高较快时可使眼房水、晶体渗透压改变而引起屈光改变致视物模糊。

三、治疗原则

1. 糖尿病的治疗应强调早期、长期、综合、个体化的基本治疗原则。

2. 糖尿病综合治疗主要包括 5 个方面，即糖尿病教育、饮食治疗、体育锻炼、药物治疗和血糖监测。药物治疗主要包括口服降糖药治疗和胰岛素治疗。口服降糖药主要适用于在饮食治疗和体力活动基础上的 2 型糖尿病患者。在用胰岛素治疗的 1 型糖尿病，也可联合使用部分口服药治疗。胰岛素治疗适用于 1 型糖尿病（包括成人隐匿性自身免疫性糖尿病）、2 型糖尿病及其他类型糖尿病经饮食、运动疗法及口服降糖药物治疗血糖控制不良者、糖尿病酮症酸中毒、糖尿病非酮症糖尿病昏迷、乳酸性酸中毒患者、妊娠期糖尿病患者等等。

3. 糖尿病防治策略是全面治疗心血管危险因素，除积极控制高血糖外，还应纠正脂代谢紊乱、严格控制血压、抗血小板治疗、控制体重和戒烟等。

四、治疗药物

甲苯磺丁脲 Tolbutamide

【临床应用】

用于单用饮食控制疗效不满意的轻、中度 2 型糖尿病，患者胰岛 B 细胞有一定的分泌胰岛素功能，并且无严重的并发症。

【用法用量】

口服：常用量一次 0.5g，一天 1~2g。开始在早餐前或早餐及午餐前各服 0.5g，也可 0.25g，一天 3 次，于餐前半小时服，根据病情需要逐渐加量，一般用量为每天 1.5g，最大用量一天 3g。

【操作要点】

1. 用药期间应定期测血糖、尿糖、尿酮体、尿蛋白和肝、肾功能，并进行眼科检查等。

2. 老年患者及肾功能不全者对本类药的代谢和排泄能力下降，用药量应减少，不宜用长效制剂。

【注意事项】

1. 不良反应　可有腹泻、恶心、呕吐、头痛、胃痛或不适；较少见的有皮疹；少见而严重的有黄疸、肝功能损害、骨髓抑制、粒细胞减少（表现为咽痛、发热、感染）、血小板减少症（表现为出血、紫癜）等。

2. 禁用　对磺胺类药物过敏者，白细胞减少患者，肝肾功能不全患者，1 型糖尿病患者，2 型糖尿病伴有酮症酸中毒、昏迷、严重烧伤、感染、外伤和重大手术等应激情况，孕妇。

3. 慎用　体质虚弱、高热、恶心和呕吐、甲状腺功能亢进、老年人。

4. 药物相互作用　与 β 受体拮抗剂合用，可增加低血糖的危险，而且可掩盖低血糖的症状；氯霉素、胍乙啶、胰岛素、单胺氧化酶抑制剂、保泰松、羟布宗、丙磺舒、水杨酸盐、磺胺类与本品同时用，可加强降血糖作用；肾上腺皮质激素、肾上腺素、苯妥英钠、噻嗪类利尿剂、甲状腺素与本类药同用时，可能需增加本类药的用量；香豆素类抗凝剂与本类药同用时，最初彼此血浆浓度皆升高，但以后彼此血浆浓度皆减少，故需要调整两者的用量。

【患者用药指导】

1. 于餐前半小时服。

2. 用药期间禁止饮酒。

【典型案例】

患者，女性，58 岁。因右上腹部疼痛、纳差，小便黄两天入院。患者入院前 2 天无明显诱因出现上腹部持续性疼痛，食欲不振，小便黄，次日疼痛加剧，感恶心，未呕吐。遂入院，既往有"糖尿病"病史，8 年来一直服用甲苯磺丁脲 0.5g，3 次/d，空腹血糖控制在 7~8mmol/L 之间，未测餐后血糖。患者否认肝炎接触史，输血史。查体：全身皮肤及巩膜中度黄染，心肺无异常，腹肌稍紧张，肝右肋下 4cm 处可触及，触痛，Murphy 征阳性，脾左肋下 6cm 处可触及，质中，轻压痛，腹部移动性浊音阳性。尿二胆：BIL(+++)，URO(+)，肝功能：GOT 156U，GPT 124U，IBIL 9.5mmol/L，碱性磷酸酶(ALP) 41U，血糖 5.8mmol/L，抗 HAV-IgM(-)，HAV-IgG(-)，抗 HCV(-)，乙肝两对半均阴性，甲胎蛋白(AFP)、癌胚抗原(CEA)、CA199、CA12-5、肾功能、电解质、血沉(ESR)、TP、A/G 均正常，嗜酸性粒细胞计数为 $0.7 \times 10^9/L$，B 超示：肝大、肝实质弥漫性病变，胆囊异常声像(囊壁增厚)，脾大。CT 示：肝实质区未见明确占位性病变，脾大。给予护肝、中西药结合退黄利湿治疗，效果不明显。根据患者有长期服用甲苯磺丁脲病史和明显消化道症状，皮肤、巩膜黄染，肝功能有异常及上述各项检查，诊断考虑为淤胆型肝炎(D860 所致)。治疗与结果：立即停用该药，在护肝支持治疗的基础上，分别选用苯巴比妥 60mg，3 次/d，泼尼松 10mg，3 次/d，丙谷胺 0.4mg，3 次/d，以及中药治疗 2 个月，黄疸逐渐消退，肝区疼痛消失。肝胆脾 B 超正常，肝功能恢复正常，血常规及嗜酸性粒细胞正常。痊愈出院，随访 1 年未见复发。

分析点评：甲苯磺丁脲属于磺酰脲类，不良反应发生率为 3%~5%,如胃肠道反应、皮疹、荨麻疹、光敏性皮炎,极少数患者可能出现胆汁淤积性黄疸、血细胞减少和溶血性贫血。本药所致的淤胆型肝炎的发病机制目前尚不清楚,有学者认为可能与高敏感个体的特异性反应有关。在治疗方面,首先停用该药,给予保肝支持治疗,同时配合苯巴比妥、泼尼松降黄疸治疗,可获得较好的疗效。

重要提示:用药过程中应仔细观察患者情况,如果出现不良反应应立即就医,必要时停药观察。

格列本脲 Glibenclamide

【临床应用】

用于单用饮食控制疗效不满意的轻、中度 2 型糖尿病,患者胰岛 B 细胞有一定的分泌胰岛素功能,并且无严重的并发症。

【用法用量】

口服:一次 2.5~10mg,早饭前一次服;开始时一天服 2.5mg,然后根据情况逐增,但一天不超过 15mg,出现疗效后逐渐减至维持量,一天 2.5~5mg。一天量超过 10mg 时,应分早晚两次服用。

【操作要点】

1. 本药应从小剂量开始应用,按需要逐渐增量。用药期间,应根据血糖及尿糖调整用药剂量。

2. 用药期间应定期检测血糖及尿糖、糖化血红蛋白、血常规及肝、肾功能,并进行眼科检查。

3. 本药降血糖作用较强,易产生低血糖反应,对老年 2 型糖尿病患者,用药量应减少,必要时应选用其他作用时间持续较短的磺酰脲类药物。

4. 单用本药一段时间后,如疗效减弱,可合用其他类型的口服抗糖尿病药或胰岛素。

【注意事项】

1. 不良反应 主要不良反应为低血糖,另可见甲状腺功能低下、上腹灼热感、食欲减退、恶心、呕吐、腹泻、口腔金属味、体重增加、皮疹、关节痛、肌肉痛、血管炎等。少见黄疸、肝功能异常、贫血、血小板减少、白细胞减少甚至粒细胞缺乏，偶致剥脱性皮炎。

2. 禁用　对磺胺类药物过敏，白细胞减少，肝肾功能不全，1型糖尿病患者，2型糖尿病伴有酮症酸中毒、昏迷、严重烧伤、感染、外伤和重大手术等应激情况，肝肾功能不全者。

3. 慎用　体质虚弱、高热、恶心和呕吐、甲状腺功能亢进、老年人、孕妇及哺乳期妇女。

4. 药物相互作用　丙磺舒、别嘌醇、西咪替丁、雷尼替丁、抗凝剂及氯霉素、咪康唑、水杨酸盐、贝特类降血脂药、胍乙啶、奎尼丁、水杨酸盐类及单胺氧化酶抑制药与本药合用，可增加低血糖的发生率；与香豆素类抗凝剂合用时，两者初始血药浓度皆升高，但随后血药浓度均降低，故应根据情况调整两药的用量；β肾上腺素受体拮抗剂可掩盖低血糖的警觉症状；与可升高血糖的下列药物合用时，可能需要增加本药剂量：糖皮质激素、雌激素、噻嗪类利尿药、苯妥英钠、利福平。

【患者用药指导】

1. 用药期间应定期测血糖、尿糖、尿酮体、尿蛋白和肝、肾功能，并进行眼科检查等。

2. 餐前服药效果较好。为减少胃肠反应，也可于进餐时服药。

3. 用药期间禁止饮酒。

4. 老年患者及肾功能不全者对本类药的代谢和排泄能力下降，本品降血糖作用相对较强，不宜用本品，可用其他作用时间较短的磺酰脲类降糖药。

5. 如果漏服药物，应尽快补服；若已接近下次用药时间，则不必补服或加倍用药。

6. 使用本药的同时应控制饮食，否则疗效不理想。

【应急处置】

服用过量时,有致死的危险,应及时纠正。

【典型案例】

患者,男,58岁,因患2型糖尿病2年,近2周由于血糖升高口服格列本脲5mg,每日2次,服药第14天患者突然出现昏迷症状,遂来我医院就诊。查体:面部潮红,呼吸急促,颈软,双肺呼吸粗,可闻及少量的湿啰音;心率110次/min,各瓣膜听诊区未闻及杂音;腹软,肝、脾季肋下未触及,肠鸣音弱;神经系统未见异常。血常规:白细胞$8.6×10^9$/L,中性粒细胞百分比84%;急查血糖为2.1mmol/L,诊断为低血糖昏迷。遂给予10%葡萄糖液500ml静脉滴注,20分钟后患者醒转。

分析点评:格列本脲为磺脲类降糖药,由于其降糖作用明显,且有胰外降糖和可降低胆固醇等优点,被广泛应用于2型糖尿病的治疗,取得较好的疗效。分析格列本脲致低血糖发生主要可能与以下因素有关:①患者为老年人,其神经内分泌调节功能差,大脑对缺氧不敏感,缺乏交感神经兴奋症状,不能及时分泌升血糖激素对抗低血糖;②老年人肝脏和肾脏的功能减退,使药物在体内代谢时间延长,造成蓄积;③患者饮食、运动不当时未及时减量或停用格列本脲;④格列本脲可抑制胰高糖素分泌,因此减弱了低血糖时的自身调节能力;⑤未定期监测血糖,可能导致无症状低血糖的发生增加。

重要提示:应加强糖尿病健康教育,增加患者血糖监测次数,提高患者对低血糖的重视及认识程度;同时对老年、病程长、合并多器官功能减退等患者的用药应全面评估,尽量选用作用稳定、半衰期短、肝肾毒性小的药物,充分考虑药物间的相互作用,最大限度地减少低血糖的发生。低血糖一旦确诊,应争取尽快尽早纠正。以减轻低血糖对身体的危害。

格列吡嗪控释片
Glipizide Extended Release Tablets

【临床应用】

用于在充分进行饮食控制基础上,治疗 2 型糖尿病患者高血糖及其相关症状。

【用法用量】

口服:每天服药 1 次。开始每天服 5mg,早餐时服用。以后根据每周测定血糖值或每 2 个月测得糖化血红蛋白值调整剂量。多数患者每天服 10mg 即可,部分患者需服 15mg,每天最大剂量 20mg。

【操作要点】

1. 治疗中注意早期出现的低血糖症状,应及时采取措施,静脉滴注葡萄糖注射液。

2. 老年、体弱或营养不良者、肝肾功能损害者的起始和维持剂量均应采取保守原则,以避免低血糖发生。

【注意事项】

1. 不良反应 主要为低血糖,亦可出现恶心、呕吐、上腹灼热感、食欲减退、腹泻、口中金属味、体重增加,少见黄疸、肝功能异常、白细胞减少、粒细胞缺乏症、贫血、血小板减少症、皮疹,偶有发生剥脱性皮炎者。

2. 禁用 对本品及磺胺药过敏者,1 型糖尿病,2 型糖尿病伴有酮症酸中毒、昏迷、严重烧伤、感染、外伤和重大手术等应激情况,肝肾功能不全者,白细胞减少者,妊娠及哺乳期妇女。

3. 慎用 体质虚弱、高热、恶心和呕吐、有肾上腺皮质功能减退或腺垂体功能减退症者。

4. 药物相互作用 某些药物可增强磺脲类药物的降血糖作用,包括非甾体抗炎药物和其他具有高蛋白质结合力的药物、水杨酸、磺胺、氯霉素、丙磺舒、香豆素、单胺氧化酶抑制剂及β受体拮抗剂；某些药物具有升血糖的趋势，可能会导致血糖失控，这些药物包括噻嗪类和其他的利尿剂、皮质类固醇、吩噻嗪、甲状腺制剂、雌激素、口服避孕药、苯妥英、烟酸、拟交感神经药、钙通道阻滞剂和异烟肼；有报道，口服咪康唑和降糖药物之间可能出现相互作用导致严重低血糖。

【患者用药指导】

1. 患者用药时应遵医嘱，注意饮食、剂量和用药时间。

2. 必须在进餐前即刻或进餐中服用，治疗时不定时进餐或不进餐会引起低血糖。

3. 65岁以上老年人达稳态时间较年轻人延长1~2天。

4. 控释片需整片吞服，不能嚼碎掰开和碾碎。

5. 避免饮酒，以免引起戒断反应。

【应急处置】

药物过量可导致低血糖。没有意识丧失或神经系统的表现的轻度低血糖症状应通过及时口服葡萄糖、调整药物剂量和 / 或调整饮食方式进行治疗，应严密监测直到医生认为患者脱离危险为止。严重低血糖反应伴有昏迷、惊厥或其他的神经损害症状很少见，但须立即住院采取紧急治疗措施。如果诊断或怀疑低血糖昏迷，应立即静脉注射高浓度（50%）的葡萄糖溶液，然后持续滴注稀释的葡萄糖（10%）溶液维持血糖水平在5.6mmol/L（100mg/dl）以上。应严密监测患者至少24~48小时，因临床症状明显好转后可再次发生低血糖。肝脏疾病的患者血浆格列吡嗪的清除会延长。由于格列吡嗪大部分与蛋白结合，透析可能不会取得效果。

【典型案例】

患者，女，72岁。入院诊断：①2型糖尿病，糖尿病肾病Ⅴ期；②高血压病3级Ⅲ期极危；③冠状动脉粥样硬化性心脏病（心绞痛型），窦性心动过缓，全心衰竭心功能Ⅳ级。入院后给予呋塞米 10mg 静脉滴注，每天一次，氢氯噻嗪 25mg、螺内酯 20mg、培哚普利 4mg、氢氯地平 5mg、格列吡嗪控释片 5mg，每天一次口服，硝酸异山梨酯 10mg，每天二次口服，硝酸甘油 5mg 静脉滴注，每天一次。入院后第三天，患者静息状态下突感心悸不适，继之意识丧失，心率 45 次/min，节律整齐。急查血糖 1.3mmol/L，血钾 5.1mmol/L，考虑为低血糖昏迷，立即停用格列吡嗪控释片，给予 50%GS 20ml 静脉推注。3 分钟后，患者神志恢复，心悸消失，继之用高渗葡萄糖间断性静脉推注并静脉滴注维持。但患者此后反复多次出现低血糖昏迷，最低血糖 0.4mmol/L，并发消化道出血，第四天经抢救无效死亡。

分析点评：格列吡嗪控释片为特殊的胃肠道治疗系统(GITS)设计的制剂，服药后 6~12 小时内达到最大药物浓度。格列吡嗪血中半衰期 2~4 小时，在胃肠道内逐渐吸收，在服药后 24 小时内可保持较稳定的血药浓度，一次口服 5mg，24 小时血药平均浓度可达 50mg/L 以上。格列吡嗪主要通过肝脏生物转化而消除，仅少于 10% 的剂量以未变化的药物形式经尿和粪便排泄，但本例患者由于合并了肾功能不全、严重心衰，又系老年，可能会影响其药物的分布和代谢，从而导致其作用时间的进一步延长，使药物蓄积，即使很小剂量使用，也可以导致低血糖性昏迷。

重要提示：临床医师要注意此药物的作用特点，以药物血浆清除时间为参考，结合患者具体情况，综合判断，适量给药，对老年、糖尿病肾病患者应使用七点法监测血糖，调整治疗，以防止低血糖的发生。

格列齐特缓释片
Gliclazide Modified Release Tablets

【临床应用】

用于单饮食控制、运动治疗和减轻体重不足以控制血糖水平的成人 2 型糖尿病患者。

【用法用量】

口服：①首次建议剂量为一天 30mg，于早餐时服用。如血糖水平控制不佳，剂量可逐次增至一天 60mg、90mg 或 120mg，一次增量间隔至少 4 周（如治疗 2 周后血糖仍无下降时除外），最大日剂量为 120mg。②65 岁以上患者开始治疗时一天 1 次，一次 15mg（1/2 片）。③高危患者，如严重或代偿较差的内分泌疾病（垂体前叶功能不足、甲状腺功能减退、肾上腺功能不足）、长期和 / 或大剂量皮质激素治疗撤停、严重心血管疾病（严重冠心病、颈动脉严重受损、弥漫性血管病变）建议以一天 30mg 最小剂量开始治疗。

【操作要点】

1. 与所有降血糖药一样，应根据患者的血糖水平调整剂量。

2. 关于低血糖的危险性及其症状，治疗以及引起低血糖的原因，均应向患者和其家属解释清楚。

3. 如患者从具有长半衰期的磺脲类药物改用格列齐特缓释片，为了避免两种药物的药效叠加以及随后发生的低血糖危险，需有几天的治疗窗口期进行调整。

【注意事项】

1. 不良反应　低血糖、恶心、消化不良、腹泻和便秘。较少出现皮疹、瘙痒症、风疹、斑丘疹、贫血、白细胞减少症、血小板减少症、肝酶水平增高、肝炎（罕见）。

2. 禁用　1 型糖尿病，糖尿病低血糖昏迷或昏迷前期，糖尿病合并酮症酸中毒，晚期尿毒症，严重烧伤、感染、外伤和大手术，严重肝肾功能不全者，白细胞减少者，对本品、其他磺酰脲类及磺胺药过敏者，妊娠及哺乳期妇女禁用。

3. 慎用　肝功能不全或严重肾功能不全者。

4. 药物相互作用　合用咪康唑、保泰松（全身途径）、酒精、其他降血糖药物、β受体拮抗剂、氟康唑、血管紧张素转化酶抑制剂、H₂受体拮抗剂、磺胺类、非甾体抗炎药等可能会增加低血糖的危险。与达那唑、氯丙嗪、糖皮质激素、替可克肽等合用可能引起血糖水平提高。

【患者用药指导】

1. 应用本品应定时进餐，注意防止低血糖发生。

2. 建议吞服，不应粉碎或咀嚼。

3. 如某日忘记服用药物，第二日服药剂量不得增加。

4. 用药期间应避免酒精或含有酒精的药物。

【应急处置】

磺脲类药物过量可产生低血糖。无意识丧失或神经系统表现的轻度低血糖症状应通过摄取碳水化合物，调整药物剂量和／或改变饮食来进行治疗。应严密监测直到医师确认患者脱离危险。严重的低血糖反应出现昏迷、惊厥或可能出现其他的神经功能障碍，必须作为急症处理，患者需立即入院治疗。如诊断或怀疑低血糖昏迷，应给患者快速静脉注射 20ml 高浓度（50%）葡萄糖溶液，随后持续滴注浓度相对较低的葡萄糖溶液（10%），注入速度以维持血糖浓度在 1g/L 以上为准。由于格列齐特与蛋白质结合牢固，透析对这些患者无用。

格列喹酮 Gliquidone

【临床应用】

用于 2 型糖尿病（即非胰岛素依赖型糖尿病）。

【用法用量】

口服：一般日剂量为 15~120mg，据个体情况及遵医嘱可适当调节剂量。通常日剂量为 30mg（1 片）以内者可于早餐前一次服用，更大剂量应分 3 次，分别于餐前服用。日最大剂量不得超过 180mg（6 片）。

【操作要点】

1. 本药应从小剂量开始应用，按需要逐渐增量。用药期间,应根据血糖及尿糖调整用药剂量。

2. 单用本药一段时间后,如疗效减弱,可合用其他类型的口服抗糖尿病药或胰岛素。

3. 用药期间需定期检查血糖及尿糖。

【注意事项】

1. 不良反应　胃肠道症状发生率为1%,主要表现为恶心、上腹胀满及胃灼热感。极少见肝功能异常,可能出现胆汁淤积性黄疸。低血糖是最常见的不良反应,严重低血糖可导致癫痫发作、偏瘫和昏迷。少见头痛、皮肤过敏等。

2. 禁用　对本药及磺胺类药物过敏者,已确诊的1型糖尿病患者,糖尿病酮症酸中毒以及昏迷、感染、创伤、术后等应激状况下,严重肝、肾功能不全者,白细胞减少患者,卟啉病患者,孕妇及哺乳期妇女。

3. 慎用　伴有高热、恶心和呕吐者,肝功能异常者,合并肾上腺皮质功能减退或腺垂体功能减退者。

4. 药物相互作用　别嘌醇、西咪替丁、雷尼替丁、抗凝血药及氯霉素、咪康唑、水杨酸盐、贝特类降血脂药、单胺氧化酶抑制药、β肾上腺素受体拮抗剂、磺胺类药、环磷酰胺可增强本药作用或增加低血糖的发生率。而雌激素、氯丙嗪、利福平、苯妥英钠、拟交感神经类药、糖皮质激素、甲状腺素、麻醉药、髓袢利尿药或噻嗪类利尿药可能降低本药作用。与香豆素类抗凝血药合用时,两者初始血药浓度皆升高,但随后血药浓度均降低,故应根据情况调整两药的用量。

【患者用药指导】

1. 应在餐前半小时服用,为减少胃肠反应,也可于进餐时服用。

2. 治疗中若有不适,如低血糖、发热、皮疹、恶心等应从速就医。

3. 为了尽量减少易发生于糖尿病患者的心血管疾

病的危险,患者应坚持严格的饮食治疗,而绝不能以增加药量而放松饮食控制。

4. 改用本品时如未按时进食可以引起低血糖。

5. 如果漏服药物,应尽快补服;若已接近下次用药时间,则不必补服或加倍用药。

【应急处置】

胃肠反应一般为暂时性的,随着治疗继续而消失,一旦有皮肤过敏反应,应停用本品。

过量用药可以引起低血糖,若发生低血糖,一般只需进食糖、糖果或甜饮料即可纠正,如仍不见效,应立即就医。极少数严重者可静脉给葡萄糖。

【典型案例】

患者,男,63岁。1年前诊断为"2型糖尿病",给予胰岛素每日3餐前皮下注射控制血糖,平稳后改用格列喹酮片15mg,3次/d,餐前15分钟口服。患者服用5天后自诉早餐前15分钟服用格列喹酮片约2.5小时后出现头晕、头慌、出汗。查体:生命体征平稳,面色苍白,皮肤潮湿,心肺腹未见异常、腱反射亢进、随机血糖2.39mmol/L,随机静脉血糖2.7mmol/L,肾功能正常,诊断为药源性低血糖,给予患者口服50%葡萄糖40ml后,患者症状逐渐好转,约30分钟后低血糖反应消失。

分析点评:格列喹酮片是一种较缓和的磺脲类降糖药,主要优点是大部分不经肾脏排出,无肾脏的毒性作用,低血糖发生率仅1%。该患者无肝、肾功能不全,按时于餐前15分钟服药,出现低血糖反应,考虑为:①患者为老年性糖尿病,对药物耐受性差、容易造成药物蓄积而发生低血糖;②该药增加周围组织对胰岛素敏感性,增强降糖效果。由于格列喹酮作用较缓和、半衰期短,出现药源性低血糖后,一般服用葡萄糖水即能纠正低血糖。

重要提示:老年性糖尿病患者不应过分控制血糖,

在饮食和运动疗法基础上血糖控制不满意时才考虑药物治疗。

格列美脲 Glimepiride

【临床应用】

用于食物、运动疗法及减轻体重均不能满意控制血糖的2型糖尿病。

【用法用量】

口服：起始剂量为一次1~2mg，一天1次，早餐时或第一次主餐时给药。对降糖药敏感的患者应以一次1mg，一天1次开始，且应谨慎调整剂量。最大初始剂量不超过2mg。通常维持剂量是一次1~4mg，一天1次，推荐的最大维持量是一次6mg，一天1次。剂量达到2mg后，剂量的增加根据患者的血糖变化，每1~2周剂量上调不超过2mg。

【操作要点】

1. 在应激情况下（例如，外伤、手术、热性感染）血糖调节可能不理想，为保持良好的代谢控制，可能有必要临时改用胰岛素。

2. 用药期间应定期监测血象、血糖、糖化血红蛋白（一般3~6个月1次）、尿糖、尿酮体及肝、肾功能，并进行眼科检查。

3. 患者从使用其他磺脲类降糖药物改为使用本药时，通常无需过渡期，但如原用药物的半衰期较长，在1~2周内需严密观察，警惕低血糖反应。

【注意事项】

1. 不良反应　可引起低血糖，在治疗开始阶段，可能对视力产生暂时性影响；少见恶心呕吐、腹泻、腹痛、瘙痒、红斑、荨麻疹、头痛、乏力、头晕；个别病例血清氨基转移酶升高，并可能导致肝衰竭；罕见有血小板减少，极个别病例可发生白细胞减少、溶血性贫血、粒细胞缺乏和全血细胞减少。

2. 禁用　对本药、其他磺酰脲类或磺胺类药过敏者，已确诊的 1 型糖尿病患者，严重肝、肾功能损害者，伴有酮症酸中毒、昏迷、严重烧伤、感染、外伤和重大手术等应激情况的 2 型糖尿病患者；曾有糖尿病酮症酸中毒或糖尿病昏迷史者，白细胞减少者，孕产妇，哺乳期妇女。

3. 慎用　体质虚弱者；老年患者；肝、肾功能不全者；恶心、呕吐患者；肾上腺皮质功能或腺垂体功能减退，尤其是未经激素替代治疗者；高热患者。

4. 药物相互作用　胰岛素、其他降糖药（二甲双胍、阿卡波糖等）、血管紧张素转化酶抑制药（ACEI）、别嘌醇、促蛋白合成类固醇及雄激素、氯霉素、香豆素衍生物、环磷酰胺、双异丙吡胺、氟苯丙胺、苯吡胺醇、纤维素衍生物、氟西汀、胍乙啶、异环磷酰胺、单胺氧化酶抑制药（MAOI）、环氯苯咪唑、对氨基水杨酸、己酮可可碱（胃肠外高剂量给药）、保泰松、羟基保泰松、丙磺舒、喹诺酮类、水杨酸、苯磺唑酮、磺胺类、四环素族、三乙氯喹、氯乙环磷酰胺、奎尼丁、咪康唑、贝特类降血脂药与本品合用，可增加低血糖的发生；噻嗪类利尿药、乙酰唑胺、巴比妥类、糖皮质激素、肾上腺素和其他拟交感神经药、胰高血糖素、轻泻药（长期使用时）、烟酸（高剂量给药）、雌激素和孕激素、吩噻嗪类、苯妥英、利福平、甲状腺激素与本品同用时可升高血糖。

【患者用药指导】

1. 本药片剂应整片吞服，不应嚼碎，以足量的液体（大约 1/2 杯）吞服。

2. 必须在进餐前即刻或进餐中服用，治疗时不定时进餐或不进餐会引起低血糖。

3. 本药应配合正确饮食以及规律而有效的体育锻炼治疗。

4. 驾车或操纵机器时应避免低血糖导致的危险。

【应急处置】

本药过量可导致低血糖：①对于不伴有意识丧失的轻度低血糖患者，可采用口服葡萄糖、调整本药用量及进餐等方式以纠正低血糖。②对于伴有昏迷、癫痫发作的严重低血糖反应，应立即予快速静脉注射 50% 葡萄糖注射液，然后持续静脉滴注 10% 葡萄糖注射液，以维持患者血糖水平高于 100mg/dl。

【典型案例】

患者，女，46 岁，因糖尿病血糖控制不佳，由格列吡嗪片每天 2 片改为格列美脲片（每片 2mg）每天 1 片，用药 2 周后患者自觉经常疲惫无力，检查血糖正常且无低血糖症状，检查血常规发现白细胞 2.43×10^9/L，予以停服格列美脲片，改为格列吡嗪片每天 3 次，未服升白细胞药物，2 周后复查血常规，白细胞 4.69×10^9/L，并且疲惫无力症状明显好转。

分析点评：格列美脲片属于第二代磺脲类降血糖药物，其降血糖作用的主要机制是刺激胰岛 B 细胞分泌胰岛素，毒副作用常见低血糖、消化道反应，少见的不良反应有肝功能损害、过敏、骨髓抑制。毒副作用通常与剂量大小及与双胍类药合用有关，本例患者服用剂量较小，且未与其他药物合用，出现白细胞减少，值得临床医师和药剂师的关注。

重要提示：在用药的同时，更应注意所用药物的注意事项和药物的不良反应，要经常询问患者用药后的不良反应。

瑞格列奈 Repaglinide

【临床应用】

用于饮食控制、减轻体重及运动锻炼不能有效控制其高血糖的成人 2 型糖尿病患者。当单独使用二甲双胍不能有效控制其高血糖时,本品可与二甲双胍合用。治疗应从饮食控制和运动锻炼降低餐食血糖的辅助治疗开始。

【用法用量】

口服:在主餐前15分钟服用,剂量因人而异。推荐起始剂量为0.5mg,以后如需要可每周或每2周作调整。接受其他口服降血糖药治疗的患者转用本品时的推荐起始剂量为1mg;最大的推荐剂量为4mg,但最大日剂量不应超过16mg。

【操作要点】

1. 本药用于胰岛B细胞有一定胰岛素分泌功能的糖尿病,C肽阴性的糖尿病患者使用无效。

2. 在发生应激反应(如发热、外伤、感染或手术)时,可出现高血糖,应改用胰岛素治疗。

3. 本药导致的低血糖反应可用碳水化合物纠正,严重时可输入葡萄糖。

【注意事项】

1. 不良反应 偶见瘙痒、皮疹、荨麻疹,罕见低血糖、腹痛、恶心、皮肤过敏反应,非常罕见腹泻、呕吐、便秘、视觉异常、GOT及GPT升高。

2. 禁用 对本药过敏者,1型糖尿病患者,糖尿病酮症酸中毒患者,严重肝、肾功能不全者,孕妇及哺乳期妇女。

3. 慎用 肝、肾功能不全者。

4. 药物相互作用 与单胺氧化酶抑制药、非选择性β-肾上腺素受体拮抗剂、血管紧张素转化酶抑制药、非甾体抗炎药、奥曲肽以及促进合成代谢的激素等合用,可增强本药的降血糖作用,发生低血糖的风险增加;β肾上腺素受体拮抗剂还可能掩盖低血糖症状;CYP 3A4抑制药(如伊曲康唑、氟康唑、红霉素、米比法地尔等)能抑制本药代谢,升高本药血药浓度,两者禁止合用;与口服避孕药、噻嗪类药、达那唑、肾上腺皮质激素、甲状腺激素和拟交感神经药等合用，可减弱本药的降血糖作用；能诱导 CYP 3A4 的药物（如利福平、苯妥英）可增加本药代谢，降低其血药浓度，两者禁止合用。

【患者用药指导】

1. 本药应于三餐（主餐）前 30 分钟内服用。

2. 可能出现由低血糖引起的注意力不集中和意识降低，应注意在驾驶时注意避免低血糖的发生。

3. 患者误餐（或加餐）应针对此餐相应地减少（或增加）1 次服药。

【应急处置】

药物相对过量会可能表现为降血糖作用的增大及出现低血糖症状（头晕、出汗、震颤、头痛等），一旦出现这些反应，应采取有效措施纠正低血糖，更严重的低血糖伴有癫痫、意识丧失和昏迷，应静脉输入葡萄糖。

那格列奈 Nateglinide

【临床应用】

单独用于经饮食和运动不能有效控制高血糖的 2 型糖尿病患者。也可用于使用二甲双胍不能有效控制高血糖的 2 型糖尿病患者，采用与二甲双胍联合应用，但不能替代二甲双胍。

【用法用量】

口服：本品可单独应用，也可与二甲双胍合用。起始剂量一次 60mg，一天 3 次，主餐前 15 分钟服用。常用剂量为餐前 60~120mg，并根据 HbAlc 检测结果调整剂量。

【操作要点】

1. 那格列奈不适用于对磺脲类降糖药治疗不理想的 2 型糖尿病患者。

2. 餐后给药可影响本药的快速吸收，导致疗效降低。本药显效迅速，若于餐前 30 分钟以上服用，可能在进食前诱发低血糖。

3. 当患者伴有发热、感染、创伤或手术时血糖可以暂时性升高。此时应使用胰岛素代替那格列奈。那格列奈使用一段时期后，可以发生继发失效或药效减弱。

4. 不宜与磺酰脲类抗糖尿病药合用。

【注意事项】

1. 不良反应 常见低血糖(2.4%)，少见 GOT 及 GPT 升高、瘙痒、皮疹、荨麻疹。

2. 禁用 已知对本品任一成分过敏者、1 型糖尿病、糖尿病酮症酸中毒者、妊娠及哺乳期妇女。

3. 慎用 重度感染、中重度肝功能损害的患者、手术前后或有严重外伤的患者慎用。

4. 药物相互作用 与非甾体抗炎药、水杨酸盐、单胺氧化酶抑制药和非选择性 β 肾上腺素受体拮抗剂、葡萄甘露聚糖合用时，可增强降血糖作用。与噻嗪类、可的松、甲状腺制剂和类交感神经药合用时，降血糖作用减弱。

【患者用药指导】

1. 本药必须于每次餐前 15 分钟内服用。

2. 服用本品可引起低血糖，与其他口服降糖药合用会增加发生低血糖的危险性。

3. 驾驶或操纵机器时采取预防措施避免低血糖。

4. 应定期检测血糖。

【应急处置】

药物过量可增强降血糖作用，出现低血糖症状。对不伴有意识丧失或神经症状的低血糖症状，均可通过口服葡萄糖、调整药物剂量和 / 或进食来治疗。出现昏迷、癫痫发作或其他神经症状的低血糖反应需静脉注射葡萄糖来治疗。由于那格列奈的蛋白结合率较高，因此透析不是一个将其从血液中清除的有效方法。

【典型案例】

患者，男，82 岁，因乏力、水肿，到本院就诊。查血，空腹血糖 7.3mmol/L,餐后血糖 9.0mmol/L,诊断为糖尿病,随即予口服那格列奈,60mg,tid。服药 3 天后,头颈及躯干出现浅红色斑丘疹,后增多融合呈暗红色,无明显痒痛。继续服用该药 2 天后,皮疹面积逐渐增多,全身瘙痒,无疼痛、发热等症状。诊断为药物性皮炎,予以氯雷他定治疗,随即改用格列喹酮片进行治疗。2 天后进行随访,患者全身皮疹基本消退,无瘙痒症状。

分析点评:本品主要不良反应为,偶见空腹感、冷汗、乏力、腹部胀满、腹痛等,个别病例出现乳酸、γ-GTP 和 GOT 升高等,程度大多轻微,治疗结束后即可消失。本例患者无药物过敏史,也非过敏体质,仍发生对该药的高敏反应。

重要提示:临床用药应注意个体差异,对于即使没有过敏史或非过敏体质患者也应给予足够的重视。同时也提示医生和药师应重视药物不良反应宣教工作,让患者了解并做到及时停药,减少其造成的身心伤害。

阿卡波糖 Acarbose

【临床应用】

用于 2 型糖尿病,降低糖耐量减低者的餐后血糖。

【用法用量】

口服:起始剂量为一次 50mg,一天 3 次,以后逐渐增加至一次 0.1g,一天 3 次。个别情况下,可增至一次 0.2g,一天 3 次。

【操作要点】

1. 个别患者,尤其是在使用大剂量时会发生无症状的肝酶升高。因此,应考虑在用药的头 6~12 个月监测肝酶的变化。停药后肝酶值会恢复正常。

2. 本品可使蔗糖分解为果糖和葡萄糖的速度更加缓慢,因此如果发生急性的低血糖,不宜使用蔗糖,而应该使用葡萄糖纠正低血糖反应。

3. 用药期间定期检查肝功能。

【注意事项】

1. 不良反应 常有胃肠胀气和肠鸣音，偶有腹泻，极少见有腹痛。个别病例可能出现诸如红斑、皮疹和荨麻疹等皮肤过敏反应。

2. 禁用 对阿卡波糖过敏者、糖尿病昏迷及昏迷前期、酸中毒或酮症患者、有明显消化和吸收障碍的慢性胃肠功能紊乱患者、患有由于肠胀气而可能恶化的疾患的患者、孕妇、哺乳期妇女以及肾功能损害的患者。

3. 慎用 尚不明确。

4. 药物相互作用 与其他降糖药合用，降糖作用加强，甚至可引起低血糖，故合用时应减量；抗酸药、考来烯胺、肠道吸附剂和消化酶制剂可减弱本药的降糖作用，应避免合用。

【患者用药指导】

1. 患者应遵医嘱调整剂量。

2. 用餐前即刻整片吞服或与前几口食物一起咀嚼服用，剂量因人而异。

3. 服药过程中若腹胀较严重，可先减量，以后再逐渐增加用量。

4. 如发生低血糖，应给予葡萄糖纠正，进食或口服糖水效果较差。

【应急处置】

当过量的阿卡波糖片与含碳水化合物（多聚糖、低聚糖、二糖）的食物或饮料一起服用时，会发生严重的胃肠胀气和腹泻；如果空腹服用过量阿卡波糖片，一般情况下不会发生胃肠道反应。当服用了过量的阿卡波糖片时，在随后的4~6小时内要避免饮用或吃含碳水化合物的食物。

【典型案例】

患者，男，79岁。2型糖尿病病史18年，一直服用瑞格列奈控制血糖。6个月前因血糖控制不理想，加用阿卡波糖片治疗,每次50mg,每天3次,就餐时服用。用药2个月后,出现食欲缺乏、腹胀、乏力等症状。检查肝功能:直接胆红素8.9μmol/L,谷丙转氨酶995U/L。考虑为阿卡波糖所致肝损害。停用阿卡波糖,改用胰岛素,并保肝治疗18天,症状消失,复查肝功能正常。

分析点评:阿卡波糖是目前临床上常用的降糖药之一,在肠道内竞争性抑制葡萄糖苷水解酶,有降低多糖及蔗糖分解成葡萄糖的作用。但该药有肝损害的不良反应,其机制目前尚不完全清楚。本例既往无肝病病史,无药物过敏史,口服常规剂量的阿卡波糖即引起肝损害,临床上极为少见。

重要提示:在应用阿卡波糖治疗时应定期检测肝功能,防止肝损害。

伏格列波糖 Voglibose

【临床应用】

用于改善糖尿病餐后高血糖。

【用法用量】

口服:餐前服用。一次0.2mg,一天3次。疗效不明显时,经充分观察可以将一次用量增至0.3mg。

【操作要点】

1. 该品可延迟双糖类的消化、吸收,出现低血糖症状时不应给予蔗糖而应给予葡萄糖进行处理。

2. 由于肠道气体的增加,偶尔可出现肠梗阻样症状,应充分进行观察,出现症状应进行适当的处理。

3. 用药期间必须定期监测血糖。

4. 服药2~3个月后,如果餐后血糖控制仍不满意(餐后2小时血糖仍高于11.1mmol/L),需考虑换用其他治疗方案。

【注意事项】

1. 不良反应 可导致低血糖、高钾血症、血清淀粉酶升高、高密度脂蛋白降低、口腔炎、恶心、胃灼热、腹胀、腹痛、食欲缺乏、肠鸣音增强、排气增加、稀便、便秘等,偶有口渴、味觉异常、肠梗阻样症状、黄疸,也可出现血氨基转移酶、乳酸脱氢酶、γ-谷氨酰转肽酶等升高;过敏反应偶有瘙痒、皮疹等;神经系统罕见头痛、眩晕、步履蹒跚、困倦等,尚有麻痹、蒙眬眼等;其他可有发热感、乏力、多汗、脱毛以及颜面等部位水肿。

2. 禁用　对本药过敏者,伴有严重酮症酸中毒、糖尿病昏迷(或昏迷前)的患者,伴有感染的 2 型糖尿病患者,手术前后或严重创伤的患者。

3. 慎用　严重肝、肾功能不全者,正在服用其他抗糖尿病药的患者,勒姆-理尔德(Roem-held)综合征、重度疝或结肠狭窄患者,消化性溃疡病患者,有腹部手术史及肠道梗阻史者,其他伴有消化、吸收障碍的胃肠道疾病患者。

4. 药物相互作用　β 受体拮抗剂、水杨酸制剂、单胺氧化酶抑制药、氯贝丁酯类血脂调节药、华法林等可增强本药的降血糖作用;肾上腺素、肾上腺皮质激素、甲状腺激素等可降低本药的降血糖作用。

【患者用药指导】

出现低血糖时,应口服或静脉注射葡萄糖治疗,摄入蔗糖无效。

【典型案例】

患者,男,41 岁。患 1 型糖尿病 3 年,伴周围神经病变 1 年。用短效胰岛素治疗,40U/d,空腹血糖控制在6.5~7.8mmol/L。因餐后 2 小时血糖在 13.62~15.58mmol/L,加服伏格列波糖片 0.2mg/L,每天 3 次,餐前口服。当天晚上 7 时出现视物模糊,目光呆滞,言语不清,四肢乱动,灌服糖水 10 分钟后好转。上述症状每于晚上发作连续 3 天,发作时测血糖 2.8~3.2mmol/L,静脉推注 50% 葡萄糖 50ml,6 分钟后缓解。次日停用伏格列波糖,胰岛素剂量不变，上述症状未再发。

分析点评：本例根据临床表现及血糖值，符合低血糖症，而且与加用伏格列波糖有关。伏格列波糖为 α- 葡萄糖苷酶抑制剂，通过抑制小肠上皮绒毛膜刷状缘上的双糖类水解酶，适当延缓糖的分解与吸收，从而降低餐后高血糖，但在某些糖尿病患者中，如高龄、体型偏瘦、血糖波动幅度较大、肝肾功能减退、碳水化合物摄入不足、胰岛素及降糖药物过量等情况下容易发生低血糖。

重要提示：伏格列波糖与胰岛素联合应用时，亦应慎重从低剂量开始或减少胰岛素剂量，并严密监测血糖值，以避免低血糖发生。

正规胰岛素 Regular Insulin

【临床应用】

用于继发于严重胰腺疾病的糖尿病；病程长的 2 型糖尿病，经合理饮食、体力活动和口服降糖药治疗不满意或失效者以及具有口服降糖药禁忌者（如妊娠、哺乳等）；成年或老年糖尿病起病急、体重显著减轻且伴明显消瘦者；肝、肾功能不全的糖尿病患者。

【用法用量】

皮下注射：一般一天 3 次，必要时睡前可少量给药。用量应根据病情、血糖、尿糖等情况，由小剂量（视体重等因素一次 2~4U）开始，然后逐步调整。2 型糖尿病一天总量变化范围较大，敏感者一天仅需 5~10U，一般约为20U，而肥胖或对胰岛素敏感性较差的患者需要量可明显增加。

【操作要点】

1. 胰岛素用量应根据患者的运动或饮食状态的改变而调整。使用胰岛素治疗时，为减少血糖波动，防止低血糖的发生，除正常早、中、晚三餐外，可酌情在上午、下午和睡前少量加餐，但注意不要增加一天总热量。

2. 可根据情况，一天皮下注射 2 次(早、晚餐前)、3次(三餐前)或 4 次(三餐前及睡前)。每天早餐前胰岛素用量应最多，其次为晚餐前、中餐前及睡前。一般在中、晚餐前 15~30 分钟注射；早晨胰岛素的注射时间应视情况而定，病情越重、空腹血糖越高者，注射时间越需提前，可在早餐前 45~60 分钟注射。

3. 首次用药应从小剂量开始，并注意患者对胰岛素的敏感程度、过敏反应，然后根据空腹及餐后血糖、尿糖、尿酮体、糖化血红蛋白等情况逐步调整胰岛素用量。

4. 用药的同时，还应纠正电解质紊乱、酸中毒，并注意机体对热量的需要。不能进食的糖尿病患者，在静脉输入含葡萄糖的液体时，应同时滴注胰岛素。

5. 有全身性过敏反应但必须使用胰岛素的患者，应行脱敏治疗。

6. 患者伴有下列情况，胰岛素用量需增加：高热、甲状腺功能亢进、肢端肥大症、糖尿病酮症酸中毒、严重感染或外伤、重大手术。

7. 患者伴有下列情况，胰岛素用量需减少：肝功能不全、甲状腺功能减退、恶心、呕吐及腹泻。

8. 肾功能不全时，胰岛素的代谢及排泄减少，故需减量，但在尿毒症时可出现胰岛素耐药，因而须根据血糖水平而调整胰岛素用量。

9. 用药期间应定期检查血糖、尿糖、尿常规、肾功能、视力、眼底、血压及心电图等，以了解糖尿病病情及并发症情况。

【注意事项】

1. 不良反应　低血糖、过敏反应、胰岛素耐药、注射部位脂肪萎缩、注射部位脂肪增生、眼屈光失调。

2. 禁用　对本药过敏者、低血糖患者。

3. 慎用　尚不明确。

4. 药物相互作用　雄激素、单胺氧化酶抑制药、非甾体抗炎药也可增强胰岛素的降血糖作用;抗凝血药、水杨酸盐、磺胺类药、甲氨蝶呤等可使血液中游离胰岛素水平增高,从而增强降血糖作用;使用奥曲肽时,胰岛素应适当减量,以后再根据血糖调整用量;某些钙通道阻滞药、可乐定、达那唑、生长激素、肝素、H_2 受体拮抗药、吗啡等药物可改变糖代谢、升高血糖,与上述药物合用时,胰岛素应适当加量;糖皮质激素、促肾上腺皮质激素、胰升血糖素、雌激素、口服避孕药、甲状腺素、肾上腺素、噻嗪类利尿药、苯妥英钠等可升高血糖水平,与胰岛素合用时,应调整这些药物或胰岛素的剂量。

【患者用药指导】

1. 若注射部位出现红肿、硬结,应更换注射部位,以免影响吸收。

2. 正在使用胰岛素的吸烟患者,突然戒烟时须适当减少胰岛素的用量。

3. 如用量过大或未按规定进食,均可引起血糖过低甚至产生低血糖性昏迷,有先兆症状时应口服葡萄糖、进食糕点或糖水,如患者失去知觉,应肌内、皮下或静脉注射胰高血糖素,神志清醒后,口服含糖物质。对胰高血糖素无反应者,须静脉注射葡萄糖注射液。

甘精胰岛素 Insulin Glargine

【临床应用】

用于需用胰岛素治疗的糖尿病。

【用法用量】

皮下注射:每日固定时间给药,一天 1 次,采用预装式注射装置调整剂量的幅度为 2U,单次注射的最大剂量为 40U。具体用量因人而异。

【操作要点】

1. 本药与其他胰岛素或稀释液存在配伍禁忌。

2. 对糖尿病酮症酸中毒的患者,不能使用本药治疗,推荐静脉注射短效或速效胰岛素。

3. 用药期间应观察患者的临床症状,如低血糖,不同患者症状可能不一致,同一患者在疾病进展的不同阶段也可表现出不同症状。

4. 对血糖控制不好、有高血糖(或低血糖)发作倾向的患者,在调整本药剂量前,应考虑是否存在其他因素(如患者是否按预期的方案治疗、注射部位、正确的注射技术等)。

5. 因本药持续提供基础胰岛素,故夜间低血糖较少见,而清晨低血糖较常见。

6. 用药后如产生胰岛素抗体,应调整胰岛素剂量以纠正高血糖或低血糖。

7. 以下因素更易导致低血糖的发生:改变注射区,提高对胰岛素的敏感性(例如去除应激因素),异常地增加或延长体力活动,出现并发症(如呕吐、腹泻),未按规定进食,饮酒,某些失代偿的内分泌疾病(如甲状腺功能减退、腺垂体或肾上腺皮质功能减退),同时联用其他药物治疗。如遇以上情况,须密切监测血糖,必要时应调整胰岛素剂量。

【注意事项】

1. 不良反应　常见低血糖,罕见钠潴留、水肿。可出现一过性视力障碍、一过性黑矇、过敏反应。注射部位可能发生脂肪营养不良。

2. 禁用　对本药过敏者、低血糖患者。

3. 慎用　处于应激期(如发热、情绪紊乱、疾病)的患者;肝、肾功能损害者。

4. 药物相互作用　丙吡胺、氟西汀、己酮可可碱、丙氧芬、口服降糖药、血管紧张素转化酶抑制药、贝特类药、单胺氧化酶抑制药、水杨酸类、磺胺类抗生素可能促使血糖降低,增加低血糖发作;皮质激素、达那唑、二氮嗪、高血糖素、异烟肼、雌激素、黄体酮、生长激素、甲状腺激素、利尿药、吩噻嗪衍生物、拟交感药(如肾上腺素、沙丁胺醇、特布他林)可能减弱本药的降糖作用。

【患者用药指导】

1. 预装式注射装置仅供个人单独使用。首次使用前,需将其置于室温中 1~2 小时。注射前应排出药筒中的小气泡,并安装新针头,须确保针头固定,否则可引起针头折断或注射液外溢而导致剂量不准。

2. 本药开封后,应于 28 日内使用,且贮存温度应低于 25℃。正在使用的注射装置不能于冰箱内储存。

3. 勿静脉注射本药,否则可导致严重低血糖。

4. 本药在手臂、腹部或腿部皮下注射后的吸收相似。于腹部、三角肌或大腿皮下注射后,血清胰岛素或血糖水平无临床差异。在某一注射区内,每日的注射部位需轮换。

5. 因使用本药后可出现低血糖或高血糖(可造成视力障碍,并降低注意力和反应能力),故驾驶车辆或操作机械的患者用药应谨慎。

【应急处置】

药物过量的表现:可致严重或持久以及危及生命的低血糖症。

药物过量的处理:轻度低血糖症状发作,常口服碳水化合物治疗,伴有昏迷、癫痫发作或神经功能障碍的严重低血糖症状发作,可能需肌内注射或皮下注射高血糖素及静脉注射高浓度葡萄糖治疗。因低血糖所致临床症状明显恢复后可能复发,故须持续摄入碳水化合物并密切观察。

地特胰岛素 Insulin Detemir

【临床应用】

用于基础胰岛素替代治疗。一般也和短效胰岛素或口服降糖药配合使用。

【用法用量】

应用于口服降糖药联合基础胰岛素治疗及基础–餐时胰岛素治疗两种模式,前者即在继续口服降糖药物治疗基础上,联合长效胰岛素类似物睡前注射,后者治疗时长效胰岛素类似物作为基础胰岛素于睡前注射,两种治疗均根据患者空腹血糖水平调整胰岛素用量,用量因人而异,初始治疗方案为一天注射 1 或 2 次,起始剂量为 10U 或 0.1~0.2U/kg。

【操作要点】

1. 本品作用缓慢,不能用于抢救糖尿病酮症酸中毒及高渗性昏迷患者。

2. 本品不能静脉注射。

3. 由于本品作用时间长,发生低血糖时可能会延缓低血糖的恢复,应严密观察。

【患者用药指导】

1. 运动员慎用。

2. 患者注意避免在驾驶时出现低血糖,尤其是低血糖先兆症状不明显或缺乏或既往经常发生低血糖的患者。

【应急处置】

1. 对于轻度低血糖可采取口服葡萄糖或含糖食品的治疗方式。所以,建议糖尿病患者随身携带含糖食品。

2. 对于重度低血糖,在患者已丧失意识的情况下,可由专业的医务人员给患者肌内或皮下注射高血糖素(0.5~1.0mg)或由医务人员静脉注射葡萄糖。如果患者在 10~15 分钟内对高血糖素无反应,则必须立即静脉注射葡萄糖。患者神志恢复后,建议口服碳水化合物以免复发。

门冬胰岛素 Insulin Aspart

【临床应用】

用于治疗糖尿病。

【用法用量】

皮下注射剂量应根据患者饮食习惯、代谢需要和生活方式而调整,一般一天0.5~1U/kg,进餐前5~10分钟注射。

【操作要点】

1. 在输注期间必须监测血糖值。

2. 本品不能与其他胰岛素混合进行胰岛素泵输注。

3. 静脉给药 输注系统中本品浓度为0.05U/ml至1.0U/ml 输注液为0.9%氯化钠、5%葡萄糖或含40mmol/L氯化钾的10%葡萄糖,在输注期间必须监测血糖值。

【注意事项】

1. 不良反应 最常见的不良反应为低血糖,尚可见短暂的水肿、视功能调节异常、局部过敏反应(注射部位皮肤发红、水肿和瘙痒)。全身过敏反应很少见,但可危及生命。此外,注射部位尚可出现脂肪营养不良。

2. 禁用 对本药过敏者、低血糖患者。

3. 慎用 尚不明确。

4. 药物相互作用 口服降糖药、丙吡胺、氯贝丁酯、氟西汀、单胺氧化酶抑制药、非选择性β肾上腺素受体拮抗剂、血管紧张素转化酶抑制药、水杨酸盐、生长抑素类似物(如奥曲肽)、硫胺类制剂等药物可增强本药的降血糖作用,并可增加患者对低血糖的敏感性,合用时,应减少本药用量;口服避孕药(雌激素、孕激素)、利尿药、糖皮质激素、甲状腺激素、生长激素、拟交感神经药、吩噻嗪衍生物、烟酸、异烟肼及达那唑等药物可能减弱本药的降血糖作用,合用时,应增加本药用量;β肾上腺素受体拮抗剂、可乐定、锂盐、胍乙啶、利血平对本药的降血糖作用,既可增强,也可减弱,故可能掩盖本药所致的低血糖症状;乙醇可加强和延长本药的降血糖作用。

【患者用药指导】

1. 曾有胰岛素全身过敏史者,使用本药前应接受脱敏治疗。

2. 本药较人正规胰岛素起效快, 应在餐前 5~10 分钟用药。注射本药后 10 分钟内需进食含碳水化合物的食物。必要时也可餐后立即给药。

3. 胰岛素笔芯卡式瓶用于皮下注射, 可选择腹壁、大腿、上臂等部位注射, 最好每次轮换部位注射。

4. 本药笔芯制剂与其他胰岛素笔芯制剂同用时, 应分别使用不同的注射器。

5. 本药笔芯卡式制剂仅供个人单独使用, 使用前应检查笔芯是否完整, 如有任何损坏或是橡皮活塞的宽度大于白色码带的宽度时, 则不能使用。插入针头注射前应上下轻摇笔芯卡式瓶, 直至胰岛素呈白色均匀混悬液。注射后应让针头在皮下停留至少 6 秒, 并压住笔芯按钮直至针头从皮肤拔出为止。使用笔芯制剂后, 必须除去针头, 因温度的改变可使溶液自瓶中流出, 导致胰岛素浓度改变。使用该卡式笔芯量不应超过色条码带, 不能自行装满药液重新使用, 如溶液不再透明不能再使用。

【应急处置】

对轻度低糖血症的处理, 可口服葡萄糖或含糖物质, 并酌情调整药物剂量、饮食或活动量; 严重低血糖或引起昏迷、癫痫发作、神经功能受损时, 可肌内或皮下注射胰高血糖素或静脉给予高浓度葡萄糖; 由于低糖血症可在临床症状明显改善后再次出现, 故应持续摄入碳水化合物并观察病情。

门冬胰岛素 30 Insulin Aspart 30

【临床应用】

用于治疗糖尿病。

【用法用量】

本品的用量因人而异, 应由医生根据患者的病情来决定。本品比双时相(预混)人胰岛素起效更快, 所以一般须紧邻餐前注射。必要时，可在餐后立即给药，胰岛素需求量通常为每天每千克体重 0.5~1.0 单位，可全部或部分来自本品。对有胰岛素抵抗的患者(如：肥胖原因)，其每日需要量可能更高；对仍有残余内源性胰岛素分泌的患者，其每日需要量可更少。

【操作要点】

本品绝不能静脉给药。

【注意事项】

1. 不良反应　患者使用本品时发生的不良反应主要与剂量相关，且与胰岛素药理学作用有关。与其他胰岛素制剂相同，低血糖是本品治疗中最常见的不良反应。如果胰岛素使用剂量远高于需要量，就可能发生低血糖。严重的低血糖可能导致意识丧失和 / 或惊厥以及暂时性或永久性脑损伤甚至死亡；全身性过敏反应的症状可能包括全身性皮疹、瘙痒、出汗、胃肠道不适、血管神经性水肿、呼吸困难、心悸和血压下降。全身性过敏反应有可能危及生命。

2. 禁用　低血糖发作时；对门冬胰岛素或本品中任何其他成分过敏者。

3. 慎用　运动员。

4. 药物相互作用　可能会减少胰岛素需要量的药物：口服降糖药(OHAs)、奥曲肽、单胺氧化酶抑制剂(MAOIs)、非选择性 β 受体拮抗剂、血管紧张素转化酶(ACE)抑制剂、水杨酸盐、酒精、合成代谢类固醇和硫胺类制剂；可能会增加胰岛素需要量的药物：口服避孕药、噻嗪类利尿剂、糖皮质激素、甲状腺激素、交感神经兴奋剂和达那唑。β 受体拮抗剂可掩盖低血糖的症状；酒精可以加剧和延长胰岛素导致的低血糖。

【患者用药指导】

1. 本品应与诺和诺德胰岛素注射系统和诺和针®配合使用。如患者同时接受本品和另一个胰岛素笔芯治疗,应分别使用两个胰岛素注射系统,每个注射系统分别用于注射不同种类的胰岛素。本品仅供一人专用。

2. 本品不可重新灌装使用。

3. 本品应冷藏于 2~8℃的冰箱中,不可冷冻;正在使用的本品或随身携带备用时:可在室温下(不超过30℃)存放 4 周,4 周之后必须丢弃。不要再存放于冰箱,不要在30℃以上保存。将本品放在包装盒中以避免光照;标签 / 包装盒上标明了有效期,切勿使用过期药品。注意每次注射后必须卸下针头。否则,当温度变化时就会有药液从针头漏出。

【应急处置】

参见本章第一节门冬胰岛素注射液。

门冬胰岛素 50 Insulin Aspart 50

【临床应用】

用于治疗糖尿病。

【用法用量】

本品为胰岛素类似物,双时相门冬胰岛素混悬液。混悬液含速效门冬胰岛素和中效门冬胰岛素(比例为50∶50)。用量因人而异,应由医生根据患者的病情而定。为了达到理想血糖控制,建议进行血糖监测和胰岛素剂量调整。成人胰岛素需求量通常为每天每千克体重0.5~1.0 单位,可全部或部分来自本品。对有胰岛素抵抗的患者(如肥胖原因),其每日需要量可能更高;对仍有残余内源性胰岛素分泌的患者,其每日需要量可以更少;对于 2 型糖尿病患者,当单独使用二甲双胍不足以控制血糖时,本品可与二甲双胍联合使用;如果患者增加体力活动、饮食习惯发生改变或伴发其他疾病时,用药剂量可能也要进行调整。

【操作要点】【注意事项】【患者用药指导】【应急处置】

参见本章第一节门冬胰岛素 30 注射液。

第二节　糖尿病酮症酸中毒

一、疾病简介

糖尿病酮症酸中毒（diabetic ketoacidosis, DKA）是由于体内胰岛素水平绝对或相对不足或升糖激素显著增高引起糖、脂肪和蛋白质代谢严重紊乱，所致血糖及血酮体明显增高及水、电解质平衡失调和代谢性酸中毒为主要表现的临床综合征，严重者常致昏迷及死亡，是糖尿病较常见的急性并发症，应予紧急抢救。

二、临床特点

多数患者在发生意识障碍前数天有多尿、烦渴多饮和乏力，随后出现食欲减退、恶心、呕吐，常伴有头痛、嗜睡、烦躁、呼吸深快，呼气中有烂苹果味。随着病情进一步发展，出现严重失水、尿量减少、嗜睡甚至昏迷。

三、治疗原则

1. 在一般支持疗法基础上尽早补充胰岛素是治疗的关键，使用一般采用的小剂量多次给予的治疗方案，这样既可有效地降低血糖，抑制酮体的生成，缓解代谢紊乱，又可避免血糖、血钾和血浆渗透压降低过快后所致各种危险的发生。应按病情采取不同的方案。

2. 对轻、中度病例，可在一般支持疗法的基础上，采用快速、短效（正规）胰岛素 10~20U 皮下或肌内注射，以后依据血糖水平分次给予，直至血糖降至 14.0mmol/L 以下时转至常规治疗。同时应口服足量盐水或静脉滴注盐水，并积极治疗诱因和伴发症。

3. 重症病例应积极补液、纠正电解质紊乱和酸中毒。

四、治疗药物

正规胰岛素 Regular Insulin

【临床应用】

用于糖尿病酮症酸中毒。

【用法用量】

皮下注射：10~20U 皮下或肌内注射，以后依据血糖水平分次给予，直至血糖降至 14.0mmol/L 以下时转至常规治疗。

静脉滴注：持续静脉滴注本药 4~6U/h，根据血糖变化调整剂量。

静脉注射：首次静脉注射 10U，同时肌内注射 4~6U，以后再每小时肌内注射 4~6U，并根据血糖变化调整剂量。病情较重者，可先静脉注射 10U，随后静脉滴注，当血糖降至 13.9mmol/L（250mg/dl）以下时，应减少用药量及注射频率。

【操作要点】【注意事项】【患者用药指导】参见本章第一节。

第三节 低血糖症

一、疾病简介

低血糖症（hypoglycemia）不是一个独立的疾病，而是一组由多种病因引起的以血中葡萄糖浓度过低为特点，出现交感神经兴奋增高和脑功能障碍，从而引起饥饿感、心悸、出汗、精神失常等症状的综合征。一般以血浆血糖浓度<2.8mmol/L，或全血葡萄糖<2.5mmol/L为低血糖。持续严重的低血糖将导致昏迷，称为低血糖昏迷（hypoglycemic coma），可造成永久性脑损伤，甚至死亡。

二、临床特点

可有出汗、手颤、心慌、饥饿、烦躁、头痛、癫痫发作、偏瘫、视物模糊及昏迷等症状。

三、治疗原则

1. 及时寻找和确定病因，并针对病因进行治疗，可有效解除低血糖状态和防止低血糖复发。

2. 低血糖发作时尤其是伴神志改变者应迅速处理以避免不可逆转的脑损坏；轻度低血糖症立即口服糖类食物或饮料，不能口服或症状严重者，立即注射 50% 葡萄糖溶液，在静脉滴注葡萄糖同时，皮下或肌内注射胰高血糖素。

3. 用激素替代治疗，常用氢化可的松，能快速有效地恢复正常血糖水平；酒精性低血糖症，静脉滴注葡萄糖液后尚未能迅速恢复者，可加用氢化可的松。

四、治疗药物

50% 葡萄糖注射液 50% Glucose Injection

【临床应用】
用于低糖血症。

【用法用量】
重者可先予用 50% 葡萄糖注射液 20~40ml 静脉推注。

【操作要点】
1. 注射时切勿溢出血管外，以免刺激组织，应缓慢注射。

2. 水肿及严重心、肾功能不全、肝硬化腹水者，易致水潴留，应控制输液量；心功能不全者尤应控制滴速。

【注意事项】
1. 不良反应　静脉炎：发生于高渗葡萄糖注射液滴

注时,如用大静脉滴注,静脉炎发生率下降;高浓度葡萄糖注射液外渗可致局部肿痛;反应性低血糖:合并使用胰岛素过量,原有低血糖倾向及全静脉营养疗法突然停止时易发生;高血糖非酮症昏迷:多见于糖尿病、应激状态、使用大量的糖皮质激素、尿毒症腹膜透析患者腹腔内给予高渗葡萄糖溶液及全营养疗法时;电解质紊乱:长期单纯补给葡萄糖时易出现低钾、低钠及低磷血症;原有心功能不全者;高钾血症:1型糖尿病患者应用高浓度葡萄糖时偶有发生。

2. 禁用　糖尿病酮症酸中毒未控制者;高血糖非酮症性高渗状态患者。

3. 慎用　胃大部分切除患者;周期性麻痹、低钾血症患者;水肿及严重心、肾功能不全、肝硬化腹水者,心功能不全者。

【患者用药指导】

长期单纯补给葡萄糖时易出现低钾、低钠及低磷血症,故不能长期单独使用。

高血糖素 Glucagon

【临床应用】

用于处理糖尿病患者发生的低血糖反应。

【用法用量】

肌内注射、皮下注射或静脉注射:用于低血糖症,一次 0.5~1.0mg,5 分钟左右即可见效。如 20 分钟仍不见效,则应尽快应用葡萄糖。

【操作要点】

1. 本药储存温度为 2~8℃,暗处保存。

2. 当肝糖原存在时,盐酸高血糖素可治疗低血糖。若为空腹、血浆肾上腺素水平低下、慢性低血糖或饮酒过多而致的低血糖,则盐酸高血糖素作用可很小或无效。

3. 盐酸高血糖素与胰岛素作用相反,糖尿病者或有心脏病的老年人,在内镜和造影中若使用本品应格外小心。

4. 如溶液呈现凝胶状或出现了不溶性粉末,请勿使用。

【注意事项】

1. 不良反应　偶有发生恶心和呕吐,特别是剂量超过 1mg 或注射太快(少于 1 分钟)时。可能会出现暂时心跳加速。少数患者可能会有过敏反应。

2. 禁用　对本品过敏、肾上腺肿瘤患者。

3. 慎用　患有释放盐酸高血糖素和胰岛素的肿瘤的患者。

【应急处置】

药物过量可能引起恶心和呕吐。一般无须特殊治疗。血清钾可能降低,必要时应密切监测并补充。

第四节　骨质疏松症

一、疾病简介

骨质疏松症(osteoporosis,OP)是一种以骨量(bone mass)降低和骨组织微结构破坏为特征,导致骨脆性增加和易于骨折的代谢性骨病。按病因可分为原发性和继发性两类。继发性 OP 的原发病因明确,常由内分泌代谢疾病(如性腺功能减退症、甲亢、甲旁亢、库欣综合征、1 型糖尿病等)或全身性疾病引起。Ⅰ型原发性 OP 即绝经后骨质疏松症(PMOP),发生于绝经后女性。Ⅱ型原发性 OP 即老年性 OP,见于老年人。

二、临床特点

早期可无任何表现,中后期比较常见的症状为疼痛、身长缩短、骨折、呼吸功能下降等。

三、治疗原则

1. 强调综合治疗、早期治疗和个体化治疗。均衡、富含钙膳食，增加户外活动，适当增加腰背部肌肉锻炼，谨防跌倒等外伤，戒烟，少饮酒。

2. 治疗药物主要有雌激素、钙及骨代谢调节药，具有预防与治疗骨质疏松症的效果。

3. 药物治疗主要包括以下几个方面 ①钙剂和维生素 D：是防治原发性骨质疏松症的基本药物，剂量不宜过大或过小；②性激素补充疗法：原则是进行生理性补充，保持妇女健康的生理状况，并应个体化治疗，适用于有骨质疏松症者以及有骨质疏松的危险因素如基础骨量低、骨丢失快者；③抑制骨吸收的药物：对不适于性激素补充疗法或男性原发性骨质疏松症呈骨转换高者，可考虑选用抑制骨吸收药物，如二膦酸盐、降钙素等；④刺激骨形成药物：目前尚无确实刺激骨形成的药物，对骨转换低的老年性原发性骨质疏松症可选用一些药物，如依普黄酮、氟化物等。

四、治疗药物

依替膦酸二钠 Etidronate Disodium

【临床应用】
用于绝经后骨质疏松症和增龄性骨质疏松症。

【用法用量】
口服：一次 0.2g，一天 2 次，两餐间服用。

【注意事项】

1. 不良反应 可见口腔炎、咽喉烧灼感、呕吐、头痛、腹部不适、腹泻、皮肤瘙痒、皮疹、骨矿化受损伴骨痛、骨软化或骨折。

2. 禁用 严重肾损害者、骨软化症患者。

3. 慎用 孕妇及哺乳期妇女、肾功能损害者。

4. 药物相互作用 与抗酸药和导泻药合用,可影响本药吸收,与氨基糖苷类药合用可诱发低钙血症。

【患者用药指导】

1. 本药宜空腹时用清水(非矿化水,至少 200ml)送服。

2. 服药 2 小时内,避免食用高钙食品以及含矿物质的维生素或抗酸药。

3. 老年患者用药应适当减量。

4. 本品需间隙、周期服药,服药 2 周后需停药 11 周为 1 周期,然后又重新开始第二周期,停药期间需补充钙剂及维生素 D_3。

【应急处置】

若出现皮肤瘙痒、皮疹等过敏症状时应停止用药。

【典型案例】

患者,男,49 岁。因骨质疏松症口服依替膦酸二钠(羟乙膦酸钠)0.4g,1 次/d。近期检查肝功能正常。在服药后第 5 天出现皮肤瘙痒,第 7 天出现尿黄,第 10 天皮肤、巩膜黄染,第 15 天巩膜重度黄染,且厌食。入当地医院住院治疗,诊断为药物性肝炎。立即停用依替膦酸,给予甘草酸铵、丹参、肌苷等药物抑制肝脏炎症、保肝、退黄、降酶及支持对症治疗后,患者症状逐渐好转,黄疸消退。

分析点评:该患者用药之前体检及肝功能均为正常;该患者仅服依替膦酸一种药物,服药后出现肝功能异常和黄疸,用药与该不良反应的出现有合理的时间关系;不良反应随服用依替膦酸的时间的推移而加重;停药并经保肝治疗后好转,可以确定患者的肝损害与该药相关。依替膦酸二钠对骨代谢具有调节作用,能够抑制骨的吸收,防止骨质的丢失。临床上用于原发性骨质疏松症和绝经后骨质疏松症。其说明书中所描述的不良反应是腹部不适、腹泻、便软、呕吐、口炎、头痛、咽喉灼热感、皮肤瘙痒、皮疹等。

重要提示：使用该药时注意肝功能变化，定期监测肝功能，出现肝功能变化应及时停药。

阿仑膦酸钠 Alendronate Sodium

【临床应用】

用于治疗绝经后妇女的骨质疏松症，以预防髋部和脊柱骨折（椎骨压缩性骨折）。

用于治疗男性骨质疏松以增加骨量。

【用法用量】

口服：每周1次，1次1片（70mg）。

【操作要点】

1. 开始应用本药前，需先纠正低钙血症。

2. 应当告诉患者，如果漏服了一次每周剂量，应当在记起后的早晨服用一片。不可在同一天服用两片，而应按其最初选择的日期计划，仍然每周服用一片。

【注意事项】

1. 不良反应　恶心、呕吐、腹胀、腹痛、腹泻、便秘、消化不良、食管炎、食管糜烂、食管溃疡、肌肉骨骼疼痛、荨麻疹，罕见食管狭窄、口咽溃疡及胃和十二指肠溃疡、血管性水肿、皮疹和红斑、光敏反应、葡萄膜炎、头痛。

2. 禁用　对本药过敏者、有明显低钙血症者、骨软化症患者、严重肾功能不全者、食管动力障碍患者、不能站立或坐直至少30分钟者。

3. 慎用　患活动性上消化道疾病的患者，轻、中度肾功能不全者，孕妇及哺乳期妇女。

4. 药物相互作用　雷尼替丁静脉制剂和本药口服制剂联用时，可使本药生物利用度增高2倍；钙剂、抗酸药可影响本药的吸收；与水杨酸类药物同服后，胃肠道不良反应发生率可能增高。

【患者用药指导】

1. 每天清晨第一次进食或服用其他药品前至少半小时用一满杯白水送服，患者避免躺卧，不应在就寝时服。

2. 患者在服用该品以后，必须等待至少半小时后，才可服用其他药物。

3. 服药 2 小时内，不宜服用钙剂、抗酸药以及进食高钙食品、橘子汁、咖啡等。

【应急处置】

口服药物过量可能会导致低钙血症、低磷血症和上消化道不良事件，如胃部不适、胃灼热、食管炎、胃炎或溃疡。应给予牛奶或抗酸剂以结合阿仑膦酸钠。由于食管刺激的危险，不应该诱导呕吐，患者应保持直立。

【典型案例】

患者，男，88 岁。因骨质疏松服用阿仑膦酸钠，每次 70mg，每周 1 次。服药后，双足背部逐渐出现局限性水肿，无皮疹及触痛，无呼吸困难及尿少。实验室检查，血常规、血清离子、血浆蛋白、肝肾功能、B 型钠尿肽及尿常规均未见异常。下肢血管彩色多普勒超声检查亦未见血管狭窄及血栓形成。既往有慢性荨麻疹病史，考虑与服用阿仑膦酸钠有关。遂停用阿仑膦酸钠，给予口服氯雷他定片，每次 10mg，每天 1 次。1 周后双足背部水肿消退。

分析点评：阿仑膦酸钠为第三代二膦酸盐类药物，常用不良反应有两类，一类是胃肠道反应，另一类是全身性反应，如头痛、肌痉挛、皮疹、荨麻疹，罕见血管性水肿。本例服用阿仑膦酸钠后出现血管性水肿，停药后消失，考虑为阿仑膦酸钠所致。血管性水肿属于 I 型变态反应，主要是由于血管扩张和体液外渗导致真皮、结缔组织或黏膜水肿，其特点是突然发生、无痛、硬而富有弹性、边缘不清，不痒。药源性血管神经性水肿一般发生于用药后数小时至 1 周后，好发于组织疏松部位或黏膜，如眼睑、口唇、舌、喉头、外生殖器、手足等，可与荨麻疹同时发生，重者可引起喉头水肿，窒息而死亡。

重要提示：高龄老人及既往有荨麻疹病史的患者应慎用阿仑膦酸钠。

阿法骨化醇 Alfacalcidol

【临床应用】

用于骨质疏松症。

【用法用量】

口服：一次 0.25~1μg，一天 1 次。

【操作要点】【注意事项】【患者用药指导】【应急处置】参见第十章第十二节。

维生素 D Vitamin D

【临床应用】

用于绝经后及老年性骨质疏松。

【用法用量】

口服：推荐剂量每天 200U，老年人每天 400~800U。

【操作要点】【注意事项】【应急措施】参见第十章第十二节。

碳酸钙 - 维生素 D_3 Calcium Carbonate and Vitamin D_3

【临床应用】

用于骨质疏松。

【用法用量】

口服：治疗用量：一次 600mg（以元素钙计），一天 3 次。预防用量：一天 600~1 200mg（以元素钙计）。

【操作要点】

1. 因本药需在胃酸作用下转化为可溶性钙盐而吸收，故胃酸缺乏者用本药可能无效。

2. 人体每日对钙的生理需要量（以元素钙计）为：成人，800mg；孕妇和乳母，1 200~1 600mg；绝经前妇女，1 000mg；绝经后妇女（未服用雌激素）和老年男性，1 500mg。维生素D每日所需量一般为400U。

【注意事项】

1. 不良反应　嗳气、便秘。长期或大剂量用药可能引起维生素D中毒、高钙血症，男性易发生泌尿系结石，偶可发生奶-碱综合征，表现为高血钙、碱中毒及肾功能不全。

2. 禁用　尿钙或血钙浓度过高者、维生素D增多症患者、高磷血症伴肾性佝偻病患者、洋地黄中毒或洋地黄化患者、肾功能不全者。

3. 慎用　冠心病、动脉硬化者，心功能不全者，高胆固醇血症者。

4. 药物相互作用　维生素D、避孕药、雌激素能增加钙的吸收；与钙通道阻滞剂（如硝苯地平）合用，血钙可明显升高；与噻嗪类利尿药合用，可增加肾小管对钙的重吸收，易发生高钙血症；本药与苯妥英钠及四环素合用，两者吸收均减少；本药与含钾的药物合用，可能引起心律失常发生。

【患者用药指导】

1. 本药宜在餐后服用，因空腹服用可能引起胃部不适。

2. 药物过量可引起高钙血症、高钙尿症及肾功能受损，故用量不应超过每日推荐量。

3. 用药前后及用药时应当检查或监测；使用时间超过2周时，应进行血钙、血磷的监测。

碳酸钙 Calcium Carbonate

【临床应用】

用于补充钙缺乏，如骨质疏松症。

【用法用量】

口服：可根据人体需要及膳食钙的供给情况酌情进行补充，分次服用。①片剂、胶囊：一天 0.2~1.2g。②咀嚼片：一天 0.5~1g，嚼碎服用。③颗粒：一天 5~15g（1~3包），用开水冲服。④泡腾颗粒：一次 0.2g（1 包），一天 3 次，溶于开水 10ml 中服用。⑤干混悬剂：一天 0.125~0.25g，加入水中混匀后口服。

【操作要点】

1. 对维生素 D 缺乏引起的低钙，应同时服用维生素 D。

2. 用药如超过 2 周，应进行血钙、血磷的监测。

【注意事项】

1. 不良反应　可见胃肠不适、嗳气、便秘，偶可发生奶－碱综合征，大剂量服用本药可发生高钙血症，并导致钙在眼结膜和角膜沉积。长期大量服用本药，可引起胃酸分泌反跳性增高。

2. 禁用　对本药过敏者，高钙血症或高钙尿症者，正在服用洋地黄类药物者，有含钙肾结石或有肾结石病史者。

3. 慎用　心、肾功能不全者。

4. 药物相互作用　维生素 D、避孕药、雌激素能增加钙的吸收；与钙通道阻滞剂（如硝苯地平）合用，血钙可明显升高；与噻嗪类利尿药合用易发生高钙血症；本药与含钾的药物合用，可能引起心律失常发生。

【患者用药指导】

1. 大量饮用含酒精的饮料或大量吸烟，可抑制钙的吸收。

2. 大量进食富含纤维素的食物，因钙与纤维素结合成不易吸收的化合物，可抑制钙的吸收。

3. 大量饮用含咖啡因的饮料，可抑制钙的吸收。

4. 用药如超过 2 周，应进行血钙、血磷的监测。

第五节　高尿酸血症与痛风

一、疾病简介

高尿酸血症（hyperuricemia）和痛风（gout）是由于慢性嘌呤代谢障碍所致高尿酸血症、反复发作的痛风性急性关节炎、痛风石、尿酸性尿路结石、间质性肾炎，严重者致关节畸形及功能障碍等一系列临床表现的异质性疾病。按病因可分为原发性和继发性两类。

二、临床特点

急性痛风性关节炎、慢性痛风性关节炎、痛风性肾脏病变和尿路结石。临床上的症状分为四个阶段：无症状的高尿酸血症、急性痛风、不发作期、慢性痛风性关节炎。

三、治疗原则

1. 控制饮食总热量；限制饮酒和高嘌呤食物（如心、肝、肾等）的大量摄入；每天饮水 2 000ml 以上以增加尿酸的排泄；慎用抑制尿酸排泄的药物如噻嗪类利尿药等；避免诱发因素和积极治疗相关疾病等。

2. 急性痛风性关节炎期，可采用抗痛风药、非甾体抗炎药及糖皮质激素治疗，减轻炎症反应；痛风、高尿酸血症采用抗痛风药治疗，通过促使尿酸排泄、抑制尿酸合成，降低血中尿酸盐的浓度，碱性药物通过碱化尿液，使尿酸不易在尿中积聚形成结晶。

四、治疗药物

秋水仙碱 Colchicine

【临床应用】

用于急性期痛风性关节炎、短期预防痛风性关节炎急性发作。

【用法用量】

口服：急性期，初始剂量 1mg，之后一次 0.5mg，一天 3 次，最多每 4 小时一次，24 小时内最大剂量 6mg，3 天内不得重复此疗程。另一方案为一次 1mg，1 天 3 次，1 周后剂量减半，疗程为 2~3 周。预防痛风，一次 0.5mg，一天 2 次。

【操作要点】

1. 本药不良反应严重，不宜用作长期预防痛风性关节炎发作的药物。

2. 尽量避免静脉注射或长期口服给药，禁止同时静脉及口服给药。

3. 用药前后及用药时应当检查或监测血常规及肝、肾功能。

4. 肝肾功能有潜在损害的患者用药时应减量，因为本药的中毒量常与其体内蓄积剂量有关，当肾排泄功能下降时容易造成蓄积中毒。本药需经肝脏解毒，肝功能不良时解毒能力下降，也易促使毒性加重。

【注意事项】

1. 不良反应　消化系统：高达 80% 的患者口服后有胃肠道反应，主要表现为腹痛或疼挛性腹痛、腹泻、恶心、呕吐及食欲缺乏，长期应用会产生伴肠酶缺乏的脂肪泻、严重的出血性胃肠炎和吸收不良综合征，或再生障碍性贫血；由于严重的霍乱样腹泻而致酸中毒及电解质紊乱。精神神经系统可出现周围神经轴突性多神经病变（表现为麻木、刺痛和无力），长期用药可发生末梢神经炎。代谢 / 内分泌系统可发生暂时性糖尿病及高脂血症。肌肉骨骼系统可出现近端肌无力和 / 或血清肌酸磷酸激酶增高、肌肉抽搐，长期用药可发生肌病。局部反应静脉注射部位可发生静脉炎、蜂窝织炎。其他：①罕见过敏反应，可有脱发、皮疹及发热等；②可出现休克（表现为少尿、血尿、抽搐及意识障碍),多见于静脉给药及老年人,死亡率高。

2. 禁用　对本药过敏者、骨髓增生低下者、孕妇及哺乳期妇女。

3. 慎用　心功能不全者,胃肠道疾病患者(如消化性溃疡等),年老体弱者,肝、肾功能不全者。

4. 药物相互作用　本药可使中枢神经抑制药增效,拟交感神经药的反应性加强;维生素 B_6、肌苷酸钠、甘露醇与本药合用可减轻毒性作用;本药可导致可逆性维生素 B_{12} 吸收不良;氯丙嗪可减弱本药的作用。

【患者用药指导】

1. 出现不良反应,尤其是无力、食欲减退、恶心、呕吐或腹泻时应减小用量。有严重不良反应者应立即停药。

2. 不宜用作长期预防痛风性关节炎发作的药物。

【应急处置】

误服大剂量时应及时给予洗胃、导泻。严重痉挛性腹痛可用吗啡或阿托品止痛。休克或呼吸衰竭,应抗休克、辅助呼吸。肾衰竭应进行血液透析或腹膜透析等,并注意水电解质平衡。二巯丙醇可治疗本药中毒。

【典型案例】

患者,男,58岁,诊断为痛风,给予秋水仙碱每天5片口服,左侧足趾疼痛曾经好转,但是1周后疼痛再发,并且出现双下肢关节、肌肉疼痛,尤其左小腿明显,双下肢无力,下蹲后站立困难。在当地医院曾诊断为风湿性关节炎、骨关节炎,给予布洛芬缓释片(芬必得)、雷公藤等治疗,临床症状不缓解来院就诊,于2月16日收入神经内科。既往有高血压病史,可疑痛风病史。入院后查体:双下肢关节无红肿,肌力4级,左侧腓肠肌压痛较右侧明显。心肌酶谱:谷丙转氨酶112U/L,谷草转氨酶117U/L,乳酸脱氢酶332.2U/L,肌酸激酶2 335U/L,肌

酸激酶 MB 型同工酶 27U/L；心梗标志物：肌红蛋白大于
1 200ng/L，心肌钙蛋白-I 正常范围。心电图：窦性心律，
TV$_1$ > TV$_5$。肌电图提示肌源性损伤。诊断：考虑秋水仙
碱中毒。立即停用秋水仙碱。给予生理盐水 100ml 加地塞
米松 10mg，静脉滴注 1 周，以及大量补充生理盐水等治
疗。1 周后复查心肌酶谱：谷丙转氨酶 63U/L，谷草转氨酶
28U/L，乳酸脱氢酶 276.1U/L，肌酸激酶 118U/L，肌酸激
酶 MB 型同工酶 9U/L；心梗标志物：肌红蛋白 65.1ng/L，
心肌钙蛋白-I 正常范围。患者双下肢无力、肌肉疼痛明
显好转。

　　分析点评：本例患者服用大剂量秋水仙碱时间较长，
出现下肢无力及肌肉疼痛，肌酶异常升高，肌电图提示肌
源性损害，临床考虑秋水仙碱对肌肉慢性毒性反应。口
服秋水仙碱中毒的典型临床症状可以分为三个阶段。第
一阶段以消化道症状为主，表现为频繁恶心、呕吐、腹
痛、腹泻、厌食等。中毒重者进入第二阶段，表现为骨髓
增生障碍、心律失常、急性呼吸窘迫综合征、肾功能衰
竭、横纹肌溶解、周围神经病变等，多数患者死于多脏器
功能衰竭。第三阶段处于逐渐恢复期的患者，主要要表
现为白细胞再次升高及脱发。秋水仙碱的治疗剂量与中
毒剂量非常接近，致死量为 0.8mg /kg。

　　重要提示：目前秋水仙碱中毒尚无特效解毒剂，中
毒早期应尽早采取催吐、洗胃、导泻等清除毒物的措施，
同时积极补液，保护心肾功能，维持水电解质平衡等对症
处理。

吲哚美辛 Indometacin

【临床应用】

　　用于缓解轻、中、重度风湿病的炎症疼痛以及急性
骨骼肌肉损伤、急性痛风性关节炎、痛经等的疼痛。亦用
高热的对症解热。

【用法用量】

口服：初始剂量一次 75~100mg，一天 2~3 次，随后一次 50mg。

【操作要点】

1. 本品与阿司匹林有交叉过敏性。由阿司匹林过敏引起的喘息患者，应用本品时可引起支气管痉挛。

2. 本品不能控制疾病过程的进展，故必须同时应用能使疾病过程改善的药物。

3. 本品因对血小板聚集有抑制作用，可使出血时间延长，停药后此作用可持续 1 天。

4. 本品解热作用强，通常 1 次服 6.25mg 或 12.5mg 即可迅速大幅度退热，故应防止大汗和虚脱，补充足量液体。

【注意事项】

1. 不良反应　消化不良、胃痛、胃烧灼感、恶心、反酸、溃疡、胃出血、头痛、头晕、焦虑、失眠、血尿、水肿、肾功能不全及各型皮疹。

2. 禁用　活动性溃疡病、溃疡性结肠炎及病史者，癫痫、帕金森病及精神病患者，肝肾功能不全者，对本品或对阿司匹林或其他非甾体抗炎药过敏者，血管神经性水肿或支气管哮喘者，孕妇及哺乳期妇女。

3. 慎用　心功能不全、高血压、再生障碍性贫血、粒细胞减少、血友病及其他出血性疾病患者、老年患者。

4. 药物相互作用　与对乙酰氨基酚长期合用可增加肾脏毒性，与其他非甾体抗炎药同用时消化道溃疡的发病率增高，饮酒或与皮质激素、促肾上腺皮质激素同用，可增加胃肠道溃疡或出血的危险。本品可使洋地黄、硝苯地平、维拉帕米、锂盐、齐多夫定、甲氨蝶呤的血药浓度升高，能使肝素、口服抗凝药及溶栓药抗凝作用加强，加强胰岛素或口服降糖药的降糖效应，可减弱呋塞米排钠及抗高血压作用，与氨苯蝶啶合用时可致肾功能减退。丙磺舒可减少本品自肾及胆汁的清除，升高血药浓度,使毒性增加,合用时须减量。与秋水仙碱、磺吡酮合用时可增加胃肠溃疡及出血的危险。

【患者用药指导】

1. 用药期间应定期随访检查血象及肝、肾功能;个案报道提及本品能导致角膜沉着及视网膜改变(包括黄斑病变),遇有视物模糊时应立即做眼科检查。

2. 宜于饭后服用或与食物或制酸药同服。

3. 本品不能控制疾病过程的进展,故必须同时应用能使疾病过程改善的药物。

【应急处置】

用量过大(尤其是一天超过150mg时)容易引起毒性反应,如恶心、呕吐、紧张性头痛、嗜睡、精神行为障碍等,采用催吐或洗胃,对症及支持治疗。

【典型案例】

患者,男,22岁。诊断为强直性脊柱炎。口服吲哚美辛肠溶片治疗,每次25mg,每天3次。患者第1次服药后2小时,出现咳嗽、胸闷,伴呼吸困难等症状。查体:痛苦面容,两肺可闻及哮鸣音,呼气明显延长考虑为吲哚美辛所致的支气管哮喘。给予氨茶碱注射液0.25g加入5%葡萄糖注射液静脉滴注,1小时后症状逐渐消失。

分析点评:吲哚美辛属于非甾体抗炎药,具有抗炎、解热及镇痛等作用,临床可用于急、慢性风湿性关节炎、强直性脊柱炎、痛风性关节炎及癌性疼痛等的治疗。因其价格低廉,基层医疗机构应用比较广泛。其不良反应主要为恶心、呕吐、腹痛、腹泻,加重或诱发溃疡甚至出血等,皮疹、哮喘等较为少见。本例在未使用其他药物的情况下,服用吲哚美辛后出现哮喘症状,经对症治疗后症状消失,应为吲哚美辛所致。

重要提示:在使用该药前应询问患者是否有哮喘病史及相关药物如阿司匹林过敏史,交代该药可能出现的不良反应,一旦出现不适症状应及时就诊。

萘普生钠 Naproxen Sodium

【临床应用】

用于各种原因引起的发热及疼痛的对症治疗。常用于痛风等症。

【用法用量】

静脉注射：成人一次 0.275g，一天 1~2 次，临用前以 0.9% 的生理盐水适量溶解并稀释至 20ml 左右，缓慢注射，注射时间不得少于 3 分钟。

静脉滴注：成人一次 0.275g，一天 1~2 次，临用前以 0.9% 的生理盐水适量溶解并稀释至 100ml 左右，缓慢滴注，滴注时间不得少于 30 分钟。

【操作要点】

1. 根据控制症状的需要，在最短治疗时间内使用最低有效剂量，可以使不良反应降到最低。

2. 本品可能引起致命的、严重的皮肤不良反应，这些严重事件可在没有征兆的情况下出现，应告知患者严重皮肤反应的症状和体征，在第一次出现皮肤皮疹或过敏反应的其他征象时，应停用本品。

3. 静脉滴注时应缓慢，速度过快可沿静脉产生烧灼感。

4. 较长时间使用本品时应注意检查肝肾功能、血象及眼科检查。

【注意事项】

1. 不良反应　服用本品可见皮肤瘙痒、呼吸短促、呼吸困难、哮喘、耳鸣、下肢水肿、胃烧灼感、消化不良、胃痛或不适、便秘、头晕、嗜睡、头痛、恶心及呕吐等。

2. 禁用　对本品或同类药有过敏史者；对阿司匹林或其他非甾体抗炎药引起过哮喘、鼻炎及鼻息肉综合征、胃十二指肠活动性溃疡、重度心力衰竭患者；孕妇及哺乳期妇女。

3. 慎用 过敏体质、60岁以上、支气管哮喘、肝肾功能不全、凝血机制或血小板功能障碍(如血友病)者。

4. 药物相互作用 本品可加强肝素及双香豆素的抗凝血作用,使出血时间延长;与阿司匹林或其他水杨酸制剂同用时,对症状缓解并无增效;本品可降低呋塞米的排钠和降压作用;本品可抑制锂随尿排泄,使锂的血药浓度升高;丙磺舒和本品合用时,可增加本品的血浆水平和明显延长本品的血浆半衰期。

【患者用药指导】

1. 患者应该警惕诸如胸痛、气短、无力、言语含糊等症状和体征,而且当有任何上述症状或体征发生后应该马上寻求医生帮助。

2. 在开始本品治疗和整个治疗过程中应密切监测血压。

丙磺舒 Probenecid

【临床应用】

用于高尿酸血症伴慢性痛风性关节炎及痛风石,但必须:①肾小球滤过率大于50~60ml/min;②无肾结石或肾结石史;③非酸性尿;④不服用水杨酸类药物。

【用法用量】

口服:慢性痛风,一次0.25g,一天2~4次,一周后可增至一次0.5~1g,一天2次。一天最大剂量不超过2g。

【操作要点】

1. 本药与磺胺类药物有交叉过敏反应。

2. 根据临床表现及血和尿酸水平调整药物用量,原则上以最小有效量维持较长时间。

3. 应定期检测血常规、酸碱平衡、血和尿pH、血和尿中尿酸浓度及肝肾功能等。

4. 患者肾功能下降时,本药的排尿酸作用明显减弱或消失。治疗痛风性关节炎,轻度肾功能不全者本药用量可能需要加大；如一般剂量不能控制，24 小时尿酸排泄量又未超过 0.7g，可每 4 周增加日剂量 0.5g，日剂量一般不宜超过 2g。

5. 应用硫酸铜法检测尿糖时，可出现假阳性，葡萄糖酶法检测不受影响。

【注意事项】

1. 不良反应 恶心、呕吐、腹部不适、食欲减退等，偶有引起胃溃疡；可有头晕、头痛、面部潮红、尿频、齿龈肿痛、皮疹等；偶见过敏反应，可有呼吸困难、发热、皮炎和皮肤瘙痒。偶可引起急性痛风发作；罕见再生障碍性贫血、溶血性贫血、白细胞减少、肾病综合征、肝细胞坏死等严重毒性反应。

2. 禁用 对本药或磺胺类药物过敏者，肌酐清除率低于 30ml/min 的肾功能不全者，肾尿酸性结石患者，孕妇、哺乳期妇女、老年人伴心功能不全患者。

3. 慎用 恶血质（blood dyscrasias）患者，以下患者均不宜使用本药（因可引起急性肾病）：伴有肿瘤的高尿酸血症者，或使用细胞毒性抗癌药，或正在放疗者，以及痛风性关节炎急性发作期、有消化性溃疡史及肾结石史者。

4. 药物相互作用 本药可加速别嘌醇的排出，别嘌醇可延长本药的半衰期，故有痛风石的患者同时使用本药及别嘌醇时，需适当增加别嘌醇的剂量；本药与各种青霉素类、头孢菌素类同用时，可使后两者的血药浓度增高，并维持较长时间，但毒性（尤其肾毒性）也增大；阿司匹林或其他水杨酸盐可抑制本药的排尿酸作用，而本药可抑制这些药物的肾小管排泄，使其作用增强、毒性增加，故不宜同服；氯噻酮、依他尼酸、呋塞米、吡嗪酰胺以及噻嗪类等利尿药可升高血尿酸浓度，与这些药物同用时，需调整本药剂量；本药与呋喃妥因同用时，由于肾小管分泌作用受到抑制，可使呋喃妥因在尿中抗感染的疗效减低；本药可抑制口服降血糖药、磺胺类药、吲哚美辛、氨苯砜、萘普生、甲氨蝶呤、利福平和肝素等药物的肾小管排泄，使它们的作用增强、毒性增加，不宜同服。

【患者用药指导】

1. 不与依他尼酸、氢氯噻嗪、保泰松、吲哚美辛及口服降糖药同服。

2. 服用本品时应保持摄入足量水分（日2 500ml左右），防止形成肾结石，必要时同时服用碱化尿液的药物。

3. 定期检测血和尿pH、肝肾功能及血尿酸和尿尿酸等。

4. 本药有致眩晕的危险，用药期间不宜驾车及操作机器。

苯溴马隆 Benzbromarone

【临床应用】

用于原发性和继发性高尿酸血症，以及各种原因引起的痛风及痛风性关节炎非急性发作期。

【用法用量】

口服：①由小剂量开始，一天25mg，可逐渐增至一天100mg，早餐后服，同时加服碳酸钠（一天3g）。②一次50mg，一天1次，早餐后服用，一周后检查血尿酸浓度。③治疗初期一天100mg，早餐后服，待血尿酸降至正常范围时改为一天50mg。

【操作要点】

1. 不能在痛风急性发作期服用，因为开始治疗阶段，随着组织中尿酸溶出，有可能加重病症。

2. 为了避免治疗初期痛风急性发作，建议在给药初期合用秋水仙碱或抗炎药。

3. 在开始治疗时有大量尿酸随尿排出，因此在此时的用药剂量要小（起始剂量）。

【注意事项】

1. 不良反应　恶心、腹泻及腹部不适、诱发尿酸性肾病、肾结石、肾绞痛和暂时性阳痿、氨基转移酶及碱性磷酸酶升高、过敏性结膜炎、斑疹、潮红、瘙痒、粒细胞减少、诱发急性痛风发作、发热。

2. 禁用　对本药过敏者；肾小球滤过率低于 20ml/min 的肾功能不全者；肾结石患者；孕妇或计划怀孕的妇女、哺乳期妇女。

3. 慎用　肝病患者。

4. 药物相互作用　与别嘌醇联用，在促进肾脏尿酸排泄方面表现出协同效应；与华法林合用，可竞争性抑制华法林的代谢，增加致出血的风险；本药不宜与抗凝血药合用；与阿司匹林及其他水杨酸制剂同服，可减弱本药作用，两者不宜同服；吡嗪酰胺通过抑制尿酸排泄，从而削弱或抵消本药的促尿酸排泄作用，故应尽可能避免合用吡嗪酰胺。

【患者用药指导】

1. 服药期间如痛风发作，建议所用药量减半，必要时可服用秋水仙碱或消炎药以减轻疼痛。

2. 高尿酸血症及尿结石患者，其尿液 pH 应调节在 6.2~6.8。

3. 服药时每天同时加服碳酸氢钠 3g，饮水量不小于 1.5~2L，以维持尿液中性或微碱性。

4. 不宜与水杨酸类、吡嗪酰胺类、依他尼酸、噻嗪类利尿药合用。

5. 长期用药时，应定期检查肝功能。

6. 服用该药时饮酒，可能会诱发或加重尿酸盐结晶尿和急性尿酸性肾病。

【应急处置】

出现持续性腹泻应停药。

【典型案例】

患者，男，58 岁。确诊为痛风性急性关节炎。按医嘱口服苯溴马隆进行降尿酸治疗，每次 50mg，qd。患者于服药后的第 3 天傍晚感觉双足掌红热，水肿，疼痛难忍，不能站立，无法行走，卧床难起，家人怀疑是服药的缘故，立即停服所有药物。在家休息一晚后，次日早晨未见好转，症状加重，立即就医。经诊断，医师考虑双足肿痛为药物所致，立即给予 5%碳酸氢钠注射液 250ml，静脉滴注；地塞米松 5mg，静脉注射；0.9%氯化钠注射液 250ml 加能量合剂，静脉滴注；改用秋水仙碱治疗。患者不适症状仍持续 2 天，之后症状逐渐缓解，关节炎症状控制。

分析点评：查阅该药品说明书，发现注意事项中明确提示苯溴马隆不能在痛风急性发作期服用，因开始治疗阶段，随着组织中尿酸溶出，有可能加重病症。苯溴马隆主要通过抑制肾小管对尿酸的重吸收，促进尿酸的排泄，从而降低血中尿酸浓度而发挥抗痛风的作用，并无镇痛作用，主要用于治疗慢性期痛风。在急性期，苯溴马隆不但不能缓解症状，还会延长痛风发作，加重病情。

重要提示：应根据药品说明书严格用药，特别要注意：除不能在痛风急性发作期服用外，为避免治疗初期痛风急性发作，在给药最初几天建议合用秋水仙碱或抗炎药；治疗期间需大量饮水或酌情加用碳酸氢钠、枸橼酸钾等碱性药物，以加速尿酸盐排泄，减轻对患者肾功能的损害；起始剂量的用药量要小，因在开始治疗时会有大量尿酸随尿排出等。此外，国内近年有报道苯溴马隆致重症肝损伤的案例，考虑其为遗传性异常药物代谢性引起肝损伤，故用药时应该定期监测肝功能指标。

别嘌醇片 Allopurinol Tablets

【临床应用】

用于具有痛风史的高尿酸血症、预防痛风关节炎的复发。

【用法用量】

口服：成人常用量：初始剂量一次 50mg，一天 1~2

次，每周可递增 50~100mg，至一天 200~300mg，分 2~3 次服。一天最大量不得大于 600mg。

【操作要点】

1. 本品不能控制痛风性关节炎的急性炎症症状，不能作为抗炎药使用。因为本品促使尿酸结晶重新溶解时可再次诱发并加重关节炎急性期症状。

2. 本品必须在痛风性关节炎的急性炎症症状消失后（一般在发作后两周左右）方开始应用。

3. 本品必须由小剂量开始，逐渐递增至有效量维持正常血尿酸和尿尿酸水平，以后逐渐减量，用最小有效量维持较长时间。

4. 与排尿酸药合用可加强疗效。不宜与铁剂同服。

5. 用药前及用药期间要定期检查血尿酸及 24 小时尿尿酸水平，以此作为调整药物剂量的依据。

6. 在治疗的最初几个月内，痛风的急性发作可能更频繁，因此应同时服用预防量的秋水仙碱，而在用本药治疗期间出现痛风急性发作时，应及时给予足量的秋水仙碱。

【注意事项】

1. 不良反应　皮疹、胃肠道反应、白细胞减少、血小板减少、贫血、骨髓抑制、脱发、发热、淋巴结肿大、肝毒性、间质性肾炎及过敏性血管炎等。

2. 禁用　对本品过敏者、严重肝肾功能不全者、明显血细胞低下者、孕妇及哺乳期妇女。

3. 慎用　老年人。

4. 药物相互作用　本药可减轻氟尿嘧啶毒性；可使甲苯磺丁脲等口服降糖药活性增强，可能导致血糖过低；本药可使茶碱清除率降低，血药浓度升高；抗结核药（吡嗪酰胺、乙胺丁醇）、肾上腺素类药可降低本药疗效；本药与铁盐联用可使铁在组织中过量蓄积，引起含铁血黄素沉着，两药不宜同服；与阿莫西林、氨苄西林等同用,皮疹的发生率增加,尤其在高尿酸血症患者;与双香豆素、茚满二酮、华法林等抗凝血药合用,可增加出血的危险性;与环磷酰胺、硫唑嘌呤或巯嘌呤等免疫抑制药合用时,可增加后者的毒性;制酸药(如氢氧化铝)可能通过减少本药的吸收而降低本药的疗效;与阿糖腺苷合用时,可导致神经毒性、震颤、认知功能损害;本药与血管紧张素转化酶抑制药类降压药和氨氯地平等合用,可引起史-约综合征(Stevens-Johnson syndrome)和皮疹等过敏反应;氯噻酮、依他尼酸、呋塞米、美托拉宗(Metolazone)、吡嗪酰胺或噻嗪类利尿药等均可增加血清中尿酸浓度,控制痛风和高尿酸血症时,应注意调整本药用量。据报道,高血压或肾功能不全的患者,合用本药及噻嗪类利尿药可发生肾衰竭及过敏反应;本药与尿酸化药同用时,可增加肾结石形成的风险。

【患者用药指导】

1. 服药期间应多饮水,并使尿液呈中性或碱性以利尿酸排泄。

2. 用药期间应定期检查血象及肝肾功能。

3. 本药有致眩晕的危险,用药期间不宜驾车及操作机器。

【应急处置】

用药期间出现任何血液系统不良反应时,应考虑停药。如皮疹广发而持久,对症处理无效并有加重趋势,必须停药。

【典型案例】

患者,男,68岁,诊断为痛风,给予别嘌醇 0.1g、秋水仙碱片 1mg,1 天 1 次,口服。治疗 2 天后,患者下肢内侧出现针尖至绿豆大小的丘疹,间有圆形或椭圆形风团,形态不一,大小不等,色泽鲜红,边界清楚,对称分布,伴全身皮肤轻度瘙痒。考虑为抗痛风药过敏,即嘱患者停药,而未给予相应的抗过敏处理。至上午 10 时,皮疹逐渐扩大、增多,迅速蔓延至胸、背、腹部,部分相互融合成片状,自觉全身皮肤瘙痒难忍。伴发热,无畏寒、胸闷、气促、腹痛、腹泻等症,诊断为药疹,给予10%葡萄糖注射液500ml+地塞米松10mg+复方甘草酸铵(康体多)20ml,静脉滴注,1天1次;西替利嗪片10mg、赛庚啶片2mg,1天1次,口服。考虑是别嘌醇引起的不良反应,为排除秋水仙碱的可疑性,于4月4日再次给予秋水仙碱1mg,1天1次,口服。服2天,未出现不良反应,即出院。随访1个月无复发,确定为别嘌醇所致的药疹。

分析点评:别嘌醇为黄嘌呤氧化酶抑制剂,能使尿酸生成减少。血中及尿中的尿酸含量减少到溶解度以下的水平,从而防止尿酸在骨、关节及肾脏的沉积。分析出现如此严重的药物不良反应,可能与患者的年龄有关。

重要提示:在用药过程中,应严格控制老年患者的用药量,以防止发生严重不良反应。

第六节　代谢性酸中毒

一、疾病简介

代谢性酸中毒(metabolic acidosis)是临床上最常见的酸碱平衡失调,是指各种原因致体液中碳酸氢根离子减少,而氢离子增加、血pH降低的一组临床情况。

二、临床特点

轻度代谢性酸中毒时,常被原发性疾病的表现所掩盖而无明显的症状,或有轻度乏力、头昏、头痛之感。当血二氧化碳结合力(CO_2CP)降至13mmol/L(30%)以下时,表现为精神恍惚、神志模糊、知觉迟钝、烦躁、嗜睡、木僵甚至昏迷;皮肤黏膜干燥,糖尿病者两颊潮红,舌唇樱桃红色,尿毒症者脸色苍白而水肿,心率加快而微弱,血压下降,甚至休克。但是,最具有特异性的是深大而较快的呼吸,次数可达每分钟 50 次,严重时有嗜睡甚至昏迷。在酮症酸中毒时气息中带有酮味(烂苹果样气味),尿毒症酸中毒者可带有尿味。

三、治疗原则

主要为口服碳酸氢钠,轻者 1.5~3.0g/d 即可;中、重度患者 3~15g/d,必要时可静脉输入。可将纠正酸中毒所需之碳酸氢钠总量分 3~6 次给予,在 48~72 小时或更长时间后基本纠正酸中毒。对有明显心衰的患者,要防止碳酸氢钠输入量过多,输入速度宜慢,以免心脏负荷加重;也可根据患者情况同时口服或注射呋塞米 20~200mg/d,以增加尿量,防止水钠潴留。

四、治疗药物

碳酸氢钠 Sodium Bicarbonate

【临床应用】

用于治疗代谢性酸中毒。

【用法用量】

口服:一次 0.5~2g,一天 3 次。

静脉滴注:所需剂量按下式计算:补碱量(mmol)= $(-2.3 - $ 实际测得的 BE 值$) \times 0.25 \times$ 体重(kg),或补碱量(mmol)= 正常的 CO_2CP(mmol)$-$ 实际测得的 CO_2CP(mmol)$\times 0.25 \times$ 体重(kg)。

【操作要点】

1. 治疗轻至中度代谢性酸中毒时,宜口服给药;治疗重度代谢性酸中毒(如严重肾脏疾病、循环衰竭、心肺复苏、体外循环及严重的原发性乳酸性酸中毒、糖尿病酮症酸中毒等)时,则应静脉给药。

2. 静脉应用的浓度范围为 1.5%(等渗)至 8.4%。

3. 应从小剂量开始,根据血中 pH、碳酸氢根浓度变化决定追加剂量。

4. 短时间大量静脉输注可致严重碱中毒、低钾血症、低钙血症。当用量超过每分钟 10ml 高渗溶液时可导致高钠血症、脑脊液压力下降甚至颅内出血,故以 5% 溶液输注时,速度不能超过每分钟 8mmol 钠。

【注意事项】

1. 不良反应　大量注射时可出现心律失常、肌肉痉挛、疼痛、异常疲倦虚弱等,剂量偏大或存在肾功能不全时,可出现水肿、精神症状、肌肉疼痛或抽搐、呼吸减慢、口内异味、异常疲倦虚弱等。长期应用时可引起尿频、尿急、持续性头痛、食欲减退、恶心呕吐、异常疲倦虚弱等。

2. 禁用　限制钠摄入的患者。

3. 慎用　少尿或无尿患者、钠潴留并有水肿的患者、高血压患者。

4. 药物相互作用　本药可增加左旋多巴的口服吸收率;可升高尿 pH 而增强氨基糖苷类药物的疗效;与肾上腺皮质激素、促肾上腺皮质激素、雄激素合用时,易致高钠血症和水肿;与胃蛋白酶合剂、维生素 C 等酸性药物合用,疗效均降低,故不宜合用;可增加肾脏对弱酸性药物(如苯巴比妥、水杨酸制剂等)的排泄,从而可降低后者的血药浓度;可减少抗凝药(如华法林)、H_2 受体拮抗剂(如西咪替丁、雷尼替丁等)、抗毒蕈碱药、四环素、口服铁剂的吸收;与排钾利尿药合用,导致低氯性碱中毒的危险性增加。

【患者用药指导】

1. 口服本药后 1~2 小时内不宜服用其他药物。

2. 本药疗程不宜过长,以免发生代谢性碱中毒和钠大量潴留。用药 2 周以上无效或复发者不宜再使用本药。

3. 与含钙药物、乳及乳制品合用,可致乳 - 碱综合征。

第七节　代谢性碱中毒

一、疾病简介

代谢性碱中毒（metabolic alkalosis）指任何原因导致体内酸丢失过多或碱进入体内过多，引起血浆碳酸氢根离子浓度增加的疾病。

二、临床特点

常有躁动、精神神经兴奋性增高、谵妄、嗜睡、昏迷等；呼吸变慢变浅，严重者呼吸暂停；口周及肢端麻木、手足抽搐甚至全身抽搐。伴低血钾时可有软瘫及腹胀。

三、治疗原则

1. 病因治疗　大量呕吐、幽门梗阻有脱水者，须恢复血容量，改善肾功能，补给生理盐水。当有尿后，及时使用氯化钾，以纠正低血钾。对酸中毒及溃疡患者，避免使用过量碱性药物，以预防本症的发生。

2. 轻度碱中毒　伴血容量不足时用5%葡萄糖氯化钠或适量生理盐水静脉输入即可纠正。当二氧化碳结合力在40mmol/L（90%）以下者，能口服的患者可口服氯化铵。

3. 重度碱中毒　当 CO_2CP 超过40mmol/L（90%）者，除静脉补充足够的生理盐水外，口服或静脉滴注氯化铵。

四、治疗药物

氯化铵 Ammonium Chloride

【临床应用】

用于重度代谢性碱中毒，应用足量氯化钠注射液不能满意纠正者。

【用法用量】

口服：酸化尿液，一次0.6~2g，一天3次。重度代谢性碱中毒；一次1~2g，一天3次。

静脉滴注：按1ml/kg氯化铵（2%）能降低二氧化碳结合力（CO_2CP）0.45mmol/L计算出应给氯化铵的剂量，以5%葡萄糖注射液将其稀释成0.9%（等渗）的浓度，分2~3次静脉滴入。

【操作要点】

1. 本药不宜与碱、碱土金属碳酸盐、银盐和铅盐、金霉素、新霉素、磺胺嘧啶、呋喃妥因、华法林及排钾性利尿药等合用。

2. 静脉给药，注射部位可产生疼痛，给药过快偶可出现惊厥和呼吸停止。

3. 静脉给药速度应缓慢，以减轻局部刺激。

4. 过量可致高氯性酸中毒、低钾及低钠血症。

【注意事项】

1. 不良反应　常见恶心、呕吐。少见口渴、头痛、进行性嗜睡、精神混乱、定向力障碍、焦虑、面色苍白、出汗等。偶见心动过速、局部和全身性抽搐、暂时性多尿和酸中毒。

2. 禁用　肝肾功能严重损害，尤其是肝昏迷、肾衰竭、尿毒症患者；代谢性酸中毒患者。

3. 慎用　肝、肾功能不全者，溃疡病，镰状细胞贫血患者［可引起缺氧和/或酸中毒］。

4. 药物相互作用　与阿司匹林合用，可减慢阿司匹林排泄而增强其疗效；本药可增强四环素和青霉素的抗菌作用。

【患者用药指导】

为减少胃黏膜刺激，本药宜溶于水中，饭后服用。

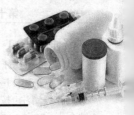

第十二章　风湿性疾病

1. 给患者使用英夫利昔单抗有哪些
操作要点？

2. 服用氨氯地平过量的临床表现及
应急处理？

3. 曲马多使用过量的临床表现及处理？

4. 服用双醋瑞因常见的不良反应是
什么？

5. 如何正确补钾？

风湿性疾病是指影响骨、关节及其周围组织，如肌肉、滑囊、肌腱、筋膜、神经等的一组疾病。其病因可以是感染性、免疫性、代谢性、内分泌性、退行性、地理环境性、遗传性、肿瘤性等。

第一节　类风湿性关节炎

一、疾病简介

类风湿关节炎（rheumatoid arthritis, RA）是以侵蚀性、对称性多关节炎为主要临床表现的异质性、系统性、自身免疫性疾病，确切发病机制不明。

二、临床特点

RA 发生于任何年龄，80% 发病于 35~50 岁，女性患者约 3 倍于男性。其特征是手、足小关节的多关节、对称性、侵袭性关节炎症，经常伴有关节外器官受累及血清类风湿因子阳性，可以导致关节畸形及功能丧失。

三、治疗原则

由于本病的病因和发病机制未完全明确，目前临床上尚缺乏根治及预防本病的有效措施。减轻关节症状、延缓病情进展、防止和减少关节的破坏、保护关节功能、最大限度地提高患者的生活质量，是目前的治疗目标。为达到上述目的，早期诊断和早期治疗是极为重要的。

治疗措施包括：一般性治疗、药物治疗、外科手术治疗、免疫净化、功能锻炼，其中以药物治疗最为重要。

四、治疗药物

尼美舒利 Nimesulide

【临床应用】

用于慢性关节炎(如骨关节炎等)的疼痛。

【用法用量】

口服：一次 0.05~0.1g，每天二次，餐后服用。最大单次剂量不超过 100mg，疗程不能超过 15 天。建议使用最小的有效剂量、最短的疗程，以减少药物不良反应的发生。

【操作要点】

1. 有心、肺、肝、肾病患者应密切监测其功能，调整剂量。

2. 在少数患者可见本品增强口服抗凝药的抗凝作用。

【注意事项】

1. 不良反应　主要有胃灼热、恶心、胃痛等，但症状轻微、短暂，很少需要中断治疗。极少情况下，患者出现过敏性皮疹。另外，尼美舒利如同其他非甾体抗炎药一样，可能产生头晕、嗜睡、消化道溃疡或肠道出血以及史－约综合征(Stevens-Johnson syndrome)等。

2. 禁用　对本品、阿司匹林、磺胺及其他非甾体抗炎药过敏者，孕妇及哺乳者，有活动性消化性溃疡及中度或严重肝损伤及严重肾功能不全者。

3. 慎用　具有出血病症史的患者、具有上消化道疾病的患者、接受抗凝血剂治疗或是服用抗血小板聚集药物的患者、有心肌梗死或脑卒中史者。

4. 药物相互作用　本品可降低口服利尿药呋塞米的生物利用度及血药浓度，减少其排钠作用；可置换水杨酸、非诺贝特、呋塞米及甲苯磺丁脲与血浆蛋白的结合；氟康唑及氟伐他汀与本品同服时，可使本品代谢减慢而使血药浓度升高。

【患者用药指导】

1. 类风湿关节炎患者用本品控制关节症状时,应同时使用改变病情药物。

2. 80岁以下老年人与成年人用量相近。

【应急处置】

如发生不良反应,应立即给予相应的治疗,并减少该品的用量或停用。

【典型案例】

患者,女,54岁,因患膝、踝等处关节炎于1998年3月15日口服尼美舒利片,每次100mg,bid。服药2天后左小腿内侧皮肤出现不规则红斑型药疹,伴瘙痒,即停药。几天后,药疹逐渐减轻而消退。第8天患者又用尼美舒利片,仍按原方法服用,用药3次后,在原出现红斑型药疹部位又重新出现相同药疹,再次停药,药疹才逐渐减轻,1周后消退。

分析点评:患者既往无药物过敏史,并从未使用过尼美舒利片。且在本次治疗过程中未使用过其他药物。停药后,药疹逐渐消退。当重复使用该药时,药疹又出现,故认为产生此固定红斑型药疹的不良反应为服用该药所致。

重要提示:临床用药时应注意尼美舒利片可引起的该不良反应。

布洛芬 Ibuprofen

【临床应用】

口服或局部给药用于缓解类风湿关节炎的急性发作期或持续性的关节肿痛症状。

【用法用量】

口服:抗风湿:一次0.4~0.8g,一天3~4次。类风湿关节炎比骨性关节炎用量大。一天最大用药量不超过2.4g。

【注意事项】

1. 不良反应　消化道症状包括消化不良、胃烧灼感、胃痛、恶心、呕吐。

2. 禁用　对阿司匹林或其他非甾体抗炎药过敏者、活动性消化性溃疡或溃疡合并出血（或穿孔）者、有出血倾向者、孕妇、哺乳期妇女。

3. 慎用　支气管哮喘患者或有此病史者，心功能不全、高血压患者，血友病或其他出血性疾病（包括凝血障碍及血小板功能异常）患者，有消化性溃疡史者；肠胃疾病患者，严重肝功能不全者，肾功能不全者，红斑狼疮或其他免疫疾病患者。

4. 药物相互作用　与丙磺舒同用，本药排泄减少、血药浓度升高，毒性增加，故同用时宜减少本药剂量；与抗糖尿病药（包括口服降糖药）同用，可增强抗糖尿病药的降糖作用；本药可升高地高辛的血药浓度。同用时应注意调整地高辛的剂量；与甲氨蝶呤同用，可减少甲氨蝶呤的排泄，升高其血药浓度，甚至可达中毒水平。故本药不应与中、大剂量甲氨蝶呤同用；本药可抑制苯妥英的降解；本药与肝素、双香豆素等抗凝药及血小板聚集抑制药同用，有增加出血的危险。

【患者用药指导】

1. 本药应与其他慢作用抗风湿药同用以控制类风湿关节炎的活动性及病情进展。

2. 对应用阿司匹林或其他非甾体抗炎药引起胃肠道不良反应的患者，可改用本药，但应密切注意不良反应。

3. 有溃疡病史者使用本药，宜严密观察或加用抗酸药。

4. 使用本药期间饮酒，可增加胃肠道不良反应，并有致溃疡和出血的危险。

5. 用药期间如出现胃肠出血、肝肾功能损害、视力障碍、血象异常以及过敏反应等，应立即停药。

【应急处置】

用药过量：用药过量可引起头痛、呕吐、倦睡、血压降低等，通常症状在停药后即可自行消失。约 20% 用药过量者在服药后 4 小时出现中毒症状，包括：抽搐、昏迷、视物模糊、复视、眼颤、耳鸣、心率减慢、腹痛、恶心、血尿、肾功能不全。

用药过量处理：包括催吐或洗胃，口服活性炭、抗酸药和 / 或利尿药，输液，保持良好的血液循环及采用其他支持疗法。由于持续的呕吐、腹泻或液体摄入不足而出现明显的脱水时，需纠正水及电解质平衡。

塞来昔布 Celecoxib

【临床应用】

用于急、慢性骨性关节炎和类风湿关节炎。

【用法用量】

口服：一次 100 或 200mg，一天 2 次。临床研究中曾用至一天 800mg。

【操作要点】

1. 用药中应观察与心血管系统相关的症状，并结合出现的症状评估患者用药的利弊，对需要继续用药者，建议使用最低有效剂量。

2. 老年患者、充血性心力衰竭、肝功能不全、肾功能不全患者、使用利尿药或其他有肾毒性药物的患者是发生肾衰竭的高危人群，对以上患者推荐在治疗的头几周内开始监测血清肌酐，关注肾功能的变化。

3. 不推荐有进行性肾脏疾病的患者使用本药。

【注意事项】

1. 不良反应　血栓栓塞性疾病、出现头痛、头晕、谵妄、精神紊乱、定向力障碍、幻听、幻视、消化不良、腹泻、腹痛、胀气、上呼吸道感染、鼻窦炎、咽炎、鼻炎、皮疹、瘙痒、荨麻疹、神经血管性水肿、发热等。

2. 禁用 对本药过敏者、对阿司匹林或其他 NSAID 过敏者、对磺胺类药物过敏者。

3. 慎用 肾功能不全者，高血压或心脏疾病患者，有胃肠道溃疡、出血、穿孔史者，有肝功能不全史者。

4. 药物相互作用 与扎鲁司特、氟康唑、氟伐他汀合用，可使本药血药浓度升高；与锂剂合用，可使血浆锂浓度升高，锂中毒的危险增加；本药可使 β 受体拮抗剂、抗抑郁药及抗精神病药的血药浓度升高；与含铝和镁的抗酸药合用时，本药血药浓度峰值降低 37%；与血管紧张素转化酶抑制药、袢利尿药、噻嗪类利尿药合用时，可使后者的降压及利尿作用降低；与阿司匹林、华法林合用，可增加出血的危险。

羟氯喹 Hydroxychlorquine

【临床应用】

用于治疗类风湿性关节炎。

【用法用量】

口服：一次 0.2g，每天 2 次。对皮疹、关节痛及轻型患者有效。

【操作要点】

1. 推荐本药安全剂量为一天 6.5mg/kg。剂量低于安全剂量时极少见眼部不良反应。本药安全累积量为 100g，建议当累积总量达 200g 后，应进行详细的眼部检查。

2. 早期诊断"硫酸羟氯喹视网膜病变"的推荐方法，包括用检眼镜检查黄斑是否出现细微的色素紊乱或失去中心凹反射，以及用小的红色视标检查中心视野是否有中心周围或中心房的盲点，或者确定对于红色的视网膜域。任何不能解释的视觉症状如闪光或划线，也应当怀疑是视网膜病变的可能表现。

【注意事项】

1. 不良反应 头晕、头痛、眼花、食欲减退、恶心、呕吐、腹痛、腹泻、皮肤瘙痒、皮疹、耳鸣、烦躁、角膜水肿、视网膜水肿、萎缩、异常着色；视野缩小、毛发变白、秃顶、皮疹、表皮或黏膜着色、皮肤溃烂、粒细胞缺乏、白细胞减少、血小板减少。其他可见恶心、呕吐、体重降低、倦怠等。

2. 禁用　对4-氨基喹啉化合物过敏者、用4-氨基喹啉化合物治疗后出现视网膜或视野改变者、肝病患者、孕妇、哺乳期妇女。

3. 慎用　肾功能不全者、血卟啉病患者、血液病患者、代谢性酸中毒患者、葡萄糖-6-磷酸脱氢酶（G6PD）缺陷者、慢性酒精中毒者、银屑病患者。

4. 药物相互作用　与西咪替丁合用，可增加本药血药浓度；与地高辛合用，可增加地高辛的血药浓度；与美托洛尔合用，可增加美托洛尔的生物利用度；与金硫葡糖合用可能诱导血液恶病质，增加出现血液恶病质的风险；与抗酸药合用可减少本药吸收。

【患者用药指导】

1. 进食食物或牛奶时服用本药，可增加胃肠道的耐受性。

2. 如出现不能归因于所治疾病的任何严重血液障碍，应当考虑停药。

3. 长期应用应定期检查血象及眼科检查（包括视敏度、输出裂隙灯、检眼镜以及视野检查）。

【应急处置】

药物过量：用药过量时可出现头痛、视力障碍、心力衰竭、惊厥，甚至心跳和呼吸停止。

药物过量处置：给予氯化铵口服。成人一天8g，分次服用，每周3~4天，在停止本药治疗后继续使用数月。

【典型案例】

患者，女，31岁，诊断为系统性红斑狼疮。予甲泼尼龙（甲强龙）每天80mg，羟氯喹片0.1g，一天2次，治疗后好转,3周后减用激素,患者颜面部、头皮弥漫红斑、颈部、前胸、背部、双上肢、大腿,弥漫红斑伴水疱,部分融合伴渗出,皮肤松解。伴有口腔黏膜溃疡、糜烂,会阴部糜烂、渗液。遂停用羟氯喹,维持甲泼尼龙每天80mg,丙种球蛋白每天20g,用药5天(微泵维持12小时以上),治疗3周后皮疹好转,改口服激素治疗。

分析点评:有报道羟氯喹引起急性发疹性脓疱病和中毒性表皮坏死松解症。大疱性表皮松解型药疹是重症药疹中严重的一种,常由磺胺类、解热镇痛类、巴比妥类药物及抗菌药物等引起。若救治不及时,患者因继发感染、电解质紊乱、器官衰竭、内脏出血等并发症死亡。患者使用羟氯喹时合并使用激素,大剂量激素在一定程度上抑制过敏,掩盖了皮疹的发生,导致激素减量时皮疹发作重、持续时间长。

重要提示:激素剂量使用要定时、足量,减量时观察有无新发皮疹。减量太快或骤然停药是导致复发的主要原因,因此医护人员必须向患者及家属讲明坚持用药的重要性,做好沟通和解释工作,强调严格按照医嘱进行减量。另外,护理人员要严密观察皮疹的发生,早发现,早治疗;对患者进行心理疏导,增强其自信心,配合治疗和护理。

来氟米特 Leflunomide

【临床应用】

用于成人活动性类风湿关节炎治疗。

【用法用量】

口服:建议治疗的最初3天给予负荷剂量,即一次50mg,一天1次;随后给予维持剂量,即一次20mg,一天1次。也可根据病情及个体情况,最初一次10mg,一天1次;如无不良反应,可增加至一次20mg,一天1次;待病情缓解后,改为一次10mg,一天1次维持治疗。在使用本药治疗期间,可继续使用非甾体抗炎药或低剂量皮质激素。

【操作要点】

1. 服药初始阶段应定期检查血谷丙转氨酶(GPT)和白细胞计数。

2. 用药期间出现 GPT 升高,调整剂量方案如下①GPT 值不高于正常值的 2 倍时(小于 80U/L),可不调整剂量。②GPT 值高于正常值的 2~3 倍时(80~120U/L),本药剂量减半,如减量后 GPT 没有下降,则应停药。③GPT 值高于正常值的 3 倍时(大于 120U/L),应停药观察,如 GPT 恢复正常可继续用药。

3. 如用药期间出现白细胞下降,调整剂量方案如下①白细胞不低于 3×10^9/L 时,可不调整剂量。②当白细胞为 $(2~3) \times 10^9$/L 时,本药剂量减半;如减量后白细胞仍低于 3×10^9/L,应停药。③如白细胞低于 2×10^9/L,应停药。

4. 老年人不需要调整剂量。

【注意事项】

1. 不良反应　包括肝酶升高、全血细胞减少、皮肤过敏反应、腹泻、恶心、消化不良、腹痛、呼吸道感染、皮疹、脱发、口腔溃疡、原有高血压患者的血压升高、头痛、头晕、背痛等。

2. 禁用　对本药或其代谢产物过敏者、孕妇、哺乳期妇女、严重肝功能不全者。

3. 慎用　活动性胃肠道疾病患者,肾功能不全者,明确的乙肝或丙肝血清学指标阳性患者,免疫缺陷、骨髓增生不良、感染未控制患者。

4. 药物相互作用　利福平可导致本药代谢产物浓度升高;与其他肝毒性药物合用可能增加不良反应;考来烯胺或活性炭可能通过结合本药的活性代谢产物而降低本药的疗效;本药可影响活疫苗的免疫反应。

【患者用药指导】

准备生育的男性应考虑停药,同时服用考来烯胺。

【应急处置】

药物过量处置:可给予考来烯胺或活性炭加以消除。

具体方法如下:①口服考来烯胺(一次 8g,一天 3 次),24 小时内其体内代谢产物血浆浓度降低约 40%,48 小时内降低 49%~65%。连续服用 11 天,体内代谢产物血浆浓度可降至 0.02μg/ml 以下。②口服或经胃管给予活性炭(混悬液),每 6 小时 50g,24 小时内其体内代谢产物血浆浓度降低 37%,48 小时降低 48%。

重组人Ⅱ型肿瘤坏死因子受体抗体融合蛋白 Recombinant Human Tumor Necrosis Factor-α Receptor Ⅱ: IgA Fc Fusion Protein

【临床应用】

用于治疗中度及重度活动性类风湿关节炎。

【用法用量】

皮下注射:注射部位可为大腿、腹部或上臂。推荐剂量为一次 25mg,每周二次,每次间隔 3~4 天。注射前用 1ml 注射用水溶解,溶解后密闭环境可于 2~8℃冷藏 72 小时。

【操作要点】

1. 如果患者有反复发作的感染病史或者有易导致感染的潜伏病时,在使用本品时应极为慎重。

2. 当发生严重感染如糖尿病继发感染、结核杆菌感染等时,应暂停使用本品。

【注意事项】

1. 不良反应　常见不良反应是注射部位局部反应,包括轻至中度红斑、瘙痒、疼痛、肿胀等,其他不良反应包括头痛、眩晕、皮疹、失眠、咳嗽、腹痛、上呼吸道感染、血压升高、外周血淋巴细胞比例增多、鼻炎、发热、关节酸痛、肌肉酸痛、困倦、面部肿胀、转氨酶升高等。大部分无须处理。

2. 禁用 败血症、活动性结核病患者、对本品或制剂中其他成分过敏者。

3. 慎用 充血性心衰的患者。

【患者用药指导】

1. 本品应置于 2~8℃，避光干燥保存和运输，不可冷冻。

2. 在使用本品过程中患者出现上呼吸道反复感染或有其他明显感染倾向时，应及时到医院就诊，由医生根据具体情况指导治疗。

3. 当发生严重感染如糖尿病继发感染、结核杆菌感染等时，患者应暂停使用本品。

4. 一旦出现过敏反应，应立刻中止本品的治疗，并予适当处理。

柳氮磺吡啶 Sulfasalazine

【临床应用】

类风湿性关节炎。用于对水杨酸类或其他非甾体抗炎药疗效不显著的类风湿性关节炎。

【用法用量】

口服：一次 1g，一天 2 次。

【操作要点】【注意事项】【患者用药指导】【应急处置】参见第七章第五节。

硫唑嘌呤 Azathioprine

【临床应用】

与皮质激素合用于类风湿关节炎。

【用法用量】

口服：开始一天 1~3mg/kg，维持量一天 0.5~3mg/kg。

可给药2年,能明显改善关节炎症状。

　　【操作要点】【注意事项】【应急处置】【典型案例】参见第九章第三节。

第二节　系统性红斑狼疮

一、疾病简介

　　系统性红斑狼疮(systemic lupus erythematosus,SLE)是一种表现有多系统损害的慢性系统性自身免疫病,其血清具有以抗核抗体为代表的多种自身抗体。本病累计男女之比为1:(7~9),发病年龄以20~40岁最多,幼儿或老人也可发病。

二、临床特点

　　1. 一般症状　疲乏无力、发热和体重下降等。

　　2. 皮肤和黏膜　表现多种多样,大体可分为特异性和非特异性两类。①特异性皮疹有蝶形红斑、指掌部及甲周红斑、指端缺血、面部及躯干皮疹、急性皮肤红斑狼疮、盘状红斑。②非特异性皮损有光过敏、脱发、口腔溃疡、皮肤血管炎(紫癜)、色素改变(沉着或脱失)、网状青斑、雷诺现象、荨麻疹样皮疹,少见的还有狼疮脂膜炎或深部狼疮及大疱性红斑狼疮。

　　3. 骨骼肌肉　表现有关节痛、关节炎、关节畸形及肌痛、肌无力、无血管性骨坏死、骨质疏松。常出现对称性多关节疼痛、肿。

　　4. 心血管表现　可有心包炎(4%的患者有心包压塞征象),心肌炎为主要表现的充血性心力衰竭,心瓣膜病变,如利布曼-萨克斯(Libman-Sacks)心内膜炎。冠状动脉炎少见,主要表现为胸痛、心电图异常和心肌酶升高。

5. **呼吸系统受累**　胸膜炎、胸腔积液(20%~30%)，肺减缩综合征(主要表现为憋气感和膈肌功能障碍)；肺间质病变见于10%~20%的患者，其中1%~10%表现为急性狼疮肺炎，0%~9%表现为慢性肺间质浸润性病变，肺栓塞(5%~10%，通常抗心磷脂抗体阳性)，肺出血和肺动脉高压(1%)均可发生。

6. **肾**　临床表现为肾炎或肾病综合征。肾炎时尿内出现红细胞、白细胞、管型和蛋白尿。肾功能测定早期正常，逐渐进展，后期可出现尿毒症。肾病综合征和实验室表现有全身水肿，伴程度不等的腹腔、胸腔和心包积液，大量蛋白尿，血清白蛋白降低，白球蛋白比例倒置和高脂血症。

7. **神经系统受累**　可有抽搐、精神异常、器质性脑综合征包括器质性遗忘/认知功能不良，痴呆和意识改变，其他可有无菌性脑膜炎，脑血管意外，横贯性脊髓炎和狼疮样硬化，以及外周神经病变。

8. **血液系统受累**　可有贫血、白细胞计数减少、血小板减少、淋巴结肿大和脾大。

9. **消化系统受累**　可有纳差、恶心、呕吐、腹泻、腹水、肝大、肝功能异常及胰腺炎。少见的有肠系膜血管炎，布加综合征(Budd-Chiari综合征)和蛋白丢失性肠病。

10. **其他**　可以合并甲状腺功能亢进或低下、干燥综合征等疾病。

三、治疗原则

SLE目前虽不能根治，但合理治疗后可以缓解，尤其是早期患者。肾上腺皮质激素加免疫抑制剂是主要的治疗方案。治疗原则是活动且病情重者，予强有力的药物控制，病情缓解后，则接受维持性治疗。

四、治疗药物

甲泼尼龙 Methylprednisolone

【临床应用】

系统性红斑狼疮。

【用法用量】

静脉滴注：0.5~1g 溶于 5% 葡萄糖液 250ml 中，一天 1 次，连续 3 天。

【操作要点】【注意事项】【患者用药指导】参见第五章第六节。

环孢素 Cyclosporin

【临床应用】

用于系统性红斑狼疮的治疗。

【用法用量】

口服：初始剂量一天 4~5mg/kg，分 2~3 次口服，出现明显疗效后缓慢减量至一天 2~3mg/kg，疗程 3~6 个月以上。

【操作要点】【注意事项】【应急处置】【典型案例】参见第八章第四节。

环磷酰胺 Cyclophosphamide

【临床应用】

用于各种自身免疫性疾病包括系统性红斑狼疮。

【用法用量】

静脉滴注：治疗重症系统性红斑狼疮采用冲击疗法，0.5~1.0g/m^2，加入生理盐水 250ml 中静脉滴注，每 3~4 周 1 次。

【操作要点】【注意事项】【患者用药指导】【应急处置】参见第八章第二节。

硫唑嘌呤 Azathioprine

【临床应用】

与皮质激素合用于系统性红斑狼疮。

【用法用量】

口服：每天 1~2.5mg/kg，常用剂量为每天 50~100mg。

【操作要点】【注意事项】【应急处置】【典型案例】 参见第九章第三节。

第三节 强直性脊柱炎

一、疾病简介

强直性脊椎炎（ankylosing spondylitis, AS）是一种慢性炎症性疾病，主要侵犯中轴骨骼，以骶髂关节处为标志，髋、肩以外的周围关节受累少见。早期表现为滑膜炎和韧带附着点的病变。晚期由于韧带钙化造成脊柱强直。

二、临床特点

1. 初期症状　多在 20~30 岁发病，尤其是青年男性。强直性脊柱炎一般起病比较隐匿，早期可无任何临床症状，有些患者在早期可表现出轻度的全身症状，如乏力、消瘦、长期或间断低热、厌食、轻度贫血等。由于病情较轻，患者大多不能早期发现，致使病情延误，失去最佳治疗时机。

2. 关节病变表现　AS 患者多有关节病变，且绝大多数首先侵犯骶髂关节，以后上行发展至颈椎。少数患者先由颈椎或几个脊柱段同时受侵犯，也可侵犯周围关节，早期病变处关节有炎性疼痛，伴有关节周围肌肉痉挛，有僵硬感，晨起明显。也可表现为夜间疼，经活动或服止痛剂缓解。随着病情发展，关节疼痛减轻，而各脊柱段及关节活动受限和畸形,晚期整个脊柱和下肢变成僵硬的弓形,向前屈曲。

3. 关节外表现 AS 的关节外病变,大多出现在脊柱炎后,偶有骨骼肌肉症状之前数月或数年发生关节外症状。AS 可侵犯全身多个系统,并伴发多种疾病。

三、治疗原则

1. 控制 AS 治疗的目的 在于控制炎症,减轻或缓解症状,维持正常姿势和最佳功能位置,防止畸形。要达到上述目的,关键在于早期诊断早期治疗,采取综合措施进行治疗,包括教育患者和家属、体疗、理疗、药物和外科治疗等。

2. 体疗 体育疗法对各种慢性疾病均有好处,对 AS 更为重要。可保持脊柱的生理弯曲,防止畸形;保持胸廓活动度,维持正常的呼吸功能;保持骨密度和强度,防止骨质疏松和肢体失用性肌肉萎缩等。患者可根据个人情况采取适当的运动方式和运动量。如新的疼痛持续 2 小时以上不能恢复,则表明运动过度,应适当减少运动量或调整运动方式。

3. 物理治疗 理疗一般可用热疗,如热水浴、水盆浴或淋浴、矿泉温泉浴等,以增加局部血液循环,使肌肉放松,减轻疼痛,有利于关节活动,保持正常功能,防止畸形。

4. 药物治疗

(1)非甾体抗炎药:有消炎止痛、减轻僵硬和肌肉痉挛作用。副作用为胃肠反应、肾脏损害、延长出血时间等。妊娠及哺乳期妇女,更应特别注意。

(2)柳氮磺胺吡啶(SSZ):是 5-氨基水杨酸(5-ASA)和磺胺吡啶(SP)的偶氮复合物,20 世纪 80 年代开始用于治疗 AS。副作用主要为消化道症状、皮疹、血象及肝功能改变等,但均少见。用药期间宜定期检查血象及肝肾功能。

（3）甲氨蝶呤：据报道疗效与 SSZ 相似。口服和静脉用药疗效相似。副作用有胃肠反应、骨髓抑制、口腔炎、脱发等，用药期间定期查肝功能和血象，忌饮酒。

（4）肾上腺皮质激素：一般情况下不用肾上腺皮质激素治疗 AS，但在急性虹膜炎或外周关节炎用 NSAIDs 治疗无效时，可用肾上腺皮质激素局部注射或口服。

（5）雷公藤多苷：国内最初用雷公藤酊治疗 AS，有消炎止痛作用，疗效较酊剂好，服用方便。副作用有胃肠反应、白细胞减少、月经紊乱及精子活力降低等，停药后可恢复。

（6）生物制剂：肿瘤坏死因子（TNF-α）拮抗剂等（如益赛普、阿达木单抗等）是目前治疗 AS 等脊柱关节疾病的最佳选择，有条件者应尽量选择。

5. 手术治疗　严重脊柱驼背、畸形，待病情稳定后可作矫正手术，腰椎畸形者可行脊椎截骨术矫正驼背。对颈 7 胸 1 截骨术可矫正颈椎严重畸形。

四、治疗药物

英夫利昔单抗 Infliximab

【临床应用】

用于强直性脊柱炎。

【用法用量】

静脉滴注：首次给予本品 5mg/kg，然后在首次给药后的第 2 周和第 6 周及以后每隔 6 周各给予一次相同剂量。

【操作要点】

1. 使用配有 21 号（0.8mm）或更小针头的注射器，将每瓶药品用 10ml 无菌注射用水溶解。轻轻旋转药瓶，使药粉溶解。避免长时间或用力摇晃，严禁振荡。溶药过程中可能出现泡沫,放置 5 分钟后,溶液应为无色或淡黄色,泛乳白色光。由于英夫利西单抗是一种蛋白质,溶液中可能会有一些半透明微粒。如果溶液中出现不透明颗粒、变色或其他物质,则不能继续使用。

2. 用 0.9% 氯化钠注射液将本品的无菌注射用水溶液稀释至 250ml。从 250ml 0.9% 氯化钠注射液瓶或袋中抽出与本品的无菌注射用水溶液相同的液体量,将本品的无菌注射用水溶液全部注入该输液瓶或袋中,轻轻混合。

3. 输液时间不得少于 2 小时。输液装置上应配有一个内置的、无菌、无热原、低蛋白结合率的滤膜(孔径 ≤1.2μm)。未用完的输液不应再贮存使用。

4. 本品不应与其他药物同时进行输液。

5. 如果发现存在不透明颗粒、变色或其他异物,则该药品不可使用。

6. 不应用于严重感染活动期的患者。伴有慢性感染或有反复感染病史的患者应慎用该药。应告知患者并使其尽可能避免处于可能引起感染的潜在危险因素中。

7. 一些预防性措施[使用对乙酰氨基酚和 / 或抗组胺药物]可减少输液反应的发生。为减少输液反应的发生,尤其对以前出现过输液反应的患者,应将输液速度放慢。

【注意事项】

1. 不良反应　有皮疹、瘙痒、荨麻疹、出汗增加、皮肤干燥、真菌性皮炎、甲真菌病、湿疹、脂溢性皮炎、脱发、头痛、眩晕、恶心、腹泻、腹痛、消化不良、肠梗阻、呕吐、便秘、上呼吸道感染、下呼吸道感染(包括肺炎)、呼吸困难、鼻窦炎、胸膜炎、肺水肿、全身性乏力、胸痛、水肿、潮热、疼痛、寒战、肌肉痛、关节痛、面部潮红、血栓性静脉炎、瘀斑、血肿、高血压、低血压、失眠、嗜睡、肝功能异常、泌尿道感染、结膜炎、心悸、心动过缓、输注部位反应等。

2. **禁用**　已知对鼠源蛋白或本品其他成分过敏的患者禁用；本品剂量高于 5mg/ml 时禁用于中重度心力衰竭患者。

【应急处置】

单次给药剂量达到 20mg/kg 时未出现直接毒性反应。如果用药过量，建议立即监察患者全部不良反应的症状和体征，并采取适当的对症治疗。

依那西普 Etanercept

【临床应用】

重度活动性强直性脊柱炎的成年患者对常规治疗无效时可使用依那西普治疗。

【用法用量】

皮下注射：推荐剂量为 25mg，每周 2 次（间隔 72~96 小时），或 50mg，每周 1 次。

【操作要点】

1. 禁止将依那西普与其他药物混合使用。

2. 本品的注射部位为大腿、腹部和上臂，注射方式为皮下注射。每次在不同部位注射，与前次注射部位至少相距 3cm。禁止注射于皮肤柔嫩、瘀伤、发红或发硬部位。

3. 冻干粉在使用前必须置于 2~8℃冰箱内贮存，不可冷冻。本品溶解后应立即使用。如果不立即使用，应将西林瓶中溶解后的依那西普注射液贮存于 2~8℃ 冰箱内，最长可保存 6 小时。如未能在 6 小时内使用，应将溶液丢弃。在注射前，应使冷藏的溶液达到室温。

4. 应告知患者在使用依那西普治疗期间或治疗以后，若出现结核病（例如，持续性咳嗽、体重减轻和低热）的体征 / 症状均应寻求医学指导。

【注意事项】

1. 不良反应 最常见的不良反应报告为注射部位反应(比如疼痛,肿胀,瘙痒,红斑和注射部位出血),感染(比如上呼吸道感染,支气管炎,膀胱感染和皮肤感染),变态反应,自身抗体形成,瘙痒和发热。

2. 禁用 对本品中活性成分或其他任何成分过敏者;脓毒血症患者或存在脓毒血症风险的患者;对包括慢性或局部感染在内的严重活动性感染的患者。

3. 慎用 复发性或慢性感染的患者或存在可能导致患者易受感染的潜在条件;有中度到重度酒精性肝炎的患者。

4. 药物相互作用 依那西普和阿那白滞素联合治疗时患者严重感染的发生率更高;依那西普和阿巴他塞联合治疗导致严重不良事件的发生率增加。

【患者用药指导】

1. 本品需在有诊断和治疗类风湿关节炎和强直性脊柱炎经验的专科医生的指导下使用。

2. 本品使用前于 2~8℃冰箱内贮存。不得冷冻。

重组人Ⅱ型肿瘤坏死因子受体抗体融合蛋白 Recombinant Human Tumor Necrosis Factor-α Receptor Ⅱ: IgA Fc Fusion Protein

【临床应用】

用于治疗活动性强直性脊柱炎。

【用法用量】【操作要点】【注意事项】【患者用药指导】

参见本章第一节。

柳氮磺吡啶 Sulfasalazine

【临床应用】

用于治疗强直性脊柱炎。

【用法用量】

口服：一次 1g，一天 2 次。

【操作要点】【注意事项】【患者用药指导】【应急处置】
参见第七章第五节。

酮洛芬 Ketoprofen

【临床应用】

用于强直性脊柱炎引起的关节肿痛等。

【用法用量】

口服：一次 50mg，一天 3 次。

【操作要点】

1. 本药的尿中代谢产物可干扰尿 17- 羟皮质醇（17-OHCS）的测定结果。

2. 治疗初期，对心衰、肝硬化、慢性肾病、正服用利尿药的患者、术后低血容量者及老年人，应检测血、尿常规及肝肾功能。

3. 长期用药时应定期随访，检查血常规、血细胞比容及肝、肾功能。

【注意事项】

1. 不良反应　可见胃部疼痛或不适、胀气、恶心、呕吐、食欲减退、腹泻、便秘、过敏性皮炎、皮肤瘙痒、视物模糊、心律不齐、血压升高、心悸、头晕、头痛、耳鸣、肝损害、肾功能下降等情况。

2. 禁用　对阿司匹林或其他非甾体抗炎药过敏、有活动性消化性溃疡。

3. 慎用　原有支气管哮喘、心功能不全、高血压、血友病或其他出血性疾病、有消化道溃疡病史者、肾功能不全者以及肝硬化患者。

4. 药物相互作用　长期与对乙酰氨基酚同用时可增加对肾脏的毒副作用；与肝素、双香豆素等抗凝药及血小板聚集抑制药同用时有增加出血的危险；与呋塞米同用时,后者的排钠和降压作用减弱;与维拉帕米、硝苯地平同用时本品的血药浓度增高;本品可增高地高辛的血药浓度,同用时须注意调整地高辛的剂量;本品可增强抗糖尿病药(包括口服降糖药)的作用;与抗高血压药同用时影响后者的降压效果;本品不应与阿司匹林同用,因后者也可降低本品的蛋白结合率,降低本品结合物的形成及排出。

【患者用药指导】

1. 为减少胃肠道刺激,可在进食时或餐后服用本品,胶囊应整粒吞服。对急需止痛的患者,可在进食前30分钟或进食后2小时服用。

2. 食物可降低本品的吸收率,饮酒或与其他非甾体抗炎药同用时增加胃肠道不良反应及出血倾向,并有致溃疡的危险。因此服用本品期间避免饮酒和服用其他非甾体抗炎药。

3. 用药期间一旦出现胃肠出血、肝肾功能损害、视力障碍、精神异常、血常规异常及过敏反应等,应立即停药并做相应处理。

【应急措施】

1. 用药过量的表现　服药达常规量的5~10倍可致嗜睡、恶心、呕吐和上腹疼痛。大剂量可引起呼吸抑制和昏迷、惊厥。也可发生胃肠道出血、低血压、高血压或急性肾衰竭。

2. 用药过量的处置　紧急处理包括催吐和洗胃,口服活性炭、导泻药、抗酸药和／或利尿剂,并监测患者情况及应用其他支持治疗。血液透析可能无效。

第四节　干燥综合征

一、疾病简介

干燥综合征(Sjogren syndrome, SS)是一种以侵犯泪腺、唾液腺等外分泌腺体,具有高度淋巴细胞浸润为特征的弥漫性结缔组织病。其免疫性炎症反应主要表现在外分泌腺体的上皮细胞,故又名为自身免疫性外分泌腺体上皮细胞炎或自身免疫性外分泌病。

二、临床特点

本病起病多隐匿,临床表现多样。

1. 局部表现 口干燥症;干燥性角结膜炎;其他:浅表部位如鼻、硬腭、气管及其分支、消化道黏膜、阴道黏膜的外分泌腺体均可受累,使其分泌较少而出现相应症状。

2. 系统表现 除口、眼干燥表现外,患者还可出现全身症状,如乏力、低热等。约有2/3患者出现系统损害。

(1)皮肤:可出现过敏性紫癜样皮疹,多见于下肢,为米粒大小边界清楚的红丘疹,压之不退色,分批出现。每批持续时间约为10天,可自行消退而遗有褐色色素沉着。

(2)关节:关节痛较为常见,多不出现关节结构的破坏。

(3)肾:约半数患者有肾损害,主要累及远端肾小管,可出现肾小管酸中毒。小部分患者出现较明显的肾小球损害,临床表现为大量蛋白尿、低白蛋白血症,甚至肾功能不全。

(4)肺:大部分患者无呼吸道症状。轻度受累者出现干咳,重者出现气短。肺部的主要病理为间质性病变,另有小部分患者出现肺动脉高压。有肺纤维化及重度肺动脉高压者预后不佳。

(5)消化系统:可出现萎缩性胃炎、胃酸减少、消化不良等非特异性症状,患者可有肝脏损害。

(6)神经:少数累及神经系统。以周围神经损害为多见。

(7)血液系统:本病可出现白细胞计数减少和/或血小板减少,血小板低下严重者可出现出血现象。本病淋巴肿瘤的发生率远远高于正常人群。

三、治疗原则

本病目前尚无根治方法。主要是采取措施改善症状,控制和延缓因免疫反应而引起的组织器官损害的进展以及继发性感染。

1. 改善症状

(1)减轻口干症状,保持口腔清洁,勤漱口,减少龋齿和口腔继发感染的可能。

(2)干燥性角、结膜炎可给予人工泪液滴眼,以减轻眼干症状,并预防角膜损伤。

(3)肌肉、关节痛者可用非甾体抗炎药以及羟氯喹。

2. 系统损害者应根据受损器官及严重度而进行相应治疗。对合并有神经系统疾病、肾小球肾炎、肺间质性病变、肝脏损害、血细胞低下,尤其是血小板低、肌炎等则要给予肾上腺皮质激素,剂量与其他结缔组织病治疗用法相同。对于病情进展迅速者可合用免疫抑制剂,如环磷酰胺、硫唑嘌呤等。出现恶性淋巴瘤者宜积极、及时地进行联合化疗。

四、治疗药物

氯化钾 Potassium Chloride

【临床应用】

用于干燥综合征所致低钾血症的麻痹发作。

【用法用量】

口服:低钾血症:一般用法为一次 0.5~1g,一天 2~4次,按病情需要调整剂量。一天最大剂量为 6g。

静脉滴注:一般用法将 10% 氯化钾注射液 10~15ml加入 5% 葡萄糖注射液 500ml 中滴注。补钾剂量、浓度和速度根据临床病情和血钾浓度及心电图缺钾图形改善而定。钾浓度不超过 3.4g/L(45mmol/L),补钾速度不超过

0.75g/h(10mmol/h),每天补钾量为3~4.5g(40~60mmol)。在体内缺钾引起严重快速室性异位心律失常时,如尖端扭转型心室性心动过速、短阵、反复发作多行性室性心动过速、心室扑动等威胁生命的严重心律失常时,钾盐浓度要高(0.5%,甚至1%),滴速要快,1.5g/h(20mmol/h),补钾量可达每天10g或10g以上。如病情危急,补钾浓度和速度可超过上述规定。但需严密动态观察血钾及心电图等,防止高钾血症发生。

【操作要点】

1. 本品不得直接静脉注射,未经稀释不得进行静脉滴注。

2. 静脉补钾浓度一般不超过40mmol/L(0.3%),速度不超过0.75g/h(10mmol/h),否则不仅可引起局部剧痛,且有导致心脏停搏的危险。在使用高浓度钾治疗体内缺钾引起的严重快速性室性心律失常时,应在心电图监护下给药。

3. 用药期间需做以下随访检查　①血钾;②心电图;③血镁、钠、钙;④酸碱平衡指标;⑤肾功能和尿量。

4. 与库存血(库存10天以下含钾30mmol/L,库存10天以上含钾65mmol/L)、含钾药物和保钾利尿药合用时,发生高钾血症的机会增多,尤其是有肾损害者。

5. 应用过量、滴注速度较快或原有肾功能损害时,应注意发生高钾血症。一旦出现高钾血症,应紧急处理。

6. 静脉滴注适用于严重低钾血症或不能口服者。轻型低钾血症或预防性用药,以及胃肠道可耐受者,尽量口服给药。胃肠道梗阻、慢性胃炎、溃疡病、食管狭窄、憩室、肠张力缺乏、溃疡性肠炎者等不宜口服补钾(因此时钾对胃肠道的刺激增加,可加重病情)。

【注意事项】

1. 不良反应　口服可有刺激症状,如恶心、呕吐、咽部不适、胸痛(食管刺激)、腹痛、腹泻,甚至消化性溃疡及胃肠道出血。静脉滴注浓度较高、速度较快或滴注的静脉较细小时，患者常感疼痛。

2. 禁用　高钾血症，急、性肾功能不全者，严重脱水者。

3. 慎用　代谢性酸中毒伴有少尿者；肾上腺皮质功能减弱者；急性脱水患者；传导阻滞性心律失常，尤其是应用洋地黄类药物者；大面积烧伤、肌肉创伤、严重感染、大手术后 24 小时内或严重溶血者；肾上腺性征异常综合征伴盐皮质激素分泌不足者。

4. 药物相互作用　血管紧张素转化酶抑制剂、环孢素、肝素可抑制醛固酮合成或分泌，减少尿钾排泄，故与本药合用时易发生高钾血症；抗胆碱药物、非甾体抗炎药与本药同服时，可加重本药的胃肠道刺激症状；肾上腺糖皮质激素、肾上腺盐皮质激素和促皮质素因可促进尿钾排泄，合用时可降低本药疗效。

【患者用药指导】

1. 可将口服液稀释于温开水或饮料中服用，或餐后服用；片剂应整片吞服，不得嚼碎。

2. 老年人肾清除钾功能下降，应用钾盐时较易发生高钾血症。

3. 非甾体抗炎药加重口服钾盐的胃肠道反应。

【应急处置】

应用过量易发生高钾血症。一旦出现高钾血症，应及时处理。①立即停止补钾，避免应用含钾饮食、药物及保钾利尿药。②静脉输注高浓度葡萄糖注射液和胰岛素，以促进 K^+ 进入细胞内，每小时静脉输注 300~500ml 10%~25% 葡萄糖注射液，每 20g 葡萄糖加正规胰岛素 10 单位。③若存在代谢性酸中毒，应立即使用 5% 碳酸氢钠注射液，无酸中毒者可使用 11.2% 乳酸钠注射液，特别是 QRS 波增宽者。④应用钙剂对抗 K^+ 心脏毒性，当心电图提示 P 波缺乏、QRS 波变宽、心律失常，而不应用洋地黄类药物时,给予 10% 葡萄糖酸钙 10ml 静脉注射 2 分钟,必要时间隔 2 分钟重复使用。⑤口服降钾树脂以阻滞肠道 K^+ 的吸收,促进肠道排 K^+。⑥伴有肾功能衰竭的严重高钾血症,可行血液透析或腹膜透析,而以血透清除 K^+ 效果好,速度快。⑦应用袢利尿药,必要时同时补充生理盐水。

布洛芬 Ibuprofen

【临床应用】

用于缓解干燥综合征患者的肌肉、关节肿痛症状。

【用法用量】

口服:一次 0.2~0.4g,每 4~6 小时 1 次。一天最大用药量不宜超过 2.4g。

【操作要点】【注意事项】【患者用药指导】【应急处置】参见本章第一节。

硫唑嘌呤 Azathioprine

【临床应用】

病情进展迅速的干燥综合征。

【用法用量】

口服:开始一天 1~3mg/kg,维持量一天 0.5~3mg/kg。

【操作要点】【注意事项】【应急处置】【典型案例】参见第九章第三节。

第五节 多发性大动脉炎

一、疾病简介

多发性大动脉炎为主动脉及其主要分支的慢性进行性非特异性炎症,引起不同部位动脉狭窄或闭塞,少数也可引起动脉扩张或动脉瘤,出现相应部位缺血表现。

二、临床特点

起病时可有全身不适、易疲劳、发热、食欲不振等全身症状和血管狭窄或闭塞后导致的组织或器官缺血症状。本病多发生于青年女性，男女比例为 1：（2~4），发病年龄以 5~45 岁为多。

三、治疗原则

大动脉炎是一种全身性疾病，应该以内科治疗为基础，外科只治疗因该病引起的血管病变。

1. 内科治疗原则

（1）抗炎治疗：有效控制感染有利于阻止病情发展。

（2）激素：对早期或活动期患者效果较好，短期内改善症状。多口服泼尼松、地塞米松等。

（3）免疫治疗。

（4）扩血管药物：以改善脑和肢体血运。

（5）抗血小板药物：阿司匹林等。

（6）抗高血压药物：本病对一种降压药物效果不佳，需要两种以上药物合并应用。

2. 经皮腔内血管成形术　目前已应用治疗肾动脉狭窄及腹主动脉、锁骨下动脉狭窄等，获得较好的疗效。球囊扩张应用较广泛，但支架植入由于动脉炎特点，需慎重应用。

3. 手术治疗　一般在病变稳定后（包括体温、血沉、白细胞计数、IgG 均正常）采取手术治疗。手术原则是在脏器功能尚未丧失时进行动脉重建。

（1）对于头臂型可行胸外途径或胸内途径人工血管重建术、内膜血栓摘除术等。

（2）胸或腹主动脉严重狭窄者，可行人工血管重建术。

（3）肾动脉狭窄者，可行肾脏自身移植术或血管重建术,患侧肾脏明显萎缩者可行肾切除术。

（4）冠状动脉狭窄可行冠状动脉搭桥术或支架置入术。

四、治疗药物

泼尼松 Prednisone

【临床应用】

用于多发性大动脉炎。

【用法用量】

口服:一天 40~60mg,病情稳定后逐渐减量。

【操作要点】【注意事项】【患者用药指导】参见第五章第十一节。

甲泼尼龙 Methylprednisolone

【临床应用】

用于多发性大动脉炎。

【用法用量】

口服:初始剂量为一次 4~48mg,一天 1 次。具体用量可根据病种和病情来确定。

【操作要点】【注意事项】【患者用药指导】【应急处置】参见第八章第二节。

阿司匹林 Aspirin

【临床应用】

抑制血小板聚集,用于预防血栓形成。

【用法用量】

口服:通常为一次 80~300mg,一天 1 次。分散片:一次 50~300mg,一天 1 次。肠溶缓释片:一次 50mg,一天 1 次。肠溶微粒胶囊:一次 100mg,一天 1 次。

【操作要点】【注意事项】【应急处置】【患者用药指导】参见第六章第六节。

第六节 特发性炎症性肌病

一、疾病简介

特发性炎症性肌病(idiopathic inflammatory myositis,IIM)是一组病因不甚明确的以四肢近端肌无力为主的骨骼肌非化脓性炎症性疾病。

二、临床特点

1. 多发性肌炎 起病多隐袭,病情于数周或数月发展至高峰,受累肌群包括四肢近端肌肉,颈部屈肌,脊柱旁肌肉,咽部肌肉等,但面肌受累罕见。肌无力是主要症状。部分患者肢体远端肌肉也受累,表现前臂、手、小腿、足无力。体检可见有肌力低下,25%患者肌肉有压痛。晚期可出现肌萎缩。罕见的爆发型表现为横纹肌溶解,肌红蛋白尿,肾功能衰竭。除肌肉外内脏系统亦可受累,尸检资料显示近1/4患者有心肌炎,临床表现为心电图异常、心律失常、心力衰竭等。1%~10%的患者发生间质性肺纤维化,出现肺功能障碍、气短。严重咽下困难,可导致吸入性肺炎。全身表现可有发热、关节痛、体重减轻、雷诺现象等。

2. 皮肌炎 皮肌炎除肌炎表现外,尚有皮疹,可在肌炎之前、同时、或以后出现。皮疹可为多样性,但典型皮疹为面、颈、前胸上部弥漫性红斑(又称红皮病)以及关节伸侧的红斑性鱼鳞屑性疹,疹中间可以萎缩。如发生在掌指关节及近端指肩关节背面则称Gottron斑丘疹,颇具特征性。上眼睑可有特殊淡紫色肿胀,称为向阳性皮疹,也是本病的一特征。还可出现指甲基底和指甲双侧充血,以及腱结节。

3. 恶性肿瘤相关皮肤炎(DM)或多发性肌炎(PM) 约占DM和PM总数的10%。DM或PM可先于癌肿1~2年出现,或同时或后于肿瘤出现。所患肿瘤多是肺、胃、结肠、乳腺、卵巢癌和淋巴瘤。因此所有成人 DP、PM 患者，尤其是 40 岁以上者均应警惕肿瘤的存在。肿瘤的存在是否使肌炎难治，肿瘤的去除是否使肌炎容易治愈等问题尚不明确。

4. 儿童 DM 或 PM 患者大多患皮肌炎　特点是：多伴发血管炎，出现消化道出血，胃肠黏膜坏死，胃肠穿孔或视网膜血管炎等症；起病急骤较成年人多见，肌水肿和肌痛明显；后期多发生皮下和肌钙化、肌挛缩。

5. 其他结缔组织病伴发 PM 或 DM　许多结缔组织病，特别是系统性红斑狼疮、系统性硬皮症、干燥综合征、类风湿关节炎、血管炎等常并发肌病或肌炎，但一般症状不重。如有典型 DM 或 PM 的临床表现和检查依据，则称为重叠综合征，约占 DM 和 PM 总数的 2%。

6. 包涵体肌炎　老年男性较多见，发病率可占 DM 和 PM 的 1/7。可有不典型临床表现，如不对称性、远端肌无力。诊断依据是光镜下肌核、肌浆内有嗜伊红色包涵体及电镜下肌核与肌浆有异常纤丝等改变。肾上腺皮质激素对该病治疗无效。

7. 无肌病性皮肌炎　约 10% 的 DM 患者，临床及活组织检查证实有 DM 皮肤改变，但临床及实验室检查无肌炎证据，称为无肌病性 DM。可能是疾病早期，或"只有皮肤改变阶段"，或是一种亚临床类型 DM。

三、治疗原则

病情为进行性，很少自动缓解。首选药为肾上腺激素，有效率 60%~70%。5 年后生存率约 80.4%，影响的因素除病情本身，最重要是延误治疗造成的严重肌无力，出现呼吸衰竭，及不可逆性肌萎缩。

泼尼松量开始宜大，1~1.5mg/(kg·d)，根据肌症状好转，酶谱变化，调整激素用量，用药 3 周至 3 个月应见效。一般需服药时间较长，如 1~2 年。重型病例，激素治疗效果不理想的患者，为减少激素用量和副作用，可并用免疫抑制剂，如硫唑嘌呤、甲氨蝶呤、环磷酰胺。

四、治疗药物

泼尼松 Prednisone

【临床应用】

用于重症多发性肌炎。

【用法用量】

口服：开始宜大，1~1.5mg/(kg·d)，根据肌症状好转，酶谱变化，调整激素用量，用药 3 周至 3 个月应见效。一般需服药时间较长，如 1~2 年。

【操作要点】【注意事项】【患者用药指导】参见第五章第十一节。

甲泼尼龙 Methylprednisolone

【临床应用】

用于重症多发性肌炎。

【用法用量】

静脉滴注：冲击疗法，每天 500~1 000mg，连用 3 天。

【操作要点】【注意事项】【患者用药指导】【应急处置】参见第八章第二节。

环磷酰胺 Cyclophosphamide

【临床应用】

用于多发性肌炎。

【用法用量】

口服：2~2.5mg/(kg·d)。

静脉滴注：0.5~1.0g/m^2，每月 1 次。

【操作要点】【注意事项】【患者用药指导】【应急处置】参见第八章第二节。

人免疫球蛋白 Human Immunoglobulin

【临床应用】

用于多发性肌炎。

【用法用量】

静脉滴注：0.4g/（kg·d），共 5 天。每月用 5 天，连续用 3~6 个月。

【操作要点】【注意事项】【患者用药指导】【应急处置】

参见第九章第九节。

第七节　系统性硬化病

一、疾病简介

系统性硬化病（systemic sclerosis，SSc），曾称进行性系统性硬化，是一种原因不明，临床上以局限性或弥漫性皮肤增厚和纤维化为特征，也可影响内脏（心、肺和消化道等器官）的全身性疾病。

二、临床特点

临床上以局限或弥漫性皮肤增厚和纤维化为特征。具体包括：雷诺现象；手指硬肿；关节痛／关节炎。

三、治疗原则

本病尚无特效药物。皮肤受累范围和病变程度为诊断和评估预后的重要依据，而重要脏器累及的广泛性和严重程度决定它的预后。早期治疗的目的在于阻止新的皮肤和脏器受累，而晚期的目的在于改善已有的症状。因不同患者的病情表现有差异，应注意治疗的个体化并予对症治疗。

1. 糖皮质激素和免疫抑制剂　总的来说，糖皮质激素对本症效果不显著,通常对炎性肌病、间质性肺部疾患的炎症期有一定疗效;在早期水肿期,对关节痛、肌痛亦有疗效。剂量为泼尼松 30~40mg/d,连用数周,渐减至维持量 10~15mg/d。对晚期特别有氮质血症患者,糖皮质激素能促进肾血管闭塞性改变,故禁用。免疫抑制剂疗效不肯定。常用的有环孢素、环磷酰胺、硫唑嘌呤、甲氨蝶呤等,有报道对皮肤关节和肾脏病变有一定疗效,与糖皮质激素合并应用,常可提高疗效和减少糖皮质激素用量。体外试验表明,干扰素可减少胶原合成,开放试验显示肌内注射,干扰素可减少硬皮病皮肤的硬度。

2. 青霉胺(D-penicillamine) 在原胶原转变成胶原的过程中,需要单胺氧化酶(MAO)参与聚合和交叉联结。青霉胺能将 MAO 中的铜离子络合,从而抑制新胶原成熟,并能激活胶原酶,使已形成的胶原纤维降解。青霉胺从每日 0.125g 开始,空腹服用。一般 2~4 周增加 0.125g/d,根据病情可酌用至 0.75~1g/d。用药 6~12 个月后,皮肤可能会变软,肾危象和进行性肺受累的频率可能会减低。应维持用药 1~3 年。服用本药约 47% 的患者会出现药物不良反应,29% 的患者因此而停药。常见的不良反应有发热、厌食、恶心、呕吐、口腔溃疡、味觉异常、皮疹、白细胞和血小板减少、蛋白尿和血尿等。

四、治疗药物

泼尼松 Prednisone

【临床应用】

用于系统性硬化病皮肤病变的早期、关节痛、肌肉病变、浆膜炎及间质性肺病的炎症期。

【用法用量】

口服:30~40mg/d,连用数周,逐渐减至维持量

5~10mg/d。

【操作要点】【注意事项】【患者用药指导】参见第五章第十一节。

伊洛前列素 Iloprost

【临床应用】

用于系统性硬化病相关的严重的雷诺现象、局部缺血及肺动脉高压。

【用法用量】

口服：50~150μg，每天2次。

静脉滴注：以小于或等于2ng/（kg·min）的速度间歇滴注，一次持续滴注5~12小时，连续3~6天或持续滴注14~48小时。如雷诺综合征患者出现严重缺血时，可连续用药14~28天。

【操作要点】

1. 为避免或减少不良反应的发生，用药开始时宜以低速度每分钟0.5ng/kg输入，然后逐渐递增至最大剂量。

2. 肾功能不全时，开始剂量为0.5ng/（kg·min），然后以0.5ng/（kg·min）的速度逐渐增量，直至出现轻微头痛和发热为止。

用药期间应密切监测血压、心率。

【注意事项】

1. 不良反应 常见发热和头痛，其次为胃肠道反应，如恶心、呕吐、腹痛、腹泻等。以上不良反应的个体差异很大，但都与剂量相关。停药后即可迅速缓解。

2. 禁用 对本药过敏者、孕妇。

3. 慎用 肝肾功能障碍者、低血压患者、老年人。

4. 药物相互作用 与吗多明合用，可增强抑制血小板聚集的作用。

863

硝苯地平 Nifedipine

【临床应用】

系统性硬化病相关的指端血管病变(雷诺现象和指端溃疡)及肺动脉高压。

【用法用量】

口服:10~20mg,每天3次。

【操作要点】【注意事项】【患者用药指导】参见第六章第四节。

贝那普利 Benazepril

【临床应用】

用于系统性硬化病肾危象引起的高血压治疗。

【用法用量】

口服:未使用利尿药者,初始推荐剂量为一次10mg,一天1次,若疗效不佳,可增至一天20mg。对部分日服1次的患者,在给药间隔末期,降压作用可能减弱,此类患者宜将日剂量均分为2次服用,或加用利尿药。一天最大推荐剂量为40mg,分1~2次服用。有水、钠缺失者初始剂量为一次5mg,一天1次。

【操作要点】【注意事项】【患者用药指导】【应急处置】参见第六章第二节。

依那普利 Enalapril

【临床应用】

用于系统性硬化病肾危象引起的高血压治疗。

【用法用量】

口服:一次5~10mg,一天1~2次。以后随血压反应调整剂量,常用维持量为一天10~20mg。最大剂量为一天40mg,分2~3次服。如疗效仍不满意,可加用利尿药。

【操作要点】【注意事项】【患者用药指导】【应急处置】
参见第六章第二节。

培哚普利 Perindopril

【临床应用】

用于系统性硬化病肾危象引起的高血压治疗。

【用法用量】

口服：有效剂量为一天 4mg，晨服。根据疗效，可于
3~4 周内逐渐增至最大剂量一天 8mg。如有必要，可联用
排钾利尿药。如已使用利尿药的患者，在接受本药治疗
前 3 天应停用利尿药（如有必要，以后可再次服用），或从
2mg 开始治疗，并根据降压效果调整剂量。

【操作要点】【注意事项】【患者用药指导】【应急处置】
参见第六章第二节。

第八节　骨关节炎

一、疾病简介

骨关节炎（osteoarthritis，OA）也称退行性关节炎，是
由于关节软骨完整性破坏以及关节边缘软骨下骨板病
变，导致关节症状和体征的一组异质性疾病。

二、临床特点

临床症状随受累关节而异。一般起病隐匿，进展缓
慢。主要为受累关节及其周围疼痛、僵硬以及病情进展
后出现的关节骨性肥大、功能障碍等。疼痛是本病的主
要症状，也是导致功能障碍的主要原因。特点为隐匿发
作、持续钝痛，多发生在活动后，休息可缓解。随着病情
进展，关节活动因疼痛而受限，甚至休息时也可发生疼
痛。老年人可有晨僵和黏着感。查体可见关节肿胀、局

部压痛和被动痛、关节活动弹响和活动受限等。

三、治疗原则

本病主要的治疗方法是减少关节的负重和过度的大幅度活动，以延缓病变的进程。肥胖患者应减轻体重，减少关节的负荷。下肢关节有病变时可用拐杖或手杖，以求减轻关节的负担。理疗及适当的锻炼可保持关节的活动范围，必要时可使用夹板支具及手杖等，对控制急性期症状有所帮助。消炎镇痛药物可减轻或控制症状，但应在评估患者风险因素后慎重使用且不宜长期服用。软骨保护剂如硫酸氨基葡萄糖具有缓解症状和改善功能的作用，同时长期服用可以延迟疾病的结构性进展。对晚期病例，在全身情况能耐受手术的条件下，行人工关节置换术，目前是公认的消除疼痛、矫正畸形、改善功能的有效方法，可以大大提高患者的生活质量。

四、治疗药物

对乙酰氨基酚 Paracetamol

【临床应用】

适用于缓解轻至中度头痛。

【用法用量】

口服：一次 0.3~0.6g，一天 4 次或每 4 小时 1 次，一天不宜超过 2g。用于镇痛时疗程不宜超过 10 天。缓释片用法：一次 0.65~1.3g，每 8 小时 1 次。一天不超过 4g。

【操作要点】

1. 本药用于镇痛是对症治疗，必要时辅以对因治疗。

2. 出现过敏性皮炎，应立即停药。

【注意事项】【患者用药指导】【应急处置】参见第五章第一节。

双氯芬酸 Diclofenac

【临床应用】

用于缓解骨性关节炎的急性发作期或持续性的关节肿痛症状。

【用法用量】

口服：一次 25~50mg，每天 2~3 次，一天总剂量 75~150mg。

【注意事项】

1. 不良反应　可见腹痛、腹泻、恶心、消化不良、腹胀、呕吐、胃炎、便秘、反酸等，另外可见皮疹、头晕、头痛、月经过多等不良反应，肝病患者可出现血清谷丙转氨酶、血清谷草转氨酶和胆红素增高等。

2. 禁用　服用阿司匹林或其他非甾体抗炎药后诱发哮喘、荨麻疹或过敏反应的患者；有应用非甾体抗炎药后发生胃肠道出血或穿孔病史的患者；有活动性消化道溃疡 / 出血，或者既往曾复发溃疡 / 出血的患者；重度心力衰竭患者。严重的肝、肾和心脏功能衰竭患者。

3. 慎用　有高血压和 / 或心力衰竭（如液体潴留和水肿）病史的患者、哺乳期妇女、对限制钠盐摄入量的患者。

4. 药物相互作用　与锂剂同时使用时可提高血浆锂剂浓度。应当检测血浆锂剂水平；与地高辛同时使用时可提高血浆地高辛浓度。应当检测血浆地高辛水平；与利尿剂和抗高血压药物（如 β 受体拮抗剂、血管紧张素转化酶抑制剂）联合使用时，抗高血压效果可能会降低；与抗凝剂及抗血小板药物联合用药时有可能增加出血风险，因此，应该密切监护这类患者；与选择性 SSRI 合用可能增加胃肠道出血危险性；与口服降糖药合用有必要监测血糖水平；甲氨蝶呤治疗前后 24 小时内，应慎用非甾体抗炎药（包括本品），因为甲氨蝶呤的血药浓度可能被提高，其毒性也可能增加；本品与其他非甾体抗炎药一样,可能会增加环孢素的肾毒性;本品与喹喏酮类抗生素合用可能产生惊厥;饮酒或与某些非甾体抗炎药合并用药时,可能会增加副作用的发生率,并有致溃疡的危险;与维拉帕米、硝苯啶同用时,本品的血药浓度增高;与强效 CYP2C9 抑制剂(如磺吡酮和伏立康唑)合用,由于强效 CYP2C9 抑制剂对本品代谢的抑制作用,可能引起本品血浆浓度峰值及暴露量的显著升高;本品与苯妥英合用时,由于苯妥英的暴露量可能会升高,因此建议监控苯妥英的血浆浓度。

【患者用药指导】

1. 应用本品缓释制剂及肠溶制剂时,应完整吞服药片,不可掰开或嚼碎。

2. 肠溶片口服起效迅速但排出亦快,待急性疼痛控制后宜用缓释剂型,减少服药次数,维持稳定血药浓度。

3. 使用本品期间出现眩晕或其他中枢神经系统不良反应时,应避免驾驶或操作机械。

4. 食物可降低本品的吸收率,饮酒可增加胃肠道不良反应,并有致溃疡的危险。

【应急措施】

药物过量时的处置:①紧急处理:包括催吐或洗胃、口服活性炭、使用抗酸药和 / 或利尿药。输液保持全身良好血液循环并促进药物代谢和排出。②监测肝肾及其他生命脏器功能。③对并发症,如血压过低、肾衰竭、惊厥、胃肠刺激、呼吸抑制,应执行支持和对症治疗。

曲马多 Tramadol

【临床应用】

广泛用于中度和严重急慢性疼痛。

【用法用量】

常规剂量一天不超过 400mg。

口服：用量视疼痛程度而定。用于中度疼痛，单次剂量为50~100mg，必要时4~6小时后可重复使用。连续用药不超过48小时，累计用量不超过800mg。

肌内注射：一次50~100mg，必要时可重复。

皮下注射：同肌内注射项。

静脉注射：一次100mg，缓慢注射。

静脉滴注：一天100~200mg，以5%或10%的葡萄糖注射液稀释后滴注。

【操作要点】

1. 本药用于镇痛时宜用最低剂量，且不宜用于轻度疼痛。

2. 本药不宜长期使用，尤其是有药物滥用或药物依赖倾向的患者。

3. 患者出现颅压增高而无人工呼吸设备时应谨慎用药。

【注意事项】

1. 不良反应　用药后可能有多汗、恶心、呕吐、眩晕、口干、疲劳等。极少数病例可能出现心血管系统的反应。

2. 禁用　对本药过敏者，酒精、镇静药、镇痛药、其他中枢神经系统作用药物急性中毒的患者，严重脑损伤、意识模糊、呼吸抑制者，正使用单胺氧化酶抑制药的患者。

3. 慎用　对阿片类药物过敏者，阿片类药物依赖者，心脏病患者，病因不明的意识紊乱、呼吸中枢和呼吸功能紊乱者，急腹症患者(国外资料)，黏液水肿、甲状腺功能减退或肾上腺皮质功能减退者(国外资料)，有癫痫病史者(国外资料)，衰弱者(国外资料)，肝、肾功能不全者。

4. 药物相互作用　本药与苯海拉明合用可增强中枢抑制作用；本药与中枢神经系统抑制药(如地西泮)合用时，镇静和镇痛作用增强，合用时应适当减量；与地高辛合用,可增加地高辛的不良反应(如恶心、呕吐、心律失常等);卡马西平可降低本药的血药浓度,从而减弱本药的镇痛作用;本药与苯丙羟香豆素、华法林合用可增加出血的危险;与吩噻嗪类或丁酰苯类抗精神病药、抗抑郁药合用,可增加癫痫发作的危险;与单胺氧化酶抑制药(如呋喃唑酮、丙卡巴肼等)合用,可引起躁狂、昏迷、惊厥,甚至严重的呼吸抑制导致死亡。

【患者用药指导】

1. 本药对呼吸和心血管系统影响较小,较适用于老年人和患有呼吸道疾病者的镇痛,用于急性胰腺炎患者的镇痛较安全。

2. 本药分散片可加水溶解后口服,也可含于口中吮服或吞服。

3. 本药的缓释制剂应吞服,勿嚼碎。

4. 用药期间不宜驾驶和操作机械。

【应急处置】

用药过量的表现:典型症状为意识紊乱、昏迷、全身性癫痫发作、低血压、心动过速、瞳孔扩大或缩小、呼吸抑制甚至呼吸骤停。也可出现呕吐、休克、惊厥。

用药过量的处置:常规的急救措施为洗胃、维持呼吸(进行气管插管、人工呼吸)和循环,同时应注意防止热量散失。可静脉给予拮抗药纳洛酮 0.4mg 或 0.005~0.01mg/kg,必要时 2~3 分钟可重复 1 次。如出现惊厥可静脉给予苯二氮䓬类药物(如地西泮)。

【典型案例】

患者,女,60 岁,2011 年 11 月 26 日因双膝骨性关节炎入院治疗。既往身体健康,无药物及食物过敏史。于 12 月 1 日行关节镜手术治疗双膝骨性关节炎,当晚患者诉伤口疼痛难忍,给予盐酸曲马多注射液 100mg,肌内注射。10 分钟后患者双上肢出现抽搐、双手麻木、言语哆嗦,继而牙关僵硬。立即给予 0.9% 氯化钠注射液

250ml＋地塞米松 10mg,静脉滴注,氧气吸入 2L/min,并行肢体按摩,后上述症状缓解,1 小时后上述症状消失。

分析点评:盐酸曲马多注射液为非吗啡类强效镇痛药,作用于中枢神经系统与疼痛相关的特异体,无致平滑肌痉挛和明显呼吸抑制作用。不良反应偶见出汗、思睡、头晕、恶心、呕吐、纳差及排尿困难,个别病例有皮疹、心悸、直立性低血压等,在疲劳时更易产生。上述患者既往无药物食物过敏史,又不是过敏体质。其不良反应发生当日使用注射用盐酸曲马多 15~20 分钟后出现肢体抽搐及麻木症状,且整个过程神志清楚,经积极对症抗过敏治疗,症状缓解,无其他不适,其不良反应与盐酸曲马多注射液有明确的关联,应当引起注意。

重要提示:盐酸曲马多注射液在临床应用中还存在着一些不良反应和不安全因素,在临床用药中要注意观察患者用药后的效果、主诉及症状,做到及时巡视病情、及早发现问题、及早给予对症处理,确保患者的用药安全、有效、合理。

硫酸氨基葡萄糖 Glucosamine Sulfate

【临床应用】

用于预防和治疗各种类型的骨性关节炎,如膝关节、髋关节、脊柱、肩、手、手腕和踝关节等部位的及全身性的骨性关节炎。

【用法用量】

口服:一次 2 粒,一天 3 次。通常 4~12 周为一个疗程,可根据需要延长。每年可重复治疗 2~3 个疗程。

【注意事项】

1. 不良反应　少见轻微而短暂的胃肠道症状,如恶心、便秘、腹胀和腹泻。部分患者可能出现过敏反应,包括皮疹、皮肤瘙痒和皮肤红斑。偶见轻度嗜睡。

2. 禁用　对氨基葡萄糖过敏者。

3. 慎用 尚不明确。

4. 药物相互作用 本药可减弱抗糖尿病药的作用，可减弱阿霉素、依托泊苷、替尼泊苷的作用。

【患者用药指导】

宜于进食时服用。

【应急处置】

如发生不良反应，应立即给予相应的治疗，并减少该品的用量或停用。

双醋瑞因 Diacerein

【临床应用】

用于治疗退行性关节疾病（骨关节炎及相关疾病）。

【用法用量】

长期治疗（不短于 3 个月）：每天 1~2 次，一次 1 粒，餐后服用。由于服用本药的首 2 周可能引起轻度腹泻，因此建议在治疗的首 4 周每天 1 粒，晚餐后口服。患者对药物适应后，剂量便应增加至每天 2 次，餐后口服。医生应根据疗效来决定治疗时间，但疗程不应短于 3 个月。

【操作要点】

1. 饭后服用双醋瑞因可以提高它的吸收率约 24%。

2. 医生应根据疗效来决定治疗时间，但疗程不应短于 3 个月。

【注意事项】

1. 不良反应 轻度腹泻是应用本药治疗最常见的不良反应（发生率约 7%），一般会在治疗后的最初几天内出现，多数情况下会随着继续治疗而自动消失。上腹疼痛的发生率为 3%~5%，恶心或呕吐则少于 1%。服用本药偶尔会导致尿液颜色变黄，这是本品的特性，无任何临床意义。

2. 禁用 本品不能用于已知对双醋瑞因过敏或有

蒽醌衍生物过敏史的患者。

3. 慎用　对曾出现过肠道不适(尤其是过敏性结肠)的患者,必须考虑使用本药的益处及相对风险。

4. 药物相互作用　在服用改善肠道转运和/或肠道内容物性质的药物时,禁服本药;应避免同时服用含有氢氧化铝和/或氢氧化镁的药物;服用双醋瑞因后会增加使用抗生素治疗和/或化学疗法的患者患小肠结肠炎的可能性。

【患者用药指导】

1. 由于本品起效慢以及良好的胃肠道耐受性,建议在给药的开始2~4周可与其他止痛药或非甾体抗炎药联合应用。

2. 不可用于15岁以下儿童,因为此年龄组未进行任何临床试验。

3. 超过70岁并且伴有严重肾功能不全(肌酐清除率10~30ml/min)的老年患者,须剂量减半。

【应急处置】

如发生不良反应,应立即给予相应的治疗,并减少该品的用量或停用。

【典型案例】

患者,女,50岁,于2006年12月18日因骨关节炎口服双醋瑞因胶囊,一次50mg,每日1次。用药第2天患者出现胃肠道刺激症状,因未在意而继续用药,第3天服药后胃肠道反应加剧,全身出现大面积红斑,脸部明显肿胀,体温升高至38℃左右且持续升高,随即实施抗过敏治疗。诊断为药物性肝损害,住院治疗未见好转,异地收诊。后经回访得知,患者停用双醋瑞因后,经1个多月的对症治疗,体温下降至正常,肝酶指标接近正常。

分析点评:双醋瑞因是大黄提取物,活性成分为二乙酰大黄酸,目前主要用于治疗骨关节炎。本例患者在服用该药期间未服用其他药物，身体状况良好，可排除其他因素的影响。

重要提示：双醋瑞因最常见的不良反应主要为轻中度胃肠道反应，而致高热、皮疹及药物性肝损害等不良反应在国内外均未见报道，应引起临床重视，特别是有药物过敏史的患者要谨慎使用。

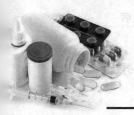

第十三章　神经系统疾病

1. 为什么苯妥英钠需要进行治疗药物监测？

2. 静脉输注甘露醇有哪些操作要点？

3. 在使用人免疫球蛋白时，主要护理操作应注意什么？

4. 如何正确使用尼莫地平注射液？

5. 阿替普酶用于治疗脑梗死时，有哪些操作要点？

6. 蕲蛇酶注射液如何做皮试?

神经系统疾病是发生于中枢神经系统、周围神经系统、自主神经系统的以感觉、运动、意识、自主神经功能障碍为主要表现的疾病,又称神经病。神经病中慢性病占多数,往往迁延不愈,给患者的工作、生活带来很大影响,致残率很高。

第一节 三叉神经痛

一、疾病简介

三叉神经痛(trigeminal neuralgia)又称痛性抽搐,是指三叉神经分布区内反复发作的阵发性、短暂、剧烈疼痛而不伴三叉神经功能破坏的症状。常于40岁后起病,女性较多。发病原因尚不明确者称为特发性三叉神经痛,凡由三叉神经行径中的肿瘤、炎症、脱髓鞘性疾病、血管性疾病及颅骨疾病等病因所致者,称继发性三叉神经痛。本节重点介绍特发性三叉神经痛的诊断与治疗。

二、临床特点

1. 有疼痛发作的典型临床表现,疼痛常呈刀割样、撕裂样、电灼样或针刺样,常突然开始,骤然中止,发作间期正常。

2. 神经系统检查正常,没有三叉神经损害的体征。

三、治疗原则

1. 特发性三叉神经痛目前还缺乏绝对有效的治疗

方法,治疗原则以缓解疼痛、减少复发为目的,药物治疗为主,无效时可用神经阻滞疗法或手术治疗。继发性三叉神经痛者应针对病因治疗。

2. 多数专家认为特发性三叉神经痛是一种周围性癫痫样放电,因此抗癫痫药为其主要治疗药物。

四、治疗药物

卡马西平 Carbamazepine

【临床应用】

缓解三叉神经痛和舌咽神经痛,亦用作三叉神经痛缓解后的长期预防性用药。

【用法用量】

口服:初始剂量为一次 100mg,一天 2 次,第 2 天起,隔日增加 100~200mg,直至疼痛缓解,维持量为一天 400~800mg,分次服用,一天最高剂量不超过1 200mg。

【操作要点】【注意事项】【患者用药指导】【应急处置】参见本章第十八节。

苯妥英钠 Phenytoin Sodium

【临床应用】

用于治疗三叉神经痛。

【用法用量】

口服:一次 100~200mg,一天 2~3 次。

【操作要点】

1. 对乙内酰脲类中一种药过敏者,对本品也过敏。

2. 用药期间需检查血常规、肝功能、血钙、脑电图、甲状腺功能及血药浓度,防止毒性反应;其妊娠期每月测定一次、产后每周测定一次血药浓度以确定是否需要调整剂量。

3. 本药的个体差异很大,用量需个体化。

【注意事项】

1. **不良反应** 可引起眼球震颤、共济失调、构音障碍、神志模糊、行为改变、癫痫发作次数增多、精神改变、眩晕、失眠、头痛、恶心、呕吐、胃炎、大便色淡、白细胞减少、粒细胞缺乏及全血细胞、巨幼细胞贫血、淋巴结病;罕见血小板减少、再生障碍性贫血、红斑、荨麻疹、痤疮、麻疹样反应、尿色加深、血糖升高,少见但较严重的有剥脱性皮炎、重症多型性红斑、系统性红斑狼疮、中毒性表皮坏死松解症;罕见血清病、骨折、骨质异常或生长缓慢。

2. **禁用** 对本药及其他乙丙酰脲类药物过敏者;阿-斯综合征患者,Ⅱ-Ⅲ度房室阻滞、窦房结阻滞、窦性心动过缓等患者,低血压患者。

3. **慎用** 嗜酒者;贫血患者;心血管病患者,尤其是老年患者;糖尿病患者;肝肾功能损害者;甲状腺功能异常者。

4. **药物相互作用** 抗凝药、磺胺类、西咪替丁、甲硝唑、克拉霉素、异烟肼、吡嗪酰胺、氟康唑、维生素 B_6、氯苯那敏、舍曲林、氟伏沙明、氟西汀、奥卡西平、地尔硫䓬、硝苯地平等可降低本药的代谢,从而增强本药的效果和／或毒性;加巴喷丁可使本药发生毒性反应的风险增加;布洛芬、卡培他滨、阿奇霉素可提高本药的血药浓度;本药可加速肾上腺皮质激素(包括糖皮质激素、盐皮质激素)、促皮质素、雌激素及含雌激素的口服避孕药、左甲状腺素、溴芬酸、芬太尼、环孢素、白消安、紫杉醇、咪达唑仑、氯氮平、哌替啶、帕罗西汀、左旋多巴、卡马西平、拉莫三嗪、洋地黄类、胺碘酮、非洛地平、尼莫地平、维拉帕米、美西律、阿伐他丁、辛伐他汀、茚地那韦、多西环素、甲苯达唑、吡喹酮、伊曲康唑的药物代谢,使后者药效降低；博来霉素、卡铂、卡莫司汀、长春碱、氨茶碱、阿昔洛韦以及含镁、铝或碳酸钙的制酸药可降低本药的生物利用度；顺铂、多柔比星、利福平、利托那韦、氨己烯酸、二氮嗪等可增加本药的代谢，从而使本药血药浓度降低；本药可增加多奈哌齐的清除；降低呋塞米在胃肠道的吸收；与大量的抗精神病药或三环类抗抑郁药合用，可诱导癫痫发作；苯巴比妥、扑米酮、氯硝西泮、地西泮、环丙沙星、流行性感冒病毒疫苗、吩噻嗪类等药可改变本药的血药浓度（可能升高，也可能降低），因此合用时应经常检测本药的血药浓度；与丙戊酸钠、替尼达帕、氯贝丁酯合用时，有对蛋白结合率竞争的作用，应经常监测血药浓度，并根据临床情况调整本药的用量。

【患者用药指导】

1. 为减轻胃肠道反应，应在饭后立即服用或与牛奶同服。需按时服用，如果漏服，应在下次服药前 4 小时立即补服，不能把两次用量一次服下。

2. 停药时需逐渐减量，以免癫痫发作加剧，甚至出现持续状态。当合用其他抗癫痫药物、或停用本药、或由使用本药改为用其他药物、或由使用其他抗癫痫药物改为使用本药，都应逐渐进行，避免引起癫痫发作频率的增加。

3. 糖尿病患者应测定尿糖值，如需进行手术治疗应说明病史及用药情况。

4. 巨幼细胞贫血可能是本药的抗叶酸作用所致，发生时可用叶酸及维生素 B_{12} 治疗。

5. 在治疗开始 10 日内加强口腔清洁卫生及加用夹板，可以减低齿龈增生的速度及程度。

6. 服用本药期间不宜驾驶及操作机械。

7. 患者不能耐受或有过敏反应时，应立即停药，换用其他非乙内酰脲类药物。

8. 制酸药应与本药相隔 2~3 小时分开服用。

【应急处置】

药物过量可出现视物模糊或复视,笨拙或行走不稳和步态蹒跚,精神紊乱,严重的眩晕或嗜睡,幻觉,恶心,语言不清。治疗:无解毒药,仅对症治疗和支持疗法,催吐,洗胃,给氧,升压,辅助呼吸,血液透析。

【典型案例】

患者,女,21 岁结婚,婚后孕 4 产 4,存活 1 胎,前 2 胎足月顺产,第 1 胎产后患新生儿黄疸 7 天住院,并输其父血无效,10 天后死亡。第 2 胎产后婴儿头部有一肿物,几天后原因不明死亡,第 3 胎孕 7 个月(28 周)早产死亡。三胎新生儿均五官端正,四肢发育正常,因死亡率高来就诊。患者一般情况尚可,心肺(一),妇科检查正常,无其他病症。询问其病史,因患有癫痫,长期服用苯妥英钠,考虑到新生儿死亡率高,可能与长期服用苯妥英钠有关,建议其停用苯妥英钠或改服其他抗癫痫药。

第 4 胎从怀孕开始就停用抗癫痫药,时有发作,不频繁,足月产下一男婴存活,哺乳一周岁,哺乳期未服用任何药物,仍有发作。无癫痫大发作,并加强孕期、产褥期、哺乳期等护理及营养。哺乳停止后继续服用抗癫痫药苯妥英钠。随访 10 年,无癫痫遗传。

分析点评:苯妥英钠经肝微粒体酶代谢后可形成对羟苯妥英钠,此代谢物可与叶酸共同竞争酸合成酶系统而产生致畸作用。其药物经过胎盘代谢,尤其妊娠前期,因胎儿血脑屏障不完善,巴比妥类药物可在脑中及肝脏蓄积,影响胎儿的器官发育,有致畸作用。第 4 胎停用一切抗癫痫药,胎儿存活,考虑前者是孕期用药致胎儿发育不良而死亡。

重要提示:苯妥英钠是临床上治疗癫痫以及三叉

神经痛的一种良药，但其不良反应诸多，部分停药后可痊愈，也可造成不可逆的损伤，特殊情况用药时应权衡利弊。

第二节　贝耳麻痹

一、疾病简介

贝耳麻痹（Bell's palsy）又称面神经麻痹，是因茎乳孔内面神经非特异性炎症所致的周围性面神经麻痹，是突发的单侧面神经周围性疾病，确切的病因未明，长期以来认为本病与嗜神经病毒感染有关。多在受凉或上呼吸道感染后发病。多数人认为，本病亦属一种自身免疫反应。

二、临床特点

1. 临床症状　面部表情肌无力，严重程度各异。严重病例除面肌完全瘫痪外还可出现以下全部或部分体征：面部表情肌麻痹，病侧额纹变浅或消失，眼裂变大、鼻唇沟变浅、口角下垂，漱口漏水；病侧泪腺分泌减少，角膜干燥；病侧舌前 2/3 味觉丧失，唾液分泌减少；病侧听觉过敏和 / 或耳鸣，听反射异常。

2. 排除中枢性面神经麻痹、Ramsay-Hunt 综合征、中耳和乳头感染、脑桥病变和吉兰 - 巴雷综合征。

三、治疗原则

1. 应促使局部炎症、水肿及早消退，并促进面神经功能的恢复。

2. 急性期尽早使用肾上腺皮质激素，疑由病毒感染所致的贝耳麻痹，应尽早选用抗病毒药物如阿昔洛韦、泛昔洛韦。

四、治疗药物

阿昔洛韦 Aciclovir

【临床应用】

治疗病毒感染所致的贝耳麻痹。

【用法用量】【操作要点】【注意事项】【患者用药指导】【应急处置】参见本章第十节。

泛昔洛韦 Famciclovir

【临床应用】

治疗病毒感染所致的贝耳麻痹。

【用法用量】

口服：一次 0.25g（1 片），每 8 小时 1 次。治疗带状疱疹的疗程为 7 天，治疗原发性生殖器疱疹的疗程为 5 天。

【操作要点】

1. 本品与丙磺舒或其他由肾小管主动排泄的药物合用时，可能导致血浆中喷昔洛韦浓度升高。

2. 本品对预防生殖器疱疹的复发、眼部带状疱疹、播散性带状疱疹及免疫缺陷患者疱疹的疗效尚未得到确认。

3. 肾功能不全者喷昔洛韦的表观血浆清除率、肾清除率和血浆清除速率常数均随肾功能的降低而下降，故肾功能不全者应注意调整用法用量。

4. 肝功能代偿的肝病患者无须调整剂量，尚未对肝功能失代偿的肝病患者进行药物动力学研究。

【注意事项】

1. 不良反应　头痛、恶心头晕、失眠、嗜睡、感觉异常、腹泻、腹痛、消化不良、厌食、呕吐、便秘、胀气、疲劳、疼痛、发热、寒战等。其他反应：皮疹、皮肤瘙痒、鼻窦炎、咽炎等。

2. 禁用　对本药或同类药物过敏者。

3. 慎用　肾功能不全者、哺乳期妇女。

4. 药物相互作用　与丙磺舒或其他主要由肾小管主动分泌的药物合用时，血浆喷昔洛韦浓度可能升高；与由醛类氧化酶催化代谢的药物合用时可能发生相互作用。

【患者用药指导】

1. 本品不能治愈生殖器疱疹，本品是否能够防止疾病传播尚不清楚，但生殖器疱疹可以通过性接触传播，故治疗期间应避免性接触。

2. 食物对生物利用度无明显影响，口服本品 0.5g，一天 3 次，连续 7 天，未见喷昔洛韦的蓄积现象。

【典型案例】

5 例患者中，男 3 例，女 2 例；年龄 34~62 岁，平均 48 岁。5 例患者均为带状疱疹，皮损分布在面部 1 例、胸背部 3 例、大腿部 1 例。病程 4~10 天，用药前均无头痛症状。5 名患者按 250mg，tid 口服泛昔洛韦后，出现头痛症状最短 1 小时，最长 34 天，表现为两侧颞部持续性疼痛或偏头痛间断发作，轻者可以忍受，重者眼眶部位压痛，并伴有恶心，无畏寒、寒战、发热等。体格检查：无异常发现，血尿常规均未发现异常。

5 例患者出现头痛症状后，立即停用泛昔洛韦，其中 3 例患者头痛症状 12 小时内自行缓解，1 例患者自服去痛片后，症状缓解，另 1 例患者有血管神经性头痛史，疼痛持续不缓解，经治疗 3 天后，症状消失。

分析点评：痛症状发生在服药后，停药后症状可缓解。系统检查未发现异常，辅助检查未见异常。泛昔洛韦可以诱发或加重血管神经性头痛。口服泛昔洛韦出现头痛，发病机制尚不明确。

重要提示：泛昔洛韦口服后在体内迅速转化为有抗病毒活性的化合物喷昔洛韦，喷昔洛韦对水痘 - 带状疱疹病毒(VZV)有抑制作用,其不良反应有头晕、失眠、嗜睡;部分患者可出现皮疹,轻度恶心、呕吐等胃肠道部不适应症状;重者有头痛、乏力和肝转氨酶一过性升高。

维生素 B₁ Vitamin B₁

【临床应用】

促进面神经功能的恢复。

【用法用量】

肌内注射:一次 50~100mg,每天 3 次,症状改善后改口服。

【操作要点】

1. 注射时偶见过敏反应,个别可发生过敏性休克,故除急需补充的情况外,很少采用注射,且应注射前,用其 10 倍稀释液 0.1ml 做皮试,以防止过敏反应。不宜静脉注射。

2. 本品在碱性溶液中易分解,与碱性药物如碳酸氢钠、枸橼酸钠配伍易引起变质。

3. 大剂量应用时,测定血清茶碱浓度可受干扰;测定尿酸浓度可呈假性增高;尿胆原可呈假阳性。

【注意事项】

1. 不良反应　大剂量肌内注射时,需注意过敏反应,表现为吞咽困难,皮肤瘙痒,面、唇、眼睑水肿,喘鸣等。偶见过敏性休克。

2. 禁忌　尚不明确。

3. 慎用　对硫胺制剂有过敏史者(国外资料)。

4. 药物相互作用　与依地酸钙钠合用,可防止本药降解。

【患者用药指导】

酒精可减少本药的吸收,因此服药期间禁止饮酒。

【典型案例】

患者,女,55 岁,农民,双足趾疼痛、发麻 1 个月余,无外伤史。查体：双足趾无红肿，关节无畸形，双足皮肤感觉减退，腓肠肌轻压痛，膝跳反射较活跃。X线双足正侧位片示：无病理性改变。诊断为末梢神经炎，给予维生素 B_1 100mg、维生素 B_{12} 0.5mg 肌内注射，1 次/d，至第 4 天，肌内注射后 25 分钟患者感觉腹痛，大便失控、恶心、呕吐、出汗，脉搏 120 次/min，呼吸 28 次/min，血压 70/40mmHg，即给吸氧，3L/min，同时肌内注射盐酸肾上腺素 1mg，随后地塞米松 10mg 加入 5% 葡萄糖溶液 250ml 中静脉滴注，10% 葡萄糖溶液 500ml、维生素 B_6 0.2g、维生素 C 2.0g 静脉滴注，滴速 70 滴/min，静脉滴注完毕观察 12 小时无不适感。为证实过敏反应是由维生素 B_1 所致，第 2 天按常规肌内注射维生素 B_{12} 0.5mg，注射后无不良反应发生，说明上述反应确为维生素 B_1 引起。

分析点评：硫胺主要由匹力米丁及噻唑环构成，结构很不稳定，在某些情况下，可能裂解释放出噻唑或其他物质，成为致敏原；或有学者认为非抗原性的药物与机体自身的蛋白质结合时，能引起这些蛋白质变构，而获得抗原性。作用于机体使之产生免疫记忆，当再次注射或口服该种药物时，即发生强烈的变态反应。本例是多次用维生素 B_1 引起，除与致敏原再（多）次作用引起超敏反应有关外，还可能与药物剂量效应有关。

重要提示：针对上述机制，临床应用维生素 B_1 时应采取如下预防措施：①详细询问过敏史。肌内注射时必须要做皮内试验。皮试液配制每支 2ml（100mg），取原液 0.1ml 加 0.9% 氯化钠溶液至 2ml，皮内注射 0.1ml（5mg）观察 20 分钟，判断结果与青霉素相同。阴性者方可肌内注射，同时告诉患者如出现头晕、恶心、呕吐、腹痛、皮疹、胸闷、出汗等症应及时告知医护人员，千万不要麻痹大意。②医护人员必须熟知各种药物反应的临床表现，熟练掌握各种操作技能，注射盘内应常规配备肾上腺素等抢救药品。

维生素 B_{12} Vitamin B_{12}

【临床应用】

用于亚急性联合变性神经系统病变,如神经炎的辅助治疗。

【用法用量】

肌内注射:1 天 0.025~0.1mg 或隔日 0.05~0.2mg。

【操作要点】

1. 本药不能采用静脉给药。

2. 本药与氯丙嗪、维生素 C、维生素 K_3、葡萄糖注射液存在着配伍禁忌。

3. 应避免同一部位反复肌内注射给药。

4. 有条件时,用药过程中应监测血中维生素 B_{12} 浓度。

5. 治疗巨幼红细胞贫血,在起始 48 小时,宜查血钾,以防止低钾血症。

【注意事项】

1. 不良反应　肌内注射偶可引起皮疹、瘙痒、腹泻及过敏性哮喘,但发生率很低。极少患者可出现过敏性休克。长期应用可出现缺铁性贫血。经眼给药偶见过敏反应。

2. 禁用　对本药过敏者、家族遗传性球后视神经炎(利伯病)及抽烟性弱视症者。

3. 慎用　心脏病患者、恶性肿瘤患者。

4. 药物相互作用　与氨基糖苷类抗生素、对氨基水杨酸类、抗惊厥药(苯巴比妥、苯妥英钠、扑米酮)及秋水仙碱合用,可减少本品的肠道吸收。

【患者用药指导】

1. 与叶酸合用,具有协同作用,两者联用可治疗巨幼细胞贫血。

2. 考来烯胺、活性炭可在肠道吸附本药,减少本药的吸收,降低其疗效。

【应急处置】

1. 使用本药滴眼液期间若出现过敏症状(如眼充血、瘙痒、肿胀),应停止用药。

2. 有神经系统损害者,在诊断未明确前不宜使用本药,以免掩盖临床表现。

第三节　急性炎症性脱髓鞘性多发性神经病

一、疾病简介

急性炎症性脱髓鞘性多发性神经病(acute inflammatory demyelinating polyneuropathy, AIDP)也称吉兰 - 巴雷综合征(Guillain-Barre syndrome, GBS),属自身免疫性疾病。临床表现为迅速进展而大多数可恢复的四肢对称性弛缓性瘫痪,可累及脑神经和呼吸肌。

二、临床特点

1. 急性或亚急性起病,病前 1~4 周有感染史,起病时无发热。

2. 四肢对称性弛缓性瘫痪,腱反射减退或消失。

3. 感觉功能多正常或轻度异常,可伴有脑神经损害、呼吸肌麻痹、自主神经功能障碍,但括约肌功能多正常。

三、治疗原则

1. 关键是强化护理及并发症的预防和处理。本病主要危险是呼吸肌麻痹,需保持呼吸道通畅、维持呼吸功能,当有吸氧困难时,应尽早行气管切开和人工辅助呼吸。宜及早鼻饲饮食,防止食物误入气管而窒息或肺部感染。及早开始康复治疗,肢体主动或被动运动、用夹板防止足下垂畸形。

2. 血浆交换是治疗该病最有效的方法之一,每次交换血浆量按 40ml/kg 或 1~1.5 倍血浆容量计算,可用 5% 白蛋白复原血容量,减少使用血浆的并发症。轻、中、重患者每周应分别做 2、4、6 次。主要禁忌证是严重感染、心律失常、心功能不全和凝血功能异常。

3. 应用广谱抗生素预防和治疗坠积性肺炎,勤翻身预防压疮。尿潴留时留置导尿。出现高血压、肠梗阻迹象及焦虑、抑郁情绪时及早对症治疗。

4. 可选用大剂量免疫球蛋白、肾上腺皮质激素抑制免疫反应,消除致病因子对神经的损害。临床试验比较静脉滴注免疫球蛋白、血浆交换及二者合用的疗效无差异,推荐单一使用。

四、治疗药物

人免疫球蛋白 Human Immunoglobulin

【临床应用】

急性炎症性脱髓鞘性多发性神经病。

【用法用量】

静脉滴注:每天 1g/kg,共 2 天,或 0.4g/kg,共 5 天。以 5% 葡萄糖溶液稀释 1~2 倍作静脉滴注,开始滴注速度为 1.0ml/min(约 20 滴 /min),持续 15 分钟后若无不良反应,可逐渐加速,最快滴注速度不得超过 3.0ml/min(约 60 滴 /min)。

【操作要点】

1. 本品出现混浊,有摇不散的沉淀、异物或玻瓶有裂纹、过期失效,均不可使用。

2. 开瓶后应一次注射完毕,不得分次使用。

3. 运输及贮存过程中严禁冻结。

4. 应单独使用，不与其他药物合用。

5. 如需要，静脉滴注或以 5% 葡萄糖注射液稀释 1~2 倍作静脉滴注（糖尿病患者应慎用），开始滴注速度为 1ml/min（每分钟约 20 滴），持续 15 分钟后若无不良反应，可逐渐加快速度，最快滴注速度不得超过 3ml/min（每分钟约 60 滴）。

【注意事项】

1. 不良反应　一般无不良反应，少数人会出现注射部位红肿、疼痛反应，无须特殊处理，可自行恢复。

2. 禁用　对免疫球蛋白过敏或有其他严重过敏史者；有 IgA 抗体的选择性 IgA 缺乏者。

3. 慎用　严重酸碱代谢紊乱患者。

【患者用药指导】

1. 通常是 2~8℃避光保存，在室温下 30 分钟后药效就会大大降低。

2. 严格按照医嘱用药，不可当做营养药，自行使用。

【应急处置】

用药后如出现过敏反应须立即停药，并根据反应的严重程度给予对症治疗，如出现过敏性休克应给予抢救。

第四节　急性脊髓炎

一、疾病简介

急性脊髓炎（acute myelitis）是非特异性炎症引起脊髓白质脱髓鞘病变或坏死，导致急性横贯性损害，也称急性横贯性脊髓炎，以病损水平以下肢体瘫痪、传导束性感觉障碍和尿便障碍为临床特征。病因不清，多数患者在出现脊髓症状前 1~4 周有上呼吸道感染、发热、腹泻等病毒感染症状,可能与病毒感染后变态反应有关,并非直接感染所致,为非感染性炎症型脊髓炎。

二、临床特点

1. 诊断　急性起病,迅速出现脊髓横贯性损害症状,病变平面以下深浅感觉障碍、运动瘫痪和自主神经功能障碍。

2. 脑脊液检查　压力正常,外观无色透明,细胞数、蛋白含量正常或轻度增高,淋巴细胞为主,糖、氯化物正常。

3. 影像学检查　MRI 典型显示病变部位脊髓增粗,病变节段髓内多发片状或斑点状病灶,呈 T1 低信号、T2 高信号,强度不均,可有融合。

三、治疗原则

1. 本病尚无病因治疗,治疗原则为减轻脊髓损害,防止继发感染和并发症,早期康复训练。

2. 药物治疗以肾上腺皮质激素、免疫球蛋白、B 族维生素为主。合并感染者,根据病原学检查和药敏试验结果选用抗菌药,及时治疗呼吸道和泌尿系感染,以免加重病情。

四、治疗药物

甲泼尼龙 Methylprednisolone

【临床应用】

治疗急性脊髓炎。

【用法用量】

静脉滴注:0.5~1g 溶于 5% 葡萄糖液 250ml 中,一天 1 次,连续 3 天为一疗程,必要时可重复使用 1~2 个疗程;继之口服泼尼松维持治疗。

【操作要点】【注意事项】【患者用药指导】【应急处置】
参见第八章第二节。

人免疫球蛋白 Human Immunoglobulin

【临床应用】

治疗急性脊髓炎。

【用法用量】

静脉滴注：0.4g/kg，共 5 天。以 5% 葡萄糖溶液稀释 1~2 倍作静脉滴注，开始滴注速度为 1.0ml/min（约 20 滴 /min），持续 15 分钟后若无不良反应，可逐渐加速，最快滴注速度不得超过 3.0ml/min（约 60 滴 /min）。

【操作要点】【注意事项】【患者用药指导】【应急处置】
参见第九章第九节。

维生素 B₁ Vitamin B₁

【临床应用】

有助于急性脊髓炎的神经功能恢复。

【用法用量】【操作要点】【注意事项】【患者用药指导】
参见本章第二节。

甲钴胺 Mecobalamin

【临床应用】

用于治疗多种外周末梢神经代谢功能障碍和自主神经病变，改善患者自觉症状，如麻木、自发性疼痛、感觉异常、直立性眩晕、多汗、口渴等。

【用法用量】

肌内注射：一次 500μg，隔日 1 次。

【操作要点】

1. 从事汞及其化合物工作的人员，不宜长期大量服用本药。

2. 如用药 1 个月以上仍无效者,应停药。

3. 本药见光易分解,应防止安瓿外露使药物见光分解,含量减低。注射液开封后应立即使用。

【注意事项】

1. 不良反应　偶见皮疹、头痛、出汗、发热等。

2. 禁用　对本药过敏或对本药有过敏史者。

【患者用药指导】

1. 避免在同一部位反复注射。

2. 若出现过敏反应,应立即停药。

第五节　短暂性脑缺血发作

一、疾病简介

短暂性脑缺血发作(transient ischemic attack,TIA)是由局灶性脑缺血引起的一过性或短暂性、可逆性脑或视网膜功能障碍,临床症状一般持续 10~15 分钟,多在 1 小时内,不超过 24 小时。不遗留神经功能缺损症状和体征,结构性医学影像学(CT、MRI)检查无责任病灶。

二、临床特点

1. 诊断　患者就医时多发作已过,因此,诊断只能依靠病史。临床表现具有突发性、反复性、短暂性和刻板性等特点,好发于老年人,男多于女。表现随受累的血管不同而表现不同,最常见表现为运动障碍。在对 TIA 患者作出临床诊断之后,应同时对患者进行神经影像学检查,以除外可导致短暂性神经功能缺损的非血液循环障碍性疾病。

2. 辅助检查　血常规、血沉、凝血象、血生化检查是必要的。EEG、CT 或 MRI 检查大多正常,磁共振血管造影、数字减影动脉血管造影、颈部多普勒超声、经颅多普勒超声检查可见颈动脉粥样硬化斑块、狭窄等。

三、治疗原则

1. 戒除烟酒，坚持体育锻炼。

2. 该病患者处于发生脑梗死、心肌梗死和其他血管意外的高度危险中，应予积极处理，治疗目的是消除病因、减少及预防复发、保护脑功能、降低发生脑梗死的概率。一旦发生 TIA 之后，应及时就医，并进行系统的病因学检查，以制订治疗策略。

3. 当发现颈动脉粥样硬化狭窄在 70% 以上时，可考虑行颈动脉内膜剥除术。患者高龄、体质较差者可考虑血管内介入治疗。

4. 病因明确者应针对病因治疗，控制卒中危险因素，如动脉硬化、高血压、心脏病、糖尿病、高脂血症和颈椎病等，对 TIA 尤其是反复发生的 TIA 患者应首先考虑选用抗血小板药物；TIA 患者血液成分中纤维蛋白原含量明显增高时，或频繁发作者可考虑选用巴曲酶。

5. 目前抗凝治疗不作为常规治疗，对于伴发房颤、频繁发作 TIA 或椎 - 基底动脉 TIA 患者可考虑抗凝治疗。在排除禁忌证之后（如消化性溃疡病史、出血倾向、血压高于 180/100mmHg、严重糖尿病和其他严重的系统疾病、临床不能除外脑出血者）可选用以下几种方法：①肝素加华法林：首先静脉滴注肝素，在用肝素的第 1 天即加用口服抗凝药物华法林，同时检查凝血酶原时间及活动度，凝血酶原活动度控制在 20%~30% 之间，国际标准化比值（INR）控制在 2.0~3.0，达到以上情况后，即停用肝素。②单独口服华法林。③单独用低分子肝素。

四、治疗药物

阿司匹林 Aspirin

【临床应用】

抑制血小板聚集,用于一过性脑缺血及脑卒中。

【用法用量】

口服:通常为一次 80~300mg,一天 1 次。分散片:一次 50~300mg,一天 1 次。肠溶缓释片:一次 50mg,一天 1 次。肠溶微粒胶囊:一次 100mg,一天 1 次。

【操作要点】【注意事项】【应急处置】【患者用药指导】参见第六章第六节。

氯吡格雷 Clopidogrel

【临床应用】

抑制血小板聚集,用于一过性脑缺血及脑卒中。

【用法用量】

口服:一次 75mg,一天 1 次,可与食物同服,也可单独服用。

【操作要点】【注意事项】【患者用药指导】【应急措施】参见第六章第七节。

巴曲酶 Batroxobin

【临床应用】

用于短暂性大脑缺血性发作。

【用法用量】

静脉滴注:一般用量,首次剂量为 10BU,以后维持量为 5 BU,隔日 1 次,每次用 100~250ml 生理盐水稀释后,在 1~1.5 小时内滴完;若给药前血纤维蛋白原浓度在 4.0g/L 以上者,则首次剂量为 20BU,以后维持量可减至 5~10BU。1 个疗程给药 3 次。

【操作要点】

1. 用药前应做皮试。方法为：将本药注射剂 0.1ml 用 0.9% 氯化钠注射剂稀释至 1ml，皮内注射 0.1ml，15 分钟后观察，注射局部丘疹直径小于 1cm、伪足在 3 个以下者为阴性。

2. 本药注射剂每支含 1KU 的冻干粉，配备 1 支灭菌水（1ml）溶解后，加入 0.9% 氯化钠注射剂中（100ml 以上）稀释。

3. 用本药 1~3 天后，血浆纤维蛋白原减少，优球蛋白溶解试验时间缩短，全血黏度下降，凝血酶原时间和凝血时间延长，停药 3~12 天左右可恢复正常。

4. 用药过程中如出现过敏现象，除立即停药外，还需加用抗过敏药物（如肾上腺素或氢化可的松等）进行处理。

5. 在用药前和用药期间应监测血浆纤维蛋白原和血小板聚集，并注意出血倾向，必要时应终止给药并采取相应措施。

6. 单位换算　1KU（克氏单位，Klobusitzky Unit）相当于 0.04NIH 凝血酶单位；1KU 相当于 0.3 国际单位（U）的凝血酶；1 巴曲酶单位（BU）相当于 0.17NIH 凝血酶单位。

【注意事项】

1. 不良反应　可见头痛、头晕，偶有恶心、腹泻、心绞痛、荨麻疹或全身性皮疹、注射部位或创面出血，个别患者用药后可能出现少量瘀斑、牙龈出血，或有一过性天冬氨酸转氨酶（谷草转氨酶）或丙氨酸转氨酶（谷丙转氨酶）轻度上升，停药后自行消失。

2. 禁用　正使用抗凝药物及抑制血小板药物者、正使用抗纤溶制剂者、严重肝肾功能不全者、妊娠期妇女、儿童禁用，有血栓或栓塞史者以及 DIC 导致的出血时。

3. 慎用　过敏体质,有消化道溃疡史,70岁以上老年患者,血栓高危人群(高龄、肥胖、高血脂、心脏病、糖尿病、肿瘤患者),血管病介入治疗、心脏病手术者。

4. 药物相互作用　本品应避免与水杨酸类药物(如阿司匹林)合用;抗凝血药可加强本品作用,引起意外出血,抗纤溶药可抵消本品作用,禁止联用。

【患者用药指导】

用药后5~10天内应少活动,以防意外创伤。

第六节　脑　梗　死

一、疾病简介

脑梗死(cerebral infarction)指因脑部血液循环障碍,缺血、缺氧所致的局限性脑组织的缺血性坏死或软化。血管壁病变、血液成分和血流动力学改变是引起脑梗死的主要原因。

二、临床特点

1. 诊断　多数在静态下急性起病,动态起病者以心源性脑梗死多见,部分病例在发病前可有短暂性脑缺血发作;病情多在几小时或几天内达到高峰,部分患者症状可进行性加重或波动;临床表现取决于梗死灶的大小和部位,主要为局灶性神经功能缺损的症状和体征,如偏瘫、偏身感觉障碍、失语、共济失调等,部分可有头痛、呕吐、昏迷等全脑症状。

2. 辅助检查　影像学检查:脑的影像学检查可以直观地显示脑梗死的范围、部位、血管分布、有无出血、陈旧和新鲜梗死灶等,帮助临床判断组织缺血后是否可逆、血管状况,以及血流动力学改变,帮助选择溶栓患者、评估继发出血的危险程度。

磁共振血管成像、CT 血管成像等是无创的检查,对判断受累血管、治疗效果有一定的帮助。

三、治疗原则

1. 脑梗死的治疗不能一概而论,应根据不同的病因、发病机制、临床类型、发病时间等确定针对性强的治疗方案,综合全身状态,实施个体化治疗。

2. 治疗期间应加强护理,防止压疮、肺部及泌尿系感染的发生。患者病情平稳后应尽早开始康复训练,对患者进行健康教育,改变不健康生活方式,克服不良习惯。

3. 在一般内科支持治疗的基础上,可酌情选用改善脑循环、脑保护、抗脑水肿、降颅压等措施。通常按病程可分为急性期(1~2 周),恢复期(2 周~6 个月)和后遗症期(6 个月以后)。重点是急性期的分型治疗,腔隙性脑梗死不宜脱水,主要是改善循环;大、中梗死应积极抗脑水肿降颅压,防止脑疝形成。在<6 小时的时间窗内有适应证者可行溶栓治疗。在超急性期和急性期采取积极、合理的治疗措施尤为重要。

4. 对经过严格选择的发病 3 小时内的急性缺血性卒中患者可采取静脉溶栓治疗,首选阿替普酶(组织型纤溶酶原激活物),无条件者,可用尿激酶代替。对发病6 小时以内的急性缺血性卒中患者可考虑进行动脉溶栓治疗。

5. 蛇毒制剂可以显著降低血浆纤维蛋白原水平,增加纤溶活性及抑制血栓形成作用,更适用于合并高纤维蛋白原血症患者。临床可选用巴曲酶等。

6. 抗凝治疗的目的主要是防止缺血性卒中的早期复发、血栓的延长及防止堵塞远端的小血管继发血栓形成,促进侧支循环。急性期抗凝治疗虽已广泛应用多年,但一直存在争议。如果无出血倾向、严重肝肾疾病、血压＞180/100mmHg等禁忌证时，下列情况可考虑选择性使用抗凝剂：心源性梗死（如人工瓣膜、心房纤颤、心肌梗死伴附壁血栓、左心房血栓形成等）患者；缺血性卒中伴有蛋白C缺乏、蛋白S缺乏、活性蛋白C抵抗等患者；症状性颅外夹层动脉瘤患者；颅内外动脉狭窄患者。卧床的脑梗死患者可使用低剂量肝素或相应剂量的低分子肝素预防深静脉血栓形成和肺栓塞。

7. 脑梗死早期的高血压处理取决于血压升高的程度及患者的整体情况和基础血压，如收缩压在180~220mmHg或舒张压在100~130mmHg之间，可不急于降血压，但须严密观察血压变化，如果血压＞220/120mmHg，应给予缓慢降血压治疗，并严密监视血压变化，防止血压降得过低，可选用微量输液泵静脉注射硝普钠，也可选用乌拉地尔、拉贝洛尔等。脑梗死进入恢复期后，可按高血压病的常规要求，口服降压药物，使血压控制在正常范围以内。

四、治疗药物

阿替普酶 Alteplase

【临床应用】

用于急性缺血性脑卒中的溶栓治疗。

【用法用量】

静脉注射：使用注射用水配制浓度为1mg/ml或2mg/ml，配制溶液可用氯化钠注射液稀释至0.2mg/ml的最小浓度。推荐剂量为0.9mg/kg，最大剂量为90mg，总剂量的10%先从静脉推入，剩余剂量在随后60分钟持续静脉滴注。

【操作要点】【注意事项】【应急处置】参见第五章第九节。

尿激酶 Urokinase

【临床应用】

急性脑血栓形成和脑血管栓塞。

【用法用量】

静脉注射：一天 2 万~4 万 U，溶于 20~40ml 氯化钠注射液中，分 1~2 次给药。疗程为 7~10 天，剂量可根据病情增减。

静脉滴注：急性脑血栓和脑栓塞一天 2 万~4 万 U，溶于 5% 葡萄糖氯化钠注射液或低分子右旋糖酐注射液 500ml 中，分 1~2 次给药。疗程为 7~10 天，可根据病情增减剂量。

【操作要点】【注意事项】【应急处置】参见第五章第九节。

巴曲酶 Batroxobin

【临床应用】

急性脑梗死，包括脑血栓、脑栓塞。

【用法用量】

静脉滴注：首次剂量为 10BU，以后维持量为 5BU，隔日 1 次，每次用 100~250ml 生理盐水稀释后，在 1~1.5 小时内滴完；若给药前血纤维蛋白原浓度在 4.0g/L 以上者，则首次剂量为 20BU，以后维持量可减至 5~10BU。1 个疗程给药 3 次。

【操作要点】【注意事项】【应急处置】参见本章第五节。

奥扎格雷钠 Ozagrel Sodium

【临床应用】

用于治疗急性血栓性脑梗死和脑梗死所伴随的运动障碍。

【用法用量】

静脉滴注：一次 80mg（2 支），一天 2 次，溶于 500ml 生理盐水或 5% 葡萄糖溶液中，2 周为一疗程。

【操作要点】

1. 本品避免与含钙输液（林格溶液等）混合使用，以免出现白色混浊。

2. 用药后如出现过敏反应或出血倾向异常，应立即停药。如出现室上性心律不齐、血压下降，应减量或停药。

【注意事项】

1. 不良反应　偶有 GOT、GPT、BUN 升高，恶心、呕吐、腹泻、食欲不振、胀满感、荨麻疹、皮疹、室上性心律失常、血压下降、头痛、发热、注射部位疼痛、休克及血小板减少等。可出现出血性脑梗死、硬膜外血肿、颅内出血、消化道出血、皮下出血等严重不良反应。

2. 禁用　对本品过敏者；脑出血或脑梗死并出血者；大面积脑梗死伴深度昏迷患者；有严重心、肺、肝、肾功能不全者，如严重心律不齐、心肌梗死者；有血液病或有出血倾向者；严重高血压，收缩压超过 200mmHg 者。

3. 慎用　孕妇、老年人。

4. 药物相互作用　与其他抗血小板聚集药、血栓溶解药、抗凝血药合用有协同作用，可增强出血倾向，故与这些药联用时，应适当减少本药剂量。

【应急处置】

一旦发生药物过量，需进行对症处理、支持治疗，重点注意监测出凝血功能，并及时适当处理。

【典型案例】

患者，男，63 岁，因言语欠清、肢体活动不灵 3 年余，头晕 2 天入院。既往有原发性高血压史，3 年前出现脑梗死后留下后遗症。经检查后，诊断为：①脑动脉硬化；②原发性高血压；③脑梗死后遗症。住院后给予奥扎格雷钠 80mg 入液静脉滴注，qd，并给予扩血管改善脑血液循环、降血压等药物治疗。入院后第 6 天早晨患者突然出现失语、左侧肢体活动不灵。查体：口角右歪，伸舌偏左，左侧肢体肌力Ⅱ级，左侧巴氏征（＋）。颅脑 CT 示右侧内囊后肢 - 背侧丘脑区出血，右侧外囊区放射冠区多发腔隙性脑梗死（陈旧性）。立即给予停用奥扎格雷钠，并给予脱水降颅压、营养脑细胞等对症支持治疗及针灸推拿患肢治疗，病情渐好转，半个月后左上下肢肌力Ⅱ级强，言语较前好转出院。

　　分析点评：奥扎格雷钠为高效选择性血栓素合成酶抑制剂，通过抑制血栓烷 A2 的产生及促进前列环素的生成而改善两者间的平衡失调，具有抗血小板聚集和扩张血管的作用。能抑制大脑血管痉挛，增加大脑血流量，改善大脑内微循环障碍和能量代谢异常，从而改善蛛网膜下腔出血术后患者的大脑局部缺血症状和脑血栓（急性期）患者的运动失调，对急性血栓性脑梗死疗效确切。

　　重要提示：使用时应密切观察患者有无出血倾向，以免发生严重的出血。

降纤酶 Defibrase

【临床应用】

　　急性脑梗死，包括脑血栓、脑栓塞的预防，短暂性脑缺血发作（TIA）。

【用法用量】

　　静脉滴注：急性发作期，一次 10 单位，一天 1 次，连用 3~4 天。非急性发作期，首次 10 单位，维持量 5~10 单位，一日或隔日 1 次，二周为一疗程。

【操作要点】

　　1. 临用前，先用注射用水或 0.9% 氯化钠溶液适量使之溶解，再加入至 0.9% 氯化钠注射液 100~250ml 中，静脉滴注 1 小时以上。

　　2. 本品如有外观异常或瓶子破裂、过期失效等情况禁止使用。

3. 本品必须用足够量的输液稀释，并立即使用。

4. 使用本品应避免与水杨酸类药物（如阿司匹林）合用。抗凝血药可加强本品作用，引起意外出血；抗纤溶药可抵消本品作用，禁止联用。

5. 注意静脉滴注速度（滴注速度过快时，患者易有胸痛、心悸等不适症状）。

6. 本制剂具有降低纤维蛋白原（fibrinogen）的作用，用药后可能有出血或止血延缓现象。因此，治疗前及给药期间应对患者进行血纤维蛋白原和其他出血及凝血功能的检查，并密切注意临床症状。给药治疗期间一旦出现出血和可疑出血时，应中止给药，并采取输血或其他措施。

7. 如患者动脉或深部静脉损伤时，该药有可能引起血肿。因此，使用本制剂后，临床应避免进行如星状神经节封闭、动脉或深部静脉等的穿刺检查或治疗。对于浅表静脉穿刺部位有止血延缓现象发生时，应采用压迫止血法。

【注意事项】

1. 不良反应　可出现头痛、头晕、头重感，偶有瘀斑、瘙痒、牙龈出血、鼻出血、荨麻疹、一过性谷丙转氨酶及谷草转氨酶升高等，严重者可致过敏性休克。

2. 禁用　具有出血疾病史者、手术后不久者、有出血倾向者、正在使用具有抗凝作用及抑制血小板功能药物（如阿司匹林）者、正在使用具有抗纤溶作用制剂者、重度肝或肾功能障碍、对本品有过敏史者禁用。

3. 慎用　有药物过敏史或过敏体质者、有消化性溃疡史者、70岁以上老年患者、有脑血栓后遗症者。

4. 药物相互作用　与抗凝血药、水杨酸类药（如阿司匹林）合用，可增强本药的作用，从而引起意外出血；

与抗纤溶药合用,可拮抗本药的作用。

【患者用药指导】

1. 妊娠期或有妊娠可能性的妇女,使用本药时,应在治疗上有益性大于危险才能使用;哺乳期一般应避免使用本制剂,如果必须使用本制剂时应停止哺乳。

2. 遮光、密封,10℃以下保存。

【典型案例】

患者,女,70 岁,因脑梗死住院治疗,入院后给予降纤酶 2 支每日 1 次静脉滴注。护士扎在手背静脉,半小时后,发现手背有一 1cm×1cm 硬结,拔掉后重新在另一侧手背静脉穿刺,并嘱咐用热毛巾热敷。晚上患者自感穿刺手背疼痛,第二日逐渐肿大,用硫酸镁湿敷,效果不明显。手背膨隆,肿胀明显,局部皮肤色泽无明显改变,压痛,皮温正常,无波动,活动受限。抗生素应用下局部用神灯理疗,每日 2 次,1 周后恢复正常。

分析点评:老年患者由于血管退行性改变,容易出现液体外渗。降纤酶有溶栓抗凝作用,穿刺斜面如未完全置于血管,或刺穿血管使药物渗入皮下组织,拔针后没有足够时间按压局部,可导致穿刺部位皮下组织出血。

重要提示:对老年患者,在输入特殊性药物时尽量选条件好一点的血管,拔针后按压时间要比平时长。一旦发生液体外渗,外渗部位皮肤要及时精心处理,24 小时避免热敷,以免加重出血,避免发生脓肿或局部皮肤下组织坏死。

七叶皂苷钠 Sodium Aescinate

【临床应用】

用于脑水肿。

【用法用量】

静脉注射或静脉滴注:按体重一天 0.1~0.4mg/kg,或取本品 5~10mg 溶于 10% 葡萄糖注射液或 0.9% 氯化钠注射液 250ml 中供静脉滴注;也可取本品 5~10mg 溶于 10~20ml 10% 葡萄糖注射液或 0.9% 氯化钠注射液中供静脉推注。重症患者可多次给药,但一天总量不得超过 20mg。疗程 7~10 天。

【操作要点】

1. 本品应严格限制日用量。若一旦出现肾功能受损,应立即停止用药,并做全面的肾功能检查,根据检查结果,按受损伤程度进行治疗。

2. 本品只能用于静脉注射和滴注,禁用于动脉、肌内或皮下注射。

3. 注射时宜选用较粗静脉,切勿漏出血管外,如出现红、肿,用 0.25% 普鲁卡因封闭或热敷。

4. 用药前后须检查肾功能。

5. 静脉注射时宜选用较粗的静脉,在推注时勿使药液漏出静脉外。万一漏出,应立即用普鲁卡因注射液和玻璃酸酶按常规处理,并固定手臂。注射速度不宜过慢。

6. 静脉注射时切忌注射入动脉,若不慎注入,应立即拨出针头,并注射含有肝素 10 000U 的 0.9% 氯化钠注射液 10ml,必要时进行星状神经节阻滞术。

【注意事项】

1. 不良反应 可见注射部位局部疼痛、肿胀、过敏反应。

2. 禁忌 肾损伤、肾衰竭、肾功能不全患者;孕妇;对本品成分过敏者。

3. 慎用 尚不明确。

4. 药物相互作用 与下列各类药物联合使用时要谨慎:与血清蛋白结合率高的药物;能严重损害肾功能的药物;皮质激素类药物;含碱性基团的药物(配伍时可能发生沉淀)。

【患者用药指导】

1. 口服剂型建议进餐时或饭后服用。

2. 如出现轻微的胃肠道不适，不需要停药。

【典型案例】

患者，女，45岁。因不慎滑倒摔伤左臂前来就诊。查体：体温37.3℃，血压125/86mmHg，呼吸18次/min，心率69次/min，心电图及实验室检查各项指标均正常。左前臂肿胀明显，经X线摄片检查诊断为左臂桡骨骨折。常规处置后，给予注射用七叶皂苷钠15mg加入葡萄糖注射液250ml静脉滴注。输液约2分钟，患者出现呼吸困难，全身皮肤潮红，意识模糊，血压105/53mmHg。考虑为七叶皂苷钠引起的过敏性休克。立即停止输液，给予地塞米松磷酸钠10mg静脉射注，盐酸肾上腺素0.5mg皮下注射，地塞米松磷酸钠5mg溶于0.9%氯化钠注射液静脉滴注。30分钟后，患者意识恢复正常。

分析点评：七叶皂苷钠是从七叶树科植物天师栗干燥成熟果实（娑罗子）提取皂苷钠盐，主要用于治疗脑水肿及创伤或手术后引起的组织肿胀。该药常见不良反应为注射部位肿胀、疼痛，偶有变态反应，严重不良反应为肾功能损害。本例在使用该药后不久就出现呼吸困难、意识模糊、血压下降等症状，经抗休克治疗后好转，考虑为七叶皂苷钠所致的过敏性休克。

重要提示：临床医师在使用七叶皂苷钠时，应重视其可能引发过敏性休克等严重不良反应，并做好抢救准备。

蚓激酶 Lumbrokinase

【临床应用】

用于缺血性脑血管病。

【用法用量】

口服：一次1粒（60万单位/粒），一天3次或遵医嘱；一次2粒（30万单位/粒），一天3次或遵医嘱。饭前半小时服用。每3~4周为一疗程，可连服2~3个疗程，也可连续服用至症状消失。

【操作要点】

中老年患者服用后，对肝肾功能、血糖、血常规等无不良影响，临床仅偶见轻微不良反应，多数可继续服药，部分停药后可自行缓解。

【注意事项】

1. 不良反应 偶见头痛、头晕、便秘、恶心、腹泻、皮疹、瘙痒等轻微不良反应。

2. 禁忌 脑出血患者、本药过敏者。

3. 慎用 有出血倾向者、儿童、孕妇、哺乳期妇女。

4. 药物相互作用 与抑制血小板功能的药物有协同作用，使后者的抗凝作用增强。

【患者用药指导】

1. 口服制剂必须在饭前(宜在饭前半小时)服用。

2. 急性出血患者不宜使用本药。

【应急处置】

尚无药物过量的报道，如药物过量出现出血，可采取对症治疗。

【典型案例】

患者，女，40岁，汉族，医务人员。因胸闷、心慌就诊。体检：神清，心率65次/min，律不齐，可闻及期前收缩，4次/min，无杂音，余无特殊。心电图示：①窦性心律；②阵发性频繁室早。既往有药物过敏史。给予口服蚓激酶肠溶胶囊20万U×2粒，tid，及醋柳黄酮胶囊5mg×2粒，tid。患者在服上述药物2次后四肢、躯干出现荨麻疹，直径约0.5cm，有的融合成片，色红，压之退色，伴瘙痒。怀疑系上述药物所引起，停用蚓激酶，继续使用醋柳黄酮，同时给予抗过敏治疗后皮疹消退，瘙痒消失，可排除醋柳黄酮所致。

分析点评：皮疹为蚓激酶肠溶胶囊引起。蚓激酶肠溶胶囊的主要成分是由人工养殖赤子爱胜蚓中提取的多种酶混合物。出现的皮疹可能是异性蛋白引起的过敏反应。

重要提示：临床应用时注意其不良反应。

蕲蛇酶 Acutobin

【临床应用】

可用于急性脑梗死的治疗。

【用法用量】

静脉滴注：本品一次 0.75 单位，溶于 250ml 或 500ml 灭菌生理盐水中静脉滴注 3 小时以上，每天一次，连用 7~14 天为一个疗程；根据病情需要可重复一个疗程。本品应在医生指导下使用。

【操作要点】

1. 用药前需做过敏试验　取本品 0.1ml，加灭菌生理盐水至 1ml，皮内注射 0.1ml，30 分钟后观察，丘疹直径超过 15mm 者判为阳性。

2. 本品对血小板有一过性抑制作用，用药期间应定期检查血小板计数，血小板降至正常以下，应暂停使用，待恢复正常可重复使用。再使用本品前仍须做过敏试验。

3. 密闭，在 4~10℃保存。

【注意事项】

1. 不良反应　本品在常规治疗剂量下可致血小板聚集功能明显抑制，部分患者出现血小板计数减少，皮下及黏膜少量出血，停药后可自行恢复。本品可引起过敏反应如皮疹。

2. 禁忌　对本品成分过敏者；有出血倾向者或严重凝血障碍者；溃疡病；肺结核病活动期；孕妇。

3. 慎用　肝、肾功能不良者。

【典型案例】

患者，男性，64 岁，以"发作性眩晕、言语费力、四肢乏力 3 天"为主诉入院。否认过敏体质及药物食物过敏史,入院诊断:短暂性脑缺血发作。治疗上拟用规格为 1ml 0.75U 的蕲蛇酶注射液以活血抗凝抑制血小板聚集,改善微循环。经皮试阴性后,用本品 0.75U 加入 5% 葡萄糖注射液 250ml,每天 1 次静脉滴注,14 天后上述症状明显改善。经休息 1 个月后,复查血常规正常,再次单用本品同一剂量,治疗 7 天后患者出现舌面、颊黏膜数个血肿,双上臂多处紫癜及出血点。肝脾肋下未触及肿大。急查血常规示:WBC $10.8 \times 10^9/L$,L 0.14,N 0.84,RBC$4.78 \times 10^9/L$,HB150g/L,PLT$10 \times 10^9/L \downarrow$,PLT 分布密度 13.8×10(GSD)$\downarrow$,血小板压积 0.004%$\downarrow$,血小板体积 5.3FL$\downarrow$。经予以激素和数次输注血小板,12 天后血小板恢复正常。

分析点评:蕲蛇酶不良反应为在常规剂量下可致血小板聚集功能明显抑制,部分患者出现血小板计数减少,皮下及黏膜少量出血,同样本品可引起过敏反应。该患者为在常规剂量第二疗程中与疗程后出现严重血小板减少症,全身皮肤黏膜多处出现出血点,为使用本品异种蛋白变态反应。

重要提示:我们临床上使用类似的蛇毒制品应严格掌握适应证与禁忌证,动态监测血常规及相关的辅助检查,注意观察患者重要脏器的功能变化,以免发生不良反应导致严重的后果。

盐酸乌拉地尔 Urapidil Hydrochloride

【临床应用】

用于高血压危象(如血压急骤升高)、重度和极重度高血压、难治性高血压、围手术期高血压。

【用法用量】

静脉注射:缓慢静脉注射 10~50mg 乌拉地尔针剂,监测血压变化,降压效果应在 5 分钟内即可显示。若效果不够满意,可重复用药。持续静脉滴注或使用输液泵:

本品在静脉注射后,为了维持其降压效果,可持续静脉滴注。液体按下述方法配制:通常将250mg乌拉地尔加入到合适的液体中,如生理盐水、5%或10%的葡萄糖、5%的果糖加生理盐水中。如使用输液泵维持剂量,可加入20ml注射液(相当于100mg乌拉地尔),再用上述液体稀释到50ml。静脉输液的最大药物浓度为每毫升4mg乌拉地尔。输入速度根据患者的血压酌情调整。推荐初始速度为每分钟2mg,维持速度为每小时9mg。(若将250mg乌拉地尔溶解在500ml液体中,则1mg乌拉地尔相当于44滴或2.2ml输入液。)

【操作要点】

1. 乌拉地尔针剂应静脉注射或静脉滴注,患者须取卧位。单次和重复静脉注射及长时间静脉滴注均可。亦可在静脉注射后持续静脉滴注。

2. 静脉滴注或用输液泵输入应当在静脉注射后使用,以维持血压稳定。血压下降的程度由前15分钟内输入的药物剂量决定,然后用低剂量维持。

3. 如果联合其他降压药,使用本品前,应间隔一定的时间,必要时调整本药的剂量。

4. 血压骤然下降可能引起心动过缓甚至心脏停搏。治疗期限一般不超过7天。

5. 本药注射液不能与碱性溶液混合,因其酸性性质可能引起溶液混浊或絮状物形成。

6. 本药不宜与血管紧张素转化酶抑制药合用。

【注意事项】

1. 不良反应 使用乌拉地尔后,个别病例可能出现头痛、头晕、恶心、呕吐、出汗、烦躁、乏力、心悸、心律失常、上睑部压迫感、呼吸困难、瘙痒、皮肤发红、皮疹,极个别病例在口服本药时出现血小板计数减少。

2. 禁用 对本药过敏者,主动脉峡部狭窄、动静脉分流患者,哺乳期妇女,孕妇。

3. 慎用　肝功能障碍患者、头部创伤者、颅内压升高者、中重度肾损害者。

4. 药物相互作用　与促尿钠排泄药、β 受体拮抗剂、肌源性血管舒张药、钙通道阻滞药等合用时，可增强本药降血压作用；西咪替丁可使本药血药浓度上升；同时服用奥洛福林与 α 受体拮抗剂，可能产生低血压或心动过缓伴高血压。

【患者用药指导】

1. 开车或操纵机器者应谨慎，可能影响其驾驶或操纵能力。

2. 应避免用药时饮用含乙醇的饮料。

3. 对本品过敏有皮肤瘙痒、潮红，有皮疹应停药。

4. 过量可致低血压，可抬高下肢及增加血容量，必要时加升压药。

【应急处置】

本药过量的表现：头晕、直立性低血压、虚脱等心血管系统症状，以及疲劳、虚脱、反应迟钝等中枢神经系统症状。

本药过量的处理：发生严重低血压可抬高下肢，补充血容量。如果无效，可缓慢静脉注射 α 受体激动药，不断监测血压变化。个别病例需使用常规剂量及稀释度的肾上腺素（100~1 000μg）。

【典型案例】

1 例慢性肾功能衰竭伴心力衰竭患者，遵医嘱予盐酸乌拉地尔注射液 100mg 加入 0.9% 氯化钠注射液 40ml 中，以 4ml/h 的速度微泵静脉注射，呋塞米注射液 400mg 以 4ml/h 的速度微泵静脉注射，用药过程发现两种药物接触后留置针 Y 形接头前段呈乳白色，有配伍禁忌现象，立即停药，分别从两处静脉通路用药，再无类似现象发生。

分析点评：在盐酸乌拉地尔注射液说明书中提及，因其 pH 为酸性，不能与碱性液体混合，以免溶液浑浊或絮状物形成。呋塞米注射液的 pH 为 8.5~9.5，由此可见，碱性的呋塞米注射液与酸性的盐酸乌拉地尔注射液混合，两种药物发生酸碱中和反应，失去稳定性而变浑浊。

重要提示：临床使用这两种药物时，要避免两者之间直接连续滴注或同时在同一静脉通路使用，可在这两种药之间插输少量其他液体（如 5% 葡萄糖溶液或 0.9% 氯化钠注射液），以冲净输液管中残留的药物，或改输其他组液以避免潜在的或直接的配伍禁忌，或分别从两路静脉通路用药，使用药达到安全、合理、有效的目的；这两种药液与其他新药同用时，必须仔细查看药物说明书。

缬沙坦 Valsartan

【临床应用】

为血管紧张素受体拮抗剂，可用于各种类型高血压。

【用法用量】【操作要点】【注意事项】【患者用药指导】【应急处置】参见第六章第四节。

第七节 脑 出 血

一、疾病简介

脑出血（intracerebral hemorrhage，ICH）是指原发性脑实质出血，故又称为自发性脑出血；高血压性小动脉硬化和破裂是本病最常见的原因，其次为脑淀粉样血管病。

二、临床特点

1. 诊断 多在动态下急性起病；突发出现局灶性神经功能缺损症状，常伴有头痛、呕吐、可伴有血压增高、意识障碍和脑膜刺激征。

2. 辅助检查　头颅 CT 可见出血改变。早期 CT 检查即可显示密度增高，可确定出血的大小、部位，出血周围水肿呈低密度改变，以排除非出血性疾患。非高血压性脑出血，应注意血液学、免疫学及颅内血管的检查，以明确病因。

三、治疗原则

1. 卧床休息 2~4 周，保持安静，维持生命体征稳定；昏迷患者可酌情用抗生素预防感染。意识障碍或消化道出血患者宜禁食 24~48 小时，之后放置胃管。危险期过后，应及时进行肢体功能、言语障碍及心理康复治疗。预防和及时治疗压疮（褥疮），加强口腔护理，及时吸痰，保持呼吸道通畅，留置导尿时应做膀胱冲洗。

2. 对症处理，维持水、电解质平衡；颅内压增高是脑出血患者死亡的主要原因，因此降低颅内压为治疗脑出血的重要任务。治疗首先以高渗脱水药为主，如甘露醇或甘油果糖、甘油氯化钠，可酌情选用呋塞米、白蛋白等，降低颅内压，减轻脑水肿。

3. 如果收缩压 ≥200mmHg 或舒张压 ≥110mmHg 者，在脱水治疗同时应慎重平稳降血压治疗，使血压略高于发病前水平或在 180/105mmHg 左右，可在血压监测下使用短效降压药物，如钙离子拮抗剂、β 受体拮抗剂或血管紧张素转化酶抑制剂、血管紧张素Ⅱ受体拮抗剂等。

4. 如有凝血功能障碍可早期（<3 小时）给予抗纤溶药物如氨基己酸、氨甲环酸等，使用时间不超过 1 周。

四、治疗药物

甘露醇 Mannitol

【临床应用】

用于治疗各种原因引起的脑水肿，降低颅内压，防止脑疝。

【用法用量】

静脉滴注：20% 甘露醇 250ml，在 30 分钟内滴完。

【操作要点】

1. 除作肠道准备用，均应静脉内给药。

2. 本品遇冷易结晶，故应用前应仔细检查，如有结晶，可置热水中或用力振荡待结晶完全溶解后再使用。当本品浓度高于 15% 时，应使用有过滤器的输液器。

3. 静脉滴注速度过快，可致心动过速、心力衰竭（尤其有心功能损害时）、头痛、眩晕。

4. 静脉滴注时如漏出血管外，可用 0.5% 普鲁卡因液局部封闭，并热敷处理。

5. 根据病情选择合适的浓度，避免不必要地使用高浓度和大剂量。

6. 使用低浓度和含氯化钠溶液的本品能降低过度脱水和电解质紊乱的发生机会。

7. 可增加洋地黄毒性作用，与低钾血症有关。

8. 增加利尿药及碳酸酐酶抑制剂的利尿和降眼内压作用，与这些药物合用时应调整剂量。

【注意事项】

1. 不良反应　常见的为水和电解质紊乱，其他有寒战、发热、排尿困难、血栓性静脉炎。

2. 禁用　严重失水患者，已确诊为急性肾小管坏死的无尿患者，因本品积聚引起血容量增多、加重心脏负担的患者，急性肺水肿，严重肺淤血，颅内活动性出血者。

3. 慎用　明显心肺功能损害者、高钾血症或低钠血症、低血容量、严重肾功能衰竭、对本品不能耐受者。

4. 药物相互作用　本药可增加洋地黄类药的毒性作用；避免与输注血液配伍，否则会引起血液凝集及红细胞不可逆皱缩；避免与无机盐类药物（如氯化钠、氯化钾等)配伍,以免引起本品结晶析出。

【患者用药指导】

1. 给大剂量本品不出现利尿反应,可使血浆渗透浓度显著升高,故应警惕血高渗发生。

2. 随访检查 血压;肾功能;血电解质浓度,尤其是Na^+和K^+;尿量。

3. 本品外渗可致组织水肿、皮肤坏死。

【应急措施】

用药中一旦出现糖尿病高渗性昏迷,即高血糖(大于20mmol/L)、高血钠(大于150mmol/L)、高血浆渗透压(大于320mOsm/L)、尿糖阳性、酮体阴性,应立即停药,并尽快纠正。本品过量时给予支持、对症处理,并密切随访血压、电解质和肾功能。

甘油氯化钠 Glycerol and Sodium Chloride

【临床应用】

用于降低脑出血引起的高颅压。

【用法用量】

静脉滴注,一次500ml,一天1~2次。滴注速度应缓慢,每分钟不超过3ml。

【操作要点】

静脉滴注速度不宜过快,应严格控制滴注速度(每分钟2~3ml)。

【注意事项】

1. 不良反应 可能出现血红蛋白尿或血尿,发生率与滴注速度过快有关,故应严格控制滴注速度(每分钟2~3ml)。一旦发生血尿或血红蛋白尿,应及时停药,2天内即可消失。

2. 禁忌证 心力衰竭、高钠血症、严重脱水、无尿者、对其成分过敏者。

3. 慎用 严重心力衰竭患者。

普萘洛尔 Propranolol

【临床应用】

用于治疗脑出血引起的血压升高。

【用法用量】

口服：一次 5mg，一天 4 次，1~2 周后增加 1/4 量，在严密观察下可逐渐增至一天总量 100mg。或开始一次 10mg，一天 3~4 次，按需要及耐受程度逐渐调整，直至血压得到控制。一天最大剂量为 200mg。

静脉注射：以 1~3mg 稀释后于 10~20 分钟静脉注射。

【操作要点】【注意事项】【患者用药指导】【应急处置】
参见第十章第七节。

卡托普利 Captopril

【临床应用】

用于治疗脑出血引起的高血压症。

【用法用量】【操作要点】【注意事项】【患者用药指导】【应急处置】参见第六章第二节。

缬沙坦 Valsartan

【临床应用】

可用于治疗脑出血引起的高血压。

【用法用量】【操作要点】【注意事项】【患者用药指导】【应急处置】参见第六章第四节。

厄贝沙坦 Irbesartan

【临床应用】

治疗脑出血引起的高血压。

【用法用量】【操作要点】【注意事项】【患者用药指导】【应急处置】参见第六章第四节。

氨基己酸 Aminocaproic Acid

【临床应用】

用于预防及治疗血纤维蛋白溶解亢进引起的脑出血。

【用法用量】【操作要点】【注意事项】【患者用药指导】

参见第九章第七节。

氨甲环酸 Aminomethylbenzoic Acid

【临床应用】

用于预防及治疗血纤维蛋白溶解亢进引起的脑出血。

【用法用量】【操作要点】【注意事项】【患者用药指导】

参见第九章第七节。

第八节　蛛网膜下腔出血

一、疾病简介

蛛网膜下腔出血（subarachnoid hemorrhage, SAH）是指脑底部动脉瘤或脑动静脉畸形破裂，血液流入蛛网膜下腔，又称自发性 SAH。

二、临床特点

1. 诊断　突然发生的剧烈头痛和呕吐、脑膜刺激征阳性、癫痫发作、脑神经损害特别是动眼神经麻痹，或轻偏瘫等局限性体征，若眼底检查发现玻璃体膜下出血即可诊断 SAH。

2. 辅助检查　脑脊液检查均匀血性脑脊液是蛛网膜下腔出血的特征性表现，起病 1 天后红细胞开始破坏，脑脊液逐步变黄，持续 2~3 周，故脑脊液黄变提示蛛网膜下腔陈旧出血可能。脑脊液压力增高，白细胞计数轻度增高。

三、治疗原则

1. 患者应住院监护治疗，绝对卧床 4~6 周，避免情绪激动和用力，维持生命体征稳定，维持水、电解质平衡，保持大小便通畅。止痛，控制烦躁不安，改善睡眠和防止便秘。

2. 动脉瘤应外科处理，包括外科手术或介入治疗，应在发病 72 小时或在 2~3 周后进行。脑内血肿应手术清除。急性非交通性脑积水严重时，可行脑室穿刺引流术，正常颅压脑积水可行脑室腹腔分流术。

3. 应尽早明确病因，对因治疗。SHA 造成颅内压增高，可予 20% 甘露醇、甘油果糖、呋塞米脱水降颅压，减轻脑水肿。

4. 为防止血块溶解引起的再出血，应用较大剂量的抗纤溶药物。但抗纤溶药物易引起深静脉血栓形成、肺动脉栓塞和脑积水，以及诱发和加重脑血管痉挛等，应予注意。

5. 预防和治疗脑血管痉挛，可应用钙通道拮抗剂尼莫地平。

6. 去除疼痛等诱因后，如果收缩压 >180mmHg，可在血压监测下使用短效降压药物，保持血压稳定在正常或起病前水平。可选用钙离子拮抗剂、β 受体拮抗剂或血管紧张素转化酶抑制剂、血管紧张素 II 受体拮抗剂等。

四、治疗药物

甘油果糖氯化钠
Glycerol Fructose and Sodium Chloride

【临床应用】
用于降低蛛网膜下腔出血引起的高颅压。

【用法用量】

静脉滴注：一次 250~500ml，一天 1~2 次。滴注速度应缓慢，每分钟不超过 3ml。

【操作要点】

1. 静脉滴注速度不宜过快，应严格控制滴注速度（每分钟 2~3ml）。

2. 使用前必须认真检查，如发现容器渗漏、药液混浊切勿使用。

3. 怀疑有急性硬膜下、硬膜外血肿时，应先处理出血源并确认不再有出血后方可应用本品。

4. 在外界温度较低时，使用本品前应将其加热至体温。

【注意事项】

1. 不良反应 可能出现血红蛋白尿或血尿，发生率与滴注速度过快有关，故应严格控制滴注速度（每分钟 2~3ml）。一旦发生血尿或血红蛋白尿，应及时停药，2 天内即可消失。

2. 禁忌证 心力衰竭、高钠血症、严重脱水、无尿者、对其成分过敏者。

3. 慎用 严重心力衰竭患者。

【患者用药指导】

本品含 0.9% 氯化钠，用药时需注意患者食盐摄入量。

尼莫地平 Nimodipine

【临床应用】

用于蛛网膜下腔出血。

【用法用量】

静脉滴注：预防性给药于出血后 4 天内开始，在血管痉挛最大危险期连续给药（持续到出血后 10~14 天）。如已出现缺血后继发神经元损伤，应尽早开始治疗，用药持续至少 5 天,最长 14 天;如经外科手术去除出血原因后,应继续静脉输注本药,至少持续至术后第 5 天;此后,建议改为口服给药 7 天,每隔 4 小时 1 次,一次 60mg,一天 6 次。静脉具体给药如下:①体重低于 70kg(或血压不稳定)者,开始 2 小时可按 0.5μg/h[约 7.5μg/(kg·h)]给药。如耐受良好,2 小时后,剂量可增至 1μg/h[约 15μg/(kg·h)]。②体重大于 70kg 者,开始 2 小时宜按 1μg/h 给药。如耐受良好,2 小时后,剂量可增至 2μg/h[约 30μg/(kg·h)]。若患者发生不良反应,应减小剂量或停止给药。

【操作要点】

1. 本品可被聚氯乙烯所吸附,故输注时应使用聚乙烯输液系统,并经中心静脉插管,用输液泵连续静脉输注,不能使用其他输液瓶或输液袋。联合输注时,聚乙烯管、联合输液管、中心导管应采用三通阀连接。

2. 本品有轻微的光敏感性,应避免在太阳光直射下使用,否则应采用黑色、棕色或红色的玻璃注射器及输液管,或用不透光材料将输液泵和输液管包裹。如在散射性日光或人工光源下,用药 10 小时内无须采取特殊的保护措施。

3. 本药含有一定量乙醇和聚乙二醇 400,与后两者存在配伍禁忌的药物,也不能与本药配伍。同时,本药严禁与其他药物混合使用。

4. 本药应避免与其他钙拮抗药(如硝苯地平、地尔硫䓬、维拉帕米等)、α- 甲基多巴合用。如必须联用,则须对患者进行密切监测。

【注意事项】

1. 不良反应　常见的不良反应是低血压,其发生与剂量相关,其他心血管不良反应包括水肿、心悸、潮红、出汗和血压升高。偶见一过性头晕、头痛、面潮红、呕吐、胃肠不适、咽炎、喘息、耳鸣、面红、口唇麻木、皮疹、瘙痒、皮肤刺痛等，个别患者可出现肝炎和黄疸，ALP 和 GPT 升高、急性低氧血症。

2. 禁用　对本品或本品中任何成分过敏者。

3. 慎用　脑水肿及颅内压增高患者、肝功能损害者。

4. 物相互作用　与其他作用于心血管的钙离子拮抗剂联合应用时可增加其他钙离子拮抗剂的作用；与 α_1 受体拮抗剂联用，可增强降血压作用；与 β 受体拮抗剂联用，可能引起低血压、心动过缓；与口服抗凝药联用，可增加发生胃肠道出血的危险性；与胺碘酮联用，可能引起房室传导阻滞或窦性心动过缓；抗癫痫药苯巴比妥、苯妥英或卡马西平，能显著降低口服本品的生物利用度；与肾毒性药物如氨基糖苷类、头孢菌素类、呋塞米等联用，可能引起肾功能减退。

【患者用药指导】

1. 可产生假性肠梗阻，表现为腹胀、肠鸣音减弱。当出现上述症状时应当减少用药剂量和保持观察。

2. 建议空腹服用，进食时服用本品可降低药效。

3. 葡萄柚汁可增加本品的生物利用度，使本品血药浓度升高，不推荐用药时饮用。

4. 与其他降压药合用有增强作用。

5. 注射部位可出现静脉炎。

【应急措施】

药物过量可出现中毒症状，如颜面潮红、血压明显下降、心动过速或过缓、胃肠道不适（如恶心）、中枢神经系统症状。处理应立即停药，口服过量可用活性炭吸附剂。如血压明显下降，可静脉给予多巴胺或去甲肾上腺素，并进行对症和支持治疗。

尼卡地平 Nicardipine

【临床应用】

用于高血压，可单用或与其他抗高血压药物合用。

本药注射液用于高血压急症和手术时异常高血压的短期急救处理。

【用法用量】

静脉滴注:滴注量由每小时 1mg 起,根据血压变化每 10 分钟调整剂量,待血压稳定后改口服。

【操作要点】

1. 本品注射液对光不稳定,使用时应避免阳光直射。

2. 本品的使用应个体化,治疗早期决定合适剂量的过程中,应仔细检测血压,避免出现低血压。最大降压作用出现在血药峰浓度时,故宜在给药后 1~2 小时测血压;为了解降压是否合适,则宜在血药谷浓度(给药后 8 小时)测血压。

3. 用药后需注意患者反应,尤其是降压后心率加快者。

4. 本品静脉溶液浓度以 0.01%~0.02%(0.1~0.2mg/ml)为宜。稀释液宜用 5% 葡萄糖注射液或生理盐水。碳酸氢钠和乳酸林格不能与本品同时输注。本品在葡萄糖注射液中与呋塞米、肝素和硫喷妥钠不相溶。

5. 本品与其他降压药联合用药时,有可能产生相加作用,使用时应多加注意。

6. 与 β 受体拮抗剂合用,耐受良好,对治疗心绞痛与高血压有利,但也可造成明显低血压和心脏抑制,尤其在左室功能不全、心律失常或主动脉瓣狭窄的患者更容易出现。需联合用药时,应密切观察心脏功能,必要时应减少其中一种药物的剂量或终止给药。

【注意事项】

1. 不良反应　有足踝部水肿、头晕、头痛、面部潮红等,偶有头晕、胃肠道不适、疲乏、感觉异常、哮喘加重等症,个别患者有直立性低血压。有时出现 GOT、GPT、γ-GTP 升高,偶有胆红素升高;有时出现便秘、腹痛,偶有食欲不振、腹泻、恶心、呕吐；偶有 LDH、胆固醇、尿素氮、肌酐升高，偶见粒细胞减少；较少见者心悸、乏力、心动过速。

2. 禁用　对本品过敏者、支气管哮喘、心源性休克、房室传导阻滞、重度或急性心力衰竭、窦性心动过缓等患者、颅内出血尚未完全止血的患者禁用、脑卒中的急性期颅内压增高患者。

3. 慎用　有肝、肾功能障碍的患者，低血压，心力衰竭，青光眼，孕妇，哺乳期妇女，急性脑梗死和脑缺血患者，肝功能不全者宜从低剂量开始。

4. 药物相互作用　西咪替丁、氟康唑、酮康唑、伊曲康唑可使本药的血药浓度升高；与免疫抑制药（如环孢素、他克莫司等）合用，可竞争性抑制肝药酶，使免疫抑制药或本药的血药浓度升高；本药增强地高辛的毒性；胺碘酮合用，可加重房室传导阻滞；与非甾体抗炎药或口服抗凝药合用，可增加胃肠出血的可能性；与苯妥英钠合用，一方面使游离型苯妥英钠的血药浓度升高，引起（神经性）中毒症状；另一方面，苯妥英钠使本药作用减弱。

【患者用药指导】

1. 使用本品时需观察血压、心率。

2. 停用本品时应逐渐减少剂量，并密切观察病情。

3. 长期使用本品若注射部位出现疼痛或发红时，应改变注射部位。

4. 用药后可出现眩晕等症状，故患者不宜进行高空作业、汽车驾驶等伴有危险性的机械操作。

【应急措施】

药物过量可引起显著低血压与心动过缓，伴嗜睡、意识模糊、语言不清。处理应及时给予心血管支持治疗，包括心肺监测、抬高下肢、注意循环血容量和尿量，采用排空胃内容物、抬高四肢、静脉补液等措施。若无禁忌，可用血管收缩药（去甲肾上腺素）恢复血管张力和血压。肝功能损害的患者药物清除时间延长。血液透析不能清除本品。

拉贝洛尔 Labetalol

【临床应用】

临床用于轻至重度高血压，静脉注射可治疗高血压危象。

【用法用量】

静脉滴注：始剂量为一次 50mg，稀释于 0.9% 氯化钠注射液或 5% 葡萄糖注射液 10ml 中缓慢注射，历时 2 分钟；需要时每隔 5 分钟重复注射 50mg，直至观察到血压下降为止，30 分钟内注射总量不宜超过 200mg。

【操作要点】【注意事项】【患者用药指导】参见本章第九节。

第九节　高血压脑病

一、疾病简介

高血压脑病（hypertensive encephalopathy）是血压急骤升高导致的一过性急性全脑功能障碍综合征。成人舒张压＞ 140mmHg，儿童、孕妇或产妇血压＞ 180/120mmHg 可发病。

二、临床特点

1. 诊断　起病急骤，进展迅速，出现颅内压增高、痫性发作、短暂局灶性神经体征；有原发或继发性高血压病史，血压骤然升高（舒张压＞ 140mmHg）；降压治疗后症状体征迅速消失。

2. 眼底检查　可见呈Ⅳ级高血压眼底改变，视盘水肿、视网膜出血。

3. 影像学检查　CT 检查可见脑水肿的弥漫性脑白质密度降低，脑室变小，MRI 显示脑水肿敏感，顶枕叶水肿。

三、治疗原则

1. 患者应卧床，保持呼吸道畅通，监护观察。

2. 使用降压药迅速使舒张压降至 110mmHg（高血压患者）或 80mmHg 以下（血压正常者），但降压不要过快、过低，以防诱发心肌梗死或脑梗死；选择脱水药物降低颅内压减轻脑水肿，抗癫痫药物控制痫性发作。

四、治疗药物

盐酸乌拉地尔 Urapidil Hydrochloride

【临床应用】

用于治疗高血压脑病。

【用法用量】

静脉注射：一天 25~50mg。如用 50mg，应分 2 次给药，间隔 5 分钟。

静脉滴注：将本药 250mg 加入到静脉输液中，如生理盐水、5% 或 10% 的葡萄糖、5% 的果糖或含右旋糖酐 40 的生理盐水。如使用输液泵维持剂量，可加入本药注射液 20ml（相当于本药 100mg），再用上述液体稀释至 50ml。静脉滴注的最大药物浓度为 4mg/ml。滴注速度根据患者的血压酌情调整。推荐初始速度为 2mg/min，维持速度为 9mg/h（若将本药 250mg 溶解于 500ml 液体中，则 1mg 相当于 44 滴或 2.2ml 输入液）。静脉滴注或用输液泵输入应当在静脉注射后使用，以维持血压稳定。血压下降的程度由前 15 分钟内输入的药物剂量决定，然后用低剂量维持。

【操作要点】【注意事项】【患者用药指导】参见本章第六节。

尼卡地平 Nicardipine

【临床应用】

用于高血压脑病。

【用法用量】

静脉滴注：开始以 0.5μg/(kg·min)的速度静脉滴注，将血压降到目标值后，应同时监测血压并调整滴速。一般剂量为 0.5~6μg/(kg·min)。

【操作要点】【注意事项】【患者用药指导】【应急处置】参见本章第八节。

拉贝洛尔 Labetalol

【临床应用】

用于高血压脑病。

【用法用量】

静脉注射：起始剂量为一次 50mg，稀释于 0.9%氯化钠注射液或 5%葡萄糖注射液 10ml 中缓慢注射，历时 2 分钟；需要时每隔 5 分钟重复注射 50mg，直至观察到血压下降为止，30 分钟内注射总量不宜超过 200mg。

【操作要点】

1. 静脉注射应处于卧位，注射完毕后静卧 10~30 分钟，以防发生直立性低血压。

2. 用药期间应监测血压、心电图。

【注意事项】

1. 不良反应　常见眩晕、乏力、幻觉、恶心、直立性低血压、心脏传导阻滞、心动过缓、哮喘加重、胸闷、支气管痉挛，偶见轻度便秘、腹部不适。

2. 禁用　对本药过敏者、脑出血者、心脏传导阻滞

925

者、心动过缓者、支气管哮喘患者。

3. 慎用 充血性心力衰竭患者，心脏及肝、肾功能不全者。

4. 药物相互作用 西咪替丁可增加本药的生物利用度；与三环类抗抑郁药合用时可产生震颤；可减弱硝酸甘油的反射性心动过速，但降压作用可协同；与 α 或 β 受体拮抗药、利尿药合用可增加疗效。

【应急处置】

药物过量时可出现严重的直立性低血压和心动过缓，此时患者应平卧，并监测血压。该反应在减量或停药后即可自行消失。个别患者如血压下降过低时，用去氧肾上腺素、阿托品予以对抗。

硝普钠 Sodium Nitroprusside

【临床应用】

用于高血压脑病。

【用法用量】

静脉滴注：开始剂量为 0.5μg/（kg·min），根据疗效逐渐以 0.5μg/（kg·min）递增，常用维持剂量为 3μg/（kg·min），极量为 10μg/（kg·min），总量为 3 500μg/kg。

【操作要点】

1. 本药只宜静脉滴注，长期使用者应置于重症监护室内。

2. 为达合理降压，最好使用输液泵，以便精确调节滴速。抬高床头可增进降压效果。药液有局部刺激性，谨防外渗，推荐作中心静脉滴注。

3. 如静脉滴注已达 10μg/（kg·min），经 10 分钟而降压效果仍不理想，应考虑停药，改用或加用其他降压药。

4. 撤药时应给予口服降压药巩固疗效。

5. 应用本药时偶可出现明显耐药性，应视为中毒的先兆征象，此时减慢滴速可使其消失。

6. 本药过量可使动脉血乳酸盐浓度增高，发生代谢性酸中毒。

7. 静脉滴注前，先将本药 50mg 用 5% 葡萄糖注射液 5ml 溶解，再以 5% 葡萄糖注射液 250~1 000ml 稀释至所需浓度。

8. 本药对光敏感，溶液稳定性较差，滴注溶液应新鲜配制并注意避光。新配溶液为淡棕色，如变为暗棕色、橙色或蓝色，应弃去；溶液内不宜加入其他药品，如颜色变为蓝、绿或暗红色，提示已与其他物质起反应，应弃去重换。溶液的保存与应用不应超过 24 小时。

【注意事项】

1. 不良反应　短期适量应用本药不易发生不良反应。毒性反应主要由其代谢产物（氰化物和硫氰酸盐）引起。硫氰酸盐中毒可出现视物模糊、眩晕、运动失调、头痛、谵妄、意识丧失、恶心、呕吐、气短以及血浆硫氰酸盐浓度增高。氰化物中毒可出现皮肤粉红色、呼吸浅快、昏迷、低血压、脉搏消失、反射消失、瞳孔散大、心音遥远以及血浆氰化物浓度增高。血压下降过快过剧可出现眩晕、大汗、头痛、肌肉抽搐、神经紧张或焦虑、烦躁、胃痛、反射性心动过速或心律不齐等。另外，可能引起血二氧化碳分压（$PaCO_2$）、pH 及碳酸氢盐浓度降低。亦可能引起光敏感反应和过敏性皮疹。

2. 禁用　代偿性高血压（如伴动静脉分流或主动脉缩窄的高血压）。

3. 慎用　脑血管或冠状动脉供血不足、颅内压增高、肝功能损害、甲状腺功能降低、肺功能不全、维生素 B_{12} 缺乏、肾功能不全。

【应急处置】

过量的治疗：血压过低时减慢滴速或暂时停药可纠正。如有氰化物中毒征象，可吸入亚硝酸异戊酯或静脉滴注亚硝酸钠或硫代硫酸钠,以助氰化物转为硫氰酸盐而降低氰化物血药浓度。

甘油氯化钠 Glycerol and Sodium Chloride

【临床应用】

本品为高渗透性脱水剂,用于降低脑出血、脑梗死、脑外伤、脑膜炎、脑肿瘤等引起的高颅压。

【用法用量】【操作要点】【注意事项】【患者用药指导】 参见本章第七节。

卡托普利 Captopril

【临床应用】

用于治疗各种类型的高血压症,尤对其他降压药治疗无效的顽固性高血压。

【用法用量】【操作要点】【注意事项】【患者用药指导】【应急处置】 参见第六章第二节。

缬沙坦 Valsartan

【临床应用】

可用于治疗脑出血引起的高血压。

【用法用量】【操作要点】【注意事项】【患者用药指导】【应急处置】 参见第六章第四节。

第十节 单纯疱疹病毒脑炎

一、疾病简介

单纯疱疹病毒脑炎(herpes simplex virus encephalitis, HSE)是单纯疱疹病毒引起的中枢神经系统病毒感染性疾病,可出现脑实质急性感染病变,导致脑组织出血样坏死,又称急性坏死性脑炎或出血性脑炎,是最常见的散发性致命性脑炎。

二、临床特点

1. 诊断 任何年龄均可发病,且无季节性。有口唇或生殖道疱疹史,出现发热、头痛,伴或不伴有脑膜刺激征,有精神异常、癫痫发作、意识障碍和早期局灶性神经系统损害体征。

2. 脑脊液检查 压力增高,细胞数增多或出现红细胞,蛋白正常或轻度增高,糖和氯化物正常。

3. 脑电图 显示弥漫性异常,以额、颞区为主。

4. 影像学检查 CT 或 MRI 发现颞叶局灶性出血软化灶。

5. 实验室检查 病毒分离、PCR 检测、急性期与恢复期脑脊液抗体滴度等可做出病原学诊断。

三、治疗原则

1. 加强护理,保持呼吸道畅通,预防压疮及呼吸道感染并发症。

2. 在早期诊断基础上,采取抗病毒药物治疗,干扰素、聚肌胞、肾上腺皮质激素等免疫调节药物辅助治疗。对症处理和支持治疗亦很关键,对重症和昏迷患者,应注意维持营养及水、电解质平衡,高热者进行物理降温,控制癫痫发作,减轻脑水肿。

四、治疗药物

阿昔洛韦 Aciclovir

【临床应用】
静脉制剂用于单纯疱疹性脑炎的治疗。
【用法用量】
静脉滴注:一次 10mg/kg,每 8 小时 1 次,共 10 天。

【操作要点】

1. 本药静脉制剂呈碱性，不宜与其他药物配伍。

2. 本药静脉制剂专供静脉滴注，不宜肌内或皮下注射。

3. 配液方法　取本药粉针剂 500mg，加入 10ml 注射用水中，充分摇匀后，再用生理盐水或 5% 葡萄糖注射液稀释，使最后药液浓度不超过 7g/L，若浓度太高（10g/L）可引起静脉炎。配好的药液宜于 12 小时内使用，不宜冷藏。如发现析出结晶，使用时可采用水浴加热，完全溶解后仍可使用。

4. 滴注宜缓慢，滴注时勿将药液漏至血管外，以免引起局部皮肤疼痛及静脉炎。

5. 静脉滴注后 2 小时，尿中药物浓度最高，此时应让患者补充足量的水，以防止药物在肾小管内沉积。

6. 如单纯疱疹患者使用本药后未见皮肤损害改善，则应测试单纯疱疹病毒（HSV）对本药的敏感性。

【注意事项】

1. 不良反应　可出现贫血，血小板减少性紫癜，弥散性血管内凝血（DIC），红细胞、白细胞、血小板减少，头晕，头痛，眩晕，局部麻痹，下肢抽搐，共济失调，过度兴奋，意识减退，意识模糊，昏迷，幻觉，嗜睡，全身倦怠感，易激惹，谵妄，恶心，呕吐，腹泻，畏食，胃肠道痉挛，急性肾功能不全，肝炎，黄疸，高胆红素血症，血清氨基转移酶、碱性磷酸酶、乳酸脱氢酶升高，过敏反应，注射部位可出现炎症或静脉炎等。

2. 禁用　对本药过敏或有过敏史者。

3. 慎用　精神异常或对细胞毒性药出现精神反应史者，脱水者，肝、肾功能不全者。

4. 药物相互作用　与肾毒性药合用，可加重肾毒性，特别对肾功能不全者更易发生。与干扰素或甲氨蝶呤（鞘内）合用，可能引起精神异常。

【应急处置】

1. 不良反应的处理　如出现神经系统、肾脏不良反应,应减量或终止给药,并给予适当处理。如出现心悸、呼吸困难、胸闷、血清蛋白减少、胆固醇及三酰甘油升高、肝功能异常,应终止给药,并进行对症治疗。静脉给药可引起肾小管阻塞,使血肌酸酐和尿素氮升高,但如给予适当的剂量、补充足量的水则可避免。

2. 用药过量的处理　本药无特殊解毒药,主要采用对症治疗和支持疗法。补充足量的水以防止药物沉积于肾小管。血液透析有助于药物排泄,对急性肾衰竭和血尿者尤为重要。

更昔洛韦 Ganciclovir

【临床应用】

用于单纯疱疹病毒脑炎的抗病毒治疗。

【用法用量】

静脉滴注:5~10mg/(kg·d),每12小时一次,静脉滴注,疗程14~21天。

【操作要点】

1. 注射液配制　将500mg本药(钠盐),加10ml注射用水,振摇使其溶解,液体应澄明无色,此溶液在室温时稳定12小时,切勿冷藏。进一步可用0.9%氯化钠注射液、5%葡萄糖注射液、林格液或乳酸钠林格液等稀释。

2. 本品不应混合其他静脉注射药物。

3. 注射液应在24小时内使用,以避免细菌污染。

4. 不应快速给药或静脉推注,因为过高的血浆浓度可导致副作用增加。

5. 因更昔洛韦溶液pH高(pH≈11),肌内注射或皮下注可导致严重刺激组织。

6. 不应超过建议的剂量、使用次数和输注速度。

7. 本品须静脉滴注给药,不可肌内注射,每次剂量至少滴注 1 小时以上,患者需给予充足水分,以免增加毒性。

8. 用药期间应经常检查血细胞数,初始治疗期间应每 2 天测定血细胞计数,以后为每周测定一次,用药期间应每 2 周进行血清肌酐或肌酐清除率的测定。

9. 肾功能减退者剂量应酌减,血液透析患者用量每 24 小时不超过 1.25mg/kg,每次透析后血药浓度约可减低 50%,因此在透析日宜在透析以后给药。

10. 本品需充分溶解后缓慢静脉滴注,滴注液浓度不能超过 10mg/ml,一次最大剂量为 6mg/kg。本品溶液呈强碱性(pH=11),滴注时间不得少于 1 小时。

【注意事项】　1. 不良反应　常见粒细胞减少、血小板减少、贫血、腹泻、食欲减退、呕吐。其余尚有口干、恶心、腹痛、便秘、消化不良、呃逆、胆石症、胆汁淤积、肝炎、肝功能异常、肝衰竭、肠道溃疡、溃疡性胃炎、胃肠穿孔、胰腺炎、咳嗽加重、支气管痉挛、呼吸困难、胸痛、肺纤维化、梦境异常、思维异常、焦虑、抑郁、易怒、神志错乱、头痛、眩晕、失眠、嗜睡、震颤、颅内高压、脑病、锥体外系反应、面瘫、幻觉、感觉迟钝、言语障碍、记忆丧失、嗅觉丧失、卒中、精神异常、紧张、震颤、视觉异常、动眼神经麻痹、味觉倒错、耳鸣、玻璃体病变、静脉炎、血管张力下降、心脏传导异常、心脏停搏、尖端扭转型室性心动过速、脉管炎、窦性心动过速、血压升高或血压降低、昏迷、抽搐、尿频、肌酸酐清除率减低、肾小管病变、肾功能异常、肾衰竭、溶血性尿毒症、不育、睾丸发育不良、关节痛、关节炎、肌肉痉挛、横纹肌溶解、肌痛、肌无力、脱发、皮肤干燥、剥脱性皮炎、皮疹、荨麻疹、眼干、白内障、视网膜脱落、高血钙、低血钠、低血糖、发热、感染、寒战、脓毒血症、出汗、瘙痒症、炎症、不适或疼痛、腹部增大、水肿、体重减轻、衰弱、酸中毒、过敏反应、先天异常、外周组织缺血、多器官衰竭、静脉给药时可发生静脉炎。

2. 禁用　对本药或阿昔洛韦过敏者；严重中性粒细胞减少(少于 $0.5 \times 10^9/L$)或严重血小板减少(少于 $25 \times 10^9/L$)的患者。

3. 慎用　尚不明确。

4. 药物相互作用　与肾毒性药物(如两性霉素B、环孢素)同用时，可加重肾功能损害；与影响造血系统的药物、骨髓抑制药等同用时，对骨髓的抑制作用增强；与亚胺培南西司他丁同用时，患者有出现无显著特点的癫痫发作的报道；与其他已知有骨髓抑制作用的药物或跟肾功能不全有关的药物(如氨苯砜、喷他脒、氟胞嘧啶、长春新碱、长春碱、多柔比星、两性霉素B、核苷类似物和羟基脲)合用时，毒性可能会增加；与影响造血系统的药物、骨髓抑制剂等同用时，可增强对骨髓的抑制作用；应避免与氨苯砜、喷他咪、氟胞嘧啶、长春碱、多柔比星、甲氧苄啶、磺胺类及核苷类药物合用。

【患者用药指导】

1. 育龄妇女应用本品时应注意采取有效避孕措施，育龄男性应采用避孕工具至停药后至少3个月。

2. 更昔洛韦的主要毒性为粒细胞减少症(中性粒细胞减少症)，贫血和血小板减少症，并易引起出血和感染，必要时需进行剂量调整，包括停药。在治疗中密切接受血细胞计数检查非常重要。

3. 用药期间应注意口腔卫生。

4. 注意避免药液与皮肤或黏膜接触或吸入，如不慎溅及，应立即用肥皂和清水冲洗，眼睛应用清水冲洗，避免药液渗漏到血管外组织。

【应急处置】

静脉注射本品过量可致包括不可逆转的各类血小板减少症，持续性骨髓抑制，可逆性中性粒细胞减少或粒细胞减少症、肝、肾功能损害和癫痫。对于用药过量患者，透析能降低药物血浆浓度。

【典型案例】

患者，男，42岁。因带状疱疹2天就诊，有高血压病史6年。查体：血压152/94mmHg，其他无异常，右背中部2处红斑上可见密集小水疱，内容物稍混浊。按带状疱疹治疗，患者仰卧位，给予5%葡萄糖注射液200ml加更昔洛韦注射液250mg静脉滴注，10秒后患者自觉后背部有沉重感，迅即自行停止输液，并自述头晕、心悸、咽喉部瘙痒不适、呼吸困难、上下嘴唇麻木、眼前发黑、视物模糊，极度恐惧有濒死感。查体后，考虑为更昔洛韦所致的过敏性休克，立即给予高流量吸氧，肾上腺素1mg皮下注射，地塞米松10mg静脉注射，异丙嗪25mg肌内注射，生理盐水250ml加多巴胺100mg静脉滴注，生理盐水200ml加维生素C 2.5g、地塞米松10mg静脉滴注等紧急处理，10分钟后患者上述症状逐渐好转。

分析点评：本例静脉滴注更昔洛韦约10秒，即出现过敏性休克，病情凶险，这说明不良反应的性质与药物剂量无关联性，属于速发型过敏反应（即Ⅰ型变态反应）。更昔洛韦在静脉滴注中少数人会出现震颤，但此例出现发冷、寒战，体温达38.7℃，与更昔洛韦所致的震颤不完全相同，所以应为输液反应所致，经用药对症治疗，发冷、寒战很快消失，更进一步证实了以上判断。

重要提示：①临床上医师、药师、护士在应用药物时，要仔细阅读说明书，掌握其用法、用量、注意事项、药理毒性、配伍禁忌等。②加强输液中的观察和巡视，对于特殊用药、新药、中成药更要观察仔细，防止意外发生。③输液过程中，发现药物有变色、浑浊、沉淀现象，立即停止输液，更换输液器和液体，根据病情选择葡萄糖注射液或氯化钠注射液在两种可疑药物之间间隔，最好不将有配伍禁忌的药物联合使用。④更昔洛韦不良反应发生率高，有致癌和影响生殖能力的远期毒性。⑤做好解释工作，安慰患者及家属，消除紧张情绪，减少不必要的纠纷。

膦甲酸钠 Foscarnet Sodium

【临床应用】

用于单纯疱疹病毒性脑炎的抗病毒治疗。

【用法用量】

静脉滴注：按体重一次 40mg/kg，每 8 小时一次，经输液泵滴注 1 小时，共 14~21 天。肌酐清除率低于 96ml/min 者，剂量应调整。

【操作要点】

1. 膦甲酸钠不可快速静脉滴注，必须用输液泵恒速滴注，滴注速度不得大于 1mg/(min·kg)。快速静脉注射可导致血浓度过高和急性低钙血症或其他中毒症状。一次剂量不超过 60mg/kg 可于 1 小时内输入，较大剂量应至少滴注 2 小时以上。

2. 经周围静脉滴注时，药物必须用氯化钠注射液或 5% 葡萄糖注射液稀释成 12mg/ml，以免刺激周围静脉。

3. 本品不可与其他药物同瓶滴注。

4. 本品具有显著肾毒性，使用期间应密切检测肾功能。肾功能损害的患者应根据肾功能情况调整剂量。

5. 血液透析可清除本品，清除率 80ml/min，3 小时透析可便血药深度减低 50%，故血透后应补充一次剂量。

6. 65 岁以上的人群选用本品前应检查肾功能，并应根据肾功能情况调整剂量。

【注意事项】

1. 不良反应　可引起急性肾小管坏死、肾源性尿崩症及出现膦甲酸钠结晶尿等。还可有低钙或高钙血症、血磷过高或过低、低钾血症、头痛、震颤、易激惹、幻觉、抽搐、贫血、粒细胞减少、血小板减少、低钠血症和下肢水肿、乳酸脱氢酶、碱性磷酸酶或淀粉酶升高、高血压或低血压、室性心律失常、恶心、呕吐、食欲减退、腹痛、发热、肝功能异常及静脉炎等。

2. **禁忌**　对本品过敏、肌酐清除率低于 0.4ml/（min·kg）患者禁用。

3. **慎用**　孕妇不宜使用。本品是否随乳汁排泄缺乏资料，哺乳期妇女使用本品期间应暂停哺乳。儿童一般不宜使用本品。有应用指征时需仔细权衡利弊后方可应用。

4. **药物相互作用**　本品与其他肾毒性药如氨基糖苷类抗生素、两性霉素 B 等合用时可增加肾毒性；与戊烷脒注射剂（静脉）合用，可能有发生贫血的危险，引起低血钙、低血镁和肾毒性；与齐夫多定合用可能加重贫血。

【患者用药指导】

1. 遮光，密闭保存。

2. 用药期间患者应摄取充足水分，有助于减轻肾毒性。

氯丙嗪 Chlorpromazine

【临床应用】

用于单纯疱疹病毒性脑炎所致的精神症状。

【用法用量】

肌内注射：一次 25~50mg，一天 2 次，待患者合作后改为口服。

静脉滴注：从小剂量开始，25~50mg 稀释于 500ml 葡萄糖氯化钠注射液中缓慢静脉滴注，一天 1 次，每隔 1~2 天缓慢增加 25~50mg，治疗剂量一天 100~200mg。不宜静脉推注。

【操作要点】

1. 注射给药只限用于急性兴奋躁动的患者,肌内注射时应缓慢深部注射,肌内注射局部疼痛较重时,可加1%普鲁卡因。为防止直立性低血压,用药后应静卧1~2小时,血压过低时可静脉滴注去甲肾上腺素或麻黄碱升压,但不可用肾上腺素,以防血压降得更低。

2. 出现粒细胞减少时应立即停药;在脊髓X线摄影之前至少停药48小时。

【注意事项】

1. 不良反应　常见口干、上腹不适、食欲缺乏、乏力、嗜睡、直立性低血压、心悸、锥体外系反应、注射局部红肿、疼痛、硬结、中毒性肝损害或阻塞性黄疸,少见骨髓抑制,偶可引起癫痫、过敏性皮疹或剥脱性皮炎及恶性综合征。

2. 禁用　对吩噻嗪类药过敏者、肝功能严重减退者、有癫痫病史者、昏迷患者(特别是用中枢抑制药后)、骨髓抑制者、青光眼患者。

3. 慎用　肝功能不全者,尿毒症患者,严重心血管疾病患者,前列腺增生、尿潴留者,严重呼吸系统疾病患者,帕金森病、帕金森综合征患者。

4. 药物相互作用　三环类抗抑郁药(如阿莫沙平、度硫平、多塞平、阿米替林、氯米帕明、曲米帕明、洛非帕明、地昔帕明、丙米嗪、去甲替林、普罗替林等)与本药合用时,可相互影响对方的代谢,导致血药浓度均升高,毒性增强;与卡托普利、曲唑酮合用时,产生协同降压作用,可能导致低血压;与阿替洛尔、美托洛尔药合用时,两者血药浓度均升高,导致低血压和/或本药毒性增加;与西沙必利、索他洛尔、匹莫齐特、司帕沙星、莫西沙星、左氧氟沙星合用时,对心脏的毒性增加;与肾上腺素合用时,可能导致低血压和心动过速;与伊布利特合用时,发生心律失常的危险性增加;与哌替啶合用时,对中枢神经系统和呼吸的抑制作用加强。

【患者用药指导】

1. 用药期间不宜驾驶车辆、操作机械或高空作业。

2. 应定期检查肝功能与白细胞计数。

3. 暴露于高热环境、有机磷杀虫剂及接受阿托品或相关药物治疗的患者不宜使用本药。

【应急处置】

中毒症状：①表情淡漠、烦躁不安、吵闹不停、昏睡，严重时可出现昏迷。②严重锥体外系反应。③心血管系统：心悸，四肢发冷，血压下降，直立性低血压，持续性低血压休克，并可导致房室传导阻滞及室性期前收缩甚至心搏骤停。

处理：静脉注射高渗葡萄糖注射液，促进利尿，排泄毒物，但输液不宜过多，以防心力衰竭和肺水肿。依病情给予对症治疗及支持疗法。过量处理主要是对症治疗和支持治疗。必要时采取以下措施：①尽早洗胃和/或给予活性炭悬液及盐类泻剂，不得诱导呕吐。②监测体温和心血管功能，至少5天。③静脉注射苯妥英 9~11mg/kg，以控制心律失常。④用洋地黄类药治疗心功能衰竭。⑤给予去甲肾上腺素或去氧肾上腺素治疗低血压。⑥进行心电图监测，给予地西泮，随后给予苯妥英 15mg/kg，以控制惊厥。⑦给予苯扎托品或苯海拉明处理可能出现的帕金森样症状。

第十一节　病毒性脑膜炎

一、疾病简介

病毒性脑膜炎（viral meningitis）是一组由各种病毒感染引起的软脑膜（软膜和蛛网膜）弥漫性炎症综合征，主要表现为发热、头痛和脑膜刺激征，是临床最常见无菌性脑膜炎。85%~95% 病毒性脑膜炎是由肠道病毒引起，虫媒病毒和 HSV 也可引起。

二、临床特点

1. 诊断　多急性起病，出现病毒感染全身中毒症状及头痛、呕吐、颈强直等脑膜刺激征。

2. 脑脊液检查　压力增高，细胞数多达$(10 \sim 1\,000) \times 10^6/L$，淋巴细胞增高，白细胞计数不高，蛋白可轻度增高，糖水平正常。

3. 排除其他病因的脑膜炎。

4. 急性肠道病毒感染可通过咽拭子、粪便分离病毒，PCR 检查、脑脊液病毒 DNA 具有高度敏感性及特异性。

三、治疗原则

1. 本病为自限性疾病，主要是对症支持治疗，预防并发症。卧床休息、降低体温、营养支持，疑为肠道病毒感染应关注粪便处理。

2. 抗病毒治疗可缩短病程和减轻症状；选择曲马多缓解头痛；卡马西平等控制癫痫发作。

四、治疗药物

阿昔洛韦 Aciclovir

【临床应用】

用于单纯疱疹病毒及 EB 病毒脑膜炎的治疗。

【用法用量】【操作要点】【注意事项】【患者用药指导】【应急处置】参见本章第十节。

更昔洛韦 Ganciclovir

【临床应用】

用于巨细胞病毒性脑膜炎的治疗。

【用法用量】【操作要点】【注意事项】【患者用药指导】【应急处置】参见本章第十节。

曲马多 Tramadol

【临床应用】

用于病毒性脑膜炎引起的头痛。

【用法用量】

静脉注射、肌内注射、皮下注射、口服及肛门给药：50~100mg 1 次，1 天 2~3 次。1 天剂量最多不超过 400mg，严重疼痛初次可给药 100mg。

【操作要点】

1. 本药分散片可加水溶解后口服，也可含于口中吮服或吞服。

2. 本药的缓释制剂应吞服，勿嚼碎。

【注意事项】

1. 不良反应　用药后可能有多汗、恶心、呕吐、眩晕、口干、疲劳等。极少数病例可能出现心血管系统的反应。

2. 禁用　对本药过敏者，酒精、镇静药、镇痛药、其他中枢神经系统作用药物急性中毒的患者，严重脑损伤、意识模糊、呼吸抑制者，正使用单胺氧化酶抑制药的患者。

3. 慎用　对阿片类药物过敏者，阿片类药物依赖者，心脏病患者，病因不明的意识紊乱、呼吸中枢和呼吸功能紊乱者，肝、肾功能不全者。

4. 药物相互作用　本药与苯海拉明合用可增强中枢抑制作用；与中枢神经系统抑制药（如地西泮）合用时，镇静和镇痛作用增强；可增加地高辛的不良反应；纳洛酮可消除本药的镇痛作用；与苯丙羟香豆素、华法林合用可增加出血的危险；与吩噻嗪类或丁酰苯类抗精神病药、抗抑郁药合用，可增加癫痫发作的危险;与单胺氧化酶抑制药(如呋喃唑酮、丙卡巴肼等)合用,可引起躁狂、昏迷、惊厥,甚至严重的呼吸抑制导致死亡。

【患者用药指导】

1. 患者出现颅压增高而无人工呼吸设备时应谨慎用药。

2. 本药用于镇痛时宜最低剂量,且不宜用于轻度疼痛。

3. 本药不宜长期使用,尤其是有药物滥用或药物依赖倾向的患者。

4. 用药期间不宜驾驶和操作机械。

【应急处置】

用药过量的表现:典型症状为意识紊乱、昏迷、全身性癫痫发作、低血压、心动过速、瞳孔扩大或缩小、呼吸抑制甚至呼吸骤停,也可出现呕吐、休克、惊厥。

用药过量的处理:常规的急救措施为洗胃、维持呼吸(进行气管插管、人工呼吸)和循环,同时应注意防止热量散失;可静脉给予拮抗药纳洛酮 0.4mg 或 0.005~0.01mg/kg,必要时 2~3 分钟可重复 1 次;如出现惊厥可静脉给予苯二氮䓬类药物(如地西泮)。

第十二节 结核性脑膜炎

一、疾病简介

结核性脑膜炎(tuberculous meningitis,TBM)是结核分枝杆菌导致的脑膜和脊髓膜非化脓性炎症,是最常见的神经系统结核病。TBM 约占全身性结核病的 6%,结核分枝杆菌感染经血播散后在软脑膜下种植,形成结核结节,结节破溃后大量结核菌进入蛛网膜下腔引起 TBM。

二、临床特点

1. 诊断 亚急性起病，出现头痛、呕吐、颈强直和 Kernig 征等脑膜刺激征，颅内压增高，脑脊液淋巴细胞数和蛋白增高，糖及氯化物明显降低等可临床拟诊。约半数患者皮肤结核菌素试验阳性，肺部 X 线平片可见活动性或陈旧性结核灶。

2. 脑脊液检查 压力增高可达 400mmH$_2$O 或以上，外观无色透明或微黄，静置后可有薄膜形成，单核细胞显著增多，常为（50~500）× 10^6/L，蛋白增高，通常为 1~2g/L，糖、氯化物下降。脑脊液抗酸涂片仅少数病例阳性，结核分枝杆菌培养阳性时可以确诊，但需大量脑脊液和数周时间。

3. 影像学检查 头颅 CT 和 MRI 早期无特殊，后期患者可见脑室扩大，呈阻塞性脑积水样改变，颅底粘连，脑膜增厚。

三、治疗原则

1. 只要患者临床症状、体征及实验室检查高度提示本病，即使脑脊液抗酸涂片阴性亦应立即开始抗结核治疗。

2. 治疗原则是早期给药、合理选药、联合应用抗结核药物并系统治疗。

四、治疗药物

异烟肼 Isoniazid

【临床应用】
注射液与其他抗结核药联用于治疗结核性脑膜炎。

【用法用量】
静脉滴注：用 0.9% 氯化钠注射液或 5% 葡萄糖注射

液溶解并稀释后静脉滴注,一天 300~600mg。

【操作要点】

1. 定期检查肝功能,如治疗过程中出现视神经炎症状,需立即进行眼部检查,并定期复查。

2. 大剂量用药时,可考虑每日同时口服维生素 B_6 50~100mg 以助于防止或减轻周围神经炎和 / 或维生素 B_6 缺乏症状。

【注意事项】

1. 不良反应　头痛、失眠、疲倦、精神兴奋、易怒、欣快感、反射亢进、幻觉、抽搐、排尿困难、昏迷、乏力、关节软弱、手脚疼痛、麻木针刺感或烧灼感、肝毒性、食欲缺乏、恶心、呕吐、腹痛、便秘、血痰、咯血、鼻出血、眼底出血等,偶有药疹和皮疹。

2. 禁用　对本药及乙硫异烟胺、吡嗪酰胺、烟酸及其他化学结构相关的药物过敏者,肝功能不良者,精神病患者,癫痫患者。

3. 慎用　有精神病史、癫痫病史者,严重肾功能损害者,嗜酒者。

4. 药物相互作用　可加强某些抗癫痫药、降压药、抗胆碱药、三环类抗抑郁药的作用;可导致苯妥英钠血药浓度增高;与对乙酰氨基酚合用,发生肝毒性的危险增加。

【患者用药指导】

酪氨类食物与本药联用可发生皮肤潮红、头痛、呼吸困难、恶心、呕吐和心动过速等类似组胺中毒的症状。

【应急处置】

过量的表现:抽搐、意识模糊、昏迷等,处理不及时还可发生急性重型肝炎。

过量的处理:保持呼吸道通畅;抽血测定血气分析、电解质、尿素氮、血糖等;采用短效巴比妥制剂和维生素 B_6 静脉内给药,维生素 B_6 剂量为每 1mg 异烟肼用 1mg 维

生素 B_6；立即静脉给予碳酸氢钠，纠正代谢性酸中毒，必要时可重复给予；采用渗透性利尿药，并在临床症状已改善后继续应用，促进异烟肼排泄，预防复发；严重中毒患者可采用血液透析，不能进行血液透析时，可进行腹膜透析，同时合用利尿剂；采取有效措施，防止出现缺氧、低血压及吸入性肺炎。

利福平 Rifampicin

【临床应用】

与其他抗结核药联合用于治疗结核性脑膜炎。

【用法用量】【操作要点】【注意事项】【患者用药指导】【应急处置】参见第五章第四节。

吡嗪酰胺 Pyrazinamide

【临床应用】

与其他抗结核药联合用于治疗结核性脑膜炎。

【用法用量】【操作要点】【注意事项】【患者用药指导】【应急处置】参见第五章第四节。

乙胺丁醇 Ethambutol

【临床应用】

与其他抗结核药联合用于治疗结核性脑膜炎。

【用法用量】【操作要点】【注意事项】【患者用药指导】【应急处置】参见第五章第四节。

第十三节 新型隐球菌脑膜炎

一、疾病简介

新型隐球菌脑膜炎（cryptococcosis）是新型隐球菌感染所致，为中枢神经系统最常见的真菌感染。临床表现与结核性脑膜炎颇相似,常易误诊,虽发病率很低,但病情较重,病死率高。

二、临床特点

1. 诊断 患者隐袭起病,慢性病程,具有真菌感染的条件,如鸽子饲养者、免疫缺陷患者等。以间歇性头痛、呕吐及不规则低热等起病,出现脑膜刺激征、颅内压增高、精神障碍、意识障碍、痫性发作、脑神经损害和局灶性神经体征等;脑脊液压力增高,淋巴细胞数增高,蛋白增高和糖含量降低,脑脊液墨汁染色检出隐球菌可确诊。

2. 脑脊液检查 压力增高($>200mmH_2O$),淋巴细胞增高($10 \times 10^6 \sim 500 \times 10^6/L$),蛋白增高和糖含量降低。脑脊液中检出隐球菌是确诊的关键,脑脊液经离心沉淀后沉渣涂片作印度墨汁染色,隐球菌检出率可达30%~50%。Sabouraud 琼脂培养基培养或动物接种发现隐球菌也具有确诊价值。

3. 影像学检查 头颅 CT 或 MRI 检查可发现脑膜炎和脑膜脑炎的各种原发和继发的影像学表现,较特征的是见到扩张的 Virchow-Robin 腔、凝胶状假性囊肿和脉络丛肉芽肿;以及非特异性表现如弥漫性脑水肿、弥漫性脑膜强化、脑实质低密度灶、交通性或梗阻性脑积水、脑实质或室管膜钙化等多种。偶可见到脑实质内低密度病灶,有增强现象,是隐球菌性肉芽肿的表现。

三、治疗原则

1. 本病常进行性加重,预后不良,因病程较长、病情重、机体慢性消耗大,应注意患者全身营养,全面护理和防治肺及泌尿系感染。

2. 本病一经确诊,需立即抗真菌治疗,同时应加强对症及全身支持治疗。首选两性霉素 B+ 氟胞嘧啶,亦可选氟康唑(两性霉素 B 脂质体)+ 氟胞嘧啶。用药途径及疗程应个体化,一般总疗程为 2.5~11 个月。停药指征为:临床症状及体征基本消失、脑脊液常规检查正常、脑脊液直接镜检和培养阴性 3~4 周(每周 1 次)、两性霉素 B(AMB)总量达 1.5~3g。

3. 在使用抗真菌药物治疗的同时,颅内压增高患者可用脱水剂,防治脑疝形成;脑积水可行侧脑室分流减压术,并注意纠正水电解质平衡。

四、治疗药物

两性霉素 B Amphotericin B

【临床应用】

用于隐球菌及其他真菌引起的脑膜炎。

【用法用量】

静脉用药:开始静脉滴注时先试以 1~5mg 或按体重一次 0.02~0.1mg/kg 给药,以后根据患者耐受情况每天或隔日增加 5mg,当增至一次 0.6~0.7mg/kg 时即可暂停增加剂量,此为一般治疗量。成人最高一天剂量不超过 1mg/kg,每天或隔 1~2 天给药 1 次,治疗隐球菌脑膜炎累积总量为 3.0 g,疗程 1~3 个月,也可长至 6 个月。

鞘内给药:首次 0.05~0.1mg,以后渐增至一次 0.5mg,最大量一次不超过 1mg,每周给药 2~3 次,总量 15mg 左右。

【操作要点】

1. 鞘内给药时宜与小剂量地塞米松或琥珀酸氢化可的松同时给予,并需用脑脊液反复稀释药液,边稀释边注入以减少反应。

2. 静脉滴注或鞘内给药时,均先以灭菌注射用水 10ml 配制本品 50mg,或 5ml 配制 25mg,然后用 5% 葡萄糖注射液稀释(不可用氯化钠注射液,因可产生沉淀),滴注液的药物浓度不超过 10mg/100ml,避光缓慢静脉滴注,每次滴注时间需 6 小时以上,稀释用葡萄糖注射液的 pH 应在 4.2 以上。

3. 鞘内注射时可取 5mg/ml 浓度的药液 1ml,加 5% 葡萄糖注射液 19ml 稀释,使最终浓度成 250μg/ml。注射时取所需药液量以脑脊液 5~30ml 反复稀释,并缓慢注入。鞘内注射液的药物浓度不可高于 25mg/100ml,pH 应在 4.2 以上。

4. 本品宜缓慢避光滴注,每剂滴注时间至少 6 小时。

5. 当一个疗程的总剂量大于 5g 时可引起永久性的肾功能损害。

6. 用药前后及用药时应当检查或监测　①肾功能,定期检查尿常规、血尿素氮及血肌酐,疗程开始剂量递增时隔日测定上述各项。疗程中尿常规、血尿素氮及血肌酐至少每周 2 次,如测定结果血尿素氮或血肌酐值的升高具临床意义时,则需减量或停药,直至肾功能改善。②周围血象,治疗过程中每周测定 1 次。③肝功能检查,如发现肝功能损害(血胆红素、碱性磷酸酶、血清氨基转移酶升高等)时应停药。④血钾测定,治疗过程中每周至少测定 2 次。

【注意事项】

1. 不良反应　几乎所有患者均可出现不同程度的肾功能损害,尿中可出现红细胞、白细胞、蛋白和管型,血尿素氮及肌酐升高,肌酐清除率降低,也可引起肾小管性酸中毒。亦有本品所致肝细胞坏死、急性肝功能衰竭的报道。用药后可出现红细胞性贫血、血小板减少、视物模糊或复视、癫痫样发作,偶见多发性神经病变、过敏性休克、皮疹。静脉滴注过快时可引起心室颤动或心脏停搏。鞘内注射后可能引起严重头痛、发热、呕吐、颈项强直、下肢疼痛、尿潴留等,严重者出现下肢截瘫。在静脉给药过程中或之后出现寒战、高热、严重头痛、恶心和呕吐、血压下降、眩晕等。

2. 禁用 对本品过敏的患者、严重肝病患者。

3. 慎用 肝、肾功能不全者。

4. 药物相互作用 与氟胞嘧啶同用可增强两者药效,但也可加强氟胞嘧啶的毒性反应;肾上腺皮质激素可能加重本品诱发的低钾血症;本品可加强洋地黄毒性反应;肾毒性药物,如氨基糖苷类、抗肿瘤药、卷曲霉素、多黏菌素类、万古霉素与本品同用时可加重肾毒性。

【患者用药指导】

哺乳期妇女应避免应用本品或用药时暂停哺乳。

【应急措施】

本品过量可引起呼吸循环衰竭,应立即中止给药,并进行临床及实验室监测,同时予以支持、对症处理。

【典型案例】

患者,男,52岁,主因间断头痛2个月余入院。患者无明显诱因出现头痛,双侧颞部为主,伴恶心呕吐、视物不清,偶有发热,体温最高39℃,无四肢抽搐、意识障碍等。入院后查脑脊液常规示白细胞计数 $1\ 050 \times 10^6$/L,脑脊液生化示糖、氯低,蛋白高于正常值,脑脊液涂片墨汁染色阳性。诊断为新型隐球菌性脑炎。医嘱给予"注射用两性霉素 B 5mg+0.9% 氯化钠注射液 500ml"静脉滴注治疗。静脉配液中心在审查医嘱时认定其为不合理医嘱,需要修正。

分析要点:两性霉素 B 不得加入含电解质的溶媒,如氯化钠、葡萄糖氯化钠、复方氯化钠、林格液等,因为混合后将产生沉淀。同时需要注意的是,两性霉素 B 输液组前后均不得安排使用含盐做溶媒的药物,防止在输液器中混合出现沉淀,而且在两性霉素 B 输液组前后应该用葡萄糖注射液冲管。

重要提示：两性霉素 B 的溶媒及前后输液组的溶媒均不得含有电解质，否则易出现沉淀造成混浊。

氟胞嘧啶 Flucytosine

【临床应用】

用于隐球菌属所致的脑膜炎。

【用法用量】

口服：一次 1.0~1.5g，一天 4 次。或遵医嘱。

【操作要点】

1. 如单次服药量较大，宜间隔一定时间(如 15 分钟)分次服用，以减少恶心和呕吐等不良反应。

2. 因脑脊液中药物浓度较高，故本药无须鞘内注射给药。

3. 因单用本药易产生耐药性，故宜与两性霉素 B 联用以增加疗效。

【注意事项】

1. 不良反应　可有恶心呕吐、厌食、腹泻、皮疹、发热、贫血、氨基转移酶升高、血细胞及血小板减少等不良反应。可见血细胞及血小板减少，偶见肝坏死、全血细胞减少、骨髓抑制和再生障碍性贫血。

2. 禁用　肾功能不全者禁用、严重肝病患者禁用、对本品过敏者禁用。

3. 慎用　血液病患者；肝功能减退者；肾功能损害者，尤其是同时应用两性霉素 B 或其他肾毒性药物治疗时。

4. 药物相互作用　与两性霉素 B 联用有协同作用，后者也可增强本药的毒性；与其他骨髓抑制药联用，可增加毒性反应，尤其是造血系统的不良反应；阿糖胞苷联用，后者可通过竞争抑制而灭活本药的抗真菌活性。

【患者用药指导】

用药期间应定期检查血象、血清氨基转移酶、碱性磷酸酶,测定尿常规、血尿素氮和血清肌酐。

【应急处置】

用药过量的处理:洗胃、催吐,并补充液体以加速药物的排泄。必要时应采用血液透析治疗。

氟康唑 fluconazole

【临床应用】

隐球菌性脑膜炎。

【用法用量】

口服:常用剂量为第 1 天 400mg,以后一天 200~400mg。隐球菌性脑膜炎治疗时间一般为脑脊液菌检转阴后,再持续 6~8 周。为防止艾滋病患者的隐球菌性脑膜炎的复发,在完成 1 个疗程后,可继续给予维持量,一天 200mg,连用 10~12 周。

静脉滴注:常用剂量为第 1 天 400mg,以后一天 200~400mg,疗程根据临床症状而定,但对隐球菌性脑膜炎,疗程至少为 6~8 周。为防止艾滋病患者的隐球菌性脑膜炎的复发,在完成基本疗程治疗后,可继续给予维持量,一天 200mg。

【操作要点】

1. 不推荐与其他药混合后静脉滴注。

2. 隐球菌脑膜炎需长期维持治疗以防止复发。

3. 本药既可口服,也可静脉滴注,采用何种给药途径,应根据患者的临床症状而定。由口服改为静脉滴注,无须改变本药剂量,反之亦然。静脉滴注时,滴速不宜超过 10ml/min,儿童的给药持续时间应超过 2 个小时。使用规格为 5ml 的静脉制剂时,应先用生理盐水或 5% 葡萄糖注射液 100ml 稀释。

4. 用药前及用药后检查肝功能。

【注意事项】

1. 不良反应 消化系统常见腹痛、腹泻、胃肠胀气、恶心。偶有患者在使用氟康唑后出现严重肝毒性，包括致死性肝毒性。血液系统可见白细胞减少，包括中性粒细胞减少和粒细胞缺乏症，血小板减少症。其他可见头晕、头痛、皮疹，偶可发生严重的剥脱性皮炎。

2. 禁用 对本品过敏；急慢性肝病患者；孕妇及哺乳期妇女。

3. 慎用 肝、肾功能损害者。

4. 药物相互作用 本品与异烟肼或利福平合用时，可使本品的浓度降低；本品与甲苯磺丁脲、氯磺丁脲和格列吡嗪等磺酰脲类降血糖药合用时，可使此类药物的血药浓度升高而可能导致低血糖，因此需监测血糖，并减少磺酰脲类降血糖药的剂量；高剂量本品和环孢素合用时，可使环孢素的血药浓度升高，致毒性反应发生的危险性增加；与氢氯噻嗪合用，可使本品的血药浓度升高；与茶碱合用时，茶碱血药浓度约可升高13%，可导致毒性反应，故需监测茶碱的血药浓度；与华法林和双香豆素类抗凝药合用时，可增强双香豆素类抗凝药的抗凝作用，致 PT 延长，故应监测 PT 并谨慎使用；与苯妥英钠合用时，可使苯妥英钠的血药浓度升高，故需监测苯妥英钠的血药浓度。

【患者用药指导】

1. 使用本药后如出现大疱损害或多形性红斑、憋气、难以缓解的胸闷，须停药。

2. 如出现皮疹，应密切观察，必要时应停药。

3. 如出现肝功能持续异常或加剧，或出现肝毒性临床症状时，均需中止治疗。

【应急措施】

本品无特殊的解毒药。如出现服药过量，应采用包括支持疗法在内的治疗。在服药后的 1 个小时内，可进行碳酸氢钠洗胃治疗，必要时可给予活性炭。

第十四节 脑囊虫病

一、疾病简介

脑囊虫病（cerebral cysticercosis）是猪带绦虫蚴虫（囊尾蚴）寄生脑组织形成包囊所致，是中枢神经系统常见的寄生虫病。

二、临床特点

1. 诊断 患者居住或曾在流行病区生活，或有食用不洁猪肉史。出现癫痫、脑膜炎或颅内压增高表现，皮下软组织囊包或粪便中发现虫卵者，应考虑该病的诊断。

2. 脑脊液检查 脑脊液分析多数正常；可有蛋白轻度升高，白细胞增高，以淋巴细胞为主，糖含量正常或轻度下降。若脑脊液糖含量明显减低多预示预后不良，常和脑积水并存。

3. 免疫学检查 血和脑脊液中各种免疫学检验有助于诊断脑囊虫病。目前用于诊断囊虫的检验有数种：补体结合试验、乳胶凝集试验、间接血凝试验、酶联免疫吸附试验、单克隆抗体试验测定囊虫循环抗原等。血清学诊断的局限性很大，常有假阳性。

4. 影像学检查 头颅 CT 平扫显示包囊为小透亮区，CT 扫描或 MRI 可见对比剂强化的占位性病变伴周围水肿，单个或多个脑实质钙化，以及脑积水及阻塞部位。

三、治疗原则

1. 神经囊虫病的处理和治疗必须按照囊虫寄生的解剖部位、囊虫的大小和数目、神经损伤的程度、囊虫的生活期,以及宿主的免疫反应强度等因素进行个体化治疗。

2. 脑实质内囊虫继续存活和生长虽不常见但多是危及生命的,特别是囊虫多发时应积极处理,包括应用抗寄生虫药和手术切除。

3. 具有颅内压增高的脑囊虫病患者,优先要处理的应是颅内压增高,然后再考虑其他处理,抗寄生虫药物治疗在有颅内压增高的情况下不能作为首选治疗。自发或抗寄生虫药诱发的脑囊虫急速死亡,因虫体蜕变和裂解产生的物质会引起宿主剧烈的炎性反应,导致患者症状急剧恶化,出现频繁的癫痫发作、颅内压增高。因此,应用抗寄生虫药物应住院并在严密观察下进行,严格掌握适应证(如脑实质内多发性囊虫和眼囊虫不宜积极应用抗寄生虫药),同时应用皮质激素、减轻脑水肿和降低颅内压的措施,以及抗癫痫药物有可能减轻抗寄生虫药的急性不良反应。如有癫痫发作,应选用抗癫痫药物,控制发作。癫痫发作频繁和发生癫痫持续状态的脑囊虫患者,一般不宜使用抗寄生虫药物治疗。当影像学检查证实囊虫消散时,抗癫痫药可减量或停用。

四、治疗药物

吡喹酮 Praziquantel

【临床应用】

用于脑囊虫病。

【用法用量】

口服:一天 20mg/kg,分 3 次服,9 天为一疗程,总量为 180mg/kg。体重超过 60kg 者,以 60kg 计量。2 个疗程间隔 3~4 个月。

【操作要点】

1. 治疗寄生于组织内的寄生虫如血吸虫、肺吸虫、囊虫等，由于虫体被杀死后释放出大量的抗原物质，可引起发热、嗜酸性粒细胞增多、皮疹等，偶可引起过敏性休克，必须注意观察。

2. 脑囊虫病患者需住院治疗，并辅以防治脑水肿和降低高颅压（应用地塞米松和脱水剂）或防治癫痫持续状态的治疗措施，以防发生意外。

3. 合并眼囊虫病时，须先手术摘除虫体，而后进行药物治疗。

4. 在囊虫病驱除带绦虫时，需应将隐性脑囊虫病除外，以免发生意外。

5. 临床上对不同虫种所采用的剂量、疗程等有所不同。

【注意事项】

1. 不良反应　常见的副作用有头晕、头痛、恶心、腹痛、腹泻、乏力、四肢酸痛等。少数病例出现心悸、胸闷等症状，心电图显示 T 波改变和期外收缩，偶见室上性心动过速、心房纤颤、一过性转氨酶升高、诱发精神失常、消化道出血、过敏反应（如皮疹、哮喘）、发热、嗜酸性粒细胞增多、皮疹等过敏现象，偶可引起过敏性休克。

2. 禁用　对本药过敏者、眼囊虫病患者。

3. 慎用　严重心、肝、肾病患者，有精神病史者，哺乳期妇女服用本药期间直至停药后 72 小时内不宜喂乳。

【患者用药指导】

1. 治疗期间与停药后 24 小时内勿驾车或操作机器。

2. 本药应吞服，不宜嚼碎。

3. 避光，密封保存。

【典型案例】

患者，男，40 岁。因右眼失明 2 天就诊。患者因患有脑囊虫病、眼囊虫病，于 5 天前自服吡喹酮 2 片（0.4g），每天 3 次，连服 5 天，服药 3 天后出现头痛、恶心未吐及双眼胀痛，第 5 天晨起右眼失明。查体：神经系统检查：

右眼瞳孔散大 6mm，光反射消失，仅有光感，右眼玻璃体混浊，眼底看不清，左眼正常；颈软，余神经系统无异常所见。实验室检查：血清及脑脊液囊虫抗体均阳性。头颅 CT 平扫及增强扫描可见颅内多发散在大小不等圆形低密度影，囊内可见小点状高密度影，部分病灶周围有不同程度脑水肿。双眼 CT 平扫可见右眼球后壁小结节状钙化性。诊断：①左眼囊虫病、继发性视网膜脱离；②脑囊虫病。眼科建议行玻璃体、晶状体切除，囊虫取出术及油液交换、硅油填充等手术治疗后再行脑囊虫治疗。患者及家属商议后决定放弃上述手术治疗，继续行脑囊虫治疗。出院后继续治疗。

分析点评：本病例头及眼部 CT 所见囊虫不仅寄生在脑实质，同时也寄生于眼部。眼囊虫病系猪囊尾蚴经后短睫状动脉到达眼内，并寄生于眼组织内而引起的。多为单眼感染，偶有双眼同时受累，占囊虫病的 2% 以下，临床上较少见。眼内囊尾蚴可寄生在眼的任何部位，绝大多数在眼球深部，在其存活时临床症状轻，患者常可忍受，部分患者仅感视力下降，少数患者自觉眼前有黑影飘动。当虫体死后即可引起剧烈的炎性刺激而激发视网膜等炎症，造成玻璃体混浊，或并发白内障、青光眼，终至眼球萎缩而失明。本例患者正是因为服用吡喹酮后，使眼内囊尾蚴迅速死亡，导致严重的炎症反应而失明的。

重要提示：用该药治疗前均应仔细询问病史，了解近期有无眼球胀痛、视力下降等表现，并应常规行眼科检查：裂隙灯下可见白色圆形囊泡，检眼镜检见有虫体蠕动，可以确诊眼囊虫病。此时应及时做囊虫取出术等眼科处理，之后再行脑囊虫治疗。

阿苯达唑 Albendazole

【临床应用】

用于猪带绦虫幼虫所引起的囊虫病。

【用法用量】

口服：一天 20mg/kg，分 3 次，10 天为 1 个疗程，一般需 1~3 个疗程。疗程间隔视病情而定。一天 15~20mg/kg，分 2 次，10 天为 1 个疗程，停药 15~20 天后，可进行第二个疗程。一般需 2~3 个疗程，必要时可重复治疗。

【操作要点】

1. 脑囊虫患者必须住院治疗。

2. 合并眼囊虫病时，必须先行手术摘除虫体，而后进行药物治疗。

3. 剂量较大，疗程较长，检查谷丙转氨酶。

4. 蛋白尿、化脓性或弥漫性皮炎、各种急性传染病以及癫痫患者不宜使用本品。

【注意事项】

1. 不良反应　可见恶心、呕吐、腹泻、口干、乏力、发热、皮疹或头痛，停药后可自行消失。

2. 禁用　对本品过敏者，孕妇、哺乳期妇女，严重肝、肾、心功能不全及活动性溃疡病患者。

3. 慎用　过敏体质者。

【患者用药指导】

1. 本品性状发生改变时禁止使用。

2. 请将本品放在儿童不能接触的地方。

3. 如正在使用其他药品，使用本品前请咨询医师或药师。

4. 密封保存。

5. 如服用过量或出现严重不良反应，应立即就医。

【应急处置】

治疗囊虫病特别是脑囊虫时，如出现头痛、发热、皮疹、肌肉酸痛、视力障碍、癫痫发作等，必须采取相应措施（应用肾上腺皮质激素，降颅压，抗癫痫等治疗）。

【典型案例】

患者，女，21 岁，学生。因胸腹部奇痒 1 小时来门

诊就医。患者曾于1天前因腹痛,自服阿苯达唑2片驱虫,1天后,患者自感胸腹部奇痒。体检:一般情况良好,查体合作。胸部正中及左侧下腹部见散在红色斑丘疹,无水疱、脓疱。腹软,肝脾肋下未及。患者用药前未用过其他药物及海产品,因此,诊断为阿苯达唑过敏。遂给予地塞米松10mg+维生素C3.0g+10%葡萄糖溶液200ml静脉滴注,25%葡萄糖酸钙20ml iv。半天后皮疹消失。

分析点评:阿苯达唑片为广谱驱虫药,口服用药少数病例可有口干、乏力、头晕、头痛、恶心、上腹不适等消化道症状,但均较轻微,不需处理可自行缓解。至于本例致皮疹者,目前鲜有报道。其原因可能与该药在体内作用于虫体,释放出的异常蛋白质有关;也有可能与本患者为超敏体质有关,据患者自诉曾对多种药物过敏。

重要提示:临床上,应详细询问药物过敏史,以免给患者造成不必要的痛苦。

第十五节 急性细菌性脑膜炎

一、疾病简介

急性细菌性脑膜炎又称急性化脓性脑膜炎,是由多种细菌引起的脑膜、脊髓膜和脑脊液化脓性炎性改变。引起急性脑膜炎最常见的细菌有流感嗜血杆菌、肺炎链球菌、脑膜炎双球菌或脑膜炎奈瑟菌等。

二、临床特点

1. 诊断 呈急性或暴发性发病,病前常有上呼吸道感染、肺炎和中耳炎等其他系统感染。表现为高热、寒战、头痛、呕吐、皮肤瘀点或瘀斑等全身感染中毒症状,颈强直及 Kernig 征等，可伴动眼神经、展神经和面神经麻痹，严重病例出现嗜睡、昏迷等不同程度的意识障碍，脑脊液培养发现致病菌方能确诊。

婴幼儿和老年人患细菌性脑膜炎时脑膜刺激征可表现不明显或完全缺如，婴幼儿临床只表现发热、易激惹、昏睡和喂养不良等非特异性感染症状，老年人可因其他系统疾病掩盖脑膜炎的临床表现，须高度警惕。

2. 脑脊液（CSF）检查　是细菌性脑膜炎诊断的金指标，可判断严重程度、预后及观察疗效，典型 CSF 为脓性或浑浊外观，细胞数（1 000~10 000）× 10^6/L，早期中性粒细胞占 85%~95%，后期以淋巴细胞及浆细胞为主；蛋白增高，可达 1~5g/L；糖、氯化物降低，致病菌培养阳性，革兰氏染色阳性率达 60%~90%，有些病例早期脑脊液离心沉淀物可发现大量细菌，特别是流感杆菌和肺炎链球菌。

3. 影像学检查　头颅 CT 或 MRI 等影像学检查，早期可与其他疾病鉴别，后期可发现脑积水（多为交通性）、静脉窦血栓形成、硬膜下积液或积脓、脑脓肿等。

三、治疗原则

1. 一般处理包括降温、控制癫痫发作、维持水及电解质平衡等，处理颅内压增高和抗休克治疗，出现 DIC 应及时给予肝素化治疗。头颅 CT 检查排除颅内占位病变，立即行诊断性腰椎穿刺。当 CSF 结果支持化脓性脑膜炎的诊断时，应立即开始适当的抗生素经验治疗。

2. 给予抗菌药物前必须进行脑脊液的涂片革兰氏染色检查、脑脊液培养以及血培养；有皮肤瘀斑者取局部瘀斑做涂片检查，培养阳性后做药敏试验，在获知药敏试验结果后,根据经验治疗疗效和药敏结果调整用药。选用易通过血脑屏障的抗菌药物,宜选用杀菌剂,用最大治疗剂量静脉给药。疗程依病原菌不同而异。流行性脑脊髓膜炎疗程一般为 5~7 天,肺炎链球菌脑膜炎在体温恢复正常后继续用药 10~14 天;革兰氏阴性杆菌脑膜炎疗程至少 4 周;继发于心内膜炎的链球菌属和肠球菌属脑膜炎疗程需 4~6 周。

四、治疗药物

氨苄西林 Ampicillin

【临床应用】

适用于敏感菌所致的脑膜炎。

【用法用量】

肌内注射:一天 2~4g,分 4 次给药。

静脉滴注或注射:一天 4~8g,分 2~4 次给药。重症感染患者一天剂量可以增加至 12g,一天最高剂量为 14g。肾功能不全者:内生肌酐清除率为 10~50ml/min 或小于 10ml/min 时,给药间期应分别延长至 6~12 小时和 12~24 小时。

【操作要点】

1. 本品须新鲜配制,其稳定性可因葡萄糖、果糖和乳酸的存在而降低,亦随温度升高而降低。

2. 本品溶液浓度愈高,稳定性愈差。静脉滴注液的浓度不宜超过 30mg/ml。

3. 肾功能不全者 内生肌酐清除率为 10~50ml/min 或小于 10ml/min 时,给药间期应分别延长至 6~12 小时和 12~24 小时。

4. 本品宜单独滴注,不可与下列药物同瓶滴注 氨基糖苷类药物、磷酸克林霉素、盐酸林可霉素、多黏菌素 B、琥珀氯霉素、红霉素、肾上腺素、间羟胺、多巴胺、阿托品、葡萄糖酸钙、维生素 B 族、维生素 C、含有氨基酸的营养注射剂和琥珀酸氢化可的松等。

5. 应用本品前需详细询问药物过敏史并进行青霉素皮肤试验。

【注意事项】

1. 不良反应 以过敏反应较为常见。皮疹是最常见的反应，多发生于用药后 5 天；亦可发生间质性肾炎；偶见过敏性休克、抗生素相关性肠炎、粒细胞和血小板减少及血清转氨酶升高。大剂量本品静脉给药可发生抽搐等神经系统毒性症状。

2. 禁用 有青霉素类药物过敏史或青霉素皮肤试验阳性患者。

3. 慎用 严重肾功能损害者；有哮喘、湿疹、花粉症、荨麻疹等过敏性疾病史者；对头孢菌素类药物过敏者；年老、体弱者。

4. 药物相互作用 与丙磺舒合用会延长本品的半衰期；别嘌呤可使本品皮疹反应发生率增加，尤其多见于高尿酸血症；本药可加强华法林的作用。

【患者用药指导】

1. 有青霉素类药物过敏史禁用本品。

2. 传染性单核细胞增多症、巨细胞病毒感染、淋巴细胞白血病、淋巴瘤患者应用本品时易发生皮疹，宜避免使用。

【应急措施】

一旦发生过敏性休克，必须就地抢救，予以保持气道畅通、吸氧及给予肾上腺素、糖皮质激素等治疗措施。

【典型案例】

患者，女，36 岁。尿频、尿急、尿痛收治医院肾内科。查体：体温 38.3℃，心率 90 次 /min，呼吸 20 次 /min，血压 115/70mmHg。尿常规：白细胞 +++。医嘱：生理盐水 250ml+ 氨苄西林 4.0g 静脉滴注。患者否认有青霉素过敏史，青霉素试验阴性，用药 8 小时后患者双手指出现轻度瘙痒，伴有全身皮肤的不定位偶发瘙痒。患者未告知护理人员，护理人员也未注意患者用药后的治疗作用及有无不良反应发生。第 2 天，继续给予用药，用药过程双手指仍然只有轻度瘙痒，用药 7 小时后双手指及手背皮肤出现剧烈的瘙痒、红、肿、胀，并全身皮肤出现红肿、瘙痒。立即停用氨苄西林钠，并按医嘱给 50% 葡萄糖注射液 40ml+10% 葡萄糖酸钙 10ml 静脉注射，马来酸氯苯那敏（扑尔敏）4mg 和维生素 C 0.3g，一天 3 次，并指导患者应用民间验方茶叶茉莉花淡盐水冲洗全身皮肤，以减轻皮肤瘙痒及促进皮肤红肿的消退。抗过敏治疗 2 天后患者全身皮肤红肿、瘙痒慢慢消退，停用抗过敏药物，瘙痒局部涂炉甘石洗剂，一天 3 次，并指导患者多饮水及促进药物代谢产物的排出。患者于停药 2 周后，手指的红肿、瘙痒逐渐消退，但手指及手背皮肤大面积出现鳞片状脱落，按医嘱给地塞米松 10mg+5% 葡萄糖注射液 250ml 静脉滴注，一天 1 次，共 2 天，脱屑创面开放并给予有效的皮肤护理，同时加强营养支持、预防感染等处理，使病情得到有效的控制，手指及手背皮肤鳞片状脱落逐渐减少。2 个月后痊愈出院。

分析点评：剥脱性皮炎型药疹属重型药疹，多为长期用药后发生。如果发现和治疗不及时，护理不当，可导致全身皮肤脱落坏死并发败血症或全身衰竭而死。该患者通过及时治疗和采取有效的护理措施，使病情得到有效的控制。

重要提示：医护人员在患者用药后，即使患者青霉素过敏试验为阴性，也应密切关注患者有无过敏反应，一旦出现过敏反应，立即采取治疗措施。用药后应嘱咐患者如出现不适，应立即告知医护工作者，以免造成严重后果。

头孢噻肟 Cefotaxime

【临床应用】

用于敏感细菌所致的脑膜炎。

【用法用量】

静脉注射或静脉滴注：一天 2~6g，分 2~3 次；严重感染者每 6~8 小时 2~3g，一天最高剂量不超过 12g。

【操作要点】

1. 头孢噻肟钠 1.05g 约相当于 1g 本品，溶于 4ml 灭菌注射用水中，经 3~5 分钟静脉注射。

2. 静脉滴注　本药 2g 溶于 40ml 注射用水或 40ml 10% 葡萄糖注射液中，于 20 分钟内滴注完；也可溶于 100ml 等渗液或 10% 葡萄糖注射液中，于 40~60 分钟内滴注完。

3. 本品可用氯化钠注射液或葡萄糖液稀释，但不能与碳酸氢钠液混合。

4. 本品与氨基糖苷类抗生素联合应用时，用药期间应监测肾功能。

5. 大剂量头孢噻肟与强利尿药联合应用时，应注意肾功能变化。

6. 严重肾功能减退患者应用本品时须适当减量。

【注意事项】

1. 不良反应　常见局部反应如注射部位炎症，过敏反应，胃肠道反应。

2. 禁用　对头孢菌素过敏者及有青霉素过敏性休克史者。

3. 慎用　严重肝、肾功能不全者，有慢性胃肠道疾病史者，过敏体质者。

4. 药物相互作用　与氨基糖苷类、其他头孢菌素或强利尿药（如呋塞米）同用，可能增加肾毒性。

【患者用药指导】

1. 本品与头孢菌素、头霉素、青霉素或青霉胺可能存在交叉过敏反应，有既往过敏史者一定要告知医生。

2. 有胃肠道疾病或肾功能减退者慎用。

【应急措施】

1. 应用本品发生过敏性休克时，予以肾上腺素、保持呼吸道通畅、吸氧、糖皮质激素及抗组胺药等紧急措施。

2. 应用本品可能引起假膜性肠炎。在应用过程中如发生腹泻且怀疑为假膜性肠炎时应立即停药并予以甲硝唑口服，无效时考虑口服万古霉素或去甲万古霉素。

3. 本品对局部组织有刺激作用。在绝大多数病例中，改变注射部位即可解决血管周围外渗。极个别情况下可能发生广泛血管周围外渗，并导致组织坏死，可能需要外科治疗。

第十六节 多发性硬化

一、疾病简介

多发性硬化（multiple sclerosis，MS）是以中枢神经系统（CNS）白质脱髓鞘病变为特点，遗传易感个体与环境因素作用发生的自身免疫性疾病。主要临床特征为反复缓解发作的脑、脊髓和/或视神经受损。

二、临床特点

1. 诊断 可急性、亚急性或慢性起病，我国 MS 患者急性或亚急性起病较多见，临床表现复杂。首发症状包括一个或多个肢体局部无力麻木、刺痛感或单肢不稳，单眼突发视力丧失或视物模糊、复视，平衡障碍，膀胱功能障碍等。首次发病后可有数月或数年的缓解期,可出现新的症状或原有症状再发,复发次数可多达 10 余次或更多。

2. 脑脊液检查 可提供有关炎症和免疫紊乱信息,当临床表现不典型或影像学表现不符合诊断标准时有助于诊断。

3. 影像学检查 MRI 检查对诊断 MS 具有高度敏感性和特殊性,可见大小不一的类圆形的 T1 低信号、T2 高信号,常见于侧脑室前角与后角周围、半卵圆中心及胼胝体,或为融合斑,多位于侧脑室体部;多数长病程患者可见伴脑室系统扩张,脑沟增宽等脑白质萎缩现象。

三、治疗原则

1. 治疗的主要目的是抑制炎性脱髓鞘病变进展,防止急性期病变恶化及缓解复发,同时应重视一般治疗和对症支持治疗,应保证足够的卧床休息,避免过劳,尤其是在疾病复发期。但晚期病例的认知、疼痛、震颤及共济失调的治疗通常效果不佳。

2. 根据疾病分型,选用治疗药物。复发缓解型 MS,选用糖皮质激素、干扰素、醋酸格拉太咪尔、硫唑嘌呤、大剂量免疫球蛋白治疗;继发进展型 MS,治疗方法尚不完善,糖皮质激素无效,可选用甲氨蝶呤、硫唑嘌呤、环磷酰胺、米托蒽醌、环孢素、干扰素;原发进展型 MS,特异性免疫调节治疗无效,主要是对症支持治疗。

四、治疗药物

甲泼尼龙 Methylprednisolone

【临床应用】
用于治疗多发性硬化的急性发作和复发的治疗。

【用法用量】

静脉滴注：1g 溶于 5% 葡萄糖液 500ml 中静脉滴注，一天 1 次，连续 3~5 天，继之口服泼尼松维持治疗。

【操作要点】【注意事项】【应急处置】【典型案例】参见第八章第二节。

人免疫球蛋白 Human Immunoglobulin

【临床应用】

用于治疗多发性硬化的急性期的治疗。

【用法用量】

静脉滴注：一天 400mg/kg，连续 3~5 天。可根据病情需要每月加强治疗 1 次，用量仍为 0.4g/（kg·d），连续 3~6 个月。

【操作要点】【注意事项】【应急处置】【典型案例】参见第九章第九节。

硫唑嘌呤 Azathioprine

【临床应用】

用于多发性硬化，可缓解病程的进展，降低多发性硬化的复发率。

【用法用量】

口服：一天 2mg/kg，可给药 2 年。

【操作要点】【注意事项】【应急处置】【典型案例】参见第九章第三节。

环孢素 Cyclosporin

【临床应用】

用于继发进展型和进展复发型多发性硬化的治疗。

【用法用量】

口服：每天 2.5mg/kg，分 2 次口服。

【操作要点】【注意事项】【应急处置】【典型案例】参见第八章第四节。

第十七节　帕金森病

一、疾病简介

帕金森病（Parkinson's disease，PD）是以黑质纹状体多巴胺（DA）能神经元变性缺失和路易小体形成为特征的一种常见的中老年人神经系统变性疾病。多见于60岁以后发病，发病率随年龄增长而增高，两性分布差异不大。起病隐袭，缓慢发展。最常见的症状和体征为：震颤、强直、运动迟缓、姿势反射丧失和平衡障碍。

二、临床特点

1. 诊断　中老年发病，临床表现为静止性震颤、强直和运动迟缓的帕金森综合征患者，若其呈单侧隐袭发病，缓慢发展，对左旋多巴治疗反应良好，临床上可诊断为PD。

2. 实验室检查　下列检查异常者可供参考。

（1）脑脊液：DA的代谢产物高香草酸（HVA）含量降低。

（2）基因检测：少数家族性PD患者可能会发现突变基因。

（3）影像学检查：常规CT或MRI可排除其他疾病，有鉴别诊断价值。

3. 本病须与特发性震颤、其他病因的帕金森综合征进行鉴别。

三、治疗原则

症状轻微无须特殊治疗，应鼓励患者多做主动运动。

若疾病影响患者的日常生活和工作能力,则需采用药物治疗。教育患者,本病目前不能根治,且呈缓慢进展性,需要长期配合,终身治疗。治疗方案应个体化,根据患者年龄、症状类型、严重程度、职业情况等选择药物。药物治疗应从小剂量开始,缓慢递增,尽量以较小剂量取得较满意疗效。除可选用中枢性抗胆碱能药物及拟多巴胺类药物治疗外,还可手术治疗、康复治疗。

四、治疗药物

苯海索 Benzhexol

【临床应用】

用于帕金森病、帕金森综合征。

【用法用量】

口服:开始一天 1~2mg,以后每 3~5 天增加 2mg,至疗效最好而又不出现副作用为止,一般一天不超过10mg,分 3~4 次服用,须长期服用。极量一天 20mg。

【操作要点】

老年人长期应用容易促发青光眼。伴有动脉硬化者,对常用量的抗帕金森病药容易出现精神错乱、定向障碍、焦虑、幻觉及精神病样症状。

【注意事项】

1. 不良反应 常见口干、视物模糊等,偶见心动过速、恶心、呕吐、尿潴留、便秘等。长期应用可出现嗜睡、抑郁、记忆力下降、幻觉、意识不清。

2. 禁忌 青光眼、尿潴留、前列腺肥大患者。

3. 慎用 孕妇及哺乳期妇女、高龄老年患者

4. 药物相互作用 与金刚烷胺、抗胆碱药、单胺氧化酶抑制药帕吉林及丙卡巴肼合用时,可加强抗胆碱作用,并可发生麻痹性肠梗阻;与单胺氧化酶抑制剂合用,可导致高血压;与制酸药或吸附性止泻剂合用时,可减

弱本品的效应；与氯丙嗪合用时，可使其血药浓度降低；与强心苷类合用易于中毒。

【应急处置】

中毒症状：超剂量时，可见瞳孔散大、眼压增高、心悸、心动过速、排尿困难、无力、头痛、面红、发热或腹胀。有时伴有精神错乱、谵妄、妄想、幻觉等中毒性精神病症状。严重者可出现昏迷、惊厥、循环衰竭。处理：催吐或洗胃，采取增加排泄措施，并依病情进行相应对症治疗和支持疗法。

【典型案例】

患者，女，34 岁，因便秘伴发热 10 余天、腹泻 4 天入院。患者 10 余天前无明显诱因出现排便困难，伴有腹胀及下腹部阵发性隐痛，且出现发热，体温最高 39.0℃。4 天前用开塞露等通便治疗后出现腹泻，大便不自主流出，每天 7～8 次，同时出现排尿障碍，遂来院就诊，以"排便障碍查因"收入院。给予抗感染及留置导尿管等对症治疗，患者症状好转，无发热，但腹泻无明显好转。经反复追问病史，家属告知患者 4 年前因感情受挫后患有精神分裂症，服用舒必利 0.4g，2 次/d，因出现锥体外系反应而加用苯海索 4mg，2 次/d，长期服用，精神症状控制良好。1 年前开始反复出现排便、排尿障碍，对症治疗后好转，未予重视。诊断为麻痹性肠梗阻、尿潴留。结合病史考虑为长期服用舒必利和苯海索所致。停用舒必利和苯海索，给予禁食、胃肠减压、持续留置导尿、维持水电解质及酸碱平衡、调节肠道菌群、抗感染等治疗，患者症状好转，出院，建议精神科进一步随访调整抗精神药物治疗。

分析点评：本例患者联合服用舒必利及苯海索后出现麻痹性肠梗阻及尿潴留，2 药联用使抗胆碱作用增强，引起胃肠道及膀胱平滑肌功能失衡，导致胃肠道动力学及尿流动力学改变，患者 1 年来反复出现便秘与腹泻等排便障碍,而腹泻可能是麻痹性肠梗阻的诱因。大量稀水样便导致脱水,血液浓缩,血药浓度升高,药物不良反应加重,尤其是抗胆碱作用加重而发生麻痹性肠梗阻。而腹泻所致的低钾、低钠等电解质紊乱可导致或与抗胆碱作用协同最终导致麻痹性肠梗阻。

　　重要提示:舒必利为苯甲酰胺类抗精神病药,选择性阻断多巴胺受体,舒必利对多巴胺受体的阻断在65%~75% 时产生抗精神病效应,但当阻断大于80% 时则会出现锥体外系反应。因此,临床上常合用抗胆碱药物苯海索,以减轻该不良反应,但是2 药的联合应用也增强了抗胆碱作用。因此,苯海索与抗胆碱类药物合用时,抗胆碱作用增强,应引起广大医务人员注意。

氢溴酸东莨菪碱 Scopolamine Hydrobromide

【临床应用】
用于帕金森病。

【用法用量】
　　口服:0.3~0.6mg, 一天 0.6~1.2mg。极量:1 次0.6mg, 1 天2mg。

【操作要点】
老年患者用药需注意呼吸和意识情况。

【注意事项】
　　1. 不良反应　常有口干、眩晕,严重时瞳孔散大、皮肤潮红、灼热、兴奋、烦躁、谵语、惊厥、心跳加快。
　　2. 禁忌　对本品有过敏史者;青光眼者;严重心脏病,器质性幽门狭窄或麻痹性肠梗阻者。
　　3. 慎用　前列腺肥大者。
　　4. 药物相互作用　不能与抗抑郁、治疗精神病和帕金森病的药物合用。

【患者用药指导】
遮光、密闭保存。

【应急处置】

药物过量可用巴比妥或水合氯醛解救,或用拟胆碱药如新斯的明等对抗。

左旋多巴 Levodopa

【临床应用】

常与外周多巴脱羧酶抑制药联合用于帕金森病和帕金森综合征。

【用法用量】

口服:开始一次250mg,一天2~4次,以后视患者的耐受情况,每隔3~7天增加125~750mg,直至达到最佳疗效。一天最大量可达6g,分4~6次服。

【操作要点】

1. 治疗帕金森病时,宜与外周脱羧酶抑制药合用或使用复方多巴制剂。

2. 须注意调整用量,使患者既能获得治疗所需的血药浓度,同时不良反应又较少,尤其对老年人和合用其他药物患者。

3. 重症帕金森病患者,或对左旋多巴反应减弱时,往往需要与金刚烷胺或抗胆碱药同用,直到症状控制后,才逐渐减少这些药物的用量。

4. 在剂量递增过程中,如出现恶心等,应暂停增量,待症状消失后再增量。

5. 接受单胺氧化酶抑制剂(如苯乙肼、异卡波肼)使用者,需停药两周后方能使用本品。

【注意事项】

1. 不良反应　常见严重或连续的恶心、呕吐、食欲缺乏、直立性低血压、不随意运动、心律失常、精神抑郁、情绪或精神改变、排尿困难。不常见的有眼睑痉挛或闭合、高血压、胃痛、极度疲劳或无力、溶血性贫血等。长期(一年以上)使用本药,部分患者可突然发生运动不能、震颤、强直、"开关"现象。

2. **禁用**　对多巴类药物过敏者、消化性溃疡患者、严重心律失常及心力衰竭者、严重精神疾病患者、有惊厥史者、闭角型青光眼患者、孕妇及哺乳期妇女。

3. **慎用**　支气管哮喘、肺气肿及其他严重肺部疾病患者，高血压等心血管疾病患者，有心肌梗死史者，糖尿病及其他内分泌疾病患者，肝、肾功能不全者，有黑色素瘤病史者，尿潴留者。

4. **药物相互作用**　与抗酸药(特别是含钙、镁或碳酸氢钠者)合用时，本药吸收增加；肾上腺素受体激动药与本药合用时，可增加心律失常的发生率；单胺氧化酶抑制药(如氯吉兰、呋喃唑酮、异丙烟肼、异卡波肼、丙卡巴肼、反苯环丙胺、吗氯贝胺、尼亚拉胺、帕吉林、苯乙肼等)禁止与本药合用；与降压药同用时，可加强本药的降压作用；与异烟肼合用，可引起帕金森病的症状恶化，血压增高；枸橼酸铁铵、铁剂、苯二氮䓬类药可降低本药的作用。

【患者用药指导】

1. 本品不宜长期连续(一年以上)使用。

2. 本品应在眼科医生的指导下使用。

3. 如有不良反应发生，应立即就医。

4. 有些代谢产物可使尿色变红(也有可能变为黑色或棕色)，应避免与血尿混淆。

【应急处置】

中毒症状：超剂量时可使上述不良反应明显加重，并可导致严重心律失常。

处理：立即催吐、洗胃，采取增加排泄措施，并依病情进行相应对症治疗和支持疗法。

【典型案例】

患者，男，44 岁。因咳嗽、头晕、嗜睡、拒食 1 天入院,经查体,诊断为:肝硬化,高血压,上呼吸道感染。治疗经过:入院后,用青霉素、谷氨酸钠及精氨酸静脉输入。3 天后,神志清醒,生活自理。恢复后,因血压仍为150/(90~100)mmHg,开始服复方帕吉林片(降压欣)2片,1 天 3 次,血压维持在(130~150)/(80~90)mmHg。10天后出现肝昏迷,意识模糊,躁动,喊叫,踝震挛(+),血压130/90mmHg,脉搏 80 次/min,血清钾、钠、氯正常。确定静脉滴注精氨酸 10g、谷氨酸钠 23g、左旋多巴 400mg。精氨酸及谷氨酸钠输完,患者已无躁动,呈嗜睡状态,呼之能应,并能服药。继续输入左旋多巴,当左旋多巴输入到 20mg 时,患者突然不安,神志恍惚,大汗淋漓,四肢末梢发凉,血压 250/150mmHg,心率 100 次/min,呼吸稍促,瞳孔等大、对光反应迟钝,眼底血管无明显改变,视盘边缘清。心电图正常。按高血压危象处理,停输左旋多巴,肌内注射 25% 硫酸镁 2ml,1 小时后出汗停止,血压 200/140mmHg;3 小时后血压降至170/130mmHg,神志清醒。次晨,血压 120/90mmHg,脉搏 84 次/min,继续静脉滴注精氨酸、谷氨酸钠 1天,肝昏迷症状消失。

分析点评:左旋多巴能通过血脑屏障进入脑组织,经多巴脱羧脱羧后,转变为多巴胺,然后在多巴胺 β-羟化酶的作用下,合成去甲肾上腺素,以恢复中枢神经系统的功能,因而用于治疗肝昏迷。降压欣是一种复方降压制剂,其中所含帕吉林属单胺氧化酶抑制剂,它可促进去甲肾上腺素在神经末梢内的蓄积,另外,左旋多巴在肝脏内脱羧后形成的多巴胺,可兴奋外周 α 受体,故可引起血压急剧升高和高血压危象。

重要提示:在服单胺氧化酶抑制剂期间,吃含有酪胺丰富的食物,如奶酪、啤酒、红葡萄酒等,也可引起高血压危象。因此,应避免与左旋多巴合用。

多巴丝肼 Levodopa and Benserazide Hydrochloride

【临床应用】

用于帕金森病、帕金森综合征。

【用法用量】

口服:第一周一次 125mg,一天 2 次;以后每隔一周,一天增加 125mg,一般一天剂量不得超过 1g,分 3~4 次服用。维持剂量一次 250mg,一天 3 次。

【操作要点】

1. 用药时注意剂量个体化,剂量应逐渐增加。

2. 如在治疗初期就出现了较严重的不良反应,则不应再增加剂量,可维持剂量不变甚至减量,但很少需要中断治疗。当不良反应消失或可以耐受时,日剂量可重新增加,但加量应更加缓慢。如因不良反应减量后不能达到良好疗效,则应尝试重新增加药量(重新开始间断治疗)。

3. 患有胃十二指肠溃疡、支气管哮喘或骨软化症的患者服药时应严密观察。

4. 需进行全身麻醉的手术患者(除急诊手术外),应在手术前 2~3 天停用本药。在恢复治疗后,用量可逐渐增加到手术前的水平。在紧急手术中,应避免使用环丙烷或氟烷麻醉。在手术期间,应对患者进行严密观察。

5. 如治疗 4 周后症状有所改善,应继续服用,以便获得更好的疗效。有时需要服用 6 个月以上才能达到最佳效果。

6. 用药期间,不要使用外周作用强的单胺氧化酶抑制药,如氯吉兰、呋喃唑酮、异丙烟肼等。

7. 本药需使用一段时间后才能起效,在开始使用本药治疗时,应逐渐减少其他抗帕金森病药的用量,而不应立即停用其他抗帕金森病药。

8. 本药控释片在胃内缓慢释放,使血药浓度恒定,可减轻或消除症状波动(如"开关"现象)。服用控释片时,应整片吞服。另外,本药分散片可放入少许温开水中,变成水剂,然后吞服,可使吸收和起效加快。

【注意事项】

1. 不良反应　较常见的不良反应有恶心,呕吐,直立性低血压,头、面部、舌、上肢和身体上部的异常不随意运动,精神抑郁,排尿困难。较少见的不良反应有高血压、心律失常、溶血性贫血、胃痛、易疲劳或无力。常年使用本药,最后几乎都会发生运动不能或"开关"现象。

2. 禁用　孕妇,哺乳期妇女,严重精神疾患,严重心律失常、心力衰竭,青光眼,消化性溃疡和有惊厥史者。

3. 慎用　糖尿病患者,支气管哮喘、肺气肿及其他严重疾病患者,尿潴留者。

4. 药物相互作用　与甲基多巴合用,可改变左旋多巴的抗帕金森作用,并产生中枢神经系统的毒性作用,促使精神病等发作,同时甲基多巴的抗高血压作用增强;利血平可抑制本药作用,两者不能合用;非选择性单胺氧化酶抑制剂合用可致急性肾上腺危象;与抗精神病药物合用,因为两者互相拮抗,应避免合用。

【患者用药指导】

1. 如出现消化道症状,可减少本药用量,也可联用止吐药来防止。

2. 有骨质疏松的老年人,用本品治疗有效者,应缓慢恢复正常的活动,以减少引起骨折的危险。

3. 用药期间需注意检查血常规、肝肾功能及心电图。

【应急处置】

中毒症状:超剂量时可使上述不良反应明显加重,并可导致严重心律失常。

处置:立即催吐、洗胃,采取增加排泄措施,并依病情进行相应对症治疗和支持疗法。

普拉克索 Pramipexole

【临床应用】

本品被用来治疗特发性帕金森病的体征和症状，单独（无左旋多巴）或与左旋多巴联用。

【用法用量】

口服：用水吞服，伴随或不伴随进食均可。一天三次。

初始治疗：起始剂量为每天 0.375mg，然后每 5~7 天增加一次剂量。如果患者可以耐受，应增加剂量以达到最大疗效。如果需要进一步增加剂量，应该以周为单位，每周加量一次，每次天剂量增加 0.75mg，每天最大剂量为 4.5mg。

维持治疗：个体剂量应该在每天 0.375mg 至 4.5mg 之间。

治疗中止：应该以每天减少 0.75mg 的速度逐渐停止应用普拉克索，直到天剂量降至 0.75mg。此后，应每天减少 0.375mg。

【操作要点】

1. 当肾功能损害的帕金森病患者服用本品时，建议减少剂量。

2. 幻觉为多巴胺受体激动剂和左旋多巴治疗的副作用。应告知对于晚期帕金森病，联合应用左旋多巴，可能会在本品的初始加量阶段发生运动障碍。如果发生上述副作用，应该减少左旋多巴用量。

3. 本品与嗜睡和突然睡眠发作有关，尤其对于帕金森病患者。

4. 由于可能的累加效应，当患者在服用普拉克索时应慎用其他镇静类药物或酒精。

5. 应定期或在发生视觉异常时进行眼科检查。

6. 应注意伴随严重心血管疾病的患者。由于多巴胺能治疗与直立性低血压发生有关,建议监测血压,尤其在治疗初期。

7. 突然终止多巴胺能治疗时会发生神经阻滞剂恶性综合征的症状。

【注意事项】

1. 不良反应　可见恶心、头晕、嗜睡及失眠。

2. 禁用　对本药过敏者。

3. 慎用　心血管疾病尤其是新近发生心肌梗死的患者、痴呆症患者、运动障碍患者、纤维变性并发症患者、精神障碍者、横纹肌溶解症患者、肾功能不全者。

4. 药物相互作用　与西咪替丁合用发生不良反应的危险增加,应监测本药的不良反应;本药可使左旋多巴的血药峰浓度升高约 40%;卡法根具有多巴胺拮抗作用,可拮抗本药的作用,应避免两者合用。

【患者用药指导】

1. 对驾驶和操作机器能力的影响本品对驾驶和操作机器能力有较大影响。

2. 可能发生幻觉或嗜睡。

3. 服用本品并出现嗜睡和 / 或突然睡眠发作的患者要避免驾驶车辆或参加那些因为警觉性削弱可能会使他们自己或其他人处于遭受严重伤害或死亡危险的活动(例如操作机器时),直至这种复发性的发作和嗜睡症状已经消失。

4. 密封,30℃以下避光保存。请置于儿童伸手不及处。

【应急处置】

预期的不良事件可能是与多巴胺受体激动剂药效学特点相关的事件,包括恶心、呕吐、运动功能亢进、幻觉、激动和低血压。

多巴胺受体激动剂用药过量没有明确的解毒剂。如果存在中枢神经系统兴奋症状,可能需要神经抑制类药物进行治疗。用药过量可能需要一般的支持性处理措施，以及胃灌洗，静脉输液，给予活性炭和心电监护等措施。

【典型案例】

患者，男，83岁，8年前诊断为帕金森病，一直服用多巴丝肼。2012年3月加服盐酸普拉克索片，第一周为0.125mg，tid，第二周开始为0.25mg，tid，治疗1周后出现白天睡眠增多，在2012年4月16日及2012年5月15日出现白天无预兆的睡眠发作致摔倒共2次。入院诊断：帕金森病、药物副作用。予完善相关检查，普拉克索减量后停用，上述症状消失，出院后随访无复发。

分析点评：本病例特点为高龄男性，服用普拉克索后出现白天过度睡眠及无预兆的睡眠发作致多次摔倒，停用普拉克索后症状消失，支持药物不良反应诊断。普拉克索是选择性的非麦角类多巴胺激动剂，单独或与左旋多巴联合治疗帕金森病。1999年国外报道了普拉克索的一种新的副作用：突然发生的无法抵抗的睡眠发作，8名服用普拉克索的帕金森病患者在驾驶过程中睡眠发作导致了事故发生，其中5名在睡眠前无预兆。瞌睡通常在普拉克索停药或减量后消退。

重要提示：在普拉克索的说明书中"不良反应"和"注意事项"中均有该不良反应的描述，值得临床关注用并告知患者及家属，用药期间密切观察照顾。

司来吉兰 Selegiline

【临床应用】

适用于原发性帕金森病。可单用治疗早期帕金森病，也可与左旋多巴或与左旋多巴及外周多巴脱羧酶抑制剂合用。在与左旋多巴合用时，特别适用于治疗运动波动。

【用法用量】

口服：起始剂量为一天5mg（早晨一次服用），最大维持剂量为一天 10mg,可早晨一次服用 10mg,或一次 5mg,分早晨、中午 2 次服用。疗程依病情而定,应个体化。

【操作要点】

1. 当加入盐酸司来吉兰治疗时,左旋多巴剂量应平均降低 30%。

2. 本药用于治疗帕金森病时一天剂量不宜超过 10mg,以免降低对 MAO-B 的选择性抑制作用,从而抑制 MAO-A 而发生高血压危象;且本药一天剂量超过 10mg 时未见疗效增加。

3. 本药作为左旋多巴治疗的辅助用药时,应减少左旋多巴的用量,从而以最小剂量的左旋多巴达到充分控制帕金森病的目的。必要时在开始本药治疗后 2~3 天内减少左旋多巴 10%~30% 的用量,继续治疗者甚至可减至 50%。

4. MAOI(包括本药)一天剂量在 20mg 以上并进食含酪胺的食物或饮料突发高血压危象时,可用作用迅速的降压药(如拉贝洛尔、硝苯地平)缓解,严重者可用酚妥拉明治疗。停用 MAOI 后,需继续限制含酪胺饮食至少 2 周。

【注意事项】

1. 不良反应　较常见的不良反应有:口干、恶心、呕吐、腹痛或胃痛、眩晕、身体不自主运动增加、失眠、情绪或其他精神改变。较少见或罕见的不良反应有:心绞痛、胸痛、心律不齐、窦性心动过缓、严重高血压、直立性低血压、哮喘、呼吸困难、足部或下肢水肿、锥体外系反应、胃肠道出血、幻觉、剧烈头痛、前列腺增生、迟发性异动症、焦虑、神经质或不安、皮疹、脱发、耳鸣、味觉改变等。

2. 禁用　对本药过敏者、严重的精神病及严重痴呆、迟发性运动障碍、有消化性溃疡病史者、肾上腺髓质肿瘤、甲状腺功能亢进、闭角型青光眼。

3. 慎用　明显震颤者，不稳定的高血压、心律失常及严重心绞痛，伴尿潴留的前列腺增生，精神病患者。

4. 药物相互作用　与三环类抗抑郁药合用，副作用增加；与5-羟色胺再摄取抑制药合用，引起类似5-羟色胺综合征；与哌替啶合用可造成危及生命的不良反应；与间接拟交感神经药物（如间羟胺、麻黄）合用时可引起严重高血压；与非选择性MAOI合用可能引起严重低血压。

【患者用药指导】

1. 本药可引起失眠，故不宜在下午或傍晚服药，可在早餐后一次服用，或分两次于早餐和午餐后服用，以减轻恶心的发生。本药不可嚼服。

2. 本药应规律服用，如发生漏服，应立即补服，但不能同时服用两次剂量。

3. 避光，密封保存。

【应急处置】

药物过量的表现：尚无本药过量用药的报道。过量服用本药时，理论上可同时抑制MAO-A及MAO-B，可能会出现类似于非选择性MAOI过量的症状，如：嗜睡、眩晕、激越、活动过多、不安、剧烈头痛、幻觉、高血压、低血压、胸痛、心率加快、呼吸抑制、出汗增加及发热。服药后12小时内，过量症状可不明显或极轻微，此后缓慢发展，在24~48小时后达到高峰，严重者可致死亡。

药物过量的处理：无特效解毒药，以对症治疗为主，并予监护24~48小时。①在出现过量症状早期，可予催吐、洗胃并保持呼吸道通畅。②缓慢静脉滴注地西泮以治疗中枢神经系统刺激症状和体征（应避免用吩噻嗪类及其衍生物）。③对低血压及血管性虚脱可给予静脉补液，必要时也可用稀释的升压药治疗（如肾上腺素能药物）。④保持呼吸通畅，必要时可给予机械通气及吸氧。⑤密切监测体温，用退热药及降温毯治疗高热。⑥维持水和电解质平衡。

培高利特 Pergolide

【临床应用】

用于帕金森病及帕金森综合征患者复方左旋多巴制剂疗效减退或出现运动功能障碍，如开关现象等。也可用于早期联合治疗。

【用法用量】

口服：起始剂量为 0.05mg/d，维持 2 日；在以后的 12 天内每隔三天增加 0.1mg 或 0.15mg/d；然后每隔三天增加 0.25mg/d，直至最适宜的治疗剂量。每日剂量分三次服用。

【操作要点】

1. 服用本品必须在医生严格指导下，从小剂量开始，逐步增加至最佳剂量。

2. 开始治疗时常引起恶心、眩晕，可于睡前或卧床时服用首剂药物，以提高患者的耐受性。继续治疗后这些症状多可消失。

3. 进餐时服药可减轻胃部刺激和恶心，也可用多潘立酮治疗。

4. 减少用量可减轻或减少某些不良反应的发生率与严重程度。

5. 睡前服药可使患者夜间翻身方便，减轻晨起少动和肌紧张的症状。

【注意事项】

1. 不良反应　常见有：精神错乱、幻觉、异动症、尿路感染、恶心、便秘、腹痛或胃痛、无力、眩晕或嗜睡、流感样症状、低血压、下背部痛、鼻炎、皮肤瘙痒。较少见的有：口干、呕吐、腹泻、食欲减退、高血压、发冷、面部水肿。还有发生房性期前收缩和窦性心律失常的报道。罕见的有：脑血管出血、心肌梗死等。

2. 禁用　对本药或其他麦角碱衍生物过敏者。

3. 慎用　心律不齐等心脏病患者；精神疾病；有胸膜炎症、渗出、纤维化，心包炎、心包渗出，心脏瓣膜病变，腹膜后纤维化病史者；孕妇、哺乳期妇女。

4. 药物相互作用　本药与降压药合用可增强其降压的作用；与其他中枢神经系统抑制药合用时镇静作用增强；多巴胺拮抗药可减弱本药的疗效。

【患者用药指导】

1. 服药后可有嗜睡或眩晕等反应，故开始服药期间不宜驾驶或从事有危险性的工作。

2. 用药应从小剂量开始，逐步增加至最佳剂量。突然停药可出现幻觉和精神错乱，应逐渐停药。

3. 遮光，密闭，在阴凉干燥处保存。

【应急处置】

用药过量的处理：可采取对症及支持疗法，如：①用活性炭吸附，加速胃排空。②需要时可用抗心律失常药。③用吩噻嗪类或其他苯二氮䓬类镇静药治疗中枢神经系统的刺激症状。④监测心功能。⑤维持血压。

金刚烷胺 Amantadine

【临床应用】

用于帕金森病、帕金森综合征。

【用法用量】

口服：一次 100mg，一天 1~2 次，一天最大剂量为 400mg。

【操作要点】

1. 本品与其他抗帕金森病药、抗胆碱药、抗组胺药、吩噻嗪类或三环类抗抑郁药合用，可使抗胆碱反应加强。

2. 本品与中枢神经兴奋药合用，可加强中枢神经的兴奋，严重者可引起惊厥或心律失常。

3. 下列情况下应在严密监护下使用　有癫痫史、精神错乱、幻觉、充血性心力衰竭、肾功能不全、外周血管性水肿或直立性低血压的患者。

4. 本药不宜与糖皮质激素合用。

5. 一天服药 1 次或 2 次时，可能消除或减轻眩晕、失眠及恶心等不良反应。

6. 服药后不宜突然停药，应逐渐减量，否则可使帕金森病情恶化。

7. 对一天用量超过 200mg 者，应严密观察，防止发生不良反应或中毒。注意监测生命体征（血压、脉搏、呼吸及体温），特别是在增加剂量后的数日内。

【注意事项】

1. 不良反应　较常见的有：幻觉、精神紊乱，老年患者更易发生；中枢神经系统受刺激或中毒可引起情绪或其他精神改变。较少见的有：排尿困难、晕厥。极少见的有：言语不清、不能控制的眼球运动等，严重者可致脑动脉硬化；还可引起白细胞和 / 或中性粒细胞减少，导致咽喉炎及发热。持续存在或比较顽固的有：注意力不能集中、头晕或眩晕、易激动、食欲缺乏、恶心、神经质、皮肤出现紫红色网状斑点或网状青斑、睡眠障碍或噩梦（中枢神经系统受刺激或中毒）等常见；视物模糊、便秘、口鼻喉干燥、头痛、皮疹、疲劳、乏力、呕吐等少见或极少见。

2. 禁用　对本药过敏者、哺乳期妇女。

3. 慎用　有脑血管病或病史、有反复发作的湿疹样皮疹病史者、末梢性水肿患者、充血性心力衰竭患者、精神病或严重神经症患者、肾功能障碍者、有癫痫病史者、肝脏疾病患者、孕妇。

4. 药物相互作用　与中枢神经系统兴奋药合用时，

可增强其中枢神经系统兴奋作用,严重者可引起惊厥或心律失常等不良反应;本药不宜与乙醇同用,因乙醇会加重中枢神经系统不良反应,出现头昏、晕厥、精神紊乱及循环障碍等症状。

【患者用药指导】

1. 用药期间不宜驾驶车辆、操纵机械和高空作业。

2. 治疗帕金森病时不应突然停药。

3. 每日最后一次服药时间应在下午 4 时前,以避免失眠。

4. 本品与乙醇合用,使中枢抑制作用加强。

5. 遮光、密封保存。

6. 本药不受食物的影响,因此空腹或与食物同时服用均可。

【应急处置】

中毒症状:超剂量时,可见排尿困难、心律失常、低血压、躁动、精神错乱、谵妄、幻觉等,严重者可出现昏迷与惊厥,甚至死亡。

过量的处理:因本药过量尚无特殊的解毒药,故过量时只能给予对症与支持治疗。支持治疗包括立即洗胃、催吐,大量补液利尿,酸化尿液以增加本药的排泄率,同时监测血压、脉搏、呼吸、体温、电解质、尿液 pH 与尿量,必要时可导尿。观察有无动作过多、惊厥、心律失常及低血压等情况,相应给予镇静药、抗惊厥药、抗心律失常药,必要时可再加用其他药物。为控制中枢神经系统中毒的症状,可缓慢静脉注射毒扁豆碱,成人每间隔 1~2 小时给药 1~2mg,小儿每间隔 5~10 分钟给 0.5mg,最大用量可达每小时 2mg。

【典型案例】

患者,女,60 岁。因行动呆板、面无表情半年而就诊。查体后诊断为:帕金森综合征,予以苯海索、左旋多巴。1个月后改多巴丝肼口服后症状加重,遂改金刚烷胺0.1g,每日3次。服用20天后每天晚上出现幻视,每日内容不同,这些图像都很清楚,周围还有向蜘蛛网一样的丝,抓之即断,这些图像天亮即消失。否认幻听、幻嗅及被害妄想。以为家中闹鬼,再次就诊时无意中提及,医生考虑可能与其服用金刚烷胺有关,予以停药,2天后幻觉消失,随访半年,未再复发。

分析点评:金刚烷胺首先用于抗亚洲甲型流感病毒,作为一种抗病毒药物,后用于帕金森病,其作用机制主要是能增加多巴胺的形成、释放及直接激活多巴胺受体,能轻度加强左旋多巴的作用;其不良反应主要有足踝部水肿、直立性低血压、网状青斑及中枢神经系统症状如失眠、幻觉及罕见抽搐;常规剂量为0.1g,1~2次/d,超过此量很容易引起上述不良反应。本例患者服用金刚烷胺的剂量尚在正常范围,服用后即出现典型生动的幻视,停药后幻视消失,该幻视系由金刚烷胺引起无疑。幻觉为金刚烷胺的副作用之一,超量时更为明显。

重要提示:临床医生在询问病史时,尤其是出现幻觉等精神症状时应仔细询问,问清是否患过神经精神科疾病或服药史,以便正确诊断和及时处理。

第十八节 癫 痫

一、疾病简介

癫痫(epilepsy)是慢性反复发作性短暂脑功能失调综合征,以脑神经元异常放电引起反复痫性发作为特征。癫痫发作是脑神经元过度同步放电引起的短暂脑功能障碍,通常一次发作过程,患者可同时有几种癫痫发作。

二、临床特点

1. 目前尚无诊断的金标准。癫痫发作具有发作性、短暂性、刻板性、反复性等特点。对于一个有发作性症状的患者首先应确定是否为癫痫发作，然后再确定其发作类型。详细的病史及发作过程的具体描述对诊断及分型是十分重要的。

2. 脑电图　是诊断癫痫重要的辅助检查方法。许多患者发作期间可见尖波、棘波、尖 - 慢波或棘 - 慢波等痫样放电。

3. 神经影像学检查　CT、MRI、MRA 有助于发现癫痫的病因，但对癫痫本身的诊断无任何意义。

三、治疗原则

1. 癫痫最主要的治疗仍以药物治疗为主。少部分癫痫患者药物治疗无效时，可考虑外科手术治疗。

2. 药物治疗应根据癫痫发作类型、癫痫及癫痫综合征类型选择用药，尽量单药治疗，从小剂量开始，缓慢增量至能最大限度地控制发作而不良反应较轻的最低有效剂量。应考虑到患者年龄、生理情况等因素，做到个体化药物治疗。

3. 当难治性癫痫患者试用多种单药治疗无效，或患者存在多种发作类型时，可选择联合用药，最好选用作用机制、代谢途径及副作用不同、药物间相互作用无或少的药物联合应用。药物更换时应按照先加后减的原则，根据新换药物的半衰期，达稳态血药浓度（5~7 个半衰期时间）后，交叉使用 3~5 天，再减第一种药物，减药时亦应根据药物半衰期逐渐减量，切不可骤然停药。

4. 通过正规系统的治疗，约 40% 的癫痫患者可以完全停药。能否停药、何时停药主要根据癫痫类型及病因、发作已控制的时间、难易及试停药反应等。停药过程应根据病情，通常在 1~2 年逐渐减量，如减量后有复发趋势或脑电图有明显恶化，应再恢复原剂量。

5. 由于癫痫治疗是一个长期过程，部分患者需终身服药，在治疗过程中，应严密观察不良反应，定期监测脑电图、血常规、肝肾功能等，有条件者应进行血药浓度监测。

四、治疗药物

苯妥英钠 Phenytoin Sodium

【临床应用】

用于癫痫全身性强直阵挛发作、复杂部分性发作（精神运动性发作、颞叶癫痫）、单纯部分性发作（局限性发作）和癫痫持续状态。

【用法用量】

口服：开始时一天 100mg，一天 2 次，在 1~3 周内加至一天 250~300mg，分 3 次服用。在分次应用达到控制发作和血药浓度达稳态后可考虑改用长效（控释）制剂。发作频繁者，可一天 12~15mg/kg，分 2~3 次服用，每 6 小时 1 次，第 2 天开始给予 100mg（或 1.5~2mg/kg），一天 3 次，直到调整至适当剂量。一次极量为 300mg，一天极量为 500mg。

【操作要点】【注意事项】【患者用药指导】【应急处置】参见本章第一节。

丙戊酸钠 Sodium Valproate

【临床应用】

主要用于癫痫单纯或复杂部分性发作、失神发作、肌阵挛发作、强直阵挛发作及其他类型癫痫。

【用法用量】

口服：起始剂量为 5~10mg/kg，1 周后递增，直至癫痫发作得以控制。一天用量超过 250mg 时，应分次服用。常用量为一天 15mg/kg（或 600~1 200mg），分 2~3 次服用。最大量不超过一天 30mg/kg（或 1 800~2 400mg）。

静脉注射：癫痫持续状态：一次 400mg，一天 2 次。

【操作要点】

1. 对病情控制良好者，本药的长效制剂、缓释剂与其他常规剂型可以相互替换。

2. 当取代其他抗惊厥药物时，丙戊酸钠用量应逐渐增加，而被取代的药物应逐渐减少，以维持对癫痫的控制。

3. 由于本药可引起出血时间延长，并增加中枢神经系统抑制药的作用，在外科手术或其他急症治疗时应引起注意。

4. 静脉注射时应与其他静脉注射药物分开注射，或分别在不同的血管进行注射。

5. 适宜剂量的确定主要取决于疾病的控制，无须常规进行血药浓度监测，在疾病控制欠佳或可能发生不良反应时，可进行血药浓度监测以调整用药剂量。

6. 用药时应当检查或监测 ①全血细胞（包括血小板）计数，出、凝血时间。②肝、肾功能检查，肝功能在最初半年内宜每 1~2 个月复查 1 次，半年后复查间隔酌情延长。③必要时监测血浆丙戊酸钠浓度。④服用本药患者出现腹痛、恶心、呕吐时应查血清淀粉酶。

【注意事项】

1. 不良反应 常见不良反应表现为腹泻、消化不良、恶心、呕吐、胃肠道痉挛，可引起月经周期改变。较少见短暂的脱发、便秘、倦睡、眩晕、疲乏、头痛、共济失调、轻微震颤、异常兴奋、不安和烦躁。长期服用偶见胰腺炎及急性重型肝炎。其他，可使血小板减少引起紫癜、出血和出血时间延长、血清碱性磷酸酶和氨基转移酶升高、过敏、听力下降和可逆性听力损坏。

2. 禁用　有肝病或明显肝功能损害者。

3. 慎用　血液疾病患者、有肝病史者、肾功能损害者、器质性脑病患者、系统性红斑狼疮患者。

4. 药物相互作用　本品可抑制苯妥英钠、苯巴比妥、氯硝西泮的代谢，易使其中毒，故在合用时应注意调整剂量；与抗凝药如华法林、肝素以及溶血栓药合用，出血的危险性增加；与阿司匹林或双嘧达莫合用，可延长出血时间；与卡马西平合用，可使二者的血药浓度和半衰期降低；与氟哌啶醇、单胺氧化酶抑制药、吩噻嗪类、噻吨类和三环类抗抑郁药合用，可以增加中枢神经系统的抑制，降低惊厥阈和丙戊酸的效应，须及时调整用量以控制发作。

【患者用药指导】

1. 餐后立即服用，可减少药物对胃部的刺激。

2. 停药时应逐渐减量，突然停药可诱发癫痫持续状态或增加癫痫发作频率。

3. 出现严重肝脏不良反应时，应立即停药并作相关检查。

4. 饮酒可加重镇静作用。用药期间避免饮酒。

【应急处置】

急性过量的症状：恶心、呕吐、眩晕、昏迷、肌张力降低、反射减弱、瞳孔缩小、呼吸功能障碍。血药浓度极高时可出现癫痫发作。也有脑水肿及颅内高压的报道。

用药过量的处理：洗胃（在服药后 10~12 小时仍有效）、催吐、渗透性利尿、辅助通气、呼吸循环功能监测及其他支持性治疗。对极为严重的患者，需进行血液透析或血浆交换。

卡马西平 Carbamazepine

【临床应用】

用于治疗癫痫单纯或复杂部分性发作，对全身性强直、阵挛、强直阵挛发作亦有良好疗效。

【用法用量】

口服：初始剂量为一次 100~200mg，一天 1~2 次，以后逐渐增加剂量，直至最佳疗效。维持时应根据情况调整至最低的有效量，分次服用。一天总量不宜超过 1 200mg，少数可用至一天 1 600~2 000mg。

【操作要点】

1. 本药对癫痫典型或不典型失神发作、肌阵挛或失神张力发作无效，对锂剂、抗精神病药、抗抑郁药无效的或不能耐受的双相障碍有效。

2. 开始时应用小剂量，然后逐渐增加，直到获得良好疗效或出现不良反应。已用其他抗癫痫药治疗的患者加用本药时，用量也应逐渐增加。在开始治疗的 4 周左右可能需要增加剂量，以避免由自身诱导所致的血药浓度降低。

3. 癫痫患者突然撤药可引起惊厥或癫痫持续状态。

4. 遇有下列情况应停药 ①有肝脏中毒症状或发生活动性肝病。②有发生骨髓抑制的明显证据。但癫痫症状只有应用本药才能控制时可考虑减量，密切随访白细胞计数，如白细胞计数逐渐回升，可再加量至控制癫痫发作的剂量。③有心血管方面不良反应或出现皮疹时。④用作特异性疼痛综合征的止痛药时，如果疼痛完全缓解，应逐渐减量或停药。

5. 本药与三环类抗抑郁药、奥卡西平、苯妥英钠等可能存在交叉过敏反应。

6. 用药前后及用药时应当检查或监测 ①全血细胞计数（包括血小板、网织红细胞）以及血清铁检查。在给药前检查一次，治疗开始后应经常复查达 2~3 年。②尿常规。③血尿素氮。④肝功能检查。⑤血药浓度监测。⑥眼科检查（包括裂隙灯、检眼镜和眼压检查）。

【注意事项】

1. **不良反应** 较常见的不良反应是中枢神经系统的反应,表现为视物模糊、复视、眼球震颤、水潴留、低钠血症(或水中毒)。较少见的不良反应有变态反应、中毒性表皮坏死溶解症、皮疹、荨麻疹、瘙痒、严重腹泻、红斑狼疮样综合征,罕见的不良反应有腺体病、心律失常或房室传导阻滞、骨髓抑制、中枢神经系统中毒、过敏性肝炎、低钙血症、骨质疏松、肾脏毒性、周围神经炎、栓塞性脉管炎、甲状腺功能减退。偶见粒细胞减少、可逆性血小板减少、中毒性肝炎。

2. **禁用** 有房室传导阻滞、血清铁严重异常、骨髓抑制、严重肝功能不全等病史者。

3. **慎用** 酒精中毒,心脏损害,冠心病,糖尿病,青光眼,对其他药物有血液反应史者(易诱发骨髓抑制),肝病,抗利尿激素分泌异常或其他内分泌紊乱,尿潴留,肾病。

4. **药物相互作用** 与香豆素类抗凝药合用使抗凝效应减弱;与碳酸酐酶抑制药合用,骨质疏松的危险增加;与含雌激素的避孕药、环孢素、雌激素、左甲状腺素合用时,这些药的效应都会降低,用量应作调整;与口服避孕药合用可能出现阴道大出血;与单胺氧化酶(MAO)抑制剂合用,可引起高热和/或高血压危象、严重惊厥甚至死亡。

【患者用药指导】

1. 饭后立即服药,可减少胃肠道反应。

2. 服用本药应避免大量饮水,以防发生水中毒。

3. 漏服时应尽快补服,不可一次服双倍量,可一天内分次补足。

【应急处置】

本药过量时,可出现头痛、激动、嗜睡、昏迷、乏力、代谢性酸中毒、低钾血症等症状,可予催吐、洗胃及对症支持治疗。非急性过量时，可采取血液透析清除体内药物。

托吡酯 Topiramate

【临床应用】

本品用于部分性癫痫发作的加用治疗。

【用法用量】

口服：每晚 25~50mg 开始，服用 1 周。随后每间隔 1 或 2 周加量每天 25~50mg（至 100mg），分 2 次服用。应根据临床效果进行剂量调整。某些患者可在每天 1 次时达到疗效。将 200mg 作为最低有效剂量，常用日剂量为 200~400mg（分 2 次服用）。

【操作要点】

1. 推荐从低剂量开始治疗，然后逐渐增加剂量，调整至有效剂量。

2. 本品与锂试剂合用时，应监测体内锂的浓度。

3. 与托吡酯合用对氢氯噻嗪稳态药物动力学无显著影响。临床检验结果显示，单独使用托吡酯或氢氯噻嗪后，血钾浓度有所降低，其降低程度大于两药物合用造成的血钾降低程度。

4. 与二甲双胍合用时，托吡酯的口服血浆清除率有所降低，尚不知改变的程度。

5. 本药过量时，可出现头痛、激动、嗜睡、昏迷、乏力、代谢性酸中毒、低钾血症等症状，可予催吐、洗胃及对症支持治疗。非急性过量时，可采取血液透析清除体内药物。

【注意事项】

1. 不良反应　可有头晕、头痛、疲乏、嗜睡、感觉异常、共济失调、语言障碍、注意力障碍、意识模糊、情绪不稳、抑郁、焦虑、失眠、恶心、食欲减退、复视、眼球震颤、视觉异常、肾结石、体重减轻的报道。也有引起血栓栓塞的个案报道,但其与药物的相关性尚不明确。

2. 禁用　对本药过敏者。

3. 慎用　行为障碍及认知缺陷患者、泌尿道结石患者、感觉异常者、易发生酸中毒者、肝肾功能不全者。

4. 药物相互作用　本药可降低地高辛的血药浓度,在加用或停用本药时应注意监测地高辛的血药浓度;本药可降低口服避孕药的疗效;与乙酰唑胺、双氯非那胺、醋甲唑胺、多佐胺联用会增加发生尿石症的危险。

【患者用药指导】

1. 托吡酯胶囊可以整个吞服,也可以小心地打开胶囊将全部内容物撒在少量的(茶匙)软性食物上服用。药与食物混合后应立即吞服,不应放置再用。

2. 本品作用于中枢神经系统,可产生嗜睡、头晕或其他相关症状,也可能导致视觉障碍和 / 或视物模糊。这些不良事件均可能使患者在驾驶汽车或操纵机器时发生危险,特别是处于用药早期的患者。

3. 请置于儿童不易拿到处。

4. 存在避孕药效力降低的可能性。

5. 不宜与其他中枢神经系统抑制药及酒精同时服用。

6. 某些患者,尤其是伴有潜在肾病因素的患者,有增加肾结石形成的危险,大量饮水可减少其发生。

7. 停药应逐渐减量以避免出现癫痫发作。

【应急处置】

本品过量可能导致严重的代谢性酸中毒。已报道托吡酯最高的过量剂量在 96~110g 之间且导致患者 20~24 小时后的昏迷,3~4 天后痊愈。

处置:治疗本品急性过量时,如刚刚摄入,应立即通过洗胃或催吐清除胃内尚未吸收的药物。体外试验显示活性炭可以吸收本品,还可以采取适当的支持性治疗。血液透析是清除体内托吡酯的一种有效方法。患者应大量补水。

【典型案例】

患者，男，18岁。2003年因反复发作性意识丧失伴四肢抽搐确诊为癫痫，予丙戊酸钠（VPA）0.2g，口服，每天3次。治疗后癫痫发作频率明显减少，1年发作1~2次。近半年来，患者服药间断，癫痫发作频率明显增加，每月发作5~6次。予VPA 0.4g，口服，每天3次，1月后患者癫痫发作频率无明显减少。复诊后加用托吡酯（TPM）25mg，口服，每天2次。3天后患者双侧手足出现粟粒大小的红色皮疹及水疱，伴瘙痒。患者未予重视，继续服用VPA和TPM 1周。皮疹及水疱逐渐增多增大，双侧手、腕部及足、踝部皮肤潮红、肿胀、皲裂、破溃，伴渗液。来院就诊，经皮肤科会诊诊断为药物剥脱性皮炎。停用TPM，改用氯硝西泮及VPA抗痫治疗。氯硝西泮片0.5mg，口服，每天2次，每3天增加0.5mg，维持量1mg，口服，每天3次。VPA继续0.4g，口服，每天3次。同时予甲泼尼龙、复方甘草酸单铵抗过敏，抗感染及外用药等处理，经近3周治疗，皮肤皮疹及红肿消失，破溃处愈合，痊愈出院。出院后继续氯硝西泮，1mg，口服，每天3次及VPA 0.4g，口服，每天3次治疗，随访4月无癫痫发作，亦无皮疹发生。

分析点评：TPM是一个由氨基磺酸酯取代单糖的抗痫药，具有较好的安全性。说明书中最常见的不良反应主要为与中枢神经系统有关的症状，引起的皮疹发生率为4%，引起剥脱性皮炎罕见。本例患者使用VPA一直无不良反应，服用TPM 3天即出现皮疹、水疱，且逐渐加重发展至剥脱性皮炎，故考虑为TPM所致。停用TPM后对症治疗好转，可判断此例系TPM致剥脱性皮炎。

重要提示：临床使用该药，应对此反应有足够警惕，以保障用药安全。

左乙拉西坦 Levetiracetam

【临床应用】

可单用或联合用于成人部分性癫痫发作，也可用于成人全身性发作。

【用法用量】

口服：一次 500mg，一天 2 次。

【操作要点】

1. 停用本药时应逐渐减量，以免出现停药反应。

2. 对其他吡咯烷酮衍生物过敏者，也可能对本药过敏。

【注意事项】

1. 不良反应　可出现贫血、白细胞及中性粒细胞减少、嗜睡、无力、头痛、眩晕、健忘、共济失调、幻觉、激动、淡漠、焦虑、抑郁、体重增加、腹痛、便秘、腹泻、消化不良、恶心、呕吐、肝功能异常、咳嗽加重、咽炎、鼻炎、支气管炎、瘀斑、皮疹、关节痛、背痛。

2. 禁用　对本药过敏者。

3. 慎用　肾功能不全者。

4. 药物相互作用　与月见草油合用，可增加癫痫发作的危险。

【患者用药指导】

1. 使用本药期间应避免驾驶车辆及操作机械。

2. 停用本药时应遵医嘱逐渐减量。

【应急处置】

用药过量的反应有嗜睡、激动、攻击性、意识水平下降、呼吸抑制及昏迷。

处理：在急性药物过量后，应采取催吐或洗胃使胃排空。尚无左乙拉西坦的解毒剂。治疗需对症治疗，也可包括血液透析。透析排出的效果：左乙拉西坦 60%，主代谢产物 74%。

【典型案例】

患者,女,54岁,因发作性抽搐、意识丧失于神经内科门诊就诊。外院诊断为癫痫,先后服用苯妥英钠、苯巴比妥、卡马西平、丙戊酸钠等药物进行治疗,疗效不佳,来院就诊时患者已自行停止药物治疗半年。根据患者临床表现,诊断为癫痫部分性发作继发全面强直阵挛发作。由于既往对多种药物疗效不佳,予以左乙拉西坦0.25g,2次/d,口服。服药第5天,患者肢体及躯干部皮肤出现散在、点片状红色斑疹、斑丘疹,直径0.5~0.8cm,伴瘙痒,无发热等其他不适。立即停用左乙拉西坦,口服氯雷他定10mg,1次/d。1周后皮疹消退,停用氯雷他定,换用托吡酯继续治疗癫痫。

分析点评:患者在服用左乙拉西坦1周内出现皮疹,主要表现为肢体及躯干部位散在红色斑疹伴瘙痒。停药并接受抗过敏治疗1周后皮疹消退,考虑皮疹为左乙拉西坦所致。皮疹是抗癫痫药物特别是含有芳香族基团药物的常见不良反应之一,多出现于首次用药后2~8周内,表现为肢体、躯干和/或面部出现斑疹、斑丘疹(可伴发荨麻疹及脓疱),伴或不伴瘙痒,严重者可发生多形性红斑、史-约综合征及中毒性表皮坏死溶解。

重要提示:本例患者服用左乙拉西坦后出现的皮疹症状较轻微,但临床医生用药时仍须警惕,一旦发现异常情况,应及时停药,避免造成严重后果。

第十九节　偏　头　痛

一、疾病简介

头痛(headache)是临床常见的主诉症状。通常限于额、颞、顶、枕部的疼痛,广义的头痛还包括面部。国际头痛学会将头痛分为原发性头痛(如偏头痛、丛集性头痛、紧张性头痛等）、继发性头痛（如外伤、感染、肿瘤等所致）、脑神经痛和面痛。本节以偏头痛为代表，重点介绍偏头痛的治疗。

二、临床特点

1. 诊断　2/3 患者为女性，早年发病，以反复发作的一侧或两侧搏动性头痛为主要临床表现，多数患者有家族史。发作前数小时至数日常伴恶心、呕吐、畏光、畏声、抑郁和倦怠等前驱症状。

2. 脑部 CT、MRI、MRA 等检查均正常，排除颅内动脉瘤、占位性病变和痛性眼肌麻痹。

三、治疗原则

1. 治疗目的是减轻或终止头痛发作，缓解伴发症状、预防头痛复发。临床治疗偏头痛时，为取得最佳疗效，通常应在症状起始时立即服药。

2. 发作期可根据头痛程度选择阿片类药物、解热镇痛抗炎药，无效时可应用麦角制剂或 5- 羟色胺受体（5-HT）激动剂；促胃肠动力药甲氧氯普胺与镇痛药合用可改善偏头痛伴随的恶心、呕吐、腹部不适，此外还可促进胃肠蠕动，增加镇痛药吸收；预防性治疗可选择 β 受体拮抗剂、钙拮抗剂、抗癫痫药、抗抑郁药。

四、治疗药物

对乙酰氨基酚 Paracetamol

【临床应用】
适用于缓解轻至中度头痛。

【用法用量】
口服：一次 0.3~0.6g，一天 4 次或每 4 小时 1 次，一天不宜超过 2g。用于镇痛时疗程不宜超过 10 天。缓释片用法：一次 0.65~1.3g，每 8 小时 1 次。一天不超过 4g。

肌内注射：一次 0.15~0.25g，用于镇痛时疗程不宜超过 10 天。

【操作要点】

1. 本药用于镇痛是对症治疗，必要时辅以对因治疗。

2. 出现过敏性皮炎，应立即停药。

【注意事项】【患者用药指导】【应急处置】参见第五章第一节。

二氢麦角胺 Dihydroergotamine

【临床应用】

用于偏头痛急性发作及血管性头痛。

【用法用量】

口服：一次 1~3mg，一天 2~3 次。

肌内注射：一次 1~2mg，一天 1~2 次。

【操作要点】

1. 本药口服吸收不佳，故治疗偏头痛时多采用注射，但冠心病患者应口服给药。

2. 应避免持续使用本药，以避免药物蓄积过量。

【注意事项】

1. 不良反应 可见恶心、呕吐、腹泻、水肿等。

2. 禁用 对麦角生物碱过敏者、孕妇。

3. 慎用 对其他麦角碱药物曾产生过依赖性的患者；存在脑血管意外的危险因素者。

4. 药物相互作用 本药与可卡因、肾上腺素、去甲肾上腺素、利多卡因、氯雷他定、米多君、二乙酰麦迪霉素、丙己君、伪麻黄碱、利托那韦及沙拉新等药联用，可因协同作用而致血压骤升；本药与佐米曲坦、琥珀酸舒马坦、利扎曲坦及那拉曲坦联用，可因协同作用而致血管痉挛反应延长；与右旋苯丙胺、西布曲明联用，可致血清素综合征。

麦角胺咖啡因 Ergotamine and Caffeine

【临床应用】

主要用于偏头痛发作早期，减轻头痛。也用于血管扩张性头痛、组胺引起的头痛等。

【用法用量】

口服：偏头痛：一次1~2片，在偏头痛刚发作时立即服用。如30~60分钟后症状不能缓解，可再服1~2片。一天极量为6片，每周极量为10片。

【操作要点】

1. 本药无预防和根治偏头痛作用，只宜头痛发作时短期使用。

2. 本药在偏头痛刚发作时立即服用效果佳，在有先兆时服用效果更佳。偏头痛发作后不宜服用，发作高峰时服用效果也不佳。

3. 治疗期间应严密监测本药的不良反应，以免中毒。

4. 本药过量时可引起严重中毒。急性中毒症状表现为精神错乱、共济失调、惊厥、手足灰白发冷、感觉障碍，甚至因昏迷与呼吸麻痹而死亡。

【注意事项】

1. 不良反应 心血管系统偶见脉搏微弱、心前区疼痛，少见或罕见手、趾、脸部麻木和刺痛感、四肢乏力、脚和下肢肿胀、肌肉疼痛、腹痛、腹泻，偶见胸痛、感觉异常、胃痛、气胀，罕见焦虑、意识模糊、幻视，大剂量时可出现暂时性心律失常、瘙痒等。

2. 禁用 对本药过敏者，肝、肾功能不全者，冠心病患者，高血压患者，心绞痛患者，活动期溃疡病患者，甲状腺功能亢进。

3. 慎用 老年人。

4. 药物相互作用 异烟肼和甲丙氨酯能使咖啡因在脑组织内的浓度升高，在肝和肾内的浓度则降低；口服避孕药可能降低咖啡因的清除率。

【患者用药指导】

本药含咖啡因，长期使用可产生精神依赖，突然停药可出现反跳性头痛。

第二十节 失 眠

一、疾病简介

失眠（insomnia）通常指入睡困难或维持睡眠障碍（易醒、早醒和再入睡困难），导致睡眠时间减少或质量下降不能满足个体生理需要，明显影响日间社会功能或生活质量。

二、临床特点

根据患者有习惯性阻睡联想，对卧室或睡眠相关行为条件性唤醒，可具有无意识入睡、躯体紧张和日夜颠倒效应等特征，可与其他类型失眠并存。

三、治疗原则

1. 由于失眠的原因较多，治疗上明确失眠原因有助于采取针对性治疗措施。首先要建立良好的睡眠卫生习惯，逐步纠正各种影响睡眠的行为与认知因素；其次要重建正常睡眠模式和恢复正常睡眠结构，摆脱失眠困扰。

2. 主要治疗药物为苯二氮䓬类及非苯二氮䓬类镇静催眠药物。入睡困难者，选用诱导入睡作用较快的药物，主要是短半衰期镇静催眠药；夜间易醒者选择能延长非快速眼动睡眠（NREM）第3、4期和快速眼动睡眠期（REM）药物，上半夜易醒者选择短半衰期药物，如咪达唑仑等，下半夜易醒者选择中或长半衰期药物，如艾司唑仑等；早醒多见于抑郁症患者，在治疗原发病同时可选

用长或中半衰期镇静催眠药,如地西泮、艾司唑仑、硝西
泮和氯硝西泮等。

四、治疗药物

咪达唑仑 Midazolam

【临床应用】

多种失眠症的短期治疗,特别适用于入睡困难者。

【用法用量】

口服:每晚睡前 7.5~15mg,从低剂量开始,治疗期限
为数日至两周。

ICU 患者镇静:先静脉注射 2~3mg,继而以 0.05mg/
(kg·h)静脉滴注维持。

【操作要点】

1. 剂量必须个体化,老年人应从小剂量开始。长期
大剂量用药应注意观察患者是否有成瘾性。

2. 肌内注射使用前用 0.9% 氯化钠注射液稀释。对
70 岁以上患者肌内注射药物时应谨慎并严密观察,并应
注意监测血压及心肺功能,因为可能发生过度镇静。

3. 静脉注射液 使用前用 0.9% 氯化钠注射液、5%
或 10% 葡萄糖注射液、5% 果糖注射液、林格液稀释。混
合比例为每 100~1 000ml 输注液中含 15mg 咪达唑仑。
静脉注射速度必须缓慢,注射时间至少 2 分钟。

4. 静脉注射仅在医院或急救站由有经验的医师操
作,在具有呼吸机等辅助设备处进行。

5. 本药不适于精神分裂症或严重抑郁症患者的
失眠。

6. 长期大剂量用药在易感患者中可致成瘾性。

【注意事项】

1. 不良反应 低血压、急性谵妄、定向力缺失、幻
觉、焦虑、神经质,肌内注射后可导致局部硬结、疼痛;静

脉注射后有静脉触痛等。较少见的不良反应：视物模糊、轻度头痛、头昏、咳嗽等；手脚无力、麻、痛或针刺感等。此外还有心率加快、血栓性静脉炎、皮肤红肿、皮疹、过度换气、呼吸抑制等。

2. **禁用**　对本药及其他苯二氮䓬类药过敏者，闭角型青光眼，睡眠呼吸暂停综合征患者，重症肌无力患者，严重心、肺功能不全者，严重肝功能不全者。

3. **慎用**　器质性脑损伤患者，心肺功能及肝、肾功能异常者，充血性心力衰竭患者，未经处理的开角型青光眼患者，生命体征减弱的急性酒精中毒者，昏迷或休克者，衰弱患者。

4. **药物相互作用**　咪达唑仑可增强催眠药、镇静药、抗焦虑药、抗抑郁药、抗癫痫药、麻醉药和镇静性抗组胺药的中枢抑制作用；CYP3A 抑制抑制剂可影响咪达唑仑的药物动力学，使其镇静作用延长。

【患者用药指导】

1. 骤然停药可引起反跳性失眠，建议失眠改善后逐渐减少用量。

2. 用药后 12 小时内不得驾车或操作机器。

【应急处置】

过量一般主要表现是药理作用的增强，从过度镇静到昏迷、精神失常、昏睡、肌肉松弛或异常兴奋。在大多数情况下，只需注意监测生命体征即可。严重过量可导致昏迷、反射消失、呼吸循环抑制和窒息，需采取相应的措施（人工呼吸、循环支持），以及采用苯二氮䓬类受体拮抗剂如氟马西尼逆转。

【典型案例】

患者，男，76 岁，因慢性阻塞性肺疾病伴呼吸衰竭而入住 ICU，无意识障碍、休克，无严重肝肾功能不全、心动过缓，无神经系统认知障碍的记录和脑卒中史。给予患者气管插管，常规抗炎解痉等治疗。镇静镇痛药给予咪达唑仑负荷剂量 0.06mg/kg 后以 0.04~0.20mg/（kg·h）静脉和芬太尼持续泵入维持。后患者出现躁动，在床上剧烈活动，并拉动和拔除管道。给患者换镇静药右美托咪定 200μg 加入生理盐水 48ml，稀释为 4μg/ml，以负荷剂量 1μg/kg 静脉泵入，10 分钟后以 0.2~0.7μg/kg 维持，患者病情平稳，缓慢入睡。

分析点评：谵妄是一种急性的、波动性的精神状态改变，伴有注意力涣散、思维紊乱或意识水平的变化，常见于危重病患者，又称 ICU 精神病、ICU 综合征。ICU 病房中的患者长时间处于各种管道、有创操作、声光刺激、睡眠剥夺、对疾病预后的担忧、对死亡的恐惧等强烈的应激环境中，ICU 指南中推荐对 ICU 患者常规镇静镇痛，而各种镇静药物可能致谵妄，尤其是苯二氮䓬类。苯二氮䓬类由于其呼吸抑制等不良反应，在慢性阻塞性肺疾病（COPD）、睡眠呼吸暂停低通气综合征患者中慎用，机械通气支持（有创或无创）的同时应用并密切监护。

重要提示：体质衰弱者或慢性病、慢性阻塞性肺疾病、慢性肾衰、肝功能损害或充血性心衰患者，若使用咪达唑仑应减小剂量并进行生命体征的监测。

三唑仑片 Triazolam

【临床应用】

用于治疗各型失眠症，尤其适用于入睡困难、醒觉频繁和／或早醒等睡眠障碍。

【用法用量】

口服：一次 0.25~0.5mg，睡前服。老年患者初始剂量宜小，治疗失眠症时一次 0.125mg，按需增加剂量，可达一次 0.25mg，睡前服。

【操作要点】

1. 对苯二氮䓬药物过敏者，可能对本药过敏。
2. 肝肾功能损害者能延长本药清除半衰期。

3. 癫痫患者突然停药可引起癫痫持续状态。

4. 严重的精神抑郁可使病情加重，甚至产生自杀倾向，应采取预防措施。

5. 避免长期大量使用而成瘾，如长期使用应逐渐减量，不宜骤停。

6. 有报道，连续用本药10天后出现白天焦虑增多，发现此现象应换药。

【注意事项】

1. 不良反应　头晕、头痛、倦睡。较少见：恶心、呕吐、头晕、眼花、语言模糊、动作失调。少数可发生晕倒、幻觉。本药所致的记忆缺失较其他苯二氮䓬类药物更易发生。

2. 禁用　孕妇及哺乳期妇女。

3. 慎用　中枢神经系统处于抑制状态的急性酒精中毒、肝肾功能损害、重症肌无力、急性或易于发生的闭角型青光眼发作、严重慢性阻塞性肺疾病。

4. 药物相互作用　与中枢抑制药合用可增加呼吸抑制作用；与易成瘾和其他可能成瘾药合用时，成瘾的危险性增加；与酒及全麻药、可乐定、镇痛药、吩噻嗪类、单胺氧化酶A抑制药和三环类抗抑郁药合用时，可彼此增效，应调整用量；与抗高血压药和利尿降压药合用，可使降压作用增强；西咪替丁、红霉素可抑制本品在肝脏的代谢，必要时减少药量。

【应急处置】

本药极少出现急性中毒。药物过量可出现持续的精神错乱、严重嗜睡、言辞不清、蹒跚、心率减慢、呼吸短促或困难、严重乏力等。本药无特效的拮抗药，遇有过量或中毒，宜及早进行对症处理，包括催吐或洗胃等，以及呼吸和循环方面的支持治疗。如兴奋异常，不宜使用巴比妥类药，以免中枢性兴奋加剧或延长中枢神经系统的抑制。苯二氮䓬受体拮抗药氟马西尼可用于本药过量中毒的解救。

【典型案例】

患者，女，33岁，3小时前因家庭纠纷、情绪激动口服100片三唑仑。入院时呈浅昏迷，大声喊或强力推患者尚短暂清醒，但很快又陷入昏迷，呼吸15次/min，浅而慢；血压80/50mmHg，腱反射存在但减弱，角膜反射、咽反射仍存在。给予患者洗胃、利尿、催醒及兴奋呼吸等治疗后，患者逐渐清醒，呼吸、血压正常，转入ICU继续观察治疗。

分析点评：三唑仑片具有较强的镇静、催眠以及中枢性骨骼肌的松弛作用，可迅速诱导睡眠，主要抑制中枢神经系统及心血管系统，在肝、肾代谢，随尿排出。对于急性中毒患者：①凡服药在12小时以内均予以洗胃、导泻。对于清醒患者可以催吐。洗胃的同时做好一切急救准备。②快速建立输液通道并大量输液、利尿，加速毒物的排泄。③大量输液利尿的同时，保护肝肾功能、维持水电解质平衡，防止电解质紊乱。④应用呼吸兴奋剂及催醒等药物，如尼可刹米、洛贝林、醒脑、纳洛酮（Naloxone）、贝美格（Bemegride）等。⑤即时监测血压、脉搏。维持血压稳定，并发上消化道出血者应用止血药物，必要时可以输血。⑥对危重患者有心律失常者可以给予心电监护，及时纠正心律失常。⑦并发急性肺水肿者应给予吸氧、吗啡、呋塞米、地塞米松、氨茶碱等对症治疗。⑧并发急性肾功能衰竭者可以给予透析治疗。⑨对于昏迷患者可加强护理，及时吸痰，保持呼吸道通畅，并防止误吸。

重要提示：挽救口服大剂量三唑仑中毒患者生命的关键是要针对患者的病情，采取综合有效的救治措施。

奥沙西泮 Oxazepam

【临床应用】

可用于催眠。

【用法用量】

口服：一次 15~30mg，一天 3~4 次。一般性失眠，15mg，睡前服。

【操作要点】

1. 用药期间应评估患者的成瘾史。由于长期使用本药可导致依赖、滥用或耐受，对连续使用本药的患者还应定期评估。

2. 监测患者的过度镇静、眩晕、意识错乱或共济失调症状。

3. 停药时应缓慢减量。

4. 对其他苯二氮䓬类药物过敏者，对本药也可能过敏。

【注意事项】

1. 不良反应　较常见萎靡不振，少见视物模糊、头晕、头痛、恶心、呕吐、排尿不畅、口齿不清、疲倦无力、嗜睡及共济失调等，罕见白细胞减少、过敏反应、肝功能损害、记忆障碍、兴奋、失眠、幻觉、视力变化、肌痉挛及红斑狼疮。

2. 禁用　孕妇及 6 岁以下儿童。

3. 慎用　中枢神经系统处于抑制状态的急性酒精中毒者，有药物滥用或成瘾史者，肝、肾功能不全者，运动过多症患者，低蛋白血症患者，严重的精神抑郁者，伴呼吸困难的重症肌无力患者，急性或隐性闭角型青光眼患者，严重慢性阻塞性肺疾病患者，哺乳期妇女应避免使用。

4. 药物相互作用　与全麻药、镇痛药、单胺氧化酶 A 型抑制药、三环类抗抑郁药及可乐定合用时，可相互增效；与卡马西平合用，卡马西平和本药的血药浓度均下降；普萘洛尔与本药合用时可导致癫痫发作的类型和 / 或频率改变，普萘洛尔的血药浓度可能明显降低；西咪替丁使本药血药浓度升高；抗酸药可延迟本药吸收；与抗高血压药或利尿降压药合用于全麻时，后者降压作用增强;与钙通道阻滞药合用时,可能使低血压加重;本药可降低左旋多巴的疗效;与其他易成瘾的药物合用时,成瘾的危险性增加。

【患者用药指导】

1. 本药有成瘾性,不宜长期大量使用。

2. 长期用药骤然停药可能发生撤药症状(表现为激动或忧郁);癫痫患者骤然停药可导致癫痫发作。停药应逐渐减量。

3. 如果正在使用其他药物,请告知医生。

4. 按照医生的处方或说明书的指导用药,不能自行增加或减少用药次数和剂量,也不能自行延长或缩短用药的时间和改变用法。

【应急处置】

用药过量后表现为持续的精神紊乱、严重嗜睡、震颤、语言不清、蹒跚、心率异常减慢、呼吸急促或困难、严重乏力。

1. 过量或中毒时,宜及早进行对症处理和支持治疗,包括催吐或洗胃,以及维持呼吸和循环。

2. 苯二氮䓬受体拮抗药氟马西尼可用于本药过量中毒的解救和诊断。

3. 如有异常兴奋,不能用巴比妥类药,以免中枢性兴奋加剧或中枢神经系统的抑制延长。

劳拉西泮 Lorazepam Tablets

【临床应用】

用于镇静催眠。

【用法用量】

口服:一天 2~4mg,睡前顿服。肌内注射:一次0.05mg/kg,总量不超过4mg。

【操作要点】

1. 肌内注射　本药深部肌内注射作为经口内镜检

查前辅助用药时，应同时进行局部麻醉以减少反射性活动。

2. 静脉注射　注射速度应低于 2mg/min。

3. 老年患者推荐初始剂量为一天 1~2mg，分次服用，可根据需要和耐受性调整用药剂量。

4. 有药物或酒精依赖倾向的患者服用本药时应严密监测，以防产生依赖性。

【注意事项】

1. 不良反应　可出现疲劳、共济失调、肌力减弱、恶心、胃不适、头痛、头晕、乏力、定向障碍、抑郁、食欲改变、睡眠障碍、激动、眼功能障碍及便秘等。偶见不安、精神紊乱、视物模糊等，长期用药可有巴比妥-乙醇样依赖性，骤然停药偶可产生惊厥。大剂量用药可出现无尿、皮疹、粒细胞减少。静脉注射可引起静脉炎、静脉血栓形成。

2. 禁用　对苯二氮䓬类药物过敏者，重症肌无力患者，青光眼患者，睡眠呼吸暂停综合征患者，对聚乙二醇、丙二醇及苯甲醇过敏者，严重呼吸功能不全者。

3. 慎用　中枢神经系统处于抑制状态的急性酒精中毒者，有药物滥用或成瘾史者，癫痫患者，运动过多症患者，低蛋白血症患者，严重精神抑郁，严重慢性阻塞性肺疾病患者，伴呼吸困难的重症肌无力患者，肝、肾功能不全者。

4. 药物相互作用　丙磺舒、丙戊酸可使本药血药浓度升高，引起嗜睡。口服避孕药使本药疗效降低。本药可增强洛沙平、氯氮平的镇静作用，引起流涎和共济失调。本药和乙胺嘧啶合用可能导致肝毒性。

【患者用药指导】

1. 请按照医生的处方或说明书的指导用药，不能自行增加或减少用药次数和剂量，也不能自行延长或缩短用药的时间和改变用法。

2. 服药期间应避免驾车及操纵机器。

3. 乙醇可增强本药的中枢神经抑制作用,应用本药期间不宜饮酒。

4. 停药应逐渐减量,骤然停药会出现戒断综合征(抽搐、震颤、腹部和肌肉痉挛、呕吐、多汗)。

【应急处置】

过量的表现:可能有嗜睡、思维混乱、自相矛盾反应、构音障碍、昏睡,更严重的症状(特别是与其他药品或酒精同服时)包括运动失调、张力减退、低血压、心血管系统抑制、呼吸抑制、催眠状态、昏迷等。

过量的处理:①采取常规的支持疗法和对症治疗,监测患者的生命体征,并对患者进行密切观察。②当有抽吸危险时,不推荐应用催吐治疗。如果给药后不久或有症状的患者,可采用洗胃疗法。服用活性炭也可能减少药物的吸收。低血压通常用酒石酸去甲肾上腺素注射剂进行治疗。③氟马西尼可以作为住院患者苯二氮䓬类药物过量治疗时的辅助用药。

【典型案例】

患者,男,89岁,咳嗽、气喘、咳脓痰、气短、胸肋胀满不适、发热,以COPD急性发作而入院。给予抗炎、解痉、平喘等对症治疗后症状缓解。入院5日因精神焦虑、环境改变无法入眠医生睡前给予劳拉西泮片2mg镇静改善睡眠。第六日患者突然出现胸痛、胸闷、呼吸困难、心悸、大汗、面色苍白等症状。血气分析示:低氧血症,给予解痉、平喘、吸氧等处理后约30分钟患者呼吸情况好转,胸闷不适症状持续存在。后停用劳拉西泮,两天后症状缓解。

分析点评:对高碳酸血症明显的COPD急性加重期、限制性通气功能障碍失代偿期的患者禁用苯二氮䓬类药物,必要时可在机械通气支持(有创或无创)的同时应用并密切监护。非苯二氮䓬类药物受体选择性强,次晨残余作用发生率低,使用唑吡坦和佐匹克隆治疗稳定期的轻、中度 COPD 的失眠患者尚未发现有呼吸功能不良反应的报道。

重要提示:苯二氮䓬类药物由于其呼吸抑制等不良反应,在慢性阻塞性肺疾病(COPD)、睡眠呼吸暂停低通气综合征患者中慎用,如果使用,需要严密监护。

硝西泮 Nitrazepam

【临床应用】
用于治疗失眠症。

【用法用量】
口服:一次 5~10mg,睡前服用。

【操作要点】
1. 药物对老人的影响　老年人用药后可引起意识模糊,并影响呼吸功能,偶见精神紊乱,故用药应谨慎。
2. 用药前后及用药时应定期检查肝功能及白细胞计数。

【注意事项】
1. 不良反应　常见嗜睡,可见乏力、头痛、眩晕、恶心、便秘等,偶见皮疹、肝损害、骨髓抑制、呼吸抑制等。
2. 禁用　对本药过敏者、重症肌无力患者、白细胞减少者、肺功能不全者。
3. 慎用　肝肾功能不全者。
4. 药物相互作用　与酮康唑、伊曲康唑、羟丁酸钠合用,毒性增加。西咪替丁、炔雌醇、炔诺酮、炔诺孕酮等口服避孕药使本药的血药浓度升高。丹参、厚朴、黄芩可增强本药的中枢神经系统抑制作用。与全麻药、巴比妥类药、镇痛药、中枢性骨骼肌松弛药、单胺氧化酶抑制药、三环类抗抑郁药及可乐定、水合氯醛、乙氯维诺合用,可相互增效。利福平可增加本药的肝脏代谢,降低本药的作用。与卡马西平合用时,由于肝微粒体酶的诱导,两者的血药浓度均下降,清除半衰期缩短。抗酸药可延迟本药的吸收。本药可降低左旋多巴的疗效。本药与普萘洛尔合用,可导致癫痫发作的类型和/或频率改变,两者合用时应及时调整剂量。

【患者用药指导】

1. 酒精可增强本药的作用,因此服药期间禁止饮酒,咖啡因可降低本药的镇静和抗焦虑作用。

2. 用药期间不宜驾驶车辆、操作机械或高空作业。

3. 本药在用药 2~3 天显效,停药 1~2 天药效仍然持续。

4. 避免长期大量使用本药成瘾。

5. 长期使用本药,停药前应逐渐减量,不应骤停。

【应急处置】

中毒症状:大剂量中毒时,可出现昏迷、血压降低、呼吸抑制和心动缓慢等。

处理:立即催吐、洗胃、导泻以排出药物,并依病情给予对症治疗及支持疗法。苯二氮䓬受体拮抗剂氟马西尼可用于本药过量中毒解救。

【典型案例】

患者,男,74 岁。因睡眠差 9 年,记忆力减退 2 年,加重 1 个月入院。长期服用艾司唑仑、硝西泮,剂量不规律,3 个月前曾因停艾司唑仑、硝西泮数天后出现视幻觉、紧张等症状,重新服用艾司唑仑 1mg/d、硝西泮 10mg/d,3 天后渐缓解,幻觉、紧张消失。入院前 3 天自行停药,随即出现夜眠差、双手颤抖、出汗、心悸、面色潮红、紧张。精神检查:意识欠清,定向有错,紧张,喃喃自语,口齿不清,对答欠切题,双手摸索,动作无目的,存在视幻觉。诊断:戒断综合征;谵妄状态。给予地西泮、硝西泮改善夜眠,减轻戒断症状;予奥氮平 2.5mg/d,逐渐加至 10mg/d,改善精神症状,予茴拉西坦改善认知功能。4 天后睡眠、紧张、双手颤抖、焦虑较前好转。

分析点评：老年人睡眠障碍越来越多，长期使用苯二氮䓬类药（BZD）的情况越来越常见，特别是老人，无人监管，不规律、大剂量服药，一旦停药易引起戒断症状。骤停BZD一旦发生癫痫样大发作、谵妄等严重戒断症状时，可使用原剂量的BZD，等症状消失后逐渐缓慢减量，目的在于使脑内γ-氨基丁酸传递逐渐恢复，避免药物骤停后造成的功能不足。

重要提示：长期大量使用本药易成瘾。停药前应逐渐减量，不应骤停。

唑吡坦 Zolpidem

【临床应用】

本品限用于下列情况严重睡眠障碍的治疗：偶发性失眠症，暂时性失眠症。

【用法用量】

口服：一天 10mg。也可酌情调整，但剂量不超过一天 20mg。

【操作要点】

1. 在处方安眠药之前，应该尽可能确定失眠症的原因，对其病因进行治疗。

2. 本药通常不宜长期服用。如长期用药，应逐步停药，以避免出现戒断症状和反跳性失眠。

3. 经过 7~14 天治疗不能减轻失眠症时，说明可能存在原发性精神或身体异常，应当对诊断重新评估。

4. 治疗持续时间应明确告知患者，治疗的时间的长短依赖于失眠的类型。疗程应尽量短，偶发性失眠 2~5 天；短暂性失眠 2~3 周；长期失眠不应超过 4 周。

5. 本药剂量的个体差异很大，应当逐渐调整。肝或肾功能不全时或老年人剂量减少。

【注意事项】

1. 不良反应　嗜睡、头晕、头痛、恶心、腹泻、共济失调、手足笨拙。少见记忆障碍、夜间烦躁、抑郁综合征、精神障碍、意识障碍、复视、颤抖、跌倒、心率加快、面部水肿、呼吸困难、失眠（停药后）、皮疹、瘙痒、腹痛、呕吐及肌痛等。

2. 禁用　对本药过敏者、急性酒精中毒者、梗阻性睡眠呼吸暂停综合征患者、急性呼吸功能不全伴呼吸抑制者、重症肌无力患者、严重肝功能不全者、抑郁型精神病患者、18岁以下患者、孕妇及哺乳期妇女。

3. 慎用　呼吸功能不全者、轻至中度肝功能不全者、肾功能不全者、体弱患者、肌无力（除重症肌无力）患者。

4. 药物相互作用　在合并使用抗精神病药物（安定药）、安眠药、抗焦虑/镇静剂、抗抑郁药、麻醉性镇痛药、抗癫痫剂、麻醉剂和镇静抗组胺药时可能发生中枢抑制作用的加重。

【患者用药指导】

1. 应在睡前服用；若需最快起效，应空腹服用。

2. 药物与酒精同时使用可能增强镇静作用，服药期间避免饮酒。

3. 服药期间应避免驾驶车辆及操纵机器。

4. 若有下列症状出现，应停药或停药48小时后随访　胃肠痉挛或不适、易激惹、神经症、痛感、面红、头晕、眼花、肌痉挛、恶心、呕吐、出汗、抽搐、震颤、难以控制的激动、疲劳及乏力等。

【应急处置】

用药过量可出现严重的共济失调、心动过缓、复视、严重头晕、嗜睡、恶心、呕吐、呼吸困难（吸气困难）；严重者可出现昏迷，甚至死亡。单用本药过量未见明显心脏、呼吸抑制现象，预后较好。

处置：①立即催吐、洗胃、导泻以排出药物，并依病情给予对症治疗及支持疗法。②当洗胃无效时，应使用活性炭以减少药物吸收。③苯二氮䓬受体拮抗剂氟马西尼可用于本药过量中毒解救。

【典型案例】

患者，女，62岁，因不稳定型心绞痛入院。入院后不适应病房环境，出现失眠后服唑吡坦10mg，以提高睡眠质量。用药半小时后，患者出现兴奋、多语、幻觉等谵妄状态。自行起床在卧室无目的来回走动，并在床边地板上小便。搀扶回床上后继续入睡。次日清醒后对前晚发生的一切无记忆。检查神经系统正常，诊断：药源性睡行症，唑吡坦不良反应，停用唑吡坦，未再出现上述反应。

分析点评：老年人服唑吡坦时要从小剂量5mg开始，对首次服药的患者要格外关注，谨慎使用；详细告知患者和患者家属服药后可能出现的症状，如有异常情况家属要做到及时干预，避免发生跌落、摔伤等意外事件；减少不良反应发生的相关高危因素，如睡前不饮酒、不与其他中枢抑制性药物同服、减少睡眠剥夺、睡前排空膀胱避免身体内部刺激因素、睡眠环境安静等。

重要提示：唑吡坦有引起异常睡眠行为的不良反应，对首次服药的患者要格外关注，应高度重视。

佐匹克隆 Zopiclone

【临床应用】

各种因素引起的失眠症，包括时差、工作导致失眠及手术前焦虑导致失眠等。

【用法用量】

口服：常用7.5mg，睡前服用。老年人开始治疗时，一次3.75mg。必要时，遵医嘱增加剂量到7.5mg。

【操作要点】

1. 肌无力患者用药时需注意监护。

2. 呼吸功能不全者用药剂量应适当调整。

【注意事项】

1. 不良反应 头痛、乏力、口苦、口干、肌无力、遗忘、醉态及日间嗜睡。长期服药后骤然停药会出现戒断症状。

2. 禁用 对本药过敏者、失代偿的呼吸功能不全者、重症睡眠呼吸暂停综合征患者、重症肌无力患者、严重肝功能不全者。

3. 慎用 处于恢复期的麻醉药品成瘾者。

4. 药物相互作用 红霉素、磺胺异噁唑、卡马西平、静脉给予甲氧氯普胺可增加本药的血药浓度,阿托品、利福平可降低本药的血药浓度。

【患者用药指导】

服药后应避免驾车或操纵机器。

【应急处置】

用药过量的表现:可出现熟睡,甚至昏迷。

1. 立即催吐、洗胃、导泻以排出药物,并依病情给予对症治疗及支持疗法。

2. 当洗胃无效时,应使用活性炭以减少药物吸收。

3. 苯二氮䓬受体拮抗剂氟马西尼可用于本药过量中毒解救。

【典型案例】

患者,女,48岁,服佐匹克隆片50片嗜睡3小时送入社区门诊。患者当时嗜睡,呼之不应,无四肢抽搐,无口吐白沫,无大小便失禁。给予患者洗胃、促醒、抑酸、利尿等治疗后意识转清。约5小时后患者出现意识不清,呼吸无应答,心电监护心率30次/min,心音低钝,血压测不出,立即给予胸外心脏按压及静脉注射阿托品、肾上腺素等抢救药物,约2分钟自主呼吸、心搏恢复,为进一步治疗转入ICU。查体:患者意识清,心率106次/min。给予患者抑酸、扩冠状动脉、营养心肌、补液、利尿等综合治疗,后给予血浆吸附灌流吸附治疗,治疗6小时血中佐匹克隆成分消失。治疗7天后患者病情平稳出院。

分析点评:佐匹克隆有中枢性镇静的作用,由肝脏代谢排出，没有特效解毒剂，过量服用后应立即催吐、洗胃、导泻以排除药物，并依病情给予对症治疗及支持治疗为主。

重要提示：不要服用大剂量佐匹克隆，药物应放在儿童拿不到的地方。

扎来普隆 Zaleplon

【临床应用】

适用于入睡困难的失眠症的短期治疗。

【用法用量】

口服：可直接吞服，分散片也可用少量水分散后服用。一次 5~10mg（1~2 片），睡前服用或入睡困难时服用。

【操作要点】

1. 当清醒时，服用扎来普隆会导致记忆损伤、幻觉、协调障碍、头晕。

2. 持续用药时间限制在 7~10 天内。如果服药 7~10 天后失眠仍未减轻，医生应对患者失眠的病因重新进行评估。

3. 长期服用可能会产生药物依赖性。

4. 本品为国家特殊管理的第二类精神药品，必须严格遵守国家对精神药品的管理条例，严格在医生指导下使用。

【注意事项】

1. 不良反应　可见较轻的头痛、嗜睡、眩晕、口干、多汗、食欲缺乏、腹痛、恶心、呕吐、乏力、记忆障碍、多梦、情绪低落、震颤、站立不稳、复视及其他视力异常、精神错乱等。

2. 禁用　对本药过敏者，睡眠呼吸暂停综合征患者，严重的呼吸困难或胸部疾病患者，重症肌无力患者，严重肝、肾功能不全者，儿童、孕妇及哺乳期妇女。

3. 慎用　有药物滥用史的患者、抑郁症患者。

4. 药物相互作用　西咪替丁可使本药的血药浓度升高，与硫利达嗪、丙米嗪合用，可导致患者清醒程度降低、精神运动能力损害，利福平可使本药的血药浓度降低、疗效降低。

【患者用药指导】

1. 不要超过医生指定的使用期限。长期服用可能会产生依赖性。有药物滥用史的患者慎用。

2. 在服用扎来普隆后，如发现行为和思考异常，请和医生联系。

3. 当服用本品或其他安眠药期间，禁止饮酒。

4. 没有医生的指导，不要随意增加扎来普隆的用量。

5. 停止服药后的第一或两个晚上，可能入睡比较困难。

6. 本品起效快，应在上床前立即服用，或上床后难以入睡时服用。

【应急处置】

用药过量的症状：较轻微的有嗜睡、昏睡及意识模糊等；严重的有共济失调、肌张力减退、低血压、昏迷，甚至死亡。

处置：①立即催吐、洗胃、导泻以排出药物，并依病情给予对症治疗及支持疗法。②按照药物过量处理的一般原则进行治疗，并保证支持、对症治疗。③动物实验氟马西尼可用于拮抗本药，尚未用于临床。

第二十一节　重症肌无力

一、疾病简介

重症肌无力（myasthenia gravis，MG）是乙酰胆碱受体介导的，细胞免疫依赖及补体参与的神经‐肌肉处（NMJ）

传递障碍的自身免疫性疾病。病变主要累及 NMJ 突触后膜上的乙酰胆碱受体。如急骤发生呼吸肌严重无力，以致不能维持换气功能为危象。

二、临床特点

1. 诊断　部分或全身骨骼肌易疲劳，呈波动性肌无力，具有活动后加重、休息后减轻的特点，多表现为晨轻暮重。

2. 新斯的明或氯化腾喜龙试验　新斯的明 1.5~2mg 和阿托品 0.4mg 肌内注射后 20 分钟（持续 1~2 小时），或腾喜龙静脉注射后 30 秒（持续数分钟），患者肌无力得到明显改善。

3. 电生理检查　肌电图特征为低频（3 或 5Hz）神经刺激诱发的肌肉动作电位波幅呈进行性减低（> 15%）。

4. 免疫学检查　血清乙酰胆碱受体抗体增高。

5. 肌肉活检的病理学检查　NMJ 突触后膜简单化，皱褶减少、变平坦，乙酰胆碱受体数量减少，有补体激活、免疫复合物存在。

三、治疗原则

1. 治疗应个体化，视患者的年龄、全身健康状况、疾病的类型、严重程度及进展快慢、并发症的有无等因素制订治疗方案。除药物治疗外还可采用血浆置换、胸腺切除等治疗。患者应避免使用奎宁、奎尼丁、普鲁卡因胺、青霉胺、普萘洛尔、苯妥英、四环素及氨基糖苷类药物，以防病情加重。此外，患者还应避免感冒、情绪过分波动及过度体力劳动。一旦发生危象，出现呼吸肌麻痹，应立即气管切开，用人工呼吸器辅助呼吸。应注意气管切开护理的无菌操作、雾化吸入、及时吸痰，保持呼吸道通畅，防止并发症如肺不张、肺感染等。

2. 可选用抗胆碱酯药对症治疗，肾上腺皮质激素、免疫调节剂等药物病因治疗。

四、治疗药物

甲硫酸新斯的明
Neostigmine Methylsulfate

【临床应用】
用于重症肌无力的治疗和诊断。

【用法用量】
皮下注射：一次 0.01~0.04mg/kg。

肌内注射：治疗重症肌无力（用于不能口服药物的患者）：一次 0.01~0.04mg/kg，或一次 0.5~1mg，根据病情决定一天注射次数。治疗重症肌无力危象，一次 1mg，然后每 30 分钟 1 次，好转后改用口服溴新斯的明，分泌物增多时可用阿托品 0.5~1mg 肌内注射。

【操作要点】

1. 应用本药时，阿托品应作为必备的解救药。急诊患者用药前应备好人工机械通气装备。

2. 注射给药后应作严密观察，静脉注射新斯的明用以拮抗非去极化肌松药时，应先用或同时用阿托品，防止心动过缓。

3. 本药可致结肠、直肠手术缝合口裂开，阿托品不能很好地对抗。这类患者手术后如需恢复肠活动，用依酚氯铵较好。

4. 重症肌无力患者用药需谨慎掌握剂量，过量时可造成神经肌接头的去极化型阻滞，出现肌无力现象，即"胆碱能危象"。

【注意事项】

1. 不良反应　本药可致药疹，常见的不良反应主要由胆碱能神经兴奋过度引起，包括恶心、呕吐、腹痛、腹泻、流泪、流涎等。少见肌纤维自发性收缩，随之出现随意肌麻痹。

2. 禁用　过敏体质者，支气管哮喘患者，心律失常（如窦性心动过缓、室性心动过速）患者，心绞痛、近期心肌梗死患者，低血压患者，机械性肠梗阻和尿路梗阻患者，术后肺不张或肺炎患者，癫痫患者，迷走神经张力升高者。

3. 慎用　甲状腺功能亢进患者、帕金森病患者。

4. 药物相作用　新斯的明可能抑制美维库铵的代谢，使麻醉后的神经肌肉阻滞作用恢复延迟。氨基糖苷类抗生素、卷曲霉素、林可霉素、多黏菌素、利多卡因静脉注射或奎宁肌内注射，均能作用于神经肌接头，使骨骼肌张力减弱，本类药对此可有程度不等的拮抗。药可减弱乙醚、恩氟烷、异氟烷、甲氧氟烷、环丙烷等吸入全麻药的肌松作用。新斯的明对重症肌无力的治疗作用可被普罗帕酮削弱或抵消，合用后如出现肌无力症状加重，停用普罗帕酮后即可逆转。普鲁卡因胺、奎尼丁等可减弱本药对重症肌无力的疗效。

【患者用药指导】

1. 未经医生或药师允许，不要擅自使用或停用任何一种药物。如出现呼吸困难、头晕、晕厥、严重腹痛、心率缓慢或心律不齐、呕吐、肌无力加重，应立即联系医生。

2. 重症肌无力患者应记录用药次数及肌无力或其他症状出现的频率，此记录有助于医生调整用药剂量及间隔以达到最佳疗效。

【应急处置】

过量时可产生恶心、呕吐、心动过缓、肌肉震颤以及胆碱能危象。

处置：除吸氧或人工呼吸、静脉注射地西泮 5~10mg 等治疗外，还可静脉注射或肌内注射阿托品 1~2mg 以对抗其毒蕈碱样作用（即 M 样作用），视症状改善情况可重复注射,有人认为可加到一次 4mg。必要时给予一定量的非去极化型肌松药(如泮库溴铵)解除肌震颤。

溴吡斯的明 Pyridostigmine Bromide

【临床应用】

用于重症肌无力。

【用法用量】

1. 口服　①糖浆剂:初始剂量为 60~120mg,每 3~4 小时 1 次,用量按需调整。维持剂量为一天 60mg。②缓释片:治疗严重的重症肌无力,一次 180~540mg,一天 1~2 次,间隔不得短于 6 小时。

2. 肌内或静脉注射　一次 2mg,每 2~3 小时 1 次,按需延长给药间隔时间。

【操作要点】

1. 本药吸收、代谢、排泄存在明显的个体差异,其药量和用药时间应根据服药后效应而定。

2. 注射给药限用于拮抗非去极化肌松药,注射给药后应严密观察。

3. 口服用的糖浆或缓释片一般仅供重症肌无力治疗用。因缓释片的用量大,毒性反应也较多发生。

4. 重症肌无力患者用药须谨慎,用量要恰到好处,过量时可造成神经肌肉接头的去极化型阻滞,出现肌无力现象,即"胆碱能危象"。

【注意事项】

1. 不良反应　腹痛、腹泻、唾液增多、气管内黏液分泌增加、出汗、缩瞳、血压下降和心动过缓等。注射部位可发生红肿痛,应注意血栓性静脉炎的发生。长期口服可出现溴化物的反应,如皮疹、乏力、恶心和呕吐等。

2. 禁用　对本药过敏者、心绞痛患者、支气管哮喘患者、机械性肠梗阻和尿路梗阻者。

3. 慎用　术后肺不张或肺炎患者、心律失常(尤其是房室传导阻滞者)。

4. 药物相互作用 参见新斯的明。

【患者用药指导】

1. 其他溴化物过敏者,对本药也会过敏。

2. 不能自行增加或减少用药次数和剂量,也不能自行延长或缩短用药的时间和改变用法。

3. 如果错过用药时间,应在记起时立即补用。但若已接近下一次用药时间,则无须补用,按平常的规律用药。请勿一次使用双倍剂量。

【应急处置】

1. 过量的表现 视物模糊、恶心、呕吐和/或腹泻,严重时可导致低血钾、呼吸短促、呼吸困难、喘鸣和/或胸闷、唾液和气管支气管黏液分泌增多,甚至可引起肺不张、胃痉挛性疼痛、脉搏减慢等。由于毒蕈碱样作用,可导致上肢、颈、肩、舌等处肌肉麻痹,出现言语不清、行动不便、步态不稳、神志不清、抽搐或阵挛等。本药中毒量时出现胆碱能危象。

2. 过量的处理 除吸氧或人工呼吸,静脉注射地西泮 5~10mg 等治疗外,还可以静脉注射或肌内注射阿托品 1~2mg 以对抗其 M 样作用,视改善情况可反复注射。必要时刻给予一定量非极化性去肌松药解除肌震颤。

中文药名索引

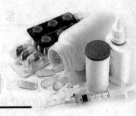

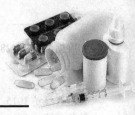

英文药名索引